《黄帝内经》科学文化诠释

灵枢经卷

邢玉瑞　主编

科学出版社
北京

内 容 简 介

《黄帝内经》作为我国现存最早的医学典籍，确立了中医理论与临床的基本范式，建立了中医学的基本思维方法，汇集着中医临床实践经验的结晶，规范着中医学术发展的方向，为中医学数千年来的发展奠定了坚实的基础，被奉为“至道之宗，奉生之始”，也是打开中华文明宝库最为关键的钥匙，2011 年成功入选联合国教科文组织《世界记忆名录》。

本书融会古今中外《灵枢经》研究的成果，结合作者的研究新知，对每篇原文分为导读、原文、校注、释义与知识链接 5 个板块，围绕原文讲了什么、为什么这样讲、讲对了还是讲错了、对错何以判断以及所讲内容的现代价值 5 个层次，从哲学文化与自然科学两个维度进行了全面、系统的阐释，力求回归中国文化本源，融会古今科技知识，贯通中医理论临床，寻找中医思维钥匙，启迪学术未来发展。

本书可供中医院校师生、中医临床工作与理论研究人员，以及中医爱好者参考。

图书在版编目（CIP）数据

《黄帝内经》科学文化诠释. 灵枢经卷 / 邢玉瑞主编. —北京：科学出版社，2024.1

ISBN 978-7-03-076996-1

Ⅰ. ①黄…　Ⅱ. ①邢…　Ⅲ. ①《灵枢经》–研究　Ⅳ. ①R221

中国国家版本馆 CIP 数据核字（2023）第 214836 号

责任编辑：鲍　燕 / 责任校对：刘　芳

责任印制：赵　博 / 封面设计：黄华斌

科学出版社 出版

北京东黄城根北街 16 号

邮政编码：100717

http：//www.sciencep.com

三河市春园印刷有限公司印刷

科学出版社发行　各地新华书店经销

*

2024 年 1 月第　一　版　开本：787×1092　1/16

2025 年 1 月第二次印刷　印张：54

字数：1 348 000

定价：298.00 元

（如有印装质量问题，我社负责调换）

王　序

《黄帝内经》是中华传统医药学现存文献最早的一部经典。它从“天地人三才一体”思想出发，从生命的演化过程中把握生命活动规律；不仅从宏观的角度论证了天地人之间的相互关系，并且运用了古代多学科的理论和方法阐述了医学科学最基本的命题——生命规律，从而建立起具有东方文化特色的中医学理论体系，集中反映了先人们对生命、健康、疾病、生死等问题特有的思维方式和价值观念，充分彰显了中国古代先哲的智慧和实践经验。

然而《黄帝内经》毕竟诞生于两千五百余年之前，“其文简，其意博，其理奥，其趣深”，由于古今文化、医疗实践、认知方式等的巨大差异，给后世求学者学习和运用带来一定的困难。历代诠注译释《黄帝内经》者林林总总，或校勘、或训诂、或类分、或专题发挥等等，学术观点仁智互见。近年来，随着中医药学在国内外的兴盛，《黄帝内经》也得到了现代学者乃至普通群众的广泛关注。虽其中亦不乏佳作，但不可否认，也存在着某些解读不尽如人意，或随文解义，或陈陈相因，或过度诠释，或有悖经义等情况者，屡有所见。

近有幸赏读邢玉瑞教授的大作《〈黄帝内经〉科学文化诠释》，观其书名与既往有关《黄帝内经》注本迥异，令余油然而生出好奇感。书中前言昭示，作者着重立足于从文化与古今科学等多维度解读元典，颇别出心裁地提出了阅读《黄帝内经》的“五个层次”，即原文讲了什么、为什么这样讲、讲对了还是错了、为什么说对了还是错了、所讲内容在现代还有什么价值。并力求从上述五个层次诠释《黄帝内经》每篇原文，内容涉及到中国古代哲学与文化、科学思想与知识以及现代医学乃至科学知识等，故取名曰《〈黄帝内经〉科学文化诠释》，其宗旨在于“回归中国文化本源，融汇古今科技知识，贯通中医理论临床，寻找中医思维钥匙，启迪学术未来发展”。

兹录载《灵枢·动输》中颇见特色的“导读”“知识链接”两节，可以略知其立足“文化与古今科学知识”的诠释风格。

【导读】

一部世界史已经表明：人类文明最初是在不同的地区却大致相同的时间出生的，并经历了大致相同的童年期或幼年期，而且越是在早期或拙朴期，这种相似性越大。人类对自身生命活动的认识，大致也是如此。古希腊的希波克拉底（约公元前 460～前 377 年）就认为动脉输送气，静脉输送血。埃拉西斯特拉图斯（约公元前 310～前 250 年）也猜想动脉中只含有元气。古罗马时期的盖伦（约公元 130～200 年）认为灵气是生命的要素，共有三种："动物灵气"位于脑，是感觉和动作的中心；"生命灵气"在心内与血液相混合，是血液循环的中心，并且是身体内调节热的中心；"自然灵气"从肝到血液中，是营养和新陈代谢的中心。《黄帝内经》将体表可触及的脉称作动脉，由于此脉又是针灸部位即腧穴，故称之为"动输（腧）"，认为经与络分而言之，经脉行气，络脉行血，而脉之动力是气，本篇即从气的角度探讨脉动不休的机理及其动力源泉。

【知识链接】

一、人迎、寸口、太溪脉诊的意义

古人对脉动部位的认识及其机理的探讨，往往与疾病的诊断、治疗密切相关，同时也是中医经脉理论建构的经验基础。本篇对手太阴、足少阴、足阳明"动腧"的探讨，首先与疾病的诊断密切相关，人迎、寸口、太溪脉动本身也是《素问·三部九候论》所讨论的脉诊部位。

寸口脉在切脉中占有特殊地位,《黄帝内经》对其诊病原理及价值有充分阐述，如《素问·五脏别论》说："帝曰：气口何以独为五脏主？岐伯曰：胃者，水谷之海，六腑之大源也。五味入口，藏于胃，以养五脏气，气口亦太阴也。是以五脏六腑之气味，皆出于胃，变见于气口。"《难经·一难》明确提出"十二经皆有动脉，独取寸口，以决五脏六腑死生吉凶之法"，即通过切按寸口脉，可以察知全身各脏腑气血阴阳的盛衰变化，亦可推知疾病的转归和预后，故被后世广泛应用。

人迎为足阳明胃经的动脉，胃为水谷之海，胃气上注于肺，直抵头部，再与面部的足阳明经汇合，下行达于颈部的人迎穴，诚如张介宾所说："人迎之动脉，此内为胃气之所发，而外为阳明之动也。"故人迎脉最能反映胃气之盛衰，而成为古代脉诊的主要部位之一。

足少阴肾经的足踝部动脉，主要指太溪穴部位，因其与冲脉相合而行，而冲脉与肾络同起于肾下，二者结合在一起，最能反映肾精的强弱盛衰，因此也是古代三部九候脉诊的主要部位之一。后世论三部九候诊法时，多以趺阳脉为切脉点，而趺阳部位是足少阴经与冲脉相并而行，"其别者，邪入踝，出属跗上"，同时又是足阳明经循行部位，因此，趺阳脉可以反映后天之胃气、先天之肾气的盛衰，因而具有较大的诊断价值。

二、冲脉理论与腹主动脉之关系

犹如面对相同的人体，在中西方文化不同背景下形成了两种医学体系，面对同样的腹主动脉（伏膂之脉）搏动的经验事实，中医学建构了冲脉理论，而西医学形成了腹主动脉的系统认识。腹主动脉从胸主动脉分出，沿腰椎前方下降，至第4腰椎体下缘处分为左、右髂总动脉，沿腰大肌内侧下行至骶髂关节处分为髂内动脉和髂外动脉。髂内动脉壁支的闭孔动脉沿骨盆侧壁行向前下，穿闭孔膜至大腿内侧，分支至大腿内侧群肌和髋关节。髂外动脉沿腰大肌内侧缘下降，经腹股沟韧带中点的深面至股前部，移行为股动脉，股动脉在股三角内下行，至腘窝移行为腘动脉。腘动脉在腘肌下缘分为胫前动脉和胫后动脉。胫后动脉沿小腿后面下行，经内踝后方转至足底。胫前动脉穿小腿骨间膜至小腿前面，在小腿前群肌之间下行，至踝关节前方移行为足背动脉。足背动脉位置浅表，在踝关节的前方、内外踝前方连线的中点、拇长伸肌腱的外侧可触知其搏动。冲脉的主要循行路线为起于胞中，下出会阴后，从气街部起与足少阴肾经相并，挟脐上行，散布于胸中。其一条分支从少腹输注于肾下，浅出气街，沿大腿内侧进入腘窝，再沿胫骨内缘，下行到足底；又一支脉从内踝后分出，向前斜入足背，进入足大趾。另一分支从胞中分出，向后与督脉相通，上行于脊柱内。可见腹主动脉主要分支与冲脉的循行分布十分近似。

相同的经验事实之所以形成了不同的理论认识，可以借助于科学哲学家汉森“观察渗透着理论”的观点加以解释，根据该观点，科学观察不仅是接受信息的过程，同时也是加工信息的过程。科学家在观察过程中，不仅仅要“看到”事实和现象，同时也要对“看到”的事实和现象进行理解和估价，这必然会涉及对外界的信息进行评价、选择、加工和翻译。这就与人的理论知识背景有关，不同的知识背景，不同的理论指导，甚至不同的生活经历，对同一现象或事物会做出不同的观察陈述。如古代中国和西方对天象的观测能力相差不大，观测的经验也基本相似，但是由于不同的文化背景使得占主导地位的天文理论相差很大，所以对观测经验的解读就有天壤之别。中国古人更多地将日食、彗星、超新星爆发等“奇异”天象与灾祸联系在一起，更多关注偶然性的天象变化，所以彗星、超新星爆发、流星和流星雨以及太阳黑子的记录方面远远走在西方前面。而西方亚里士多德-托勒密体系关于太阳是完美无缺、不可能有瑕疵的偏见则大大地阻碍了太阳黑子的发现。而西方古代的几何学传统则帮助西方人在构建宇宙模型的理论方面远远领先于中国，注重行星运动和黄道的视角则使西方在岁差的认识上领先于中国。由此可见，认识活动中经验和理论是相互依存、相互补充、相互渗透、相互转化的，共同构成了认识活动的整体。蒋劲松[①]认为依时间顺序，在认识活动中理论对经验有三种作用，即理论对经验的先行激发作用、理论对经验的共时建构作用以及理论对经验的事后解释作用。除此之外，理论还可通过理想实验来构造“虚拟经验”。在认识的任何一个环节中，只要有经验出现的地方，理论都发挥着重要的作用。当然，我们强调理论在观察经验中的意义，并不是否定经验事实的基础价值，反之，如果过分强调理论的作用，甚或完全脱离了经验事实，那么理论也就失去了应有的价值。黄龙祥即指出：冲脉理论的发生，本是立足于坚实的经验之上，而在一步步推进的过程中，便有意无意地超越了经验的边界，这实际也是古典中医针灸理论所共有的特性——理论生长于经验之上，而其发展又不受经验的约束。从某种角度而言，这恐怕也是整个中医理论发生、演变的共有特点。

①蒋劲松. 理论对于经验的主导作用与整体主义[J]. 自然辩证法研究，2003，19（11）：44-47.

> 中国传统思维方式重关系而轻实体、重整体而轻局部、重直觉而轻理性、重形象而轻抽象、重实用而轻理论等特点，无疑也是从腹主动脉搏动而引发冲脉理论的重要原因。而西方实验、逻辑、数学方法的使用，则是正确认识腹主动脉分布及其功能的重要前提。

以上可见，作者借用现代诠释学、发生学等方法，追本溯源，旁征博引，穿越古今，贯通中西，纵横驰骋于多学科知识体系，信手拈来，将古典经义演绎得生机勃勃，入木三分。这在既往《黄帝内经》注本中罕有先例。

中医学是中华民族的生存方式和生存技术，由生存方式衍生了中医药文化，由生存技术逐渐发展成为医学。前者属于“道”，后者属于“术”，“道无术不行，术无道不久”，所以中医学从萌生开始就体现了“道术相合”、文化与医学不可分割。《黄帝内经》是中国传统文化与医疗实践经验相结合的结晶，文化是“根”与“魂”，医学是大厦。没有坚实的根基，大厦就会倒塌；没有丰富的灵魂，独存躯壳，就没有生命的活力。故文化与医学，两者血脉相连，须臾不能分离。诚如韩启德院士所说：“医学是对人类痛苦的回应，它从诞生那一天起，就不是单纯的技术，而更多的是对患者的安慰和关怀，所以说医学起源于人文，它本身就体现了人文，而且永远也脱离不了人文。”

文化并不是虚无缥缈的东西，它产生于人类的生存方式以及对世界事物的认知。中医药文化是“道”，它可以内化为认知生命活动的思维方式。我们今天强调为医者要学习研究中医药文化，并不是一件或可有无的事，而是切实弘扬中医特色，激发中医独特认知思维方式的需要。有哲人说“经典永远活在现代诠释之中”，按照现代解释学家伽达默尔的看法，任何文本和事物的意义就存在于人们的理解和解释之中。对于中医学经典所提出的原创理论的现代诠释，剖析其科学内涵，并付之临床实践及科学研究，必将有助于中医学揭示生命、疾病的本质，阐明治疗疾病的机理，推动学术的创新发展和临床疗效的突破。

在学界人们常常讨论中医学特色的议题，余以为特色不是一成不变的，特色反映了那个时代医学家对生命、健康与疾病防治的认知和理解，特色是随着时代的发展而发展的。《黄帝内经》反映了秦汉时期中医理论医学的特色，《伤寒杂病论》反映了东汉时期临床医学的特色，唐宋金元时期的医学成就反映了各种医学流派的学术特色，明清时期反映了以温病学说为代表的临床医学特色。那么，历史已经推演到 21 世纪，21 世纪的中医学特色应该集中反映此时代中医人对生命、健康与疾病防治的认知和理解。邢玉瑞教授的《〈黄帝内经〉科学文化诠释》，从某种意义上说是反映了当代中医学人从多学科知识的融合角度对《黄帝内经》的解读。

邢玉瑞教授是余多年的挚友，中医学造诣深厚，学识渊博，思维敏捷，治学踏实勤奋，近年来佳作迭出，为中医药事业贡献良多。这种沉潜岐黄之道，“寂寞板凳不嫌冷，激扬文字是吾心”的精神着实可嘉。习近平总书记曾经说过，做事情“要以踏石留印、抓铁有痕的劲头”，做学问又何尝不是如此。

愿《〈黄帝内经〉科学文化诠释》早日问世，以飨读者。

王庆其
辛丑年写于海上槐荫堂

张　　序

陕西中医药大学邢玉瑞教授，是当下国内研究《黄帝内经》成绩卓著者之一，基于现代研究《黄帝内经》存在的问题，他"借用现代诠释学、发生学等方法"，提出了当今高层次的读经五法，"即原文讲了什么、为什么这样讲、讲对了还是错了、为什么说对了还是错了、所讲内容在现代还有什么价值"，这应当是对"至道之尊，奉生之始"（王冰）的"世纪之问、世纪之解、世纪之讲"，由此而撰著的《〈黄帝内经〉科学文化诠释》经典研究力作，将会从全新视角引领经典的研究和学习。就在是书行将付梓之际，有幸先睹部分篇章科学文化诠释之样稿，使人耳目为之一新，不由自主地迸发出感慨。

邢玉瑞教授读经五法之问，非泛泛读经、治经者所能企及。他在是书"前言"中高屋建瓴地指出，"学习《黄帝内经》，就成为提高中医理论水平、启迪中医临床智慧、掌握中医思维方法、推动中医学术发展、提升中医人文素养的重要途径，同时也有助于促进当代医学模式的转换"。在当前业内将读经典作为培养高级中医药临床人才路径的情形下，他振聋发聩地向诵经的人们指出了"读什么、为什么、如何读"之问，于此，在其著作中为读者做了很深刻的研经示范。其在162篇经文之解时，先以"导读"的格式破题，引经据典，深入浅出地讲述篇名内涵以及篇内所言事体梗概，精妙绝伦的语言修辞，导引读者不得不继续研读全文于无形之中，如《灵枢·上膈》之"导语"即是典型实例。

次则对篇中经文予以详尽地、应校尽校、应注尽注的"梳理"。所谓"疏通原文"，就是要对原文中的疑难字、词、文句予以必要的校勘、注释，使其文通理达。这是治经的起点，也是对《黄帝内经》予以"科学文化诠释"的基础和前提。只有如此，才可能理解经文的宏旨大义，也才能做到"读经典，做临床，参名师"，以及"学国学、善悟道、懂科学（多学科）"。邢玉瑞教授对经文的校勘和注释是有雄厚的专业功底和丰富的实战经验，早在20世纪90年代，就以绝对的业务主力，自始至终地参与了《内经辞典》（人民卫生出版社，1990年版）的编撰，正因为有此基础和扎实的功底，于2016年又主编出版了《中医经典辞典》（北京：人民卫生出版社，2016年4月）。应当说，邢玉瑞教授在经文的校勘注释领域是有绝对发言权的大家。此次对162篇经文给予一以贯之地、慎重、准确、言简意赅地校勘注释，为其展开经文的"释义"和"知识链接"做足了铺垫。

经文"释义"和"知识链接"是该书研经的核心工作，既为是书的灵魂，也是对研经时"读什么、为什么、如何读”之间的最明确地示范性的回答，更加彰显了作者精湛的学术能力和雄浑的知识储备，而“知识链接”内容则是学习《黄帝内经》原文之后的认知拓展。我在认真习读各篇经文的“释义”和“知识链接”内容之后，认为其中所具有的显著特征值得借鉴和彰显。

特征之一

是经文集成整合解读。经文“释义”，既是“读经”的目的，也是正确地应用经典，解决医学中实际问题的前提。要对经文予以准确地“释义”和相关的“知识链接”，一要深刻地把握经文的主旨大意，用精准的文字予以凝练与表达；二是要注意，既不能对经文内涵的医学义理有所遗漏，也不能为了“满足个人的偏见”而强加/或者说超越经文所表达的内涵。所谓“经文集成整合释义”，是指在对相关原文进行解读时，为了整体呈现《黄帝内经》某一学术观点/或学术立场，于是将散见于其他篇论之同一主题的原文予以集成/整合，通过教学活动，使经文中的学术观点得以完整表达，必要时，还可以联系其他传统文化的经典知识，如《易经》《尚书》《道德经》《周髀算经》等。这种运用“纵横联系”方法，能够集成或整合相关的经文，综合分析其中的义理，将整合后较为完整的学术立场予以呈现，这就是邢玉瑞教授在书中使用的经文集成整合释义方法。例如在对《素问·六节藏象论》之“自然界与人体之气化”“藏象概念”“五脏系统的建构”“人迎、寸口比较脉法”等内容的解读，就充分体现这一释经方法的应用。

特征之二

是经文层级解读。所谓经文的层级释义，是指对《黄帝内经》的研读，务要根据原文内在医学义理的逻辑层级关系予以释义，昭然展示其中的主旨大义，有利于读者准确地把握经文内涵，进而达到“以经明理，以经致用”，实现“学经典，做临床”的研经目标。邢玉瑞教授深谙并能娴熟地应用此法对经文予以释义，如《灵枢·海论》是在《灵枢·经脉》所论针刺以经脉为理，十二经脉内联脏腑，外络肢体关节的基础上，进一步以河水与大海的关系为隐喻，阐述人体脏腑、经脉、气血之间的有机联系，论述了人体四海的名称、部位、腧穴、病症以及调治原则。故而是书紧扣“人体四海的名称、部位、腧穴”和“四海的病症与治则”两个层次，分别对“水谷之海”“血海”“气海”“髓海”的概念内涵、部位、相应的腧穴，以及四海常见病症及其治疗原则等内容，分层逐级予以释义，条分缕析，逻辑清楚，使经义内涵昭然呈现。这一释义方法几乎在各个篇论的释义中都有所使用。

特征之三

是经文图示解读。所谓经文图示释义，就是将复杂、抽象、单靠文字表述实难使其内涵明了的经文，运用示意图的方式，使其简洁明白，义理豁达，并且记忆深刻的释义方法。《灵枢·海论》是以中国古代天地结构的浑天说为依据，从自然界有四海，类推出人体也有四海，并以此为据，构建了人体四海的名称、部位、腧穴、病症，乃至调治方法等医学内容。如何使当今的青年学子清晰地理解“浑天说”的内容，于是邢玉瑞教授采取了经文图示释义方法，以“浑天说宇宙结构模拟图”示教，指出古代浑天说，是古人产生人类生存陆地的四周都是海洋，由此形成了自然界有东、南、西、北四海概念的发生的文化源头。如此以图示义，既清晰明白地讲述了这一观念发生的文化背景，也形象地表达了“宇宙结构浑天说”的具体内容。再如《素问·阴阳离合论》将三阴三阳的“关、阖、枢”抽象难懂的内容，以“三阴三阳空间切割图”的形式，清楚明白地予以解析，使历代医家繁复的文字表述变得轻松明了。再如《素问·六微旨大论》中的“主气六气主时、承制图”就将一年二十四节气中的六步主气随着时序及气候的变迁，所反映五行相生的规律一览无余地以图呈现。

特征之四

是经文表式解读。这种经文表式释义方法，适宜对内涵属于并列关系的原文之释义。此法可将相关原文用表格方式予以有序化处理，既能充分、有效地使用有限的文字篇幅，也能使繁冗的经文条分缕析，一目了然。例如《素问·遗篇·刺法论》对"六气升之不前的发病及刺法"的相关经文释义，就采用了经文表式释义方法，依据经文所涵纳的"纪年干支、升之不前六气、阻抑之气、病位所在、针刺经穴"等内容，以纪年的岁支为纲，通过列表，对六十年可能发生的六气"升之不前"等内容，给予纲领性的展示，内容明了，逻辑清晰。再如《素问·四气调神大论》中的"四时养生调神方法及其意义"，《素问·金匮真言论》《素问·阴阳应象大论》原文中的五行归类，《素问·四时刺逆从论》之"逆四时针刺的病机与临床表现"内容，《素问·六微旨大论》中的"标本中气"原文解析，《素问·至真要大论》"病机十九条"原文归纳解析等，均采用经文列表式释义方法，使内容复杂，意涵丰富的经文一目了然。所以，这一经文列表释义方法，能够产生事半功倍的经义解读效果。

特征之五

是经文溯本求源解读。由于《黄帝内经》传承着中华民族传统文化的优秀基因，也彰显着中华民族传统文化的核心理念，所以在对其进行卓有成效的研究时，必须要应用经文溯本求源的方法予以释义，以阐释相关经文及其主要的学术观点发生的文化背景、文化渊源，才能了解其中的"所以然"。邢玉瑞教授深知此种方法的重要，并且充分具备该方法所需要的思维路径，具有应用该方法的文献知识功底以及掌控和驾驭所使用文献资料的高超技巧。所以在该书的释义和"知识连接"时，不仅仅从四书五经中予以溯源，还从古代相关历法知识中予以求索。"不懂天文历法的文化继承，会出现两种结果：一是'瞎子摸象'，二是'树林中捡叶子'。两种现象，一个结果——不及根本。不懂天文历法的文化批判，只有一个结果：只能是大门之外的呐喊"（楚雄彝族文化研究院，《彝族文化》，2013，（2）：卷首语）。所以，该书常引用相关天文历法知识释义原文，如《素问·六节藏象论》"论天文历法知识"的释义中，对"六六之节""日月行度""阴阳合历与置闰""圭表测影定时令"等内容，就引用了十二月太阳历法、十月太阳历法、太阴历法、阴阳合历等四种历法知识，阐释相关的经文内容，畅明文义发生之来源。

此处尤其要强调的是邢玉瑞教授应用"十月太阳历法"和"北斗历法"知识，表达对原文的"释义"以及相关的"知识链接"。

所谓"北斗历法"，是指以北斗星斗柄旋转指向为依据制定的历法。这一历法"历定阴阳（寒暑），历定四时，历定五行（即五季），历定八节，历定二十四节气"。由于北斗七星在天空运行的群星中最为耀眼，七星的位置、形态相对固定。且与太阳回归运行有固定的关系，这一关系与古代人类的社会活动关系十分密切。因而依据北斗七星作为天文背景制定的北斗历法就成为中国最早的历法。

有关北斗历法的相关知识，如《尚书·舜典》就有"璇玑玉衡，以齐七政"，就有了北斗历法的初始记载。《鹖冠子·环流》篇认为，"斗柄东指，天下皆春；斗柄南指，天下皆夏；斗柄西指，天下皆秋；斗柄北指，天下皆冬"，这是根据北斗星斗柄指向来确定一年四季的。《淮南子·天文训》在此基础上，以北斗星的斗柄所指一定节气时岁，并第一次完整地提出了二十四节气及其时间节点。其中就应用了一岁有八节八风（此"八风"名称与《黄帝内经》中"八风”有别），而且对有关四时八节的时间节点都有明确表述。《史记·天官书》有“斗为帝车，运于中央，临制四乡。分阴阳，建四时，均五行，移节度，定诸纪，皆系于斗”等记载。后来《汉书·天文志》转载了司马迁对北斗历法的表述，这些显性文献无不与北斗历法知识相关联。张闻玉在《古代天文历法讲座》中明确指出：“肉眼观察到的北极星，位置是固定的，北斗七星在星空中也十分显眼，那就不难测出它们方位的变化。所以，先民观察北斗的回转以定四时。古籍中众多的关于北斗的记载就反映了上古的遗迹。”这是北斗历法发生的天文学基础。可以看出，从现存显性文献的角度看，是《黄帝内经》第一次运用生命科学知识对北斗历法的内容予以展示的。结合《灵枢·九宫八风》及其与《淮南子·天文训》的原文对照，就能看出《黄帝内经》对北斗历法的具体应用。这在邢玉瑞教授的文稿中有所体现。

邢玉瑞教授在文稿中还对“十月太阳历法”知识有所应用。在20世纪80年代，中国科学院的学者们，对十月太阳历法在中华民族传统文化中的重要地位已经有了深刻地研究和结论。这一研究成果对学习中国传统文化的意义，就如当时的中国天文学会理事长张钰哲所说的那样，“由此开辟了天文学史中一个崭新的研究领域，即可以十月太阳历为基础，研究阴阳五行、十二兽纪日和八卦的起源问题”；也可以使《诗经·豳风·七月》中的“一之日”“二之日”、《管子·幼官图》中的五方十图和三十节气、《管子·五行》篇中的相关知识，“一旦将它们与十月历联系起来，则一切难以解释的问题都迎刃而解了”“可以得到圆满的解释”。[①]十月太阳历既然能释疑《诗经》《夏小正》《管子》等古文献的相关内容，对于《黄帝内经》原文中的相关问题又何尝不是如此呢?

十月太阳历法，简称“十月历法”。凡用360之数者即为十月太阳历的应用之例。如《素问·阴阳离合论》之“日为阳，月为阴，大小月三百六十日成一岁，人亦应之”皆如是。该历法在汉族文化中除了《黄帝内经》，以及此前的《夏小正》《管子》《淮南子》等少数文献之中还能觅其踪迹外，几乎难见其踪影。但其内容却完整地保存在彝族的经典《土鲁窦吉》（王子国翻译，土鲁窦吉[M]，贵阳：贵州民族出版社，1998）之中。

如《诗经·豳风·七月》就应用了十月太阳历法。其中四次将月份应用于诗歌内容的表达，所应用最大的月份只是“十月”；“七月流火”的“七月”，绝不是《诗经》的现代研究者们所解释的“农历七月”，而是十月历的“七月”。“火”是指二十八宿中心宿的第二星，即天蝎座α星；多次说“一之日、二之日、三之日、四之日”等，即为360日后的过年节日。此后的《管子·五行》文献中也有十月太阳历的应用遗痕。

十月太阳历，即将一个太阳回归年减去尾数作为过年节后的360日等分为十个月的历法。《素问·六节藏象论》之“甲六复而终岁，三百六十日法也”就讲的是十月太阳历法。一年分为五季是十月太阳历的最大特点。该历法有天、月、行、年时间要素，即一年360天分为十个月（天干纪月），每月36天（每旬12日，地支纪日），每两个月72天为一行（即一季），五行（季）为一年，从冬至之日过年之后算起。

将冬至日称为“阳旦”，夏至日为“阴旦”。上半年的五个月为“阳月”。第一季（行，甲乙月）、二季（行，丙丁月）依次属性为“木”“火”，均由属阳的月份组成。下半年为“阴”，第四（行，庚辛月）、五季（行，壬癸月）依次属性为“金”“水”均由属阴的月份组成。唯有

---

① 陈久金，卢央，刘尧汉. 彝族天文学史[M]，昆明：云南人民出版社，1984.

第三季（行，戊己月）属性为“土”由一个属“阳”的月份和一个属“阴”的月份组成。每一年所余的5～6天用于（分冬至和夏至）2次过年节，不计入月数的划分。

《黄帝内经》全面运用的阴阳理论的发生与十月历有着十分密切的联系。据彝族经典《土鲁窦吉》记载，十月历是以立杆观测日影的长短变化为依据确定的。将一个太阳回归年分为阴阳两部分，当日影从最长的冬至日到日影变为最短的夏至日时，为前半年属阳（5个月）主热；当日影从最短的夏至日到日影变为最长的冬至日时，为后半年属阴（5个月）主寒。冬至夏至是一年中的阴阳两极，一年一寒暑，植物一年一荣枯。也能够合理地解释“阴阳者，天地之道也，万物之纲纪，变化之父母，生杀之本始，神明之府也，治病必求于本”（《素问·阴阳应象大论》）。

《黄帝内经》构建生命科学知识体系时广泛运用的五行理论的发生与十月历也有着十分密切的关系。十月太阳历将一年360天分为五季（又称“五行”），每季（“行”）各72天，从冬至节日以后五季依次为木→火→土→金→水。十月太阳历之所以将一季称为一“行”，是指随着时序的迁移，气候就会不断地移“行”。

这一反映一年五季气候移行变化的规律正好体现了五行相生之序，所以五行以及五行相生之序是自然规律的体现。五行相克理论也就由此衍生。这一内容在《管子·五行》《淮南子·天文训》以及《春秋繁露》中均有表述，不过没有明确提出十月历而已。

天干在十月太阳历中是用来标记月序的（陈久金，天干十日考[J]. 自然科学史研究，1988，7（2）：119～127）。冬至是观测该年日影变化的起点，所以该月份就为“甲”，依次标记一年的十个月。每月有36天，分为上中下三旬，于是用十二地支依次标记每旬12天的日序。如《素问·风论》“以春甲乙伤于风者为肝风，以夏丙丁伤于风者为心风，以季夏戊己伤于邪者为脾风，以秋庚辛中于邪者为肺风，以冬壬癸中于邪者为肾风”原文中的甲乙、丙丁等十天干，就是十月历天干纪月方法的运用实例。其中的甲乙、丙丁、戊己、庚辛、壬癸分别标记着春、夏、长夏、秋、冬五季，绝非是纪日。故清代孙鼎宜之“按所云十干，皆统一时言，非仅谓值其日也”的解释颇有见地，显然他在斟酌了用日干解释此处的甲乙丙丁……十干于理难通之后，才指出以“时”（季节）诠释的合理性。尹之章对《管子·四时》“是故春三月，以甲乙之日发五政”的“甲乙统春之三时也”之注，亦可佐证。据此精神，《素问·脏气法时论》的肝“其日甲乙”，“其日甲乙”似指肝气所旺之日在逢甲逢乙之月的所有时日，绝非只旺于每旬的逢甲、逢乙之日。心“其日丙丁”，脾“其日戊己”，肺“其日庚辛”，肾“其日壬癸”皆应仿此。此处可引陈久金之考据再证之。他认为，甲，相当于植物开始剖符甲而出的时节。剖判符甲，就是种子胚芽突破种皮的包裹，意谓初春种子开始发芽了。《说文解字》也说：“甲，东方之孟，阳气萌动。”东方为春季，孟为第一，即农历正月。乙，相当于植物初生始发时的轧轧之貌。轧轧，相当于乙乙。《说文解字》：“乙，象春草木冤曲而出。阴气尚强，其出乙乙也。”《礼记·月令》“其日甲乙”疏：“其当孟春、仲春、季春之时，日之生养之功，谓为甲乙……乙，轧声相近，故云乙之言轧也。”《素问·脏气法时论》“其日甲乙”的表述及其语境与《礼记·月令》完全契合。

鉴于一年十个月360天分为五季是十月太阳历的最大特点，所以《黄帝内经》大凡涉及五季，每季72天的原文即可视为十月太阳历法的应用。《素问·六节藏象论》之“甲六复而终岁，三百六十日法也”；《素问·阴阳离合论》之“日为阳，月为阴，大小月三百六十日成一岁，人亦应之”；《素问·阴阳类论》之“春甲乙青，中主肝，治七十二日，是脉之主时，臣以其脏最贵”；以及《素问·刺要论》之“刺皮无伤肉，肉伤则内动脾，脾动则七十二日四季之月，病腹胀烦不嗜食”，就是十月太阳历法具体应用的实例。至于《素问·太阴阳明论》之“脾者土也，治中央，常以四时长四脏，各十八日寄治，不得独主于时也”等原文，都蕴含了十二月太阳历和十月太阳历两种历法制式的应用。其中的四时之分，是十二月太阳历制式的应用，而四时各寄十八日为 72 日，五脏各旺 72 日，则又是十月太阳历内容的体现。在中华民族的历法史长河中，这两种历法都曾使用过。十二月太阳历既应合了一个太阳回归年约为 12 个朔望月，又有二十四节气，因而更有利于农耕活动，故得以兴盛和传扬。

《黄帝内经》应用蕴含有多种历法知识为背景的资料，构建其生命科学知识体系，有以北斗历法，论证八风致病理论和不同时空区位疾病流行的预测；有以十月太阳历知识，论证一年分五季与五脏应五时等藏象内容；十二月太阳历、阴历、阴阳合历的相关内容也杂糅其间，共同构成了经文的复杂历法背景，这都成为邢玉瑞教授解经、论经的重要历法依据，而且在多篇内容中有所体现。

特征之六

是结合临床实践的经文解读。对《黄帝内经》经文的研读，无论是疏通原文时的校勘注释，还是对经文的释义，都要尽可能地“结合实践”，才能使读者通过经文的学习，深刻理解经文的医学义理，也才能引起读者对学习经典文献的兴趣。该书之所以反复应用“结合实践”的方法识读经文，一则是《黄帝内经》是基于长期对生命活动的实际观察、切身体验，以及医疗活动的实际践行所获得的真实材料而构建的生命科学知识体系，所以经文出处蕴含着浓郁的临床实践的气息；二则缘于医学学科的本质属性就是一门实践性特强的知识体系；三则当今研读经文的终极目标仍然是服务于临床实践，提高临床诊疗效果。这就是邢玉瑞教授在书中不厌其烦地应用“结合实践”方法对经文进行解读释义的缘由之所在。如在《素问·六节藏象论》之“藏象理论的临床指导价值”的“知识链接”，《素问·四时刺逆从论》之“五脏痂”原文，《灵枢·海论》之“四海证治”内容，尽可能地应用临床实例予以阐释和言说，可见，深奥枯涩的经文，一旦应用结合临床实践的方法予以释解，就会立即引起临床中医人的阅读兴趣，而显现理论意义和临床实用价值。

特征之七

是纵横联系的经文解读。无论是对经文的注释“读通原文”，还是 “解析经义”时，都要进行“纵横联系”，广泛联想。所谓横向联系，局限一点讲，就是要把所解析的原文放置于全篇相关内容之中去理解，如此才能深入透彻地领会其基本精神。如《素问·生气通天论》论阳气的卫外御邪的作用，只用“折寿而不彰”“卫外者也”句简略述之。但紧承此段的下文，就指出阳气失于卫外功能之后，会在一年之中的任何季节感受四时不正之气而发病，于春季可“因于（风）气”而病，于夏季可“因于暑”而生暑病，于秋季会“因于湿”而病，于冬会“因于寒”而病。内伤之邪也可致阳气失常而发病，如因“烦劳”“大怒”“高梁之变”等原因，使阳气失常而分别致人患“煎厥”“薄厥”“大丁”之病等。可见，通过横向联系，可以加深对原文的理解并使之系统而完整。所谓纵向联系，就是要进行古今联系，将历代研究《黄帝内经》的著名医家、医著、论点加以联系。为何如此呢？一是《黄帝内经》是医学之宗、医理之源。通过纵向联系，可使一些重要医学理论脉络清晰流畅；二是通过对历代研究《黄帝内经》成果的联系梳理，可以加深对相关学术理论沿革过程的认识；三是历代不乏研究《内经》的高明者，通过对他们研究成果的联系，还可以沐浴到名家们的求知态度和严谨学风。正因为纵横联系方法，可以深耕积淀丰厚的《黄帝内经》医学大义，所以邢玉瑞教授在书中对每一篇的解读、每一相关专题的阐述，都十分娴熟地应用着“纵横联系”的识经方法对原文予以剖析解读。

在诸多的中医药学著述之中，但凡研读《黄帝内经》之书是最困难、最辛苦、最不容易落“好”的差事，真可以用“出力不讨好”予以评价。但是国内就有像邢玉瑞教授这样的、愿意终生为此而无私奉献的一些学者，总会以“我以我血荐轩辕”的气概和魄力，为中医药学事业的兴旺、发达而努力付出，这既是我在《〈黄帝内经〉科学文化诠释》付梓之前的些许感触，也是我的心路历程，祝愿是书顺利出版，发行成功。

陕西中医药大学　张登本

2021 年 9 月 18 日于咸阳

前　言

王永炎院士曾提出“读经典，做临床，参名师”是培养高级中医药临床人才成长的必由之路。吾以为上述三点还远远不够，至少可以补充“学国学、善悟道、懂科学（多学科）”三点。《周易》《老子》《论语》等国学是中医学创立的哲学文化基础，故国学当是培养中医人才的必修科目。善悟道，即懂得中医思维方法，乃至古今相关的科学方法。近十年来，中医思维方法成为中医学研究的热点之一，也反映了思维方法在中医人才培养中的重要价值，只是由于种种原因，该领域的研究并不尽如人意。保持开放的心态，掌握现代科学技术，开展多学科研究，是中医学术发展的必由之路。以 2017 年诺贝尔生理学或医学奖为例，美国三位科学家成功地分离出周期基因，发现了周期基因编码的 PER 蛋白、Tim 基因和 Tim 蛋白、DBT 基因和 DBT 蛋白，在揭示“控制昼夜节律的分子机制”方面做出突出贡献而获奖。而中医学作为一种时态医学，无论是对人体生理、病理的分析，还是诊断和治疗行为，都具有明显的时间性特征，时间性被中医理解为人的基本存在方式，是健康的本性之一，时态性也是中医判断生理健康与否和病因的标准之一。大概受 1988 年国际时间生物学和时间医学学术会议在国内举办的影响，从 1990 年至 2000 年左右，形成了中医时间医学研究的热潮，但由于受思想观念、问题意识、知识结构、技术水平等诸多因素的限制，中医学对昼夜节律的研究，采用的基本上是一种“以学科为中心”的知识产生途径，利用本学科的基本原理研究本学科的问题，严格限定研究的范围，在本身的学术框架内活动，并产生关于界定为本学科的知识，由于缺少多学科交叉、持之以恒的研究，不仅没有取得突破性成果，而且研究工作很快又陷入沉寂状态。

当我们将读经典作为培养高级中医药临床人才路径之一时，自然会产生三个问题，即读什么、为什么、如何读？一般认为《黄帝内经》是中医学理论经典，《伤寒论》是治疗外感病经典，《金匮要略》是治内伤杂病经典，《神农本草经》乃药物学经典，号称“中医四大经典”。《黄帝内经》作为我国现存最早的一部医学元典，在总结我国秦汉以前医疗经验的同时，汲取和融会了当时先进的哲学、自然科学成就以及颇具特色的思维方法，成为一部以医学为主体，融入哲学、天文、历法、气象、地理、心理等多学科知识的著作，可谓是以生命科学为主体的“百科全书”。她确立了中医理论与临床的基本范式，建立了中医学的基本思维方法，汇集着中医临床实践经验的结晶，规范着中医学术发展的方向，也是中医学术发展的源头活水，为中医学数千年来的发展奠定了坚实的基础，被历代医家奉为圭臬，《素问》王冰序称其为“至道之宗，奉生之始”。同时《黄帝内经》也是中华优秀传统文化的代表之作，2011 年成功入选联合国教科文组织《世界记忆名录》。如果说中医药学是打开中华文明宝库的钥匙，那么《黄帝内经》无疑是其中最为关键和管用的一把钥匙。因此，学习《黄帝内经》，就成为提高中医理论水平、启迪中医临床智慧、掌握中医思维方法、推动中医学术发展、提升中医人文素养的重要途径，同时也有助于促进当代医学模式的转换。

近年来，随着中医药学在国内外的兴盛，《黄帝内经》也得到了现代学者乃至普通群众的广泛关注。然由于古今文化、科学知识等语境的巨大差异，对《黄帝内经》的解读往往不如人意，或随文演绎，或过度诠释，或解读错误。基于上述问题，借用现代诠释学、发生学等方法，本人提出了阅读《黄帝内经》的五个层次，即原文讲了什么、为什么这样讲、讲对了还是错了、为什么说对了还是错了、所讲内容在现代还有什么价值。如《素问·五常政大论》言“无代化，无违时”，从原文语境的角度而言，是指疾病的治疗、康复都要遵从时序变化所反映的生化规律而不能违背。然从其思想渊源而言，可以追溯到一是易学之“天人合一”和“与时偕行”，所谓“夫大人者，与天地合其德，与日月合其明，与四时合其序，与鬼神合其吉凶”（《周易·乾卦·文言》）；二是道家之“道法自然”和“无为而治”，即遵循自然万物固有演化时序规律，认识万物，辅助和赞化万物，使万物遂其天赋之性而自然化育。这一观点的现代价值，从医学层面来说，人体生命活动遵循着一定的时序演化规律，故养生当“四气调神”顺应时序来调养，诊治疾病当“无伐天和”而因时制宜，疾病康复应把握调养时机而静养待时，药物采制也须“司岁备物”。从社会层面而言，则与现代人提倡的绿色食品观点相通。反季节蔬果的种植虽然满足了人们对营养需求的“错位感”，但也存在因大棚中的温度和湿度较高，农药易残留、受日照的时间短和强度小、营养成分不如时令蔬果、加入一些特殊的生长激素类物质以适应反季节等问题。这违背了“辅万物之自然而不敢为”即“道法自然”的原则。由此可见，“无代化，无违时”的思想，在现今生活中也具有广泛指导意义。

再如《素问·遗篇·刺法论》提出“三年化疫”说，明代吴崑对此提出了明确的批判。但从 2003 年 SARS 起，到 2019 年新冠疫情流行，中医界也有一些学者借“三年化疫”说理。综合有关“三年化疫”说现有的研究结果，从何以“三年化疫”的各家解读，分析其理论内在的逻辑矛盾，以及相关证实性研究得出了证伪性的结论，以科学理论同经验事实的一致性以及科学理论内部逻辑的自洽性为判定标准，可以发现“三年化疫”说极有可能是古人基于模式数“三”所提出，并不是一种科学理论。有人依据“三年化疫”之说，发表论文认为新冠疫情发于己亥年终之气（约在 2019 年 11 月 22 日至次年 1 月 20 日），长于庚子年初之气（约在 2020 年 1 月 20 日至 3 月 20 日），收于二之气（约在 2020 年 3 月 20 日至 5 月 20 日），消于三之气（约在 2020 年 5 月 20 日至 7 月 22 日）。然时至 2021 年 6 月底，发病人数已达 1.8 亿左右，还看不到停止流行的迹象，而其推论的流行时间，好似一个“科技”玩笑。对于类似的观点，我们要敢于发现其错误及其错误的原因，然后加以摒弃，中医学人不必以此论述疫病的流行以及防治问题。

医学所研究的对象本来就是一个自然、社会的综合体，现代人们提出了“生物-心理-社会医学模式”，生物的问题隶属于自然科学，心理则涉及到心理学乃至宗教问题，社会问题自然隶属于社会科学。中医学更是集中国古代文化、天文历法等自然科学、临床与日常生活经验总结等为一体的医学体系，如果要概括《黄帝内经》的医学模式，称其为“生物-心理-社会-生态-时间”医学模式最为合适。因此，要从上述五个层次诠释《黄帝内经》每篇原文，势必要涉及中国古代哲学与文化、科学思想与知识以及现代医学乃至科学知识等，必须从文化与古今科学等多维度加以解读，故本书取名曰《〈黄帝内经〉科学文化诠释》，其宗旨在于“回归中国文化本源，融会古今科技知识，贯通中医理论临床，寻找中医思维钥匙，启迪学术未来发展”。

本书的撰写以 1963 年人民卫生出版社的排印本《黄帝内经素问》和《灵枢经》为底本，结合郭霭春《黄帝内经素问校注》等校注本，以及古今有关《黄帝内经》校注、研究的专著、论文，主要参考文献在书中以附录形式列出，所引用的文献也以脚注形式说明。

从学习《黄帝内经》到开展相关的教学、研究工作，已经 40 余年了。基于《黄帝内经》的研究现状以及对自己学习、研究工作的总结，2017 年下半年萌生了撰写此书的想法，2018 年初偶遇科学出版社曹丽英女士，谈及撰写的思路并提供两篇样稿，得到了她的鼓励与约稿。陕西中医药大学与科技处等领导从工作条件方面给予了大力支持，使我能够安心夜以继日地投入研究工作。上海中医药大学王庆其教授、陕西中医药大学张登本教授两位国内著名《黄帝内经》研究大家应邀撰写序言，责编鲍燕女士也付出了不少心血，在此对大家的支持、关心表示衷心感谢。

邢玉瑞

2022 年 9 月

目　录

九针十二原第一法天

【导读】

“九”与“十二”均为中国古代“天之大数”，作为一种模式意义的神秘数字，其渗透力之广、影响之深远，几乎涉及社会生活的各个方面。王逸《九辩章句》曰：“九者，阳之数，道之纲纪也。故天有九星，以正机衡；地有九州，以成万邦；人有九窍，以通精明。”《左传·哀公七年》说：“周之王也，制礼上物，不过十二，以为天之大数也。”《黄帝内经》亦受此模式数字的影响，本篇即将针刺用具划分为镵针、员针、鍉针、锋针、铍针、员利针、毫针、长针、大针九种，提出了人体五脏之原、鬲之原、肓之原十二个原穴，后演变为十二经脉原穴；同时论述了“守机”“守神”“迎随”“徐急”等针刺治疗的原则与方法，以及针刺疗效的判定依据、十二经脉五输穴等针灸重要理论，可谓是阐述针灸理、法、方、穴理论的纲领性文献。

【原文】

黄帝问于岐伯曰：余子[1]万民，养百姓[2]，而收其租税。余哀其不给[3]，而属[4]有疾病。余欲勿使被毒药[5]，无用砭石[6]，欲以微针[7]通其经脉，调其血气，营其逆顺出入之会[8]，令可传于后世。必明为之法，令终而不灭，久而不绝，易用难忘；为之经纪[9]，异其篇[10]章，别其表里；为之终始[11]，令各有形，先立针经[12]。愿闻其情。

岐伯答曰：臣请推而次之[13]，令有纲纪，始于一，终于九焉。请言其道。小针[14]之要，易陈而难入[15]，粗守形[16]，上守神[17]，神乎神[18]，客在门[19]，未睹其疾，恶知其原。刺之微，在速迟，粗守关，上守机[20]，机之动，不离其空[21]，空中之机，清静而微，其来不可逢[22]，其往不可追[23]。知机之道者，不可挂以发[24]，不知机道，叩[25]之不发，知其往来，要与之期[26]，粗之暗[27]乎，妙哉工独有之。往者为逆，来者为顺[28]，明知逆顺，正行无问。逆[29]而夺之，恶得无虚，追而济之，恶得无实，迎之随之，以意和之，针道毕矣。

凡用针者，虚则实之，满则泄之，宛陈[30]则除之，邪胜则虚之。《大要》[31]曰：徐而疾则实，疾而徐则虚[32]。言实与虚，若有若无[33]，察后与先，若存若亡[34]，为虚与实，若得若失[35]。虚实之要，九针最妙，补泻之时，以针为之。泻曰[36]必持内[37]之，放而出之[38]，排阳得针[39]，邪气得泄。按而引针，是谓内温[40]，血不得散，气不得出也。补曰随之，随之意若妄[41]之，若行若按[42]，如蚊虻止[43]，如留如还，去如弦绝[44]，令左属右[45]，其气故止，外门已闭，中气乃实，必无留血，急取诛之[46]。

持针之道，坚[47]者为宝，正指直刺，无针左右，神在秋毫[48]，属意[49]病者，审视血脉[50]，刺之无殆。方刺之时，必在悬阳[51]，及与两衡[52]，神属勿去，知病存亡。血脉者，在腧横居[53]，视之独澄[54]，切之独坚。

【校注】

〔1〕子：爱，像对子女一样地爱护。

〔2〕百姓：百官。

〔3〕不给（jǐ 几）：指生活不能自足。《太素》卷二十一作“不终”，可从。终，即《素问·上古天真论》所谓“尽终其天年”。

〔4〕属（zhǔ 主）：连续不断。

〔5〕毒药：古人对药物的通称。

〔6〕砭石：于鬯：“砭石，石之有刃者，不具针形，故无针名。”

〔7〕微针：指细小的针具。王冰：“微，细小也。细小之针，调脉衰盛也。”

〔8〕营其逆顺出入之会：谓调理经脉气血之运行及交会。张志聪：“逆顺出入者，皮肤经脉之血气，有逆顺之行，出入之会。”

〔9〕经纪：条理，纲领。

〔10〕篇：原脱，据《太素》卷二十一补。

〔11〕终始：杨上善：“微针之数，始之于一，终之九也。”

〔12〕针经：张介宾：“《灵枢》即名《针经》，义本诸此。”

〔13〕次之：杨上善：“次之者，推九针之序，纲纪之次也。”

〔14〕小针：泛指九针。

〔15〕易陈而难入：张介宾：“易陈者，常法易言也。难入者，精微难及也。”

〔16〕粗守形：张介宾：“粗守形，粗工守形迹之见在也。”

〔17〕上守神：张介宾：“上守神，上工察神气于冥冥也。”又，《太素》卷二十一“上”作“工”，“工”与“粗”为对文。可参。

〔18〕神乎神：意谓神乎、神乎！杨上善：“能知心神之妙，故曰神乎神。”

〔19〕客在门：张志聪：“门者，正气出入之门。客在门者，邪循正气出入之所也。”

〔20〕粗守关……守机：张介宾：“粗守关，守四肢之关节也。上守机，察气至之动静也。”机，指气虚实动静变化的时机。

〔21〕空：同“孔”。此指腧穴。

〔22〕其来不可逢：指气血运行旺盛之时，针刺不能补。张介宾：“来，气之至也。”

〔23〕其往不可追：指气血运行虚衰之时，针刺不能泻。张介宾："往，气之去也。"

〔24〕不可挂以发：言针刺如发弓弩之机关，须及时而发，不可错失良机。

〔25〕叩：同"扣"。牵住不放。

〔26〕要与之期：张介宾："知气之往来，有逆顺衰盛之机，而取舍弗失其时也。"

〔27〕暗：愚昧不明。

〔28〕往者……来者为顺：张介宾："往，气之去也，故为之逆。来，气之至也，故为之顺。"

〔29〕逆：《太素》卷二十一、《甲乙经》卷五均作"迎"。迎、逆同义。

〔30〕宛陈：杨上善："宛陈，谓是经及络脉聚恶血也。"宛，通"郁"；陈，陈腐。

〔31〕《大要》：疑为古医经篇名。

〔32〕徐而疾……疾而徐则虚：针刺时慢进针而快出针为补法，快进针而慢出针为泻法。实，指补法。虚，指泻法。

〔33〕言实……若有若无：张介宾："实之与虚，在有气无气耳。气本无形，故若有若无，善察之者，神悟于有无之间也。"

〔34〕察后……若存若亡：谓病有缓急，治分先后，当根据气之虚实行止而决定留针与否。

〔35〕为虚……若得若失：马莳："盖泻之而虚，怳然若有所失，补之而实，佖然若有所得，亦以虚实本于一气，似在得失之间耳。"

〔36〕泻曰：此后《甲乙经》卷五有"迎之，迎之意"5字，与下文"补曰随之"句相合。宜从。

〔37〕内：同"纳"。刺入。

〔38〕放而出之：摇大针孔使邪气排出。放，扩展，摇大。

〔39〕排阳得针：在排开表阳之后出针。得，《甲乙经》卷五、《太素》卷二十一并作"出"，义胜。

〔40〕按而引针……内温：谓出针后按压针孔，则使邪气蕴积于内。引针，出针。温，通"蕴"。蕴积，郁积。

〔41〕妄：《太素》卷二十一、《甲乙经》卷五并作"忘"，义胜。杨上善："随气呼吸而微动针之也。"

〔42〕按：止。

〔43〕如蚊虻止：意为针刺的动作轻缓，有如蚊虫在皮肤上叮咬。

〔44〕如留……去如弦绝：张介宾："留，留针也。还，出针也。去如弦绝，轻且捷也，故无损而能补。"

〔45〕令左属右：马莳："右手出针而左手闭其外门，乃令左属右之法。"

〔46〕急取诛之：杨上善："邪血留者，可刺去之，故曰急诛之也。"又，丹波元简："以理推之，此间恐有遗脱。"

〔47〕坚：指精神沉着冷静，持针坚定。

〔48〕神在秋毫：意谓聚精会神。秋毫，鸟兽在秋天新长出来的细毛，喻细微之物。

〔49〕属（zhǔ 主）意：着意，专注。

〔50〕脉：此后原有"者"字，据《太素》卷二十一、《甲乙经》卷五删。

〔51〕悬阳：指鼻部。杨上善："悬阳，鼻也，悬于衡下。鼻为明堂，五脏六腑气色皆见明堂及与眉上两衡之中，故将针者，先观气色，知死生之候，然后刺之。"一说悬阳指两目，比喻如日月高悬天空。

〔52〕衡：原作"卫（衞）"，据《太素》卷二十一、《甲乙经》卷五改。衡，指眉上的部位。

〔53〕在腧横居：在腧穴周围横向分布。

〔54〕澄：《太素》卷二十一、《甲乙经》卷五作"满"，义胜。

【释义】

本段原文主要阐述了撰写《针经》的目的、针刺不同境界、针刺补泻以及针刺过程中对医者的基本要求等重要原则问题。

一、撰写《针经》的目的

医学的目的无非防治疾病的发生与蔓延，而治疗是其重要的手段之一。治疗的总体目标必须以维护机体整体的安全性、最小损伤性、整体效果最佳性为前提，总是追求以最小的代价换取最大的效益。因此，治疗决策的一个基本原则应当是，治疗所带来的风险和危害不应大于所患疾病本身的危害性。针刺治疗与药物治疗相比较而言，具有以调动患者自身抗病能力为主，毒副作用小等优势，因此受到《黄帝内经》作者的肯定，所谓"欲以微针通其经脉，调其血气"，而"欲勿使被毒药，无用砭石"。强调机体的自动调节是最佳的方式，针工不能过多干涉。《灵枢·玉版》指出："人者，天地之镇也"，小针虽为"细物"，但能"上合之于天，下合之于地，中合之于人"，故"夫治民者，亦唯针焉"，把用针治病看作是最理想的选择。正由于此，有必要"异其篇章，别其表里"，而撰写《针经》，"明为之法，令终而不灭"。

二、针刺治疗的水平与境界

本段将针刺治疗的水平与境界划分为守神、守机与守形、守关两类，提出针刺治疗当以守神与守机为原则。对守神、守机、守形、守关的含义，《灵枢·小针解》首次做出阐释谓："粗守形者，守刺法也。上守神者，守人之血气有余不足，可补泻也……粗守关者，守四肢而不知血气正邪之往来也。上守机者，知守气也。"其中守形，是指拘泥于形体病症而徒守针刺方法，如张志聪所言："粗守形者，守皮、脉、肉、筋、骨之刺。"宋瑶等[①]将"守形"解析为病人之形、疾病之形、腧穴之形、针具与刺法之形。守关，如杨上善所云："五脏六腑出于四肢，粗守四肢脏腑之输，不知营卫，正之与邪往来虚实，故为粗也。"

守机，一般认为是以弓弩之机比喻守气之机，即察气至之动静，掌握针刺的时机。如张介宾注："上守机，察气至之动静也。"张志聪谓："上守机者，守其空而当刺之时，如发弩机之

①宋瑶，林咸明. 针刺守形之难与解决之道[J]. 新中医，2016，48（4）：8-10.

速也。”“机”是事物运动变化的先兆、关节点，“机”之“来不可逢，其往不可追”，难以把握，故“知机之道者，不可挂以发……妙哉工独有之”，上工当把握住“机”，决不放过治疗的最佳时机。

守神，古代医家多宗《灵枢·小针解》从气血变化的角度加以解释，如张志聪谓：“上守神者，守血气之虚实而行补泻也。”马莳云：“上工则守人之神，凡人之血气虚实，可补可泻，一以其神为主。”杨上善《小针解》注也说：“守血气中神明，故工也。”由此可见，“守神”即观察、把握人体气血之微妙变化。吴富东[①]主编的《针灸医籍选读》解释说：“上守神，指要把握病人的气血变化，神即血气，古人看来，气血是人体生命的根本，病人的疾病均可反映到气血变化上来，针刺就是要了解病人气血变化情况，以判断疾病的虚实。”虽将神直接理解为血气，但仍未偏离气血变化的主线。一些现代学者常将“守神”与“治神”“本神”等同，将“神”理解为精神活动。谈到针刺“守神”，多理解为精神集中，心无旁骛，用心体察针下感觉与病人反应等，更有医者进一步将“神”延展到患者之神与医者之神的两重含义[②③]。此与本篇“守神”的确切含义可谓大相径庭。

守机“察气至之动静”，守神察“血气有余不足”，均要依靠脉诊，《灵枢·逆顺》明确指出：“脉之盛衰者，所以候血气之虚实有余不足。”本文言：“空中之机，清静而微，其来不可逢，其往不可追。”“往”“来”即指血气的往来，描述的是对脉中血气变化之神机十分微妙的体察。况且气为血帅，血为气母，共同运行于经脉之中，其盛衰变化通过脉诊可以加以判断。故《景岳全书·脉神章》指出：“脉者，血气之神，邪正之鉴也……欲察虚实，无逾脉息。虽脉有二十四名，主病各异，然一脉能兼诸病，一病亦能兼诸脉，其中隐微，大有玄秘，正以诸脉中亦皆有虚实之变耳。言脉至此，有神存矣。”由此可见，守神与守机通过脉诊的联系而密切相关。脉诊的过程就是一个探求神机，体会气之逆顺出入的过程，守神与守机，就是要通过脉诊来把握气血的微妙变化与针刺治疗稍纵即逝的时机，本篇下文亦言：“凡将用针，必先诊脉，视气之剧易，乃可以治也。”如此“知其往来，要与之期”，方为上工。

三、往来逆顺与迎随

通过脉诊把握气血的微妙变化与针刺治疗稍纵即逝的时机，是针刺治疗的前提。而经脉之气的变化有往来逆顺之异，针刺治疗则有迎随之别。故原文曰：“往者为逆，来者为顺……逆而夺之，恶得无虚，追而济之，恶得无实。”即“机”作为气之来去，可通过脉动之“往”“来”加以把握，如《灵枢·逆顺肥瘦》云：“切而验之，其非必动，然后乃可明逆顺之行也。”即将脉动的正常与否作为“逆”“顺”的标志。气之来去“如涌波之起也，时来时去，故不常在”(《素问·离合真邪论》)，若气已失为逆，未至为顺。迎其来时而泻，可令其虚；随其去时而补，可令其实。赵京生等[④]研究认为，本篇所论之“机”是指经气来去之机。经气来时为迎，经气去时为随。迎、随之义即为针对经气来去的逆和顺，注重的是对时间性的把握。其与经气循行

①吴富东. 针灸医籍选读[M]. 北京：中国中医药出版社. 2003：22.

②卓廉士. 针刺“守神”[J]. 实用中医药杂志，2002，18（4）：50-51.

③彭楚湘.“守神”的临证意义与作用中医药学刊[J]. 2003，21（7）：1203.

④赵京生. 针灸关键概念术语考论[M]. 北京：人民卫生出版社，2012：368-372.

之方向无关，与经气虚实之间亦无直接的关系。可谓对本篇本义甚为准确的把握。后世误将“迎随”理解为针刺方向迎随补泻法，即顺经脉循行方向针刺为随为补，逆经脉循行方向针刺为迎为泻。但《黄帝内经》不同篇章所记载经脉循行方向并不完全一致，如此则会造成临床操作的困境。

四、针刺补泻治疗

扶正祛邪、补虚泻实是中医治疗疾病的基本原则，针刺治疗亦不例外，而且要根据脉症虚实的不同情况，采用不同的刺法，所谓“凡用针者，虚则实之，满则泄之，宛陈则除之，邪胜则虚之”。即对于因血气倾移所致的脉一虚一实的虚实并见者，治以补虚泻实；不论寒热虚实，凡见血络、结络等血行瘀阻者，先刺其血络放血；而由外邪引起诸脉盛者，则用泻法祛邪。在此基础上，原文阐述了针刺补泻的具体方法，其中泻法的操作要领是快进针，慢出针，摇大针孔。假若出针后随即按闭针孔，就会使邪蕴于内，瘀血不散，邪气不得外泄。补法的操作要领是慢进针“如蚊虻止”，快出针“去如弦绝”，按闭针孔。另外，从原文对补泻的操作要求来看，泻法的操作要领以“重”为本，补法的操作要领以“轻”为主。

五、针刺对医者的基本要求

本段原文提出了针刺过程中对医者的基本要求：一是针刺方法要正确，持针要坚定有力，正指直刺，不要左右偏斜，如此便于顺利刺入，直达病所，减少针刺疼痛。二是强调医生在施行针刺时，精神要高度集中，所谓“神在秋毫，属意病者”，密切观察患者的血脉虚实和两目、眉间及面部的神色变化，以测知患者的针刺反应及疾病变化情况。

【知识链接】

一、第1～9篇题后所附“九法”问题讨论

明·赵府居敬堂刊本中，《灵枢》的第1～9篇文章篇题后分别有“法天”“法地”“法人”“法时”“法音”“法律”“法星”“法风”“法野”的文字标注。此“九法”之说，本来是《黄帝内经》基于天人相应的观念，从象数思维的角度，阐述九针是取象于天、地、人、时、音、律、星、风、野的结果，针数合于术数。如《灵枢·九针论》说：“九针者，天地之大数也，始于一而终于九。故曰：一以法天，二以法地，三以法人，四以法时，五以法音，六以法律，七以法星，八以法风，九以法野。”《素问·针解》也有类似的论述。具体讨论可参见《灵枢·九针论》。这里将之与《灵枢》第1～9篇文章相联系，很明显是一种不合逻辑的人为附会。如第三篇《小针解》是对第一篇《九针十二原》部分内容的解释，而前者标注“法人”，后者标注“法天”，即缺乏相应的逻辑依据。其他如《根结》法音、《寿夭刚柔》法律、《官针》法星、《本神》法风、《终始》法野等，都是一种术数模式推演的附会之说。

二、“神”“机”的源流

本篇对针刺“神”“机”的认识，渊源于中国古代哲学及传统文化，现代学者在《黄帝内经》所论基础上，又多有发挥。

（一）“神”“机”之源

1. 古人对“神”的认识

一般认为，神之本义是指事物莫测的变化。如姚孝遂①指出：“神的原始形体作申，像闪电之形，是电的本字。由于古代的人们对于‘电’这种自然现象感到神秘，认为这是由‘神’所主宰，或者是‘神’的化身。”该字源之说被大多数学者所认可。“神”从一开始就与神秘的自然观念有关，所以“神”的本义是莫测的变化。《易传·系辞上》云：“阴阳不测谓之神。”韩康伯注：“神也者，变化之极，妙万物而为言，不可以形诘者也，故曰阴阳不测。”《素问·天元纪大论》也说：“物生谓之化，物极谓之变，阴阳不测谓之神，神用无方谓之圣。”这种莫测的变化在古人看来，就是天地万物的创造者、主宰者和原动力。故《说文解字·示部》曰：“神，天神，引出万物者也。”徐灏注笺：“天地生万物，物有主之者曰神。”

2. 古人对“机”的认识

古人对“机”的认识，则有“儿”“机”之不同源头，儒、道、兵家各有所发挥，相互补充。

（1）儒道论“机”　“机”的繁体字是“機”，来源于“幾”。《说文解字》谓：“幾，微也，殆也。”它由两个“幺”字和一个“戍”字合成，“幺”的本意是幼小的儿童，“戍”的本意是“兵守”。用两个小孩子把守城池，显然是非常危险的事情。这种预示危险的征兆称为“几”，引申为各种事物变化的萌芽。《易传·系辞下》对“几”已有所界定：“知几其神乎……几者，动之微，吉（凶）之先见者也。君子见几而作，不俟终日。”韩康伯注：“几者，去无入有，理而无形，不可以名寻，不可以形睹者也。唯神也不疾而速，感而遂通，故能朗然玄昭，鉴于未形也。”孔颖达疏云：“几，微也……动谓心动、事动。初动之时，其理未著，唯纤微而已。若其已著之后，则心事显露，不得为几；若未动之前，又寂然顿无，兼亦不得称几也。几是离无入有，在有无之际。”②张载《正蒙·神化》解释说：“几者，象见而未形也。”由此可见，“几”是事物变化的先兆，体现事物的运动趋势和发展规律，也是事物由其潜在的状态向现实实现其自身之状态转化的关键点。知几，即从细微变化及偶然现象中预见事物发展的趋势、方向和人事的吉凶。故《易传·系辞上》说：“夫易，圣人之所以极深而研几也。唯深也，故能通天下之志；唯几也，故能成天下之务。”极深研几，就是要穷理于事物始生始发之处，预知事物变化的先兆，从而把握事物运动变化的规律和关键。只有识“几”，才能“见微知著”；只有“见几而作”，才能“以微制著”，由此达到神妙莫测的境界——“知几其神”。

道家论“机”以庄子为代表，已经发展成为一个重要的哲学概念。“几”即“机”，“机”

---

①姚孝遂. 再论古汉字的性质[J]. 古文字研究（第17辑）[M]. 北京：中华书局，1989：317.

②王弼注，孔颖达疏. 周易正义[M]. 卢光明，李申整理. 北京：北京大学出版社，2000：308.

作为表示事物变化的关节点，阴阳矛盾运动的转折点，本义是机械装置中绕轴而动的部件，如杠杆。用于取水的杠杆，叫做“桔槔”。《庄子·天地》篇载，子贡路上碰到一个老者抱着瓦罐取水浇菜，子贡问他为什么不使用桔槔取水，省力又快捷。老者回答道：“吾闻之吾师，有机械者必有机事，有机事者必有机心。”现实中实现力转换的“机”，当被抽象为哲学概念的时候，就成为一般的、具有普遍意义的变化的转折点。《庄子·至乐》篇曰：“万物皆出于机，皆入于机。”晋代张湛《列子》注说：“机者，群有之始，动之所宗，故出无入有，散有反无，靡不由之。”“机”既是从无生有的兆头，也是从有至无的预兆，是事物发生变化的临界状态。无论是自然界还是人类社会，包括人的思维，都有许多由此达彼的转折点，也就是说，有许多“机”，一切事物都处在由此达彼的变化转换之中[①]。既然机是事物变化的关节点，那么，人们就可以抓住它，对事物的变化进行控制，以使得它向符合人的预期目的的方向变化。

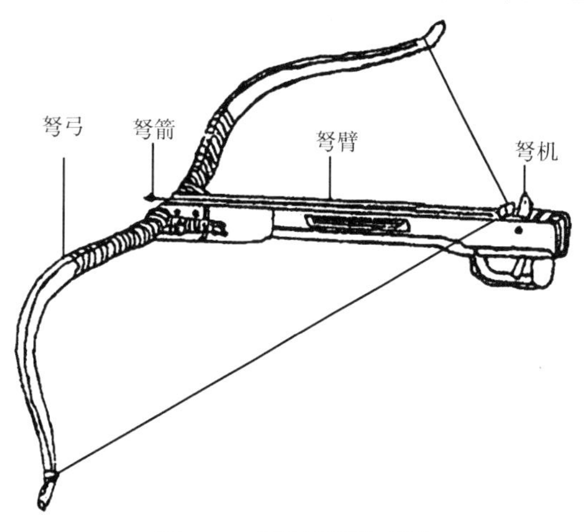

图 1-1 秦弩复原模式图

（2）兵家论“机” 《说文解字》说：“主发谓之机。”“机”本是弓弩上的发射机关，即“弩机”，又称悬刀。秦弩在“机”四周设计了一竹制围栏曰“关”，起保护“机”的作用，可以防止不慎击发伤人（见图 1-1）。从弩机对弓弩发射的控制，可以引申出关键、时机、时势等含义。莱考夫和约翰逊[②]在《我们赖以生存的隐喻》中说：“不论是在语言上还是在思想和行动中，日常生活中隐喻无所不在，我们思想和行为所依据的概念系统本身是以隐喻为基础。”弩机是兵器的关键构件，故兵家常用“机”以隐喻抽象的事理。《孙子兵法·势》曰：“故善战者，其势险，其节短。势如扩弩，节如发机。”意思是战争中的战势如张开待发的弩箭，一旦有了可乘之势，就要迅速进击，不可贻误战机。《吴子兵法》对“机”的论述甚为丰富，《吴子兵法·论将》曰：“凡兵有四机：一曰气机，二曰地机，三曰事机，四曰力机。三军之众，百万之师，张设轻重，在于一人，是谓气机。路狭道险，名山大塞，十夫所守，千夫莫过，是谓地机。善行间谍，轻兵往来，分散其众，使其君臣相怨，上下相咎，是谓事机。车坚管辖，舟利橹楫，士习战阵，马闲驰逐，是谓力机。知其四者，乃可为将。”意思是对于人数众多的三军而言，虽有百万之众，但胜败和士气系于主帅一人，这就是战争中的“气机”。在战争中，总有一些面积不大但却能起到关键作用的战略要地，“一夫当关，万夫莫开”，这些战略要地就是战争中的“地机”。在战争中，如果能利用反间、离间的策略，使敌方君臣离心、上下相怨，这样对方就不能形成战争的合力，力量就会大为削弱，“不战而屈人之兵”，这就是战争中的“事机”。在战争的间隙，使士兵加强舟楫车马及战法的演练，积蓄力量，这就是战争中的“力机”。可以看出，这里的“机”就是关键、要点的意思。《素问宝命全形论》中也用弩机比喻针刺的时机：“凡刺之真，必先治神……伏如横弩，起如发机。”

---

①李申.“知几其神”说[J]. 船山学刊，2014，（4）：82-86.

②乔治·莱考夫，马克·约翰逊. 我们赖以生存的隐喻[M]. 何文忠译. 杭州：浙江大学出版社，2015：1.

另外，对“几”与“机”的关系，孔令宏[①]研究认为“几”与“机”的含义在不少方面是相通、相同的。它们不同的地方，大致说来，“几”主要是一个自然观方面的概念，“机”则指涉到人，主要是一个认识论与实践论的概念。

（二）“神”“机”之流

由于“神”“机”本身的多义性，以及对其指向认识的不同，现代学者对“神”“机”多做了更为宽泛的诠释。

1. 对“守神”的诠释

卓廉士[②]对针刺守神有较为深入的研究，他认为针刺守神，体现了中医崇尚生命的体验，注重生命的交融与互动。针刺守神是建立在气所具有的感应之上，守神的实质，就是医生用自己之神与病人之神发生感应，并主动对这一过程实施控制的治疗方法。梳理《黄帝内经》的相关论述，守神可以分为浅深两个不同层次方面。在浅易的层面上，守神就是一种根据人体的血气有余不足，而运用针刺进行泻实补虚的方法，其操作可以具体化为三个方面：其一，“针以得气，密意守气勿失也”（《灵枢·小针解》），即要求进针之后，一直维持得气感，反复运针，正所谓“徐往徐来致其神，门户已闭气不分，虚实得调其气存也”（《灵枢·刺节真邪》）。因为此法以得气为要，故又被称为守气或守机。其二，由于脏藏五神，而原穴乃脏腑原气留止之处，脏腑疾病针刺相应的原穴，可以使得“精气不散，神守不分”（《素问·刺法论》），能够加强和巩固针刺效果。针后要求“静神七日”（《素问·刺法论》），即 1 个疗程后应该有一段休息时期，使神气来复，守神之道，有张有弛。其三，持针牢固，取穴准确，注意病人神情变化，尤其要注意病人的眉间和颜面部分。在整个针刺过程中，医生的精力高度集中，“神无营于众物”（《素问·针解》），并用眼睛紧紧地盯住病人的眼睛，“制其神，令气易行也”（《素问·针解》）。在高深层面上，守神针法应该是“法天则地，随应而动”，充分运用神气的感应，运用生命的和合、融通与互振，亦即对于宇宙间道的运用。大致可以分为三步：一是医生“闭户塞牖”，将自己与患者闭入静室，力求与之实现心理沟通，让患者尽量处于虚静状态，以泯去医患之间的人我区别，泯去社会、环境产生出的后天差异。二是医生“专意一神”（《灵枢·终始》），运用练就的治神功夫以“占神往来”（《灵枢·终始》），了解病人孔穴开阖、气之疾徐等情况并对之作出基本判断，从而决定“从卫取气”“从荣置气”的治疗方法。三是医生“必一其神，令志在针”（《灵枢·终始》），进入知觉一气的状态，实现主客一体的融通与互振。针是医生与病人之间感应的媒介，在心物一体的状态下，医生凭借着对针的操控——也就是对患者神的操控，“浅而留之，微而浮之，以移其神，气至乃休”（《灵枢·终始》），从而完成守神针疗。王荃等[③]也认为，守神就是在针刺过程中始终注守医患双方的神气，包括审神、定神、调神、专意一神四个方面。上述对守神的诠释，其优势是对《黄帝内经》有关针刺与神关系的论述进行了系统梳理与总结；其缺点是离开具体的语境，混淆了《黄帝内经》中针刺“本神”“治神”“守神”的区别，而有过度诠释之嫌。

---

①孔令宏. 中国古代科学技术思想中的机变论[J]. 自然辩证法研究，2004，20（6）：90-93.

②卓廉士. 感应、治神与针刺守神[J]. 中国针灸，2007，27（5）：383-386.

③王荃，曾永蕾. 论针刺“守神”与“守气”[J]. 安徽中医学院学报，2000，19（2）：36-37.

2. 对“守机”的诠释

卓廉士[①]通过对《易传》有关“几”“神”论述的分析，认为机是认知的对象，神是一种认知的能力，分别属于形而下和形而上的不同范畴。因神以知机，因机而知变，因变而知微，因微而知著，称为“神机”。知机之道包含六个方面的内容：一是照烛先机，通过了解色、脉、精神的细微变化进行早期诊断，早期治疗；二是针刺应把握时机，刺必中邪；三是避邪之锐气，无撄其锋；四是机中有势，针刺要善于因势利导；五是运用补泻手法，需综合考虑病人的体质因素；六是诊断、治疗均应以神为先导，即观照、默察、体悟、经验、沟通、融合、心物为一贯彻始终。可以说针刺的知机之道，概括了针灸治疗的主要思想。田鸿芳等[②]将《黄帝内经》中“机”的不同含义，从明辨神机，守神守机；巧识枢机，斡旋气机；调理气机，恢复气化；谨守病机，各司其主；重视机关，流通气血；掌握时机，候气而刺；审察几微，防治未病 7 个方面加以阐释，认为“机”字概括了几乎所有针灸治疗的主要思想，对认识针灸理论和指导针灸临床具有重要意义。可见现代学者进一步深化了对针刺守机的认识，明晰了具体的操作方法，更具有临床价值。当然，也有将“神”“机”混为一谈之嫌，如张月等[③]分析《黄帝内经》中“机”的含义，认为与针灸关系密切的是“神之动”和时机，后者包括正气往来时机的把握和针刺时机的迅速准确。从“神”“机”的角度而言，针刺治疗可以分为三步：一是针刺前审“神”，即辨别病人五脏六腑的病机变化，分清病证的虚实盛衰；二是针刺之时定“神”，即医患双方精神状态和心理准备，医者治神，患者应神；三是通过熟练的针刺手法调节神气。此论则“神”“气”“机”难以区分了。

三、“迎随”之义的后世发挥

“迎随”本义是针对经气往来之“机”的时间性把握，建立在“候气”的基础之上。但本篇下文又云：“泻曰（迎之，迎之意）必持内之，放而出之，排阳得针，邪气得泄……补曰随之，随之意若妄之，若行若按，如蚊虻止，如留如还，去如弦绝，令左属右，其气故止，外门已闭，中气乃实。”《灵枢・小针解》又提出“迎而夺之者，泻也。追而济之者，补也”。此后，“迎随”逐渐从针对时间演变为针对时间与空间、从针刺之道演变为针刺补泻的具体操作方法。如《灵枢・终始》说：“泻者迎之，补者随之，知迎知随，气可令和。”杨上善注云：“故补泻之道，阴阳之气，实而来者，迎而泻之，虚而去者，随而补之，人能知此随迎补泻之要，则阴阳气和，有疾可愈也。”

后世对迎随的理解主要表现在两个方面：一是认为迎随是对经气循行方向而言。《难经・七十二难》曰：“所谓迎随者，知荣卫之流行，经脉之往来也，随其逆顺而取之，故曰迎随。”此迎随是针对经气循行方向的逆顺而言，逆经行方向者为迎，顺者为随。宋代丁德用对此发挥认为：“夫荣卫通流，散行十二经之内，即有始有终。其始自中焦，注手太阴一经一络，然后注手阳明一经一络，其经络有二十四，日有二十四时，皆相合也。凡气始至而用针取之，名曰迎

---

①卓廉士. 神、机与知机之道[J]. 中国针灸，2008，28（4）：303-305.

②田鸿芳，赵吉平. 从“机”谈《黄帝内经》针灸治疗思想[J]. 中华中医药杂志，2014，29（10）：3047-3050.

③张月，王朝阳，陈中，等. 试论“神机”之道[J]. 中华中医药杂志，2014，29（1）：35-38.

而夺之；其气流注终而内针，出而扪其穴，名曰随而济之”（《难经集注》卷五）。按照营气流注时刻，将十二经脉配十二时辰，以气之至而泻、终而补的原则进行迎随补泻。此形式上与《黄帝内经》迎随之义相似，都以经气之至时为迎，去时为随。但《黄帝内经》所论之经气来去，是在针刺时需认真把握的精微感受，其机稍纵即逝；此论之经气来去，则是据时间推演而成的固化的经气循行模式，二者不同。二是将迎随与补泻相联系，使迎随具体化为多种针刺补泻方法。《难经·七十九难》中以补母泻子取穴法解释迎随之义，指出：“迎而夺之者，泻其子也；随而济之者，补其母也。假令心病，泻手心主俞，是谓迎而夺之者也；补手心主井，是谓随而济之者也。”而其中影响最大的，当属针向迎随法，即以针尖与经行方向之逆顺来区别迎随，迎则为泻，随则为补。元代杜思敬《针经摘英集·补泻法》记载：“补者，随经脉推而纳之……泻者，迎经脉动而伸之。”此后窦汉卿《标幽赋》、王国瑞《扁鹊神应玉龙经》、张世贤《图注八十一难经》、杨继洲《针灸大成》等著述，皆宗其说，使得“针向迎随”补泻法广为流传，成为对“迎随”的主流认识，影响至今。

除针刺方向的迎随方法外，历代医家还发展出多种与迎随有关的补泻方法。如金·何若愚《子午流注针经·流注指微针赋》提出“补生泻成经络迎随法”，指出：“夫欲用迎随之法者，要知经络逆顺浅深之分。”“迎而夺之有分寸，随而济之有浅深……是以足太阳之经，刺得其部，迎而六分，随而一分。”认为阴阳经脉分布深浅不同，须按阴阳经脉的五行生克制化关系而施针，补时用生数，泻时用成数，制订了所谓“补生泻成经络迎随分寸数”，“补生泻成，不过一寸”。该书还提出了转针迎随补泻方法，即“男子左泻右补，女子右泻左补，转针迎随补泻之道，明于此矣”。具体方法如明代汪机《针灸问对》卷上说：“左转从子，能外行诸阳；右转从午，能内行诸阴”，主要是通过左右捻转针分迎随补泻。《针灸问对》还记载了一种以左右转针来逆顺经脉循行方向的子午迎随方法，所谓“捻针逆其经为迎，顺其经为随”，如刺足三阳、手三阴时，大指向后、食指向前捻针，逆其经而上为迎；反之，顺其经而下为随。刺足三阴、手三阳时，则捻针方向相反。宋代丁德用说：“随呼吸出内其针，亦曰迎随也”（《难经集注》卷五第十三），将呼吸与迎随联系。《针灸问对》卷中将呼吸、转针与迎随联系，“吸而捻针左转，为泻为迎；呼而捻针右转，为补为随”。由此可见，各种补泻法都可以称作“迎随”，迎随的方法就是各种补泻法[①]。对此，明代汪机已提出质疑与批评，指出：“经曰迎者，迎其气之方来而未盛也，泻之以遏其冲，何尝以逆其经为迎？随者，随其气之方往而将虚也，补之以助其行，何尝以顺其经为随？所言若是，其诞妄可知矣，岂可示法于人哉？”

四、徐疾补泻的诠释与演变

本篇论针刺徐疾补泻，提出“徐而疾则实，疾而徐则虚”，《黄帝内经》本身即有两种不同的解释。《灵枢·小针解》曰：“徐而疾则实者，言徐内而疾出也。疾而徐则虚者，言疾内而徐出也。”意即“徐而疾”的补法是徐缓进针而疾速出针；“疾而徐”之泻法是疾速进针而徐缓出针。《素问·针解》则曰：“徐而疾则实者，徐出针而疾按之；疾而徐则虚者，疾出针而徐按之。”对于这两种说法，张志聪认为：“按此论与《小针解》不同。《小针解》……盖以针之出入分疾

①李鼎. 中医针灸基础论丛[M]. 北京：北京：人民卫生出版社，2009：274.

徐也。本篇之所谓疾徐者，论出针之疾徐，按痏之疾徐也。”杨继洲认为“两说皆通”（《针灸大成·经络迎随设为问答》）。若真如此，则针刺补泻法则失去了区分的标准，也就无临床实用价值可言了。

从《黄帝内经》其他篇章所论来看，《素问·针解》的注文不符合《灵枢·九针十二原》经文本义。如《灵枢·官能》论补泻方圆，明确指出泻法的主要特点是“疾而徐出”；补法的特点是“微旋而徐推之”“气下而疾出之”。虽然《黄帝内经》中的针刺补泻法包括进出针的快慢、针孔的开阖及与呼吸的配合。但由于出入针的徐疾变化是补泻法的主要特征，故《黄帝内经》中也以“徐疾”总言补泻，如《小针解》篇“知气之虚实，用针之徐疾也”，《官能》篇“补泻所在，徐疾之意”，《邪客》篇“先知虚实，而行疾徐”等，皆以“徐疾”概括“补泻”之意。

《黄帝内经》之后，唐代孙思邈《千金翼方·用针法》卷二十八于针刺补泻法中又引入了“轻重”的成分，即“重则为补，轻则为泻”。宋初《太平圣惠方·针经》进一步量化了“轻重”的补泻操作，指出：“右手存息捻针，左手掐穴，可重五两以来计，其针如转如不转，徐徐下之。若觉痛，即可重二两；若不觉，以经下之。入人营至卫，至病得气（如鲔鱼食钓，即得其病气也），量其轻重，以经取之，名曰疾徐者。”宋以后形成了所谓“三才法”，即针刺补法为进针分三次，或三步刺入应针之深度，得气后，一次退针；针刺泻法为进针时一次刺至应针之深度，而退针时分三步缓缓出针，从而形象地量化了《黄帝内经》“徐而疾”“疾而徐”的补泻法。正如明代医家楼英《医学纲目·刺虚实》所言：“盖补者针入腠理，得气后渐渐作三次推纳，进至分寸。经所谓徐纳疾出，世所谓一退三飞（即“进”），热气荣荣者是也；泻者下针入分寸，得气后渐渐作三次动伸，退出腠理。经所谓疾纳徐出，世所谓一飞三退，冷气沉沉者是也。”明代以后医书多采用此补泻方法。由此可见，徐疾补泻刺法由进出针的快慢之异，演变为刺入之后的提插快慢之异，又形成进出针过程的分层施术之异的方法。

另外，胥荣东等①认为“徐而疾则实，疾而徐则虚”是对针刺前后脉象的描述，《灵枢·终始》曰：“三脉动于足大指之间，必审其实虚。虚而泻之，是谓重虚，重虚病益甚。凡刺此者，以指按之，脉动而实且疾者疾泻之，虚而徐者则补之，反此者病益甚。”其中明确地指出“脉动”之“实且疾者”为实证，“虚而徐者”为虚证。简言之，“脉动”之“疾者”属于“实证”，故当“疾泻之”；而“脉动”之“徐者”则属于“虚证”，故当“补之”。此可视为另一种诠释。

【原文】

九针之名，各不同形：一曰镵针[1]，长一寸六分；二曰员针[2]，长一寸六分；三曰鍉针[3]，长三寸半；四曰锋针，长一寸六分；五曰铍针[4]，长四寸，广二分半；六曰员利针，长一寸六分；七曰毫针，长三[5]寸六分；八曰长针，长七寸；九曰大针，长四寸。镵针者，头大末锐，去泻阳气。员针者，针如卵形，揩摩分间[6]，不得伤肌肉，以泻分气[7]。鍉针者，锋如黍粟之锐，主按脉勿陷，以致其气。锋针者，刃三隅[8]，以发痼疾。铍针者，末如剑锋，以取大脓。员利针者，尖如氂[9]，且员且锐，中身微大，以取暴气[10]。毫针者，尖如蚊虻喙[11]，

①胥荣东，李辉.“凡将用针，必先诊脉”释义[J]. 针灸临床杂志，2006，22（9）：1-5.

静以徐往，微以久留之而养[12]，以取痛痹。长针者，锋利身薄，可以取远痹。大针者，尖如梃[13]，其锋微员，以泻机关[14]之水也。九针毕矣。

夫气[15]之在脉也，邪气[16]在上，浊气[17]在中，清气[18]在下。故针陷脉[19]则邪气出，针中脉[20]则浊气出[21]，针太深则邪气反沉，病益甚[22]。故曰：皮肉筋脉，各有所处，病各有所宜，各不同形，各以任其所宜。无实实，无虚虚[23]，损不足而益有余，是谓甚[24]病，病益甚。取五脉[25]者死，取三脉者恇[265]；夺阴者死，夺阳者狂[27]，针害毕矣。

刺之而气不至，无问其数；刺之而气至，乃去之，勿复针。针各有所宜，各不同形，各任其所为。刺之要，气至而有效，效之信，若风之吹云，明乎若见苍天，刺之道毕矣。

【校注】

〔1〕镵（chán 缠）针：指头大尖锐而锋利的针具。《说文·金部》："镵，锐也。"

〔2〕员针：指针体光滑无棱，针尖卵圆形的针具。员，同"圆"。

〔3〕鍉（dī 镝）针：指针尖如箭头的针具。丹波元简："鍉，音时，又音低，镝也，箭镞也。"

〔4〕铍（pī 披）针：指针体较宽而针尖如剑锋的针具。

〔5〕三：《灵枢·九针论》《甲乙经》卷五均作"一"。

〔6〕分间：肌肉纹理之间。

〔7〕分气：分肉间的邪气。

〔8〕刃三隅：即针三棱。隅，棱也。

〔9〕尖如氂（máo 毛）：尖，原作"大"，据《灵枢·九针论》《甲乙经》卷五改。氂，牦牛的尾毛。

〔10〕暴气：指突然发生的痹证。张介宾："暴气，痹气之暴发也。"《太素》卷二十二"暴气"作"暴痹"。

〔11〕蚊虻喙（huì 会）：蚊子、虻虫的嘴。

〔12〕微以久留之而养：《灵枢·九针论》作"微以久留，正气因之，真邪俱往，出针而养者也"，于义较明。

〔13〕梃（tǐng 挺）：通"筳"。小竹枝。杨上善注："大针之状，尖如筳，筳如平（草）筳，其锋微圆，以通关节也。"

〔14〕机关：关节。

〔15〕气：此泛指邪气。

〔16〕邪气：指风、热、暑等阳邪。

〔17〕浊气：指饮食积滞之邪气。

〔18〕清气：指寒湿等阴邪。清，通"凊"，寒也。

〔19〕陷脉：筋骨肌肉凹陷处的腧穴。此指头部穴位。

〔20〕中脉：指中焦足阳明之脉。马莳："针其中脉，以取足阳明胃经之合，即三里穴，则中之浊气可出。"

〔21〕则浊气出：张介宾："但缺取清气在下之义，或有所失。"

〔22〕甚：原脱，据《太素》卷二十一、《甲乙经》卷五补。

〔23〕无实……无虚虚：原作"无实无虚"，据《太素》卷二十一、《甲乙经》卷五改。

〔24〕甚：《太素》卷二十一、《甲乙经》卷五均作"重"，义胜。

〔25〕五脉：五脏之脉。

〔26〕取三脉者恇（kuāng 匡）：张介宾："手足各有三阳，六腑脉也。"恇，虚弱。

〔27〕夺阴……夺阳者狂：损伤五脏阴经会导致患者死亡，损伤六腑阳经会引起患者发狂。

【释义】

本段原文主要论述了九针的形制、用途，不同病邪易伤人体的不同部位以及针刺治疗的一些原则问题等。

一、九针的形制、用途

本篇分别论述了九针的名称、形状及其功用，指出"九针之名，各不同形""各任其所为"。现将九针的名称、长度、形状、主治归纳如下表（表 1-1）。

表 1-1　九针名称、形制与主治表

序号	名称	长度	形状	主治
一	镵针	长一寸六分	头大末锐	浅刺，泻肌表邪热
二	员针	长一寸六分	如卵形	按摩，治邪在分肉间
三	鍉针	长三寸半	锋如黍粟之锐	疏通气血
四	锋针	长一寸六分	刃三隅	痼疾，刺络放血
五	铍针	长四寸	末如剑锋	刺痈排脓
六	员利针	长一寸六分	尖如氂尾，圆且锐	暴痹
七	毫针	长三寸六分	尖如蚊虻喙	扶养正气，治疗痛痹
八	长针	长七寸	锋利身薄	远痹
九	大针	长四寸	尖如梃，锋微圆	泻关节之水

结合《灵枢·官针》《灵枢·九针论》等所述，可将九针的功用概括如下：镵针浅刺皮肤，以泻阳分邪气，一般用于治疗头身之热，也可用于病灶范围小、病情较浅的外科手术。员针为按摩用具，能揩摩肌肉以泻分肉间邪气，亦能按压经脉腧穴以疏通经脉气血。鍉针为按压穴位用具，通过按压经脉腧穴导利脉气，适用于血脉病症；以其有引正气、祛邪气之功，可用于正气不足的病症。锋针点刺放血以泻邪热，适于血脉顽证。铍针为外科手术用具，用于痈脓外症割治，有切开痈肿、排放脓液之功。员利针用于经络不通，气血壅闭所致痈肿、暴痹的深刺。

毫针因针细而长，深刺而痛感较小，能长时间留针，有通调经络、散邪气、养正气的作用，用以治疗寒热痛痹等病和邪浅在络脉的病症。长针用于治疗深部邪气与久痹。大针主要用于泻水，治关节积液。

此外，《灵枢·九针论》对九针的来源、意义、形状以及适应证也有专门论述，《灵枢·官针》还阐述了九针的使用原则与范围。可惜传世本《灵枢》中并没有关于九针的示意图，难以对当时实际使用的针具有一个形象直观的了解。伍秋鹏①曾对古代九针的形制特征和发展演变研究认为，考古发掘出土的汉代九针和明清传世的九针，在形制上均无统一的样式。汉代九针的形制虽然受到《九针论》《九针十二原》的影响，但在制作上并不严格遵守规定的尺寸。元、明、清针灸著作中所附的九针图，在很大程度上反映了相应历史时期针具的形制特征。今附仿九针图与《医宗金鉴》所载九针图于下（图 1-2、图 1-3），以供参考。

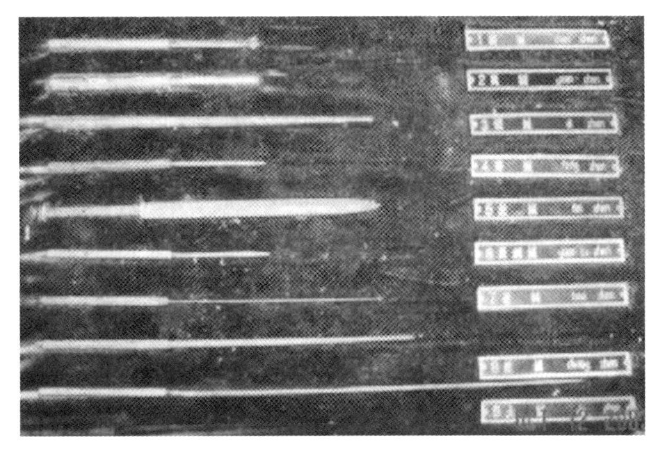

图 1-2　仿九针图

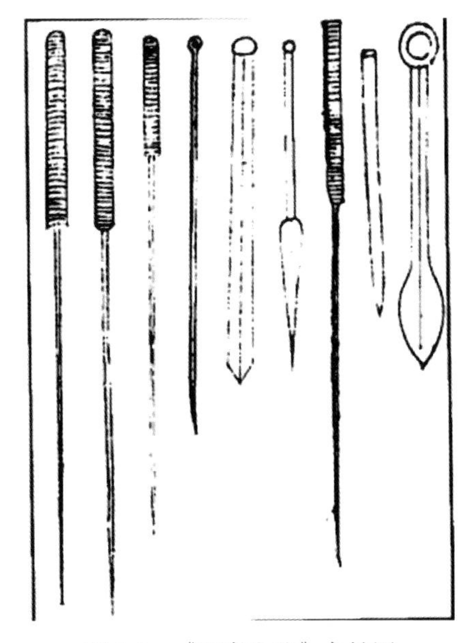

图 1-3　《医宗金鉴》九针图

①伍秋鹏. 从考古发掘和明清传世实物看九针的形制演变[J]. 成都中医药大学学报，2016，39（1）：120-123.

二、随病之所宜辨证针刺

本段原文提出针刺治疗当根据疾病的病位、病性之不同，而采取不同的治疗方法。病位有上、中、下之分，如贼风邪气易伤上部经脉，治疗当针刺上部之陷脉；水谷浊气易伤中部经脉，治疗当针刺中部经脉，取足阳明胃经三里等；寒湿之气易伤下部经脉，治疗不欲深刺。所谓“皮肉筋脉，各有所处，病各有所宜，各不同形，各以任其所宜”。病性有虚实之别，针刺治疗当明辨虚实以补泻，无虚虚，无实实，“损不足而益有余”则“病益甚”。若损伤五脏阴经会导致患者死亡，损伤六腑阳经会引起患者发狂。

三、针刺疗效的判定

本段原文提出针刺疗效的判定谓：“刺之要，气至而有效”。马莳注说：“刺道之要，以气之至不至为度也。凡刺之而气尚未至，当无问其数以守之，所谓如待贵人，不知日暮者是也。若刺之而气已至，则乃去其针耳。”但本篇并未明确何为“气至而有效”。对此，《灵枢·终始》说：“所谓气至而有效者，泻则益虚，虚者脉大如其故而不坚也……补则益实，实者脉大如其故而益坚也。”即通过针刺后脉象的变化以判断是否“气至而有效”，用针刺泻法后，脉象由坚实转为和软；用针刺补法后，脉象由虚软转为坚实。这种以脉象转为平和为气调的标志，正是《黄帝内经》时代的一大法则。如《素问·三部九候论》说：“无问其病，以平为期。”王冰注说：“不当询问病者盈虚，要以脉气平调为之期准尔。”

【知识链接】

一、九针之数的来源

中国古代存在着九数崇拜，“九”可谓是华夏文明的圣数之一，上有九天，下有九泉，禹制九鼎，国为九州，龙有九子，九九重阳，《吕氏春秋·有始》云：“天有九野，地有九州，上有九山，山有九塞，泽有九薮。”汉代王逸《九辩章句》甚至将九提升到道之纲纪的高度，指出：“九者，阳之数也，道之纲纪也。故天有九星，以正机衡；地有九州，以成万邦；人有九窍，以通精明。”有学者认为，数字九崇拜之源，乃在于八分时空加中央的九方位①。

从九字的象形义来看，姜亮夫②认为：“九乃夏数者，谓夏族之尚九也。禹字从‘虫’从‘九’，即后虯字之本。‘九’者像龙属之纠绕，夏人以龙虯为宗神，置之以为主，故禹一生之绩，莫不与龙与九有关……洪水既治，即宅九州，封崇九山，决汩九州，陂障九泽，丰殖九谷，汩越九原，宅居九隩，洒九浍，杀九首，命九牧，作九鼎，和九功，叙九叙，亲九族，询九德之政，戴九天，为九代舞，妻九尾白狐，天赐九畴，帝告九术，以九等定赋则，以九洛期上皇，

---

①张劲松. 中国史前符号与原始文化[M]. 北京：北京燕山出版社，2001：114.

②姜亮夫. 楚辞论文集[M]. 上海：上海古籍出版社，1984：276.

东教九夷，飞升九嶷，启九道。诸此传说，巧历难尽，虽多后世附会之说，实含先史流传之影。”此从文字学和丰富的史料、传说中，推测夏人崇龙，而“九”字以虬龙为形，因而崇九，也可备为一说。

九针之数无疑与九数崇拜有一定关系。杨继洲《针灸大成》卷三指出：“然针固有法矣，而数必取于九者，何也？盖天地之数，阳主生，阴主杀，而九为老阳之数，则期以生人，而不至于杀人者，固圣人取数之意也。”并认为九针之数已无从可考，“所谓九针之数，此非其可考者耶”。黄龙祥[①]研究认为，虽然《灵枢》所记载的针具为“九针”，但并不意味着当时临床实际使用的针具就恰好是九种，如在《黄帝内经》及后世文献中很少见有“圆针”应用的实例；又如“圆利针”与“毫针”的形制与适应证都看不出明显区别，所以分为两类，恐怕主要是为了满足“九”这一“天地之大数”也。

周仕明[②]通过对《黄帝内经》所记载针具的比较，结合其中几种手术的研究，认为古人所说的九针，不仅限于针灸针，也不限于九种，而是对古代多种医疗器械的总称。李建民[③]通过对九针形成的考察认为，九针不仅止于九种针具，而是多种外治法的器械总称。这些针具并不完全用于深刺人体、疏导经气，也有直接使用于体表按摩、泻血或外科的切割。赵京生[④]也认为针具从砭石到九针，一直都同时用于一些外科病症的治疗，其操作和功用实同外科器具，如用以割痈排脓等。《景岳全书·外科钤（上）》有一段记述很有代表性，其论针法说：“上古有砭石之制，《内经》有九针之别，制虽不同，而去病之意则一也。且疮疡一科，用针为贵。用之之际，虽云量其溃之浅深，尤当随其肉之厚薄。若皮薄针深，则反伤良肉，益增其溃；肉厚针浅，则脓毒不出，反益其痛。用针者，可不慎哉？至于附骨疽，气毒流注，及有经久不消，内溃不痛者，宜燔针开之。若治咽喉之患，当用三棱针。若丹瘤及痈毒四畔焮赤，疼痛如灼，宜用砭石去血以泄其毒，则重者减，轻者消。如洪氏室患腹痈，脓胀闷瞀，以卧针刺脓出即苏。一人患囊痈，脓熟肿胀，小便不利，几殆，急针之，脓水大泄，气通而愈。大抵用针之法，迎而夺之，顺而取之，所谓不治已成治未成，正此意也。今之患者，或畏针而不用，医者又徇患者之意而不针，遂至脓已成而不得溃，或得溃而所伤已深矣，卒之夭枉者十常八九，亦可悲矣。”这说明针刺作为一种外治法，其用具、操作等，实际上与外科并未截然分开。

《灵枢·九针论》对九针之数的来源论述更多，参见该篇。

二、“气至而有效”诠释

《黄帝内经》认为，针刺治疗疾病是通过调气而达到愈疾之目的的。如《灵枢·刺节真邪》说：“用针之类，在于调气。”《灵枢·终始》则云：“凡刺之道，气调而止。”而调气取效的关键，则在于“气至”。故本篇指出：“刺之要，气至而有效，效之信，若风之吹云，明乎若见苍天，刺之道毕矣。”何谓“气至而有效”？《黄帝内经》已有十分明确的解释，如《灵枢·终始》云：“所谓气至而有效者，泻则益虚，虚者脉大如其故而不坚也，坚如其故者，适虽言故，

①黄龙祥. 中国针灸学术史大纲[M]. 北京：华夏出版社，2001：732.

②周仕明.《内经》中的手术器械——九针[J]. 山东中医学院学报，1993，17（6）：7-9，22.

③李建民. 发现古脉——中国古典医学与数术身体观[M]. 北京：社会科学文献出版社，2007：233-248.

④赵京生. 针灸关键概念术语考论[M]. 北京：人民卫生出版社，2012：295.

病未去也。补则益实，实者脉大如其故而益坚也，夫如其故而不坚者，适虽言快，病未去也。故补则实，泻则虚，痛虽不随针（减），病必衰去。"《素问·宝命全形论》论针刺补泻说："人有虚实，五虚勿近，五实勿远，至其当发，间不容瞚。手动若务，针耀而匀，静意视义，观适之变，是谓冥冥，莫知其形，见其乌乌，见其稷稷，从见其飞，不知其谁，伏如横弩，起如发机。帝曰：何如而虚？何如而实？岐伯曰：刺虚者须其实，刺实者须其虚。"王冰注："乌乌，叹其气至。稷稷，嗟其已应。言所针得失，如从空中见飞鸟之往来，岂复知其所使之元主耶！是但见经脉盈虚而为信，亦不知其谁之所召遣尔。"即针刺时体内气血变化不可见，但可据脉象（经脉盈虚）变化加以判定。由此可见，《黄帝内经》中的"气至"，并不等同于现代所说的"得气"，而是对于针效的判断，其判断的指标是针刺前后脉象的变化。而且，如《素问·离合真邪论》所述，其补泻使"气至"的最主要的办法是"静以久留"，《灵枢·终始》则指出："浅而留之，微而浮之，以移其神，气至乃休。"显然这些方法与针刺调气的深浅法、提插法、捻转法、变向法、按压法、意念法等手法截然不同，不大可能产生现代所谓"酸麻胀痛"的得气针感以及针感传导的现象。具体参阅下文有关"凡将用针，必先诊脉"的释义。

另外，对"气至"与否的判断，《素问·针解》篇根据"言虚与实者，寒温气多少也"的原理，又提出了以患者针下寒热感觉作为针刺疗效判定的指标，其开篇即指出："愿闻九针之解，虚实之道。岐伯对曰：刺虚则实之者，针下热也，气实乃热也。满而泄之者，针下寒也，气虚乃寒也。"下文则进一步阐述曰："刺实须其虚者，留针，阴气隆至，乃去针也；刺虚须其实者，阳气隆至，针下热乃去针也。"此大概是后世"得气"理论产生的依据，也是针刺"烧山火""透天凉"手法的渊源。综上所述，《黄帝内经》对"气至而有效"的认识，涉及到针刺前后脉象变化与针下寒热感觉两个方面，但以脉象的变化为主。

后世医家大多认为"气至而有效"，是强调针刺得气以及针感向病灶方向的传导。如《针灸学》说："得气是指在针刺入腧穴时或行针、留针过程中，患者感到针刺部位产生凉、热、痒、蚁行以及酸麻、重胀等感觉，而医者的刺手有针下沉紧、涩滞或针体颤动等感觉。这些感觉称为得气，又称'气至'，或称为'针感'。"[①]张介宾《类经·针刺类》对施术者针下感觉进行了形象地描述："入针后轻浮虚滑迟慢，如闲居静室，寂然无闻者，乃气之未到；入针后沉重涩滞紧实，如鱼吞钓，或沉或浮而动者，乃气之已来。"并认为"气至速者，效亦速而病易痊；气至迟者，效亦迟而病难愈。"也有学者加以发挥认为"气至"具有"得气"（气至针下）与"气至病所"的双重含义，又可称为针感，不可单独拘于气至针下之说[②]。或认为气至包含气至所取之经及穴、气至针下、气至病所、补泻气调四个方面[③]。更有人提出"气至而有效"中的气，不单指针刺中要求得气，更重要的是要求医者本身要治气，即传统中医气功中所说的气，强调针灸施术时，应气运于针，针人合一，来达到疏通病人的经络，祛疾除疴[④]。上述理解均可视为对《黄帝内经》原文在临床实践基础上的进一步发挥。

综上所述，《黄帝内经》所言气至，主要指针在刺入一定深度后，医者感知针下出现的和缓的针刺反应，出现于补泻操作过程之中，为针刺补泻治疗效应的表现。这种效应可以反映于

①孙国杰. 针灸学[M]. 北京：人民卫生出版社，2000，514.

②杨子雨. 试论针刺"气至而有效"[J]. 天津中医学院学报，1994，(3)：20-21.

③张盛之. 气至而有效浅识[J]. 中医药研究，2002，18（4）：1-2.

④郭明. 谈谈"气至而有效"[J]. 针灸临床杂志，2005，21（11）：44-45.

脉象，出现后即可结束针刺治疗。《黄帝内经》之后，得气的使用远多于气至，对得气的描述更加具体生动，有明确的病人针下感描述，最大的变化是得气出现在补泻操作之前，以及唯从医患双方的针下感觉判断得气①。

【原文】

黄帝曰：愿闻五脏六腑所出之处。岐伯曰：五脏五腧〔1〕，五五二十五腧；六腑六腧〔2〕，六六三十六腧。经脉十二，络脉十五〔3〕，凡二十七气以上下〔4〕，所出为井〔5〕，所溜为荥〔6〕，所注为腧〔7〕，所行为经〔8〕，所入为合〔9〕，二十七气所行，皆在五腧也。节之交，三百六十五会〔10〕，知其要者，一言而终，不知其要，流散无穷。所言节者，神气〔11〕之所游行出入也，非皮肉筋骨也。

睹其色，察其目，知其散复〔12〕；一其形〔13〕，听其动静，知其邪正。右主推之，左持而御之，气至而去之。凡将用针，必先诊脉，视气之剧易，乃可以治也。五脏之气已绝于内，而用针者反实其外，是谓重竭〔14〕，重竭必死，其死也静，治之者，辄反其气，取腋与膺〔15〕；五脏之气已绝于外，而用针者反实其内，是谓逆厥〔16〕，逆厥则必死，其死也躁，治之者，反取四末〔17〕。刺之害，中而不去则精泄，不〔18〕中而去则致气〔19〕。精泄则病益甚而恇，致气则生为痈疡。

五脏有六腑〔20〕，六腑有十二原〔21〕，十二原出于四关〔22〕，四关主治五脏，五脏有疾，当取之十二原。十二原者，五脏之所以禀三百六十五节气味〔23〕也。五脏有疾也，应出十二原，而原各有所出，明知其原，睹其应，而知五脏之害矣。阳中之少阴，肺也，其原出于太渊，太渊二。阳中之太阳，心也，其原出于大陵〔24〕，大陵二。阴中之少阳，肝也，其原出于太冲，太冲二。阴中之至阴，脾也，其原出于太白，太白二。阴中之太阴，肾也，其原出于太溪，太溪二。膏之原〔25〕出于鸠尾，鸠尾一。肓之原〔26〕出于脖胦〔27〕，脖胦一。凡此十二原者，主治五脏六腑之有疾者也。胀取三阳，飧泄〔28〕取三阴。

今夫五脏之有疾也，譬犹刺也，犹污也，犹结也，犹闭也。刺虽久，犹可拔也；污虽久，犹可雪也；结虽久，犹可解也；闭虽久，犹可决也。或言久疾之不可取者，非其说也。夫善用针者，取其疾也，犹拔刺也，犹雪污也，犹解结也，犹决闭也。疾虽久，犹可毕也。言不可治者，未得其术也。

刺诸热者，如以手探汤〔29〕；刺寒清者，如人不欲行〔30〕。阴有阳疾者，取之下陵〔31〕三里，正往无殆〔32〕，气下〔33〕乃止，不下复始也。疾高而内者，取之阴之陵泉〔34〕；疾高而外者，取之阳之陵泉也〔35〕。

【校注】

〔1〕五腧：谓五脏各有井、荥、输、经、合五输穴。

---

①赵京生. 针灸关键概念术语考论[M]. 北京：人民卫生出版社，2012：340-348.

〔2〕六腧：谓六腑各有井、荥、输、原、经、合六输穴。

〔3〕络脉十五：人体十二经各有一络脉，再加任脉之络、督脉之络、脾之大络，共计十五络。

〔4〕以上下：《甲乙经》卷三作“上下行”，义胜。

〔5〕所出为井：杨上善：“井者，古者以泉源出水之处为井也……人之血气出于四肢，故脉出处以为井也。”

〔6〕所溜为荥：马莳：“水从此而流，则为荥穴。荥者，《释文》为小水也。”溜，流动。

〔7〕所注为腧：张介宾：“注，灌注也。腧，输运也。脉注于此而输于彼，其气渐盛也。”

〔8〕所行为经：张介宾：“脉气大行经营于此，其正盛也。”

〔9〕所入为合：张介宾：“脉气至此，渐为收藏，而入合于内也。”

〔10〕三百六十五会：谓人体经脉之气所聚之处，即365个气穴。

〔11〕神气：即血气。

〔12〕知其散复：谓察知神气之耗散与恢复。

〔13〕一其形：谓全面衡量身体的强弱。

〔14〕重竭：张介宾：“脏气已绝于内，阴虚也。反实其外，误益阳也。益阳则愈损其阴，是重竭矣。”

〔15〕腋与膺：马莳：“腋与膺者，诸脏穴之标也，外也。”

〔16〕逆厥：张介宾：“脏气已绝于外，阳虚也。反实其内，误补阴也。助阴则阳气愈竭，故致四逆而厥。”

〔17〕四末：马莳：“四末之穴，即井荥输经合诸脏穴之本也，内也。”

〔18〕不：原作“害”，据《灵枢·寒热病》《太素》卷二十一改。

〔19〕致气：邪气留聚于体内。

〔20〕五脏有六腑：五脏之气与六腑之气表里相通，故五脏之外有六腑。

〔21〕十二原：指五脏和膏、肓的十二个原穴。

〔22〕四关：两肘、两膝四个关节。

〔23〕气味：孙鼎宜：“‘气’当作‘之’，草书形误；‘味’当作‘会’，声误。”

〔24〕大陵：马莳：“大陵系手厥阴心包络经穴，所注为输土，此经代心经以行事，故不曰本经之神门，而曰包络经之大陵，在掌后骨下两筋间。”

〔25〕膏之原：疑为“膈之原”之误。《太素》卷二十一“膏”作“鬲”。杨上善：“膈气在于鸠尾之下，故鸠尾为原也。”

〔26〕肓之原：又称肓原，为肓的原穴。肓，即肓膜，相当现在所称的腹膜。

〔27〕脖胦：穴名。气海穴的别称。位于腹中线脐下1.5寸处。

〔28〕飧（sūn孙）泄：病名。指泄泻清稀，并有未消化的食物。

〔29〕以手探汤：用手探试热汤，比喻针刺时浅刺而疾出针。

〔30〕人不欲行：如人留恋不欲出行，比喻针刺时深刺而久留针。

〔31〕下陵：疑衍。《灵枢·本输》：“下陵，膝下三寸，胻骨外三里也。”则“下陵”似为旁注误入正文。

〔32〕殆：通“怠”，懈怠。

〔33〕气下：即气至，为医者感知针下出现的和缓的针刺反应，为针刺补泻治疗效应的表现。又，张介宾：“气下，邪气退也。”

〔34〕疾高而内……取之阴之陵泉：张介宾：“疾高者，在上者也，当下取之。然高而内者属脏，故当取足太阴之阴陵泉。”

〔35〕疾高而外……取之阳之陵泉也：张介宾：“高而外者属腑，故当取足少阳之阳陵泉也。”

【释义】

本段原文主要阐述了五输穴、十二原穴的含义、部位、临床应用、针刺治疗方法、疗效及其判定、误刺的后果等问题。

一、五输穴的概念

本段原文首次提出了五输穴的理论，指出：“五脏五腧，五五二十五腧；六腑六腧，六六三十六腧……所出为井，所溜为荥，所注为腧，所行为经，所入为合。”其中人体经气所出，脉气浅小，如水之源头，称为“井”，穴位多位于四肢末端爪甲旁；经气由源头流出后，脉气稍大，如刚出的泉水，称为“荥”，穴位在掌指、跖趾关节之前；经气所注，脉气较盛，如水流由浅入深，称为“输”，穴位在掌指、跖趾关节之后；经气畅行，如水在通畅的河中流过，称为“经”，穴位在腕、踝关节以上的臂、胫部；经气充盛，由此深入，像百川汇合入海，称为“合”，穴位在肘、膝关节附近。由此可见，井、荥、输、经、合五输穴是五脏六腑经脉之气发出与转输的重要径路，脉气自指（趾）端的井穴发出后，由微渐盛，最后汇入本脏大经。历代医家多以水流为喻，形象地说明五输穴脉气大小和肘膝以下经气深浅的情况，如张志聪注说：“其始所出之穴，名为井穴，如水之所出，从山下之井始也，如肺经少商之类；水从此而流，则为荥穴，荥者，《释文》为小水也，如肺经鱼际之类；又从此而注，则为输穴，输者，注此而输运之也，如肺经太渊之类；又从而经过之，则为经穴，如肺经经渠之类；又从而水有所会，则为合穴，如肺经尺泽之类。”

本篇认为腧穴是人体之气出入的门户，与一岁三百六十五日之数相应，而有三百六十五个穴位，但《黄帝内经》实际记载有名称的腧穴约有160个，《灵枢·本输》记述了十一经的井、荥、输、经、合穴的名称和位置，共计55个穴位，可见五输穴在早期的腧穴理论中所占的重要地位。《针灸甲乙经》补充了手少阴心经的五输穴，完善了十二经脉五输穴理论。

二、针刺治疗的方法

本段原文对针刺治疗的方法亦有所阐述，可概括为以下几点：一是望色察目，观其形体，以辨神气之盛衰以及邪正之虚实；二是诊脉以决定针刺之补泻（参下文）；三是辨病症之寒热、病位以决定针刺的手法及部位。如刺热证，针法宜轻浅快捷，不留针；刺寒证，当久留针，使阳气聚集。病位在上而病属于脏者，取足太阴之阴陵泉；病位在上而病属于腑，取足少阳之阳陵泉。

若辨证不精，方法不当，则会引起一系列变证。如从病症的角度而言，马莳说："五脏之气已绝于内，则脉口气内绝不至（内绝不至者，重按之而脉不至），当实其内焉可也。而用针者，反取其外病处与阳经之合穴，有留针以致阳气，阳气至则内重竭，重竭则死……五脏之脉已绝于外，则脉口之气外绝不至（外绝不至，轻举之而脉不至），当实其外焉可也。而用针者，反实其内，取其四末之穴，即井、荥、输、经、合诸脏穴之本也，内也。乃留针以致其阴气，则阳气入，阳气入则厥逆，厥逆则必死……按：此节以脉口气内绝不至为阴虚，理当补阴，即补脏。脉口气外绝不至，理当补阳，即补腑。"从针刺方法的角度而言，若针刺中病而不出针，久而不去，则精气反泄，故病情加重而虚弱；若针刺未中病而出针，则邪气留滞化热而生痈疽之病。正所谓"言不可治者，未得其术也"。

三、针刺疗效的评价

本篇对针刺的疗效给予了高度的评价，从上段原文所言"刺之要，气至而有效，效之信，若风之吹云，明乎若见苍天"，到本段所论"善用针者，取其疾也，犹拔刺也，犹雪污也，犹解结也，犹决闭也"，充分肯定了针刺的疗效。这可能反映了在医学发展史上针灸疗法出于鼎盛时期或针灸流派医家的心态。他们认为小针虽为"细物"，但能"上合之于天，下合之于地，中合之于人""夫治民者，亦唯针焉"（《灵枢·玉版》），故把用针治病视为最为理想的选择。从《黄帝内经》所记载的治疗方法来看，所用方药只有十三方，绝大多数为针灸治疗，大致也反映这一现实情况。

四、脉诊在针灸实践中的作用

本段原文指出："凡将用针，必先诊脉，视气之剧易，乃可以治也。"强调脉诊对于针灸临床实践有着重要的指导作用。首先，《黄帝内经》提出对于刺灸部位、刺灸方法等选择，都要根据脉象而定。因为脉象的虚实反映着经脉的虚实，所谓"经脉者常不可见也，其虚实也以气口知之"（《灵枢·经脉》）。《灵枢·终始》亦指出："终始者，经脉为纪，持其脉口人迎，以知阴阳有余不足，平与不平。"认为通过诊察脉口（寸口）、人迎脉象，即可了解经脉阴阳之气的盛衰变化，从而为针刺补泻提供依据。正由于如此，《灵枢·小针解》才以脉象之虚实，解释本篇有关虚实含义及针刺治疗原则说："所谓虚则实之者，气口虚而当补之也。满则泄之者，气口盛而当泻之也。"不仅针刺补泻原则根据脉象的虚实来确定，而且不同的脉象，反映着病症的不同性质、病位、病势等，针刺的方法也不相同。如《灵枢·邪气脏腑病形》说："是故刺急者，深内而久留之；刺缓者，浅内而疾发针，以去其热；刺大者，微泻其气，无出其血；刺滑者，疾发针而浅内之，以泻其阳气而去其热；刺涩者，必中其脉，随其逆顺而久留之，必先按而循之，已发针，疾按其痏，无令其血出，以和其脉。"《灵枢·禁服》也说："盛则泻之，虚则补之，紧痛则取之分肉，代则取血络且饮药，陷下则灸之，不盛不虚，以经取之，名曰经刺。"

其次，脉象还是判断针灸疗效的客观指标。如《灵枢·终始》说："三刺则谷气至，谷气至而止。所谓谷气至者，已补而实，已泻而虚，故以知谷气至也……三脉动于足大指之间，必审其实虚……凡刺此者，以指按之，脉动而实且疾者疾泻之，虚而徐者则补之。”“邪气来也紧而疾，谷气来也徐而和。脉实者，深刺之，以泄其气；脉虚者，浅刺之，使精气无得出，以养其脉，独出其邪气。”即经过针刺治疗，原本“盛”“虚”以及上下脉象不相应等异常脉象皆趋于正常，即表明已经“气至”，此时即使病痛没有立刻明显减轻，病必衰去；相反，如果经过针刺而异常的脉象没有变化，表明气未至，这时即使病症减轻，病也未去。换言之，虚弱之脉者，针刺须使其充实；坚实之脉者，针刺须使其平缓，即所谓“气至而有效”。

五、原穴的概念

原穴是原气经过、留止的部位，有关原穴的内容，在中医文献中首见于本篇。本篇所举的十二原，是指五脏之原在四肢左右侧各一，再加上腹部的鬲之原鸠尾、肓之原脖胦。五脏之原是指肺之原太渊、心之原大（太）陵、肝之原太冲、肾之原太溪、脾之原太白，都以“太”为名，表示其地位的重要。很明显，这里所言原穴，不同于后世所指的“十二原穴”，心之原大陵，实属心包络，并未指出心的原穴和六腑之原。

《灵枢·本输》记述了 11 个原穴，将五脏的原穴记为五输穴之“输”，即“以输代原”，另外指出了六腑的原穴，即“脉之所过为原”，但心经的原穴仍然用心包络的原穴大陵代之。《难经·六十六难》将原穴发展到 12 个穴，但心之原还是“出于大陵”，另增“少阴之原出兑骨”。晋代皇普谧《针灸甲乙经》明确指出心经的原穴为神门，心包经的原穴为大陵，原穴共计 12 个（表 1-2）。至此，十二原穴的理论方才完备，一直沿用至今。

表 1-2　十二原穴表

经脉	原穴	经脉	原穴
手太阴肺经	太渊	足太阳膀胱经	京骨
手阳明大肠经	合谷	足少阴肾经	太溪
足阳明胃经	冲阳	手厥阴心包经	大陵
足太阴脾经	太白	手少阳三焦经	阳池
手少阴心经	神门	足少阳胆经	丘墟
手太阳小肠经	腕骨	足厥阴肝经	太冲

六、原穴的临床应用

根据原文所述，原穴的临床应用，大致可分为诊断与治疗两个方面，也反映了早期腧穴“诊-疗一体”的思想。

（一）用于疾病诊断

本段原文指出：“五脏有疾也，应出十二原，而原各有所出，明知其原，睹其应，而知五脏之害矣。”即原穴为脏腑元气经过和留止的部位，那么在病理上就可反映脏腑及十二经的病变，故原穴具有诊断五脏病症的作用。当五脏有病时，在十二原穴上必然出现特殊的反应，如压痛、条索状结节等，在临床上可以对十二原穴进行望、切、循、扪、按等检查，从而协助诊断五脏疾病。如太渊穴部位见点状红赤或伴有丘疹，乃为肺热咳嗽；丘墟穴压痛明显，可以协助诊断胆的病症等。刘汉平等[①]对 47 名正常人和 50 名冠心病患者左右侧手三阴经原穴在 1.5～16μm 宽谱范围内的红外辐射进行检测，通过光谱形态分析和点值比较的方法对红外辐射光谱进行研究，结果：无论是正常人，还是冠心病患者，太渊、大陵及神门穴的红外辐射光谱形态基本一致；在 10μm 最强辐射峰及能量最为集中的 8～12μm 光谱范围内两侧同名穴红外辐射强度相比，正常人两侧同名穴红外辐射强度均无显著性差异（$P>0.05$），而冠心病患者大陵、神门穴出现了显著性差异（$P<0.05$），太渊穴却无显著性差异（$P>0.05$）。说明手三阴经原穴中的大陵、神门红外辐射变化能够反映心肌缺血、缺氧病理状态，大陵穴和神门穴与心密切相关。

（二）用于疾病治疗

本段原文指出："凡此十二原者，主治五脏六腑之有疾者也。"根据"经脉穴""诊-疗一体"的思想，原穴在用于诊断的同时，也可以用于治疗相关病症。一般而言，阴经的原穴主要治疗五脏的病症，如咳嗽、气喘、鼻塞、流涕，取肺经的原穴太渊；惊悸、怔忡、失眠、多梦，取心经的原穴神门；心烦、多梦、高热，取心包经的原穴大陵；饮食减少、肠鸣、泄泻，取脾经的原穴太白；黄疸、胁痛、郁证，取肝经的原穴太冲；遗精、阳痿、小便频数、癃闭，取肾经的原穴太溪。阳经的原穴是原气经过之处，其治疗作用不如阴经原穴，但也可以治疗六腑病症，如合谷治疗泄泻、痢疾、便秘，腕骨治疗黄疸、泄泻，丘墟治疗胆囊炎、胆结石、胆绞痛等。根据"经脉所过，主治所及"的原理，六腑原穴多以治疗外经病症为主。如热病无汗、头痛、项强、臂痛，取小肠经的原穴腕骨；头面五官病症、发热恶寒、上肢疼痛，取大肠经的原穴合谷；耳聋、耳鸣、发热恶寒及上肢疼痛，取三焦经的原穴阳池；癫狂、发热、下肢后侧疼痛，取膀胱经的原穴京骨；发热、下肢前侧疼痛，取胃经的原穴冲阳；目赤肿痛、疝气、下肢外侧疼痛，取胆经的原穴丘墟。

另外，由于五输穴与原穴均位于四肢膝、肘关节以下部位，可用于治疗相应五脏的疾病，故古人概括为"四关主治五脏"的法则，奠定了循经远道取穴的处方方法，直至今天还具有一定临床意义。

【知识链接】

一、关于"十二原"的发生与演变

"十二原"的发展与演变，大约经历了五脏原穴到十二经脉原穴的发展过程。

（一）基于脉诊的五脏原穴说

"十二原"之说最早见于本篇，主要是指五脏原穴，为五脏原气所出部位，五脏疾病反映

①刘汉平，沈雪勇，邓海平，等．冠心病患者手三阴经原穴微弱红外辐射光谱研究[J]．辽宁中医杂志，2006，33（5）：519-520.

于此，也是五脏六腑疾病的治疗部位。此时，心之原穴实为手心包络之脉的大陵穴。五脏原穴的提出，源自于早期在腕踝部位的脉诊实践。古代医家在手足腕踝脉动处诊脉，而当时对于这些诊脉处的脉诊病症，直接在腕踝部相应脉动处针灸治疗，也就是说腕踝部脉动处兼有两职，既是诊脉部位——脉口，又是针灸治疗部位——腧穴。后来通过大量的脉诊实践，古人发现了上下特定部位的标本联系，从而提出了“经脉”概念，此时手足腕踝部脉口即为相应经脉的起点（即最初经脉之本），脉诊病候即为经脉病候，脉口处也成为该经脉的代表穴——“经脉穴”，即腕踝附近与经脉名同名的腧穴。这些穴原先直接以三阴三阳命名，与相应经脉名完全相同，后来演变成十二“原”穴，开始有了专用穴名。黄龙祥①对马王堆帛书所载十二经本脉、脉口、经脉穴以及原穴进行考察，发现其部位有很高的一致性（表1-3），并预言如果能够得到马王堆帛书之前的文献，彼此之间的吻合程度会更高。由此可见，十二原穴部位多与相应“经脉穴”部位相当，原本也是诊脉部位，并且在《黄帝内经》中成书较晚的《气交变大论》《至真要大论》等篇中仍广泛用作诊脉部位。

表1-3　十二经标本、脉口、“经脉穴”、原穴、经脉起止点②

	本脉	脉口	“经脉穴”	原穴	经脉起点	标脉	经脉止点
手太阴	寸口之中	寸口中	寸口中	太渊（寸口）	太渊脉处	腋内动脉（天府）	腋内廉之心
手少阴	兑骨之端(神门)	神门脉	神门、阴郄脉动处	神门	神门脉处	背俞	A：臑内阴（极泉） B：胁（天池）
手厥阴	大陵至内关间		大陵	大陵		腋下三寸	同上*
手阳明	合谷至阳溪处	合谷至阳溪处	合谷至阳溪脉动处	合谷穴	A：合谷 B：中指间	颊下	A：鼻 B：口
手少阳	小指次指间上二寸		第二指本节后一寸动脉	阳池（手表腕上）	A：手骨（阳池） B：中指	耳后上外眦	A：耳 B：耳
手太阳	腕踝后		手小指外侧本节后	阳谷（手外侧腕前）	A：手背 B：小指	目上一至三寸	A：耳后 B：目外眦
足太阳	跟以上五寸中	足外踝后跟骨上动脉	足外踝后下脉动处	京骨（足外踝大骨下）	AB：足外踝陷中	目	A：目内 B：目内眦之鼻
足少阳	二三趾之间（临泣）		足二趾本节后一寸（临泣）	丘墟（外踝前下）	AB：外踝前	耳前动脉	A：目前 B：目外眦
足阳明	足大趾间冲阳脉	冲阳脉	冲阳脉动处	冲阳	AB：足腕中（解溪处）	人迎动脉	A：颜面 B：鼻
足太阴	中封前上四寸中	内踝上	内踝后白肉际	太白（足内侧核骨下）	A：内踝上际 B：大指内侧骨际	舌本	AB：股内动脉
足少阴	内踝下二寸中	内踝后下（太溪脉）	太溪脉处	太溪	A：内踝外廉 B：内踝陷中	舌下两脉	AB：舌
足厥阴	大趾间上五寸	大趾间上二寸太冲脉	太冲脉	太冲	A：大趾毛上 B：大趾间	背俞	AB：腹股沟

注：表中A表示《阴阳十一脉》；B代表《足臂十一脉》。

*马王堆帛书所载之“臂少阴脉”实兼有后来手少阴脉与手厥阴脉两种成分，从循行部位看，更接近手厥阴脉。

①黄龙祥. 中国针灸学术史大纲[M]. 北京：华夏出版社，2001：204-206，219-220.

②黄龙祥. 中国针灸学术史大纲[M]. 北京：华夏出版社，2001：206.

黄龙祥[①]研究认为，本篇论五脏原穴，而没有相应的六腑之原，并非经文的脱失，而是秉承了早期脉口诊脉的属性——诊五脏而不诊六腑，故有诊五脏之原而无诊六腑之原。《灵枢·本输》由阴经之原扩展到阳经之原。阴经之原，同时是“井、荥、输、经、合”中的“输”穴，即由原穴兼输穴，而并不是《难经》所说的“以输代原”。阳经则在“输”穴之后另设“原”穴，称“过于……为原”，如膀胱足太阳“过于京骨，京骨，足外侧大骨之下，为原”，其他以此类推。由此造成阴经只有五输，而阳经则为六输。

（二）基于元（原）气理论的十二经脉原穴说

汉代，元（原）气说兴起，西汉董仲舒第一次提出了“元”一元论，《春秋繁露·重政》说：“《春秋》变一谓之元，元犹原也……元者为万物之本，而人之元在焉。安在乎？乃在乎天地之前。”《鹖冠子》在中国哲学史上第一次明确地提出了元气范畴，指出：“精微者，天地之始也”“天地成于元气，万物乘于天地”（《鹖冠子·泰录》）。东汉王充以元气为最高范畴，以气化为主要内容，把元气视作天地万物的最后根源，从而把纬书的神学元气论改造成为自然主义的元气论，从而成为中国哲学史上第一位以气为最高范畴来构建哲学思想体系的哲学家。

《黄帝内经》中并没有“元气”或“原气”的概念，《难经》受汉代元气说的影响，提出了“原气”的概念，认为原气是肾所藏的真元之气，是生命之气的本源，五脏六腑与十二经脉功能活动的根本。《难经·八难》说：“诸十二经脉者，皆系于生气之原。所谓生气之原者，谓十二经之根本也，谓肾间动气也。此五脏六腑之本，十二经脉之根，呼吸之门，三焦之原。一名守邪之神。”《难经·六十六难》说：“脐下肾间动气者，人之生命也，十二经之根本也，故名曰原。三焦者，原气之别使也，主通行三气，经历于五脏六腑。原者，三焦之尊号也，故所止辄为原。”这里将“肾间动气”作为动气之源，其实与古人对腹主动脉搏动的认识有关，为冲脉之所在，并与命门相关，所谓“命门者，诸神精之所舍，原气之所系也”（《难经·三十六难》）。李鼎[②]认为《难经》既以“肾间动气”为原气所发，又通过三焦散发于十二经的原穴，从而为原穴点出原气的本原。也就是说，原穴是原气通过和留止的部位，故从脉诊的角度而言，在元（原）气说的影响下，诊脉的目的因此而转化为诊“原气”，故先是阴经脉口变为原脉，继则十二脉口变为十二原脉，其“经脉穴”也相应地演变为“原穴”。正因为有这些内在的联系，所以经脉“脉口”“经脉穴”“原穴”的部位才非常相近。

从十二原穴的具体腧穴而言，《难经》和《甲乙经》逐渐补充了十二经脉原穴。《难经·六十六难》综合《灵枢》的《九针十二原》与《本输》两篇有关原穴内容，曰：“经言：肺之原，出于太渊；心之原，出于大陵；肝之原，出于太冲；脾之原，出于太白；肾之原，出于太溪；少阴之原，出于兑骨（神门穴）；胆之原，出于丘墟；胃之原，出于冲阳；三焦之原，出于阳池；膀胱之原，出于京骨；大肠之原，出于合谷；小肠之原，出于腕骨。”《难经》所载“心之原”还是大陵，另增“少阴之原，出于兑骨”，则经脉原穴由《灵枢》的十一穴发展到十二穴。皇甫谧《甲乙经》卷三明确列出了手少阴心经的五输穴：“心出少冲……神门者，土也。一名兑冲，一名中都，在掌后兑骨之端陷者中，手少阴脉之所注也，为俞”。从此，心之输（原）

---

①黄龙祥. 经脉理论还原与重构大纲[M]. 北京：人民卫生出版社，2016：106.

②李鼎. 中医针灸基础论丛 [M]. 北京：人民卫生出版社，2009：212-214.

穴为神门，十二经脉各有一个原穴。

综上所述，出于《灵枢》的“十二原”指的是五脏原穴和膈之原、肓之原，《难经》综合《灵枢》的“十二原”之五脏原穴和六腑原穴，增“少阴之原”，而成十二个经脉原穴，经《甲乙经》明确心的原穴名神门，形成了十二经脉原穴。十二经脉原穴与“十二原”有所不同，但因皆为十二之数目，二者常被混淆，不可不辨①。

二、膏、肓之原的探讨

在十二原中，唯有膏、肓不属于脏腑的范畴，《黄帝内经》对“膏”的形体、功能也没有相关论述。李鼎②考证认为，“膏”系“鬲”之形误。《太素·诸原所生》谓：“鬲之原出于鸠尾，鸠尾一。肓之原出于脖胦，脖胦一。”杨上善注：“膈气在于鸠尾之下，故鸠尾为原也。肓，谓下肓，在脐（下）一寸。”《素问·举痛论》曰：“寒气客于肠胃之间，膜原之下。”王冰注说：“膜，谓鬲间之膜；原，谓鬲、肓之原。”可知王冰当时所见的《灵枢》原文，“膏”字也正是作“鬲”。另据《甲乙经》，肓之原应是指脐下一寸半的气海穴。鸠尾穴当胸骨剑突下，被看成是膈之所系；气海穴在脐下，即所称下肓，被看成是肓膜所系，故分别称其为原穴。

《黄帝内经》中常将膈与五脏并论，如《素问·刺禁论》曰：“脏有要害，不可不察，肝生于左，肺藏于右，心部于表，肾治于里，脾为之使，胃为之市。鬲肓之上，中有父母，七节之旁，中有小心。”《素问·诊要经终论》云：“凡刺胸腹者，必避五脏。中心者环死，中脾者五日死，中肾者七日死，中肺者五日死，中膈者皆为伤中，其病虽愈，不过一岁必死。”另外，《灵枢·背俞》还指出脏腑之俞皆系于背，而其中也恰有“膈俞”一穴：“黄帝问于岐伯曰：愿闻五脏之腧，出于背者。岐伯曰：胸中大腧在杼骨之端，肺腧在三焦之间，心腧在五焦之间，膈腧在七焦之间，肝腧在九焦之间，脾腧在十一焦之间，肾腧在十四焦之间，皆夹脊相去三寸所。”这样膈之原在胸，膈之俞在背，犹脏腑之募在胸腹，脏腑之俞在腰背也。由此可见，古代人对膈之重视。

鸠尾称为“膈之原”，其主治症也多与膈有关。因膈介于胸脘之间，若“膈咽不通，食饮不下”（《灵枢·邪气脏腑病形》），故《甲乙经》以鸠尾治“喉痹，食不下”，《铜人图经》补充作“咽壅，水浆不下”，都是指饮食不利的见症。《千金要方》主胸满、咳逆、心寒、胀满、不得食、心痛、善哕等，也是指心窝部痛、胀闷、呃逆、呕恶一类症状。又因其近心，故以治癫痫。又因任脉之络“下鸠尾，散于腹”，故本穴还治腹皮痛、瘙痒等。总的看来，鸠尾穴有利胸膈、和脘腹、清神志的作用。如将此称作“膏之原”，就会难以理解。

《黄帝内经》对“肓”的部位则有所论述，《素问·腹中论》曰：“帝曰：人有身体髀股骱皆肿，环脐而痛，是为何病？岐伯曰：病名伏梁，此风根也。其气溢于大肠而著于肓，肓之原在脐下，故环脐而痛也。不可动之，动之为水溺涩之病。”《灵枢·四时气》云：“腹中常鸣，气上冲胸，喘不能久立，邪在大肠，刺肓之原、巨虚上廉、三里。邪在小肠者，连睾系，属于脊，贯肝肺，络心系。气盛则厥逆，上冲肠胃，熏肝，散于肓，结于脐。故取之肓原以散之，

①赵京生. 针灸关键概念术语考论[M]. 北京：人民卫生出版社，2012：202-203.

②李鼎. 中医针灸基础论丛 [M]. 北京：人民卫生出版社，2009：196-199.

刺太阴以予之，取厥阴以下之，取巨虚下廉以去之，按其所过之经以调之。”上述论述说明肓的主要部位在腹，主要指六腑外边的腹膜。穴位以“肓”为名者，在脐旁五分有“肓俞”，其命名意义与脐下的“肓之原”相仿；在膀胱俞外一寸半则有“胞肓”，胞应读作抛，指膀胱，其命名似与肓膜下达于膀胱部有关；三焦俞外一寸半为“肓门”，似指卫气通行三焦，“薰于肓膜”，故名。综合起来，可以说肓膜上及于膈，下达于膀胱，前连于脐，后附于脊里。但《黄帝内经》并未将“肓”归入脏腑之列。

气海称为“肓之原”，因肓膜连系大小肠，故《灵枢·四时气》以本穴治大小肠病。说明气海穴能利气，缓拘急，适用于肠鸣、腹痛、胀气等症，且可与胃肠合穴足三里、上巨虚、下巨虚等配用。

三、“四关”含义的演变

本篇所言“四关”，古代医家多解释为两肘、两膝四个大关节，如马莳云：“四关者，即手肘足膝之所，乃关节之所系也。故凡井、荥、输、经、合之穴，皆手不过肘而足不过膝也。”张介宾、张志聪等注与此相同。然从本文所论“十二原出于四关”来看，记载的除膏（膈）之原鸠尾、肓之原脖胦之外的10个原穴，均位于人体腕踝关节附近，所以“四关”应指腕踝四个关节更为妥当。金元以后，“四关”还用于指合谷、太冲穴。元代《针经指南·针经标幽赋》记载：“寒热痛痹，开四关而已之。”王国瑞《针灸玉龙经》解释说：“四关者，两手足刺之而已，正所谓六十六穴之中也。”认为“四关”即肘膝关节以下的五输穴与原穴。吴崑《针方六集·标幽赋（吴注）》解释说：“四关，乃十二经别走之络，为阴阳表里交通隘塞之地，在于四末，如往来之关隘，故曰四关。”即“四关”是四末经脉别走之络。明代《琼瑶神书·琼瑶真人治病手法歌》卷一记载：“中风不语刺心经，四关四穴见浮沉。”其中四关四穴，应该是指合谷、太冲。张介宾《类经图翼·针灸要览》曰：“刺所谓开四关者，即合谷、太冲也。”明确指出“四关”即合谷、太冲四穴。

四、关于重竭与逆厥的救治

重竭与逆厥都是针灸治疗失误以后产生的坏症，对文中所言重竭“治之者，辄反其气，取腋与膺”，逆厥“治之者，反取四末”，张介宾、马莳等基本上都认为误治。彭荣琛[①]研究认为，腋与膺的穴位多指募穴等与脏腑有直接关系的穴位，而募穴的主要作用，就是调整脏腑气机，是募集气机，不是向外抽引气机，主要是补脏腑的气机，而不是泻脏腑的气机（俞募穴在穴位的双向性中以补为主），是“实其内”而不是“实其外”，所以是一种正确的治法。四末的穴位主要是指如五输穴之类，其作用主要是将气机收引，因为五输穴是从井穴开始，然后吸引气机，逐渐壮大，向心性发展成为合穴，最后才进入体内，进入体内的气机已经是经过一个阶段的吸引以后才有的，所以是先吸后入不是单入不吸。如治疗高烧病人常用的方法就是在四肢的末端，如井穴、十宣穴等处扎针，引邪外出，从而解除危象。因此“反取四末”不是误治，而是正确的治法。

①彭荣琛. 灵枢解难[M]. 北京：人民卫生出版社，2013：28-29.

本输第二法地

【导读】

《灵枢·卫气》提出了卫气经脉上下标本聚散的理论，其中卫气聚于四肢者为本，散于头面胸腹者为标。本篇则从位于四肢肘膝以下的本部腧穴起论，以水为喻，描述了卫气在本部形成的深浅状态，即卫气出于井、溜于荥、注于输、行于经、入于合的流注方向与态势，为针刺“审察卫气”提供了理论基础。《淮南子·天文训》曰：“物类相动，本标相应。”卫气沿着经脉上下至头足，形成了高下相召、标本相应之势，故本篇先述十二经脉的本部腧穴，后言天突、人迎、天牖等标部腧穴，以及经脉脏腑之间的联系，不仅展示了由经脉高下所至而形成的标本架构，而且在卫气经脉标本聚散理论的基础上，补充了具体腧穴的内容。

【原文】

黄帝问于岐伯曰：凡刺之道，必通十二经脉〔1〕之所终始〔2〕，络脉之所别处〔3〕，五输〔4〕之所留止〔5〕，六腑之所与合〔6〕，四时之所出入〔7〕，五脏之所溜处〔8〕，阔数〔9〕之度，浅深之状，高下所至。愿闻其解。

岐伯曰：请言其次也。肺出于少商，少商者，手大指端内侧也，为井木〔10〕；溜于鱼际，鱼际者，手鱼〔11〕也，为荥；注于太渊，太渊，鱼后一寸陷者中也，为腧；行于经渠，经渠，寸口中也，动而不居〔12〕，为经；入于尺泽，尺泽，肘中之动脉也，为合。手太阴经也。

心〔13〕出于中冲，中冲，手中指之端也，为井木；溜于劳宫，劳宫，掌中中指本节之内间〔14〕也，为荥；注于大陵，大陵，掌后两骨之间方下者也〔15〕，为腧；行于间使，间使者〔16〕，两筋之间，三寸之中也，有过则至，无过则止〔17〕，为经；入于曲泽，曲泽，肘内廉〔18〕下陷者之中也，屈而得之，为合。手少阴也。

肝出于大敦，大敦者，足大指之端及三毛〔19〕之中也，为井木；溜于行间，行间，足大指间也，为荥；注于太冲，太冲，行间上二寸陷者之中也，为腧；行于中封，中封，内踝之前一寸半，陷者之中，使逆则宛，使和则通[20]，摇[21]足而得之，为经；入于曲泉，曲泉，辅骨[22]之下，大筋之上也，屈膝而得之，为合。足厥阴也。

脾出于隐白，隐白者，足大指之端内侧也，为井木；溜于大都，大都，本节之后，下陷者之中也，为荥；注于太白，太白，核骨[23]之下也，为腧；行于商丘，商丘，内踝之下，陷者之中也，为经；入于阴之陵泉[24]，阴之陵泉，辅骨之下，陷者之中也，伸而得之，为合。足太阴也。

肾出于涌泉，涌泉者，足心也，为井木；溜于然谷，然谷，然骨[25]之下者也，为荥；注于太溪，太溪，内踝之后，跟骨之上，陷中者也，为腧；行于复留，复留，上内踝二寸，动而不休，为经；入于阴谷，阴谷，辅骨之后，大筋之下，小筋之上也，按之应手，屈膝而得之，为合。足少阴经也。

膀胱出于至阴，至阴者，足小指之端也，为井金；溜于通谷，通谷，本节之前外侧也，为荥；注于束骨，束骨，本节之后，陷者中也，为腧；过于京骨，京骨，足外侧大骨之下，为原[26]；行于昆仑，昆仑，在外踝之后，跟骨之上，为经；入于委中，委中，腘中央，为合，委[27]而取之。足太阳也。

胆出于窍阴，窍阴者，足小指次指[28]之端也，为井金；溜于侠溪，侠溪，足小指次指之间也，为荥；注于临泣，临泣，上行一寸半陷者中也，为腧；过于丘墟，丘墟，外踝之前下，陷者中也，为原；行于阳辅，阳辅，外踝之上，辅骨之前，及绝骨[29]之端也，为经；入于阳之陵泉[30]，阳之陵泉，在膝外陷者中也，为合，伸而得之。足少阳也。

胃出于厉兑，厉兑者，足大指次指[31]之端也，为井金；溜于内庭，内庭，次指外间也，为荥；注于陷谷，陷谷者，上[32]中指内间上行二寸陷者中也，为腧；过于冲阳，冲阳，足跗[33]上五寸陷者中也，为原，摇足而得之；行之解溪，解溪，上冲阳一寸半陷者中也，为经；入于下陵，下陵，膝下三寸，胻骨[34]外三里也，为合；复下三里三寸，为巨虚上廉[35]，复下上廉三寸，为巨虚下廉[36]也，大肠属上，小肠属下[37]，足阳明胃脉也。大肠、小肠皆属于胃[38]，是足阳明也。

三焦者，上合手少阳，出于关冲，关冲者，手小指次指之端也，为井金；溜于液门，液门，小指次指之间也，为荥；注于中渚，中渚，本节之后陷者中也，为腧；过于阳池，阳池，在腕上陷者之中也，为原；行于支沟，支沟，上腕三寸，两骨之间陷者中也，为经；入于天井，天井，在肘外大骨之上陷者中也，为合，屈肘乃得之；三焦下腧[39]，在于足太阳[40]之前，少阳之后，出于腘中外廉，名曰委阳，是太阳络也。手少阳经也。三焦者，足少阴太阳之所将[41]，太阳之别也，上踝五寸，别入贯腨肠[42]，出于委阳，并太阳之正[43]，入络膀胱，约下焦，实则闭癃[44]，虚则遗溺，遗溺则补之，闭癃则泻之。

小肠者[45]，上合手太阳，出于少泽，少泽，小指之端也，为井金；溜于前谷，前谷，在手外廉本节前陷者中也，为荥；注于后溪，后溪者，在手外侧本节之后也，为腧；过于腕骨，腕骨，在手外侧腕骨之前，为原；行于阳谷，阳谷，在锐骨[46]之下陷者中也，为经；入于小海，小海，在肘内大骨之外，去端半寸陷者中也，伸臂而得之，为合。手太阳经也。

大肠上合手阳明，出于商阳，商阳，大指次指[47]之端也，为井金；溜于本节之前二间[48]，为荥；注于本节之后三间[49]，为腧；过于合谷，合谷，在大指歧骨[50]之间，为原；行于阳溪，阳溪在两筋间陷者中也，为经；入于曲池，在肘外辅骨[51]陷者中，屈臂而得之，为合。

手阳明也。

是谓五脏六腑之腧，五五二十五腧，六六三十六腧也。六腑皆出足之三阳，上合于手[52]者也。

【校注】

〔1〕脉：原作“络”，据《太素》卷十一改。

〔2〕终始：即经脉之标本。另，张介宾：“谓如十二经脉之起止有序也。”

〔3〕络脉之所别处：十五络脉沟通表里所别出的处所。处，《太素》卷十一作“起”。可从。

〔4〕五输：指每经的井、荥、输、经、合各腧穴。输、俞、腧三字古通用，《黄帝内经》中亦常混用。现代以总论腧穴者为“腧”，四肢末端特定五输穴为“输”，足太阳膀胱经在背部的脏腑诸穴为“俞”。

〔5〕止：原脱，据《太素》卷十一补。

〔6〕六腑之所与合：六腑与五脏表里相合的关系。

〔7〕四时之所出入：经脉之气随四季气候而有出入之变化。

〔8〕五脏之所溜处：五脏腧穴流注运行的地方。《太素》卷十一作“脏腑之所流行”，义胜。

〔9〕阔数：宽窄。

〔10〕井木：十二经的井、荥、输、经、合五输穴按五行配属，凡阴经均起于木，会于水，次序是木、火、土、金、水。凡阳经均起于金，会于土，其次序是金、水、木、火、土。木，《太素》卷十一、《千金要方》卷二十九无此字。下同。

〔11〕手鱼：手部大鱼际。

〔12〕动而不居：搏动而不停息。

〔13〕心：此指手厥阴心包。《甲乙经》卷三作“心主”。《素问·气穴论》王冰注作“心包”。

〔14〕掌中中指本节之内间：指劳宫穴。在掌中第三、四掌骨之间。本节，指掌指或跖趾关节。

〔15〕两骨之间方下者也：《甲乙经》卷三作“两筋间陷者中”，义胜。

〔16〕者：原作“之道”，据《甲乙经》卷三改。《太素》卷十一无“之”字。

〔17〕有过则至，无过则止：谓本经有病时，就会出现脉动异常，无病时则脉动正常。

〔18〕内廉：内侧。廉，边缘，侧边。

〔19〕三毛：足大趾第一节背面皮肤上的毛。

〔20〕使逆则宛，使和则通：张介宾：“言用针治此者，逆其气则郁，和其气则通也。宛，郁同。”杨上善：“气行曰使。宛，不伸也，塞也。”

〔21〕摇：《甲乙经》卷三作“伸”，宜从。

〔22〕辅骨：指夹膝两侧之骨，包括股骨下端的内外上髁和胫骨上端的内外侧髁。在内侧者名内辅骨，在外侧者名外辅骨。此指内辅骨。

〔23〕核骨：原作“腕骨”，据《甲乙经》卷三、《太素》卷十一改。指第一跖趾关节内侧凸出的圆骨。

〔24〕阴之陵泉：穴名。即阴陵泉。

〔25〕然骨：足内踝前下方的大骨，相当于舟骨结节。

〔26〕原：指原穴。脏腑经气所留止的穴位。

〔27〕委：屈曲。

〔28〕足小指次指：即足第四趾。

〔29〕绝骨：指外踝直上3寸许腓骨的凹陷处。腓骨至此尽，故称绝骨。

〔30〕阳之陵泉：穴名。即阳陵泉。

〔31〕足大指次指：原大指后有"内"字，据《甲乙经》卷三删。指足第二趾。

〔32〕上：《太素》卷十一无，可从。

〔33〕足跗：足背。

〔34〕胻骨：小腿胫、腓骨的通称。

〔35〕巨虚上廉：即上巨虚穴。

〔36〕巨虚下廉：即下巨虚穴。

〔37〕大肠属上，小肠属下：大肠的经气及病理反应与上巨虚穴相关联，小肠的经气及病理反应与下巨虚穴相关联。

〔38〕大肠、小肠皆属于胃：张介宾："盖胃为六腑之长，而大肠、小肠皆与胃连，居胃之下，气本一贯，而其下输，亦合于足阳明经也。"

〔39〕三焦下腧：杨上善："此三焦之气上下皆通，故上输在背第十三椎下两旁各一寸半，下输在此太阳（少阳）之间，出腘外廉，足太阳络。"

〔40〕太阳：原作"大指"，据《甲乙经》卷三、《太素》卷十一改。《灵枢·邪气脏腑病形》曰："三焦病者……候在足太阳之外大络，大络在太阳少阳之间，亦见于脉，取委阳。"

〔41〕足少阴太阳之所将：原作"足少阳太阴之所将"，据《类经》卷八改。张介宾："阴阳二字互谬也，当作少阴太阳，盖三焦属肾与膀胱也……将，领也。三焦下腧，即足太阳之别络。"又，《灵枢》原校云："一本作阳。"《太素》卷十一作"足三焦者，太阳之所将。"亦可通。

〔42〕腨肠：腓肠，小腿肚。

〔43〕太阳之正：指足太阳经的经别。

〔44〕闭癃：指小便不通。

〔45〕小肠者：此前原有"手太阳"三字，据《太素》卷十一删。

〔46〕锐骨：指腕后小指侧的高骨。

〔47〕大指次指：指大食指。

〔48〕溜于本节之前二间：《太素》卷十一作"溜于二间，二间，在本节之前。"似是。

〔49〕注于本节之后三间：《太素》卷十一作"注于三间，三间，在本节之后。"似是。

〔50〕歧骨：指第一、二掌骨分歧处。

〔51〕肘外辅骨：指肱骨外上髁。

〔52〕六腑皆……上合于手：杨上善："六腑足阳明脉上合手阳明，足太阳上合手太阳，足少阳上合手少阳也。"

【释义】

本段原文是在《灵枢·卫气》所论经脉标本诊法以及卫气经脉标本聚散的基础上，基于“气之不得无行也，如水之流”（《灵枢·脉度》）的思路，以水为喻，进一步阐述十二经脉本部卫气运行情况与本输穴的分布。

一、针刺应掌握的基本知识

本文开篇首先阐述了针刺者必须掌握的基本知识，即医生要通晓十二经脉之标本，十五别络之所起，井、荥、输、经、合五输穴在四肢部的具体分布，五脏六腑表里相合的关系，四时气候阴阳消长对卫气出入的影响，五脏之气所注于五输穴的部位及病变表里、深浅、高下、本末的道理等基本知识，方能行针刺治疗。要求医生要有坚实广博的医学理论知识，才能有效地指导临床实践活动。

二、“本”部五输穴的名称及五行属性

《灵枢·卫气》论述了卫气经脉标本聚散的部位，基于古人“诊-疗一体”的信念，所诊之病，即取所诊之处以治之。这样诊病之“本”即演变为治病之“输”——“本输”，相应的“标”部所取之穴即为“标输”。最初的本输即本脉脉口处，穴名与脉口同名，黄龙祥称之为“经脉穴”，尽管其部位可以比较宽泛，但被视为一个穴，此穴亦是十二原穴之源头。本篇原文则基于针刺因气感之流动、运行，以水为喻，论述卫气运行流注的态势，将本输从一扩展至五，即卫气出于井，溜于荥，注于输，行于经，入于合，汇集于肘膝关节附近，犹如水之流动，“井象水之泉，荥象水之陂，输象水之窦（窦即窬字也），经象水之流，合象水之归，皆取水之义也”（《难经本义·难经汇考》）。马莳《灵枢注证发微》亦云：“如水之出于谷井，而流之、注之、经之，始有所合也。”历代医家以水流进行比喻，形象地说明了五输穴卫气流注的情况，这种向心性流动，应该是古人对于针刺感应的真实记录，正是“卫行脉外”的体现。经脉“本”部的五输穴具体名称见表 2-1。

表 2-1　经脉“本”部腧穴表

五脏	五输					六腑	六输					
	井木	荥火	输土	经金	合水		井金	荥水	输木	原木	经火	合土
	流注						流注					
	出	流	注	行	入		出	流	注	过	行	入
肺	少商	鱼际	太渊	经渠	尺泽	大肠	商阳	二间	三间	合谷	阳溪	曲池
心包	中冲	劳宫	大陵	间使	曲泽	小肠	少泽	前谷	后溪	腕骨	阳谷	小海
肝	大敦	行间	太冲	中封	曲泉	胆	足窍阴	侠溪	足临泣	丘墟	阳辅	阳陵泉
脾	隐白	大都	太白	商丘	阴陵泉	胃	厉兑	内庭	陷谷	冲阳	解溪	足三里
肾	涌泉	然谷	太溪	复溜	阴谷	膀胱	至阴	足通谷	束骨	京骨	昆仑	委中
心	少冲	少府	神门	灵道	少海	三焦	关冲	液门	中渚	阳池	支沟	天井

此外，六阳经“输穴”之外还有“原穴”，即“所过为原”。原有本源之意，是指卫气源源不断流注之部位。手足三阳经各有一个原穴，其位置在输穴之后，腕、踝关节附近。五输穴的数目，有一个演变的过程。本篇列举五脏之五输穴中，心经则代以心包经的中冲、劳宫、大陵、间使、曲泽五穴，共计六十一个穴。至《甲乙经》始记载心经的五输穴，即少冲、少府、神门、灵道和少海，共计六十六穴。

三、六腑皆出足三阳的问题

本段原文指出：“六腑皆出足之三阳，上合于手者也。”即六腑位居于膈下，虽然《灵枢·经脉》将六腑分别与手三阳、足三阳经脉相配属，但《本输》篇则强调了六腑与足三阳经脉的关系，其中三焦作为“孤之腑”虽上合于手少阳，但又附属于膀胱，正如文中所言：“三焦下腧……名曰委阳，是太阳络也。”《太素·本输》则谓：“足三焦者，太阳之所将，太阳之别也，上踝五寸，而别入贯腨肠，出于委阳，并太阳之正，入络膀胱下焦。”杨上善注：“下焦即膀胱也。原气太阳络于膀胱，节约膀胱，使溲便调也。”故文献所载三焦病症也与膀胱相同。故《灵枢·本脏》明确提出“肾合三焦膀胱”，本篇下文亦谓：“三焦者，中渎之府也，水道出焉，属膀胱，是孤之腑也。”

由于小肠、大肠与胃解剖上的相互连接，功能上的高度相关，所谓“胃满则肠虚，肠满则胃虚，更虚更实，故气得上下”（《灵枢·平人绝谷》），所以，古人很自然地认为“大肠、小肠皆属于胃，是足阳明也”。即虽然大肠上合手阳明，小肠上合手太阳，但二者与足阳明胃经的关系似乎更为密切。对此，《灵枢·邪气脏腑病形》论六腑的下合穴也明确提出：“胃合于三里，大肠合入于巨虚上廉，小肠合入于巨虚下廉”“大肠病者……与胃同候，取巨虚上廉”“小肠病者……取之巨虚下廉”。“与胃同候”，即大肠病的诊断采用足阳明脉之标本，治疗也取足阳明之巨虚上廉。由此可见，手阳明虽然配大肠，手太阳经虽配小肠，但在治疗上，大肠、小肠的病候仍取下肢部胃经穴。据《黄帝内经》所载，将五输穴中的合穴与下合穴配合使用，在治疗六腑病症方面可以取得更好疗效。如《灵枢·四时气》云：“腹中常鸣，气上冲胸，喘不能久立，邪在大肠，刺肓之原、巨虚上廉、三里。”即取手阳明大肠经的下合穴上巨虚配足阳明胃经的合穴足三里。《伤寒论》180条谓“阳明之为病，胃家实也”，也是这一思想的体现。

古人关于脏腑与经脉的联系大致遵循脏腑在膈以上者，应于上肢；在膈以下者，应于下肢。《灵枢·终始》曰：“从腰以上者，手太阴、阳明皆主之；从腰以下者，足太阴、阳明皆主之。”《难经集注·一难》丁德用言：“人膈以上者，手三阴三阳所主也，即通于天气；膈以下，足三阴三阳所主也，即通于地气。”也就是说，行于上肢的手六经与胸腔脏器的联系更密切，行于下肢的足六经与腹腔脏器的关系更密切。具体而言，肺、心及心包应于手三阴，脾、肾、肝应于足三阴，阴经的上下划分比较明确。而六腑大都在腹部，所谓“六腑、膈下三脏应中州”（《灵枢·九针论》），因其在腹部，都是与下肢足三阳相应。这样，胃、膀胱、胆在其本身的经脉上各有“合穴”，即胃在足阳明经上有合穴足三里，膀胱在足太阳经上有合穴委中，胆在足少阳经上有合穴阳陵泉。而隶属于手三阳的大肠、小肠在足阳明胃经上分别有下合穴上巨虚、下巨虚，三焦因其是“水道”，所以在委中之旁有合穴委阳。故言“六腑皆出足之三阳，上合于手者也”。上合，指经脉名称上配手阳脉，原文论手三阳脉五输穴，句首都作强调说明：“三焦者上合手少阳”“小肠者上合手太阳”“大肠上合手阳明”，即张介宾所说：“按诸经皆不言上合，而此下三经独言之者，盖以三焦并中下而言，小肠大肠俱在下而经则属手，故皆言上合某经也。”（《类经·经络类》）由此也表明手三阳与足三阳经有所不同：后者通过其下合穴能治疗“内腑”病，前者的有关腧穴则主要是治疗“外经”病，所以手三阳经的病候记载也缺乏腑病。《灵枢·邪气脏腑病形》说：“荥输治外经，合治内腑。”荥输，即概指四肢部各穴；合，主要指六腑下合穴。

这一六腑与六经的联系，在中医寸口脉诊脏腑配位中也有所反映，张介宾《景岳全书·脉神章中·部位解》指出：“自王叔和云心与小肠合于左寸，肺与大肠合于右寸，以至后人遂有左心小肠、右肺大肠之说，其谬甚矣。夫小肠、大肠皆下部之腑，自当应于两尺。”徐春甫在《古今医统·脉诀辨妄》中辨之更详：“大小肠候之两寸，就以《脉经》诚为妄谬，又况《脉诀》之妄以诬人乎……彼以左寸心与小肠同候，不知其祖述何圣，抑不知其祖述何经。既不祖述，必据以理之可准，义之可通，而固可宗也。以理言之，则大小肠皆居下部之地，今乃越中部候之寸上，谓理之可准乎，抑义之可通乎？予逆推其小肠配于左寸之误也，彼盖因夫手少阴心经与手太阳小肠经为表里，误移于寸口合而诊之。其大肠配于右寸之误也，因夫手太阴肺经与手阳明大肠经为表里，误移于寸口合而候之。殊不知经络相为表里，诊候自有异同。《内经》以心配膻中，肺配胸中，以肝配膈，以脾配胃。两尺外以候肾，内候腹中大肠、小肠、膀胱三腑，尽属腹中下部之位，故三部寸关尺之配诊，则各因其脏腑之位焉，何尝泥于经络而候之也。况且命门并无经脏，三焦亦非一腑，而何可以候之右尺耶？”

【知识链接】

一、五输穴理论的形成与演变

如上所述，五输穴乃从经脉标本之本输一个腧穴，以水为喻推演而来，但分为五输，自然与五行学说的影响有关。黄龙祥[1]认为，《黄帝内经》中可见大量有关四时诊法和四时刺法的论述，后受五行的影响表述为“五时刺法”，从这类前后表述不尽相同的情形，反映了其在不同时期从“五体”刺法向“五输”刺法的演变轨迹。本篇篇末即论述了因“四时之序，气之所处，病之所舍，脏之所宜”，而针刺不同部位。《灵枢·顺气一日分为四时》亦言：“脏主冬，冬刺井；色主春，春刺荥；时主夏，夏刺输；音主长夏，长夏刺经；味主秋，秋刺合。是谓五变，以主五输。”杨上善《太素》有“五行五输”“五行输”之说，均提示五输穴理论的提出或受到了五行学说的影响。

从《难经》始，五输穴进一步与阴阳五行相配属，形成了一套模式化的推理方法，并被后世扩展形成子午流注针法等，其实质都是一种阴阳五行的模式化推演，并不完全具有实践基础。如《难经·六十四难》云：“阴井木，阳井金；阴荥火，阳荥水；阴俞土，阳俞木；阴经金，阳经火；阴合水，阳合土。阴阳皆不同，其意何也？然，是刚柔之事也。阴井乙木，阳井庚金。

①黄龙祥. 经脉理论还原与重构大纲[M]. 北京：人民卫生出版社，2016：113.

阳井庚，庚者乙之刚也；阴井乙，乙者庚之柔也。乙为木，故言阴井木也；庚为金，故言阳井金也。余皆放此。”其基本原则是阳井金，阴井木，然后阴阳经分别按相生关系推论。而阴阳经脉井穴的五行属性不同，则纯粹是一种人为的设定。根据天干配五行的规律：甲乙配木，丙丁配火，戊己配土，庚辛配金，壬癸配水。甲乙为天干之始，井穴为经脉之气始发之处，按天人相应思想，井穴应与甲乙相合。从阴阳关系而言，由于阴生阳长，从阴化阳，才能阴平阳秘，故先从阴经开始配五行，则乙为阴干，阴与阴合，故阴井与乙木相合，这就决定了阴井的五行属性为木，天干之中为乙。阴阳相互化生，而根据天干化五运的规律：甲己化土，乙庚化金，丙辛化水，丁壬化木，戊癸化火。可见属于阴井木的天干乙，变化为金。在化生中，乙为阴金，庚为阳金，乙与庚相配，阳井与阴井相配，所以阳井的属性就是庚金。

二、五输穴的临床应用

五输穴的临床应用，自《灵枢》直至后世文献有着广泛的记载。从治疗范围而言，五输穴都能治疗经脉所过之处的疾病和脏腑的疾病，如井穴、荥穴能治疗手指（足趾）、腕踝、肘膝以及整个经脉和脏腑的病症；经穴、输穴治疗腕踝、肘膝以及整个经脉和脏腑的病症，但对手指（足趾）的作用较弱；合穴治疗肘膝关节以及整个经脉和脏腑的病症，但对肘膝以下的手指（足趾）、腕踝的作用较弱。卓廉士①认为五输穴的治疗范围有呈向心性递减，而治疗作用却有向心性增强的倾向，或者说，五输穴气聚的多少与治疗距离成反比，却与针刺效应成正比。这一规律，即《灵枢·邪气脏腑病形》所言之“荥输治外经，合治内腑”。五输穴的具体临床应用，大致可以归纳为以下二种情况。

（一）根据病症取穴

《素问·咳论》云：“治脏者治其俞，治腑者治其合，浮肿者治其经。”王冰注：“《灵枢经》曰：脉之所注为俞，所行为经，所入为合。此之谓也。”此即根据病位所在而刺治。《灵枢·癫狂》则提出根据病情轻重来取穴刺治，所谓“肉清取荥，骨清取井、经也。”即根据寒冷的不同程度分别刺治荥穴或井穴、经穴。《灵枢·顺气一日分为四时》云：“病在脏者，取之井；病变于色者，取之荥；病时间时甚者，取之输；病变于音者，取之经；经满而血者，病在胃及以饮食不节得病者，取之合。”《难经·六十八难》论五输穴主治云：“井主心下满，荥主身热，输主体重节痛，经主喘咳寒热，合主逆气而泄。”滑寿《难经本义》曰：“井主心下满，肝木病也，足厥阴之支，从肝别贯膈，上注肺，故井主心下满；荥主身热，心火病也。输主体重节痛，脾土病也。经主喘咳寒热，肺金病也。合主逆气而泄，肾水病也。谢氏曰：此举五脏之病，各一端为例，余病可以类推而互取也。不言六腑者，举脏足以该之。”

（二）根据时季变更取穴

根据时间季节变更选取五输穴刺治，《黄帝内经》论之甚多，本篇篇末亦有所论及。《灵枢·顺气一日分为四时》也指出：“黄帝曰：以主五输奈何？岐伯曰：脏主冬，冬刺井；色主

---

①卓廉士. 营卫学说与针灸临床[M]. 北京：人民卫生出版社，2013：80.

春，春刺荥；时主夏，夏刺输；音主长夏，长夏刺经；味主秋，秋刺合。是谓五变，以主五输。”其实，上述两种取穴方法之间又是有机联系的，因为疾病受季节因素的影响，可以呈现出病位或病情轻重等变化，诚如《难经·七十四难》所说：“经言春刺井，夏刺荥，季夏刺输，秋刺经，冬刺合者，何谓也？然，春刺井者，邪在肝；夏刺荥者，邪在心；季夏刺俞者，邪在脾；秋刺经者，邪在肺；冬刺合者，邪在肾。”

【原文】

缺盆〔1〕之中，任脉也，名曰天突，一次〔2〕任脉侧之动脉，足阳明也，名曰人迎；二次脉手阳明也，名曰扶突；三次脉手太阳也，名曰天窗；四次脉足少阳也，名曰天容〔3〕；五次脉手少阳也，名曰天牖；六次脉足太阳也，名曰天柱；七次脉项〔4〕中央之脉，督脉也，名曰风府。腋内动脉，手太阴也，名曰天府。腋下三寸，手心主〔5〕也，名曰天池。

刺上关者，呿不能欠〔6〕；刺下关者，欠不能呿。刺犊鼻者，屈不能伸；刺两关〔7〕者，伸不能屈。足阳明挟喉之动脉也，其腧在膺〔8〕中。手阳明次在其腧外，不至曲颊一寸〔9〕。手太阳当曲颊〔10〕。足少阳在耳下曲颊之后〔11〕。手少阳出耳后，上加完骨之上〔12〕。足太阳挟项大筋之中发际。阴尺动脉在五里，五腧之禁也〔13〕。

【校注】

〔1〕缺盆：指胸骨上窝。张介宾：“缺盆之中，即任脉之天突穴，是为颈前居中第一行脉也。”

〔2〕一次：马莳：“一次，次字下据下文当有一‘脉’字，犹言脉之一行也。下仿此。”

〔3〕天容：张介宾：“此云天容者，系手太阳经穴，疑误。”又，《甲乙经》卷三：“天容，在耳（下）曲颊后，手少阳脉气所发。”

〔4〕项：原作“颈”，据《太素》卷十一改。

〔5〕手心主：即手厥阴心包经。

〔6〕呿不能欠：指张口不能合口。欠，疑为“欱”之讹，欱，通“合”。

〔7〕两关：指内关、外关穴。

〔8〕膺：指胸前两侧高起处。

〔9〕不至曲颊一寸：不到下颌角一寸处，为扶突穴。曲颊，指下颌角部位。

〔10〕手太阳当曲颊：手太阳天窗穴正处在曲颊下。

〔11〕足少阳在耳下曲颊之后：张介宾：“耳下曲颊后，仍如上文言手太阳之天容也。此非足少阳之穴而本篇重言在此，意者古以此穴属足少阳经也。”

〔12〕手少阳……加完骨之上：谓手少阳天牖穴在耳后，其上部有足少阳胆经的完骨穴。

〔13〕阴尺动脉……五腧之禁也：杨上善：“阳为寸，故阴为尺。阴尺之中，五脏动脉在肘上五里五输大脉之上。《明堂》云：五里在肘上三寸，手阳明脉气所发，行向里大脉中央，禁不可刺。”

【释义】

本段在上文论述经脉“本”部腧穴的基础上，继而论述“标”部腧穴以及一些穴位的针刺取穴方法。

一、“标”部腧穴的分布

本段在《本输》名下论述“标”部腧穴，古今医家多不解其意，或随文演义，甚或提出质疑。如刘明武[①]即认为此段所论有其然无所以然，前后没有连贯性，很可能是在传承过程中缺失了内容。然从《黄帝内经》有关经脉标本理论的角度而言，古人十分重视人体上下联系，言本必及于标，故在论述“本”部腧穴之后，又论述“标”部腧穴，是十分自然之事，也很符合逻辑。

十二经脉标本诊法是诊察人体上下两个特定脉位之脉象，后来流行的“人迎寸口”比较脉法可谓是这种脉法的一个缩影。本段所述即是其“标”部诊察部位的描述，具体可归纳见表 2-2。

表 2-2 经脉“标”部腧穴表

行次	经脉名称	穴位	部位
第一行	任脉	天突	两缺盆之中
第二行	足阳明胃经	人迎	挟喉之动脉
第三行	手阳明大肠经	扶突	曲颊下一寸
第四行	手太阳小肠经	天窗	当曲颊
第五行	足少阳胆经	天容	耳下曲颊之后
第六行	手少阳三焦经	天牖	出耳后
第七行	足太阳膀胱经	天柱	挟项大筋之中
第八行	督脉	风府	项中央之脉
胸侧	手太阴肺经	天府	腋内动脉
胸侧	手厥阴心包经	天池	腋下三寸

王冰《素问·病态论》注中，对此“标”部脉动有所提及，他指出：“阳明常动者，动于结喉傍，是谓人迎，气舍之分位也。若少阳之动，动于曲颊下，是谓天窗、天牖之分位也。若巨阳之动，动于项两傍大筋前陷者中，是谓天柱、天容之分位也。不应常动而反动甚者，动当病也。”黄龙祥[②]研究认为，上述部位除“扶突”，均以“天”字命名（人迎又名“天五会”），提示这些脉皆曾用作与相应“本”脉相联系的“标”脉，很可能也曾作为天、地、人三部诊脉法的“天”部。其中人迎、天府、天池三脉，在《太素·经脉标本》仍为相应经脉之标脉。而天窗又名窗笼，与《经脉标本》中足少阳之“标”名完全相同，或因此脉曾用作足少阳之标脉。

①刘明武. 换个方法读《内经》· 灵枢导读[M]. 长沙：中南大学出版社，2012：51.

②黄龙祥. 中国针灸学术史大纲[M]. 北京：华夏出版社，2001：773-775，701-702.

从临床针刺实践角度而言，本篇集中记载颈项部八个腧穴，也是因为位于颈项部的腧穴多具有相同或相近的主治作用，都可以治疗发病急暴的病症。对此，《灵枢·寒热病》有所记载，可参阅。

二、相关腧穴针刺取穴方法

正确的姿势是针刺取穴及刺治的前提，根据各个不同穴位的特点，选用适合取穴的姿势，使穴位所在的肌肉筋骨等标志更加明显，穴位选取就会准确，针刺亦容易得气，可以提高针刺治疗的效果。故本篇在此也论述了相关腧穴针刺取穴的姿势问题。特归纳见表 2-3。

表 2-3　腧穴针刺取穴姿势举例

穴位名	经脉名称	取穴姿势
上　关	足少阳胆经	呿不能欠
下　关	足阳明胃经	欠不能呿
犊　鼻	足阳明胃经	屈不能伸
两关（内，外关）	手厥阴心包经、手少阳三焦经	伸不能屈
委　中	足太阳膀胱经	委而取之
阴　谷	足少阴肾经	屈膝而得之
阳陵泉	足少阳胆经	伸而得之
曲　泉	足厥阴肝经	屈膝而得之
曲　泽	手少阴心经	屈而得之
中　封	足厥阴肝经	摇足而得之
冲　阳	足阳明胃经	摇足而得之
曲　池	手阳明大肠经	屈臂而得之
小　海	手太阳小肠经	伸臂而得之

【知识链接】

关于十二经脉标本诊法之“标”部脉动及腧穴，后世文献集中论述甚少，本篇所述十个部位，没有足三阴脉之部位。对此，黄龙祥①分析认为这是因为早期在颈项“天”部尚未发现与足三阴相关的脉，与“手太阴”“手心主”标脉在上肢根部一样，当时的足三阴标脉在大腿根内侧，而难以称作“天”。此外，上述脉中也没有“手少阴”，盖因“腋内动脉”“腋下动脉”均用作手太阴之标，“手少阴”无脉所属。至于《灵枢》设有“本输”专篇，而没有相应的“标输”专篇，将相关的标输内容并于本篇，黄龙祥②认为恐怕与当时“重本”“务本”的观念影响有关——以本统标，在《千金要方》中更是明确将“标”脉视为“本”脉之应。

---

①黄龙祥. 中国针灸学术史大纲[M]. 北京：华夏出版社，2001：775.

②黄龙祥. 经脉理论还原与重构大纲[M]. 北京：人民卫生出版社，2016：115.

本篇将颈项部标输、本输、络脉这些概念精心编排在一起，黄龙祥①认为目的在于为当时流行的血脉“气血运行潮汐说”提供理论支撑，描绘出“潮汐式气血运行图”的细节，即“胃所生之气血经心脉上注于肺，于此分为两支而潮百脉：一支由内而外至四末阴阳脉交会，再折返经孙络、络脉——即通过井、荥、输、经、合，于近于肘膝处并于经脉再回到心肺；另一支经颈项部标输——上达头面，再经‘入’穴返回，完成一次气血循环，实现‘潮汐式’气血运行的‘阳入阴出’的模式。”正如《素问·皮部论》所说：“故在阳者主内，在阴者主出，以渗于内，诸经皆然。”本篇所载之井、荥、输、经、合之“五输”明显套用了血脉理论的隐喻——水，而之所以只记载颈项部标输，其目的在于这些标输同时也是“根溜注入”的上“入”穴所在，与手足三阴三阳十二络穴——下“入”穴共同实现血脉理论中“潮汐式”气血运行。

【原文】

肺合大肠，大肠者，传道之腑〔1〕。心合小肠，小肠者，受盛之腑〔2〕。肝合胆，胆者，中精之腑〔3〕。脾合胃，胃者，五谷之腑。肾合膀胱，膀胱者，津液之腑〔4〕也。少阴〔5〕属肾，肾上连肺，故将两脏〔6〕。三焦者，中渎之腑〔7〕也，水道出焉，属膀胱，是孤之腑〔8〕也。是六腑之所与合者。

春取络脉诸荥大经分肉之间，甚者深取之，间〔9〕者浅取之。夏取诸腧孙络〔10〕肌肉皮肤之上。秋取诸合〔11〕，余如春法。冬取诸井诸腧〔12〕之分，欲深而留之。此四时之序，气之所处，病之所舍，脏之所宜。转筋者，立而取之，可令遂已〔13〕。痿厥者，张而刺之〔14〕，可令立快也。

【校注】

〔1〕传道之腑：即输送小肠已化之物的器官。

〔2〕受盛之腑：接受容纳饮食物的器官。

〔3〕中精之腑：即贮藏精汁的器官。

〔4〕津液之腑：即贮存水液的器官。

〔5〕少阴：原作“少阳”，据《太素》卷十一、《甲乙经》卷一改。

〔6〕故将两脏：谓少阴经通行于肾、肺两脏。将，行也。

〔7〕中渎之腑：谓三焦是通行水液的器官。渎，沟渠。

〔8〕孤之腑：三焦没有脏与之相配，故称为孤腑。

〔9〕间：谓病轻。与“甚”相对而言。

〔10〕诸腧孙络：各经五输穴中的输穴和细小表浅的支络。

〔11〕诸合：各经的合穴，如尺泽、阴陵泉、阴谷、曲泉、曲池之类。

---

①黄龙祥. 经脉理论还原与重构大纲[M]. 北京：人民卫生出版社，2016：127-128.

〔12〕诸腧：马莳："诸输者，即前太渊、三间之类。"即五输穴之输穴。又，指脏腑在足太阳经背部的背俞穴。

〔13〕可令遂已：可以使痉挛现象迅速消除。

〔14〕张而刺之：张志聪："张者，仰卧而张大其四肢。"又，孙鼎宜："按'张'当作'僵'，声误。'僵''仆'义同，即卧之意。"

【释义】

本段原文主要论述了脏腑相合关系以及四时针刺取穴的问题。

一、论脏腑相合关系

本段主要论述了脏腑相合关系以及六腑的主要功能。肺与大肠相合，大肠传导小肠已化之物，故为传道之腑。心与小肠相合，小肠接受容纳胃所腐熟之物，故为受盛之腑。肝与胆相合，胆受五脏之精汁，故为中精之腑。脾与胃相合，五谷入胃，而胃受纳之，故为五谷之腑。肾与膀胱相合，人体水液经肺之通调水道，下输膀胱，故膀胱为津液之腑。三焦为水液运行之通道，没有五脏与之相合，故为孤之腑。

脏腑相合与经脉表里关系不尽相同，经脉表里形成与以"外者为阳，内者为阴"为划分原则，将人体躯干部用三阴三阳划分有关，具体参见《素问·阴阳离合论》。脏腑的相合除肝与胆、脾与胃、肾与膀胱外，其余脏腑很难称得上"表里"关系。但由于受阴阳经表里关系的影响，当经脉与脏腑建立了一一对应的关系后，原先的脏腑相合关系也就演变为"表里"关系，诚如《素问·调经论》所说："五脏者，故得六腑与为表里。"当然，在理论的演变过程中，脏腑相合关系有可能对于古人建立经脉与脏腑的双重联系有所启示，而经脉表里关系反过来又强化了人们对于脏腑相合关系的认识。

二、论四时针刺取穴

古人认为一年四时之中，卫气与天地阳气所感应的部位和深浅各不相同，而邪气常随卫气之所出入而为患，即所谓"四时之序，气之所处，病之所舍，脏之所宜"。故针刺当根据四时季节变更而选取不同腧穴进行治疗。春天卫气浅浮，夏天阳盛于外，故春夏可以采用刺络的方法，或针刺肌肉较为浅薄的井穴、荥穴，寓刺络于腧穴之中，可增强疗效；并且要以疾病之轻重决定针刺的浅深。秋天阳气收敛，卫气入于肌肉，故宜针刺肌肉较为厚实的合穴。冬天阳气潜藏，针刺当"冬取诸井诸腧之分，欲深而留之"。马莳云："诸输者，即前太渊、三间之类。冬则取此诸井诸腧之分，但比他时所刺则深而留之，以冬气入脏也。"如此选穴针刺，治疗转筋、痿、厥等病，均可取得较好的疗效。由于四时针刺取穴与五输穴密切相关，故亦在《本输》名下论之。

【知识链接】

一、脏腑相合的主次关系

卓廉士[①]从本段结语“是六腑之所与合者”出发，认为脏腑相合关系中，古人立论常以阳经为主、阴经为次，主张阳与阴合，阳为主导，在治疗取穴上亦以阳经为重点。推测其中原因大约有三个方面：一是注重阳气是《黄帝内经》的一贯主张，针刺以激发卫阳而建功；二是阳经针刺激发的气感较强，由阳经去影响阴经，或阳主阴辅，疗效更明显；三是治未病思想的影响，即将邪气阻遏于阳经，以避免向阴经及五脏传变，并且治疗阴经的疾病时也要注意配合阳经的腧穴以加强疗效。此亦可谓一家之言，《灵枢·本脏》等篇也论述了脏腑相合关系，从藏象学说的角度而言，当以五脏为中心，而六腑皆合于五脏。

二、脏腑相合的临床应用

当脏腑相合与经脉表里理论整合后，后世对于脏腑之间的关系即常从经脉相互络属、功能相互配合、病理相互影响等来加以解释。现代对脏腑相合理论的临床应用，主要体现在以下几个方面：一是脏腑藏泻，相反相成。涉及到脏虚补脏、腑实泻腑，脏实泻腑、腑虚补脏，以及补脏泻腑兼施等，具体运用参见《素问·五脏别论》篇。二是脏腑浮沉升降相因。如肝、脾、肾之气升，胆、胃、膀胱之气降；心、心包、肺之气降，小肠、三焦、大肠之气升。故临床肺、胃、胆多有咳喘、呕吐、呕苦等气机上逆之证，治以降气镇逆，“高者抑之”；脾、肾多有泄泻、失精等气机下陷之证，多因虚寒，而大小肠、三焦气陷亦归于其中，治以温补升提兼收敛固涩，“下者举之”。同时由于气机升降相因，所以一脏腑气机失常多影响相合的脏腑气机升降，形成复杂的气机升降紊乱病理状态。如大便久秘是胃气不降，亦常影响脾气之升，可于降胃药中略加升麻、葛根等升脾之药，脾升则胃气易降。《脾胃论》润肠丸中的羌活亦有此意。三是脏腑病传，出入逆顺。相合脏腑之间的病理演化是《黄帝内经》疾病传变的重要内容。《素问·咳论》有“五脏之久咳，乃移于六腑”之例。后世医家常据脏腑相合之理分析疾病过程中的病机转化。如《杏轩医案初集》记载：礼兄平素体虚，时感寒热，耳旁肿痛，当时正值猪头瘟流行，服用清散药两剂，耳旁肿消，睾丸旋肿，痛不可耐，寒热更甚。耳旁部位属少阳，睾丸属厥阴，肝胆相为表里，此少阳之邪，不由表解，内传厥阴。即仿暖肝煎加吴萸与服，一剂而效。此即从脏腑相为表里的角度论述疾病的传变。

三、对三焦为孤腑的认识

三焦在《黄帝内经》中有部位三焦与六腑三焦之区别，前者如《灵枢·营卫生会》所论，而本篇则是对六腑三焦的论述。作为六腑三焦，由于藏象学说依据“天六地五”即阳数为六、阴数为五的模式来建构，形成了五脏六腑以及十一经脉的格局，如此则三焦腑没有与之相配合

---

①卓廉士. 营卫学说与针灸临床[M]. 北京：人民卫生出版社，2013：81-82.

的脏，而被称为孤腑。对此，丹波元简谓："肺合大肠，心合小肠，肝合胆，脾合胃，肾合膀胱，而三焦唯属膀胱，无所配合，故谓孤之腑。"其他解释都是不合经意的过度诠释。如张介宾之解释："然于十二脏之中，惟三焦独大，诸脏无与匹者，故名曰是孤之腑也……惟三焦者，虽为水渎之腑，而实总护诸阳，亦称相火，是又水中之火腑。故在本篇曰三焦属膀胱，在《血气形志》篇曰少阳与心主为表里。盖其在下者为阴，属膀胱而合肾水；在上者为阳，合包络而通心火。此三焦之所以际上极下，象同六合，而无所不包也。观本篇六腑之别，极为明显，以其皆有盛贮，因名为腑，而三焦者曰中渎之腑，是孤之腑，分明确有一腑。盖即脏腑之外，躯体之内，包罗诸脏，一腔之大腑也。故有中渎是孤之名，而亦有大腑之形。《难经》谓其有名无形，诚一失也。是盖譬之探囊以计物，而忘其囊之为物耳。遂致后世纷纷，无所凭据，有分为前后三焦者，有言为肾傍之脂者，即如东垣之明，亦以手三焦、足三焦分而为二。夫以一三焦，尚云其无形，而诸论不一，又何三焦之多也？画蛇添足，愈多愈失矣，后世之疑将焉释哉？余因著有'三焦包络命门辨'，以求正于后之君子焉。"三焦包络命门辨，见于《类经附翼》卷三"求正录"，可参阅。

小针解第三 法人

【导读】

相对于近现代自然科学呈现出新陈代谢不断加速的态势,而中医学知识从古至今仍然呈现着叠层累积的发展特色。从《黄帝内经》一书成编起，中医学术的发展即围绕着经典不断进行着诠释，包括文字语词的训释、文本意义的阐发，其责任是在准确说明所诠释文本的本旨，目的是在沟通读者对所诠释文本的理解。这种诠释又可称为还原性诠释，是一种“我注六经”式的理论发展。《小针解》即是对《灵枢·九针十二原》相关问题的解释，可谓是中医学术发展史上较早的诠释性文本。

【原文】

所谓易陈者，易言也。难入者，难著于人[1]也。粗守形者，守刺法[2]也。上守神者，守人之血气有余不足，可补泻也。神客者，正邪共会[3]也。神者，正气也。客者，邪气也。在门者，邪循正气之所出入[4]也。未睹其疾者，先知邪正何经之疾也[5]。恶知其原者，先知何经之病，所取之处也。

刺之微在数[6]迟者，徐疾之意也。粗守关者，守四肢而不知血气正邪之往来也。上守机者，知守气也。机之动不离其空[7]者，知气之虚实，用针之徐疾也。空中之机清净以微者，针以[8]得气，密意[9]守气勿失也。其来不可逢者，气盛[10]不可补也。其往不可追者，气虚不可泻也。不可挂以发者，言气易失也。扣之不发者，言不知补泻之意也，血气已尽而气不下[11]也。知其往来者，知气之逆顺盛虚也。要与之期者，知气之可取之时也。粗之暗者，冥冥[12]不知气之微密[13]也。妙哉！工独有之者，尽知针意也。往者为逆者，言气之虚而少[14]，少者逆也。来者为顺者，言形气之平，平者顺也[15]。明知逆顺，正行无问者，言知所取之处也。迎而夺之者，泻也。追而济之者，补也。

所谓虚则实之者，气口[16]虚而当补之也。满则泄之者，气口盛而当泻之也。宛陈则除之者，去血脉[17]也。邪胜则虚之者，言诸经有盛者，皆泻其邪也。徐而疾则实者，言徐内[18]而疾出也。疾而徐则虚者，言疾内而徐出也。言实与虚，若有若无者，言实者有气，虚者无气也。察后与先，若亡若存者，言气之虚实，补泻之先后也，察其气之已下与常存也[19]。为虚与实，若得若失者，言补者佖然[20]若有得也，泻则怳然[21]若有失也。

夫气之在脉也，邪气在上者，言邪气之中人也高，故[22]邪气在上也。浊气在中者，言水谷皆入于胃，其精气上注于肺，浊溜于肠胃，言[23]寒温不适，饮食不节，而病生于肠胃，故命[24]曰浊气在中也。清气在下者，言清湿地气之中人也，必从足始，故曰清气在下也。针陷脉则邪气出者，取之上。针中脉则浊气出者，取之阳明合[25]也。针太深则邪气反沉者，言浅浮之病，不欲深刺也，深则邪气从之入，故曰反沉也。皮肉筋脉各有所处者，言经络各有所主也。取五脉者死，言病在中，气不足，但用针尽大泻其诸阴之脉也。取三阳者恇[26]，言尽泻三阳之气，令病人恇然[27]不复也。夺阴者死，言取尺之五里五往[28]者也。夺阳者狂，正言[29]也。

睹其色，察其目，知其散复，一其形，听其动静者，言上工知相[30]五色于目，有[31]知调尺寸[32]小大缓急滑涩，以言所病也。知其邪正者，知论虚邪与正邪[33]之风也。右主推之、左持而御之者，言持针而出入也。气至而去之者，言补泻气调而去之也。调气在于终始一者，持心[34]也。节之交三百六十五会者，络脉之渗灌诸节者也[35]。

所谓五脏之气已绝于内者，脉口气内绝不至[36]，反取其外之病处与阳经之合[37]，有留针以致阳气，阳气至则内重竭，重竭则死矣，其死也无气以动，故静。所谓五脏之气已绝于外者，脉口气外绝不至[38]，反取其四末之输，有[39]留针以致其阴气，阴气至则阳气反入，入则逆，逆则死矣，其死也阴气有余，故躁。所以察其目者，五脏使五色循明[40]，循明则声章[41]，声章者，则言声与平生异也[42]。

【校注】

〔1〕难著于人：难以使人明白。《广雅·释诂四》："著，明也。"

〔2〕粗守形……守刺法：马莳："下工泥于形迹，徒守刺法。"

〔3〕神客……正邪共会：张介宾："神者，正气也。客者，邪气也。邪正相干，故曰共会。"

〔4〕在门……邪循正气之所出入：杨上善："门者，腠理也。循正气在腠理出入也。"

〔5〕先知邪正何经之疾也：杨上善："未睹病之已成，即能先知正邪之发在何经脉中也。"又，孙鼎宜："'先'当作'未'，'正'当作'在'，'之疾'二字衍。"

〔6〕数：《灵枢·九针十二原》作"速"。

〔7〕空：此后原有"中"字，据《灵枢·九针十二原》《太素》卷二十一删。

〔8〕以：通"已"。

〔9〕密意：静意，安定心意。

〔10〕气盛：指邪气盛实。

〔11〕气不下：谓病气不去。下，去。

〔12〕冥冥：幽昧不明。

〔13〕微密：精微奥秘。

〔14〕少：原作“小”，据《太素》卷二十一改。下“小”字同改。

〔15〕平者顺也：杨上善：“往者气散，故少气，逆也；来者气集，故气实，顺也。”平，平和。

〔16〕气口：诊脉部位。又名寸口、脉口。即掌后桡骨动脉搏动处，属手太阴肺经。

〔17〕去血脉：《素问·针解》作“出恶血”，于义较明。

〔18〕内：同“纳”，指进针。

〔19〕常：《太素》卷二十一作“尚”。常，通“尚”，仍然。

〔20〕佖（bí 鼻）然：满貌。

〔21〕怳（huǎng 晃）然：即恍然。怳，通“恍”。

〔22〕故：此后据下文例，当有“曰”字。

〔23〕言：刘衡如：“详文义，‘言’疑‘若’之误。”

〔24〕命：据前后文例，疑衍。

〔25〕阳明合：足阳明之合穴足三里。

〔26〕取三阳者恇：原作“取三阳之脉者唯”，据《灵枢·九针十二原》《太素》卷二十一改。

〔27〕恇（kuāng 匡）然：虚怯的样子。

〔28〕五往：杨上善：“五往者，五泻也。”

〔29〕正言：周学海《内经评文》：“‘正’字疑当作‘狂’。”又，正，或为“亡”之讹，亡，“妄”之误。

〔30〕相：审视，察看。《说文·目部》：“相，省视也。”

〔31〕有：通“又”。

〔32〕尺寸：指尺肤和寸口脉。丹波元简：“《邪气脏腑病形》篇云：‘调其脉之缓急小大滑涩，而病变定矣。’又《论疾诊尺》篇云：‘审其尺之缓急小大滑涩，肉之坚脆，而病形定矣。’此云小大缓急滑涩者，乃兼寸口之脉与尺之皮肤而言也。”

〔33〕虚邪与正邪：指反当令季节的风向而致病的邪气与八方之正风，如春之东风、夏之南风等。

〔34〕持心：专心致志。

〔35〕节之交……渗灌诸节者也：据《灵枢·九针十二原》文次序，此19字当在“睹其色，察其目”之前，疑有错简。

〔36〕脉口气内绝不至：指寸口脉虚浮无根，重按则无的脉象。

〔37〕阳经之合：即阳经的合穴。

〔38〕脉口气外绝不至：指寸口脉沉微无力，轻取则无的脉象。

〔39〕有：通“又”。

〔40〕循明：为“修明”之讹。整洁鲜明。《素问·六节藏象论》：“五气入鼻，藏于心肺，上使五色修明，音声能彰。”

〔41〕章：通“彰”，显著，响亮。

〔42〕所以察其目……言声与平生异也：此29字乃解释前“察其目”之文，似应移至上节“以言所病也”之后。

【释义】

本篇是对《灵枢·九针十二原》相关内容的最早诠释。首先，主要阐述了针刺的要点在于守神与守机，守神即守人之血气有余不足，守机即守气。守神才能正确使用补泻手法，守机才能抓住补泻的恰当时机，二者相互配合，才能取得较好的治疗效果。

其次，阐述了察色、观目、诊脉在针灸临床中的作用，特别是提出以气口脉的盛衰判断病证虚实，并作为针刺补泻疗效的判定依据。

第三，解释了迎随、疾徐补泻等方法，提出根据病位以确定不同的针刺方法，阐述了针刺失误，造成“反沉”“死”“恇”“狂”“重竭”“厥逆”等病症的病机。

第四，强调了“调气”在针刺治疗中的重要性，所谓“调气在于终始一者，持心也”。

本篇所述内容，已详见于本书《灵枢·九针十二原》的释义之中，可参阅该篇，此不赘述。

【知识链接】

一、治神是获得针刺疗效的前提

本篇指出：“调气在于终始一者，持心也。”强调治神是针刺治病获效之关键，是针刺治疗的秘诀，是针刺医学的疗效机制，并贯穿于针刺临床治病的全过程。从进针前认真审查病情，加以心理疏导；进针时医患配合精神专一，令志在针；进针后细心体察针感，使神现于针，到出针后安神定志，使疗效得以巩固，每一步都离不开治神。只有重视和掌握全面治神、审神、调神、守神、养神，医患双方密切配合，方能达到提高疗效，避免各种针刺意外发生，使针刺治疗获取良效。

二、调气是获得针刺疗效的关键

本篇主要从气的角度对针刺治疗的机理加以阐释，强调了调气是获得针刺疗效的关键，并首次提出了“得气”“守气”的概念。关于调气的要点，根据本篇所述，可概括为以下几点：一是根据脉象以判断气血虚实与补泻方法。如气口虚用补法，气口实用泻法；气口脉内绝不至为阴衰，针刺不可“反实其外”；外绝不至为阳衰，针刺不可“反实其内”。二是知气之逆顺盛虚。气在人体运行有一定的时间节律，经气来时为盛为顺，去时为虚为逆，针刺在经气来时为迎，经气去时为随。迎、随之义乃针对经气来去的逆和顺，注重的是对时间性的把握。三是知补泻手法。如气实者用徐而疾的手法，气虚者用疾而徐的手法，使“补者佖然若有得也，泻则怳然若有失也”。四是辨病位以针刺。如风寒上受可在头项部取穴，如风府、风池、大椎等；浊气在中，可选与腹部密切相关的阳明经腧穴，如足三里等；寒湿下犯，可在下部选穴。

调气可谓是贯穿《黄帝内经》针刺治疗始终的基本原则，如本篇所言“守气”，就既包括了针刺之前的诊察过程，通过脉诊来体察患者的气血变化，也包括了针刺得气后，通过一定的操作来维持经气，勿令气失。有关调气的问题，在《黄帝内经》中许多篇章都有所论述，可相参互证。

三、五脏之气绝于内、外的新解

本篇“所谓五脏之气已绝于内者，脉口气内绝不至……所谓五脏之气已绝于外者，脉口气外绝不至”的解释，后世多尊张介宾之说：“脉口浮虚，按之则无，是谓内绝不至，脏气之虚也。”“脉口沉微，轻取则无，是谓外绝不至，阳之虚也。”《难经·十二难》说：“五脏脉已绝于内者，肾肝气已绝于内也，而医反补其心肺；五脏脉已绝于外者，心肺气已绝于外也，而医反补其肾肝。阳绝补阴，阴绝补阳，是谓实实虚虚，损不足益有余。”杨上善取《难经》之说解释本篇原文，然根据《难经·四难》所论心肺俱浮、肾肝俱沉的阴阳脉法，这里五脏脉的内外，内指肝肾，外指心肺；五脏脉的虚实，应是心肺脉浮而无力为虚，肝肾脉沉而无力为虚。

陈晓辉[①]根据祝华英《黄帝内经揭秘》所提出“络穴是本经五输穴阴阳升降的分界处，站立举手式，五输穴位于络穴之上者，是引本经之气上行。位于络穴下方之五输穴，引本经之气下行”之论，认为寸口脉夹有络穴（列缺），与本篇完全吻合。五脏之阴气竭，阴不足，当引阴上行，反取阳经之合穴，引阳气至，故为误治当死也；反之，五脏之阴不足，取之四末络穴以下，阴气下行，故亦死。

①陈晓辉. 针经知行录——寻觅针道真谛[M]. 北京：人民卫生出版社，2020：111.

邪气脏腑病形第四法时

【导读】

疾病总是由一定的病因损伤人体某一脏腑组织，因阴阳自稳调节紊乱而发生的异常生命活动过程，并引发一系列代谢、功能、结构的变化，表现为症状、体征和行为的异常。邪气、脏腑病机、临床表现无疑是其核心环节。本篇即围绕上述核心环节，重点讨论了邪气伤人特点、规律、脏腑病状，以及诊断与刺治方法，阐述了病邪性质、分类及发病机理，诊法望、问、切合参及色脉合参、脉尺合参，以缓、急、大、小、滑、涩六脉概括五脏的病变，六腑病形的取穴法和针刺法等。提出了凡将用针必先诊脉、“荥输治外经，合治内腑”、针刺“必中气穴，无中肉节”等命题，可谓是贯通理、法、诊、治的中医疾病学的重要文献。马莳云：“篇内首三节论邪气入于脏腑，第四节论病形，故名篇。”

【原文】

黄帝问于岐伯曰：邪气〔1〕之中人也奈何？岐伯答曰：邪气之中人高也。黄帝曰：高下有度乎？岐伯曰：身半已上者，邪中之也；身半已下者，湿中之也。故曰：邪之中人也，无有恒〔2〕常，中于阴则溜于腑〔3〕，中于阳则溜于经〔4〕。

黄帝曰：阴之与阳也，异名同类〔5〕，上下相会，经络之相贯，如环无端。邪之中人，或中于阴，或中于阳，上下左右，无有恒常，其故何也？岐伯曰：诸阳之会〔6〕，皆在于面。中人也〔7〕方乘虚时，及新用力，若饮食〔8〕汗出腠理开，而中于邪。中于面则下阳明，中于项则下太阳，中于颊则下少阳，其中于膺背两胁亦中其经〔9〕。

黄帝曰：其中于阴奈何？岐伯答曰：中于阴者，常从臂胻〔10〕始。夫臂与胻，其阴皮〔11〕薄，其肉淖泽〔12〕，故俱受于风，独伤其阴。黄帝曰：此故伤其脏乎？岐伯答曰：身之中于风也，不必动脏。故邪入于阴经，则其脏气实，邪气入而不能客〔13〕，故还之于腑。故中阳则溜于经，中阴则溜于腑。

黄帝曰：邪之中人脏奈何？岐伯曰：愁忧恐惧则伤心。形寒寒饮则伤肺，以其两寒相感，中外皆伤，故气逆而上行。有所堕坠，恶血留内，若有所大怒，气上而不下，积于胁下，则伤肝。有所击仆，若醉入房，汗出当风〔14〕，则伤脾。有所用力举重，若入房过度，汗出浴水，则伤肾。黄帝曰：五脏之中风奈何？岐伯曰：阴阳俱感〔15〕，邪乃得往。黄帝曰：善哉。

黄帝问于岐伯曰：首面与身形也，属骨连筋〔16〕，同血合于气〔17〕耳。天寒则裂地凌冰，其卒〔18〕寒或手足懈惰，然而其面不衣〔19〕何也？岐伯答曰：十二经脉，三百六十五络，其血气皆上于面而走空窍〔20〕，其精阳气上走于目而为睛〔21〕，其别气〔22〕走于耳而为听，其宗气〔23〕上出于鼻而为臭，其浊气〔24〕出于胃，走唇舌而为味。其气之津液皆上熏于面，而〔25〕皮又厚，其肉坚，故天气甚寒不能胜之也。

黄帝曰：邪之中人，其病形何如？岐伯曰：虚邪〔26〕之中身也，洒淅〔27〕动形。正邪〔28〕之中人也微，先见于色，不知于身，若有若无，若亡若存，有形无形，莫知其情。黄帝曰：善哉。

【校注】

〔1〕邪气：张志聪：“邪气者，风雨寒暑，天之邪也。”

〔2〕恒：原无，据《太素》卷二十七补。下文亦作“无有恒常”。

〔3〕中于阴则溜于腑：谓邪气侵犯五脏之阴经可流传到属阳的六腑。阴，指阴经。溜，同“流”。

〔4〕中于阳则溜于经：谓侵犯六腑之阳经只流传于本经。阳，指阳经。

〔5〕阴之与阳也，异名同类：指阴经与阳经虽然名称不同，但经脉相贯合一，本为同类。

〔6〕诸阳之会：手足三阳经的交会处。诸阳，指手足三阳经。

〔7〕中人也：《太素》卷二十七、《甲乙经》卷四均作“人之”，可参。

〔8〕饮食：《太素》卷二十七、《甲乙经》卷四均作“热饮食”。

〔9〕其中于膺背两胁亦中其经：邪气侵犯胸膺、背脊和两胁，也会分别侵入阳明、太阳、少阳经脉。张介宾：“膺在前，阳明经也；背在后，太阳经也；两胁在侧，少阳经也。中此三阳经与上同。”

〔10〕胻（héng 衡）：胫部，此泛指下肢。

〔11〕阴皮：指内侧皮肤。

〔12〕淖泽：柔润貌。

〔13〕客：《甲乙经》卷四作“容”，史崧《音释》：“一本作容。”

〔14〕若醉入房，汗出当风：《难经·四十九难》作“饮食劳倦”，于义为得。疑涉下文致误。

〔15〕阴阳俱感：马莳：“彼五脏之中风者，亦以阴经阳经俱感于邪，则脏腑俱伤，邪乃入脏。”

〔16〕属（zhǔ 主）骨连筋：即都与筋骨相连接。属，连接。

〔17〕同血合于气：《太素》卷二十七作“同血合气”。“于”字当为衍文。同血合气，即同

样受血气的滋养。

〔18〕卒：同“猝”。突然。

〔19〕衣：穿戴（衣物）。

〔20〕空窍：即“孔窍”。指上部耳目鼻口等七窍。空，通“孔”。

〔21〕睛：《太素》卷二十七作“精”。《大惑论》：“五脏六腑之精气，皆上注于目而为之精。”精者，精明之用，与下文听、臭相类。

〔22〕别气：旁行之气。张介宾：“别气者，旁行之气。气自两侧上行于耳，气达则窍聪，所以能听。”

〔23〕宗气：张介宾：“宗气，大气也。宗气积于胸中，上通于鼻而行呼吸，所以能臭。”

〔24〕浊气：张介宾：“浊气，谷气也。谷入于胃，气达于唇舌，所以知味。”

〔25〕而：《太素》卷二十七作“面”。

〔26〕虚邪：指与时令季节不相应的邪风，即虚邪贼风。

〔27〕洒淅：寒栗貌。

〔28〕正邪：指与时令季节相应的正风。如春之东风，夏之南风等。

【释义】

本段主要论述邪气伤人的特点、规律，指出疾病的发生与邪气的性质、伤人部位及人体状况有关。

一、邪气伤人，部位有别

本篇指出，引起疾病的原因有天之邪气（风雨寒暑）、地之邪气（湿），有精神因素（如大怒、忧愁恐惧），也有内外合邪（如形寒寒饮），以及击仆、房室过度、用力举重坠堕等等。根据“同气相求”的原理，不同类型的邪气与人体不同部位有一定的亲合性，侵犯人体的部位不同，在通常情况下，天之邪气，即风雨寒暑诸邪，易伤人上部；地之湿气，易伤人下部。《灵枢·百病始生》也说：“风雨则伤上，清湿则伤下。”而精神因素等则易伤人体五脏。

二、邪气伤人，无有恒常

上述所言只是疾病发病的一般规律，然邪气伤人变化多端，所谓“邪之中人，或中于阴，或中于阳，上下左右，无有恒常”，体现了《黄帝内经》辩证地对待邪气伤人的一般规律和特殊情况，临床当知常达变，具体情况具体分析。

人体上下左右内外是一个有机联系的整体，阴阳经脉是相互贯通维系的。邪气从一个部位侵入，可循着经脉传至其他部位。如邪从阴经侵入，可传至内脏；邪从体表侵入，可传至三阳经乃至全身。如原文所说：“中阳则溜于经，中阴则溜于腑。”

三、邪气伤人，方乘虚时

原文认为风雨寒暑、清湿喜怒、房室劳损、堕坠等多种致病因素，都能影响脏腑气血而发病。然邪气之所以能侵袭人体，多在人体脏腑气血虚弱，正气不足之时，所谓“方乘虚时，及新用力，若饮食汗出腠理开，而中于邪”，说明正虚邪乘是发病的主要机理，所谓“邪之所凑，其气必虚”（《素问·评热病论》）。

（一）邪侵经脉，皆从虚处

人体经脉互相贯通，形成一个有机整体，但也有相对虚弱之处。外邪侵入阳经时是“方乘虚时”“而中于邪”；其侵入阴经，常从手臂和足胫始，这是由于此处皮肤薄嫩，肌肉柔润。由此可知，邪气侵入经脉，不论阴经、阳经，必先从经脉之气先有虚弱之处而入，进而传至他处。

（二）邪传脏腑，易入虚处

邪气伤于阴经，阴经内连于五脏，理论上当传之于五脏，但原文指出传至于腑，这是由于五脏不虚，脏气充盛而不受邪，因此邪气传于与五脏为表里的六腑。邪气伤腑，因腑不虚而邪留之于本经，即“中阳则溜于经，中阴则溜于腑”。由此说明邪气侵入人体，向何脏何腑何经传变，也在于该部位正气是否虚弱，说明邪传脏腑，易入虚处是疾病传变的主要机理。

（三）气血充盛，面独耐寒

古人基于基本的生活常识，讨论了天气寒冷，手足因寒冷而懈惰，然面部虽裸露而不易冻伤的道理。原文认为这是因为十二经脉、三百六十五络皆上于面，精气亦上熏于面，面部精气充足，诸窍得到精气的充养而具有视、听、嗅及辨味的功能，亦如《灵枢·脉度》所说：“肺气通于鼻，肺和则鼻能知香臭矣；心气通于舌，心和则舌能知五味矣；肝气通于目，肝和则目能辨五色矣；脾气通于口，脾和则口能知五谷矣；肾气通于耳，肾和则耳能闻五音矣。”精气上养于面，使面部腠理致密，肌肉坚固，“故天气甚寒不能胜之”“其面不衣”而无冻伤。此从另一个角度阐述了正气足则不为邪中，虚则易伤，进一步强调了邪之“中人也方乘虚时”的发病观。

四、内外合邪，伤于五脏

原文以“邪之中人脏奈何”的发问，讨论了五脏病因问题，涉及到情志、饮食、劳倦等多个方面。心主神志，故愁忧恐惧等情志变动多伤心。肺合皮毛，其脏畏寒，故外寒入侵或内伤寒饮则伤肺，《素问·咳论》亦云：“其寒饮食入胃，从肺脉上至于肺则肺寒，肺寒则外内合邪，因而客之，则为肺咳。”肝藏血，在志为怒，故外伤瘀血内阻，大怒气逆则伤肝。张介宾云：“脾主肌肉，饮食击仆者，伤其肌肉。醉后入房，汗出当风者，因于酒食，故所伤皆在脾。肾主精与骨，用力举重则伤骨，入房过度则伤精，汗出浴水，则水邪犯其本脏，故所伤在肾。”《难经·四十九难》所论与此大致相同，唯提出“饮食劳倦伤脾”，更合乎临床实际。此言邪之中于五脏，张介宾认为“然必其内有所伤，而后外邪得以入之”，也是脏气先虚，而邪气“方乘虚时”入中。

《黄帝内经》论邪伤于脏，其特点一是致病因素无需经过内外传变，直接伤脏腑，形成脏腑病变，俗称内伤病。二是病变的特点是脏腑气化失调，其病机演化多用脏腑的五行生克乘侮、气血阴阳消长互制加以阐发。

五、邪有正虚，致病不同

本段从外邪与时令关系的角度，将外邪分为正邪与虚邪两类。所谓虚邪，是指与时令季节不相应的邪风，也称为四时不正之气。由于非其时而有其气，故伤人后症状明显，病情较重，表现为突然恶寒战栗等。所谓正邪，指与时令季节相应的正风，即八方之正风，如春之东风，夏之南风等，属于四时气候的正常变化。正邪即或在人体虚弱之时导致发病，病情也轻微，“先见于色，不知于身，若有若无”。对此，《素问·八正神明论》也说：“虚邪者，八正之虚邪气也。正邪者，身形若用力，汗出腠理开，逢虚风，其中人也微，故莫知其情，莫见其形。”可参阅该篇。

【知识链接】

一、头面部三阴三阳经脉的分部

本段言邪气“中于面则下阳明，中于项则下太阳，中于颊则下少阳，其中于膺背两胁亦中其经”，依据《素问·阴阳离合论》所论“人体三阴三阳纵向分部律”，概要说明了头面部三阴三阳经脉的分部，如黄元御说：“阳明行身之前，故中于面则下阳明；太阳行身之后，故中于项则下太阳；少阳行身之侧，故中于颊则下少阳，此邪中于颈项以上者。”以此类推，在躯干若邪中于前膺者病在阳明之部，邪中于背部者病在太阳之部，中于胁肋者病在少阳之部。

上述病邪伤人的经脉分部，不仅为临床辨证提供了依据，还为治疗选药开拓了思路。如以头痛为例，前额痛属阳明经，药物治疗可选用葛根、白芷为引经药；枕、项痛属太阳经，可选用羌活、防风为引经药；偏头痛属少阳经，可选用柴胡为引经药等。针灸治疗，同样需要根据部位辨证选穴，如阳明头痛选头维、合谷、内庭，少阳头痛选风池、太阳、外关等，太阳头痛选后顶、后溪、昆仑等。

二、“形寒寒饮则伤肺”的临床应用

本篇提出“形寒寒饮则伤肺”，即外感寒邪，内伤寒冷饮食，每能伤肺，而引起肺的病症。由于风寒犯肺，肺气失宣者，临床表现为咳嗽、喘促、鼻塞、流清涕等，或伴有恶寒、发热。治当疏风散寒，宣肺解表，方予麻黄汤。饮冷伤肺，肺胃气逆者，临床表现为咳嗽气喘，胸闷气促，痰多清稀，呕吐清水痰涎，或呃逆干呕。治宜温胃散寒，和解肺胃，方用二陈汤加干姜、

细辛、五味子。临床亦可见二种情况同时出现者，且多见于儿童，当综合加以调治。现举一案例如下。

周某，男，6岁。1986年9月13日就诊。患儿因昨日午后气候炎热，喝“天府可乐”2瓶，夜间即现发热（体温39.6℃），无汗，咳嗽频作，经肌注柴胡针和口服维C银翘片，仍发热，咳嗽，无汗，咽红，口干不渴，心烦不食，舌苔薄白而润，小便少，脉滑数。辨证：此为饮冷伤肺，营卫不和所致。方用麻黄连翘赤小豆汤合小半夏汤加减。处方：麻黄3g，连翘10g，赤小豆8g，杏仁8g，桑皮6g，茯苓10g，法半夏6g，滑石12g，砂仁3g，竹叶6g，生姜6g，甘草3g。服1剂则汗出热减，咳缓，2剂而痊愈（《温志源医案》）。

按 肺主卫，胃为卫之本，又手太阴之脉起于中焦，还循胃口，上膈属肺。本病为饮冷入胃，郁遏胃阳，胃不游溢精气，脾不散精归肺；且寒气可循肺脉上至于肺，以致肺气不利，营卫不和，故发热无汗，咳嗽。水气内停故尿少，口干不渴，舌苔白润，脉滑数。用柴胡银翘虽能解表，但宣散水气之力不及，故无效。用麻黄连翘赤小豆汤合小半夏汤宣肺利水，使水气分消，饮去热退咳平，故取效甚捷①。

【原文】

黄帝问于岐伯曰：余闻之，见其色，知其病，命曰明；按其脉，知其病，命曰神；问其病，知其处，命曰工。余愿闻见而知之，按而得之，问而极〔1〕之，为之奈何？岐伯答曰：夫色脉与尺之〔2〕相应也，如桴鼓影响〔3〕之相应也，不得相失也，此亦本末根叶之出候〔4〕也，故根死则叶枯矣。色脉形肉〔5〕不得相失也，故知一则为工，知二则为神，知三则神且明矣。

黄帝曰：愿卒闻之。岐伯答曰：色青者，其脉弦也；赤者，其脉钩〔6〕也；黄者，其脉代〔7〕也；白者，其脉毛〔8〕；黑者，其脉石〔9〕。见其色而不得其脉，反得其相胜之脉〔10〕，则死矣；得其相生之脉〔11〕，则病已矣。

黄帝问于岐伯曰：五脏之所生，变化之病形何如？岐伯答曰：先定其五色五脉之应，其病乃可别也。黄帝曰：色脉已定，别之奈何？岐伯曰：调〔12〕其脉之缓、急、小、大、滑、涩，而病变定矣。

黄帝曰：调之奈何？岐伯答曰：脉急者，尺之皮肤亦急；脉缓者，尺之皮肤亦缓；脉小者，尺之皮肤亦减而少气〔13〕；脉大者，尺之皮肤亦贲〔14〕而起；脉滑者，尺之皮肤亦滑；脉涩者，尺之皮肤亦涩。凡此六〔15〕变者，有微有甚。故善调尺者，不待于寸；善调脉者，不待于色。能参合而行之者，可以为上工，上工十全九；行二者为中工，中工十全七；行一者为下工，下工十全六。

黄帝曰：请问脉之缓、急、小、大、滑、涩之病形何如？岐伯曰：臣请言五脏之病变也。心脉急甚者为瘛疭〔16〕；微急为心痛引背，食不下。缓甚为狂笑；微缓为伏梁〔17〕，在心下，上下行，时唾血。大甚为喉吤〔18〕；微大为心痹引背〔19〕，善泪出。小甚为善哕；微小为消瘅〔20〕。滑甚为善渴；微滑为心疝〔21〕引脐，小腹鸣。涩甚为瘖〔22〕；微涩为血溢，维厥〔23〕，耳鸣，颠

①王庆其. 黄帝内经临证发微[M]. 北京：人民卫生出版社，2019：303.

疾[24]。

肺脉急甚为癫疾；微急为肺寒热，怠惰，咳唾血，引腰背胸，若鼻息肉不通。缓甚为多汗；微缓为痿瘘、偏风[25]，头以下汗出不可止。大甚为胫肿；微大为肺痹引胸背，起恶日光。小甚为泄；微小为消瘅。滑甚为息贲[26]上气；微滑为上下出血。涩甚为呕血；微涩为鼠瘘，在颈支腋之间，下不胜其上[27]，其应善痠[28]矣。

肝脉急甚者为恶言[29]；微急为肥气[30]，在胁下若覆杯。缓甚为善呕；微缓为水瘕痹[31]也。大甚为内痈，善呕衄；微大为肝痹阴缩，咳引小腹。小甚为多饮；微小为消瘅。滑甚为㿉疝[32]；微滑为遗溺。涩甚为溢饮[33]，微涩为瘛挛筋痹[34]。

脾脉急甚为瘛疭；微急为膈中[35]，食饮入而还出，后沃沫[36]。缓甚为痿厥；微缓为风痿，四肢不用，心慧然[37]若无病。大甚为击仆；微大为疝气，腹裹[38]大脓血，在肠胃之外。小甚为寒热；微小为消瘅。滑甚为㿉癃[39]；微滑为虫毒蛕蝎[40]腹热。涩甚为肠㿉[41]；微涩为内㿉[42]，多下脓血。

肾脉急甚为骨[43]癫疾；微急为沉厥奔豚[44]，足不收，不得前后[45]。缓甚为折脊[46]；微缓为洞，洞者，食不化，下嗌还出。大甚为阴痿[47]；微大为石水[48]，起脐已下至小腹腄腄[49]然，上至胃脘，死不治。小甚为洞泄；微小为消瘅。滑甚为癃㿉；微滑为骨痿，坐不能起，起则目无所见。涩甚为大痈；微涩为不月、沉痔[50]。

【校注】

〔1〕极：详尽。

〔2〕之：《甲乙经》卷四此后有“皮肤”二字，于义较明。

〔3〕桴鼓影响：以鼓槌击鼓则声响相应，比喻事物关系密切。桴，鼓槌。

〔4〕出候：显示出的征候。

〔5〕形肉：此指尺肤。

〔6〕钩：指心应时的洪脉。

〔7〕代：指脾的正常应时脉象，来去动止更迭分明而和缓有力。

〔8〕毛：指肺应时之浮脉。

〔9〕石：指肾应时之沉脉。

〔10〕相胜之脉：指相克之脉，如色青属肝而见肺之毛脉。

〔11〕相生之脉：指生我之脉，如色青属肝而见肾之石脉。

〔12〕调（diào 吊）：诊察，辨别。

〔13〕气：《脉经》卷四无此字。“气”疑衍。

〔14〕贲（fén 坟）：突起。

〔15〕六：原脱，据《脉经》卷四、《太素》卷十五补。

〔16〕瘛疭：抽搐。筋脉引急为瘛，筋脉弛张为疭。

〔17〕伏梁：病名，五脏积之一。杨上善：“心脉微缓，即知心下热聚，以为伏梁之病，大如人臂，从脐上至于心，伏在心下，下至于脐，如彼桥梁，故曰伏梁。”

〔18〕喉吤：指咽喉梗塞不利。吤，通“芥”。丹波元简：“吤，字书无义。下文云：喉中吤吤然唾出。《素·咳论》云：喉中吤吤如梗状。介、芥古通，乃芥蒂之芥，喉间有物，有妨碍之谓。”

〔19〕心痹引背：杨上善：“心脉微盛，发风湿之气，冲心为痹痛，痛后引背输。”

〔20〕消瘅：指消渴类疾病。

〔21〕心疝：指心经受寒所导致的疾病，临床见腹部疼痛，腹皮隆起，自觉有气从脐上冲心等症状。

〔22〕瘖：失音。

〔23〕维厥：四肢厥逆。维，指四肢。张介宾：“维厥者，四维厥逆也，以四肢为诸阳之本而血衰气滞也。”

〔24〕颠疾：泛指头部疾患。

〔25〕瘘瘘、偏风：瘘，指肺瘘、瘘躄等病症。瘘，即鼠瘘，亦称瘰疬。偏风，疑为“漏风”，指风邪侵袭所致的多汗。丹波元简：“《脉经》注云：一作‘漏风’。据汗出不可止，作‘漏风’近是。”

〔26〕息贲：肺之积，在右胁下，大如覆杯，令人上气喘息。

〔27〕下不胜其上：下肢软弱无力，难以支撑躯体。

〔28〕善痠：指下肢常酸软无力。

〔29〕恶言：言语恶秽。又，《千金要方》卷十七作“妄言”，义胜。

〔30〕肥气：肝之积。杨上善：“肝受寒，气积在左胁下，状若覆杯，名曰肥气。”

〔31〕水瘕痹：水饮停于胸胁下，结聚成形而小便不利的病症。马莳：“肝脉微缓，则土不胜水，当成水瘕而为痹也。水瘕者，水积也。”

〔32〕癀疝：阴囊肿大，牵引少腹作痛的疝气病。

〔33〕溢饮：由水饮内盛外溢所致的病症，以四肢肿而无汗，身体疼痛为主症。

〔34〕瘛挛筋痹：《太素》卷十五“筋”下无“痹”字。《甲乙经》卷四作“瘈疭筋挛”。

〔35〕膈中：食入即吐的病症。马莳：“木邪侮土，其在上为膈中，食饮入而还出，脾气不上通也。”

〔36〕后沃沫：黄元御：“饮食吐后，多吐涎沫也。”

〔37〕慧然：明白清楚的样子。

〔38〕裹：原作“里”，繁体“裏”“裹”形近致误，据《千金要方》卷十五改。

〔39〕癀癃：癀，指阴囊肿大。癃，指小便不通。

〔40〕虫毒蛕蝎：泛指肠道寄生虫。蛕，“蛔”的异体字。

〔41〕肠癀：直肠脱出的病症。

〔42〕内癀：肠内溃破，下利脓血的病症。癀，《太素》卷十五、《甲乙经》卷四并作“溃”，可从。杨上善：“微涩，是血多聚于腹中，溃坏而下脓血也。”

〔43〕骨：《甲乙经》卷四、《脉经》卷三“骨”后均有“痿”字，宜从。

〔44〕沉厥奔豚：沉厥，下肢沉重逆冷的病症。奔豚，肾之积。又名贲豚、奔豚气、奔豚病。症见自觉有气从少腹上冲胸咽，如豚之奔突。

〔45〕不得前后：谓大小便不通。前，指小便。后，指大便。

〔46〕折脊：腰脊疼痛如折。

〔47〕阴痿：即阳痿。

〔48〕石水：水肿病的一种，以腹水、腹部胀满、脉沉为主症。张介宾："石水者，凝结少腹，沉坚在下也。"

〔49〕腄腄：通"垂垂"。下垂貌。形容小腹水肿胀满下垂的样子。《太素》卷十五、《甲乙经》卷四并作"垂垂"。

〔50〕不月、沉痔：不月，月经闭止。沉痔，经久不愈的痔疮。丹波元简："沉痔，盖谓痔之沉滞不已者。"又，杨上善："沉，内也。"即内痔。

【释义】

本段原文主要讨论辨别病形的诊断方法，论述了色诊、脉诊与尺肤诊合参诊病的具体方法，提出了诊脉之"缓、急、小、大、滑、涩"六纲，并以五脏病变为例，说明不同脉象反映不同的病形。

一、论察色、按脉、诊尺肤

望、闻、问、切分别从不同的角度对疾病进行诊察，把握了疾病不同方面的信息，临床诊断尚需将从不同方面获得的信息相参互证，加以综合分析，方可全面掌握病情，做出准确诊断。强调四诊合参，可谓是《黄帝内经》诊断学的一贯思想，本篇再次从望诊、切诊、问诊以及察色、按脉、诊尺肤相参互证的角度进行了阐述。

（一）四诊合参，工巧神圣

本段原文指出："见其色，知其病，命曰明；按其脉，知其病，命曰神；问其病，知其处，命曰工。"《难经·六十一难》进一步总结曰："经言望而知之谓之神，闻而知之谓之圣，问而知之谓之工，切脉而知之谓之巧。何谓也？然：望而知之者，望见其五色，以知其病。闻而知之者，闻其五音，以别其病。问而知之者，问其所欲五味，以知其病所起所在也。切脉而知之者，诊其寸口，视其虚实，以知其病在何脏腑也。"张介宾则明确指出，《难经·六十一难》"是为神圣工巧，盖本诸此"。

（二）色、脉、尺肤，标本相参

原文用"桴鼓影响相应"和本末根叶的关系，比喻说明色、脉、尺肤的相应关系，张志聪云："夫精明五色者，气之华也，乃五脏五行之神气而见于色也。脉者，荣血之所循行也。尺者，谓脉之气也，循手阳明之络，而变见于尺肤；脉内之血气，从手太阴之经而变见于尺寸。此皆胃腑五脏所生之气血，本末根叶之出候也。"正由于此三者均为脏腑气血盛衰的不同反应，故临床诊断疾病必须做到色、脉、尺肤合参，所谓"知三则神且明矣"。

1. 色脉相应

色脉相应，即五色与脉象的临床表现相一致，即肝主木，其色青，其脉弦。心主火，其色赤，其脉钩。脾主土，其色黄，其脉代。肺主金，其色白，其脉毛。肾主水，其色黑，其脉石。四时五脏色与脉相应为常，或无病，即或有病也较为轻浅，易于治疗，预后较好。

2. 色脉相失

色脉相失，即五色与脉象的临床表现不一致，具体又有两种情况，即见“相胜之脉”和“相生之脉”。相胜之脉，即某色见到五行相克之脏的病脉，如肝病见青色，其脉弦为相应；若见毛脉，则为金克木，属相胜之脉，主病情严重，所谓“反得其相胜之脉，则死矣”。相生之脉，即某色见到五行相生之脏的病脉，如肝病见青色，未见弦脉而出现石脉，则为水生木，属相生之脉，主病轻，所谓“得其相生之脉，则病已矣”。

3. 脉尺相应

脉象与尺肤诊的临床意义一致，即脉与尺肤之缓、急、大、小、滑、涩相应。对此，章楠解释说：“夫营行脉中，卫行脉外，营卫通和，则气血周流无间。尺肤者，卫气所行者也，故脉之缓急滑涩，而尺肤亦然。脉小则尺肤减瘦，脉大则尺肤贲起……至其病变，则色脉与尺肤有不相应，是营卫气血偏驳不和，必审其微甚而调之。”

4. 色脉尺合参

色诊、脉诊、尺肤诊虽然各具特色，但不同诊法之间的诊察元素及其诊断意义又有相同、相通的特征，故在临床诊病时，一方面不同的诊法可相互替代，若精于一诊可不言他法，所谓“善调尺者，不待于寸；善调脉者，不待于色”。另一方面，若多诊合参，又可互证，提高诊断的准确度，所谓“能参合而行之者，可以为上工”。章楠云：“善调者，见其一，即知其二；见其二，即知其三，而气血之虚实、营卫之浅深、邪正之胜负，了然心目，治之自可十全其九，而为上工也。”

二、以六脉为纲，辨五脏之病形

原文指出：“调其脉之缓、急、小、大、滑、涩，而病变定矣。”故以六脉为纲，具体阐述了五脏的病脉与主病（表 4-1、表 4-2、表 4-3、表 4-4、表 4-5）。

表 4-1 心之六脉及主病

脉象	病机	临床表现
急甚	心主血脉，急主风寒，寒伤血脉	手足抽搐
微急	血脉不通，不通则痛；胃气不和	心痛牵及脊背，饮食不下
缓甚	心热神散，心在声为笑	狂笑不止
微缓	鼓动迟软，气伤血瘀，血不归经	伏梁，有时唾血
大甚	火热结痰，上阻咽喉	喉间如有物梗塞
微大	心气不足，血脉痹结，手少阴脉连目系	心痹痛引脊背，时流眼泪
小甚	火衰土寒，胃气上逆	呃逆
微小	血虚津亏	消瘅

续表

脉象	病机	临床表现
滑甚	阳盛有热	善渴
微滑	心火流于小肠	心疝引脐，肠鸣
涩甚	气血闭甚，舌蹇而声不达	声哑而不能言
微涩	气伤而血溢，经脉瘀滞，血虚神乱	吐血、衄血，四肢厥逆，耳鸣及头部疾患

表 4-2　肺之六脉及主病

脉象	病机	临床表现
急甚	肝邪侮肺，肺失清肃，风痰鼓激于内	癫疾
微急	风寒所伤，营卫不和	寒热，倦怠，咳而唾血，牵引腰背胸部作痛，鼻生息肉则呼吸不畅
缓甚	气泄卫疏	多汗
微缓	气虚有热	痿证、瘘疮、漏风，头部以下汗出
大甚	肺火盛于经络，上病极而下	胫肿
微大	肺热气壅	肺痹牵引胸背不舒，怕见日光
小甚	肺虚气陷，不能提摄	泄泻
微小	肺通调水道，金衰水弱	消瘅
滑甚	热盛气壅，肺失宣降	喘急上气
微滑	气热动血而妄行	口鼻与二阴出血
涩甚	气伤血瘀，瘀积于胃	呕血
微涩	气血瘀滞于上，亏虚于下	鼠瘘，足膝酸软无力

表 4-3　肝之六脉及主病

脉象	病机	临床表现
急甚	肝旺气逆	多怒而言恶
微急	气伤血瘀，结于胁下	肥气，在胁下状若复杯
缓甚	肝热犯胃	善呕
微缓	肝热乘土，土不制水	水瘕痹
大甚	热盛为痈，血热妄行	内痈，呕而衄血
微大	肝主筋，血伤气痹，筋失荣养	肝痹阴缩，咳引小腹
小甚	血枯内燥	渴而多饮
微小	阴虚血燥	消瘅
滑甚	热壅于经，湿闭气阻	㿗疝
微滑	虚热，气不收摄	遗尿
涩甚	阳气不化，水湿阻滞溢于肢体	溢饮
微涩	气血衰少，筋脉失养	引急拘挛而为筋痹

表 4-4 脾之六脉及主病

脉象	病机	临床表现
急甚	脾主四肢，肝邪犯脾而风动	四肢抽搐
微急	肝木侮脾，脾运失司	膈中，饮食入而复吐，又吐白沫
缓甚	气虚肢体失养	四肢痿软无力而厥冷
微缓	脾弱生风	风痿，四肢不用
大甚	外伤扰动气血	击仆
微大	脾气郁结，湿热壅滞	疝气，脓血结于肠胃之外
小甚	气血皆虚，营卫不调	寒热
微小	气虚血少津亏	消瘅
滑甚	湿热内盛	㿗疝，癃闭
微滑	湿热在脾，湿热熏蒸	肠道寄生虫病，腹有热感
涩甚	气滞血瘀	肠㿗
微涩	血聚于腹	肠内溃，多下脓血

表 4-5 肾之六脉及主病

脉象	病机	临床表现
急甚	寒邪入骨，阳气伤而心昏愦	骨癫疾
微急	寒邪入经，气逆上冲，阳虚阴闭	足冷而厥，难以屈伸，奔豚，大小便不通
缓甚	阳气亏虚，督脉失养	腰脊疼痛似折
微缓	阳气内虚，运化失司	洞泄，食不化
大甚	水亏火旺，精血不足	阴痿
微大	阳虚水液停蓄	石水，脐下至少腹肿满，有重坠感
小甚	下焦阳虚不固	洞泄
微小	精血不足	消瘅
滑甚	湿热闭结	小便癃闭，睾丸肿大
微滑	热伤肾气，肾虚骨热，精不荣目	骨痿，坐不能起，起则目无所见
涩甚	血气阻滞，乃生壅肿	大痈
微涩	气血不行	月经不调，或痔日久不愈

以上举缓、急、大、小、滑、涩六脉，分五脏部位而辨病，然有脉同而病异者，有病同而脉异者，必须参合四诊以辨之。如脉微小在五脏均主消瘅，然病机未必全然相同，其在心为血脉枯少，在肺为金衰水弱，在肝为阴虚血燥，在脾为阳气不足，在肾为真气亏（《类经·脉色类十九》），说明该病乃心肝阴虚血枯、脾肺肾气化衰弱之证。

【知识链接】

一、关于色诊与脉诊

《史记·扁鹊仓公列传》云："扁鹊虽言若是，必审诊，起度量，立规矩，称权衡，合色脉表里有余不足顺逆之法，参其人动静与息相应，乃可以论。"其中色脉诊可谓扁鹊诊法的特征，也是《黄帝内经》反复阐述的重要诊法，除本篇所论外，《素问·五脏生成》认为诊断疾病，应以五脏色脉为观察之纲领，提出了"能合色脉，可以万全"的命题。

望色与切脉之所以能诊病，是因为它们都能反映体内精气盛衰、阴阳失调情况，正如《素问·脉要精微论》所说："夫精明五色者，气之华也。""夫脉者，血之府也。"精气润于皮表，色象现于外，故《素问·五脏生成》说："五色微诊，可以目察。"而精气流行鼓动脉道，动静隐于内，故《素问·五脏生成》又说："脉之小大滑涩浮沉，可以指别。"因而张介宾说："因脉以知其内，因色以察于外，脉色明则参合无遗，内外明则表里具见，斯可以万全无失矣。"(《类经·脉色类三十四》)色、脉反映的角度不同，其形成机理也各有特点，据此，两者合参有利于判断病证的性质、演化与转归。

一是有助于病程长短的诊断。《素问·脉要精微论》说："有故病，五脏发动，因伤脉色，各何以知其久暴至之病乎？""征其脉小色不夺者，新病也；征其脉不夺其色夺者，此久病也；征其脉与五色俱夺者，此久病也；征其脉与五色俱不夺者，新病也。"一般来说，在内伤病中，脉象变动迅速灵活，而病色的形成较为缓慢、稳定，故新病可有脉变而病色尚未形成，而久病病色已形成，也多有病脉出现，说明病变深重。二是利用色与脉的属性的"相得""相失"，判断病变趋势。如本篇所论，色与脉属性相同，其病易治，预后较好；而色与脉属性不同，则说明病变较重。当然，这种色脉合参以五行生克论断疾病预后，无疑带有模式推演的色彩，不可过于拘泥其说。

二、诊脉之六纲

本篇提出诊脉之六纲，即缓、急、大、小、滑、涩，后世多有发挥与演变，对此，张介宾《类经》卷五总结说："此节以缓急大小滑涩而定病变，谓可总诸脉之纲领也。然《五脏生成论》则曰小大滑涩浮沉。及后世之有不同者，如《难经》则曰：浮沉长短滑涩。仲景则曰：脉有弦紧浮沉滑涩，此六者名为残贼，能为诸脉作病也。滑伯仁曰：大抵提纲之要，不出浮沉迟数滑涩之六脉也。所谓不出乎六者，以其足统夫表里阴阳、虚实冷热、风寒湿燥、脏腑血气之病也。浮为阳为表，诊为风为虚；沉为阴为里，诊为湿为实。迟为在脏，为寒为冷；数为在腑，为热为燥。滑为血有余，涩为气独滞。此诸说者，词虽稍异，义实相通。若以愚见言之，盖总不出乎表里寒热虚实六者之辨而已。如其浮为在表，则散大而芤可类也；沉为在里，则细小而伏可类也；迟者为寒，则徐、缓、涩、结之属可类也；数者为热，则洪、滑、疾、促之属可类也；虚者为不足，则短、濡、微、弱之属可类也；实者为有余，则弦、紧、动、革之属可类也。此其大概，皆亦人所易知者。然即此六者之中，而复有大相悬绝之要，则人多不能识也。夫浮为表矣，而凡阴虚者，脉必浮而无力，是浮不可以概言表，可升散乎？沉为里矣，而凡表邪初感之甚者，阴寒束于皮毛，阳气不能外达，则脉必先见沉紧，是沉不可以概言里，可攻内乎？迟为寒矣，而伤寒初退，余热未清，脉多迟滑，是迟不可以概言寒，可温中乎？数为热矣，而凡虚损之候，阴阳俱亏，气血败乱者，脉必急数，愈数者愈虚，愈虚者愈数，是数不可以概言热，可寒凉乎？微细类虚矣，而痛极壅闭者，脉多伏匿，是伏不可以概言虚，可骤补乎？洪弦类实矣，而真阴大亏者，必关格倍常，是强不可以概言实，可消伐乎？夫如是者，是于纲领之中，而复有大纲领者存焉。设不能以四诊相参，而欲孟浪任意，则未有不覆人于反掌间者，此脉道之所以难言，毫厘不可不辨也。”

【原文】

黄帝曰：病之六变者，刺之奈何？岐伯答曰：诸急者多寒；缓者多热；大者多气少血；小者血气皆少；滑者阳气盛，微有热；涩者多血少气，微有寒。是故刺急者，深内〔1〕而久留之。刺缓者，浅内而疾发针，以去其热。刺大者，微泻其气，无出其血。刺滑者，疾发针而浅内之，以泻其阳气而去其热。刺涩者，必中其脉，随其逆顺而久留之，必先按而循之〔2〕，已发针，疾按其痏〔3〕，无令其血出，以和其脉。诸小者，阴阳形气俱不足，勿取以针，而调以甘药也。

黄帝曰：余闻五脏〔4〕六腑之气，荥输〔5〕所入为合，令何道从入，入安连过〔6〕，愿闻其故。岐伯答曰：此阳脉之别〔7〕入于内，属于腑者也。黄帝曰：荥输与合，各有名乎？岐伯答曰：荥输治外经，合治内腑。黄帝曰：治内腑奈何？岐伯曰：取之于合。黄帝曰：合各有名乎？岐伯答曰：胃合入〔8〕于三里，大肠合入于巨虚上廉，小肠合入于巨虚下廉，三焦合入于委阳，膀胱合入于委中央〔9〕，胆合入于阳陵泉。黄帝曰：取之奈何？岐伯答曰：取之三里者，低跗〔10〕；取之巨虚者，举足；取之委阳者，屈伸而索之；委中者，屈〔11〕而取之；阳陵泉者，正竖膝予之齐〔12〕，下至委阳之阳〔13〕取之；取诸外经者，揄申而从之〔14〕。

黄帝曰：愿闻六腑之病。岐伯答曰：面热者足阳明病，鱼络血〔15〕者手阳明病，两跗之上脉坚若陷〔16〕者足阳明病，此胃脉也。大肠病者，肠中切痛而鸣濯濯〔17〕，冬日重感于寒即泄，当脐而痛，不能久立，与胃同候，取巨虚上廉。胃病者，腹䐜胀〔18〕，胃脘当心而痛，上支两胁，膈咽不通，食饮不下，取之三里也。小肠病者，小腹痛，腰脊控睾〔19〕而痛，时窘之后〔20〕，当耳前热，若寒甚，若独肩上热甚，及手小指次指之间热，若脉陷者，此其候也，手太阳病也，取之巨虚下廉。三焦病者，腹胀〔21〕气满，小腹尤坚，不得小便，窘急，溢则为〔22〕水，留即为胀，候在足太阳之外大络，大络在太阳少阳之间，亦〔23〕见于脉，取委阳。膀胱病者，小腹偏肿而痛，以手按之，即欲小便而不得，肩上热，若脉陷，及足小指外廉及胫踝后皆热，若脉陷，取委中央。胆病者，善太息，口苦，呕宿汁，心下澹澹〔24〕，恐人将捕之，嗌中吤吤〔25〕然，数唾，候在足少阳之本末〔26〕，亦视其脉之陷下者灸之，其寒热者取阳陵泉。

黄帝曰：刺之有道乎？岐伯答曰：刺此者，必中气穴，无中肉节〔27〕，中气穴则针游于巷〔28〕，中肉节即皮肤痛，补泻反则病益笃。中筋则筋缓，邪气不出，与其真〔29〕相搏，乱而不去，反还内著〔30〕，用针不审，以顺为逆也。

【校注】

〔1〕内：同“纳”，指进针。下同。

〔2〕按而循之：顺着血管循行路径进行按摩，使其气血流通。

〔3〕痏（wěi 伟）：针刺后的瘢痕，此指针孔。

〔4〕五脏：孙鼎宜：“五脏二字衍。”

〔5〕荥输：孙鼎宜：“荥输二字涉下文衍。”按此论“所入”，似不当有“荥输”2字。

〔6〕入安连过：谓经脉之气从合穴而入，又连接何处。

〔7〕别：指别络。

〔8〕入：原脱，据《太素》卷十一、《甲乙经》卷四补。

〔9〕委中央：即委中穴。《太素》卷十一作“委中”。

〔10〕低跗：使足背低平。

〔11〕屈：《甲乙经》卷四“屈”下有“膝”字，义胜。

〔12〕正竖膝予之齐：正身端坐，使两膝齐平。

〔13〕委阳之阳：委阳穴的外侧。

〔14〕揄申而从之：指通过牵引或伸展肢体来寻找穴位。揄，牵引。申，通“伸”。

〔15〕鱼络血：指掌上手鱼部的络脉充血。

〔16〕脉坚若陷：原作“脉竖陷”，据《太素》卷十一、《甲乙经》卷四改。谓冲阳脉或坚硬或陷下。

〔17〕濯濯（zhuó 浊）：水激荡声。杨上善：“肠中水声。”

〔18〕膜（chēn 嗔）胀：即胀满。

〔19〕控睾：牵引睾丸。

〔20〕时窘之后：谓腹中时痛窘急而欲大便。后，大便。

〔21〕胀：原脱，据《脉经》卷六、《甲乙经》卷九补。

〔22〕为：原脱，据《太素》卷十一、《脉经》卷六、《甲乙经》卷九补。

〔23〕亦：《脉经》卷六作“赤”，宜从。

〔24〕心下澹澹：心中悸动。丹波元简：“澹与憺同，为跳动貌。”

〔25〕嗌中吤吤：咽喉中如有物作梗。

〔26〕候在足少阳之本末：“候”字原脱，据《太素》卷十一、《脉经》卷六补。足少阳之本末，指足少阳胆经从起始与终止的部位。

〔27〕肉节：指肌肉之间的节界。

〔28〕针游于巷：游，原作“染”，原注云：“一作游。”《甲乙经》卷五作“游”。故据改。巷，本指街巷，此喻指穴位由浅而深的纵向通道。针游于巷，指针刺时针在穴道内游移。

〔29〕真：真气，正气。

〔30〕反还内著：指用针不当，不仅不能祛邪外出，反而使病邪留着体内。

【释义】

本段继上述发病、诊法问题之后，主要讨论针刺治疗的问题，涉及六脉主病及针刺治疗、六腑合穴与取穴方法、六腑病症及其针刺治疗等。

一、六脉主病及针刺治疗

《灵枢·九针十二原》指出："凡将用针，必先诊脉，视气之剧易，乃可以治也。"强调脉诊对于针灸临床实践有着重要的指导作用。本段原文即具体论述了缓、急、大、小、滑、涩六种不同脉象所主的疾病及其相应的针刺方法。急脉主寒，宜深刺久留针；缓脉多主热，宜浅刺快出针，以清其热；大脉主多气少血，针刺宜泻气分，不使出血；滑脉主阳气盛，宜浅刺快出针，以泻阳邪而去热；涩脉主多血少气，针刺时先按循其经脉，再针刺其脉，久留针，拔针后按闭其针孔，不使出血；小脉主阴阳形气俱虚，不宜针刺，可用甘缓性和之药调治。应该指出的是，关于涩脉主"多血少气"，一般解释为气滞血瘀，亦有认为精血虚少。张介宾云："涩为气滞，为血少，气血俱虚则阳气不足，故微有寒也。仲景曰：涩者荣气不足。亦血少之谓，而此曰多血，似乎有误。观下文刺涩者无令其血出，少可知矣。"此说可从。

其中"刺涩者，必中其脉，随其逆顺而久留之，必先按而循之，已发针，疾按其痏，无令其血出，以和其脉"，赵京生[①]认为这一针法，与今日的静脉注射或输液的操作极为相似，脉即浅静脉。具体参见《素问·调经论》，此不赘述。

二、六腑合穴与取穴方法

本段提出"荥输治外经，合治内腑"的观点，并系统论述了六腑下合腧的名称、取穴方法、主治原则与范围以及具体应用等。这里的"合"，现代称之为"下合穴"，其具体名称、定位、取穴方法见表4-6。

表4-6 六腑下合穴的名称、定位与取穴方法

六腑	穴名	经脉	定位	取穴方法
胃	足三里	足阳明胃经	在小腿前外侧，当犊鼻下3寸，距胫骨前缘一横指	正坐屈膝取之
大肠	上巨虚	足阳明胃经	当足三里与下巨虚连线的中点	正坐屈膝
小肠	下巨虚	足阳明胃经	在小腿前外侧，当犊鼻下9寸，距胫骨前缘一横指	正坐屈膝
三焦	委阳	足太阳膀胱经	在腘横纹外侧，当股二头肌腱内缘于委中相平处	屈膝取之
膀胱	委中	足太阳膀胱经	腘横纹中点，当股二头肌腱与半腱肌腱的中间	屈膝取之
胆	阳陵泉	足少阳胆经	小腿外侧，当腓骨头前下方凹陷处	端坐，使两膝齐平

手三阳脉配属的大肠、小肠、三焦，其下合穴的前两个都位于足阳明脉，其中道理，《灵

①赵京生. 针灸经典理论阐释[M]. 第2版. 上海：上海中医药大学出版社，2003：110-112.

枢·本输》指出基于肠胃之间的关系："大肠、小肠皆属于胃，是足阳明也。"具体讨论参见该篇。

三、六腑病症及其针刺治疗

本段详细论述了六腑病候及其针灸取穴治疗。六腑病，一般有经脉和本腑两方面的病理变化。治疗时，遵循"合治内腑"的原则，按手足不同经脉的循行、主病分别取穴。

大肠病表现为肠中切痛，肠鸣，泄泻；病机为水停气阻，寒湿内盛；针刺取其下合穴上巨虚。胃病表现为腹胀满，胃脘当心而痛，膈咽不通，食饮不下；病机为中焦气滞，气逆侮肝；针刺取其下合穴足三里。小肠病的表现为小腹痛，腰脊控睾而痛，大便窘迫，或沿小肠经循行通路上有热感；病机为气机不利，经气受阻；针刺取其下合穴下巨虚。三焦病的临床表现为腹胀满，水肿，小腹尤坚，不得小便，窘急；病机为气滞水停；针刺取其下合穴委阳。膀胱病的临床表现为小腹胀痛，小便不利，肩上、足小指外廉及胫踝后皆热；病机为气化不行，经气阻滞；针刺取其下合穴委中。胆病的临床表现为善太息，口苦，呕宿汁，嗌中吤吤，数唾，心下澹澹，恐人将捕之；病机为胆气上逆，气郁痰结，胆虚气怯；针刺取其下合穴阳陵泉。

下合穴治疗腑病的机制，本篇认为乃是下合穴处"此阳脉之别入于内，属于腑者也"。对三焦下合穴，《灵枢·本输》论述了其治疗机制，"三焦者，足少阴太阳之所将，太阳之别也，上踝五寸，别入贯腨肠，出于委阳，并太阳之正，入络膀胱，约下焦。"

四、标本脉诊法的应用

标本脉诊法，是根据上下标本皮肤之寒热及脉之坚实与陷空，来诊知有病之脉的诊断方法，本篇较多地保留了标本脉诊法的内容。这里面部、足背趺阳脉正是足阳明之标、本脉位，根据面热、趺阳脉坚实或虚陷以诊足阳明病。大肠病的诊察部位有三处，其中"耳前"与"手小指次指间"实为手少阳之标本，《黄帝内经》中有多处手少阳脉与手太阳脉相混之例；"肩上"，《太素》卷十一作"眉上"，与手太阳之标部位相同。三焦病实际上为《灵枢·本输》所述的"足三焦"，由于"足三焦"没有成为一条独立的经脉，故没有专门的标本脉位，因而只诊察相应的络脉——郄中足太阳大络外侧，相当于委阳穴处。膀胱病的诊察部位为肩上、足小指外廉及胫踝后，《太素》卷十一"肩上"作"眉上"，则所论标本部位与《灵枢·卫气》篇合。胆病的诊断中明确提出"候在足少阳之本末"，也就是说以上六腑所诊候之上下脉位皆为本篇成立时经脉"本""末"之处。又胆病治疗曰"脉之陷下者灸之"，是指足少阳标本脉之虚陷则灸之，与《灵枢·经脉》《禁服》所谓"陷下则灸之"治则同，"其寒热者"也指足少阳标本脉处皮肤之寒热①。

标本脉诊法的特点主要有：一是诊察独与其他诊脉处不同的脉象；二是脉象简单，主要为大、小、缓、急、滑、涩几种单一脉象；三是常与尺肤诊合参，脉形与脉动双诊，比较强调诊脉之坚实与陷下等脉形的变化，以及标本处皮肤温度的寒热异常。

---

①黄龙祥. 中国针灸学术史大纲[M]. 北京：华夏出版社，2001：191-193.

五、论刺法要领

本段提出针刺的基本要求，一是必中气穴，无中肉节，以激起针感传导，减少皮肤疼痛；若取穴不准，徒伤肌肤，引起疼痛，而不能起到治疗作用。杨上善解释说："行针法也。中于肉者，不著分肉之间，中于节者，不针骨穴之内，皆不游巷也。巷，谓街巷，空穴之处也。"二是补泻手法必须恰当，否则，邪气不仅未能祛除，反而导致与真气相搏的严重后果，徒使病情加重。强调"用针不审，以顺为逆"是医者之大忌。

【知识链接】

一、"荥输治外经，合治内腑"的诠释

本篇提出的"荥输治外经，合治内腑"，已经成为历代针灸医家所遵循的治疗原则，有广泛的理论基础和较高的临床实用价值。然对于"荥输""合"的概念，后世常常解释不是很清楚。

"荥输"相对于"合"而言，实概指阳脉"合"之前诸穴，而非单指荥穴与输穴。《黄帝内经》也常以荥输指代五输穴，甚至腧穴，如《灵枢·海论》说："必先明知阴阳表里荥输所在，四海定矣。"下合穴，《黄帝内经》以"合"称之，其后多以六腑限定，如"腑病合输""六合之输"(《太素》)，"六腑之合"(《医学纲目》)，"六腑合"(《素问注证发微》等。由于称谓与五输穴之合相同，内容似是而非，容易引起混淆。《灵枢·本输》专论五输穴，其中属五输之合者，只有足三里、委中、阳陵泉，而上巨虚、下巨虚及委阳三穴不在其列；大肠、小肠、三焦配属的手三阳脉，其五输之合（曲池、天井、小海）并不主治六腑病，也就不在下合穴范围。井、荥、输、经、合五输穴，是以地上水行流转的不同阶段状态，形容四肢不同部位腧穴的经脉气血特点，包括大小及方向。五输穴之"合"的含义，如《难经正义·六十八难》所说："合，水流而会合之处也。"即会也，会聚、会合的意思。下合穴之"合"，乃相应、相合之义。"合治内腑"之"合"，指主治六腑病的腧穴，包括了五输之合及大肠、小肠、三焦之下合，是以经脉之"合"穴名，指称主治腑病之穴。

主治六腑病症的腧穴都位于足脉，这显然与手足经脉的脏腑对应关系不一致，对此，《灵枢·本输》有一定说明："六腑皆出足之三阳，上合于手者也。"也就是说，六腑的主治腧穴都在（下肢）足阳脉上，而大肠、小肠和三焦则配属、对应于手阳脉。这表明一方面主治六腑病症的腧穴位于下肢足阳脉，实源自针灸临床经验；另一方面六腑与经脉的对应关系，有出于理论构建需要的人为成分，而不都是基于针灸实践。

足阳脉治疗腑病的六穴，如同治疗脏病的五脏原穴，是脏腑在四肢部的特定相应腧穴。在这个意义上，下合穴对于六腑，相当于原穴对于五脏，故《黄帝内经》中常与五脏原穴对举，如《素问·痹论》云："五脏有俞，六腑有合。"《素问·咳论》云："治脏者治其俞，治腑者治其合。"（阴脉五输穴的"输"穴即五脏原穴）。此言治脏治腑，各取其相应之穴，其脏腑与输

合相对，故腧穴当指五脏原穴与六腑下合穴[①]。

黄龙祥[②]认为，五脏之原与五脏的关联，以及六腑合输与六腑的关联，是十一脉从体表与体表的上下联系，全面进入到体表与内脏关联阶段的关键一步，是经脉理论更新到更高层次的实践基础，决定着理论更新的方向和所能达到的高度。本篇所述六腑合穴，只有三焦合穴"委阳"与三焦腑"有线"相连，而其他五穴皆"无线"相连，但都同样表达六腑合穴与相关六腑之间的联系，其潜台词是"人体远隔部位间的关联因于脉"，已经是一种不言而喻的共识，在解释这种关联作用时，说不说出具体联系之脉及其循行路线，并不影响当时人们的理解。其实《灵枢·经别》的编者已经借助"经别"完成了所有六阳脉与六腑之间的关联，只有委阳与下焦的关联没有提及。

二、关于虚证的针刺治疗问题

针刺治疗疾病是通过激发人体经气，调理气血而达到愈疾之目的的，故《灵枢·九针十二原》说："刺之要，气至而有效。"正由于此，《黄帝内经》在提出针刺治疗补虚泻实原则的同时，又多处提到正气过度亏虚的情况下不宜针刺。如本篇所言：脉"诸小者，阴阳形气俱不足，勿取以针，而调以甘药也。"《灵枢·脉度》也说："盛者泻之，虚者饮药以补之。"《灵枢·官能》云："针所不为，灸之所宜……阴阳皆虚，火自当之。"《素问·评热病论》还举例说："有病肾风者，面胕痝然壅，害于言，可刺不？岐伯曰：虚不当刺，不当刺而刺，后五日其气必至。"为什么正气亏虚之证不宜针刺？《素问·汤液醪醴论》指出："形弊血尽而功不立者，神不使也。"即脏腑气血竭绝，神机衰败，则针刺治疗也将无能为力。可见，神的使与不使，即病人机体的反应性，是治疗成败的关键。故《灵枢·本神》强调说："是故用针者，察观病人之态，以知精神魂魄之存亡，得失之意，五者以伤，针不可以治之也。"《灵枢·根结》也有类似论述，指出："形气不足，病气不足，此阴阳气俱不足也，不可刺之，刺之则重不足，重不足则阴阳俱竭，血气皆尽，五脏空虚，筋骨髓枯，老者绝灭，壮者不复矣。"由此可见，若正气亏虚，针刺难以激发经气之反应，或激发反应后正气更虚，此种情况不宜针刺，可谓是《黄帝内经》的一贯思想。

三、"针游于巷"的诠释

本篇提出："刺此者，必中气穴，无中肉节，中气穴则针游于巷，中肉节则皮肤痛。"从正反两面说明了针刺正确取穴的重要性。巷，本义为里中的道路，即房屋之间的道路，是呈立体空间的通路。这里形容刺入之穴道。"游于巷"，是指针刺中穴道之后，医者手下的感觉有如刺在一定的空隙，不像刺到筋肉、骨节所出现的坚硬和只有痛感。穴道一般都在筋骨之间，故《行针总要歌》说："有筋有骨傍针去，无骨无筋须透之。"针游于巷，是形容行针时针在穴道内游移。《素问·气穴论》说"气穴之处，游针之居"，就是关于此语的最早解释。马莳注说："盖

①赵京生. 针灸关键概念术语考论[M]. 北京：人民卫生出版社，2012：223-228.

②黄龙祥. 经脉理论还原与重构大纲[M]. 北京：人民卫生出版社，2016：41-43.

中气穴，则针游于巷，而气脉相通，即《素问·气穴论》游针之居也。”张志聪进一步解释说：“所谓游针之居，言针入有间，恢恢乎有余地矣。”形象地描述了“巷”是指针刺所到达的穴位空间。赵京生[①]针对现代有学者将“针游于巷”解释为针感传导，指出其误主要有二：其一，“巷”指穴位由浅而深的纵向“通道”，而非经脉之横向“通道”。如果将经脉比作大街，则腧穴有如大街分出的小巷。“中气穴，则针游于巷”是谈针与刺穴肌肤之间的一种状况，不是针刺与经脉的关系。其二，针感传导是种感觉，属功能活动现象，在中医属“气”的活动和概念范围。如果是描述这类活动现象，《黄帝内经》多用“气至”“得气”“气行”等表达，后世描述针感传至病变部位的现象为“气至病所”。“针游于巷”明言“针游”，而非“气游”。此外，“针游于巷”，是描述施术者持针之手的感觉，针感传导则是受术者的自我感觉。故“针游于巷”谓刺入腧穴之处则行针是松通的，无明显紧滞抵抗感。

黄龙祥[②]结合《灵枢·官针》《终始》《素问·气穴论》等论述，提出“气穴”在古人看来是一个有口有底有边界的立体结构。其开口在肤表之凹陷中，故刺气穴“必先按而循之”以寻得其开口；其边界即肉间狭小之气道（又曰刺道），故进针强调“因其分肉，左别其肤，微内而徐端之”（《邪客》），目的在于保持针行于刺道内“无与肉裹”，针在刺道内的手下感为“针游于巷”，超出刺道刺及肉，则针下有涩滞感，病人的感觉为“皮肤痛”；气穴之“底”即皮肉之“分”，过“分”及肉，即刺破了气穴，则“卫气相乱，阴阳相逐”（《胀论》）。可见，刺气穴当循刺道，可分浅、中、深三层及至肉肓谷气至而止，不可过“分”。

四、关于小肠之下巨虚穴的主治症

对于小肠之下巨虚穴主治症的演变，赵京生[③]论之甚详。根据本篇所述，小肠病的主症特点为小腹痛而牵引腰脊和睾丸，此为后人所称之小肠疝。而根据《黄帝内经》所论，小肠主要功能是受盛而化物出，异常则主要表现腹痛、泄泻或便秘，总属水谷运化范围。因此，本篇下巨虚主治症，不能说是小肠病的主症或代表症，乃属前阴病，而前阴病的主治经脉是足厥阴。故《灵枢·四时气》解释本篇小肠病证治说：“腹控睾，引腰脊，上冲心，邪在小肠者，连睾系，属于脊，贯肝肺，络心系。气盛则厥逆，上冲肠胃，熏肝，散于肓，结于脐。故取之肓原以散之，刺太阴以予之，取厥阴以下之，取巨虚下廉以去之。”即从肝论而取足厥阴。后世所论下巨虚主治症，逐渐转为水谷运化失常方面，原因当在于此。如《甲乙经》载下巨虚的新见主治症皆与前阴无关。小肠疝的针刺治疗，则取足厥阴经穴，张子和《儒门事亲》卷二有“疝本肝经宜通勿塞状”之专论，认为“岂知诸疝，皆归肝经”“故为疝者，必本之厥阴”,《灵枢·四时气》“虽言邪在小肠，至其治法，必曰取厥阴以下之，乃知诸疝关于厥阴，可以无疑”。

对小肠与前阴的关联，《素问·至真要大论》及林亿新校正从小肠属太阳解释，张介宾据《素问·阴阳别论》也持此说，恐非原义。本篇论下巨虚在足阳明脉上，所以或与足阳明及宗筋（前阴）联系的认识有关，对此，《素问·痿论》《灵枢·经筋》均有所论。前阴与足厥阴脉

---

①赵京生. 针灸关键概念术语考论[M]. 北京：人民卫生出版社，2012：339.

②黄龙祥. 中国古典针灸学大纲[M]. 北京：人民卫生出版社，2019：132-133.

③赵京生. 针意[M]. 北京：人民卫生出版社，2019：27-29.

和足阳明脉的关系，实属两种不同的认识，并见于《素问·痿论》中，即“阳明者，五脏六腑之海，主闰宗筋……冲脉者，经脉之海也，主渗灌溪谷，与阳明合于宗筋”“思想无穷，所愿不得，意淫于外，入房太甚，宗筋弛纵，发为筋痿，及为白淫。故《下经》曰：筋痿者，生于肝，使内也”。《素问·至真要大论》则试图融合二者。综上所述，《黄帝内经》下巨虚主治症不在小肠主要病变范围，或因于认识基点的不同，而不完全是该穴运用经验的反映。

五、三焦与膀胱病症及主治穴

《黄帝内经》论三焦功能，以“三焦”之名而论者多属下焦功能，明确概括为“水道”，且归结至膀胱及肾，如《灵枢·本输》说：“三焦者，中渎之腑也，水道出焉，属膀胱。”《本输》所说委阳主治遗尿、闭癃，称“三焦下腧”，并直接从足太阳络来说明经脉及脏腑联系，合于这种认识。三焦功能之“气”的特点，《黄帝内经》尚无总体概括，只是在《决气》《痈疽》篇中以上焦或中焦论及，病变表现有“三焦胀者，气满于皮肤中，轻轻然而不坚”(《灵枢·胀论》)。《难经·三十一难》始高度概括为“三焦者，水谷之道路，气之所终始也”。值得注意的是，《黄帝内经》中唯《灵枢·经脉》将三焦与气对应，即“三焦手少阳之脉……是主气”。本篇所说委阳主治症，含有这种认识。所以，委阳虽作为三焦下合穴，其主治症原与膀胱经合穴委中并无明显不同，本篇之二穴分别，是一定认识观念影响下的修正表达，意义在于建立二穴与腑明确对应关系的理论形式。

从用穴经验记载看，委阳更偏于主治表现为小便不利之膀胱病，却归为三焦病主治穴；委中更偏于主治腰背痛，却归为膀胱病之小便不利主治穴。这或许可以解释，《灵枢·四时气》释本篇六腑病内容，何以小便病候只从三焦论而不释膀胱病；《灵枢·胀论》述六腑胀，何以三焦胀症状中不见小便病候。丹波元简解释《四时气》云：“本节三焦，即指膀胱。上文列六腑之病而不及膀胱，知是三焦为膀胱明矣。《千金》云：三焦名中清之腑，别号玉海，水道出，属膀胱是也。”[①]

六、“面热者足阳明病”验案

《罗谦甫治验案》卷上记载：杨郎中之内，五十一岁，身体肥盛。己酉春，患头目昏闷，面赤热多。服清上药不效，请予治之。诊其脉洪大而有力。《内经》云：面热者，足阳明病。《脉经》云：阳明经气盛有余，则身以前皆热。况其人素膏粱，积热于胃。阳明多血多气，本实则气热上行。诸阳皆会于头，故面热之病生矣。先以调胃承气汤七钱、黄连二钱、犀角一钱，疏利三两行，彻其本热。次以升麻加黄连汤，去经络中风热上行，如此则标本之病邪俱退矣。

---

①赵京生．针意[M]．北京：人民卫生出版社，2019：30-32.

根结第五法音

【导读】

任何理论都有一个发生、演变或整合的过程，古今概莫能外，中医经络学说也是如此。标本、根结、终始，即是中医经络学说发展演变过程中，不同时期或不同学术的反映。六经标本大约是经络树学说的早期理论，与帛书《足臂十一脉灸经》有着直接的渊源关系。六经根结和三阴三阳表里出入的开合理论，是六经标本理论的发展，是经络树学说的后期发展。终始以及根、溜、注、入的内容，则是经脉“阳入阴出”气血循环学说的反映。本篇既反映了《黄帝内经》时代经络学说的不同观点，以及对不同观点试图进行整合的情况。

【原文】

岐伯曰：天地相感〔1〕，寒暖相移〔2〕，阴阳之道〔3〕，孰少孰多？阴道偶，阳道奇〔4〕，发〔5〕于春夏，阴气少，阳气多，阴阳不调，何补何泻？发于秋冬，阳气少，阴气多，阴气盛而阳气衰，故茎叶枯槁，湿雨下归〔6〕，阴阳相移，何泻何补？奇邪离经〔7〕，不可胜数，不知根结〔8〕，五脏六腑，折关败枢，开阖而走〔9〕，阴阳大失，不可复取10〕。九针之玄，要在终始〔11〕，故能知终始，一言而毕，不知终始，针道咸绝。

太阳根于至阴，结于命门〔12〕。命门者，目也。阳明根于厉兑，结于颡大〔13〕。颡大者，钳耳〔14〕也。少阳根于窍阴，结于窗笼〔15〕。窗笼者，耳中也。太阳为开〔16〕，阳明为阖，少阳为枢。故开〔16〕折则肉节渎〔17〕而暴病起矣，故暴病者取之太阳，视有余不足。渎者，皮肉宛膲〔18〕而弱也。阖折则气无所止息而痿疾起〔19〕矣，故痿疾者取之阳明，视有余不足。无所止息者，真气稽留〔20〕，邪气居之也。枢折即骨繇〔21〕而不安于地，故骨繇者取之少阳，视有余不足。骨繇者，节缓而不收也。所谓骨繇者，摇故也，当穷〔22〕其本也。

太阴根于隐白，结于太仓〔23〕。少阴根于涌泉，结于廉泉。厥阴根于大敦，结于玉英〔24〕，络于膻中。太阴为开〔25〕，厥阴为阖，少阴为枢。故开折则仓廪〔26〕无所输膈洞〔27〕，膈洞者取之太阴，视有余不足，故开[25]折者气不足而生病也。阖折即气绝而喜悲[28]，悲者取之厥阴，视有余不足。枢折则脉有所结[29]而不通，不通者取之少阴，视有余不足，有结者皆取之[30]。

足太阳根于至阴，溜于京骨，注于昆仑，入于天柱、飞扬也。足少阳根于窍阴，溜于丘墟，注于阳辅，入于天容[31]、光明也。足阳明根于厉兑，溜于冲阳，注于下陵，入于人迎、丰隆也。手太阳根于少泽，溜于阳谷，注于小海[32]，入于天窗、支正也。手少阳根于关冲，溜于阳池，注于支沟，入于天牖、外关也。手阳明根于商阳，溜于合谷，注于阳溪，入于扶突、偏历也。此所谓十二经[33]者，盛络皆当取之。

一日一夜五十营[34]，以营五脏之精，不应数者，名曰狂生[35]。所谓五十营者，五脏皆受气。持其脉口，数其至也，五十动而不一代[36]者，五脏皆受气；四十动一代者，一脏无气[37]；三十动一代者，二脏无气；二十动一代者，三脏无气；十动一代者，四脏无气；不满十动一代者，五脏无气。予之短期[38]，要在终始。所谓五十动而不一代者，以为常也，以知五脏之期。予之短期者，乍数乍踈[39]也。

【校注】

〔1〕天地相感：指天气与地气阴升阳降的相互感应。

〔2〕寒暖相移：气候的寒热互相转换。

〔3〕阴阳之道：即阴阳变化的规律。

〔4〕阴道偶，阳道奇：即阴为偶数，阳为奇数。

〔5〕发：发病。

〔6〕湿雨下归：《太素》卷十作“湿而下帰”。萧延平按：“考帰与浸同，渍也。”即湿邪下浸。可参。

〔7〕奇邪离经：谓不正之邪侵入经脉。奇邪，不正之邪。离，罹也，引申为侵入。杨上善：“风寒暑湿，百端奇异，侵经络为病，万类千殊，故不可胜数也。”

〔8〕根结：马莳：“脉气所起为根，所归为结。”

〔9〕折关败枢，开阖而走：谓经脉关、阖、枢的功能失常，则经脉之气离散而外泄。关，门关，主禁闭，喻太阳、太阴经脉在人体的作用；枢，门枢，主转动，喻少阳、少阴经脉在人体的作用；阖，门扉，主开闭，喻阳明、厥阴经脉在人体的作用。

〔10〕取：通“聚”。聚集。

〔11〕终始：谓经脉循行的终止与开始。杨上善：“终始，根结也。知根结之言，即一言也。”

〔12〕命门：指眼睛，或指睛明穴。

〔13〕颡大：额之大角。此指头维穴，位于额之大角入发际 0.5 寸，距头正中线 1.5 寸处。

〔14〕钳耳：钳，古刑具。束颈的铁圈，引申为夹持。楼英：“颡大，谓额角入发际头维二穴也。以其钳束于耳上，故名钳耳也。”

〔15〕窗笼：即耳。《灵枢・卫气》杨上善注：“以耳为身窗舍……故曰窗笼也。”

〔16〕开：《太素》卷十、《素问・阴阳离合论》《新校正》引《九墟》并作“关”。宜从。杨上善：“门有三种：一者门关，比之太阳；二者门扉，比之阳明；三者门枢，比之少阳也。”

〔17〕肉节渎：指肌肉消瘦干枯。肉节，肌肉与骨节相连处，此泛指皮肤肌肉。渎，通“殰”。坏，败坏。《太素》卷十“渎”作“殰”。《甲乙经》卷二作“溃缓”。杨上善：“殰音独，胎生内败曰殰。”张介宾：“所谓渎者，其皮肉宛膲而弱，即消瘦干枯之谓。”

〔18〕皮肉宛膲：指皮肉干枯消瘦。宛，通“苑”，枯萎貌。膲，消瘦。

〔19〕阖折则气无所止息而痿疾起：杨上善：“阳明主肉主气，故肉气折损，则正气不能禁用，即身痿厥，痿而不收，则知阳明阖折也。”

〔20〕真气稽留：谓正气留滞不行。

〔21〕骨繇（yáo 遥）：骨节弛缓不收，摇动不定。繇，通“摇”。

〔22〕穷：深究。

〔23〕太仓：即胃。又指中脘穴。《甲乙经》卷三：“中脘，一名太仓，胃募也。”

〔24〕玉英：指前阴。

〔25〕开：《太素》卷十、《素问·阴阳离合论》《新校正》引《九墟》并作“关”。宜从。关，门闩。杨上善：“门有二种，有内门、外门，三阴为内门，三阳为外门。内门关者，谓是太阴；内门阖者，谓是厥阴；内门枢者，谓是少阴也。”下文“开”同此。

〔26〕仓廪：贮藏米谷的仓库。喻指脾胃。

〔27〕膈洞：指上见阻塞不能食，下见飧泄食不化的病症。

〔28〕气绝而喜悲：谓气缓弱而容易悲伤。绝，《甲乙经》卷二作“弛”，《太素》卷十作“施”。“弛”与“施”相同，缓也。杨上善：“厥阴主筋，厥阴筋气缓纵，则无禁喜悲。”宜从。

〔29〕结：凝结阻塞。

〔30〕皆取之：此后原有“不足”二字，乃涉上文致衍，据《太素》卷十、《甲乙经》卷二删。

〔31〕天容：《甲乙经》卷二第五校语云：“天容疑误。”马莳：“天容，当作天冲。”

〔32〕小海：原作“少海”，与手太阳经穴不合，据《甲乙经》卷二改。

〔33〕十二经：此指手足三阳经，合左右而言，称为十二经。

〔34〕营：此指经脉血气循环的周期。详见《灵枢·五十营》。

〔35〕狂生：犹言生病。

〔36〕代：停止。

〔37〕一脏无气：张介宾：“观此一脏无气必先乎肾，如下文所谓二脏、三脏、四脏、五脏者，当自远而近，以次而短，则由肾及肝，由肝及脾，由脾及心，由心及肺。”

〔38〕予之短期：预测其死期。

〔39〕乍数（shuò 朔）乍疏：谓忽快忽慢。数，频数。

【释义】

本段原文主要阐述了经脉根结与经脉“阳入阴出”气血循环学说，强调了临床针灸治疗掌握根结与终始理论的重要性。

一、根结与终始理论在针灸治疗中的重要性

《管子·四时》谓："是故阴阳者，天地之大理也。四时者，阴阳之大经也。"在天人合一、万物交感思想的影响下，古人认为人体发病也受四时阴阳消长变化的影响，而呈现出"发于春夏，阴气少，阳气多……发于秋冬，阳气少，阴气多，阴气盛而阳气衰"的特点。故针刺治疗疾病，当顺应四时阴阳消长的变化，"泻其有余，补其不足，阴阳平复"(《灵枢·刺节真邪》)，而其中的关键是掌握经脉根结与终始，所谓"不知根结，五脏六腑，折关败枢，开阖而走，阴阳大失"，"九针之玄，要在终始，故能知终始，一言而毕，不知终始，针道咸绝"。即分别强调了经脉根结与经脉终始理论在针刺治疗的重要指导作用。

二、三阴三阳根结理论

根，即植物之根，其位在下，对植物具有决定作用，犹如《老子》五十九章所言"深根固柢，长生久视之道"也。结，《说文》云："结，缔也。"引申为系、归结、终结、果实等义，其位在上，是植物之根作用的结果。杨上善曰："根，本也；结，系也。"从经脉的角度而言，马莳云："脉气所起为根，所归为结。"即"根"指四肢末端井穴部位，为经气所发起；"结"指头面躯干的有关部位或器官，为经气所结聚。赵京生[①]认为，"根"与"结"对举，其意义不仅为两端，还隐含上下两端的内在关联，比喻上部乃下部之腧穴作用的体现之处。也就是说，根结理论表达的是足经肢端腧穴远部主治病症的范围、远治作用的规律。根结的指向性很强，二者区别表达上下两端，清楚地限定了二者关系的单向性，即此远治作用仅下对上，而不包括上对下，这与早期经脉走向一致，实为十一脉模式的理论认识，故头身部腧穴对其他部位的治疗作用不属根结理论内涵，至于说"结"处腧穴能够治疗所在之头身病症，则属局部治疗作用，不具特殊性，也不是根结理论的意义所在。

本段具体论述了三阴三阳根结的具体部位（表 5-1)。其中"根"皆为足经井穴。"结"之所指为有关部位，如太阳结于目，少阳结于耳，阳明结于额两侧至额角的部位（一说为颃下夹咽），太阴结于胃(《灵枢·胀论》："胃者，太仓也。")，少阴结于舌(《素问·刺疟》："舌下两脉者，廉泉也。")，惟厥阴之结有两处，一为前阴，一为膻中，与其他经脉所述体例不符。丹波元简指出："络于膻中""厥阴特多此一句"。赵京生[②]认为此膻中指胸中，无论简帛脉书还是《灵枢·经脉》，前胸部皆非足厥阴脉的特定循行分布之处；《甲乙经》之胸部玉堂、膻中二穴，明确属任脉，没有与其他经脉交会。而玉英曾为玉堂穴的别名，至迟已见于《明堂》，由此将本篇之玉英误解为玉堂，而膻中则似系玉英之旁注，误入正文。黄龙祥[③]则认为，本篇所论三阴三阳之根结实际已经涵盖了手足六经，由于除厥阴之外的手与足经脉所"结"部位相同或相合，无需分别叙述。而足厥阴经脉出现较晚，无法预先共"结"一处，故以前阴为足厥阴之"结"，以"膻中"为手厥阴之"结"。另外，太阴之"结"为胃，也并非当时尚未发现太

①赵京生. 针意[M]. 北京：人民卫生出版社，2019：108.

②赵京生. 针灸关键概念术语考论[M]. 北京：人民卫生出版社，2012：154-155.

③黄龙祥. 经脉理论还原与重构大纲[M]. 北京：人民卫生出版社，2016：116-117.

阴脉至“舌本”，主要是为使手、足太阴所“结”相合，如此也为经脉连环中之手太阴脉必须起于“中焦循胃口”铺设了前提。此说似有一定道理，而后世医家将三阴三阳之“结”多解释为穴位，多为一种误解。

表 5-1 三阴三阳根结部位表

经脉	根	结
太阳	至阴	命门（目）
阳明	厉兑	颡大（额角入发际）
少阳	窍阴	窗笼（耳中）
太阴	隐白	太仓（胃）
少阴	涌泉	廉泉（舌下）
厥阴	大敦	玉英（前阴）、膻中（胸中）

三、六经关、阖、枢及其病症与治法

（一）六经关、阖、枢之含义

六经关、阖、枢理论，本篇与《素问·阴阳离合论》均误为开、阖、枢，王冰注说：“开、阖、枢者，言三阳之气，多少不等，动用殊也。夫开者所以司动静之基，阖者所以执禁固之权，枢者所以主动转之微。由斯殊气之用，故此三变之也。”分析王冰原注，则《素问·阴阳离合论》及其注文中的“开”字本当作“关”。“关者所以司动静之基”，意指门闩起着开启和关闭的作用，只有“关”方有此作用，写作“开”就不可能有司开启和关闭两方面的作用。《素问·水热穴论》“肾者，胃之关也”下王冰注：“关者，所以司出入也。”可谓其佐证。门户出则开启，入则关闭，正是由门闩所控制。《新校正》亦云：“按《九墟》太阳为关，阳明为阖，少阳为枢。”明清乃至现代医家多从“开、阖、枢”加以发挥，都是对原文的误读。

六经关、阖、枢是用门户的各个部件来比拟三阴三阳的气机变化，杨上善认为三阳在人体好比外门，三阴好比内门，各有关、阖、枢。关，即门闩；阖，即门扉；枢，即门轴。以此说明三阴三阳经脉各自的作用及其相互关系，若关、阖、枢损坏则为病态，所谓“折关、败枢、开阖而走”。明代医家汪机在《读素问抄》中阐述甚为得当，他指出：“太阳为关……盖言太阳居表，在于人身如门之关，使荣卫流于外者固；阳明居里，在于人身如门之阖，使荣卫守于内者固；少阳居中，在于人身如门之枢，转动由之，使荣卫出入内外也。常三经干系如此，是以不得相失也……后三阴仿此。”

（二）六经关、阖、枢失常的病症及治法

三阳经脉之中太阳为关，也是对卫气在太阳分布及其卫外御邪功能的一种表述，若邪气侵入太阳，卫气卫外功能失常，则发为急性病症，治疗取之太阳。阳明为阖，又为多气多血之经，主润宗筋，若气血不足，宗筋失养，则易发生痿病，“故痿疾者取之阳明”。少阳为枢，犹如门轴下插于地，且太阳主皮肤，阳明主肉，少阳主骨，《新校正》引全元起注云：“少阳者，肝之

表，肝候筋，筋会于骨，是少阳之气所荣，故言主于骨。”故少阳“枢折即骨繇而不安于地”，治疗当取之少阳。

三阴经脉之中太阴为关，脾主运化犹如门闩之司开启与关闭，若运化功能失常，仓廪无所转输，则发生饮食入而还出，或飧泄食不化的病症，治疗当取之太阴。厥阴为阖，足厥阴肝气损伤则善悲伤，治疗当取之厥阴，《灵枢・厥病》云：“厥头痛，头脉痛，心悲善泣，视头动脉反盛者，刺尽去血，后调足厥阴。”可谓其佐证。少阴为枢，足少阴肾经是卫气从表入里、从阳转阴之转枢，卫气入阴后，从“肾注于心”，循行于五脏，故“枢折则脉有所结而不通”，可以出现血脉瘀阻之病症，治疗当取之少阴。

另外，从疾病表里、寒热、虚实的角度而言，李鼎[①]认为阳证和阴证的初起称为“关”（太阳、太阴），阳证极盛或阴证极衰称为“阖”（阳明、厥阴），阳证和阴证的寒热交作称为“枢”（少阳、少阴）。

四、“阳入阴出”气血循环学说

本段所论手足三阳经脉之“根溜注入”的内容，历代医家多与“根结”联系在一起，认为二者意义相同，而至于文中没有提及手足三阴经脉之“根溜注入”的问题，大多未予深究。如杨上善云：“此根入经，惟有六阳；具而论者，更有六阴之脉，言其略耳。”或认为与《灵枢・卫气行》关于“阴分”的理论有关，即卫气日行于阳，遍布体表，五脏疾病需要在卫气行于“阴分”的时候才能治疗，而“阴分”均隶属于阳经[②]。惟有王玉川[③]先生做出了正确的解读，他根据《灵枢・终始》“阴者主脏，阳者主腑，阳受气于四末，阴受气于五脏”之论，提出了阳入阴出的气血循环理论，即阳经中的气血，源始于四肢之末端，由四肢流向六腑而终于五脏；阴经中的血气，则源始于五脏，由五脏流向躯干，终于四肢末端而与阳经交接。手足六阳之“根溜注入”是当时阳入阴出气血循环学说的反映。由于阳经主入不主出，其气血源始于四末，故手足六阳经脉皆有根、溜、注、入；阴经主出不主入，其气血源始于五脏，五脏居中不得称根，肢端为末不得称入，故手足六阴经脉并无根、溜、注、入之可言。对于“根溜注入”中所“入”有两个腧穴的问题，黄龙祥[④]研究认为，气血从中焦一道外出下行于四肢，一道上行于头面。下行之气血经下“入”穴回归中焦，上行之气血经上“入”穴回归中焦，这是当时气血运行“潮汐说”的反映。由此可见，经脉“根溜注入”是言气血循环的理论，与“根结”之经络树学说意义完全不同。手足三阳经脉之“根溜注入”的具体穴位见表 5-2。

表 5-2　六阳经根溜注入穴位表

类别/经名	根	溜	注	入	
				上	下
足太阳	至阴	京骨	昆仑	天柱	飞扬

①李鼎. 中医针灸基础论丛[M]. 北京：人民卫生出版社，2009：87.

②卓廉士. 营卫学说与针灸临床[M]. 北京：人民卫生出版社，2013：89.

③王玉川. 运气探秘[M]. 北京：华夏出版社，1993：67-70.

④黄龙祥. 经脉理论还原与重构大纲[M]. 北京：人民卫生出版社，2016：119-120.

续表

类别 经名	根	溜	注	入	
				上	下
足少阳	足窍阴	丘墟	阳辅	天容	光明
足阳明	厉兑	冲阳	下陵（足三里）	人迎	丰隆
手太阳	少泽	阳谷	小海	天窗	支正
手少阳	关冲	阳池	支沟	天牖	外关
手阳明	商阳	合谷	阳溪	扶突	偏历

五、营卫昼夜循行与诊脉

基于经脉“根溜注入”气血循环之说，因其阳脉主入，阳脉中之气血溜注入内，便成为营运于五脏之精气，故下文接着说：“一日一夜五十营，以营五脏之精……所谓五十营者，五脏皆受气。”并由此引发出诊脉当候五十动等相关问题。若脉来五十次而没有一次停顿，说明“五脏皆受气”，全身脏腑组织都能受到气血的灌溉，其人健康无病；如果五十次中有一次停顿，说明其人有一脏气血灌注不足，以此类推，可以诊知五脏气血的虚实。因此，古人切脉必须静候脉动五十次以上，否则就如张仲景所批评的“动数发息，不满五十”（《伤寒杂病论·序》），不符合诊脉的起码要求。由此而言，似乎气血循行五十周次是切脉五十动的理论前提。但黄龙祥[①]考证认为，本段文字改编自《脉经·诊脉动止投数疏数死期年月》所载扁鹊脉法，将“脉来五十投而不止者，五脏皆受气，即无病”中的“五十投”改为“五十营”，目的是借助营气这个关键概念来构建一个如环无端的血脉运行理论。

这里强调诊脉预测死生“要在终始”，即关键在于懂得阳入阴出的气血循环理论中，阴经与阳经之气血的流向各异，始点与终点各不相同。本段“五脏受气”“五脏无气”等论述，进一步从生理、病理、诊断、预后等方面，说明“阳入”在气血循环中的重要地位，阳经如果发生气滞血瘀病变，不及时治疗，就会影响五脏受气，导致严重后果，因此云“此所谓十二经者，盛络皆当取之”。

【知识链接】

一、根结与手足经脉的关系

关于“根结”与手足经脉的关系，一般认为“根结”只言足而不言手的经脉，如赵京生[②]认为根结是以足六经脉两端关联的形式，表达足经肢端腧穴的远隔效应规律。从经脉形成发展过程的历史角度去分析，足六经的特殊性在简帛脉书所代表的早期阶段就已显现，是见于《黄

①黄龙祥. 经脉理论还原与重构大纲[M]. 北京：人民卫生出版社，2016：17.

②赵京生. 针灸关键概念术语考论[M]. 北京：人民卫生出版社，2012：156.

帝内经》的许多针灸理论与方法的形成基础，根结乃其中之一。谷世喆[①]还试图为手六经补齐相应的根结（见表 5-3）。卓廉士[②]则认为根结只言六经，不称手足，其意盖指布于体表的卫气，从下至上，状如门户，以御外邪，非复经脉气血呈线性运行而有手足之概念也。但其言卫气从下而上的运行，则与《黄帝内经》的思想不符。

表 5-3 手六经根结及相应穴位

经名	根	结	
	井穴	部位	相应穴
手太阳	少泽	目	睛明
手阳明	商阳	鼻	迎香
手少阳	关冲	耳	耳门，听会
手太阴	少商	胸中，肺	中府，天突
手厥阴	中冲	膻中，心包	膻中
手少阴	少冲	心	巨阙

黄龙祥[③]考证认为本段所言“根结”实际已经涵盖了手足六经。首先，三阴三阳“关阖枢”的病候涉及手六经，如“暴病者取之太阳”包括了手太阳；“悲者取之厥阴，视有余不足”，更多的是指手心主；“枢折则脉有所结而不通，不通者取之少阴”，更多是指手少阴。其次，独厥阴所“结”有两处，是因为手、足厥阴所“结”之相距太远，需要分别加以说明，其中玉英为足厥阴之“结”，膻中为手厥阴之“结”。第三，《素问·皮部论》有关三阴三阳“关阖枢”的论述，明确提出“上下同法”，即是古人直接用三阴三阳统括手足十二皮部的体现。

二、根结与标本的关系

本篇以及《素问·阴阳离合论》所论三阴三阳六经根结，与《灵枢·卫气》所论十二经脉标本都是以树为隐喻的经络树学说，经脉的“根”或“本”均在四肢末端，“结”或“标”则皆位于头、胸、腹部位，突出了四肢穴位的重要性，且经脉的路线，依然保持着帛书《足臂十一脉》向心性循行的方向。王玉川[④]认为，“根结”和“标本”，是取象于树木的两种说法，故用词略有差异，而实质基本相同。但更多的学者则认为二者之间有所区别，然其认识也不完全一致。如黄龙祥[⑤]认为根结与标本的部位有相同或相近之处，实则有本质差异：首先，“本”可以包含“根”，而“根”不能统括“本”；其次，“标本”用于诊法，其部位乃诊病部位，具有一定的范围区域，且有一个扩展的动态过程，而“根结”则多为局限的、固定的位置，特别是“根”更是一个局限的点；第三，最根本的区别在于“标本”的概念渗透到经脉理论、经脉之穴、诊断、治疗的每一个环节，而“根结”的概念则没有体现出对实践的直接指导作用。“根

①谷世喆. 根结标本理论与应用[J]. 北京中医药大学学报，1994，17（2）：14-16.
②卓廉士. 营卫学说与针灸临床[M]. 北京：人民卫生出版社，2013：87.
③黄龙祥. 经脉理论还原与重构大纲[M]. 北京：人民卫生出版社，2016：117-118.
④王玉川. 运气探秘[M]. 北京：华夏出版社，1993：62.
⑤黄龙祥. 经脉理论还原与重构大纲[M]. 北京：人民卫生出版社，2016：118.

结”更多受到了当时“终始论”的影响，言脉之终始，其构建的手足同名经脉“所根相应、所结相同或相邻”的理论预设，为《经脉》篇构建十二“经脉连环”铺平了道路，此其最大的意义所在。李鼎[①]在肯定二者部位上有广狭外，认为从具体含义看，根结是表示经脉循行两极相连的关系，“根”是经脉在四肢循行会合的根源，“结”是经脉在头、胸、腹部循行流注的归结。标本是说明经气集中与扩散的关系，即“本”是经气汇聚的中心，“标”是经气扩散的区域。彭荣琛[②]则认为，根结主要是用以阐述经气的起始部位和出入情况，即经脉之气起于根部而止于结部，出于根部而入于结部。根结既是该经经气流向、流量的标志，又是约束经气的两扇门户。标本概念主要是用以阐述经脉（运行气血的通道）的起止部，经气汇聚后进入经脉的部位称为本部，经气从经脉中游散出来和进入人体内的部位称为标部。

三、根结理论的临床意义

根结理论的核心，是表达了足经肢端腧穴远部主治病症的范围、远治作用的规律，其科学价值在于提炼足经腧穴远道主治规律并赋予理论形态。赵京生[③]对足三阴三阳“结”的部位与《素问·厥论》中六经厥的部位比较研究，发现二者高度吻合。根据《黄帝内经》辨证与治疗的关系，对“厥状”以足六经分证，就意味着取足六经治疗，如《灵枢·杂病》记载：“厥挟脊而痛者，至顶，头沉沉然，目𥆨𥆨然，腰脊强，取足太阳腘中血络。”“聋而不痛者，取足少阳。”“嗌干，口中热如胶，取足少阴。”“腹满食不化，腹向向然，不能大便，取足太阴。”“小腹满大，上走胃至心，淅淅身时寒热，小便不利，取足厥阴。”《灵枢·厥病》言：“厥头痛，面苦肿起而烦心，取之足阳明、太阴。”这些“厥状”几乎都属于足六经病候中的远道特征性病候，并且与足三阴三阳“结”的部位如此一致，十分清楚地显现出“结”是对足六经所治头身病症部位的归纳概括。《黄帝内经》中也有取根穴治疗结部病候的案例，如《素问·缪刺论》记载“邪客于足少阴之络，令人嗌痛，不可内食，无故善怒，气上走贲上，刺足下中央之脉”，即是本篇“少阴根于涌泉，结于廉泉”的应用；“邪客于足厥阴之络，令人卒疝暴痛，刺足大指爪甲上与肉交者”，则是“厥阴根于大敦，结于玉英”的应用。这一方面反映根结理论确实基于针灸实践，另一方面表明足端部位腧穴（井穴）应用范围较后世为广。当然，这并不意味着对结部病症的治疗取穴仅限于根之井穴，膝以下本经循行部位的腧穴，都可以取用。从经脉循行的演变看，早期经脉在四肢的一端多在腕踝附近，以后延伸至指趾端，与之相应，多数指趾端腧穴的出现晚于腕踝附近腧穴，而所治病症却是相同的。所以，这里根之井穴治疗结部病症，可能只是为了体现经脉起始之处，合于根字含义。

四、经脉“根溜注入”的临床应用

刘东明等[④]研究认为，“根溜注入”各穴有两方面的特点：①分布的部位集中在腕踝关节

---

①李鼎. 中医针灸基础论丛[M]. 北京：人民卫生出版社，2009：217.

②彭荣琛. 灵枢解难[M]. 北京：人民卫生出版社，2013：67.

③赵京生. 针意[M]. 北京：人民卫生出版社，2019：101-104.

④刘东明，谷世喆. “根、溜、注、入”本意及应用探讨[J]. 中国针灸，2008，28（6）：456-458.

附近及颈部，与古代文献记载的脉口——诊脉部位相近；②“根”于经络血气始发之井穴，“入”于络脉，与血络关系密切。从诊脉的角度而言，“溜”穴、颈部“入”穴、部分“注”穴与文献记载的脉口部位或相同或邻近，可诊察脉动的异常，发现脉气的变化以诊气。从“根”穴到下“入”穴，为自井入络的过程，诸穴有规律地分布在指趾端、腕踝、肘膝等部位，可通过浅表络脉的变化来反映络脉异常以诊血。从治疗的角度而言，“根溜注入”主要用于治疗经络实证，刺法主要运用泻法，包括放血方法。总之，“根溜注入”是在强调人体上下对应关系的基础上，进一步将诊脉与治疗相结合的分类腧穴，反映出临证“上守机”的用意。

【原文】

黄帝曰：逆顺五体[1]者，言人骨节之小大，肉之坚脆，皮之厚薄，血之清浊，气之滑涩，脉之长短，血之多少，经络之数，余已知之矣，此皆布衣匹夫[2]之士也。夫王公大人，血食之君，身体柔脆，肌肉软弱，血气慓悍[3]滑利，其刺之徐疾浅深多少，可得同之乎？岐伯答曰：膏粱菽藿[4]之味，何可同也？气滑即出疾，气[5]涩则出迟，气悍[6]则针小而入浅，气涩则针大而入深，深则欲留，浅则欲疾。以此观之，刺布衣者深以留之，刺大人者微以徐之，此皆因气慓悍滑利也。

黄帝曰：形气[7]之逆顺奈何？岐伯曰：形气不足，病气[8]有余，是邪胜也，急泻之。形气有余，病气不足，急补之。形气不足，病气不足，此阴阳气俱不足也，不可[9]刺之，刺之则重[10]不足，重不足则阴阳俱竭，血气皆尽，五脏空虚，筋骨髓枯，老者绝灭，壮者不复矣。形气有余，病气有余，此谓阴阳俱有余也，急泻其邪，调其虚实。故曰有余者泻之，不足者补之，此之谓也。

故曰刺不知逆顺，真邪相搏。满而补之，则阴阳四溢[11]，肠胃充郭[12]，肝肺内䐜[13]，阴阳相错。虚而泻之，则经脉空虚，血气竭枯，肠胃㒤辟[14]，皮肤薄著[15]，毛腠夭膲[16]，予之死期。故曰用针之要，在于知调阴与阳，调阴与阳，精气乃光[17]，合形与气，使神内藏。故曰上工平气，中工乱脉[18]，下工绝气危生。故曰下工[19]不可不慎也。必审五脏变化之病，五脉之应，经络之实虚，皮肤[20]之柔粗，而后取之也。

【校注】

〔1〕逆顺五体：孙鼎宜：“逆顺五体，是古经篇名。”刘衡如：“逆顺五体乃本书第三十八篇篇名，今本作逆顺肥瘦。”

〔2〕布衣匹夫：指平民百姓。

〔3〕慓悍：急速峻猛。

〔4〕膏粱菽藿：膏，肉之肥者。粱，食之精者。菽，豆类的总称。藿，豆叶。此喻饮食精美的王公大人与粗食淡饭的布衣百姓。

〔5〕气：此前原有“其”字，据《太素》卷十、《甲乙经》卷五删。

〔6〕气悍：上文言气滑、气涩出针，此当言气滑、气涩入针，故疑“悍”为“滑”之误。

〔7〕形气：形体皮肉筋骨。张志聪：“形气，谓皮肉筋骨之形气。”

〔8〕病气：指疾病状态下盛衰变化的正气。张志聪：“病气，谓三阴三阳之经气为邪所病也。”

〔9〕不可：此后《甲乙经》卷五有“复”字，可参。

〔10〕重：更，更加。

〔11〕阴阳四溢：《甲乙经》卷五作“阴阳血气皆溢”，义胜。溢，引申为盛。

〔12〕充郭：胀满。郭，通“廓”。

〔13〕肝肺内䐜（chēn 趁）：肝肺之气胀满于内。䐜，胀满。

〔14〕慑（niè 聂）辟：松弛起皱。张志聪：“慑，虚怯也；辟，僻积也。”。

〔15〕薄著：形容皮肤瘦薄枯涩。

〔16〕毛腠夭膲：毛发短折，皮肉焦槁。膲，通“焦”。

〔17〕光：充盛。《甲乙经》卷五作“充”。

〔18〕中工乱脉：张介宾：“中工无的确之见，故每多淆乱经脉。”

〔19〕故曰下工：《甲乙经》卷五无此四字，可从。

〔20〕肤：原脱，据《甲乙经》卷五补。

【释义】

本段主要阐述了根据个体体质差异当采用不同针刺方法，以及不知逆顺而针刺治疗失误的危害，强调了辨体质、明顺逆在针刺治疗中的意义。

一、针刺当因人制宜

原文指出布衣之士与王公大人，由于社会地位的不同，生活条件的差异，造成体质上呈现出骨节大小、肌肉强弱、皮肤厚薄、血液清浊、气行滑涩、气血多少等不同。因此，针刺治疗疾病，要结合病人的体质状况，采用不同的针刺方法。如王公大人，身体柔脆，肌肉软弱，气之运行急速滑利，故针刺当用小针、微针，宜浅刺急出针；布衣之士，身体强壮，肌肉壮实，气之运行涩滞，故针刺当用大针，宜深刺久留针。

二、针刺当明邪正之虚实

本段论述了形气与病气虚实不同情况的针刺治疗方法，提出若病人形貌虽似不足，但其阴阳气血却显示有余之象，是邪气偏盛，当急泻其邪。张介宾云：“貌虽不足，而神气病气皆有余，此外似虚而内则实，邪气胜也，当急泻之。”若病人形貌虽似壮盛，但其阴阳气血却显示不足之象，当按不足者补之的原则，急补其正。张介宾云：“形虽壮伟，而病气神气则不足，此外似实而内则虚，正气衰也，当急补之。”若形貌与阴阳气血俱显不足，则不可针刺，否则将导致“阴阳俱竭，血气皆尽，五脏空虚，筋骨髓枯，老者绝灭，壮者不复”的局面。若形貌与阴阳气血俱有余，则当急泻其邪。至于何以在“急泻其邪”后又言“调其虚实”，张介宾谓：“盖未刺之前，防其假实，既刺之后，防其骤虚，故宜调之也。”

“有余者泻之，不足者补之”，此乃针刺治疗的基本原则，补泻反施，乃为之逆，若满而补之，或虚而泻之，势必导致一系列变症，甚或危及生命。所谓“上工知阴阳虚实，故能平不平之气；中工无的确之见，故每多淆乱经脉；下工以假作真，以非作是，故绝人之气，危人之生也”（《类经·针刺类》）。故针刺“必审五脏变化之病，五脉之应，经络之实虚，皮肤之柔粗”，而采用不同的方法。

另外，李东垣《内外伤辨惑论》卷下“说形气有余不足当补当泻之理”对此有所发挥，指出：“夫形气者，气谓口鼻中气息也，形谓皮肤筋骨血脉也。形胜者为有余，清瘦者为不足。其气者，审口鼻中气，劳役如故，为气有余也；若喘息气促气短，或不足以息者，为不足也。故曰形气也，乃人之身形中气血也，当补当泻，全不在于此，只在病势潮作之时。病气增加者，是邪气胜也，急当泻之；如潮作之时，精神困弱，语言无力，及懒语者，是真气不足也，急当补之。若病人形气不足，病来潮作之时，病气亦不足，此乃阴阳俱不足也。禁用针，宜补之以甘药，不可以尽剂；不灸弗已，脐下一寸五分，气海穴是也。”亦可供临床参考。

【知识链接】

关于“阴阳气俱不足也，不可刺之”的问题，张介宾《类经·针刺类》论之甚详，他指出：“凡用针者，虚则实之，满则泄之，故曰虚实之要，九针最妙，补泻之时，以针为之。又曰虚则实之者，气口虚而当补之也；满则泄之者，气口盛而当泻之也。此用针之大法，似乎诸虚可补矣，何上文云形气不足，病气不足，此阴阳气俱不足也，不可刺之？《宝命全形论》曰：‘人有虚实，五虚勿近，五实勿远。’《五阅五使》篇曰：‘血气有余，肌肉坚致，故可苦以针。’《奇病论》曰：‘所谓无损不足者，身羸瘦无用镵石也。’《本神》篇曰：‘是故用针者，察观病人之态，以知精神魂魄之存亡得失之意，五者以伤，针不可以治之也。’《小针解》曰：‘取五脉者死，言病在中，气不足，但用针尽大泻其诸阴之脉也。’《脉度》篇曰：‘盛者泻之，虚者饮药以补之。’《邪气脏腑病形》篇曰：‘诸小者，阴阳形气俱不足，勿取以针而调以甘药也。’诸如此者，又皆言虚不宜针也。及详考本经诸篇，凡所言应刺之疾，必皆邪留经络，或气逆脏腑，大抵皆治实症，此针之利于泻，不利于补也明矣。然则诸言不足者补之，又何为其然也？盖人身血气之往来，经络之流贯，或补阴可以配阳，或固此可以攻彼，不过欲和其阴阳，调其血气，使无偏胜，欲得其平，是即所谓补泻也；设有不明本末，未解补虚之意，而凡营卫之亏损，形容之羸瘦，一切精虚气竭等症，概欲用针调补，反伤真元，未有不立败者也。故曰针有泻而无补，于此诸篇之论可知矣。凡用针者，不可不明此针家大义。”

寿夭刚柔第六法律

【导读】

人生命的寿夭问题，是古今中外都在关注的科学问题，涉及到遗传因素、环境因素以及个人生活行为方式等诸多方面。《灵枢·天年》《素问·上古天真论》《素问·五常政大论》等分别从个体本身与环境因素方面进行了探讨。本篇主要讨论了人的形态缓急、气血盛衰、性格刚柔、体质强弱等与生命寿夭的关系；另外，还论述了病人体质不同、病情不同、病程长短不同，在刺法上亦应有"刺法三变"和火针、药熨等不同，提出了"审知阴阳，刺之有方"和因病、因人刺治的治疗原则。因其重点是论述体质形态的刚柔与寿夭的关系，故篇名"寿夭刚柔"。

【原文】

黄帝问于少师[1]曰：余闻人之生也，有刚有柔，有弱有强，有短有长，有阴有阳，愿闻其方。少师答曰：阴中有阴，阳中有阳，审知阴阳，刺之有方[2]，得病所始，刺之有理[3]，谨度病端，与时相应[4]，内合于五脏六腑，外合于筋骨皮肤。是故内有阴阳，外亦有阴阳。在内者，五脏为阴，六腑为阳；在外者，筋骨为阴，皮肤为阳。故曰病在阴之阴[5]者，刺阴之荥输[6]；病在阳之阳[7]者，刺阳之合；病在阳之阴[8]者，刺阴之经；病在阴之阳[9]者，刺络脉。故曰病在阳者命曰风，病在阴者命曰痹，阴阳俱病命曰风痹。病有形而不痛[10]者，阳之类也；无形而痛[11]者，阴之类也。无形而痛者，其阳完[12]而阴伤之也，急治其阴，无攻其阳；有形而不痛者，其阴完而阳伤之也，急治其阳，无攻其阴。阴阳俱动[13]，乍有形，乍无形，加以烦心，命曰阴胜其阳，此谓不表不里，其形不久[14]。

黄帝问于伯高[15]曰：余闻形气病[16]之先后，外内之应[17]奈何？伯高答曰：风寒伤形，忧恐忿怒伤气。气伤脏，乃病脏；寒伤形，乃应形；风伤筋脉，筋脉乃应。此形气外内之相应也。黄帝曰：刺之奈何？伯高答曰：病九日者，三刺而已；病一月者，十刺而已。多少远近，以此衰之[18]。久痹不去身者，视其血络，尽出其血。黄帝曰：外内之病，难易之治奈何？伯高答曰：形先病而未入脏者，刺之半其日[19]；脏先病而形乃应者，刺之倍其日。此外[20]内难易之应也。

【校注】

〔1〕少师：指传说中的上古时代医家，相传为黄帝臣子。

〔2〕方：即规律，定规。

〔3〕得病所始，刺之有理：了解疾病的发病情况，针刺才会合乎法度。理，法度，规则。

〔4〕谨度病端，与时相应：谓详审发病与季节气候的关系。病端，病因。

〔5〕阴之阴：指五脏。因内为阴，五脏属阴为内中之阴，故称“阴之阴”。

〔6〕阴之荥输：指阴经五输穴之荥穴和输穴。

〔7〕阳之阳：指皮肤。因外为阳，皮肤为外之阳，故称“阳之阳”。

〔8〕阳之阴：指筋骨。因外为阳，筋骨为外之阴，故称“阳之阴”。

〔9〕阴之阳：指六腑。因内为阴，六腑为内之阳，故称“阴之阳”。

〔10〕有形而不痛：谓体表有可见之形但无疼痛，如皮肤发斑疹等。

〔11〕无形而痛：谓体表无病形表现而有疼痛。

〔12〕完：完好，完备。此指未病。

〔13〕阴阳俱动：谓阴阳俱伤。又，张介宾：“阴阳俱动，表里皆病也。”

〔14〕其形不久：张介宾：“此以阴阳并伤，故曰不表不里，治之为难，形将不久矣。”又，由于病在半表半里，且阴病偏盛，病渐入里，故在外的有形表现，不会长久，随病邪入里而消失。

〔15〕伯高：传说中上古时代的名医，为黄帝时大臣。

〔16〕形气病：形病与气病。形病，指皮肤筋骨的疾病。气病，指五脏六腑精气的疾病。

〔17〕外内之应：张介宾：“形见于外，气运于中，病伤形气，则或先或后，必各有所应。”

〔18〕以此衰（cuī 崔）之：谓按三日一刺的标准递减针刺的次数。衰，按照一定的标准递减。

〔19〕刺之半其日：谓按一半的日期确定针刺次数。

〔20〕外：原作“月”，据道藏本、《甲乙经》卷六改。

【释义】

本段主要论述了阴阳的辨识以及形体、脏气病症及其针刺问题。

一、审知阴阳，刺之有方

阴阳作为对自然界相关联的某些事物、现象及其属性对立双方的概括，是《黄帝内经》学术思想的重要基本概念，是理解中医古典理论和指导临床的一把钥匙。如《灵枢·病传》说："何谓日醒？曰：明于阴阳，如惑之解，如醉之醒。"本篇提出以阴阳划分体质、病位、病邪、病状，指导具体的针刺治疗，故言"审知阴阳，刺之有方"。具体而言，可分为以下几个方面：①辨体质性格之阴阳：按照人的性格有刚柔之异，体质有强弱之别，身体有高矮胖瘦之殊，其生理功能、病理变化也不相同，可用阴阳加以划分。②审查病位之阴阳：病在外为阳，在内为阴，故五脏六腑在内，其病为阴；筋骨皮肤在外，其病为阳。然根据阴阳属性的可分性，阴或阳又可再分阴阳，所谓"阴中有阴，阳中有阳"，故病在五脏为阴中之阴，在六腑为阴中之阳；病在筋骨为阳中之阴，在皮肤为阳中之阳。③区别病邪之阴阳：根据"同气相求"的观念，风邪中人多在上在外，其性属阳；寒湿之邪中人多在下在内，其性属阴。所谓"病在阳者命曰风，病在阴者命曰痹"。④审别病状之阴阳：有形而不痛，是病在外尚浅，属阳；无形而痛，是病在内且深，属阴；若病乍有形，乍无形，是病在半表半里的表现。所谓"病有形而不痛者，阳之类也；无形而痛者，阴之类也"。

《素问·金匮真言论》曰："所以欲知阴中之阴、阳中之阳者何也……皆视其所在，为施针石也。"审别阴阳的目的，是为正确针刺治疗提供依据。如病在阴则取治于阴，刺阴经荥穴、输穴；病在阳则取治于阳，刺阳脉合穴及络脉。病在皮肤筋骨，"阴完而阳伤"者，"急治其阳，无攻其阴"；病在脏腑，"阳完而阴伤"者，"急治其阴，无攻其阳"；若阴阳俱伤，病情危重，则应阴阳同治。

二、形体、脏气病症及其刺治

本段原文指出，人体不同部位对不同性质的邪气易感性不同，从而导致发生不同的疾病。风寒外邪中人多先伤皮肉筋骨，发生形体病症；情志因素易伤气，致脏腑功能紊乱，发生脏气病症。当然，形病与脏病亦可相互影响，所谓"脏先病而形乃应者"即是。这里将疾病分为形病与脏病两大类，也为后世内伤、外感的疾病分类有所启示。

从治疗的角度而言，形先病的病情较轻，治疗较容易；脏先病的病情较重，治疗较困难。病在外、病程短者，针刺次数少而疗程短；病在内、病程长者，针刺次数多而疗程长；内外皆病者，针刺次数要加倍；痹证日久者，刺其血络。

【知识链接】

一、阴阳刚柔的人体分型法

本篇着重讨论了人体的形气有阴阳刚柔的区别，指出"人之生也，有刚有柔，有弱有强，有短有长，有阴有阳"。所谓"有刚有柔"，即指人的性格有刚直和柔和之分；"有强有弱"，指人的体质有强有弱；"有短有长"，指身长有高矮的不同；"有阴有阳"，即指人的生理、病理变化有阴阳属性的不同，其中包括了形体的缓急、元气的盛衰、皮肤的厚薄、骨骼的大小、肌肉的坚脆、脉搏的坚大弱小等。从生理、心理两方面对人体加以分类，是《黄帝内经》人体分类方法的一个重要特色。除本篇所述外，《灵枢·逆顺肥瘦》和《灵枢·卫气失常》篇中也有类似记载，如将体质划分为肥人、瘦人、常人和壮士四种类型，并在肥壮一型中又细分膏型、脂型、肉型三种。从心理特征分类的记载，还见于《灵枢·论勇》《素问·血气形志》等篇。这些内容对现代体质研究仍有重要参考价值。

二、久病入络思想的萌芽

本段提出“久痹不去身者，视其血络，尽出其血”，《灵枢·终始》也说：“久病者邪气入深，刺此病者，深内而久留之，间日而复刺之，必先调其左右，去其血脉，刺道毕矣。”指出久病多邪气入络，阻滞络道而出现血气阻滞等病理变化，因此，治必先缪刺左右之络，刺络放血，以涤除邪瘀，疏通络道。这可以说是最早的“久病入络”理论的体现。

汉代张仲景从临床上验证并发展了“久病入络”的思想，他对“久病入络”之“肝着”“干血劳”及“疟母”等病症，分别采用旋覆花汤、大黄䗪虫丸及鳖甲煎丸等方治疗，开辛润通络、辛温通络及虫类通络之先例，对后世医家影响巨大。清代叶天士在前人有关思想的启发下，结合其临证经验，明确指出“初为气结在经，久则血伤入络”“百日久恙，血络必伤”，从而提出了“久病入络”的科学命题。同时，他又将此原则运用于阐明痛证的发展规律，又提出了“久痛入络”的论点。叶氏还将“久病入络”的理论广泛运用于临床，取得了良好的治疗效果。“久病入络”理论揭示了多种病症发展的总趋势，对于临床实践具有十分重要的指导意义。

【原文】

黄帝问于伯高曰：余闻形有缓急，气有盛衰，骨有大小，肉有坚脆，皮有厚薄，其以立寿夭奈何？伯高答曰：形与气相任〔1〕则寿，不相任则夭。皮与肉相果〔2〕则寿，不相果则夭。血气经络胜形则寿，不胜形则夭。

黄帝曰：何谓形之缓急？伯高答曰：形充〔3〕而皮肤缓〔4〕者则寿，形充而皮肤急〔5〕者则夭；形充而脉坚大者顺也，形充而脉小以弱者气衰，衰则危矣。若形充而颧〔6〕不起者骨小，骨小则夭矣。形充而大肉䐃坚而有分〔7〕者肉坚，肉坚则寿矣；形充而大肉无分理不坚者肉脆，肉脆则夭矣。此天之生命，所以立形定气〔8〕而视寿夭者。必明乎此立形定气，而后以〔9〕临病人，决死生。

黄帝曰：余闻寿夭，无以度之。伯高答曰：墙基〔10〕卑，高不及其地〔11〕者，不满三十而死，其有因加疾者，不及二十而死也。黄帝曰：形气之相胜，以立寿夭奈何？伯高答曰：平人而气胜形者寿〔12〕；病而形肉脱，气胜形者死，形胜气者危矣〔13〕。

【校注】

〔1〕相任：相互适应。张介宾：“任，相当也。盖形以寓气，气以充形，有是形当有是气，

有是气当有是形。故表里相称者寿，一强一弱，而不相称者夭。”

〔2〕相果：张介宾：“肉居皮之里，皮为肉之表，肉坚皮固者是为相果，肉脆皮疏者是为不相果。”果，通“裹”，引申为匀称协调。

〔3〕形充：形体充实。

〔4〕皮肤缓：皮肤柔软。

〔5〕皮肤急：皮肤坚紧而少弹性。

〔6〕颧：颧骨。

〔7〕大肉䐃坚而有分：谓肌肉发达且条理分明。大肉，指臀、臂、腿部的肌肉。䐃，即肌肉结聚之处。张介宾：“有分者，肉中分理明显也。”

〔8〕立形定气：确立形体的刚柔强弱，决定气之阴阳盛衰。

〔9〕以：《甲乙经》卷六作“可以”，义胜。

〔10〕墙基：指面颊及下颌部位的骨骼。张介宾：“墙基者，面部四旁骨骼也。”。

〔11〕地：张介宾：“地者，面部之肉也。墙基不及其地者，骨衰肉胜也，所以不寿。”

〔12〕平人而气胜形者寿：张介宾：“人之生死由乎气，气胜则神全，故平人以气胜形者寿。设外貌虽充而中气不足者，必非寿器。”

〔13〕病而形肉脱……形胜气者危矣：张介宾：“若病而至于形肉脱，虽其气尚胜形，亦所必死。盖气为阳，形为阴，阴以配阳，形以寓气，阴脱则阳无所附，形脱则气难独留，故不免于死。或形肉未脱而元气衰竭者，形虽胜气，不过阴多于阳，病必危矣。”

【释义】

本段主要论述通过观察分析人的形体、气血等特点，以推测其寿命的长短。文中主要着眼于形体、气血等关系，大致可分为以下几个方面。

一、形与气的关系

形与气相当者寿，不相当者夭。正常人气胜形为长寿的表现，所谓“血气经络胜形则寿，不胜形则夭”。张介宾解释说：“血气经络者，内之根本也。形体者，外之枝叶也。根本胜者寿，枝叶胜者夭也。”疾病状态下，“形肉脱，气胜形者死，形胜气者危矣”。马莳云：“若至于有病，而形肉已脱，则气虽胜形，形必难复，其死必矣。或形肉未至尽脱，而元气衰甚，不及于形，是谓形胜其气，其病必危也。夫曰形者，可以概皮肉骨矣；曰气者，则凡气尽于是矣。”

二、形与五体的关系

形与五体的关系，具体可分为：①皮与肉的关系：皮肤致密，肌肉坚实，二者相称协调者长寿；肌肉消瘦，皮肤松弛者寿短。②形体与皮肤的关系：形体壮实，皮肤柔和者寿；形体似乎壮实，但皮肤紧急者夭。③形与脉的关系：形充脉大表里如一者寿，形充脉弱表里不相称者危。张志聪云："脉乃精血神气之所游行，故形充而脉坚大者为顺，脉小以弱者，荣卫宗气俱衰，衰则危矣。"④形与骨的关系：原文谓："若形充而颧不起者骨小，骨小则夭矣。"张志聪解释说："夫肾秉先天之阴阳而主骨。颧乃肾之外候，故颧不起者骨小，骨小则夭，此先天之气薄也。"⑤形与肉的关系：形体壮实，肌肉丰满，纹理明显者，为后天脾胃强健，气血化源充足，故能长寿；形体虽充实，但肌肉松软脆弱瘦削者，说明脾胃渐衰，气血化生之源将竭，故早夭。

另外，从面部墙基与地阁的关系，亦可判断人的寿夭。《灵枢・天年》曰："使道隧以长，基墙高以方，通调营卫，三部三里起，骨高肉满，百岁乃得终。"张志聪注云："墙基者，面部之四方也。地，地阁也。墙基卑，高不及地者，四方之平陷也，此人秉母气之薄，盖坤道之成形也。"

通过对上述诸多因素及其关系的分析，可以"立形定气而视寿夭"，总以形气内外相称者长寿，不相称者短寿。

【知识链接】

分，即分理，指体表视而可见之肌肉走行轮廓。古人关注"分"或"分理"的意义有两个方面：一是衡量肌肉坚脆的体表重要标志。如本篇言："形充而大肉䐃坚而有分者肉坚，肉坚则寿矣；形充而大肉无分理不坚者肉脆，肉脆则夭矣。"《灵枢・五变》也说："黄帝曰：何以候肉之不坚也？䐃肉不坚，而无分理，理者粗理，粗理而皮不致者，腠理疏。此言其浑然者。"二是取穴定位的常用体表标志。如《黄帝明堂经》言："上廉，在三里下一寸，其分抵阳明之会外邪。"《太平经》曰："人有小有大，尺寸不同，度数同等，常以窞穴分理乃应也。"即取穴虽有分寸，但常以体表凹陷分理为标志。

【原文】

黄帝曰：余闻刺有三变，何谓三变？伯高答曰：有刺营者，有刺卫者，有刺寒痹之留经者。黄帝曰：刺三变者奈何？伯高答曰：刺营者出血，刺卫者出气，刺寒痹者内热〔1〕。黄帝曰：营卫寒痹之为病奈何？伯高答曰：营之生病也，寒热少气〔2〕，血上下行〔3〕。卫之生病也，气痛时来时去〔4〕，怫忾贲响〔5〕，风寒客于肠胃之中。寒痹之为病也，留而不去，时痛而皮不仁。黄帝曰：刺寒痹内热奈何？伯高答曰：刺布衣者，以火焠之〔6〕。刺大人者，以药熨之。黄帝曰：药熨奈何？伯高答曰：用淳酒二十升，蜀椒一升，干姜一斤，桂心一斤，凡四种，皆㕮咀〔7〕，渍酒中。用绵絮一斤，细白布四丈，并内酒中。置酒马矢煴中〔8〕，盖封涂，勿使泄〔9〕。五日五夜，出布绵絮，曝干之，干复渍，以尽其汁。每渍必晬〔10〕其日，乃出干。干，并用滓与绵絮，复布为复巾〔11〕，长六七尺，为六七巾。则用之生桑炭炙巾，以熨寒痹所刺之处，令热入至于病所；寒，复炙巾以熨之，三十遍而止。汗出，以巾拭身，亦三十遍而止。起步内中[12]，无见风。每刺必熨，如此病已矣，此所谓内热也。

【校注】

〔1〕内热：谓将热纳入病处。内，同“纳”。

〔2〕少气：气短。

〔3〕血上下行：张介宾：“邪在血，故为上下妄行。”

〔4〕气痛时来时去：张介宾：“病在阳分，故为气痛，气无定形，故时来时去。”

〔5〕怫忾贲响：谓腹中怫郁胀满而肠鸣。杨上善：“怫忾，气盛满貌。”张介宾：“贲响，腹鸣如奔也。”

〔6〕以火焠之：谓用火烧针然后刺之。焠，烧。

〔7〕㕮咀（fǔ jǔ 府举）：指将药料切细、捣碎、剉末，如经咀嚼。

〔8〕置酒马矢煴（yún 云）中：将盛酒器放在燃烧的干马粪上。矢，同“屎”。煴，无光焰的火。

〔9〕勿使泄：《甲乙经》卷十作“勿使气泄”，义胜。

〔10〕晬（zuì 醉）：一昼夜的时间。

〔11〕复布为复巾：张介宾：“复布为复巾者，重布为巾，如今之夹袋，所以盛贮棉絮药滓也。”

〔12〕起步内中：在室内起床散步。

【释义】

本段论述了刺营、刺卫、刺寒痹的三种不同刺法，以及因人制宜的治疗原则。

一、因病而刺——刺有三变

寒邪侵犯于肌表、胃肠、筋骨，分别导致外感发热病、肠胃疾病以及寒痹，根据三类不同病症采用不同的刺治方法，即所谓刺有三变。

（一）刺营法

营分发生病症，可见寒热发作，气短，血上下妄行。章楠云：“病在营，则经络不得通和，故发寒热而少气。气郁则血不得四布，而但上下行走，故有因外邪而动血吐衄者，即营病之征也。”治疗当“刺营者出血”，即针刺入经脉之中使之出血。

（二）刺卫法

卫分发生病症，主要表现为气郁作痛，气无定形，故时来时去，忽痛忽止。风寒外袭入肠，故致胀满肠鸣。张介宾言："风寒外袭而客于肠胃之间，以六腑属表而阳邪归之，故病亦生于卫气。"治疗当"刺卫者出气"，即针刺入腧穴激发卫气"得气"而疏其气。

（三）刺寒痹法

寒痹是寒湿邪气侵袭人体，导致气血凝滞不畅，临床表现为肢体作痛，肌肤麻木不仁。张介宾云："寒痹久留不去，则血脉不行，或凝滞而为痛，或皮肤不知痛痒而为不仁。"治疗当"刺寒痹者内热"，用火针、艾灸或药熨治疗，使病处有热感。具体见下文。

二、因人而刺——火针药熨

同样是寒痹病症，由于患者体质的不同，提出用不同的方法治疗。体力劳动者，一般身体强健，皮厚肉坚，耐受性强，可用火针治疗；养尊处优的王公大人，身体柔弱，耐受性较差，不宜用火针，可在针刺后加药熨的方法治疗。这种因人而异的治疗思想、原则和方法，在今天依然极富启发性和指导意义。

药巾的制作及使用方法：用淳酒二十升，蜀椒一升，干姜一斤，桂心一斤，共为粗末，浸酒中，再用棉絮一斤，细白布四丈，共浸酒中。将酒器封严置干马粪中微火煨烧，五天五夜后，将布及棉絮取出凉干后再浸，每浸一昼夜，以酒及药汁浸干为止。取布制成长六七尺的夹袋，装入药滓和棉絮，然后再用桑炭火烤布袋。针刺后将热药袋熨贴穴位部，药袋凉后再加热，反复熨贴三十次，直到局部和全身出汗，擦汗后再熨。熨贴完起床后，在室内散步，避免风寒。

【知识链接】

本篇对刺营、刺卫方法的描述较为简单，后世注家阐发不多。今人卓廉士[①]综合《黄帝内经》所论，进行了较为系统的阐述。概而言之，刺营法的内容主要有：①刺营法古用锋针，今用三棱针，治疗邪气在于经脉、营血的疾病。②刺营"先去血脉"，去瘀生新，恢复经脉本来的功能，是针刺产生疗效的基础。《素问·血气形志》云："凡治病必先去其血，乃去其所苦，伺之所欲，然后泻有余，补不足。"古人将这一首要环节也称为"解结"，《灵枢·刺节真邪》说："一经上实下虚而不通者，此必有横络盛加于大经，令之不通，视而泻之，此所谓解结也。"③刺营用三棱针刺破血管而出血，所以必须观察脉搏的跳动，审察邪气在经的情况。《灵枢·经脉》在叙述了十二经脉的循行线路之后说："脉之卒然动者，皆邪气居之，留于本末；不动则热，不坚则陷且空，不与众同。"经脉受邪，"卒然"而动，是经脉受到邪气刺激的反应，也是思考"是动则病"的契机，由此观之，"是动病"所呈现的诸症状应该属于刺营法的治疗范围。对此，《素问》的《刺热》《缪刺论》《脏气法时论》《刺腰痛》以及《灵枢》的《热病》《寒热病》《癫狂》等都有所论述。④刺营需要注意对人体双侧肘、腋、腘、髀"八虚"的诊察，这

①卓廉士. 营卫学说与针灸临床[M]. 北京：人民卫生出版社，2013：167-180.

些地方是气血汇聚之处，脏腑有疾，常有瘀血留止于其处。⑤刺营必须考虑四时阴阳对于经脉的影响，这关系到出血多少、是否中邪、是否伤正等问题，《素问·四时刺逆从论》有所论述。

刺卫法的内容主要有：①刺卫古今都用毫针，是将毫针刺入腧穴或皮下使之“得气”以治病的方法。②根据刺法以“刺营”“刺卫”为纲的逻辑推测，则“所生病”似应属于刺卫的适应证。《灵枢·终始》云：“凡刺之道，气调而止……必先通十二经脉之所生病，而后可得传于终始矣。”明确说到对于十二经脉的“所生病”宜用“调气”的方法，也就是用调理卫气来治疗。③刺卫比刺营要复杂得多，需要了解卫气的生理，包括卫气的独行和与营偕行，日月经天与漏水百刻，了解标本、气街与卫气的关系，了解疾病病机中卫气的变化等。

从针灸总治则“守经隧调血气”的角度而言，刺营与刺卫法的提出，一方面使针灸总治则具体化；另一方面，也提出了调血和调气的不同评价标准——刺营须“血出而止”“见血而止”“血变而止”“血和而止”等，刺卫须“气下乃止”“气和乃止”“气调乃止”。《黄帝内经》刺营、刺卫、刺寒痹法，在唐代形成了血针法、气针法、火针法，国医大师贺普仁的毫针微通、血针强通、火针温通的“三通法”，也是一脉相承的发展。

另外，谢强等[①]研究认为，刺营包括“刺经脉”和“刺络脉”，以“出血”为目的。在临床上，通过咽喉局部刺营或配合循经取穴刺营治疗，可疏通脉络、逐邪外出、解毒消肿、化痰祛瘀、调和阴阳，从而达到通利咽喉之目的。刺营法不仅是治疗喉痹实证的重要方法，也是治疗喉痹迁延日久虚证的重要途径，这一方面的临床报道较多。

---

①谢强，何兴伟，黄冰林，等. 喉痹从刺营论治探讨[J]. 中国针灸，2009，29（10）：847-849.

官针第七法星

【导读】

官针，指公认的针具和操作方法。人类在生产、生活实践中，总是力图寻找工具、方法与对象客体之间的最佳匹配，形成一定的操作程式或标准，以求达到最佳效率。人们对针具、针法与病症客体之间的认识也是如此。在此过程中，人们试图借助于分类方法对实践中所形成的针刺方法加以分类，形成结构合理、层次清晰的刺法理论。但由于历史的局限，古人对刺法的构成要素如持针法、进针法（包括进针的深度、角度、方向、速度）、行针手法、留针、出针等，尚未达到准确把握，对分类的标准、原则认识还不清楚，而是借助天地之数“九”、十二经脉、五脏–五体等模式对针刺方法进行分类，形成了九变、十二节、五刺等类型，虽然所述26 种刺法至今临床仍然广泛应用，但其分类还具有很强的主观色彩，尚不能形成系统、科学的刺法理论体系，难以达到“官针”之标准，但却无疑代表了那个时代的针具标准和针刺技术操作规范。

【原文】

凡刺之要，官针〔1〕最妙。九针之宜，各有所为〔2〕，长短大小，各有所施也，不得其用，病弗能移。病〔3〕浅针深，内伤良肉，皮肤为痈；病深针浅，病气不泻，反〔4〕为大脓。病小针大，气泻太甚，疾必为害〔5〕；病大针小，气不泄泻，亦复为败。夫〔6〕针之宜，大者大〔7〕泻，小者不移，已言其过，请言其所施。

病在皮肤无常处者，取以鑱针于病所，肤白勿取。病在分肉间，取以员针于病所。病在经络痼痹者，取以锋针〔8〕。病在脉，气少当补之者，取以鍉针于井荥分输〔9〕。病为大脓者，取以铍针。病痹气暴发者，取以员利针。病痹气痛而不去者，取以毫针。病在中者〔10〕，取以长针，病水肿不能通〔11〕关节者，取以大针。病在五脏固居〔12〕者，取以锋针，泻于井荥分输，取以四时〔13〕。

凡刺有九，以应九变。一曰输刺：输刺者，刺诸经荥输脏腧〔14〕也。二曰远道刺：远道刺者，病在上，取之下，刺腑腧〔15〕也。三曰经刺：经刺者，刺大经之结络经分〔16〕也。四曰络刺：络刺者，刺小络之血脉也。五曰分刺：分刺者，刺分肉之间也。六曰大泻刺：大泻刺者，刺大脓以铍针〔17〕也。七曰毛刺〔18〕：毛刺者，刺浮痹于〔19〕皮肤也。八曰巨刺：巨刺者，左取右，右取左。九曰焠刺：焠刺者，刺燔针〔20〕则取痹也。

凡刺有十二节〔21〕，以应十二经。一曰偶刺：偶刺者，以手直心若背〔22〕，直痛所，一刺前，一刺后，以治心痹，刺此者傍针〔23〕之也。二曰报刺〔24〕：报刺者，刺痛无常处也，上下行者，直内〔25〕无拔针，以左手随病所按之，乃出针复刺之也。三曰恢刺〔26〕：恢刺者，直刺傍之，举之前后，恢筋急，以治筋痹〔27〕也。四曰齐刺〔28〕：齐刺者，直入一，傍入二，以治寒气小深者。或曰三刺：三刺者，治痹气小深者也〔29〕。五曰扬刺〔30〕：扬刺者，正内一，傍内四，而浮之，以治寒气之博大者也。六曰直针刺〔31〕：直针刺者，引皮乃刺之，以治寒气之浅者也。七曰输刺〔32〕：输刺者，直入直出，稀发针而深之，以治气盛而热者也。八曰短刺〔33〕：短刺者，刺骨痹〔34〕，稍摇而深之，致针骨所，以上下摩骨也。九曰浮刺〔35〕：浮刺者，傍入而浮之，以治肌急而寒者也。十曰阴刺〔36〕：阴刺者，左右率〔37〕刺之，以治寒厥，中寒厥，足踝后少阴〔38〕也。十一曰傍针刺〔39〕：傍针刺者，直刺傍刺各一，以治留痹久居者也。十二曰赞刺〔40〕：赞刺者，直入直出，数发针而浅之出血，是谓治痈肿也。

脉之所居深不见者刺之，微内针而久留之，以致其空脉气〔41〕也。脉浅者勿刺，按绝其脉乃刺之〔42〕，无令精出，独出其邪气耳。所谓三刺则谷气出〔43〕者，先浅刺绝皮〔44〕，以出阳邪〔45〕；再刺则阴邪〔46〕出者，少益深，绝皮致肌肉，未入分肉间也；已入分肉之间，则谷气出。故《刺法》曰：始刺浅之，以逐邪气而来血气〔47〕；后刺深之，以致阴气之邪〔48〕；最后刺极深之，以下谷气。此之谓也。故用针者，不知年之所加〔49〕，气之盛衰，虚实之所起，不可以为工也。

凡刺有五，以应五脏。一曰半刺〔50〕：半刺者，浅内而疾发针，无针伤肉，如拔毛状，以取皮气，此肺之应也。二曰豹文刺〔51〕：豹文刺者，左右前后针之，中脉为故，以取经络之血者，此心之应也。三曰关刺〔52〕：关刺者，直刺左右尽筋上〔53〕，以取筋痹，慎无出血，此肝之应也，或曰渊刺，一曰岂刺。四曰合谷刺〔54〕：合谷刺者，左右鸡足，针于分肉之间，以取肌痹〔55〕，此脾之应也。五曰输刺〔56〕：输刺者，直入直出，深内之至骨，以取骨痹，此肾之应也。

【校注】

〔1〕官针：指公认的针具和操作方法。张介宾：“官，法也，公也。制有法而公于人，故曰官针。”

〔2〕九针之宜……所为：“宜”“为”二字上下误倒。《圣济总录》卷一百九十二引作“九针之为，各有所宜。”

〔3〕病：原作“疾”，据《太素》卷二十二改，以与下文“病深”“病小”“病大”一致。

〔4〕反：原作“支”，据《太素》卷二十二及《素问·长刺节论》王注引文改。

〔5〕疾必为害：《太素》卷二十二作“必后为害”，据文义似当作“后必为害”。

〔6〕夫：原作“失”，据《太素》卷二十二、《甲乙经》卷五改。

〔7〕大：原脱，据《太素》卷二十二、《甲乙经》卷五补。

〔8〕病在经络……锋针：《太素》卷二十二、《甲乙经》卷五均无此11字。按以九针之序，锋针应在鍉针之下。本节两言取以锋针，据守山阁校注云：“此处应为衍文。”此说似是。

〔9〕井荥分输：即各经肘膝关节以下的井、荥、输、经、合穴。张介宾：“分输，言各经也。”

〔10〕病在中者：指病位深而在里的疾患。中，内也，里也。

〔11〕通：《太素》卷二十二、《甲乙经》卷五均作“过”，义胜。

〔12〕固居：久留不去之意。

〔13〕取以四时：指根据时令变化取穴和针刺。

〔14〕诸经荥输脏腧：脏腧，即五输穴中的“输”穴，乃五脏原穴。又，张介宾：“诸经荥输，凡井荥经合之类皆腧也。脏腧，背间之脏腑腧也。本经输、腧、俞三字皆通用。”

〔15〕腑腧：张志聪：“远道刺者，病在上而取下之合穴，所谓合治内腑也。”又，张介宾：“腑腧，谓足太阳膀胱经、足阳明胃经、足少阳胆经。十二经中，惟此三经最远，可以因下取上，故曰远道刺。”

〔16〕大经之结络经分：指经脉循行部位之结聚充盈的络脉。

〔17〕以铍针：前后诸刺俱无针名，疑为旁注误入正文。

〔18〕毛刺：指浅刺皮肤的刺法。

〔19〕浮痹于：浮痹，邪在肌肤浅表部位的痹证。于，原脱，据《甲乙经》卷五补。

〔20〕刺燔针：《甲乙经》卷五无“刺”字，宜从。张介宾：“谓烧针而刺也，即后世火针之属，取寒痹者用之。”

〔21〕十二节：指十二种针刺方法。

〔22〕以手直心若背：即将手放在相对应的胸前及背部。

〔23〕傍针：指用针从两旁斜刺。

〔24〕报刺：指随疼痛部位重复施针的刺法。

〔25〕内：同“纳”。刺入。

〔26〕恢刺：指在疼痛拘急的筋肉及其附近针刺，以舒缓拘挛的刺法。恢，扩展之意。

〔27〕筋痹：病名。《素问·长刺节论》：“病在筋，筋挛节痛，不可以行，名曰筋痹。”

〔28〕齐刺：又名三刺，指在患处正中刺一针，两旁各刺一针，三针齐下的刺法。张介宾：“齐者，三针齐用也，故又曰三刺。”又，孙鼎宜：“‘齐’当作‘参’，形误。古文‘齐’作‘亝’。”

〔29〕或曰三刺……小深者也：疑为后人注语误入正文。

〔30〕扬刺：指在患处正中浅刺一针，左右上下各浅刺一针的方法。《太素》卷二十二、《素问·长刺节论》新校正引《甲乙经》作“阳刺”。“阳刺”与下文“阴刺”对文，似是。

〔31〕直针刺：直接在病变部位沿皮肤针刺的方法。

〔32〕输刺：张志聪：“输刺者，直入直出如转输也。”

〔33〕短刺：指缓慢进针，不断摇动针体，使针尖接近骨部的针刺方法。又，郭霭春疑“短”为“竖”之误，似是。

〔34〕骨痹：病名。《素问·长刺节论》：“骨重不可举，骨髓酸痛，寒气至，名曰骨痹。”

〔35〕浮刺：在患处侧旁斜针浅刺的刺法。徐大椿《难经经释》："卧针之法，即《灵（枢）·官针》篇浮刺之法。"又云："卫在外，欲其浅，故侧卧其针，则针锋横达，不及营也。"

〔36〕阴刺：指一种治疗寒厥的左右配穴针刺法。马莳："名阴刺者，以其刺阴经也。"

〔37〕率：《太素》卷二十二作"卒"，义胜。

〔38〕足踝后少阴：足内踝后肾经的太溪穴。足，《太素》卷二十二作"取"，义胜。

〔39〕傍针刺：指在患处正中刺一针，旁边又斜刺一针的刺法。张介宾："傍针刺者，一正一傍也，正者刺其经，傍者刺其络。"

〔40〕赞刺：指在患处直入直出，反复多次，浅刺出血的刺法。张介宾："赞，助也。数发针而浅之，以后助前，故可使之出血，而治痈肿。"

〔41〕致其空脉气：谓引导孔穴中的脉气。空，通"孔"。

〔42〕按绝其脉乃刺之：先将穴中脉络按之隔绝，避开血管，然后才可进针。

〔43〕谷气出：张介宾："谷气，即正气，亦曰神气。出，至也。"

〔44〕绝皮：穿过皮肤。张介宾："绝，透也。"

〔45〕阳邪：指部位浅表的邪气。杨上善："阳邪浮浅在皮，故一刺浅之。"

〔46〕阴邪：部位较深的邪气。张介宾："绝皮及肌，邪气稍深，故曰阴邪。"

〔47〕以逐邪气而来血气：杨上善："遂邪气者，逐阳邪。来血气，引正气也。"又，《甲乙经》卷五作"以逐阳邪之气"，无"而来血气"4字，与下文相对，义胜。

〔48〕阴气之邪：《甲乙经》卷五作"阴邪之气"，义胜。

〔49〕年之所加：杨上善："人之大忌，七岁已上，次第加九，至一百六，名曰年加也。不知年加，气之衰盛虚实，为不知也。"

〔50〕半刺：指浅刺快出，如常刺深度之一半的刺法。

〔51〕豹文刺：指针刺患部前后左右血脉放血，针刺部位较多，形如豹皮斑纹之点的刺法。杨上善："左右前后针痏，状若豹文，故曰豹文刺。"

〔52〕关刺：指直刺关节周围筋腱附着部位，以治疗筋痹的方法。又称渊刺、岂刺。

〔53〕左右尽筋上：张介宾："左右，四肢也。尽筋，即关节之处也。"

〔54〕合谷刺：指在患处肌肉进针，而针向左右斜刺形如鸡爪的针刺方法。《太素》卷二十二作"合刺"。

〔55〕肌痹：指风寒湿邪侵袭肌肤，临床以肌肤顽麻疼痛为主症的病症。

〔56〕输刺：指直入直出，深刺至骨的刺法。杨上善："依于输穴，深内至骨，以去骨痹，故曰输刺也。"

【释义】

本篇是《黄帝内经》有关论述针刺方法的重要文献，主要阐述了针具的选择、九针主治病症，九变、十二节、五刺的针刺方法及主治病症，论述了分层针刺手法及其原理和作用。

一、针具选择的基本原则

本篇开篇即明确指出："九针之宜，各有所为，长短大小，各有所施。"强调针具的选择及其刺治的深浅，当与疾病的浅深及轻重相吻合。临床针刺疾病时，一定要结合疾病病位的浅深、病情的轻重、病程的长短而选用不同的针具。否则，如果不能严格按照不同病情选用不同规格的针具进行治疗，非但不能治愈疾病，反而甚或加重病情。如病位浅而深刺，就会损伤人体的肌肉组织；病位深而浅刺，则病邪不去；病轻而针大，反伤正气；病重而针小，邪气不能泻除。以上均为"失针之宜"，"不得其用，病弗能移"。

对此，张家山汉简《脉书》有类似内容，只是原本用于论述砭石的治疗："用砭启脉者必如式。痈种（肿）有农（脓），称其大小而为之砭。砭有四害：一曰农（脓）深而砭浅，胃（谓）之不及；二曰农（脓）浅而砭深，胃（谓）之泰（太）过；三曰农（脓）大而砭小，胃（谓）之澰（敛），澰（敛）者恶不毕；四曰农（脓）小而砭大，胃（谓）之泛，泛者伤良肉殹（也）。"很明显，本篇所论乃是对张家山汉简《脉书》相关内容的改编和扩展，由砭石治疗痈肿这一具体疾病，扩展为针刺治疗一般疾病。

二、九针的适应证

原文叙述了九种不同规格的针具，所刺治的病症不同，进一步彰显了"九针之宜，各有所为"的精神。具体内容是：若病在皮肤者，用镵针刺治，因为此种针锐利而针身短，适宜浅刺；若病在肌肉者，较之皮肤病位深，用员针在病变部位揩摩，以流通气血，消除疾患；若病位更深而在经络时，用锋针以刺络出血，而治顽疾痹病；若病位在较经络更深的血脉，用鍉针刺治井、荥诸穴，用补法补其脉气不足；若病为脓疡一类的疾病，则选取较宽有刃，形如剑锋一样的铍针，以刺痈排脓；若为急性发作的痹病，用针尖圆钝的员利针在局部按摩，以疏通气机，祛除藏于分肉间的痹邪；若久痹不愈，也可用针尖像蚊虫嘴样锐利的锋针，刺入皮肤，轻微提插，久留其针，可使正气得充，痹邪消散。若病邪入里，可取用治远痹深邪的长针治疗；患水肿病形成关节间气滞不通，用通气滞的大针治疗；病位深及五脏，固定不移者，就用三面有刃，锐而锋利，能治疗顽疾痼疾的锋针。

对于不同病情的病症，古人根据情况选用不同的针具，在刺法上也是根据病情和针具而用不同的方法，即所谓"病不同针，针不同法"。

三、九变刺法

九变刺法，是指针对九类不同性质的病变所采取的不同刺治方法，涉及到针刺部位的选择、针刺的深度以及具体手法等。

（一）输刺

原文说："输刺者，刺诸经荥输、脏腧也。"即通过选取肘膝关节以下的五输穴以及背俞穴来治疗五脏疾病的方法。《灵枢·寿夭刚柔》说："病在阴之阴者，取阴之荥输。"即取四肢五输穴以治五脏病。《素问·咳论》说："治脏者，治其俞。"即脏病取背俞穴之意。临床上，凡五脏病症，多选取病变脏腑所属经脉的五输穴和相应背俞穴为主治疗，如肺病咳喘，取鱼际、太渊配肺俞等。由于此法突出针刺本经五输穴和背俞穴的作用，故称为输刺。

（二）远道刺

原文说："远道刺者，病在上，取之下，刺腑输也。"这是六腑有病时，刺下合穴以治疗的选穴法。因六腑在上，下合穴分布于膝以下，两者相隔较远，故曰远道刺。《灵枢·刺节真邪》中有刺六腑的输穴治疗六腑病的记载，在《灵枢·邪气脏腑病形》中还明确指出"合治内腑"。这种选穴方法，目前临床上颇为常用，如胃病取足三里，胆病取阳陵泉，肠病取上巨虚、下巨虚等。从广义上来看，凡头面、躯干、脏腑的病症，刺四肢肘、膝关节以下的穴位都可称远道刺，如头痛取太冲、至阴，齿痛取合谷、内庭等。

（三）经刺

原文说："经刺者，刺大经之结络经分也。"是指取经脉循行部位中气血瘀滞不通或有筋结积聚现象（如瘀血、硬结、压痛等）部位针刺的方法。这种刺法主要治疗经脉本身的病变，并单独取发病经脉的腧穴治疗，故称经刺。

（四）络刺

原文说："络刺者，刺小络之血脉也。"这是浅刺体表瘀血的细小络脉，使其出血的一种方法。由于这种刺法以刺血络为主，故称络刺，又称刺络，多用于实证、热证。《灵枢·经脉》说："故诸刺络脉者，必刺其结上甚血者，虽无结，急取之泻其邪而出其血，留之发为痹也。"《素问·调经论》说："神有余则泻其小络之血出血，勿之深斥，无中其大经，神气乃平。"目前临床上应用的各种浅刺放血法，如三棱针、皮肤针或滚筒重刺出血法等属于本法范围，"刺络拔罐法"就是在本法基础上再结合使用拔罐法的一种方法。

（五）分刺

原文说："分刺者，刺分肉之间也。"这是指针刺皮下肉上的组织间隙的一种刺法，多用员针，所谓"病在分肉间，取以员针于病所"。分肉，指皮下肉上之分间，也常称为分肉之间。《素问·调经论》说："病在肉，调之分肉。"本法常用来治疗肌肉的痹证、痿证或陈旧性损伤等，可起到调理经气的作用。

（六）大泻刺

原文说："大泻刺者，刺大脓以铍针也。"这是切开引流、排脓放血、泻水的刺法。治疗外科痈肿等症。古人已认识到"脓不畏多，泻之务尽"方能痊愈。较之一般针刺泻法，此法当属大泻之法，故名大泻刺。

（七）毛刺

原文说："毛刺者，刺浮痹于皮肤也。"因邪犯肌肤，病在皮毛，当浅刺体表以疏泄邪气，故称毛刺。过去用镵针，现代临床则用皮肤针、滚筒刺之类的工具，并且治疗范围也有所扩大。

（八）巨刺

原文说："巨刺者，左取右，右取左。"这是一种左病取右，右病取左，左右交叉取穴施治的方法。《素问·调经论》说："病在于左，而右脉病者，巨刺之。"《素问·缪刺论》说："邪客于经，左盛则右病，右盛则左病，亦有移易者，左痛未已而右脉先病，如此者，必巨刺之，必中其经，非络脉也。"由于经脉在人体大多有左右交会的腧穴，如手足三阳皆左右交会在督脉的大椎穴，足之三阴也都左右相交会在任脉的中极、关元穴，因而脉气能左右交贯，故当病邪侵袭机体一侧，而表现为另一侧脉象异常或一侧病未愈，又出现另侧脉象异常时，应及时在另侧选穴针刺以平衡经气，改善倾移之态。

（九）焠刺

原文说："焠刺者，刺燔针则取痹也。"这是将针烧红后刺入体表的一种方法，用来治疗寒痹、瘰疬、阴疽等病症。张介宾注说："焠针者，用火先赤其针而后刺之，不但暖也，寒毒固结，非此不可。"《灵枢·经筋》中治痹多用"燔针劫刺，以知为度，以痛为输"。

四、十二节刺法

本篇认为"凡刺有十二节，以应十二经"，"节"是节要的意思。由于刺法有十二节要，故能应合于十二经的病症，又称"十二节刺"。

（一）偶刺

偶刺，是以一手按前心，相当于胸部募穴等处，一手按其后背，相当于相应的背俞处，在前后有压痛处进针。因此处内有重要脏器，应采用斜刺法，故曰"傍针之"。这种一前一后、阴阳对偶的刺法，称为偶刺，又称"阴阳刺"。临床上对脏腑病痛常取胸腹部募穴和背俞穴相配同刺，如心痛、心悸取心俞、巨阙；肝气郁滞取肝俞、期门等，皆可归于偶刺范畴。偶刺法为经脉横向分布理论的构建提供了需求的动力，促进了其理论的构建。

（二）报刺

报刺，是针对游走性病痛的针刺方法。张介宾云："报刺，重刺也。痛无常处，则或上或下，随病所在，即直内其针，留而勿拔，乃以左手按之，再得痛处，乃出前针而复刺之也。"故此法是以痛为腧的选穴法。"报"字，尚可理解为报告之意，即在病人所告诉的痛处针刺，亦是阿是穴之意。

（三）恢刺

恢刺，主要是针对筋肉痉挛性疾病，先从筋肉拘急痹痛的四周进针，行针得气后，提针至浅层，改变方向再进针，如此反复向前向后分别行提插捻转以增强针感，增大刺激面，达到疏通经筋、缓急止痛的目的，并恢复其原来的功能。“恢”，一解扩大，一解恢复。此法即可扩大针刺面积和针刺感应，又可恢复筋肉功能，故名恢刺。

（四）齐刺

齐刺，是正中先刺 1 针，并于两旁各刺 1 针，三针齐用，故名齐刺（图 7-1）。这种刺法与恢刺相反，恢刺为一穴多刺或多向刺；齐刺为三针集合，故又称三刺。治疗病变范围较小而部位较深的痹痛等症。

（五）扬（阳）刺

扬刺法，是在穴位正中先刺 1 针，然后在上下左右各浅刺 1 针，针刺部位较为分散，故称扬刺（图 7-2）。《太素》卷二十二“扬刺”作“阳刺”，与阴刺对举。本法适宜治疗寒气浅而面积较大的痹证。近代梅花针叩刺法，即为扬刺的演变产物。

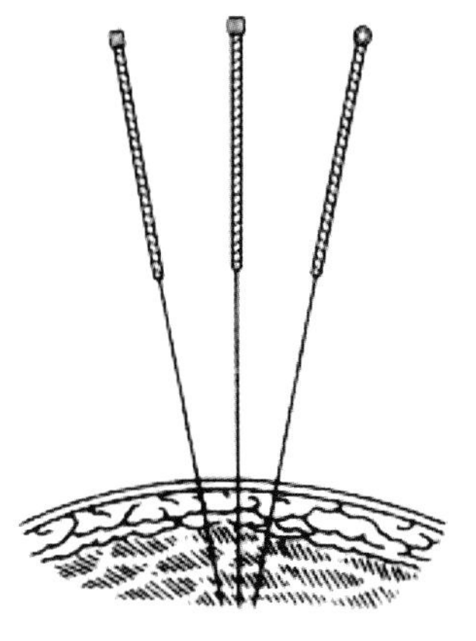

图 7-1 齐刺示意图

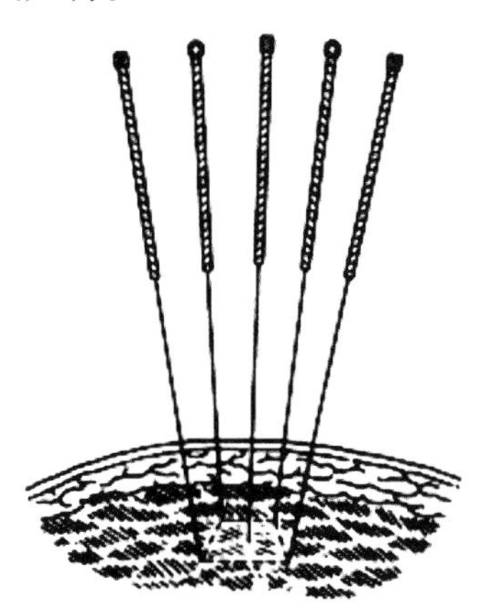

图 7-2 扬刺示意图

（六）直针刺

直针刺法，是先夹持捏起穴位处皮肤，然后将针沿皮下刺之，属于浅刺法。“直”是直对病所的意思，近代多称沿皮刺或横刺，用于治疗浅表络脉等部位的病症。

（七）输刺

输刺法，是垂直刺入较深部位，留针候气，得气后慢慢将针退出，乃从阴引阳、疏泄热邪的一种手法，以泻病邪，故称输刺。

马元[①]根据《难经·七十八难》“推而内之是谓补，动而伸之是谓泻”的补泻原则，认为

①马元.《灵枢·官针》刺法探析[J]. 山东中医药大学学报，2009，33（5）：404-405，407.

若以“伸”字替代原文中的“深”字，无论从体现泻法原则上，还是从文中所述针刺操作顺序上，更符合输刺本义，所以“深”很可能为“伸”的声误。原文是指将针直刺热邪所在，得气后从阴引阳，由深出浅，引伸邪气而散之，以达输泻热邪之功。“稀发针”，应指精简用穴，不宜多针。因热为阳邪，易传易变，针多恐激发太过，不及输泻即已传变，故当少用针。

（八）短刺

短刺法，是慢慢进针，稍摇动其针而深入近骨，在痹痛处上下提插，状似摩擦骨骼，以行气活血，宣通痹阻。“短”是接近的意思，故称短刺。本法主要治疗骨痹等深部病痛。

（九）浮刺

浮刺法，是斜针浅刺的一种方法，用于治疗浅层肌肉因寒而拘急、疼痛、麻木等症。由于病痛局部肌肉常呈紧张痉挛状态，若在此针刺，可因僵硬而难于刺入，勉强刺入，也多疼痛较重。故可在病变肌肉近旁斜针刺入病灶处，以适当手法驱寒舒筋，缓急止痛。因针不直入，且仅至浅部肌层，故曰浮刺。

浮刺与毛刺、扬刺同属浅刺法，但是毛刺为少针而浅刺，扬刺是多针而浅刺，与本法均有所不同。

（十）阴刺

阴刺法，是一种治疗寒厥，左右两侧同名穴位同用的取穴方法。寒厥表现为足冷之症，乃三阳经的经气衰竭于下，阴寒内盛所致，多为阴经病症，治以针刺阴经穴位为主，故曰阴刺。如杨上善所言：“病寒厥者，卒刺于阴，故曰阴刺也。”如下肢寒厥，可同刺左右两侧的足少阴太溪穴。

（十一）傍针刺

傍针刺，多应用于压痛比较明显，且固定不移，久久不愈的痹证。其法是先直刺 1 针，再在近旁斜向加刺 1 针，由于正旁配合而刺，所以称傍针刺（图 7-3）。直刺之针可直达病所，祛除病邪，宣散瘀阻。傍刺之针可激发经气运行，利于行气活血，通经活络，对于留痹不去之症，甚为重要。这种刺法与齐刺相似，都以加强局部压痛处的通经活络作用而设，临床上可以相互参用。

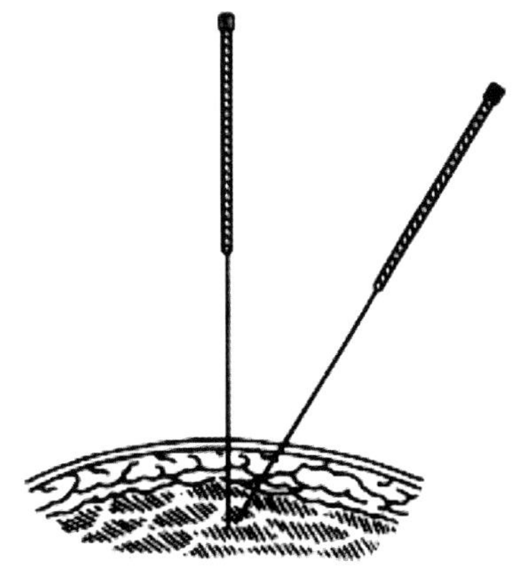

图 7-3　傍针刺示意图

（十二）赞刺

赞刺法，是直入直出，刺入浅而出针快，连续分散浅刺出血的刺法，用治痈肿、丹毒等症。“赞”是赞助痈肿热毒消散的意思，故称赞刺。本法与九变刺中的络刺、五刺法中的豹文刺均属放血刺法。

五、分层针刺方法

本篇原文论述分层针刺方法及其机理说："先浅刺绝皮，以出阳邪；再刺则阴邪出者，少益深，绝皮致肌肉，未入分肉间也；已入分肉之间，则谷气出。"《灵枢・终始》亦说："一刺则阳邪出，再刺则阴邪出，三刺则谷气至。"即针刺操作时按照穴位的预定刺入深度分为三等分，依照浅、中、深循序进针，并结合适当的补泻手法，从而达到疏导谷气，加强针刺感应，补虚泻实的目的。因皮肤为阳分，主要是卫气所行，刺之可出阳邪；皮下为阴分，主要是营气所行，刺之可出阴邪；分肉之间则为谷气所行，是针刺调气的主要部位。谷气、营气、卫气分布于不同的深度，但这只是相对的区分，其间并没有绝对的界限。说明针刺可以在不同的深度候气，或候浅层的气，或候中层的气，或候深层的气。

后世在此基础上提出针刺分层操作的三才法，如明・泉石《金针赋》中说："初针，刺至皮内，乃曰天才；少停进针，刺入肉内，是曰人才；又停进针，刺至筋骨之间，名曰地才。"三才，实际上就是浅、中、深三部。现代临床应用上一般已不严格按皮、肉、筋骨的不同组织来分层，只是将腧穴深度进行相对的划分。如 1.5 寸的腧穴，即以 0.5 寸（上 1/3）为天部，1 寸（中 1/3）为人部，1.5 寸（下 1/3）为地部。肌肉浅薄的腧穴，一般不适宜分层操作的补泻手法。分层针刺所表现出的三种治疗作用，也是后世针刺手法变化的依据。如烧山火、透天凉等就是利用腧穴的深浅三个层次，进行天、地、人的手法变化，从而使腧穴出现热变、寒变的特点，以达到助阳或清热的目的，还有许多针灸的复杂手法都是从此演变而来。

文中还阐述了脉深、脉浅与补泻的问题，所谓"脉之所居深不见者"，乃脉虚而陷，故以毫针刺脉中，久留针以引气而补之。脉浅者"按绝其脉乃刺"之法有两种：一是针对表浅的动脉，在其上方的脉动处按压使欲刺之处的脉动消失；二是针对表浅的络脉，用中指与食指在其近心端按压，再以其中一指循向另一端循按，则脉绝不显。此段原文所述，当为第二种方法，目的是减少出血，所谓"无令精出，独出其邪气耳"。

另外，文中提到"故用针者，不知年之所加，气之盛衰，虚实之所起，不可以为工也"，是源自《素问・六节藏象论》有关运气学说的论述，参见该篇。

六、五刺法

原文说："凡刺有五，以应五脏。"这是从五脏应合五体的角度，将针刺方法分为五种。

（一）半刺

半刺法，是浅刺于皮肤，针刺浅，出针快，好像拔出毫毛一样。因其刺入极浅，犹如只刺一半，故称半刺，主要作用是宣泄浅表部位的邪气。因为肺主皮毛，故和肺脏相应，临床上适宜治疗风寒束表、发热、咳嗽喘息等与肺脏有关的疾病和某些皮肤病，近代用皮肤针法即由此发展而来。

（二）豹文刺

豹文刺，是一种以穴位为中心，在穴位周围进行散刺使其出血的刺法。因其针刺出血点多，形如豹文，故称为豹文刺。因为心主血脉，故本法与心气相应，能治红肿热痛等症。本法与九刺中的络刺、十二刺中的赞刺同属浅刺出血的方法。

（三）关刺

关刺法，多在关节附近的肌腱上进行针刺。因为筋会于节，四肢筋肉的尽端都在关节附近，故名关刺，可治筋痹证。因针刺较深，必须注意不宜伤脉出血。由于肝主筋，故与肝脏相应。

（四）合谷刺

合谷刺法，多在肌肉比较丰厚处进行针刺，当进针至肌层后，退至浅层又依次再向两旁斜刺，形如鸡爪的分叉。因这种刺法有合分肉间之邪气一并而泻之的作用，故称合谷刺，又称合刺。《太素》卷二十二作“合刺”，杨上善注：“刺身左右分肉之间，痏如鸡足之迹，以合分肉间之气，故曰合刺也。”本法刺于分肉之间，脾主肌肉，故能应合脾气，临床上用于治疗痹证。

（五）输刺

输刺法，是直进针，直出针，深刺至骨骼的一种刺法，与十二节刺中的短刺、输刺相类似。“输”，是内外输通的意思，故称输刺。由于肾主骨，故本法能与肾气相应，用治骨痹以及深部病症。

综上所述，本篇可谓是现存最早的论述针法的专门文献，所论内容甚为广泛，并不局限于针刺手法操作。彭荣琛[①]将其概括为思想方法与针刺方法两个方面。从针刺理论的角度而言，一是强调针得其用，即针具使用的恰当与否，是能否取得疗效的关键之一；二是强调应变，即根据病症的变化选择刺法；三是强调三刺，即进针时由浅入深可分为三步。从针刺方法的角度而言，26 种刺法的内容包括了针刺部位、深浅、轻重、针数、角度、方向等使用准则，还包括了取穴的一些主要方法。涉及深浅度不同的刺法有针皮（直针刺、浮刺、毛刺）、刺络（络刺法）、刺经分（经刺法）、刺肉（分刺、合谷刺）、刺筋（关刺、恢刺）、刺脉（豹文刺）、刺骨（短刺、五刺中的输刺）；涉及针数不同的刺法有一针法、二针法（傍针刺）、三针法（齐刺法）、五针法（扬刺）、多针法（豹文刺）；涉及针刺方向的有直刺法（报刺、五刺中的输刺）、斜刺法（关刺）、对刺法（偶刺）、多向刺法（恢刺）等；涉及针刺手法的有提插法（恢刺）、快速法（半刺法、赞刺法）、摇针法（短刺）、引皮法（直刺法）等；取穴方法涉及上病下取（远道刺）、左右交叉（巨刺）、前后对称（偶刺）、双侧同时取穴（阴刺）等；涉及认证方法的有辨证法、对症法、刺病所法等。赵京生[②]认为本篇所论主要是一种对症针法，即针对某一具体病症设置的针刺方法。其中绝大多数针法针对痛症和痹症（26 种刺法规范中有 16 种为痹症的定式刺法，如果去掉重复以及配穴法巨刺、远道刺、偶刺则为 18 种，其中刺痹法为 11 种），

①彭荣琛. 灵枢解难[M]. 北京：人民卫生出版社，2013：81-83.

②赵京生. 针灸经典理论阐释[M]. 修订本. 上海：上海中医药大学出版社，2003：105-108.

而且显示出古人治痹症重在用针而非用穴，因为病位在肌肉、皮肤，其治疗效果与针具对肌肤的直接刺激方式更为相关。对症针法中，十二节刺法相对较为朴素，而五刺法将五种刺法分别对应于五脏，试图以五脏理论为基础来建立一种刺法理论，然而并不成功。

【知识链接】

一、相关针刺方法的区别

本篇所论针刺方法达 26 种，有些甚至异法同名，有些则名称不同而方法相近，故有必要加以区别。

现代学者多从刺法形成要素的角度加以归类区别，如赵京生[①]划分为 6 类：①进针深度：浅刺的有毛刺、浮刺、半刺、扬刺、直针刺；深刺的有输刺（十二节刺之一）、短刺等。②进针角度：斜刺如直针刺、浮刺；直刺如输刺（十二节刺之一）、关刺、输刺（五刺之一）。③针尖所向：恢刺、扬刺。④用针数量：齐刺、扬刺、傍针刺、合谷刺。⑤用针速度：半刺。⑥针身运动：短刺。王立义[②]则将其归纳为三大类：一是属于不同部位的刺法：①刺皮，包括毛刺、半刺；②刺肉，包括直针刺、浮刺、分刺、输刺、合谷刺；③刺筋，包括恢刺、关刺；④刺骨，包括短刺、输刺；⑤刺脉，包括络刺、赞刺、豹纹刺。二是属于取穴原则的刺法：①局部取穴法：齐刺、扬刺、报刺；②循经取穴法：经刺；③五输配穴法：输刺；④上下配穴法：远道刺；⑤前后配穴法：偶刺；⑥表里配穴法：傍针刺；⑦左右配穴法：阴刺；⑧左右交叉取穴法：巨刺。三是属于特殊功用的刺法：①排脓刺法：大泻刺；②燔针取痹法：焠刺。袁宜勤[③]从部位刺法、放血刺法、分层刺法、多针刺法、针具刺法、病势刺法、选穴刺法等方面进行了研究与探讨。林少贞[④]分为主要用于治疗痹证的刺法和针具、根据致病邪气性质的刺法、主要用于治疗经脉病证的刺法、主要用于泻邪的刺法和针具、主要用于适应邪气深浅程度的刺法及其他 6 大类。马元[⑤]分为取穴法、浅深刺法、多向刺法、刺血法、特殊刺法等 5 类。均可供参考。

就相近针法的区别而言，络刺、赞刺、豹纹刺均属刺络法范畴，但从操作角度看，络刺属于单针点刺放血法，仅点刺浅表浮而可见的细小脉络，出血量极少；赞刺与豹纹刺属于多针散刺放血法，其中前者为散刺浅表血络，出血量相对较少；后者为散刺深层经脉，出血量较多，形似斑斓的豹纹。其次，它们各有其临床适应证。络刺用于邪气有余，滞留表浅，并可在体表见到略呈青紫或结节的瘀阻的脉络之证，也可用于外感发热、内热炽盛而与体表显现过度充盈之脉络时，可以锋针在相应脉络处点刺出血；赞刺多用于痈疖肿毒未溃时，可用锋针依患处面积大小连续点刺数下出血，刺入浅而出针快，有祛湿热排脓毒之效；豹纹刺用于邪气内侵，久而不去，留滞经脉或跌扑损伤，经脉受损，气滞血瘀时，此皆为经脉气血闭阻，当以锋针直刺

①赵京生. 针灸经典理论阐释[M]. 修订本. 上海：上海中医药大学出版社，2003：107.
②王立义.《灵枢·官针》刺法操作及其临床应用[J]. 中医杂志，1985，26（2）：45-51.
③袁宜勤.《灵枢·官针篇》刺法应用规律及其特色[J]. 中医药学刊，2002，20（5）：658-659.
④林少贞. 浅谈《灵枢·官针》篇刺法分类[J]. 针灸临床杂志，2008，24（7）：41-43.
⑤马元.《灵枢·官针》中刺法分类重辑并释疑[J]. 针灸临床杂志，2009，25（9）：9-12.

其经，泻尽瘀血，方能促进病愈。

五刺法中输刺与短刺皆为治疗骨痹的刺法，但从操作要点上可以推知，两者主治的侧重点有所不同。当针刺入至骨部后，短刺法仅在深层行状似“摩骨”的提插手法以激发经气，促进气血运行达益髓壮骨之功，故更适用于髓少骨软、酸楚无力的虚证；输刺法强调从深层“直出”以引邪出外，故多以寒凝筋骨、畏寒疼痛的实证为主。

二、分刺法新诠

分刺法以针刺皮下肉上之分肉间而得名，黄龙祥[①]对分刺法的要点及意义阐发甚为精当，他认为“分肉之间”是一个具有非同寻常意义的特殊空间：其一，此处为表里的分界，由此至皮为表，至骨为里；其二，经脉伏行于分肉之间；其三，此为躯体部的最大的连续虚空，是卫气所行的主干道，也是邪气住留的地带；其四，气穴的“底”在分肉之间，故《灵枢·胀论》特别强调刺气穴一定要精准刺及分肉之间，不能不及，也不能过“分”刺及肉，所谓“针不陷肓，则气不行；上越中肉，则卫气相乱，阴阳相逐”。同样，刺谷气至的“三刺”法也是以分肉之间为界，所谓“已入分肉之间，则谷气出”。可见，古典针灸中绝大多数有固定位置和名称的“经俞”——脉输和气穴，其常规的针刺层次都应当控制在分肉之间。

《黄帝内经》中分肉还指体表可见的两肉之间的凹陷。针刺这两种分肉之间，其实质都是刺在肌外膜，只不过刺皮下肉上的分肉，是刺及一块肌肉的外膜，刺在肌肉表面的外膜，如本篇所言“合谷刺，左右鸡足，针于分肉之间，以取肌痹，此脾之应也”；刺两肉之间的分肉，是刺及两块或多块肌肉的外膜，刺在肌肉侧面的外膜，如《素问·长刺节论》曰：“病在肌肤，肌肤尽痛，名曰肌痹，伤于寒湿，刺大分小分，多发针而深之。”可见这两种分刺法的作用相同或相近。广义的“分刺”地带还包括刺皮下之分腠，与刺气穴的“三刺”法对接，并可兼容现代针灸诸多的皮下刺法，如腕踝针、皮三针、脊皮针、尺皮针、浮针、皮内卧针等。本篇所言浮刺、直针刺、齐刺、扬刺、傍针刺，均可视为在“分刺”这一标准刺法下，又细化出的不同定式刺法。

分刺法出现的重要意义在于提出了一个全新的思路：从刺五体转向刺五体间，从刺实体转向刺虚空，从“血”转向“气”，脉刺法中“经隧”的发现，以及三焦针法的核心技术“募刺法”的诞生，都与这一思路和视角的转变密切相关。

三、针刺方法的现代应用

本篇所论 26 种针法，大多数至今在临床还广泛运用，临床报道甚多，现选择临床研究性资料，归类举例以反映现代临床应用情况。

（一）毛刺、半刺和直针刺

毛刺、半刺和直针刺均为刺皮的浅刺针法，具有解表透热、宣肺平喘、补虚养脉等功用，

①黄龙祥. 中国古典针灸学大纲[M]. 北京：人民卫生出版社，2019：174-179.

适用于小儿感冒发热、腹泻，哮喘发作期，面瘫，肢体麻木，急慢性软组织损伤，痤疮等病症。

左智杰[①]报道用浅刺法治疗感染性疾病31例，病程最短7天，最长1月。全部均因抗生素或清热解毒类药物治疗无效前来求治，浅刺治疗时停用其他方法治疗。取穴以阿是穴（感染性病位区）为主，配合相应经脉穴。暴露穴区，常规消毒，选用28号2寸毫针沿感染性病位区从上而下，每隔1cm快速浅刺入1针，进针0.1～0.2cm，以针不掉下为准，而且越浅越好。根据感染病位区域大小浅刺数针至数十针，留针20min，每5min行针1次，每日1次，5次为1疗程。治疗1～2个疗程，停止治疗，随访半年后总结疗效。结果痊愈18例，显效6例，有效4例，无效3例，总有效率90.3%。徐彩虹[②]将100例周围性面神经麻痹患者随机分为2组各50例，分别采用半刺法（治疗组）和沿皮透穴刺法（对照组）进行治疗。两组穴位选取一致，均留针30min，每日1次，10次为1疗程，2个疗程后进行疗效评定。结果治疗组治愈率为90.00%，有效率为98.00%，对照组分别为60.00%，86.00%，二组比较差异均有显著性意义。同时观察到，病程短者以半刺法治疗疗效更佳。另外，林迎春等[③]报道用半刺法治疗小儿腹泻，郭佳土[④]用半刺法治疗功能性发热，莫秋红[⑤]用半刺法治疗寻常痤疮，贾翠霞等[⑥]用毛刺法治疗面肌痉挛等，均取得了良好的效果。

（二）浮刺、分刺和合谷刺

浮刺、分刺和合谷刺为刺肉的针刺方法，现代医家又根据肌肉纤维的走向，灵活应用上述方法，发展为骨骼肌横针刺法和骨骼肌斜刺法等[⑦]。本类方法有疏通经络、行气活血等作用，可用于治疗各种肌肉和软组织损伤疾病，如肌肉痉挛、肌肉萎缩、肌纤维组织炎、肌肉风湿痛和重症肌无力、面瘫等。

孙小莹[⑧]将符合研究的亚健康态颈部不适受试者，随机分为浮刺法组、分刺法组、合谷刺法组进行干预，同时筛选出健康受试者纳入健康人组。研究结果显示：浮刺法、分刺法、合谷刺法干预颈部不适具有显著的临床效果，可改善颈部不适者的临床症状、颈椎功能及生活质量，并可改善颈部不适区的温度。合谷刺法在改善颈部不适临床症状，颈椎功能，颈部不适区温度方面优于浮刺法及分刺法。但在改善生活质量方面，三者无明显差异。汪军等[⑨]将90例脑卒中后肩手综合征（第Ⅰ期）患者随机分为浮刺组、西药组、中药局部熏蒸组，每组30例。浮刺组寻找患者患肩明显压痛点2个，在每一个压痛点的下方80～100 mm处作为浮刺进针部位；西药组口服莫比可7.5mg；中药局部熏蒸组采用活血舒筋中药局部熏蒸。3组患者均接受康复训练，共治疗观察1个月。结果显示：浮刺治疗可以及时、有效缓解脑卒中后肩手综合征患者肩部疼痛，对脑卒中后肩手综合征患者肩部疼痛、日常生活自理能力的改善优于西药口服及中

①左智杰. 浅刺治疗感染性疾病31例[J]. 中国针灸，2002，22（7）：444.

②徐彩虹. 半刺法治疗周围性面神经麻痹50例疗效观察[J]. 中医药临床杂志，2004，16（4）：307-308.

③林迎春，周振鹤，沈文跃，等. 半刺法治疗小儿腹泻的临床及实验研究[J]. 中医杂志，1990，31（5）：34-36.

④郭佳土. 半刺疗法治疗功能性发热[J]. 中国针灸，1998，18（10）：631-633.

⑤莫秋红. 半刺法治疗寻常痤疮的临床疗效观察[D]. 广州：南方医科大学，2015.

⑥贾翠霞，丁庆余. 毛刺针法治疗面肌痉挛的临床研究[J]. 中医学报，2012，27（7）：916-917.

⑦陆寿康. 中国针灸技术方法[M]. 北京：人民卫生出版社，2013：222-225.

⑧孙小莹. 浮刺、分刺、合谷刺法干预亚健康态颈部不适的疗效比较研究[D]. 成都：成都中医药大学，2012.

⑨汪军，崔晓，倪欢欢，等. 浮刺合康复训练治疗脑卒中后肩手综合征肩部疼痛疗效观察[J]. 中国针灸，2013，33（1）：294-298.

药局部熏蒸治疗。

陈素芬[①]通过对182篇合谷刺临床研究文献的分析，总结合谷刺法的现代临床应用规律及特点，发现合谷刺法的优势病种依次为肩周炎、中风、肌筋膜炎、肱骨外上髁炎、梨状肌综合征、面神经麻痹、颈椎病、第三腰椎横突综合征、膝骨性关节炎、急性腰扭伤10种。选穴频数以阿是穴最为常用，也验证了合谷刺法是主治以痛为腧的特色疗法，以一针多向刺或多针刺法来扩大针刺范围与针刺的感应，达到针至病处，气至病所的疗效。操作方法以一针多向刺法为主流，但操作方法说明的质量并不完善。针具选用分别有毫针、注射针、圆利针、小针刀、芒针5种，其中以毫针为主要选用针具。冯起国等[②]采用合谷刺法为主配合艾灸，治疗眼肌型重症肌无力47例，操作时沿皮向下斜刺入阳白穴，针尖透刺鱼腰1寸，捻转得气留针后，将针退至皮下，向攒竹透刺1.5寸，得气留针后，再依上法透刺丝竹空1.5寸，捻转补法后留针。足三里、申脉常规针刺。起针后，艾炷灸脾俞、肾俞、三阴交，每穴各灸3壮。针灸均每日1次，10次为1疗程。3个疗程之后，进行自身对照比较评定疗效，其中治愈32例，好转11例，无效4例，总有效率为91.5%。另外，谢会平等[③]报道运用分刺法治疗小儿先天性斜颈取得较好疗效。

（三）络刺、豹纹刺和赞刺

络刺、豹纹刺和赞刺三法，均属于刺络法范畴，现代称之为刺络放血，常用粗短毫针、三棱针放血，也有用圆利针或皮肤针重叩放血者。刺络法具有清热泻火、活血化瘀、开窍通闭、消肿散结等作用，一般适用于实证、热证和瘀血阻滞的疼痛、麻木病症，虚证、寒证应慎用或忌用。

陈兴华[④]将62例缺血性脑血管病患者随机分为头皮针组（头针组）31例，采用头皮针治疗；头皮针加络刺组（络刺组）31 例，在头皮针治疗基础上加用曲泽、委中穴的刺络法。结果络刺组痊愈率加显效率为90.32%，与头针组的67. 74%比较，差别有显著意义（$P<0.05$）。头皮针加络刺疗法有降低血液黏稠度，缓解红细胞聚集状态，减少血小板聚集及降低血浆纤维蛋白原、胆固醇、甘油三酯作用，且对血液流变学及血脂影响大于单纯头皮针疗法。王映辉等[⑤]采用多中心单盲平行随机对照临床试验设计，利用计算机程序产生随机安排并隐藏，入组病例109例，治疗组（55例）以“火针赞刺法”（火针点刺加拔罐出血法）在疱疹局部治疗。按《中医病证诊断疗效标准》的疗效标准（标准A）和临床症状体征量化综合积分（标准B）判定疗效，所有主要结果均采用意向性分析。结果：治疗组痊愈率分别为90.9%（标准A）及76.4%（标准B），总有效率为100%及98.2%；对照组的痊愈率分别为38.9%（标准A）及27.8%（标准B），总有效率为92.6%及92.6%，治疗组明显优于对照组（均$P<0.01$）。且治疗组在疼痛、疱疹皮损积分疗效，疼痛缓解时间、神经痛消除时间、皮损结痂时间、脱痂时间指标疗效，后遗神经痛发生率，直接费用分析、患者的治疗满意度分析等方面，相对于对照组具有疗效优势

①陈素芬.《内经》合谷刺法的临床应用研究[D]. 广州：广州中医药大学，2017.

②冯起国，崔红，林立泉，等. 合谷刺法为主治疗眼肌型重症肌无力47例[J]. 中国针灸，1998，18（1）：33-34.

③谢会平，文拔川. 分刺法治疗小儿先天性斜颈观察[J]. 辽宁中医杂志，2003，30（2）：144.

④陈兴华. 头皮针加络刺治疗缺血性脑血管病疗效观察[J]. 河北中医，2000，22（2）：39-141.

⑤王映辉，黄石玺，刘保延，等. 火针赞刺法治疗带状疱疹的临床疗效评价研究[J]. 中国中医基础医学杂志，2009，15（10）：774-777.

（均 $P<0.05$）。

（四）关刺和恢刺

关刺和恢刺均为治疗筋痹的针刺方法，有舒筋活血、疏通经络、除挛止痛的作用，临床可用于治疗肌腱、滑囊、韧带等筋病，如肱骨外上髁炎、冈上肌腱炎、肩周炎、膝关节副韧带损伤、腱鞘炎、髌腱末端病、跟腱炎等，亦有用于中风偏瘫肌腱挛缩者。

陈章妹等[①]将103例原发性三叉神经痛患者按就诊顺序分为关刺组（53例）和常规针刺组（50例）。关刺组采用下颌关节扳机点（即下关穴附近寻找阳性点）关刺治疗，并远端配穴合谷、外关、太冲、内庭常规针刺；常规针刺组取下关、风池，并根据三叉神经痛各支的疼痛侧重配穴，采用常规针刺。采用视觉模拟评分法（VAS）和三叉神经痛症状评分法，于治疗前、第1疗程和第2疗程后对患者的疼痛程度、综合症状积分进行评定，并评定疗效。结果：两组治疗1个疗程后、2个疗程后VAS评分和综合症状评分均较治疗前明显降低（$P<0.05$，$P<0.01$），关刺组较常规针刺组降低更明显（均 $P<0.05$）；关刺组和常规针刺组总有效率分别为90.6%和72.0%，关刺组优于常规针刺组（$P<0.05$）。严睿峻等[②]将符合纳入标准的121例中风后痉挛性偏瘫患者，随机分为常规针刺组（61例）和恢关刺组（60例）。恢关刺组采用常规针刺+恢刺+关刺。每组治疗2星期，每星期5次。结果显示：恢关刺法和常规针刺法对中风后痉挛性偏瘫均有明显临床疗效。恢刺和关刺法在对中风后痉挛性偏瘫的肢体平衡能力、关节活动情况、肌张力、下肢阵挛等方面，明显优于常规针刺法。隋月皎等[③]比较恢刺结合麦粒灸与单纯恢刺、常规针刺对脑卒中后上肢痉挛性偏瘫的临床疗效差异。将90例患者随机分为恢刺结合麦粒灸组、恢刺组、常规针刺组，每组各30例。均每天治疗1次，6次为1疗程，疗程间休息1天，共治疗4个疗程。结果恢刺结合麦粒灸组总有效率为93.3%，高于恢刺组的86.7%和常规针刺组的83.8%（均 $P<0.01$）。说明恢刺结合麦粒灸治疗脑卒中上肢痉挛性偏瘫较单纯恢刺、常规针刺疗效更为理想。陆永辉[④]将62例颈型颈椎病患者，随机分为恢刺组和常规针刺组各31例。两组均取风池与肩井穴足少阳经脉循行路线连线上，颈部胸锁乳突肌与斜方肌纵向间隙的“分肉之间”6～8个压痛点，10次为1疗程，1个疗程后观察两组疼痛视觉模拟法（VAS）评分、颈部症状与体征评分变化与临床疗效。结果：两组治疗后疼痛VAS评分、颈部症状与体征评分均较治疗前明显降低（均 $P<0.01$），恢刺组以上评分较常规针刺组降低更明显（均 $P<0.01$）；恢刺组总有效率为93.5%，优于常规针刺组的74.2%（$P<0.05$）。说明恢刺法治疗颈型颈椎病有较好的临床疗效，能够缓解颈部疼痛等不适症状，其疗效优于常规针刺法。汤军燕[⑤]用恢刺法多向刺为主治疗椎管外软组织损害性疼痛，将患者分为治疗组32例，对照组30例。治疗组以痛为输，进行恢刺，对照组则施常规针刺，针后两组均按摩、热敷。两组病例经1～3个疗程治疗后，治疗组痊愈27例（占84.4%），对照组痊愈18例（占60%），两组疗效及所需疗程差异均有显著性意义。

---

①陈章妹，吴辛甜. 关刺扳机点治疗原发性三叉神经痛疗效观察[J]. 中国针灸 2012，32（6）：499-502.

②严睿峻，程波，陈麓圣，等.《内经》恢刺和关刺法治疗中风后痉挛性偏瘫临床观察[J]. 上海针灸杂志，2016，35（8）：930-934.

③隋月皎，马铁明，卞镝，等. 恢刺结合麦粒灸治疗脑卒中上肢痉挛临床观察[J]. 中国针灸，2015，35（5）：423-427.

④陆永辉.《灵枢》恢刺法治疗颈型颈椎病疗效观察[J]. 中国针灸，2013，33（1）：20-24.

⑤汤军燕. 多向刺法为主治疗椎管外软组织损害性疼痛32例[J]. 针灸临床杂志，1999，15（7）：47-48.

（五）短刺和输刺

短刺和五刺法中的输刺，均为治骨痹刺法，要求针刺深入至骨膜，或上下磨骨，或直入直出，具有疏经通络、活血化瘀等作用，主要用于治疗各种骨病，如颈椎病、腰椎骨质增生症、跟骨骨刺、类风湿性关节炎、骨关节炎等。

黄建尧①选取神经根型颈椎病（CSR）患者共 120 例，根据入院顺序，随机分为治疗组 A 和对照组 B、C 两组共 3 组，每组各 40 例。治疗组 A 采用短刺输刺法结合脊柱矫正手法，而对照组 B 采用单纯短刺输刺法，对照组 C 采用单纯脊柱矫正手法。结果显示，3 组疗法治疗神经根型颈椎病的效果皆有良好的疗效，并且治疗 CSR 病患年龄越小、病程愈短疗效越好。短刺输刺法结合脊柱矫正手法治疗 CSR 具有很好的疗效，具有高疗效、低疗程疗次、低复发率、不分证型的特点。综合疗法发挥了各种疗法的协同作用，临床疗效显著，提高及巩固了疗效，各方面的疗效皆优于单纯针刺及单纯脊柱矫正手法治疗本病。萧力维②将颈源性头痛 72 例分为观察组和对照组各 36 例，观察组短刺颈部阳性反应点，对照组常规针刺颈部阳性反应点。结果显示短刺能有效治疗颈源性头痛的伴随症状，有效改善右侧椎动脉供血、颈椎活动度，缓解颈源性头痛，且远期疗效优于常规针刺。王希琳③将 102 例神经根型颈椎病患者随机分为输刺组和常规刺组各 51 例。输刺组采用颈部相应夹脊穴深刺到颈椎骨，常规刺组采用常规针刺法治疗，两者同时配合电针疗法。结果显示：输刺组治愈率为 68.6%，有效率为 98.0%；常规刺组治愈率为 47.1%，有效率为 84.3%，2 组治愈率和有效率组间比较差异均有显著性意义（均 $P<0.05$）。

郭霖等④将 152 例退行性膝关节炎患者按 1∶1 的比例随机分为短刺加温针灸组和对照组，对照组采用常规针刺方法治疗。治疗 2 个疗程后（7d 为 1 疗程）观察疗效，结果短刺加温针灸组治愈 40 例，显效 26 例，好转 7 例，无效 3 例，有效率 96.05%；对照组治愈 20 例，显效 28 例，好转 16 例，无效 12 例，有效率为 84.21%，两组结果差异明显（$P<0.01$）。刘菲等⑤⑥通过动物实验发现短刺法能显著改善膝骨关节炎关节软骨的病理状态，减少软骨细胞凋亡，可能通过调节 PⅡCP、CTX-Ⅱ表达来促进Ⅱ型胶原的合成，且效果优于普通针刺。能有效治疗兔膝骨关节炎（KOA），其作用机制可能是提高软骨细胞 Sox9 的含量，降低 VEGF 和 ColⅩ的表达，抑制肥大细胞分化，从而维持软骨细胞的正常表型，使软骨得到修复。

（六）傍针刺

傍针刺有促进经络气血运行、祛瘀除痹的作用，适用于疼痛显著、痛点集中的病症，如头痛、关节痛、肌纤维组织炎、腰背痛、足跟痛、腰椎骨质增生症等。

---

①黄建尧. 灵枢短刺输刺法结合脊柱矫正治疗神经根型颈椎病临床研究[D]. 广州：广州中医药大学，2013.

②萧力维. 颈源性头痛颈部阳性反应点短刺临床研究[D]. 北京：中国中医科学院，2013.

③王希琳. 输刺为主治疗神经根型颈椎病疗效观察[J]. 中国针灸，2008，28（7）：497-498.

④郭霖，张海山. 短刺加温针灸治疗退行性膝关节炎临床研究[J]. 河南中医学院学报，2008，23（5）：64-65.

⑤任毅，刘菲，张愉，等. “短刺法”对兔膝骨关节炎软骨中Ⅱ型胶原及其标记物表达的影响及影像学观察[J]. 中国针灸，2016，36（6）：622-628.

⑥刘菲，李学智，付妮妮，等. 短刺法对兔膝骨关节炎软骨细胞 Sox9、VEGF 和 ColⅩ表达的影响[J]. 南方医科大学学报，2016，36（7）：997-1003.

赵因等[①]将60例坐骨神经痛患者随机分为傍针刺组和常规针刺组，每组30例。傍针刺组采用傍针刺环跳穴，常规针刺组穴取环跳、殷门、委中、阳陵泉等，行常规针刺。观察两组治疗1个疗程后及结束治疗3个月后，随访的数字疼痛评分（NPRS）、改良日本骨科学会下腰痛评分（JOA）。结果：两组随访时总有效率均为100.0%，傍针刺组治疗后JOA评价分级总改善率为100.0%，优于常规针刺组的80.0%；两组患者治疗后、随访时NPRS疼痛评分、JOA评分均较治疗前明显改善（均 $P<0.01$），治疗后傍针刺组2项评分较常规针刺组改善更明显（均 $P<0.05$）。说明傍针刺环跳穴较常规针刺治疗坐骨神经痛近期疗效显著。朱国祥等[②]将62例确诊为颈性眩晕的病人随机分为2组，治疗组以傍刺天柱穴为主，对照组取穴与治疗组同，均按常规单刺。结果显示：治疗后2组均有显著疗效（$P<0.05$），治疗后2组椎动脉、椎–基底动脉平均血流速有明显改善（$P<0.01$，$P<0.05$），2组间比较显示总有效率及颅脑多普勒指标差异均有显著性意义（$P<0.05$）。傍针刺较单刺法在治疗颈性眩晕时更有效。罗红艳等[③]将50例气阴两虚型消渴患者按就诊先后顺序以3：2比例随机分为治疗组30例，对照组20例。对照组口服降糖甲片；治疗组除运用傍针刺法外，其他处理与对照组完全相同。3个疗程后，治疗组总有效率为93.33%，对照组总有效率为70.00%，两组间疗效差异有显著性意义（$P<0.05$）。治疗组空腹血糖、24h尿糖量、血清总胆固醇和三酰甘油的下降幅度优于对照组（$P<0.05$ 或 $P<0.01$），而且傍针刺治疗前后空腹时糖耐量改变显著（$P<0.05$），3h后的糖耐量改变极显著（$P<0.01$）。此外，傍针刺对气阴两虚型消渴病患者的临床症状也有良好的改善作用。

（七）齐刺法

齐刺法以压痛点（反应点）为主取治，具有疏通经络、活血化瘀、行气止痛的作用，主要用于寒湿久居、疼痛局限固定、压痛明显而又缠绵不愈的痹证和疼痛。此外，还可用于治疗内、妇、五官等各科顽固性病症。

周仲瑜等[④]将49例原发性三叉神经痛患者用简单随机分类法分成治疗组31例，采用齐刺颧髎加常规针刺阳陵泉、丰隆穴治疗；对照组18例，以口服卡马西平治疗。治疗组总有效率为90.32%，对照组总有效率为72.22%，两组总有效率的差异具有显著性意义（$P<0.01$）。孙亚林等[⑤]采用齐刺留针法，独取天应穴，治疗晚期肝癌疼痛患者80例，以口服药物美菲康40例为对照组。结果治疗组临床总有效率96.2%，高于对照组68.3%（$P<0.05$），提示镇痛效果明显优于对照组。贾卫华等[⑥]将200例肩周炎患者随机分为齐刺温针肩内俞组（治疗组）与常规针刺组（对照组）各100例。治疗组临床治愈率78.00%，总有效率99.00%；对照组临床治愈率61.00%，总有效率87.00%，两组比较差异有极显著性意义（$P<0.01$）。另外，治疗组在缓解疼痛、改善肩关节活动、提高患者日常生活能力及缩短疗程方面均明显优于对照组（$P<$

①赵因，王桂玲. 傍针刺治疗坐骨神经痛随机对照研究[J]. 中国针灸，2011，31（5）：425-428.

②朱国祥，岳红，陈华德. 傍刺天柱穴为主治疗颈性眩晕疗效观察[J]. 中国针灸，2003，23（11）：665-667.

③罗红艳，王晓红. 傍针刺法为主治疗气阴两虚型消渴病50例临床观察[J]. 中国针灸，2000，20（1）：21-24.

④周仲瑜，李家康，罗惠平. 齐刺法治疗原发性三叉神经痛疗效观察[J]. 中国针灸，2004，24（12）：835-836.

⑤孙亚林，于连荣. 齐刺留针法治疗肝癌疼痛80例疗效观察[J]. 中国针灸，2000，20（4）：211-212.

⑥贾卫华，张镜，王玲，等. 齐刺温针肩内俞治疗肩关节周围炎100例临床观察[J]. 河北中医，2003，25（12）：925-927.

0.01）。睢明河等[①]观察顶颞前斜线齐刺法治疗中风偏瘫的临床疗效，将 62 例中风偏瘫患者按随机区组法分为治疗组（32 例）和对照组（30 例），治疗组采用顶颞前斜线齐刺法加常规体穴治疗，对照组采用顶颞前斜线常规刺法加常规体穴治疗，各治疗 30 次。结果治疗组总体疗效明显高于对照组（$P<0.05$），在提高患者肌力方面也优于对照组（$P<0.05$）。

（八）扬刺法

扬刺法有祛寒止痛、行气活血、散瘀消肿的作用，多用于寒邪凝滞、经络气血痹阻所致的疼痛、麻木、局部肿胀，而病变范围较大，病变浅表者，如风湿痛、腱鞘炎、腱鞘囊肿等。

白伟杰等[②]将 60 例强直性脊柱炎患者随机分为治疗组及对照组。治疗组采用扬刺法及齐刺法针刺治疗，对照组采用常规针刺法治疗，两组同时配合运动疗法。结果：两组治疗后临床指标均较治疗前有明显改善，而治疗组疗效明显好于对照组（$P<0.01$）。结果提示采用扬刺、齐刺法为主治疗强直性脊柱炎疗效更佳。李相慧等[③]将 780 例颈椎病患者按就诊顺序，以 1∶1∶1 的比例随机分为扬刺大椎穴为主的治疗组、针刺“颈夹脊穴”为主的对照 1 组、牵引按摩为主的对照 2 组各 260 例，观察治疗 2 个疗程的疗效及停止治疗 1 年后的远期疗效。结果显示：治疗组疗效稳定，治愈率和总有效率均明显优于对照组（$P<0.01$）。认为扬刺大椎穴为主治疗颈椎病疗效最佳，针刺疗效优于牵引按摩。潘宁[④]将 120 例肱骨外上髁炎患者分为观察组 78 例，在肱骨外上髁寻找压痛点作为阿是穴，用扬刺法治疗；对照组 42 例，阿是穴常规针刺。两组均根据传射痛、不适感部位，酌取手阳明经曲池、手三里、上廉、下廉、合谷等 1～2 穴。观察组痊愈 61 例，显效 12 例，好转 4 例，无效 1 例；对照组痊愈 20 例，显效 8 例，好转 9 例，无效 5 例。观察组在治愈率、有效率方面均较对照组有显著的优势（$P<0.01$）。汤国娟[⑤]观察扬刺温针灸治疗筋痹的疗效，将 74 例患有肱二头肌长头腱鞘炎、肱骨外上髁炎、膝内外侧副韧带损伤、桡骨茎突狭窄性腱鞘炎的患者随机分为 40 例治疗组和 34 例对照组，分别进行扬刺温针灸治疗及常规针刺治疗，结果治疗组有效率 97.5%，对照组有效率 82.3%，二者有非常显著性差异（$P<0.01$）。赵耀东等[⑥]将 90 例腱鞘囊肿患者随机分为双向扬刺组、普通扬刺组和火针组，每组 30 例。双向扬刺组采用双向扬刺法“九尖合一”多点透刺治疗，普通扬刺组采用传统扬刺法“五尖合一”多点透刺治疗，火针组采用传统火针多点速刺治疗。3 组均每日 1 次，3 次为一疗程，治疗 1 个疗程后统计疗效。结果：3 种方法对腱鞘囊肿均有疗效，双向扬刺组的治愈率为 96.7%，明显优于普通扬刺组的 66.7%和火针组的 60.0%（均 $P<0.01$）。可见双向扬刺法治疗腱鞘囊肿的临床疗效明显优于普通扬刺和火针治疗。

（九）报刺法

报刺法有疏通经络、行气止痛的作用，是治疗痛无常处，在病所上下重复针刺的方法，主

---

①睢明河，马惠芳，白杰. 顶颞前斜线齐刺法治疗中风偏瘫的临床观察[J]. 针刺研究，2003，28（2）：144-146.

②白伟杰，谭吉林. 扬刺、齐刺法为主治疗强直性脊柱炎疗效观察[J]. 中国针灸，2006，26（7）：495-497.

③李相慧，李冬剑. 扬刺大椎穴为主治疗颈椎病疗效观察[J]. 中国针灸，2004，24（7）：455-456.

④潘宁. 扬刺法治疗肱骨外上髁炎 78 例[J]. 上海针灸杂志，1997，16（5）：19.

⑤汤国娟. 扬刺温针灸治疗四肢筋痹的临床观察[J]. 针刺研究，2004，29（4）：293-295.

⑥赵耀东，韩豆瑛，尹秦，等. 双向扬刺法治疗腱鞘囊肿临床观察[J]. 中国针灸，2014，34（4）：347-349.

要用于行痹、周痹，还可治疗淋巴结炎、痛性结节、皮肤病等。

李和平[①]报道采用以痛为输的报刺法治疗强直性脊柱炎本组 41 例，近期控制者 4 例，占 9.75%；显效 18 例，占 43.9%；好转 16 例，占 39%；无效 3 例，占 7.3%。总有效率为 92.6%。

（十）偶刺法

偶刺法后世发展为前后配穴和俞（后）募（前）配穴，成为治疗心胸、腹腔内脏腑疾病的重要配穴法，临床应用非常广泛。本法有引气调气、调和阴阳的作用，临床上前后配穴针刺法不仅可用于胸腹部与腰背，亦可用于头面。

付丽等[②]将 80 例脑卒中后失眠伴抑郁患者随机分为治疗组和对照组，每组 40 例。治疗组采用偶刺心俞、巨阙、肝俞、期门穴，每日 1 次，每次 20min；对照组口服盐酸帕罗西汀片 20mg，每次 1 粒，每晚睡前服用。两组均治疗 2 个疗程（连续治疗 2 星期为 1 个疗程）。结果：治疗组和对照组患者治疗 2 星期和 4 星期匹兹堡睡眠质量指数（PSQI）评分、汉密尔顿抑郁量表（HAMD）均降低（$P<0.05$）；治疗组 PSQI、HAMD 评分的改善优于对照组，治疗组 PSQI、HAMD 评分于第 2 星期显著改善，与对照组存在显著差异（$P<0.05$）；治疗组和对照组总有效率分别为 90.0%和 15.0%，治疗组疗效明显优于对照组（$P<0.05$）。廖雪等[③]对 2017 年前 10 年偶刺法的临床应用情况进行了总结，发现偶刺法可应用于脑卒中后遗症、妇科病症、脾胃病症、骨伤科病症、慢性疲劳综合征、肥胖症等众多疾病的治疗。

（十一）巨刺法

巨刺法可引气调气、疏经通络、行气活血，主要用于各种软组织损伤、中风偏瘫、面瘫、肋间神经痛和关节痛，亦可用于幻肢痛和内脏病，以经脉气血瘀滞、运行不畅者为宜。

刘光亭等[④]将缺血性中风患者 235 例随机分为巨针巨刺治疗组 122 例与毫针巨刺对照组 62 例、毫针患侧对照组 51 例进行对照观察。结果：治疗组与 2 个对照组均有较好的临床疗效，但治疗组又明显好于 2 个对照组（$P<0.01$）。说明巨针巨刺法治疗缺血性中风，具有提高临床疗效、降低致残率等优点。洪金标等[⑤]将 60 例脑卒中后肩手综合征患者随机分为巨刺组、患侧组各 30 例。两组均取肩髃、肩髎、曲池、合谷等穴。结果：上肢 Fugl-Meyer 运动功能和日常生活活动能力 ADL 评分，两组治疗前和治疗 2 个疗程后比较，差异均有统计学意义（均 $P<0.05$），两组间比较，巨刺组优于患侧组（$P<0.05$）；两组治疗前后肿胀和疼痛评分都有下降（均 $P<0.05$），组间比较，肿胀程度改善巨刺组优于患侧组（$P<0.05$），但疼痛改善两组相当（$P>0.05$）；巨刺组总有效率为 93.3%，患侧组为 90.0%，两组疗效比较，差异具有统计学意义（$P<0.05$）。巨刺针法治疗脑卒中后肩手综合征在减轻肿胀、改善运动功能方面优于常规针刺法。李莹等[⑥]将 40 例急性期周围性面瘫患者随机分为巨刺组 19 例、患侧组 21 例。两组

---

①李和平. 以痛为输报刺法治疗强直性脊柱炎[J]. 针灸临床杂志，2002，18（4）：37-38.

②付丽，马朝阳，唐雷，等. 偶刺治疗脑卒中后失眠伴抑郁临床观察[J]. 上海针灸杂志，2016，35（10）：1184-1186.

③廖雪，段晓荣，李彩莲，等. 近 10 年《灵枢·官针》中“偶刺法”的临床应用概况[J]. 湖南中医杂志，2017，33（10）：207-209.

④刘光亭，高旭让. 巨针巨刺治疗缺血性中风 122 例临床观察[J]. 中国针灸，2002，22（12）：823-825.

⑤洪金标，盛鹏杰，袁宜勤，巨刺针法治疗脑卒中后肩手综合征疗效观察[J]. 中国针灸，2009，29（3）：205-208.

⑥李莹，张中一，陈跃来，等. 巨刺法治疗急性期周围性面瘫临床疗效观察[J]. 中国针灸，2015，35（1）：7-10.

均予相同基础用药，针刺穴取风池、阳白透鱼腰、睛明、承泣、下关、颊车透地仓、合谷、足三里，巨刺组针刺面部健侧穴位，患侧组针刺面部患侧穴位，每周 3 次，治疗 4 周。结果：两组均能促进面神经功能恢复，巨刺组与患侧组总有效率均为 100.0%，巨刺组痊愈率为 68.4%，优于患侧组的 47.6%（$P<0.05$）；巨刺组于治疗第 7 天、第 14 天 H-B 评分优于患侧组（均 $P<0.05$）；巨刺组痊愈患者治疗天数明显少于患侧组（23.95 士 4.30）天 vs（29.14 士 5.43）天（$P<0.01$）。说明巨刺法能加速急性期周围性面瘫面神经功能恢复，并明显缩短疗程，疗效优于针刺面部患侧穴。骆方[①]将 71 名急性踝关节扭伤患者随机分为治疗组 39 例，对照组 32 例。治疗组取健侧照海、太溪行泻法，丘墟、昆仑行补法，阳陵泉、解溪行平补平泻法。对照组取患侧同名穴位，其他操作同治疗组。结果显示治疗组总有效率 97.4%，对照组总有效率 90.6%，治疗组有效病例的疗程也较对照组有显著性缩短（$P<0.05$）。

（十二）远道刺法

远道刺法是根据经络上下内外相通的原理，取距病变部位较远的穴位针刺，目前临床常以局部与远道穴相结合，配伍处方进行针刺治疗，也有单用远道穴针刺取得显著疗效的例子。《四总穴歌》曰：“肚腹三里留，腰背委中求，头项寻列缺，面口合谷收。”即是远道刺法的范例。临床常用局远配穴如下（表 7-1）。

表 7-1 局远配穴举例

病位	近取	远取	病位	近取	远取
前头痛	阳白	内庭	腰痛	志室	昆仑
侧头痛	太阳	足临泣	肾病	肾俞	太溪
后头痛	天柱	束骨	肺病	肺俞	列缺、尺泽
口眼㖞斜	翳风	偏历	生殖器病	关元	三阴交
风眩而痛	下关	合谷	心病	心俞、厥阴俞	郄门、内关
喉痛	天突	少商	肛门病	长强	承山
目疾	睛明	光明	胃病	中脘、梁门	足三里
耳病	听宫、听会	中渚、后溪	大小肠病	天枢、关元	上巨虚、下巨虚
鼻病	迎香	曲池	肝胆病	肝俞、日月	中封、阴陵泉
舌病	廉泉	通里	膀胱病	中极	委中

另外，张慧林等[②③]有关本篇痹证刺法的研究，白俊娇等[④]有关输刺法探析及其临床应用，司晓华等[⑤]对本篇所论针法在治疗颈源性头痛中作用的探讨，宋雁行等[⑥]对古代五刺针法的临床应用初探等，都有一定的参考价值。

①骆方. 巨刺法治疗急性踝关节扭伤 39 例[J]. 浙江中医杂志，2002，37（8）：53.

②张慧林，赵妍，贾颖.《灵枢·官针》刺“痹”针法研究[J]. 山西中医学院学报，2015，16（3）：9-10.

③胡晓红. 从《灵枢·官针》篇谈治痹证之古针法[J]. 四川中医，2000，18（7）：13-14.

④白俊娇，万玉婉，魏清琳.《灵枢·官针》输刺法探析及其临床应用[J]. 中医临床研究，2018，10（5）：76-77.

⑤司晓华，吴中朝，赵永刚.《官针》针法在颈源性头痛治疗中的作用初探[J]. 世界中医药，2012，7（4）：335-338.

⑥宋雁行，张学丽，刘颖，等. 古代五刺针法的临床应用初探——读《灵枢·官针》有感[J]中国中医药现代远程教育，2016，14（9）：129-131.

本神第八法风

【导读】

神作为中医学的重要概念，其内涵丰富，且随语境所指不完全一致，诚如《素问·八正神明论》所言："请言神，神乎神。"但中医学作为一门实践性很强的学科，实践活动则需要相关概念内涵的清晰与确定，故本篇以"凡刺之法，先必本于神"为命题，从个体生命以及认识发生的角度，系统讨论了神的产生及其发展的不同阶段，阐述了神、魂、魄、意、志、思、虑、智的含义，以及形与神之间的辩证关系，认为形为神之基，神为形之用，神的正常与否可影响五脏之功能，而五脏虚实亦可导致神志异常。正是基于形神亦恒相因的关系，进而推论出针刺虽作用于形体，但亦必须"本于神"。本篇原文可谓中国古代系统论述中医心理学的经典之作。

【原文】

黄帝问于岐伯曰：凡刺之法，先必本于神[1]。血、脉、营、气、精神，此五脏之所藏也，至其淫泆离藏[2]则精失，魂魄飞扬，志意恍乱，智虑去身者，何因而然乎？天之罪与？人之过乎？何谓德、气生精、神、魂、魄、心、意、志、思、智、虑？请问其故。岐伯答曰：天之在我者德也，地之在我者气也[3]，德流气薄而生者[4]也。故生之来谓之精，两精相搏谓之神[5]，随神往来者谓之魂[6]，并精而出入者谓之魄[7]，所以任物[8]者谓之心，心有所忆谓之意[9]，意之所存谓之志[10]，因志而存变谓之思[11]，因思而远慕谓之虑[12]，因虑而处物谓之智[13]。故智者之养生也，必顺四时而适寒暑，和喜怒而安居处，节阴阳而调刚柔，如是则僻邪[14]不至，长生久视[15]。

【校注】

〔1〕本于神：谓以病人神气盛衰为根本和依据。

〔2〕淫泆离藏：谓七情过度而致五脏精气和五脏所藏之神散失不藏。

〔3〕天之在我……在我者气也：谓天赋予人体的是万物得以生长发育的生命力，地赋予人体的是万物得以生成的精气。《管子·心术》："化育万物谓之德。"杨上善："未形之分，授于我身，谓之德者，天之道也。故《庄子》曰：未形之分，物得之以生，谓之德也。阴阳和气，质成我身者，地之道也。"

〔4〕德流气薄而生者：谓天德下流，地气上交，阴阳相错，升降相因，而始有生命的诞生。薄，通"搏"。

〔5〕两精相搏谓之神：谓男女生殖之精结合所产生的新生命活动叫作神。神，犹生命活动。

〔6〕魂：神支配下的意识活动，如梦寐恍惚，变幻游行之境皆是。

〔7〕魄：谓一些与生俱来的、本能的、较低级的神经心理活动。

〔8〕任物：主管认识事物和处理事物。任，担任、主管。

〔9〕心有所忆谓之意：谓心对所反映事物的回想、联想活动称为意。

〔10〕意之所存谓之志：谓心所忆念事物映象的贮存活动称为志。志，识记。

〔11〕因志而存变谓之思：谓在储存的感知材料的基础上，反复思考的活动称为思。

〔12〕因思而远慕谓之虑：谓在思考的基础上，由近及远的推论活动称为虑。

〔13〕因虑而处物谓之智：谓在长远思虑的基础上，正确处理外界事物的活动称为智。

〔14〕僻邪：即致病的邪气。

〔15〕长生久视：谓生命长久。

【释义】

本段原文围绕"凡刺之法，先必本于神"的命题，集中论述了人体神的产生及含义。

一、神的产生

本段原文主要从发生学的角度阐述了神的产生、发展过程。首先，从生命体的形成而言，是天地自然之气交互作用、长期演化的结果，所有生命体均有其生命活动规律的固有程序及其生机表现。人类的生命也由天地自然之气作用而成，但就个体生命的产生而言，则源于父母生殖之精，所谓"生之来谓之精"，父母之精结合，即可孕育出新的生命个体，新的生命个体又有其生命活动的固有程序及其生机表现。这种生命活动规律的固有程序及其生机表现，就可称之为神，故原文曰："两精相搏谓之神。"《素问·玉机真脏论》亦指出："神转不回，回则不转，乃失其机。"张介宾注："神即生化之理，不息之机。五气循环，不愆其序，是为神转不回，若却而回反，则逆其常候而不能运转，乃失其生气之机也。"

其次，人的认知、情感与意志等心理活动，中医传统上称为精神意识思维活动，原文“所以任物者谓之心……因虑而处物谓之智”一段，讨论了从认知活动到意志活动发生、发展的不同阶段，以及各个阶段之间的内在联系，基本反映了心理活动的全过程，是对心理之神发生的概括描述。

二、神的含义

《黄帝内经》中有关神的含义有多个方面，与本篇所述有关者，可概括为两个方面。

（一）人体生命活动规律的固有程序及其反应

上述神的产生的第一个方面，已说明了神的这一含义。除此之外，《黄帝内经》其他篇章亦有论述。如《素问·六微旨大论》说：“出入废则神机化灭，升降息则气立孤危。”王冰注：“出入，谓喘息也。升降，谓化气也。夫毛、羽、倮、鳞、介及飞走跂行，皆生气根于身中，以神为动静之主，故曰神机也。”即神就是生命活动规律的固有程序及其所表现出的呼吸、饮食、排泄等功能活动。若生命活动规律的固有程序及其反应丧失，则生命也就自然完结，故《素问·五常政大论》说：“根于中者，命曰神机，神去则机息。”《素问·移精变气论》更明确地指出：“得神者昌，失神者亡。”生命活动及其反应以精、气、血、津液等营养物质为基础，正是在此意义上，《黄帝内经》亦常直接将人之气、血等营养物质以神称之，如《素问·八正神明论》说：“血气者，人之神。”《素问·离合真邪论》曰：“外引其门，以闭其神……推阖其门，令神气存。”

（二）人的心理活动

心理活动是通过大脑的神经生理过程而进行信息的摄取、储存、编码和提取的过程，人的心理活动包括认知、情感与意志三方面的活动与过程。

1. 认知活动

认知活动是基本的心理活动，是指人以感知、记忆、思维等形式反映客观事物的性质、联系及其对人的意义的过程。本段原文将人的认知活动划分为相互依存的“任物”、意、志、思、虑等阶段。人的认知活动始于接受并反映外界客观事物，即感觉和知觉。“所以任物者谓之心”，不仅表明“心”是接受反映外界事物的器官，同时还揭示了心理是“心”对客观世界的反映。意是认知过程中“心”对以往所反映事物的回想、联想；志是“心”所忆念事物映象的保持、贮存，相当于识记过程；思是在储存的感知材料的基础上，对事物进行比较与分析、具体与抽象、归纳与演绎等思维的过程；虑是在思考的基础上做出决策的过程，相当于想象，并有产生创造性思维的涵义。

2. 意志活动

意志活动是指由认知的支持与情感的推动，使人有意识地克服内心障碍与外部的困难，而坚持实现目的的过程。本段所论“因虑而处物谓之智”，即是意志过程的反映。智是在虑的基础上，对事物进行正确安排处理的过程。《荀子·正名》曰：“知而有所合谓之智。”说明人的主观认识与客观实际相符合是智慧表现的基本要素。那么，正确的认知活动支配行为的结果，符合自然规律即为智。本段原文并以养生为例，说明智的涵义，所谓“智者之养生也，必顺四时而适寒暑，和喜怒而安居处，节阴阳而调刚柔，如是则僻邪不至，长生久视”，指出认识并遵从养生原则，实现了“长生久视”目的的人，方为智者。这里反映了《黄帝内经》对智慧的理解，重视人与环境，尤其是自然环境的协调一致，顺从客观规律，体现了中国传统文化以顺从自然，协调和谐为美的思想。

3. 情感活动

情感活动是由认知而引起的人对客观事物的某种态度的体验，其代表性心理成分为情感、情绪与心境，三者密切相关，在心理功能和外显表征方面常难截然分开。本篇对情感活动的论述，主要反映于下文，如其所言“怵惕”“悲哀”“喜乐”“愁忧”“盛怒”等，均是其例。

此外，魂、魄亦属于人的心理活动。《左传·昭公七年》曰：“人生始化曰魄，既生魄，阳曰魂。”孔颖达疏：“人之生也，始变化为形，形之灵者，名之曰魄也。既生魄矣，魄内自有阳气，气之神者名之曰魂也……附形之灵为魄，附气之神为魂也。附形之灵者，谓初生之时，耳目心识，手足运动，啼哭为声，此则魄之灵也。附气之神者，谓精神性识，渐有所知，此则附气之神也。”一般认为魄是与生俱来的、本能性的、较低级的神经心理活动，如新生儿啼哭、吮吸、非条件反射动作和四肢运动，以及耳听、目视、冷热痛痒等感知觉；魂指人的意识活动，包括人的感性、知性、悟性等。

三、凡刺之法，先必本于神

本篇首论神之含义，继论形神关系，由此推论出“凡刺之法，先必本于神”的命题。《黄帝内经》认为，针刺乃至一切治疗手段之所以能发挥作用，产生相应的治疗效应，除治疗措施的正确与否外，与人体神之盛衰密切相关，《素问·移精变气论》说：“得神者昌，失神者亡。”认为神的盛衰有无，直接影响着治疗效果和预后判断。《素问·汤液醪醴论》指出：“形弊血尽而功不立者，神不使也。”即脏腑气血竭绝，神机衰败，则任何正确的治疗技术也将无能为力。可见，神的使与不使，即病人机体的反应性与心理状态，是治疗成败的关键，故本篇原文强调：“是故用针者，察观病人之态，以知精神魂魄之存亡，得失之意，五者以伤，针不可以治之也。”

【知识链接】

一、“神”在《黄帝内经》中的含义

中医学的基本概念和范畴往往具有多相性的特征，即一个概念或范畴往往是通过多个判断从不同角度、不同层面来规定，而不是从一个方面或侧面加以界定，因而在不同的语境中表现出不同的语义。“神”作为中医学的重要概念，亦是如此。概括《黄帝内经》中“神”的含义，大致可归纳以下 10 余种：①天神。即天地万物的创造者、主宰者和原动力。《说文·示部》："神，天神，引出万物者也。"徐灏注笺："天地生万物，物有主之者曰神。"《素问·五常政大论》曰："根于中者，命曰神机，神去则机息。"王冰注："诸有形之类，根于中者，生源系天，其所动静，皆神气为机发之主，故其所为也，物莫之知，是以神舍去，则机发动用之道息矣。"②人体生命的创造者、主宰者和原动力。《灵枢·决气》曰："两神相搏，合而成形，常先身生，是谓精。"杨上善："雌雄二灵之别，故曰两神。阴阳二神相得，故谓之薄。"张介宾："两神，阴阳也。"③指事物运动变化的规律。《素问·玉机真脏论》言："神转不回，回则不转，乃失其机。"张介宾注："神即生化之理，不息之机也。五气循环，不愆其序，是为神转不回。"④指人体的生命活动，包括生理功能与心理活动。《素问·汤液醪醴论》云："帝曰：形弊血尽而功不立者何？岐伯曰：神不使也。"张介宾："凡治病之道，攻邪在乎针药，行药在乎神气……若以药剂治其内而脏气不应，针艾治其外而经气不应，此其神气已去，而无可使矣。"⑤指人的意识、心理活动。后者包括认知、情感与意志等活动。如《素问·上古天真论》说："上古有真人者，提挈天地，把握阴阳，呼吸精气，独立守神……积精全神，游行天地之间。"⑥指心所藏之神，涉及人的精神、意识、思维活动。如《素问·宣明五气》说："五脏所藏：心藏神，肺藏魄，肝藏魂，脾藏意，肾藏志。"《素问·移精变气论》云："闭户塞牖，系之病者，数问其情，以从其意，得神者昌，失神者亡。"森立之注："得神、失神之神，盖为病人、工人两家之神可也。言工人善收专己神思，则病人之神思亦可得知之也。工人己神思不收专，则病人之神思亦不能得而失之也，必矣。"⑦指人体的正气。如《灵枢·小针解》曰："上守神者，守人之血气有余不足，可补泻也……神者，正气也。"《素问·八正神明论》则云："血气者，人之神。"⑧指人的灵感。《素问·八正神明论》曰："何谓神？岐伯曰：请言神，神乎神，耳不闻，目明心开而志先，慧然独悟，口弗能言，俱视独见，适若昏，昭然独明，若风吹云，故曰神。"⑨神奇，玄妙。《素问·阴阳应象大论》曰："化生五味，道生智，玄生神。神在天为风，在地为木。"张介宾："玄冥之中，无有而无不有也，神神奇奇，所从生矣。"《素问·天元纪大论》则谓："阴阳不测谓之神，神用无方谓之圣。"王冰："神，无期也……无期禀候故曰神。"⑩指神灵。如《素问·五脏别轮》言："拘于鬼神者，不可与言至德。"另外，也可用于指具有高超医疗技术的人。如《灵枢·邪气脏腑病形》说："按其脉，知其病，命曰神；问其病，知其处，命曰工……故知一则为工，知二则为神，知三则神且明矣。"

二、"凡刺之法，先必本于神"的临床应用

本段提出"凡刺之法，先必本于神"的命题，对于中医临床针灸以及药物治疗，均有重要的指导意义。从神的角度而言，疾病就是不同程度的失神，诊断就是判断失神的性质与程度，治疗的目的就是使之复神。针刺本于神的方法，就《黄帝内经》所论，可概括为四个方面：一是察观病人神的盛衰，以了解病人的反应性，即本篇所言"是故用针者，察观病人之态"。二是调动病人的主观能动性，解除病人的心理障碍，所谓"恶于针石者，不可与言至巧，病不许治者，治之无功矣"（《素问·五脏别论》）。三是控制病人的意念活动，使病人的意念活动与医生之操作充分配合。如《素问·针解》说："必正其神者，欲瞻病人目，制其神，令气易行也。"

四是调医生之神，临针时医生要全神贯注，谨候患者气血之往来，然后施以相应的手法。如《素问·宝命全形论》说："凡刺之真，必先治神，五脏已定，九候已备，后乃存针，众脉不见，众凶弗闻，外内相得，无以形先，可玩往来，乃施于人……深浅在志，远近若一，如临深渊，手如握虎，神无营于众物。"《素问·针解》进一步解释说："神无营于众物者，静志观病人，无左右视也。"

【原文】

是故怵惕[1]思虑者则伤神，神伤则恐惧，流淫[2]而不止。因悲哀动中[3]者，竭绝而失生[4]。喜乐者，神惮散而不藏[5]。愁忧者，气闭塞而不行。盛怒者，迷惑而不治。恐惧者，神荡惮而不收。

心怵惕思虑则伤神，神伤则恐惧自失[6]，破䐃脱肉[7]，毛悴色夭，死于冬。脾愁忧而不解则伤意，意伤则悗乱[8]，四肢不举，毛悴色夭，死于春。肝悲哀动中则伤魂，魂伤则狂忘不精，不精则不正[9]，当[10]人阴缩而挛筋，两胁骨不举，毛悴色夭，死于秋。肺喜乐无极则伤魄，魄伤则狂，狂者意不存人[11]，皮革焦[12]，毛悴色夭，死于夏。肾盛怒而不止则伤志，志伤则喜忘其前言，腰脊不可以俛仰[13]屈伸，毛悴色夭，死于季夏[14]。恐惧而不解则伤精，精伤则骨酸痿厥，精时自下。是故五脏主藏精者也，不可伤，伤则失守而阴虚[15]，阴虚则无气，无气则死矣。是故用针者，察观病人之态，以知精神魂魄之存亡得失之意，五者以[16]伤，针不可以治之也。

肝藏血，血舍魂[17]，肝气虚则恐，实则怒。脾藏营，营舍意，脾气虚则四肢不用，五脏不安，实则腹胀经溲不利[18]。心藏脉，脉舍神，心气虚则悲，实则笑不休。肺藏气，气舍魄，肺气虚则鼻塞不利，少气，实则喘喝胸盈仰息[19]。肾藏精，精舍志，肾气虚则厥，实则胀，五脏不安。必审五脏之病形，以知其气之虚实，谨而调之也。

【校注】

〔1〕怵惕：惊恐不安。

〔2〕流淫：谓遗精、滑精等。

〔3〕动中：谓扰动内脏。

〔4〕竭绝而失生：精气衰竭而丧失生命。

〔5〕神惮（dàn 但）散而不藏：谓神气耗散，不能安藏于五脏。惮散，耗散。

〔6〕自失：指失去自主能力，不能控制自己。

〔7〕破䐃脱肉：谓肌肉极度消瘦。䐃，隆起的大块肌肉。

〔8〕悗（mán 蛮）乱：心胸郁闷烦乱。悗，烦闷。

〔9〕狂忘……不精则不正：谓狂妄而愚钝，言行举止失常。忘，《太素》卷六作"妄"。精，精明。

〔10〕当：《甲乙经》卷一作“令”。

〔11〕意不存人：谓对外界刺激无动于衷，旁若无人。

〔12〕皮革焦：皮肤干枯。皮革，皮肤。

〔13〕俛仰：即俯仰。俛，同“俯”。

〔14〕季夏：夏季最末一个月，即农历六月。

〔15〕阴虚：指精气亏虚。

〔16〕以：通“已”。

〔17〕血舍魂：即魂寄居于血，倒装句。舍，寄居。下文“营舍意”“脉舍神”“气舍魄”“精舍志”，同此。

〔18〕经溲不利：指大小便不利。经，《甲乙经》卷一、《脉经》卷六并作“泾”。张介宾：“经，当作‘泾’。”《素问·调经论》王冰注：“泾，大便；溲，小便。”

〔19〕喘喝胸盈仰息：谓喘促有声，胸满而仰面呼吸。

【释义】

本段继上文论述神的含义之后，进而阐述神与形的关系，以及治病本神的道理。

一、神与形的生理关系

上文论神的产生，已涉及到神与形的关系。一方面，神由父母先天之精所化，依赖后天水谷精微及其化生的气血津液的充养，正如刘完素《素问玄机原病式》所说：“精中生气，气中生神，神能御形，由是精为神气之本。”《灵枢·平人绝谷》也指出：“五脏安定，血脉和利，精神乃居，故神者，水谷之精气也。”均说明神由形生，以先后天精气为物质基础。另一方面，本篇对心理活动的描述，说明意、志、思、虑、智的产生，是由于心“任物”的结果，人的各种认知、情感、意志活动，都由心所主。如《素问·灵兰秘典论》曰：“心者，君主之官，神明出焉。”在认为心主神的同时，本篇又将神分为神、魂、魄、意、志而分属于五脏，所谓“肝藏血，血舍魂”“脾藏营，营舍意”“心藏脉，脉舍神”“肺藏气，气舍魄”“肾藏精，精舍志”，说明神必须依附于形而存在。神虽生于形，依附于形，但神对形又有主宰调节作用，张介宾《类经·藏象》说：“虽神自精气生，然所以统驭精气而为运用之主者，则又在吾心之神。”神对人体的主宰作用，还体现于神对脏腑组织功能的协调和抗御外邪作用方面，如《灵枢·本脏》说：“志意者，所以御精神，收魂魄，适寒温，和喜怒者也。”

二、神与形的病理影响

神与形的病理影响，主要是情感活动与人体功能活动之间的相互影响，包括情志过度伤脏与脏病情志异常两个方面。

（一）情志过度伤脏

由于五脏与情志活动有对应的关系，一般认为情志过度常损伤相应脏腑而发病，如《素问·阴阳应象大论》所论“怒伤肝”“喜伤心”“思伤脾”“忧伤肺”“恐伤肾”。但人的情志反应复杂而又微妙，各种情志变化往往可分而不可离，故情志因素常多情交织复合致病，如本篇言“怵惕思虑则伤心”“恐惧不解”“盛怒不止”伤肾等。就情志所伤致病的临床表现而言，本篇所述均为躯体与神志失常的症状共见，即形神俱病。如怵惕思虑伤及心神，神失所主，表现为恐惧不能自控，同时神气失于收摄则滑精，精气耗伤，形失所养而极度消瘦。忧思过度伤脾之意，气机滞塞，升降失常，则令胸膈痞闷，心烦不安，形症为四肢无力。悲哀太过伤肝之魂，致狂妄不清，行越常轨，形症见阴囊收缩、筋脉拘挛等。喜乐过度伤肺之魄，致神气涣散，言行狂乱失常，旁若无人，形症为皮肤干焦失养。大怒不止伤肾之志，致迷乱而不能自治，前言不搭后语，形症为腰脊痿软无力，俯仰屈伸困难。若恐惧状态长期不能解除，则进一步损伤肾所藏之精，致筋骨痠软，发为痿厥、滑精之病。

（二）五脏病变伤神

五脏藏五神，五脏虚实均可导致神志异常等病变，其中尤以心、肝两脏病变最易伤神，如原文所言：“肝气虚则恐，实则怒”“心气虚则悲，实则笑不休”。五脏虚实病变各有特点，唯有脾、肾病变可直接影响诸脏，出现“五脏不安”，突出了脾和肾的重要地位，对后世脾为后天之本、肾为先天之本说的提出有一定的启迪作用。另外，对五脏虚实病候，指出了“必审五脏之虚实”“谨而调之”的治疗原则。

三、情志病变与季节的关系

本段原文运用五行学说，推论五脏神伤各自的死亡季节，认为情志过度伤脏，最终均可导致精气虚衰，而表现为皮毛憔悴，色泽枯暗。此时人体对外环境的适应能力减退，致使病情加剧于各脏所不胜之季节，如心病死于冬，脾病死于春，肝病死于秋，肺病死于夏，肾病死于季夏。这种五行相克推论虽说有嫌机械，但其病情变化或死亡与自然季节气候变化密切相关的思想，无疑有其正确性。现代有研究认为，精神分裂症的发作，即有较明显的季节性，以 11 月到次年 1 月为多。

【知识链接】

一、《黄帝内经》中的形神观

在《黄帝内经》中，由于所论神的含义的不同，形神关系则有物质与运动、机体与功能、肉体与精神之区别，但主要还是指肉体与精神的关系。

（一）肉体与精神的关系

精神活动是在生命功能的基础上产生出来的更高级的功能活动，因此当研究精神和形体的关系时，形体这一概念除了形质的意义外，还包括精神意识以外的生命功能活动。《黄帝内经》的作者依据医学家们长期医疗实践中积累起来的生理病理方面的知识，并吸取先秦哲学家的形神观，提出了自己独具特色的形神学说。《黄帝内经》认为人的形体与精神，是一个不可分割的统一整体，形体产生精神，精神与形体有机结合，相伴相随，俱生俱灭，只有形神相俱才能成为人。如《灵枢・天年》说："血气已和，荣卫已通，五脏已成，神气舍心，魂魄毕具，乃成为人。"若"百岁，五脏皆虚，神气皆去，形骸独居而终矣。"《素问・上古天真论》把这种关系概括为"形与神俱"，确立了唯物主义的形神观念。

首先，《黄帝内经》认为神由形而生，比较系统地论述了神的产生。它认为神受先天之精与后天水谷之精的共同作用，且受外物的影响而成。《灵枢・本神》曰："故生之来，谓之精，两精相搏谓之神。"说明神受先天之精的作用而成。《素问・六节藏象论》说："天食人以五气，地食人以五味。五气入鼻，藏于心肺，上使五色修明，音声能彰。五味入口，藏于肠胃，味有所藏，以养五气，气和而生，津液相成，神乃自生。"阐述了后天水谷精气营养五脏，五脏功能正常，气血津液和调，"神乃自生"。《灵枢・本神》指出："所以任物着谓之心"，随后才有意、志、思、虑、智等心理活动，强调了神的形成与外物刺激的关系。

其次，神依形而存，神寓于形中，形盛则神旺，形衰则神去。人的精神活动依附于五脏而存在，是五脏的一种生理功能，《灵枢・本脏》曰："五脏者，所以藏精神、血气、魂魄者也。"其中心主神明为主宰，所谓"心者，君主之官，神明出焉"（《素问・灵兰秘典论》）。《灵枢・邪客》则云："心者，五脏六腑之大主，精神之所舍也。"同时，五脏均参与人的精神活动，正如《素问・宣明五气》说："五脏所藏：心藏神，肺藏魄，肝藏魂，脾藏意，肾藏志。是谓五脏所藏。"明确指出人的神魂魄意志等心理过程与五脏相关。《素问・阴阳应象大论》指出：心"在志为喜"，肝"在志为怒"，肺"在志为悲"，脾"在志为思"，肾"在志为恐"。说明人的情志活动也分属于五脏所主管。然在五脏与人的精神活动之间，还存在着精、气、血、津液等生命物质这一中间环节。《素问・阴阳应象大论》曰："人有五脏化五气，以生喜怒悲忧恐。"指出了形、气、神之间依次相生的关系。《素问・八正神明论》也说："血气者，人之神，不可不谨养。"可见，精神活动不仅是五脏的生理功能，而且还取决于气血津液等生命物质。正由于此，《黄帝内经》中有时也将"精"与"神"连用，以表示生命物质精气与精神活动之间的互用关系；有时则在把精神看作是五脏功能的同时，又将其看作是一种物质性的气，而有"神气"之说。这表明《黄帝内经》的作者摇摆于"功能说"与"精气说"之间，在哲学史上正处于由后者向前者过渡的过程中，乃是中国古代哲学思想发展中一个重要的环节。

再次，《黄帝内经》在肯定形体决定精神的同时，又十分强调神对形的主宰作用，认为人体脏腑功能的协调，对外界自然、社会环境的适应，均离不开神的调节作用。《素问・灵兰秘典论》在论述心主神明的功能时即强调指出："主明则下安……主不明则十二官危。"《灵枢・本脏》则指出："志意者，所以御精神，收魂魄，适寒温，和喜怒者也……志意和，则精神专直，魂魄不散，悔怒不起，五脏不受邪矣。"即说明了神对形的调节作用。因而，《黄帝内经》进一步认为，精神意识对形体健康有着重要影响，精神状态的好坏能影响人的身体状况。《素问·移精变气论》分析古人患病单一的原因，即在于很少有精神因素的影响，指出："往古人居禽兽之间，动作以避寒，阴居以避暑，内无眷慕之累，外无伸宦之形，此恬淡之世，邪不能深入也。"《素问·汤液醪醴论》指出精神因素影响疾病的治疗和预后说："嗜欲无穷，而忧患不止，精气弛坏，荣泣卫除，故神去之而病不愈也。"《黄帝内经》并有许多篇章都论述了精神情志失常作为致病原因导致人体发病的种种不同情况。正是基于上述形与神之间的互用、互制的关系，《黄帝内经》在治疗疾病和养生方面，认为调神可以健形，刺形可以调神，强调形神的兼养共调。如《灵枢·根结》说："用针之要，在于知调阴与阳，调阴与阳，精气乃光，合形与气，使神内藏。"即通过调理阴阳以治疗神的失常。《素问·阴阳应象大论》曰："是以圣人为无为之事，乐恬淡之能，从欲快志于虚无之守，故寿命无穷，与天地终。"即通过调神以达到长寿的目的。《素问·四气调神大论》则强调养生要循四时阴阳变化的规律，而形神兼养。《灵枢·本神》指出："凡刺之法，先必本于神。"强调在治疗疾病的过程中，医生要充分发挥病人的能动性，注意精神因素的作用。诚如《灵枢·终始》所说："必一其神，令志在针。"《素问·针解》则具体指出："必正其神者，欲瞻病人目，制其神，令气易行也。"均体现了形神共治的思想。

（二）机体与功能的关系

《黄帝内经》中神又可指生物和人体的一切生命活动和生理功能，因此，形神关系也包含着机体与功能的关系。《素问·五常政大论》曰："根于中者，命曰神机，神去则机息；根于外者，命曰气立，气止则化绝。"这里将生物分为"根于中者"和"根于外者"两大类，前者是指把食物吞进体内再消化吸收的动物；后者是指通过显露于外的根来吸取营养的植物。而且生物体和所有器物一样，时刻不停地在运动和变化，生命现象即来自生物体升降出入的特殊功能。故《素问·六微旨大论》说："出入废，则神机化灭；升降息，则气立孤危。故非出入，则无以生长壮老已；非升降，则无以生长化收藏。"其中动物有生有知，称其生命功能为"神机"；植物有生无知，称其为"气立"。人属于"根于中者"，人的生命活动功能也称之为"神机"。《灵枢·本神》云："故生之来，谓之精，两精相搏谓之神。"即来源于父母的先天之精一相遇合，就发生一定的交互作用，新的生命活动——神就产生了。同时，这种生命活动尚须后天水谷精气的营养，故《灵枢·平人绝谷》说："故神者，水谷之精气也。"《灵枢·小针解》正是从这一意义上指出："神者，正气也；客者，邪气也。"

从阴阳学说的角度而言，这种形体与生命功能的关系，也可以用阴阳的对立统一来说明。《素问·生气通天论》说："阴者藏精而起亟也，阳者卫外而为固也。"生命物质存在于机体之内，生命功能显露于机体之外，二者相互影响，相反相成。因此，养生和治疗疾病的根本目的，就在于保持二者的协调，使"阴平阳秘，精神乃治"（《素问·生气通天论》）。而且在疾病的诊断和治疗中，《黄帝内经》更重视对功能状态的判断和调理，《素问·移精变气论》曰："得神者昌，失神者亡。"《灵枢·九针十二原》在论述针刺治疗时明确指出："粗守形，上守神……粗守关，上守机，机之动，不离其空。空中之机，清静而微，其来不可逢，其往不可追。知机之道者，不可挂以发；不知机道，叩之不发。"这里所谓"上守神""上守机"，就是要求医生根据人体生命活动的规律在运动中把握人体和疾病，力求做到把阴与阳、形与神统一起来。

（三）物质与运动的关系

《荀子·天论》言："列星随旋，日月递炤，四时代御，阴阳大化，风雨博施，万物各得其和以生，各得其养以成，不见其事而见其功，夫是之谓神。"这里的神即指自然界奇妙的变化。《黄帝内经》将之表述为"阴阳不测谓之神"。《素问·气交变大论》云："天地之动静，神明为之纪，阴阳之往复，寒暑彰其兆。"明确指出神明是自然界运动变化的规律。《黄帝内经》并认为事物的规律是呈现于自然界各种不同的事物以及不同的征象中，故《素问·天元纪大论》说："神，在天为风，在地为木；在天为热，在地为火；在天为湿，在地为土；在天为燥，在地为金；在天为寒，在地为水。故在天为气，在地成形，形气相感，而化生万物矣。"说明天之风寒暑湿燥火六气，地之金木水火土五行，以及六气与五行交互作用化生的万物，都是神的作用和体现。而神的产生又以阴阳二气为基础，《素问·阴阳应象大论》说："阴阳者，天地之道也，万物之纲纪，变化之父母，生杀之本始，神明之府也。"肯定了阴阳的对立统一是宇宙间一切事物遵循的总规律，阴阳的相互作用是事物运动变化的内在动力，而神明就寓于其中。虽然阴阳的作用奇妙不易把握，但在《黄帝内经》的作者看来，事物的运动变化并非无规律可循。《素问·移精变气论》曰："理色脉而通神明，合之金木水火土、四时、八风、六合，不离其常。"即人的色脉与五行之休王、四时之往来有着相应的关系。六合之内，八风鼓动都有一定的规律。高明的医生在察色切脉时能通晓这些规律，就是通神明。可见《黄帝内经》所讲的神是寓于自然界之中，就是自然界物质的运动变化及其规律。所以说《黄帝内经》所描述的形神关系，实际上包含着古代哲学家对物质与运动关系的朴素认识。

综上所述，《黄帝内经》从物质与运动、机体与功能、人体与精神这三层关系上展开它的形神理论，由一般到个别，一层比一层具体，一层为一层做理论论证。《黄帝内经》以原始的素朴形态表现出由抽象到具体，由普遍到特殊，由整体到局部的逻辑思维特点，渗透着深刻的哲学思想和科学内容。

二、形神关系的临床应用

本段关于形神之间病理情况下相互影响的论述，为中医临床诊治情志失常疾病提供了理论依据。如《金匮要略》治疗妇人脏躁喜悲伤欲哭，用甘麦大枣汤补益心脾，宁心安神，即符合本篇"心气虚则悲"的论述。

朱丹溪医案记载治"一妇人气实，多怒不发，忽一日大发，叫而欲厥。盖痰闭于上，火起于下，上冲故也。与香附末五钱，生甘草三钱，川芎七钱，童便、姜汁煎。又以青黛、人中白、香附末为丸，稍愈后，大吐乃安。后以导痰汤加姜炒黄连、香附，生姜汤下龙荟丸"（《丹溪治法心要·火》）。本案病始于肝气实则怒，故治疗以疏通肝气为要；气壅化热生痰，复以清热化痰，通畅气机而病愈。

岳美中治一患儿因"受一次大的惊恐，并较长时期的忧惧，以致大便日溏泻 2～3 次，手颤动不休，平举更甚，腿痿软，走路曾跌倒过，目远视模糊，头晕，后脑尤严重。中医按风治，西医给镇静剂，3 年来未效，故来就诊。切其脉两尺虚，左关现弦细，舌红无苔……《灵枢·本神》篇：'恐惧而不解则伤精，精伤则骨酸痿厥。'又《素问·脏气法时论》：'肝虚则目𥉂𥉂无所见，耳无所闻，善恐，如人将捕之'。"故认为惊恐是其病原，肾因恐损伤阴精而累及肝，导致发生种种病态，其本在肾，治疗以六味地黄丸合麦味、杞菊再加入青娥丸加减，从培本入手，滋养肾肝而获效（《岳美中医案集·滋养肾肝法治疗颤抖证》）。

《名医类案》卷三载张子和医案："路逢一妇人喜笑不休半年矣，诸医治之，术穷。张曰：此易治耳。以食盐二两成块，烧令通红，放冷研细，以河水一大碗，煎三五沸，温分三服，须臾探吐，出痰半斗。次服火剂黄连解毒扬，不数日而笑止。"以药测证，当属"心气实则笑不休"，乃火毒痰浊闭郁于心。治疗先吐出痰浊，令其心中热孤，再以黄连解毒汤清心泻火而愈。

三、古人对魂魄概念及功能的认识

本篇提出"随神往来者谓之魂，并精而出入者谓之魄"，而且"肝藏血，血舍魂""肺藏气，气舍魄"，说明了魂魄与精神、气血以及五脏的关系。然魂魄作为中国古代的心理概念，又涉及诸多方面。陈撄宁[①]根据所依据的不同理论基础，将中国哲学对魂魄的论述，概括为十大类：①以阴阳论魂魄；②以五行论魂魄；③以五脏论魂魄；④以鬼神论魂魄；⑤以动静论魂魄；⑥以升降论魂魄；⑦以志气论魂魄；⑧以思量与记忆论魂魄；⑨以知觉与形体论魂魄；⑩以生成先后论魂魄。总体来说，魂魄以精气、气血为存在的根基，主要存在于肝、肺，具有阴阳、动静、升降等不同的特性及功能。

总括古人对魂魄功能的认识，大致可概括为三个方面：第一，魂魄是人之为人、决定人是否活着的原则或力量。《灵枢·天年》曰："气血已和，荣卫已通，五脏已成，神气舍心，魂魄毕具，乃成为人。"薛生白《医经原旨》解释说："气形盛则魂魄盛，气形衰则魂魄衰。魂是魄之光焰，魄是魂之根柢。魄阴主藏受，故魄能记忆在内；魂阳主连用，故魂能动作发挥。二物本不相离，精聚则魄聚，气聚则魂聚，是为人物之体。至于精竭魄降则气散魂游，而无所知矣。"第二，魂魄是人的身体好坏、强壮与否乃至人格境界的决定力量。上引薛生白《医经原旨》所言"气形盛则魂魄盛，气形衰则魂魄衰"，通常所说的"体魄"一词，都说明了这一点。第三，魂魄还分别具有认知等心理作用。按照朱熹的观点，魂的职责在于思量计度、运用作为，魄尽管与体质有关，但有认知作用，如主管视听、记忆等。

---

①胡海牙，武国忠. 陈撄宁仙学精要（上）[M]. 北京：宗教文化出版社，2008：9-10.

终始第九法野

【导读】

本篇以“终始”为名，然何为终始，历代说法不一。或认为是古经篇名或本篇名，或指经脉气血运行的起止，或言诊病、治疗全过程之终始。然本篇明确指出：“终始者，经脉为纪，持其脉口人迎，以知阴阳有余不足，平与不平，天道毕矣。”《灵枢·根结》亦曰：“九针之玄，要在终始，故能知终始，一言而毕，不知终始，针道咸绝。”比较《黄帝内经》中对标本的论述，如《素问·标本病传》曰：“知标本者，万举万当；不知标本，是谓妄行。”《素问·至真要大论》云：“夫标本之道，要而博，小而大，可以言一而知百病之害。”结合本篇所论内容，可见终始犹言标本，涉及经脉、经穴、脉诊、刺法等多方面内容。

【原文】

凡刺之道，毕于终始[1]，明知终始，五脏为纪，阴阳定矣。阴者主脏，阳者主腑，阳受气于四末[2]，阴受气于五脏。故泻者迎之，补者随之[3]，知迎知随，气可令和。和气之方，必通阴阳，五脏为阴，六腑为阳。传之后世，以血为盟[4]，敬之者昌，慢之者亡，无道行私[5]，必得夭殃。

谨奉天道，请言终始。终始者，经脉为纪[6]，持其脉口人迎[7]，以知阴阳有余不足，平与不平，天道毕矣。所谓平人者不病，不病者，脉口人迎应四时也，上下[8]相应而俱往来也，六经之脉不结动[9]也，本末之寒温相守司[10]也，形肉血气必相称也，是谓平人。少气者[11]，脉口人迎俱小[12]而不称尺寸[13]也。如是者，则阴阳俱不足，补阳则阴竭，泻阴则阳脱。如是者，可将以甘药，不[14]可饮以至剂[15]。如此者，弗久不已[16]；因而泻之，则五脏气坏矣。

人迎一盛[17]，病在足少阳；一盛而躁，病在手少阳。人迎二盛，病在足太阳；二盛而躁，病在手太阳。人迎三盛，病在足阳明；三盛而躁，病在手阳明。人迎四盛，且大且数，名曰溢阳，溢阳为外格[18]。脉口一盛，病在足厥阴；一盛[19]而躁，在手心主。脉口二盛，病在足少阴；二盛而躁，在手少阴。脉口三盛，病在足太阴；三盛而躁，在手太阴。脉口四盛，且大且数者，名曰溢阴，溢阴为内关[20]，内关不通，死不治。人迎与太阴脉口俱盛四倍以上，命曰关格[21]，关格者与之短期[22]。

人迎一盛，泻足少阳而补足厥阴[23]，二泻一补[24]，日一取之，必切而验之[25]，躁取之上[26]，气和乃止。人迎二盛，泻足太阳而[27]补足少阴，二泻一补，二日一取之，必切而验之，躁取之上，气和乃止。人迎三盛，泻足阳明而补足太阴，二泻一补，日二取之，必切而验之，躁取之上，气和乃止。脉口一盛，泻足厥阴而补足少阳，二补一泻，日一取之，必切而验之，躁取[28]之上，气和乃止。脉口二盛，泻足少阴而补足太阳，二补一泻，二日一取之，必切而验之，躁取之上，气和乃止。脉口三盛，泻足太阴而补足阳明，二补一泻，日二取之，必切而验之，躁取[29]之上，气和乃止。所以日二取之者，太阴主胃[30]，大富于谷气，故可日二取之也。人迎与脉口俱盛三倍以上，命曰阴阳俱溢，如是者不开[31]，则血脉闭塞，气无所行，流淫于中，五脏内伤。如此者，因而灸之，则变易而为他病矣。

【校注】

〔1〕终始：犹言标本，涉及经脉、经穴、脉诊、刺法等。

〔2〕四末：四肢末端。

〔3〕泻者迎之……随之：谓针刺泻法是逆经脉循行方向进针，补法是顺经脉循行方向进针。

〔4〕以血为盟：即歃血为盟。

〔5〕无道行私：指不遵循标本规则，而按自己意志一意孤行。

〔6〕终始……经脉为纪：谓终始以十二经脉为纲纪。

〔7〕脉口人迎：脉口，亦称气口或寸口，即手腕部桡动脉搏动处，属手太阴经。人迎，在颈部两侧颈动脉搏动处，属足阳明经。

〔8〕上下：上指人迎，下指脉口。

〔9〕六经之脉不结动：杨上善："阴阳之脉俱往来者，即三阴三阳经脉动而不结。"结，止也。又，张介宾："结涩则不足，动疾则有余，皆非平脉也。"

〔10〕本末之寒温相守司："温"后原有"之"字，据《太素》卷十四删。言十二脉标本处皮肤温度的寒热协调一致。又，杨上善："春夏是阳用事，时温，人迎为本也。秋冬是阴用事，时寒，脉口为本也。其二脉不来相乘，复共保守其位，故曰相守司也。"

〔11〕少气：元气亏虚。

〔12〕小：原作"少"，与脉不合，疑涉上文"少气"致误，故改。

〔13〕不称尺寸：丹波元简："今言不称尺寸者，其脉短少，不称常时之尺寸。"尺寸，正常标准。

〔14〕不：此后《太素》卷十四有"愈"字。

〔15〕至剂：性猛量大的药剂。张介宾："至剂，刚毒之剂也。"

〔16〕弗久不已：原作"弗灸，不已者"。据《太素》卷十四及杨上善注改。杨上善："可以汤液补者，日渐方愈，故曰不久不已……为不灸于义不顺，灸当为久也。"

〔17〕一盛：大一倍。下文“二盛”“三盛”“四盛”，即大二倍、大三倍、大四倍。

〔18〕溢阳为外格：杨上善：“阳气盈溢在外，格拒阴气不得出外，故曰外格也。”

〔19〕一盛：此上原衍“厥阴”2字，据《太素》卷十四、《甲乙经》卷五删。

〔20〕溢阴为内关：杨上善：“阴气盛溢在内，关闭阳气不得复入，名曰内关。”

〔21〕关格：指阴阳俱盛，不能相互营运的病证。临床见人迎与寸口脉盛极，或有呕吐及小便不通。

〔22〕短期：指死期。张介宾：“若俱盛四倍以上，则各盛其盛，阴阳不交，故曰关格，可与言死期也。”

〔23〕泻足少阳而补足厥阴：谓针刺取足少阳经脉穴用泻法，足厥阴经脉穴用补法。余仿此。

〔24〕二泻一补：即泻的程度二倍于补的程度。又，马莳：“泻者二穴，而补者一穴，泻倍而补半也。”

〔25〕必切而验之：杨上善：“必须切诊人迎脉口，以取其验也。”

〔26〕躁取之上：躁，原作“踈”，据《太素》卷十四改。下文5个“躁”字同。杨上善：“人迎躁而上行，皆在手脉，故曰取上。取者，取于此经所发穴也。”即上文所言“躁而盛”者，取相应手经的经脉穴。

〔27〕而：原脱，据《太素》卷十四、《甲乙经》卷五补。

〔28〕取：取上原衍“而”字，据《太素》卷十四删。

〔29〕取：取上原衍“而”字，据《太素》卷十四删。

〔30〕太阴主胃：太阴原作“太阳”，据《太素》卷十四、《甲乙经》卷五改。太阴属脾，与胃相连，传化胃中水谷，故曰主胃。又，《灵枢注证发微》《黄帝内经灵枢集注》作“阳明主胃”。

〔31〕不开：即上文所言外关、内格之义。

【释义】

本段主要论述了终始的含义及其在诊断、针刺治疗方面的应用。

一、凡刺之道，毕于终始

本篇所言“终始”，古今医家认识不一，大致可概括为以下几点：一是篇名说，如马莳认为是“本古经篇名”，张介宾认为是“本篇名，详载阴阳针刺之道”。二是经脉气血起点与终点说，如张志聪曰：“此篇论人之脏腑阴阳，经脉气血，本于天地之所生，有始有终也。”三是诊病过程说，如彭荣琛《灵枢解难》认为终始指医生开始接触病人到病人离开的诊疗全过程。《〈黄帝内经·灵枢〉注评》也认为，本篇“列举了三阴三阳经生理、病理、诊断、治疗等方面，从开始到终了，各有不同的因素、性质、作用等，强调只有掌握这些自始至终的变化规律，才能熟练运用针法，所以篇名为‘终始’”。

上述解释，并未抓住“终始”之本义，也难以与本篇所论内容相融通。其实《黄帝内经》对何为“终始”有多次阐述，如本篇明确指出：“终始者，经脉为纪，持其脉口人迎，以知阴阳有余不足，平与不平，天道毕矣。”《灵枢·根结》也说：“九针之玄，要在终始，故能知终始，一言而毕，不知终始，针道咸绝。”张介宾注：“终始，本末也。”《灵枢·本输》言：“凡刺之道，必通十二经络之所终始。”而《灵枢·卫气》则云：“能知六经标本者，可以无惑于天下。”《素问·标本病传》也说：“知标本者，万举万当；不知标本，是谓妄行。”《灵枢·官能》云：“审于本末，察其寒热，得邪所在，万刺不殆。”通过比较可以发现，“终始”与“标本”有相通之处，二者都用于指十二经脉脉气的起点与止点，并与脉诊有着内在联系。黄龙祥[①]对经脉理论发生的研究认为，十二经标本原本是脉诊部位，在长期的医疗实践中，古人发现人体头面颈部及四肢腕踝部某些脉动或脉象变化可以诊察疾病。随着经验的不断积累，又进一步发现手足腕踝部的脉不仅可以诊断局部病变，而且可以诊断远隔部位的病变。受此诊脉实践的启发，古人发现了人体上下特定的部位之间存在某种联系。而根据针灸“诊-疗一体”的理念，某处所诊之病即于该处针灸以治疗，通过针灸治疗可进一步验证下部本脉与上部标脉之间存在着内在联系，由此推论出上下标、本脉皆出于同一条脉，进而形成了“两点连一线”的最初的经脉循行线。故经脉标本部位也就成了其起点与终点，“终始”也就具有了“标本”的含义。正是在此意义上，本篇认为“必先通十二经脉之所生病，而后可得传于终始矣”。“人迎寸口”比较诊脉法实际上是十二经标本脉法的一个缩影。因此，正如本篇所论，“终始”不仅会涉及经脉的循行方向，而且与针刺的迎随补泻有关，也涉及到人迎寸口脉诊等问题，脉诊又是判断针刺疗效的重要指标。故原文开篇强调指出：“凡刺之道，毕于终始。”

二、脉气循行与迎随补泻

本篇论脏腑阴阳受气不同，实际阐述了人体一种阴出阳入的气血循环理论，即阴经属脏，阳经属腑，阴经与阳经之气血终始不同，流向各异。阳经中的气血源始于四肢之末端由四肢流向六腑而终于五脏；阴经中的气血则源始于五脏，由五脏流向躯干，终于四肢末端而与阳经交接。所谓“明知终始，五脏为纪，阴阳定矣”，就是以五脏为中心，阴经主出，阳经主入。

“迎随”本义是针对经气往来之“机”的时间性把握，建立在“候气”的基础之上，《灵枢·九针十二原》对此有详细阐述。本篇在论述阴出阳入的气血循环理论的基础上，提出“泻者迎之，补者随之”的针刺治疗原则与方法，杨上善解释说：“故补泻之道，阴阳之气，实而来者，迎而泻之，虚而去者，随而补之，人能知此随迎补泻之要，则阴阳气和，有疾可愈也。”杨继洲在《针灸大成》设“能知迎随之气，可令调之”之问，回答说：“迎随之法，因其中外上下，病道遥远而设也。是故当知荣卫内外之出入，经脉上下之往来，乃可行之。夫荣卫者阴阳也，经言阳受气于四末，阴受气于五脏，故泻者先深而后浅，从内引持而出之；补者先浅而后深，从外推内而入之。乃是因其阴阳内外而进退针耳。至于经脉为流行之道，手三阳经，从手上头；手三阴经，从胸至手；足三阳经，从头下足；足三阴经，从足入腹。故手三阳泻者，针芒望外，逆而迎之；补者针芒望内，顺而追之，余皆仿此。乃是因其气血往来而顺逆行针也。大率言荣卫者，是内外之气出入；言经脉者，是上下之气往来，各随所在顺逆而为刺也，故曰迎随耳。”其论迎随包括了内外提插、针芒所向，不仅是经气循行方向，也有经气内外出入之机，甚为符

---

①黄龙祥. 中国针灸学术史大纲[M]. 北京：华夏出版社，2001：186-203.

合本篇所论迎随之本义。

另外，卓廉士[1]认为“泻者迎之”针对“阳受气于四末”而言，是指邪在阳经，则迎阳气于其界而泻之。《灵枢・胀论》说：“胸腹者，脏腑之郭也。”如果胸腹部为城廓，则与人体四肢对应者当为城之郊外，所以，“迎之”就是针刺阳经位于四肢末端的腧穴，即于卫气标本之中取位于本部的腧穴。如临床高热中暑，或中风昏迷，咽肿喉痹，常取四肢末端之十宣、十二井穴点刺出血。“补者随之”针对“阴受气于五脏”而言，指顺从于阴经受气之五脏而补之。五脏居于胸廓之内，因而补五脏当选取胸腹的募穴和背部的背俞穴，如临床慢性脏腑疾病常用俞募配穴的方法来治疗。

三、人迎寸口脉诊与针刺治疗

以脉象为依据，了解脉气盛衰以确定针刺补泻及其具体刺法，判断针刺治疗效果，是《黄帝内经》时代的一大法则。本篇指出：“终始者，经脉为纪，持其脉口人迎，以知阴阳有余不足，平与不平。”认为通过诊察寸口、人迎脉象，即可了解经脉阴阳之气的盛衰变化，从而为针刺补泻提供依据。

（一）健康与病态之诊断

杨上善曾指出：“诊病之要，必须上察人迎，下诊寸口，适为脉候。”一般而言，健康人体脉象与四时相应，“春夏人迎微大，秋冬寸口微大”（《灵枢・禁服》），且人迎与寸口“上下相应而俱往来”“其动也若一”，没有结涩不足或动疾有余之象，十二脉标本处皮肤温度的寒热协调一致，形肉与血气相称。若人迎、寸口脉象短小，则为阴阳都不足。凡阴阳两虚的病患，若治疗时单补其阳气，会使属阴的五脏之气更趋衰竭；若泻其病邪，就会使属阳的六腑之气更趋虚脱。治宜阴阳俱补，可用甘味药物补养脾胃，滋其气血阴阳生化之源，方可日渐痊愈；但所用药性不宜过猛，用量不宜过大，所谓“不可饮以至剂”，更不能采用泻法，否则可致“五脏气坏”。

（二）人迎寸口有余的脉症与刺法

原文列举了三阴三阳经人迎寸口有余的脉症以及虚实补泻、取穴多少和间隔时间等，用以说明针刺的方法问题。人迎候阳，人迎脉盛表明阳经邪气亢盛；寸口候阴，寸口脉盛表明阴经邪气亢盛。阳经邪气盛实，易耗伤阴经之气；阴经邪气盛实，多耗伤阳经之气。所以针刺治疗时，人迎脉盛者，采取泻阳经之邪为主，补相表里的阴经之气为辅；寸口脉盛者，采取泻阴经之邪为主，补相表里的阳经之气的方法。即主要为表里经补泻方法，通过阴阳表里经的补泻，达到调整脉气虚实的目的。在治疗中，还须视其病变所在经脉的生理特点，确定相应的法度，或一日刺治一次，或二日刺治一次。如“太阴主胃，大富于谷气”，故可一日刺治二次。

至于“躁取之上”，不论人迎、寸口，脉盛而躁，均在手之经脉，故当取相应手经的经脉穴刺治。而在补泻法中，阳盛阴虚，二泻于阳，一补于阴；阴盛阳虚，一泻于阴，二补于

---

①卓廉士. 营卫学说与针灸临床[M]. 北京：人民卫生出版社，2013：186.

阳。对此，杨上善解释说："然则阳盛得二泻，阳虚得二补；阴盛得一泻，阴虚得一补。疗阳得多，疗阴得少者何也？阴气迟缓，故补泻在渐；阳气疾急，故补泻在顷，倍于疗阴也。余仿此也。"

（三）人迎寸口四盛的病理及预后

本段原文认为人迎脉大于寸口四倍，大而且快，六阳偏盛到了极点，盈溢于六腑，叫溢阳；因为溢阳不能与阴气相交，所以称为外格。由此说明，是因为邪气亢盛淫溢于阳经，阴气格拒在内所致，表示病情比较危重。寸口脉大于人迎四倍，大而且快，六阴偏盛到极点，盈溢于五脏，叫溢阴；溢阴则阳气不能与阴气相交，所以称内关。阴经连属五脏，邪气亢盛于阴经，时刻有中脏的危险。因此病情极为严重，预后不良，所谓"溢阴为内关，内关不通，死不治"。若人迎寸口脉象同时大于常人三倍或四倍以上，则是阴阳两气都盛到极点，阴阳隔绝，互不相交。说明邪气极端亢盛，人体阴阳内外不能开通，使血脉闭塞，气机受阻，五脏内伤，大有阴阳离决之势，命在旦夕，故言"关格者与之短期"。张介宾注言："人迎主阳，脉口主阴，若俱盛至四倍以上，则各盛其盛，阴阳不交，故曰关格，可与言死期也……如此者血气闭塞无所行，五脏真阴伤于内，刺之已不可，灸之则愈亡其阴而变生他病，必至不能治也。"

【知识链接】

一、人迎寸口诊候经脉脏腑病症的原理

本篇提出"终始者，经脉为纪，持其脉口人迎，以知阴阳有余不足"，杨上善解释说："持脉口人迎动脉，则知十二经脉终始阴阳之气有余不足也。"那么，何以选取人迎寸口脉就可以诊候十二经脉及其脏腑的病症，如何从十二经标本诊法过渡到人迎寸口诊脉法，从而使后者成为十二经标本诊法的一个缩影，以及《灵枢·经脉》为什么在经脉病候及标本诊法上要贴上人迎寸口的标牌？对此，也可以从本篇所论阴出阳入的气血循环理论寻得答案。《灵枢·玉版》曰："人之所受气者，谷也。谷之所注者，胃也。胃者，水谷气血之海也。海之所行云气者，天下也。胃之所出气血者，经隧也。经隧者，五脏六腑之大络也。"《灵枢·动输》指出："胃为五脏六腑之海，其清气上注于肺，肺气从太阴而行之，其行也，以息往来……合阳明，并下人迎，此胃气别走于阳明者也。"《素问·玉机真脏论》则曰："五脏者皆禀气于胃，胃者五脏之本也，脏气者，不能自致于手太阴，必因于胃气，乃至于手太阴也，故五脏各以其时，自为而至于手太阴也。"上述经文说明以下几点：一是胃为气血之源，其依赖于肺气的推动由经隧输注周身。二是五味入胃后所生成的精气，包括宗气、营气、卫气等，其中宗气注于肺，在出肺时有两条分支，一条"从太阴而行之"，即走肺经，突出表现于寸口脉；另一条"别走阳明"入胃经，突出表现为人迎脉。三是五脏之气，还需要借助胃气才能到达于手太阴。如此，人迎在上属阳为标以诊候胃，而胃为气血的源泉——气血之海；寸口在下属阴为本以诊候肺，而肺为气血运行的动力之源——肺朝百脉。而且在扁鹊医学中，早期与足太阴相关联的是胃而不是

脾，如本篇所言“太阴主胃，大富于谷气”，太阴肺、胃上下同气，“故阴阳上下，其动也若一”（《灵枢·动输》），可“以知阴阳有余不足，平与不平”。黄龙祥[①]认为这种设计，人迎寸口脉法既与标本诊法在形式上不相冲突，又成为阴出阳入气血循环说的理论支点，满足了理论的形式圆满，至于其指导临床的实用价值如何，则不是设计者关注的重点。

二、人迎寸口脉诊的渊源

关于人迎寸口脉诊形成的理论与经验基础，黄龙祥[②]研究认为一是移植标本诊的经验。根据人迎寸口脉象判断疾病的进退新久，即是如此；《灵枢·经脉》篇还在十二经脉病候下，以人迎寸口脉诊替代早先的十二经脉标本诊法。二是将寸口脉以“脉象法”诊三阴三阳之脉转化为“脉位”+“脉动”诊法。据寸口脉之不同脉象以诊三阴三阳之病，出自扁鹊阴阳脉法，以三阴三阳之脉象应四时阴阳之气沉浮。以少阳为一阳，太阳为二阳，阳明为三阳；厥阴为一阴，少阴为二阴，太阴为三阴。三阳阳明为阳之最盛，于四时对应于夏至，于一日对应于日中。夏至一阴生，故三阳相接一阴。三阴太阴为阴之最盛，于四时对应于冬至，于一日对应于夜半。冬至一阳生，故三阴接序于一阳。《素问·脉解》即据此脉法解读三阴三阳脉候，如：“阳明者午也，五月盛阳之阴也……所谓客孙脉则头痛鼻鼽腹肿者，阳明并于上，上者则其孙络太阴也，故头痛鼻鼽腹肿也。”“太阴所谓病胀者，太阴子也，十一月万物气皆藏于中，故曰病胀。所谓上走心为噫者，阴盛而上走于阳明，阳明络属心，故曰上走心为噫也。”以上三阴三阳与经脉的对应关系以及脉理，被人迎寸口脉法继承并用于解释同样的临床问题，如《素问·腹中论》曰：“病热者，阳脉也，以三阳之动也，人迎一盛少阳，二盛太阳，三盛阳明，入阴也。夫阳入于阴，故病在头与腹，乃䐜胀而头痛也。”此论人迎脉三盛所对应的三阳脉以及脉应的临床意义，与《脉经》所载扁鹊阴阳脉法以及《素问·脉解》完全相同。而且人迎寸口脉法关于人迎四盛为“格”，寸口四盛为“关”，人迎寸口俱盛四倍为“关格”的规定及其临床意义，皆从四时阴阳脉法导出。另外，在寸口脉中，以脉之浮沉诊病之阴阳表里；而在人迎寸口脉诊中，以人迎之浮诊阳、诊表，以寸口之沉诊阴、诊里。

需要注意的是，《黄帝内经》通过诊人迎寸口脉“盛”的程度并通过另一辅助指标“躁”以诊察十二经脉的虚实，已经超出了寸口脉、十二经脉标本脉法原有理论的边界，古代亦未见临证实践的验证，可以说在古代还是一种未能完成检验的假说。

三、人迎、寸口三盛临床验案

今人陈晓辉[③]分别报道了人迎、寸口三盛的验案，补充了古人此方面研究的不足，特转录如下。

---

①黄龙祥. 经脉理论还原与重构大纲[M]. 北京：人民卫生出版社，2016：99-100.

②黄龙祥. 中国古典针灸学大纲[M]. 北京：人民卫生出版社，2019：334-336.

③陈晓辉. 针经知行录——寻觅针道真谛[M]. 北京：人民卫生出版社，2020：133-135.

（一）人迎三盛医案

男，75 岁，顽固性头晕十余年，大便不畅，四五日一行，面部表情木讷，语言速度慢，吐字不清。西医诊断：老年性脑萎缩，无高血压、高血糖等症。查体：双寸口脉沉弦紧涩，舌苔白腻，右人迎三倍宽于左人迎（左人迎细微无力，右人迎滑数浮动有力），右人迎三倍于右脉口，左脉口三倍于左人迎。病人心慌，头晕，自诉头部如铁箍紧绷，失眠严重，每天需服神经镇静类药物，即使是夜里睡着了，仍然觉得头昏难忍。

根据其脉，左右人迎盛衰明显，当调之平；左人迎、寸口需调平；右人迎、寸口亦需调平。

取穴及刺法：左人迎取 0.12mm×40mm 的毫针，顺血流方向刺入，沿动脉壁外围经隧刺入，补人迎；取 0.25mm×75mm 的毫针，逆血流方向刺入右人迎穴脉动处，针刺破两层动脉壁，以泻之。同时取右侧阴陵泉，以毫针补之，取右冲阳、内庭引阳明之气下行。再取左脾经之络穴公孙导太阴之气入足阳明胃经即可。

留针 1 小时后，脉稍有平和，患者症状有明显减轻，起针。嘱咐患者下午再针一次……第二日来告知，昨天恐惧停药症状加剧，故药只减半，睡眠明显改善，睡着之后头昏症状消失。

（二）脉口三倍人迎的心衰危症

患者女，藏族，年 40 余。患者轻度昏迷，自诉可以看到五彩斑斓的光，不能平躺，需半卧位，呼吸急促，闭目神昏，手足冷，伴有冷汗出。查体：左右太渊都三倍于左右人迎，寸口躁。寸口盛，尺肤虚。

治法：需引阳气上行，泻阴之太过，同时阴经放血，灸阳经。取目内眦毫针补之，两侧人迎穴脉动处补之，两侧后溪麦粒灸。取中指瘀络放血，内关放血。

再查体，比较两侧太溪脉和冲阳脉，左太溪滑动盛。泻左太溪处瘀络出血，同时以 0.25mm×40mm 的毫针贯透双层动脉壁，泻之。放血之后，患者神志渐渐转清醒，继续灸之。待脉躁动消失之后，让她伸出舌头，看舌下静脉，黑而怒张，用 12 号注射器针头刺舌下怒张之瘀络。

以上整个过程，大概约 2 小时，患者呼吸好转，可以端坐，人迎脉已复，汗出止，神志清。

深知此病肯定不可能一次治愈，但在人迎气口脉法的指导下，可以正确进行针刺补泻、艾灸及刺血急救。

以上两个案例，均按照《黄帝内经》有关人迎、寸口比较脉法判断病情，并根据诊疗一体的思想，诊病之处亦针刺之处，且以脉象的变化判断针灸的疗效，充分体现了“凡将用针，必先诊脉，视其气之剧易，乃可以治也”（《灵枢·九针十二原》）的思想。

四、经脉穴及其演变

本篇提出人迎寸口脉象有余病症的刺治，均取经脉穴。经脉穴的概念，最早由黄龙祥①提出，用于指位于腕踝附近与经脉名同名的腧穴。十二经脉的第一个穴即由相应经脉脉口演化而

---

①黄龙祥. 中国针灸学术史大纲[M]. 北京：华夏出版社，2001：209-220.

来，只是在早期它们的名称与相应脉口名完全相同。后来受阴阳学说影响，腕踝部的脉诊之脉及刺灸之穴均以太阳、阳明、少阳、太阴、厥阴、少阴三阴三阳命名，后来经脉也以三阴三阳命名，由此造成经脉名与相应腕踝部脉口名及穴名完全相同，例如“足阳明”既指整条足阳明经脉，又指足阳明脉口——趺阳脉（后称“冲阳脉”），又指“足阳明”穴（相当于“冲阳”穴）。现存古医籍中，对于“经脉穴”部位的系统记载始见于《脉经》，该书记载了全部十二个“经脉穴”的部位（现行本缺“手少阳”一穴）。据《千金要方》所录未被宋代改编的《脉经》原文，参照其他文献记载整理如下：

心主（后世医书多作“手厥阴”）：在掌后横纹中（原注：即大陵穴也）。

手太阳：在手小指外侧本节（后）陷者中（原注：即后溪穴也）。

足厥阴：在足大指间（《千金要方》卷二十四谓“在足大指本节间”）。

足少阳：在足上第二指本节后一寸（原注：第二指当云“小指次指”，即临泣穴也。按：《诸病源候论》卷四十一谓“在足小指间本节后附骨上一寸陷中”）。

足少阴：在足内踝下动脉（原注：即太溪穴也。按：《诸病源候论》卷四十一作“足内踝后微近下前动脉”）。

足太阳：在足小指外侧本节后陷中（敦煌卷子灸法图等文献均作“在外踝后宛宛中”）。

手太阴：在鱼际间（指掌骨后际）（原注：即太渊穴也。《千金翼方》卷二十七等文献作“寸口是也”）。

手阳明：在手腕中（原注：即阳溪穴也。按：《诸病源候论》卷四十一作“手大指本节后宛宛中”）。

足太阴：在足大指本节后一寸（《医心方》卷二十五引《玉匮针经》云：“足太阴穴在内踝后白肉际陷骨宛中”；《诸病源候论》卷四十一作“足内踝上三寸”）。

足阳明：在足上动脉（原注：即冲阳穴也。按：《诸病源候论》卷四十一作“太冲上二寸”）。

（手）少阴：在腕当小指后动脉（《太平圣惠方》卷一百作“在掌后去腕半寸陷者中）。

（手）少阳：在手上第二指间去本节后一寸动脉是也（引自日本藏宋本《新雕孙真人千金方》卷十四。此处“第二指间”指无名指间，与“足少阳”中“第二指”义同）。

虽然十二“经脉穴”由腕踝部相应的脉口演变而来，但有的在部位上仍遗留有原先“脉”的特点，与今之“腧穴”概念不完全相同。例如“手太阴”实际上相当于太渊、经渠（还包括早期鱼际）穴之间的整个手太阴脉动处（脉口）；“手阳明”相当于合谷、阳溪穴之间的脉动处。故《脉经》等书所载“经脉穴”定位相对比较笼统，实则更符合古人原意。以后的医书又在脉口范围内，参照相应的经穴部位，对“经脉穴”作了较为明确的定位。根据汉代针灸腧穴经典《明堂经》的记载，经脉穴与腧穴的对应关系为：足太阴-商丘、太白；足阳明-冲阳；足厥阴-太冲；足少阴-太溪、然谷；足太阳-昆仑；手太阴-鱼际；手阳明-阳溪；手少阴-神门。

另外，“经脉穴”部位，除“足太阴”一穴六朝以后变化较大外，其余十一个“经脉穴”部位，各书记载多相近，都位于腕踝部十二脉口中或脉口附近。古代医家在手足腕踝脉动处诊脉，而当时对于这些诊脉处的脉诊病症即刺或灸诊脉处以治疗，也就是说腕踝部脉动处身兼二职，既是诊脉部位——脉口，又是针灸治疗部位——腧穴。后来通过大量的脉诊实践，古人发现了上下特定部位的标本联系，从而提出了“经脉”概念，此时手足腕踝部脉口即为相应经脉的起点，脉诊病候即为经脉病候，脉口处也成为该经脉的代表穴——“经脉穴”。至汉代，“原

（元）气说”大行于世，诊脉的目的自然转化为诊“原气”，故原先的十二脉口（开始为阴经脉口）变为十二原脉，其“经脉穴”也相应地演变为“原穴”。正因为有这些内在的联系，所以经脉“脉口”“经脉穴”“原穴”的部位非常相近，十二原穴部位多与相应“经脉穴”部位相当。

除十二经脉外，奇经八脉也有各自的代表穴，今仍可考知者：督脉（有二：一正当神庭穴处；一相当于印堂穴处）、阴跻（即照海穴）、阳跻（即申脉穴）、带脉（即足少阳“带脉”穴）、阳维（有二：一在外踝上二寸；一在耳后）。“冲脉”，作为穴名已见于《明堂经》，而部位未详。但从冲脉又名“气冲脉”来看，则知其代表穴即“气冲”穴。

赵京生[①]通过对心痛《灵枢·杂病》取经脉，《灵枢·厥病》取该经的两个腧穴的比较研究，认为此是经脉名与四肢远端穴之间关系及其表达方式演变过程的一个典型案例，说明至少在《黄帝内经》有关篇章成文时，对这类经脉名表示的刺治之处，理解为该经脉的四肢远端一定阶段内的腧穴，或者说这类经脉名指特定区域中的数个腧穴。

五、阴阳俱不足，可将以甘药的临床应用

本篇提出对于阴阳俱不足之证，可用甘味药加以调治。补虚之药离不开甘味，甘能补虚缓中，如《金匮要略》治虚劳的代表方小建中汤、黄芪建中汤中党参、甘草、大枣、饴糖等均属甘药，有补中益虚之功，以资建立中气。尤在泾《金匮要略心典》说：“欲求阴阳之和者，必于中气求。中气之立者，必以建中也。”仲景三百余方中，凡用参、草、枣等方大致有以下几种作用：补中和胃气、补气复心脉、补气以生津、扶正以达邪等。用甘药的配伍中最能垂范于后世的是甘草与芍药相配（芍药甘草汤），甘酸化阴；甘草与桂枝相伍（桂枝甘草汤），辛甘化阳；还有甘草与桂枝、生地、麦冬、党参、阿胶等配伍（炙甘草汤），气血阴阳并补。明代医家张介宾对阴阳不足之证倡用“阴中求阳”“阳中求阴”之法，此深悟阴阳之真谛，乃活用阴阳之道的大家，可以认为是阴阳学说运用于临床的一次质的飞跃和升华。

不过，《黄帝内经》又有“甘者令人中满”之训，故以甘药补虚时，尚须注意甘可令人壅满痞塞，故后世又有“静中寓动”“消补兼施”的用药经验。《灵枢·终始》篇还说“不可欲以至剂”，提示甘药补虚亦当“适事为故”，否则，旧恙未除，新病复起，是以为戒[②]。

六、关格与阴出阳入经脉气血循环的关系

王玉川[③]认为本篇所论“关格”重证的病理、诊断，和《灵枢·禁服》“内刺五脏，外刺六腑”，“泻其血络，血尽不殆”的防治原则，以及按照人迎寸口脉之静躁，区分病在手经或足经之法，都是阴出阳入经脉气血循环论在临床上的应用。可见这一理论在《黄帝内经》时代，是颇受学者们重视的，后世许多医学著作也对此都有续论。虽然随着气血循环理论和诊脉方法的发展演变，以脉形静躁判定病在手经或足经，以及以人迎寸口脉来区别“外格”和“内关”

---

①赵京生. 针意[M]. 北京：人民卫生出版社，2019：56-57.

②王庆其. 黄帝内经临证发微[M]. 北京：人民卫生出版社，2019：611-612.

③王玉川. 运气探秘[M]. 北京：华夏出版社，1993：68.

的说法，在历代名家医案里很难找到佐证，但是，“内关”“外格”的命名之义，离开了阴出阳入气血循环学说的观点，即难以讲清。所以，“关格”的病理机制和防治原则等一系列问题的发现，毫无疑问应该归功于阴出阳入气血循环学说。

七、关格概念的演变

本篇以及《灵枢·禁服》《素问·六节藏象论》所言关格均指脉象，言人迎与寸口脉均极其盛大，反映了人体阴阳之气盛者自盛，以致阴阳离决，死期将至。《灵枢·脉度》以病机论关格曰：“阴气太盛，则阳气不能荣也，故曰关。阳气太盛，则阴气弗能荣也，故曰格。阴阳俱盛，不得相荣，故曰关格。关格者，不得尽期而死也。”阴阳之气贵乎交感互用，方能保持和谐状态。若阴盛则阳病，阳不得运行，曰关；阳盛则阴病，阴不得营运，曰格。阴阳俱盛，不能相互营运，彼此格拒不通，则称关格，为严重的病理状态，故说“不得尽期而死”。《素问·脉要精微论》始以病名论关格，指出：“阴阳不相应，病名曰关格。”但关格是何病症，有何表现，不甚明白。至张仲景论关格，则是指病症而言。如《伤寒论·平脉法第二》说：“寸口脉浮而大，浮为虚，大为实，在尺为关，在寸为格，关则不得小便，格则吐逆。”又说：“趺阳脉伏而涩，伏则吐逆，水谷不化，涩则食不得入，名曰关格。”这种说法源于《难经》。《难经·三难》指出：“关之前者，阳之动也，脉当见九分而浮。过者，法曰太过；减者，法曰不及。遂上鱼为溢，为外关内格，此阴乘之脉也。关以后者，阴之动也，脉当见一寸而沉。过者，法曰太过；减者，法曰不及。遂入尺为覆，为内关外格，此阳乘之脉也。故曰覆溢，是其真脏之脉，人不病而死也。”溢脉是阳脉太过而阴脉不及，故寸脉超过九分，溢于鱼际。覆脉是阴脉太过而阳脉不及，故脉超出尺部而向后下移数寸。

自《伤寒论》明确提出了关格的具体症状后，后世医家论关格，无不以此相传。如巢元方《诸病源候论·大便病诸候》以二便不通为关格云：“大便不通谓之内关，小便不通谓之外格，二便俱不通为关格。”《医醇賸义》以呕吐渐见大小便不通者为关格。《寿世保元》则以小便不通，渐致呕吐为关格，“溺溲不通，非细故也，期朝不通，便令人呕，名曰关格”。“期朝”，即一昼夜。细究之，《医醇賸义》所谓之关格，实即噎膈重证。《寿世保元》所谓之关格，则系癃闭之重证。总之，仲景以降，各家所说的关格虽涵义不同，但均是指病症而言。

关格的病机是阴阳偏胜（邪气）、偏虚（正气），脏腑功能处于衰竭的状况，虚实错杂，扶阳则伤阴，补阴则损阳，泻实则伤正，补虚则碍实，颇为棘手。喻嘉言《医门法律》卷五根据这种情况，制订了一个进退黄连汤，“求之于中，握枢而运，以渐透于上下”，听胃气自为敷布，冀其营卫通达，阴阳和调，于九死中求其一生。其立法颇具匠心，故附录于此，以供参考。

黄连（姜汁炒）一钱五分，干姜（炮）一钱五分，人参（人乳拌蒸）一钱五分，桂枝一钱，半夏（姜制）一钱五分，大枣二枚。如治格之盛者，当进而从阳，用本方七味，俱不制，水煎温服。如关之盛者，即退而从阴，不用桂枝，黄连减半，或加肉桂五分，如上逐味制熟，煎服法同。但空朝服崔氏八味丸三钱，半饥服煎剂耳。

【原文】

凡刺之道，气调而止，补阴泻阳[1]，音气益彰[2]，耳目聪明，反此者血气不行。所谓气至而有效者，泻则益虚，虚者脉大如其故而不坚[3]也，大如故而坚[4]者，适虽言快[5]，病未去也。补则益实，实者脉大如其故而益坚也，大[6]如其故而不坚者，适虽言快，病未去也。故补则实，泻则虚，痛虽不随针减[7]，病必衰去。必先通十二经脉之所生病，而后可得传于终始矣。故阴阳不相移，虚实不相倾[8]，取之其经。

凡刺之属，三刺至谷气[9]，邪僻妄合[10]，阴阳易居[11]，逆顺相反[12]，沉浮异处[13]，四时不得[14]，稽留淫泆[15]，须针而去。故一刺则阳邪出，再刺则阴邪出，三刺则谷气至，谷气至而止。所谓谷气至者，已补而实，已泻而虚，故以知谷气至也。邪气独去者，阴与阳未能调，而病知愈也。故曰补则实，泻则虚，痛虽不随针减[16]，病必衰去矣。

阴盛而阳虚[17]，先补其阳，后泻其阴而和之。阴虚而阳盛，先补其阴，后泻其阳而和之。三脉[18]动于足大指之间，必审其实虚，虚而泻之，是谓重虚[19]，重虚病益甚。凡刺此者，以指按之，脉动而实且疾者则[20]泻之，虚而徐者则补之，反此者病益甚。其动也，阳明在上，厥阴在中，少阴在下。

膺腧中膺[21]，背腧中背[22]，肩膊虚者，取之上[23]。重舌[24]，刺舌柱[25]以铍针也。手屈而不伸者，其病在筋；伸而不屈者，其病在骨。在骨守骨，在筋守筋。补泻[26]，一方[27]实，深取之，稀按其痏[28]，以极出其邪气；一方虚，浅刺之，以养其脉，疾按其痏，无使邪气得入。邪气来也紧而疾，谷[29]气来也徐而和。脉实者，深刺之，以泄其气；脉虚者，浅刺之，使精气无得出，以养其脉，独出其邪气。

刺诸痛者[30]，其脉皆实。故曰：从腰以上者，手太阴阳明皆主之；从腰以下者，足太阴阳明皆主之。病在上者下取之，病在下者高取之，病在头者取之足，病在足[31]者取之腘。病生于头者头重，生于手者臂重，生于足者足重。治病者，先刺其病所从生者也。

春气在毫[32]毛，夏气在皮肤，秋气在分肉，冬气在筋骨，刺此病者各以其时为齐[33]。故刺肥人者，以[34]秋冬之齐；刺瘦人者，以春夏之齐。病痛者阴也，痛而以手按之不得者阴也，深刺之；痒者阳也，浅刺之[35]。病在上者阳也，病在下者阴也。病先起于[36]阴者，先治其阴而后治其阳；病先起于[36]阳者，先治其阳而后治其阴。刺热厥者，留针反为寒；刺寒厥者，留针反为热。刺热厥者，二阴一阳；刺寒厥者，二阳一阴。所谓二阴者，二刺阴也；一阳者，一刺阳也。久病者邪气入深，刺此病者，深内[37]而久留之，间日[38]而复刺之，必先调其左右，去其血脉，刺道毕矣。

凡刺之法，必察其形气，形肉未脱，少气而脉又躁，躁厥[39]者，必为缪刺[40]之，散气可收，聚气可布。深居静处，占[41]神往来，闭户塞牖，魂魄不散，专意一神，精气不[42]分，毋闻人声，以收其精，必一其神，令志在针，浅而留之，微而浮之，以移其神[43]，气至乃休。男内女外，坚拒勿出，谨守勿内，是谓得气[44]。凡刺之禁，新内[45]勿刺，新刺勿内。已[46]醉勿刺，已刺勿醉。新怒勿刺，已刺勿怒。新劳勿刺，已刺勿劳。已饱勿刺，已刺勿饱。已饥勿刺，已刺勿饥。已渴勿刺，已刺勿渴。大惊大恐，必定其气，乃刺之。乘车来者，卧而休之，如食顷[47]乃刺之。步[48]行来者，坐而休之，如行十里顷乃刺之。凡此十二禁者，其脉乱气散，逆其营卫，经气不次，因而刺之，则阳病入于阴，阴病出为[49]阳，则邪气复生，粗工勿察，是谓伐身[50]，形体淫泺[51]，乃消脑髓，津液不化，脱其五味[52]，是谓失气也。

太阳之脉，其终也，戴眼反折瘛疭[53]，其色白，绝皮乃绝汗，绝汗则终矣[54]。少阳终者，耳聋，百节尽纵[55]，目系[56]绝，目系绝一日半则死矣，其死也，色青白乃死。阳明终者，口目动作[57]，喜惊妄言，色黄，其上下之经[58]盛而不行则终矣。少阴终者，面黑齿长[59]而垢，腹胀闭塞，上下不通而终矣。厥阴终者，中热嗌干，喜溺心烦，甚则舌卷卵上缩而终矣。太阴终者，腹胀闭不得息，气噫[60]善呕，呕则逆，逆则面赤，不逆则上下不通，上下不通则面黑皮毛燋[61]而终矣。

【校注】

〔1〕补阴泻阳：即补泻阴阳。为互文修辞。马莳：“或补阴经以泻阳经，或补阳经以泻阴经，则音声能彰，耳聪目明矣。”

〔2〕音气益彰：《甲乙经》卷五作“音声益彰”，义胜。

〔3〕泻则益虚……而不坚：张介宾：“凡气至之效，泻者欲其虚也，既泻之后，虽其脉大如旧，但得和软不坚，即其效也。”益，逐渐。

〔4〕大如故而坚：原作“坚如其故”，据《甲乙经》卷五改。

〔5〕适虽言快：“快”原作“故”，据《太素》卷十四改。适，方才，刚刚。快，舒适，舒畅。

〔6〕大：原作“夫”，据《太素》卷十四、《甲乙经》卷五改。

〔7〕减：原脱，据《甲乙经》卷五补。

〔8〕阴阳……虚实不相倾：即阴阳、虚实无明显偏颇。

〔9〕三刺至谷气：黄元御：“故一刺则阳分之邪出，再刺则阴分之邪出，三刺则谷气至。谷气者，正气也。”

〔10〕邪僻妄合：谓邪气与经脉气血混合。邪僻，邪气。

〔11〕阴阳易居：谓阴阳之气失调而易位。

〔12〕逆顺相反：气血运行失序紊乱。

〔13〕沉浮异处：经络沉浮所显现部位发生了改变。又，杨上善：“春脉或沉，冬脉或浮，名曰异处。”

〔14〕四时不得：脉气不能与四时顺应。

〔15〕稽留淫泆：外邪滞留于体内而蔓延扩散。

〔16〕减：原脱，据《太素》卷二十二、《甲乙经》卷五补。

〔17〕阴盛而阳虚：张介宾：“此以脉口、人迎言阴阳也。”

〔18〕三脉：指足阳明之趺阳脉、足厥阴之太冲脉与冲脉。又，张介宾：“三脉动者，阳明起于大指次指之间，自厉兑以至冲阳皆是也；厥阴起于大指之间，自大敦以至太冲皆是也；少阴起于足心，自涌泉以上太溪皆是也。”

〔19〕重虚：虚证误用泻法，引起虚上加虚。

〔20〕则：原作“疾”，据《甲乙经》卷五改。

〔21〕膺腧中膺：治疗膺部腧穴所主的阴病，应刺中膺部穴位。膺腧，即胸旁两侧高处的腧穴，如手太阴肺经的中府、云门，手厥阴心包经的天池等。

〔22〕背腧中背：治疗背部腧穴所主的阳病，应刺中背部穴位。背腧，即背部的腧穴，如手少阳三焦经的肩髎、天髎，手太阳小肠经的天宗、曲垣、肩外俞等。

〔23〕肩膊虚……取之上：杨上善：“补肩髃、肩井等穴，曰取之上。”肩膊，指两肩及肩之偏后部位。

〔24〕重舌：谓舌下血脉胀起，形如舌下又长小舌。

〔25〕舌柱：即舌下大筋，其形如柱。

〔26〕补泻：“泻”原作“须”。杨上善：“量此‘补’下脱一‘泻’字。”张介宾：“补当作刺。刺法虽多，其要惟二，则补泻而已。”据此改。

〔27〕方：杨上善：“方，处也。”

〔28〕稀按其痏：缓慢按压针孔。痏，针孔。《太素》卷二十二“稀”作“希”。杨上善：“希，迟也。按其痏者，迟按针伤之处，使气泄也。”

〔29〕谷：原作“邪”，据《太素》卷二十二、《甲乙经》卷五改。

〔30〕刺诸痛者：此后《太素》卷二十二、《甲乙经》卷五并有“深刺之，诸痛者”6字，义胜。

〔31〕足：《太素》卷二十二、《甲乙经》卷五均作“腰”，义胜。

〔32〕毫：原脱，据《太素》卷二十二、《甲乙经》卷五补。

〔33〕各以其时为齐：即根据四时季节变化确定针刺的深浅次数。齐，同“剂”。

〔34〕以：原脱，据《太素》卷二十二、《甲乙经》卷五补。

〔35〕痒者……浅刺之：此7字原错简在后文“病在下者阴也”句后，据《甲乙经》卷五移此。

〔36〕于：原脱，据《太素》卷二十二、《甲乙经》卷五补。

〔37〕内：同“纳”。此指刺入。

〔38〕间日：隔日。

〔39〕厥：《甲乙经》卷五校注云：“厥一作疾。”作“疾”义胜。丹波元简“‘躁厥’，作‘躁疾’是。”

〔40〕缪刺：左病刺右、右病刺左的刺络法。

〔41〕占：《太素》卷二十二作“与”，义胜。

〔42〕不：原作“之”，据《太素》卷二十二改。

〔43〕浅而留之……以移其神：谓浅刺留针，或微捻提针，以转移患者之精神。

〔44〕男内女外……是谓得气：《甲乙经》卷五作“男女内外”，《难经·七十八难》作“男外女内”。张志聪：“男为阳，女为阴。阳在外，故使之内；阴在内，故使之外，谓调和外内阴阳之气也。坚拒其正气，而勿使之出；谨守其邪气，则勿使之入，是谓得气。”

〔45〕内：指性生活。

〔46〕已：《甲乙经》卷五、《素问·刺禁论》新校正引本书均作“大”，下文“已饱”“已

饥”“已渴”同。已，表示程度，相当于“太”“甚”。

〔47〕食顷：吃一顿饭的工夫。

〔48〕步：原作“出”，据《甲乙经》卷五改。

〔49〕为：马注本、张注本均作“于”，与前句式一致，似是。

〔50〕伐身：戕伐身体。

〔51〕淫泺：原作“淫泆”，据本篇后音释、《甲乙经》卷五改。《素问·骨空论》王冰注：“淫泺，谓似痠痛而无力也。”

〔52〕脱其五味：张志聪：“脱其五味所生之神气，是谓失气也。”

〔53〕戴眼反折瘛疭：谓目睛上视不能转动，角弓反张，手足抽动，伸缩交替而作。

〔54〕绝皮……绝汗则终矣：《素问·诊要经终论》作“绝汗乃出，出则死矣。”王冰：“绝汗，谓汗暴出如珠而不流，旋复干也。”

〔55〕纵：松弛无力。

〔56〕目系：眼球内连于脑的脉络。

〔57〕动作：抽动。

〔58〕上下之经：《素问·诊要经终论》新校正：“上谓手脉，下谓足脉。”

〔59〕齿长：指牙龈萎缩而牙齿显得长。

〔60〕气噫：即嗳气。《素问·诊要经终论》作“善噫”，义胜。

〔61〕焦：同“焦”。憔悴。《素问·诊要经终论》《甲乙经》卷二均作“焦”。

【释义】

一、针刺治疗机理与疗效判定

《黄帝内经》反复强调，针刺治疗疾病是通过调气而达到愈疾之目的的，所谓“凡刺之道，气调而止”，《灵枢·刺节真邪》也说：“用针之类，在于调气。”调整阴阳之气的虚实偏颇，协调阴阳，促使机体功能恢复，达到气血和谐，耳聪目明的健康状态。

本段原文指出，针刺调气治疗效应的一个标志是“气至”，而脉象是判断针刺“气至”与否的客观指标。即经过针刺治疗，原本“盛”“虚”以及上下脉象不相应等异常脉象皆趋于正常，即表明已经“气至”，此时即使病痛没有立刻明显减轻，病必衰去；相反，如果经针刺而异常的脉象没有变化，表明气未至，这时即使病症减轻，病也未去。换言之，虚弱之脉者，针刺须使其充实；坚实之脉者，针刺须使其平缓，即所谓“气至而有效”。假若人迎、寸口脉象相较无明显偏颇，所谓“阴阳不相移，虚实不相倾”，也就是无明显的阴阳虚实盛衰变化，当以不泻不补的常法调治之。

这里提出“气至而有效”，主要是通过针刺前后脉象的变化加以判断。具体参见《灵枢·九针十二原》的相关讨论，此不赘述。

二、针刺补泻与深度

本篇认为针刺补泻与深度密切相关，其中所论有两种不同方法。一是分层三刺针法。原文提出对于“邪僻之气妄合正脉，阴阳诸经似相易而居，表里逆顺似相反而行，脉气浮沉似所处各异，其邪气稽留淫泆”（《黄帝内经灵枢注证发微》）之病症，可采用浅深分层针刺补泻的方法，即针刺操作时按照穴位的预定刺入深度分为三层，由浅、中、深循序进针，并结合适当的补泻手法，从而达到疏导谷气，加强针刺感应，补虚泻实的目的。因皮肤为阳分，主要是卫气所行，刺之可出阳邪；皮下为阴分，主要是营气所行，刺之可出阴邪；筋肉之间则为谷气所行，是针刺调气的主要部位。关于分层三刺之法，《灵枢·官针》论述较详，可参阅该篇。

二是以深浅两层分补泻，浅刺用于补法之中，深刺用于泻法之中，同时可伴以开阖针孔，甚或只以针刺深浅区分补泻操作，所谓“脉实者，深刺之，以泄其气；脉虚者，浅刺之，使精气无得出，以养其脉”。这种根据针刺深浅补泻的疗效判定，仍然以脉象的变化为标志，如马莳所说：“病之虚实，系于脉之虚实，故即脉之虚实，以为刺之深浅，而泄其邪气，养其正气焉耳。”至于“邪气来也紧而疾，谷气来也徐而和”，后世多从针下感觉加以解释，如杨上善曰：“针下得气坚疾者，邪气也；徐而和者，谷气也。”但亦与脉象有关，如张介宾说：“此虽以针下之气为言，然脉气之至亦如此。”

本段提出养脉引气以治疗血虚脉陷及久病孙脉失养之虚证，针刺常用毫针，刺法特点为浅刺、轻刺、多捻、久留，以针孔红晕、微出汗、有热感为度。如刺在血管外壁或血管中，可以静以久留；如在血管附近或微血管网中，则宜多针勤捻久留，配合意念疗效更好。

三、阴阳虚实补泻先后针法

《灵枢·四时气》曰：“气口候阴，人迎候阳。”若寸口脉大于人迎脉，为阴经盛而阳经虚，针刺当先补其阳，后泻其阴而和之。人迎脉大于寸口脉，为阳经盛而阴经虚，针刺当先补其阴，后泻其阳而和之。至于何以要先补后泻，张介宾解释说：“以治病者皆宜先顾正气，后治邪气。盖攻实无难，伐虚当畏，于此节之义可见。用针用药，其道皆然。”

四、足部脉诊与针刺治疗

在论述依据人迎寸口脉诊确定针刺补泻后，文中也提到采用足部脉动来诊察虚实，确定针刺补泻方法，即在足大趾区域脉动处，“以指按之，脉动而实且疾者则泻之，虚而徐者则补之”；若虚者泻之，实者补之，则病情加重。其中在上之“阳明”即足阳明脉口——趺阳脉；在中之“厥阴”即足厥阴脉口——太冲脉；在下之“少阴”实为冲脉。《太素·冲脉》曰：“夫冲脉者……其下者，并于少阴之经，渗三阴；其前者，伏行出跗属，下循跗入大指间……黄帝曰：何以明之？岐伯曰：以言导之，切而验之，其非必动，然后乃可以明逆顺之行也。”杨上善注曰：“欲知冲脉下行常动非少阴者，凡有二法：一则以言谈导冲脉、少阴有动不动；二则以手切按，上动者为冲脉，不动者为少阴。"《灵枢·动输》也以足大指间脉之常动者为冲脉。这一脉诊方法，与"三部九候脉法"之下部脉法相类，可能是三部九候脉法定型前的一种早期形式。这也提示：三部九候脉法中之三部脉在早期可能独立运用，后来在"天人相应"思想的影响下，形成了这种上中下相应的综合诊脉法[①]。

五、选穴方法与杂病刺法

腧穴的治疗作用有远近之分，针刺选穴亦有近道、远道之别。本篇针刺治疗疾病选穴，也体现了近道取穴与远道取穴的明确区别。近道取穴，即在病症所在或相邻部位针刺治疗，如肩膀病症取肩髃、肩井等穴，重舌取舌下静脉针刺放血；"在骨守骨，在筋守筋"，也是说取治于病症所在的部位，所谓"治病者，先刺其病所从生者也"。

远道取穴，多与经脉理论密切相关，诚如李鼎[②]所言："四肢部穴以分经主治为主，头身部穴以分部主治为主……各经穴在四肢者特具有循经远道的主治作用,在头身者则具有对邻近组织器官（脏腑）的主治作用。"古人认为行于上肢的手六经与胸腔脏器的联系更密切，行于下肢的足六经与腹腔脏器的关系更密切,《难经集注·一难》言："人膈以上者，手三阴三阳所主也，即通于天气；膈以下足三阴三阳所主也，即通于地气。"。故本篇提出"从腰以上者，手太阴、阳明皆主之；从腰以下者，足太阴、阳明皆主之"。此即可视为腧穴远治作用规律的运用，但也可看作是近治作用的放大，故张介宾称之为"此近取之法"。下文"病在上者下取之，病在下者高取之，病在头者取之足"，则为典型的远道取穴，故张介宾称之为"此远取之法"。至于何以手足只言太阴、阳明经脉，有学者认为是举二经为例[③]，或认为是以阳明、太阴代指阴阳[④]，章楠指出："阳明行气于三阳，太阴行气于三阴，故太阴、阳明主一身之阴阳也。"可为一说。

六、刺法因时、因人制宜

《素问·四气调神大论 》指出："故阴阳四时者，万物之终始也，死生之本也。"随着四时气机升降浮沉的变化，人体气之分布亦有浅深之不同，所谓"春气在毫毛，夏气在皮肤，秋气在分肉，冬气在筋骨"，故针刺治疗必须考虑此人气之变化，"以其时为齐"。如张介宾所说："春夏阳气在上，故取毫毛皮肤，则浅其针；秋冬阳气在下，故取分肉筋骨，则深其针，是以时为齐也。"有关四时刺法的发生与演变，具体参见《灵枢·顺气一日分为四时》篇。

人有胖瘦之异，针刺应有浅深之别。张介宾说："肥人肉厚，浅之则不及，故宜秋冬之齐；瘦人肉薄，深之则太过，故宜春夏之齐也。"

---

①黄龙祥. 中国针灸学术史大纲[M]. 北京：华夏出版社，2001：776.

②李鼎. 针道金陵五十年——记 1957 年南京《针灸学》出书前后[J]. 中医药文化，2007，(6)：30-32.

③常小荣. 针灸医籍选读[M]. 北京：中国中医药出版社，2016：34.

④黄龙祥. 中国针灸学术史大纲[M]. 北京：华夏出版社，2001：804-805.

七、辨病之阴阳寒热而确定刺法

原文从病症之阴阳、寒热以及病程之长短的角度，进一步阐述针刺治疗的方法。以阴阳辨析病症，痒者搔之可及而病位浅，性质属阳；痛者按之不得而病位深，性质属阴。浅者浅刺，深者深刺，刺法与病位相应。对病情复杂者，无论病变初起在阴而变化及阳，或初起在阳而变化及阴，总以先治病之所起为治本之法。

寒厥、热厥，本为阴阳盛衰所导致的寒热变化，《素问·厥论》曰："阳气衰于下，则为寒厥；阴气衰于下，则为热厥。"寒者热之，热者寒之，故刺寒厥当补阳以泻阴，留针使寒去而热；刺热厥当补阴以泻阳，留针使热去而寒。久病根深者，当深刺久留针，反复针刺，调理气血，疏通瘀滞，必至病除而后已。

八、针刺要求与禁忌

原文从医患两个方面，提出了针刺的一些要求与禁忌。

（一）审察患者形气盛衰

针刺之前，必须诊察患者形体的强弱与元气的盛衰，以确定针刺的具体方法以及刺激的程度。如杨上善说："形肉未脱，察其形也；少气，察其气也；脉躁，察其脉也。有此三种所由，必须缪刺大络，左刺右，右刺左也。"反之，形肉已脱，元气大衰者，则针刺必须慎重。

（二）医者针刺须先治神

对医者而言，针刺时要求环境安静，医者聚精会神，详察秋毫，以了解病人孔穴开阖、气之疾徐等情况，并对之做出基本判断，从而决定采取"从卫取气""从荣置气"等不同刺治方法。或浅刺留针，或微捻提针，以转移患者之精神；调和外内阴阳之气，使正气勿出，而邪气勿入。杨上善总结出"为针调气，凡有六种"，即"深居（静处，以使）气静（原缺 4 字，据文义补），一也。去妄心，随作动，二也。去驰散，守魂魄，三也。去异思，守精神，四也。去异听，守精气，五也……平针下和气，六也"。由此可见，针刺治神包括治疗环境、针刺操作的全过程，以及医患之间的配合等诸多方面。关键是医者在持针、进针、行针的整个过程中，要"专意一神""必一其神，令志在针"，在留针过程中还须"守神候气"，将意念与针刺有机结合起来，运用意念以催气引气，同时通过针刺以帮助意守，达到医者与针的合一。

（三）谨守针刺禁忌

针刺禁忌，包括禁刺的部位、腧穴、病体、病症、时间等诸多要素。本篇则主要从患者生理、心理状态的角度，论述了有关针刺的禁忌问题，提出针刺前后禁房事、醉酒、喜怒、劳累、饱食、饥饿、大渴，以及惊恐之时禁针刺、剧烈活动后禁针刺等。在上述情况下，患者出现"脉乱气散"，即脉象凌乱不定，气机紊乱，若再妄行针刺，不仅不能取效，反而会导致"阳病入于阴，阴病出为阳，则邪气复生"，或"形体淫泺，乃消脑髓"等，造成病人"伐身""失气"

的恶果。《素问·刺禁论》从多方面专篇阐述针刺禁忌，可相互参阅。

九、三阴三阳经终病症

经终，就是经气终绝。三阴三阳经终病症，是由于脏腑精气衰竭，经脉之气终绝而出现的临死症状。其各经终绝的病症，一是表现出经脉所系脏腑精气衰竭的症状，二是表现出与其经脉循行路线相关联的症状，主要与足之三阴三阳相关，马莳曰："此言足之六经其终各有所候也。"如足太阳膀胱经起于目内眦，挟脊抵腰，太阳经气终绝，则出现戴眼、反折、瘛疭等症。同时，太阳为诸阳主气，膀胱为津液之府，所以出现阳气外亡，津液内竭，绝汗出而死。临床上，急性病或慢性病到临死时，阴阳离绝，正气脱失，往往出现这些危候。既见之后，属凶多吉少，不可救治。其他各经经终表现，可依此类推。三阴三阳经终病症，《素问·诊要经终论》《灵枢·经脉》也有论述，可相互参阅。

【知识链接】

一、针刺浅深层次与补泻的关系

本篇前后文分别提到"一刺则阳邪出，再刺则阴邪出，三刺则谷气至"，以及"脉实者，深刺之，以泄其气；脉虚者，浅刺之，使精气无得出，以养其脉"，从字面看，前者浅刺泻邪，后者浅刺补虚，似乎相互矛盾。对此，后世医家没有论及，今结合相关研究予以讨论。

关于三刺邪气出与谷气至，赵京生[1]认为，针刺过程中出现的"邪气""气至"，是指不同性质的针刺反应。"邪气"出现在先，表现为"紧而急"，乃肌肤因针刺刺激而产生收缩的一种防御性反应，不是治疗作用的反映，其猝然而至、紧涩不柔的特点属不和调性质。"气至"出现为后，表现为"徐而和"，是针刺产生补虚泻实治疗作用的表现，其和缓的特点属"气调"状态，故称"谷气至"。"邪气"属于机体对针刺刺激的本能的防御性反应；"谷气至"为针刺治疗效应的表现。按照"三刺"之说，针刺反应由紧急之邪气至转为徐和之谷气至，即针刺反应分为"邪气"与"谷气至"；不是"气至"分为"谷气至"与"邪气（阳邪、阴邪）"。张介宾注言："邪气去而谷气至，然后可以出针。"正是对医者感知的针刺反应有这样先后两种不同性质的正确诠释。总之，《黄帝内经》所言得气、气至，主要指针刺入一定深度后，医者感知针下出现的和缓的针刺反应，出现于补泻操作过程之中，为针刺补泻治疗效应的表现。这种效应可以反映于脉象，出现后即可结束针刺治疗。

关于浅刺为补，深刺为泻，则是基于营卫理论的一种补泻方法，即根据营气与卫气运行分布不同的特点，取卫分（浅层）以补，取营分（深层）以泻的营卫补泻法。《灵枢·卫气行》曰："其浮气之不循经者为卫气，其精气之行于经者为营气。"说明营气布于经脉深部，卫气布于经脉浅部。《难经》发挥《灵枢》经义，提出营卫补泻的概念。《难经·七十六难》曰："何

①赵京生. 针灸关键概念术语考论[M]. 北京：人民卫生出版社，2012：341-343.

谓补泻？当补之时，何所取气？当泻之时，何所置气？然：当补之时，从卫取气；当泻之时，从荣置气。”《难经古义》注：“所谓从卫取气者，浅留其针，得气因推下之，使其浮散之气取入脉中，是补之也。从荣置气者，深而留之，得气因引持之，使脉中之气散置于外，是泻之也。”李鼎[①]认为针刺补法，要把浅部的阳气向内部按纳，因而用以“按”（插）为主的手法，即紧按慢提；泻法则要把深部的阴气往外部引申，因而用以“提”为主的手法，即紧提慢按。《难经·七十难》所说的“初内（纳）针，浅而浮之，至心肺之部，得气，推内之，阳也；初下针，沉之，至肝肾之部，得气，引持之，阴也”，就是这一意思。可知这一理论是后来提插补泻的依据。

陆寿康[②]总结营卫补泻的操作方法，主要有以下几种：①营卫深浅针刺法：即针刺属于阳气的卫分（浅层）时，要沿皮横刺，不可深刺、直刺，即“刺卫无伤荣”。针刺属于阴气的营分（深层）时，要先用左手按压穴位，使浅层的卫气散开后，方可直刺进针，直达深层，即“刺荣无伤卫”。②营卫提插补泻法：补法，轻缓而刺，下针至穴位浅层（卫分），得气后反复行下插动作，或紧按慢提，徐推其气以入内。泻法，重急而刺，下针至穴位深层（营分），得气后反复行上提动作，或紧提慢按，引持其气以出外。③营卫开阖补泻法：补法，先从穴位浅层（卫分）候气，如气不至即行催气手法，气至后缓慢出针，急按针孔。泻法，先从穴位深层（营分）候气，如气不至即行催气手法，气至后重急出针，不按孔穴，或血管点刺放血。另外，《灵枢·寿夭刚柔》说：“刺营者出血，刺卫者出气。”即刺出血属于“刺营”，不出血、只出气属于“刺卫”。例如应用皮肤针叩刺时，轻叩不出血为“刺卫”，属补法；重叩使出血为“刺营”，属泻法。

综上所述，三刺法主要是基于天、地、人三才一分为三思想下的针刺反应的描述，而浅刺为补，深刺为泻，则是基于阴阳二分思想下的营卫针刺补泻方法的说明。

二、“先刺其病所从生”的临床应用

本篇提出“治病者，先刺其病所从生者”，意谓医者治疗某些疾病时，根据治病求本的治疗原则，要先找到疾病最初发生的位置进行针刺，以治其本，此是中医治疗疾病的原则之一。靳瑞[③]报道治疗一颈椎病病案，男性，56 岁，反复颈部酸痛 10 余年。患者肩、颈枕部疼痛，伴阵发性头晕头痛。患者 10 年前出现无明显诱因下颈部酸痛，休息后症状可以缓解，未做系统治疗。现为进一步系统治疗，前来求治。症见：患者神清，精神可，颈部酸痛，左侧胸锁乳突肌紧张，左侧转颈稍受限，右侧转颈可，无明显眩晕，无恶心呕吐，无恶寒发热，纳眠可，二便调，舌质黯淡，苔白厚腻。专科检查：颈椎生理曲度正常，颈部肌肉僵硬，棘突及其旁肌肉压痛（–），叩击痛（–），转颈试验阴性，能后仰，压顶试验（–），臂丛神经牵拉试验（–），余检查未见特殊。四肢肌力、肌张力正常。生理性神经发射存在，病理反射未引出。四诊合参，中医诊断为痹证，寒湿阻络型。治法：舒筋通络，祛寒散湿。予以针灸治疗。

---

①李鼎. 中医针灸基础论丛[M]. 北京：人民卫生出版社，2009：271-272.

②陆寿康. 中国针灸技术方法[M]. 北京：人民卫生出版社，2013：143-144.

③贺兴东，翁维良，姚乃礼. 当代名老中医典型案集·针灸推拿分册[M]. 北京：人民卫生出版社，2009：139-140.

处方：颈三针（天柱、百劳、大杼，均双侧）为主，配合中脘、内关（双）、丰隆（双）、足三里（双）。针刺每日 1 次，平补平泻手法，每次 30 分钟，10 次为 1 个疗程。

嘱：①睡床以适度的硬板床为宜，枕头垫高度也应适当；②少食肥甘厚腻，饮食宜清淡，适当体育锻炼；③保证充足的睡眠，注意劳逸结合。

治疗 1 个疗程后，症状明显缓解。再经 2 个疗程的治疗，所有症状均消除，颈及肢体功能活动全部恢复正常。随访半年未复发，生活基本如常。

本案治疗颈椎病，从发病局部入手，主要选取颈部腧穴刺治，如天柱位于颈椎上缘，百劳位于第 5 颈椎下缘，大杼位于颈椎与胸椎交界处，分别从颈椎上、中、下三部针刺调整，以达疏通颈部经脉，行气活血的作用。

三、三阴三阳经终病症认识的发生演变

察色按脉，以决死生之分，是医生必须具备的技能。《史记・扁鹊传》所载扁鹊诊治虢太子尸厥案，可谓最早的案例报道。马王堆出土文献《阴阳脉死候》与张家山出土汉简《脉书》，均记载了“脉死候”，二者内容基本相同，以《脉书》记载较为完整，其文曰：“凡视死征：唇反人盈，则肉先死；龈齐齿长，则骨先死；面墨（黑），目圜视雕（衺），则血（气）先死；汗出如丝，傅而不流，则气（血）先死；舌捆（掐）橐拳（卷），则筋先死。凡征五，一征见，先活人。”[①]。另外，《脉经・扁鹊华佗察声色要诀第四》记载：“病人唇反，人中反者，死……病人唇肿齿焦者，死……病人齿忽变黑者，十三日死；病人舌卷卵缩者，必死；病人汗出不流，舌卷黑者，死。”二者比较可见，《脉经》所载文字更古朴、更少理论色彩，反映了早期“诊死生”的特征，而《脉书》以肉、骨、血、气、筋分类，已体现了一定程度的理论概括。到了《灵枢・终始》与《灵枢・经脉》篇，则分别与经脉、脏腑相关联，并借五行学说推论生死时辰，可谓其定型阶段。

①文中带（ ）内文字为《阴阳脉死候》记载。

经脉第十

【导读】

经脉是经络系统的主干，是气血运行和感应传导的主要通道。经脉体系的形成，既有古代对人体血管与淋巴管系统粗浅的解剖形态认识，也有脉诊、针灸、导引、行气等感觉经验的积累，更离不开古人天人合一的宇宙观以及气、阴阳、五行乃至于其他数术思想的影响。基于不同的思想理念与实践经验，形成了数量及循行不一的经脉理论，即关于人体远隔部位间纵向关联规律的解释。如马王堆帛书《阴阳十一脉灸经》、张家山汉简《脉书》等。本篇综合不同时期文献中有关经脉的各家之说，加以整理规范，形成了一套完整统一的经脉理论体系，明确了十二经脉和十五别络的名称、循行路线、所主病症、诊断与治则，并论述了五阴经气绝的临床特征以及经络异同，从而成为后世论述经脉体系的基本范式，千百年来有效地指导着中医临床实践。

【原文】

雷公问于黄帝曰：《禁脉》[1]之言，凡刺之理，经脉为始，营其所行[2]，知[3]其度量，内次五脏，外别六腑，愿尽闻其道。黄帝曰：人始生，先成精，精成而脑髓生，骨为干[4]，脉为营[5]，筋为刚[6]，肉为墙[7]，皮肤坚而毛发长，谷入于胃，脉道以通，血气乃行。雷公曰：愿卒闻经脉之始生。黄帝曰：经脉者，所以能决死生，处百病，调虚实，不可不通。

肺手太阴之脉，起于中焦[8]，下络[9]大肠，还循胃口[10]，上膈属[11]肺，从肺系[12]横出腋下，下循臑[13]内，行少阴心主[14]之前，下肘中，循臂内上骨下廉[15]，入寸口，上鱼[16]，循鱼际，出大指之端；其支者，从腕后直出次指内廉，出其端。是动则病[17]肺胀满，膨膨而喘咳，缺盆[18]中痛，甚则交两手而瞀[19]，此为臂厥[20]。是主肺所生病[21]者，咳，上气喘喝[22]，烦心胸满，臑臂内前廉痛厥[23]，掌中热。气盛有余，则肩背痛，风寒汗出中风[24]，小便数而欠[25]。气虚则肩背痛寒，少气不足以息，溺色变。为此诸病，盛则泻之，虚则补之，热则疾之[26]，寒则留之[27]，陷下则灸之，不盛不虚，以经取之[28]。盛者寸口大三倍于人迎[29]，虚者则寸口反小于人迎也。

大肠手阳明之脉，起于大指次指[30]之端，循指上廉，出合谷两骨之间[31]，上入两筋之中[32]，循臂上廉，入肘外廉，上臑外前廉，上肩，出髃骨[33]之前廉，上出于柱骨之会上[34]，下入缺盆，络肺，下膈，属大肠；其支者，从缺盆上颈贯[35]颊，入下齿中，还出挟[36]口，交[37]人中，左之右，右之左，上挟鼻孔。是动则病齿痛颈肿。是主津[38]所生病者，目黄口干，鼽衄[39]，喉痹[40]，肩前臑痛，大指次指痛不用。气有余则当脉所过者热肿，虚则寒栗不复。为此诸病，盛则泻之，虚则补之，热则疾之，寒则留之，陷下则灸之，不盛不虚，以经取之。盛者人迎大三倍于寸口，虚者人迎反小于寸口也。

胃足阳明之脉，起于鼻，交頞中[41]，旁纳[42]太阳之脉，下循鼻外，入上齿中，还出挟口环唇，下交承浆[43]，却循颐后下廉[44]，出大迎，循颊车[45]，上耳前，过客主人[46]，循发际，至额颅；其支者，从大迎前下人迎，循喉咙，入缺盆，下膈，属胃络脾；其直者，从缺盆下乳内廉，下挟脐，入气街[47]中；其支者，起于胃口，下循腹里，下至气街中而合，以下髀关[48]，抵伏兔[49]，下膝膑[50]中，下循胫外廉，下足跗[51]，入中指内间；其支者，下膝[52]三寸而别，下入中指外间；其支者，别跗上，入大指间，出其端。是动则病洒洒振寒，善伸数欠[53]，颜黑，病至则恶人与火，闻木声[54]则惕然而惊，心欲动，独闭户塞牖而处，甚则欲上高而歌，弃衣而走，贲响[55]腹胀，是为骭厥[56]。是主血所生病[57]者，狂疟温淫[58]，汗出，鼽衄，口㖞唇胗[59]，颈肿喉痹，大腹水肿，膝膑肿痛，循膺、乳、气街、股、伏兔、骭外廉、足跗上皆痛，中指不用。气盛则身以前皆热，其有余于胃，则消谷善饥，溺色黄。气不足则身以前皆寒栗，胃中寒则胀满。为此诸病，盛则泻之，虚则补之，热则疾之，寒则留之，陷下则灸之，不盛不虚，以经取之。盛者人迎大三倍于寸口，虚者人迎反小于寸口也。

脾足太阴之脉，起于大指之端，循指内侧白肉际[60]，过核骨[61]后，上内踝前廉，上踹[62]内，循胫骨后，交出厥阴之前，上膝股内前廉，入腹，属脾络胃，上膈，挟咽，连舌本[63]，散舌下；其支者，复从胃，别上膈，注心中。是动则病舌本强，食则呕，胃脘痛，腹胀善噫，得后与气[64]则快然如衰，身体皆重。是主脾所生病者，舌本痛，体不能动摇，食不下，烦心，心下急痛，溏瘕泄[65]，水闭，黄疸，不能卧，强立[66]股膝内肿厥，足大指不用。为此诸病，盛则泻之，虚则补之，热则疾之，寒则留之，陷下则灸之，不盛不虚，以经取之。盛者寸口大三倍于人迎，虚者寸口反小于人迎也。

心手少阴之脉，起于心中，出属心系[67]，下膈络小肠；其支者，从心系上挟咽，系目系[68]；其直者，复从心系却上肺，下出腋下，下循臑内后廉，行太阴心主[69]之后，下肘内，循臂内后廉，抵掌后锐骨[70]之端，入掌内后廉，循小指之内出其端。是动则病嗌干[71]心痛，渴而欲饮，是为臂厥。是主心所生病者，目黄胁痛，臑臂内后廉痛厥，掌中热痛。为此诸病，盛则泻之，虚则补之，热则疾之，寒则留之，陷下则灸之，不盛不虚，以经取之。盛者寸口大再倍于人迎，虚者寸口反小于人迎也。

小肠手太阳之脉，起于小指之端，循手外侧上腕，出踝[72]中，直上循臂骨下廉，出肘内侧两骨[73]之间，上循臑外后廉，出肩解[74]，绕肩胛，交肩上，入缺盆，络心，循咽下膈，抵胃属小肠；其支者，从缺盆循颈上颊，至目锐眦，却入耳中；其支者，别颊上䪼[75]抵鼻，至目内眦，斜络于颧。是动则病嗌痛颔[76]肿，不可以顾[77]，肩似拔，臑似折。是主液所生病[78]者，耳聋目黄颊肿，颈颔肩臑肘臂外后廉痛。为此诸病，盛则泻之，虚则补之，热则疾之，寒则留之，陷下则灸之，不盛不虚，以经取之。盛者人迎大再倍于寸口，虚者人迎反小于寸口也。

膀胱足太阳之脉，起于目内眦，上额交巅[79]；其支者，从巅至耳上角；其直者，从巅入络脑，还出别下项，循肩髆[80]内，挟脊抵腰中，入循膂[81]，络肾属膀胱；其支者，从腰中下挟脊贯臀，入腘中；其支者，从髆内左右别下贯胛[82]，挟脊内，过髀枢[83]，循髀外从[84]后廉下合腘中，以下贯踹内，出外踝之后，循京骨[85]，至小指外侧。是动则病冲头痛，目似脱，项如拔，脊痛，腰似折，髀不可以曲，腘如结，踹如裂，是为踝厥[86]。是主筋所生病者，痔、疟、狂癫疾，头囟项痛，目黄泪出，鼽衄，项背腰尻[87]腘踹脚皆痛，小指不用。为此诸病，盛则泻之，虚则补之，热则疾之，寒则留之，陷下则灸之，不盛不虚，以经取之。盛者人迎大再倍于寸口，虚者人迎反小于寸口也。

肾足少阴之脉，起于小指之下，邪[88]走足心，出于然骨[89]之下，循内踝之后，别入跟中，以上踹内，出腘内廉，上股内后廉，贯脊属肾络膀胱；其直者，从肾上贯肝膈，入肺中，循喉咙，挟舌本；其支者，从肺出络心，注胸中。是动则病饥不欲食，面如漆柴[90]，咳唾则有血，喝喝[91]而喘，坐而欲起，目𥉂𥉂[92]如无所见，心如悬若饥状，气不足则善恐，心惕惕如人将捕之，是为骨厥[93]。是主肾所生病者，口热舌干，咽肿上气，嗌干及痛，烦心心痛，黄疸肠澼[94]，脊股内后廉痛，痿厥嗜卧，足下热而痛。为此诸病，盛则泻之，虚则补之，热则疾之，寒则留之，陷下则灸之，不盛不虚，以经取之。灸则强食生肉[95]，缓带披发，大杖重履[96]而步。盛者寸口大再倍于人迎，虚者寸口反小于人迎也。

心主手厥阴心包络之脉，起于胸中，出属心包络，下膈，历络三膲[97]；其支者，循胸出胁，下腋三寸，上抵腋，下循臑内，行太阴少阴之间，入肘中，下[98]臂行两筋之间，入掌中，循中指出其端；其支者，别掌中，循小指次指[99]出其端。是动则病手心热，臂肘挛急，腋肿，甚则胸胁支满，心中憺憺[100]大动，面赤目黄，喜笑不休。是主脉所生病者，烦心心痛，掌中热。为此诸病，盛则泻之，虚则补之，热则疾之，寒则留之，陷下则灸之，不盛不虚，以经取之。盛者寸口大一倍于人迎，虚者寸口反小于人迎也。

三焦手少阳之脉，起于小指次指之端，上出两指之间，循手表腕[101]，出臂外两骨之间，上贯肘，循臑外上肩，而交出足少阳之后，入缺盆，布膻中[102]，散络[103]心包，下膈，循属三焦；其支者，从膻中上出缺盆，上项，系[104]耳后，直上出耳上角，以屈下颊至䪼；其支者，从耳后入耳中，出走耳前，过客主人前，交颊，至目锐眦。是动则病耳聋浑浑焞焞[105]，嗌肿喉痹。是主气所生病[106]者，汗出，目锐眦痛，颊痛，耳后肩臑肘臂外皆痛，小指次指不用。为此诸病，盛则泻之，虚则补之，热则疾之，寒则留之，陷下则灸之，不盛不虚，以经取之。盛者人迎大一倍于寸口，虚者人迎反小于寸口也。

胆足少阳之脉，起于目锐眦，上抵头角[107]，下耳后，循颈行手少阳之前，至肩上，却交出手少阳之后，入缺盆；其支者，从耳后入耳中，出走耳前，至目锐眦后[108]；其支者，别锐眦，下大迎，合于手少阳，抵于䪼，下加颊车，下颈合缺盆以下胸中，贯膈络肝属胆，循胁里，出气街，绕毛际[109]，横入髀厌[110]中；其直者，从缺盆下腋，循胸过季胁[111]，下合髀厌中，以下循髀阳[112]，出膝外廉，下外辅骨[113]之前，直下抵绝骨[114]之端，下出外踝之前，循足跗上，入小指次指之间；其支者，别跗上，入大指之间，循大指歧骨[115]内出其端，还贯爪甲，出三毛[116]。是动则病口苦，善太息，心胁痛不能转侧，甚则面微有尘，体无膏泽，足外反热，是为阳厥[117]。是主骨所生病[118]者，头痛颔痛，目锐眦痛，缺盆中肿痛，腋下肿，马刀侠瘿[119]，汗出振寒，疟，胸胁肋髀膝外至胫绝骨外髁前及诸节皆痛，小指次指不用。为此诸病，盛则泻之，虚则补之，热则疾之，寒则留之，陷下则灸之，不盛不虚，以经取之。盛者人迎大一倍于寸口，虚者人迎反小于寸口也。

肝足厥阴之脉，起于大指丛毛之际，上循足跗上廉，去内踝一寸，上踝八寸，交出太阴之后，上腘内廉，循股阴[120]，入毛中，过阴器，抵小腹，挟胃属肝络胆，上贯膈，布胁肋，循喉咙之后，上入颃颡[121]，连目系，上出额，与督脉会于巅；其支者，从目系下颊里，环唇内；其支者，复从肝别贯膈，上注肺。是动则病腰痛不可以俛仰，丈夫㿗疝[122]，妇人少腹肿，甚则嗌干，面尘脱色。是肝主[123]所生病者，胸满，呕逆，飧泄，狐疝[124]，遗溺，闭癃[125]。为此诸病，盛则泻之，虚则补之，热则疾之，寒则留之，陷下则灸之，不盛不虚，以经取之。盛者寸口大一倍于人迎，虚则寸口反小于人迎也。

【校注】

〔1〕《禁脉》:《太素》卷八作“禁服”。张介宾:“脉当作服，即本经《禁服》篇也。”

〔2〕营其所行：揣度经脉运行的终始。《广雅·释诂一》:“营，度也。”

〔3〕知：原作“制”，据本书《禁服》《太素》卷十四改。

〔4〕干：主干，支柱。张介宾:“犹木之有干，土之有石，故能立其身。”

〔5〕营：上古时掘地或垒土而成的住所，此比喻气血运行之处。

〔6〕刚：通“纲”。渔网上的总绳，喻筋在人体的作用。

〔7〕墙：用土筑或砖石等砌成的屏障或外围，此喻肌肉卫护机体的作用。

〔8〕中焦：马莳:“中焦者，中脘也，在脐上四寸。”

〔9〕络：指十二经脉连接其相表里的脏或腑。张介宾:“十二经相通，各有表里，凡在本经者皆曰属，以此通彼者皆曰络。”

〔10〕还循胃口：还，经脉去而复回。循，沿着。胃口，此指胃上口贲门。

〔11〕属：指十二经脉连接本脏或腑。

〔12〕肺系：指与肺相连通的气管、喉咙等组织。

〔13〕臑（nào 闹）：谓上臂。

〔14〕少阴心主：指手少阴心经和手厥阴心包经。

〔15〕臂内上骨下廉：指前臂内侧桡骨下部边缘。廉，边缘。

〔16〕鱼：谓手大指本节后掌侧肌肉隆起处。

〔17〕是动则病：指本经脉变动所发生的病症。是，此。动，变动，病变。

〔18〕缺盆：锁骨上窝。

〔19〕瞀（mào 茂）：视物模糊不清。

〔20〕臂厥：臂部经气厥逆所导致的病症。张介宾:“手太阴脉由中府出腋下，行肘臂间，故为臂厥。”

〔21〕是主肺所生病：指肺经腧穴可主治的病症。主，主管，主治。

〔22〕喘喝：原作“喘渴”，据《甲乙经》卷二、《脉经》卷六改。喘喝，呼吸急促，喝喝有声。张介宾：“渴，当作喝，声粗急也。”

〔23〕厥：《脉经》卷六、《备急千金要方》卷十七无。宜从。

〔24〕风寒汗出中风：《灵枢识》：“按气盛有余，谓肺脏气盛而有余，非外感邪气之盛也，而云风寒汗出中风，此必理之所无，或恐六字衍文。”

〔25〕小便数而欠：小便频数而量少。

〔26〕热则疾之：指针对热性病症针刺操作宜迅疾，不留针或留针时间很短。

〔27〕寒则留之：指针对寒性病症针刺操作宜缓慢，留针时间较长。

〔28〕以经取之：谓以常法治之。

〔29〕人迎：又称人迎脉，喉结旁两侧颈动脉搏动处。

〔30〕大指次指：大指之侧的第二指，即食指。

〔31〕两骨之间：指第1掌骨与第2掌骨之间，即合谷穴处。

〔32〕两筋之中：拇长伸肌腱与拇短伸肌腱之间过腕关节处。

〔33〕髃骨：指肩胛骨与锁骨连接处，即肩髃穴处。

〔34〕柱骨之会上：柱骨，指颈椎。会上，指大椎穴处，以诸阳脉皆会于此，故名会上。

〔35〕贯：经脉从某部位穿过。

〔36〕挟：经脉并行于两旁。

〔37〕交：经脉彼此交叉。

〔38〕津：原作“津液”，按“液”为手太阳小肠经所主，不当重出，故据《太素》卷十八、《脉经》卷六删。

〔39〕鼽衄（qiú nǜ 求女）：鼻流清涕为鼽，鼻出血为衄。

〔40〕喉痹：咽喉肿痛，吞咽不利为特征的疾病。

〔41〕起于鼻，交頞中：“鼻”下原衍“之”字，据《太素》卷八、《脉经》卷六、《甲乙经》卷二删。頞，指鼻梁凹陷处。

〔42〕纳：原注云：“一本作约字。”《甲乙经》卷二、《脉经》卷六等作“约”，有缠束的意思。张介宾：“纳，入也。”

〔43〕承浆：穴名。位于面部颏唇沟正中凹陷处。

〔44〕却循颐后下廉：退转曲行于腮后下方。却，指经脉进而退转。颐，口角后腮下部位。

〔45〕颊车：穴名。位于面部下颌角前上方一横指，用力咬牙时，当咬肌隆起处。

〔46〕客主人：上关穴别名，位于面部颧弓上缘微上方，距耳廓前缘1寸凹陷处，属足少阳胆经。

〔47〕气街：气冲穴的别名，位于腹正中线脐下5寸，旁开2寸处，属足阳明胃经。

〔48〕髀关：穴名。位于大腿前上方股关节处。

〔49〕伏兔：穴名。位于大腿前方肌肉隆起处，形如兔状。

〔50〕膝膑：膝盖骨，即髌骨。

〔51〕跗：足背。

〔52〕膝：原作“廉”，据《太素》卷八、《甲乙经》卷二改。

〔53〕善伸数欠：伸，原作“呻”，据《太素》卷八、《甲乙经》卷二改。善伸数欠，指因疲倦而常伸其肢体，频作呵欠。

〔54〕木声：《素问·阳明脉解》《太素》卷八、《甲乙经》卷二等作“木音”。即五行中的角音。

〔55〕贲响：张介宾：“贲响，肠胃雷鸣也。”

〔56〕骭（gàn 干）厥：指循行于足胫部的胃经气血逆乱所致的病症。骭，胫骨。

〔57〕是主血所生病：张介宾：“中焦受谷，变化而赤为血，故阳明为多气多血之经，而主血所生病者。”

〔58〕温淫：指温热之邪淫泆。

〔59〕唇胗：口唇部疱疹。胗，同“疹”。

〔60〕白肉际：又称赤白肉际。指手足掌面与背面的分界处。

〔61〕核骨：第一跖趾关节内侧凸出的圆骨，因形如果核而名。张介宾：“核骨，即大指本节后内侧圆骨也。”

〔62〕踹（chuǎi 揣）：通“腨”。指腓肠肌处，俗称小腿肚。张介宾：“踹，足肚也，亦名腓肠。本经与腨通用。”

〔63〕舌本：舌根。

〔64〕得后与气：指得大便和矢气。

〔65〕溏瘕泄：“瘕”“泄”二字误倒，宜据《素问·至真要大论》新校正引《甲乙经》乙正。李中梓：“溏者，水泄也；瘕者，痢疾也。”

〔66〕强立：勉强站立。

〔67〕心系：心与其他脏器联系的脉络。

〔68〕目系：又名眼系、目本。眼球内连于脑的脉络。

〔69〕太阴心主：即手太阴肺经和手厥阴心包经。

〔70〕锐骨：手掌后小指侧的高骨。

〔71〕嗌干：即咽干。

〔72〕踝：指手腕后方小指侧的高骨，即尺骨茎突。

〔73〕两骨：原作“两筋”，据《甲乙经》卷二、《太素》卷八改。张介宾：“出肘内侧两骨间陷中，小海穴也。”

〔74〕肩解：即肩与臂两骨相接处。

〔75〕䪼（zhuō 拙）：眼眶下部，包括颧骨内连及上牙龈部位。

〔76〕颌：指颈前上方，颏下方结喉上方的部位。

〔77〕顾：回头看。此指转动头项。

〔78〕是主液所生病：张介宾：“小肠主泌别清浊，病则水谷不分而流衍无制，是主液所生病也。”

〔79〕巅：《太素》卷八、《脉经》卷六此后有“上”字。指头顶正中点，当百会穴处。

〔80〕肩髆：指肩胛骨。

〔81〕膂（lǚ 旅）：张介宾：“挟脊两旁之肉曰膂。”

〔82〕胛：《太素》卷八、《备急千金要方》卷二十作“胂”。杨上善：“夹脊肉也。”宜从。

〔83〕髀枢：股骨大转子与髋关节部位，当足少阳胆经环跳穴处。

〔84〕从：《太素》卷八、《甲乙经》卷二均无。可参。

〔85〕京骨：足小趾外侧本节后突出的半圆骨。

〔86〕踝厥：指足太阳经气上逆所致的病症。

〔87〕尻（kāo 考）：尾骶部。

〔88〕邪：通“斜”。

〔89〕然骨：原作“然谷”，据《太素》卷八、《脉经》卷六改。杨上善：“然骨，在内踝下近前起骨是也。”

〔90〕面如漆柴：形容面黑而枯槁。

〔91〕喝喝：喘息声。

〔92〕𥆧𥆧（huāng 荒）：视物不清貌。

〔93〕骨厥：肾主骨，足少阴肾经气上逆所导致的病症。

〔94〕肠澼：痢疾的古名。

〔95〕强食生肉：马莳：“如灸者勉强进食，必生长肌肉。”

〔96〕大杖重履：形容行动要徐缓的意思。大杖，即指结实的拐杖。重履，即穿两层鞋子。又，律以前后文例，“灸则强食生肉……大杖重履而步”16字疑衍。

〔97〕历络三膲：依次联络上、中、下三焦。膲，通“焦”。

〔98〕下：《甲乙经》卷二、《素问·脏气法时论》王冰注引文此后有“循”字，义胜。

〔99〕小指次指：即无名指。

〔100〕憺憺（dàn 淡）：不安貌。张介宾：“憺，音淡，动而不宁貌。”

〔101〕手表腕：指手背腕关节处。手表，指手背。

〔102〕膻中：泛指胸中。

〔103〕络：原作“落”，据《太素》卷八、《甲乙经》卷二改。

〔104〕系：《脉经》卷六、《甲乙经》卷二均作“侠”，义胜。

〔105〕浑浑焞焞（tūn 吞）：形容听觉模糊不清。杨上善：“浑浑焞焞，耳聋声也。”

〔106〕是主气所生病：章楠：“凡周身升降转旋之气，莫不由三焦宣布，以故三焦致病，由于气不宣布所生。”

〔107〕头角：即额角。

〔108〕其支者……至目锐眦后：《灵枢识》：“其支者十八字，与前三焦文重，恐此剩文。”

〔109〕毛际：指耻骨阴毛处的边缘。

〔110〕髀厌：即髀枢。

〔111〕季胁：又名季肋、软肋。相当于侧胸第11、12肋软骨部分。

〔112〕髀阳：大腿外侧。

〔113〕外辅骨：即腓骨。

〔114〕绝骨：穴名。在外踝直上3寸许，腓骨凹陷处。

〔115〕大指歧骨：指足大指与次指骨节相连处。

〔116〕三毛：亦称丛毛、聚毛。指足大趾爪甲后丛毛处。

〔117〕阳厥：指足少阳经气厥逆引起的病症。

〔118〕是主骨所生病：张介宾："骨为干，其质刚，胆为中正之官，其气亦刚，胆病则失其刚，故病及于骨。"

〔119〕马刀侠瘿：即瘰疬。生于腋下，其形长，质坚硬，形似马刀，故名马刀。发于颈旁，形如贯珠的，称为侠瘿。

〔120〕股阴：大腿内侧。

〔121〕颃颡（háng sǎng 杭嗓）：咽部上腭与鼻孔相通处。

〔122〕㿗疝：疝气的一种，症见睾丸肿痛下坠。

〔123〕主：原脱，据《太素》卷八、《甲乙经》卷二、《脉经》卷六补。

〔124〕狐疝：俗称小肠气。症见腹股沟肿块时大时小，时上时下，如狐之出没无常。

〔125〕闭癃：即癃闭。以小便量少，点滴而出，甚则闭塞不通为主症的疾病。病情轻者涓滴不利为癃，重者点滴皆无称为闭。

【释义】

本节在阐述个体生命发生的基础上，主要论述了十二经脉的名称、循行部位、经脉病候、诊断及治则等。

一、个体生命的发生

本段原文在《黄帝内经》生命是男女两性结合的产物认识的基础上，进一步对人类个体生命的起源问题进行了探索，明确指出构成人体的各种器官，如脑髓、骨、脉、肉、皮肤、毛发等均是由父母精气相结合后化育而成，强调了精气是构成人体的根本。对此，《素问·金匮真言论》也说："夫精者，身之本也。"《灵枢·决气》云："两神相搏，合而成形，常先身生，是谓精。"精生髓，髓充脑养骨，脑为髓海，故言"精成而脑髓生"，进而演生出脉、筋、肉、皮毛等形体组织，各自发挥着不同的功能，其中脉是血气运行的通路，筋约束骨骼而主管肢体屈伸运动，肉好比墙垣护卫于外，皮毛覆盖固护于体表。个体出生之后，如《灵枢·营卫生会》曰："人受气于谷，谷入于胃，以传于肺，五脏六腑皆以受气，其清者为营，浊者为卫，营在脉中，卫在脉外，营周不休。"故脉道通，血气行。这里说明人脱离母体之后，有赖于水谷的营养，血气行于脉而营养全身。

二、经脉在疾病诊治中的重要性

经脉在《黄帝内经》中既是气血运行的通道，所谓"脉道以通，血气乃行"，同时也与脉诊有密切的关系。从发生学的角度而言，经脉理论与遍诊法，特别是与"标本诊法"密切相关，《黄帝内经》及后世又以经脉气血循环理论解释诊脉原理，故经脉也可用以指人体正常的脉象。如《素问·三部九候论》论脉诊谓："人有三部，部有三候，以决死生，以处百病，以调虚实，而除邪疾……必先知经脉，然后知病脉。"并强调"此决死生之要，不可不察也"。王冰注言：

“经脉，四时五脏之脉。”张介宾云：“经者常脉，病者变脉。”由此可见，所谓“经脉者，所以能决死生，处百病，调虚实，不可不通”，正是基于脉诊的作用而言的。

三、十二经脉的循行部位

本篇所论十二经的循行，与马王堆出土帛书《足臂十一脉灸经》《阴阳十一脉灸经》以及本书的《经筋》《经别》等篇有关，是基于对临床经验的说明以及气血循环理论的建构所作出的理论阐述，根据黄龙祥①的研究结果，十二经脉各经的具体循行部位如下。

肺手太阴之脉，起于中焦，下络大肠，还循胃口，上膈属肺，从肺系横出腋下，下循臑内，行手少阴、心主脉之前，下肘中，循臂内上骨下廉，出寸口，上鱼，循鱼际，出大指之端。其支者，从腕后直出，循次指内廉，出其端。

大肠手阳明之脉，起于大指次指之端，循指上廉，出合谷两骨之间，上入两筋之中，循臂上廉，入肘外廉，上臑外前廉，上肩，出髃骨之前廉，上出于柱骨之会上；其别者，下入缺盆络肺，下膈属大肠；其直者，从缺盆上颈贯颊，入下齿中，还出夹口，交人中，左之右，右之左，上夹鼻。

胃足阳明之脉，起于鼻交頞中，旁纳太阳之脉，下循鼻外，入上齿中，还出夹口环唇，下交承浆，却循颐后下廉，出大迎；其支者，从大迎循颊车，上耳前，过客主人，循发际，至额颅；其直者，从大迎前下人迎，循喉咙，入缺盆；其别者，从缺盆下膈属胃络脾；其直者，从缺盆下乳内廉，下夹脐，出气街中；其支者，起于胃口，下循腹里，下至气街中而合；其直者，从气街以下髀关，抵伏兔，下膝膑中，下循胫外廉，出足跗，入中指内间；其支者，下膝三寸而别，以下入中指外间；其支者，别跗上，入大指间，出其端。

脾足太阴之脉，起于大指之端，循指内侧白肉际，过核骨后，上内踝前廉，上腨内，循胫骨后，交出厥阴之前，上膝，出股内前廉，入腹属脾络胃，上膈，夹咽，连舌本，散舌下。其支者，复从胃，别上膈，注心中。

心手少阴之脉，起于心中，出属心系，下膈络小肠；其支者，从心系上夹咽，系目系；其直者，复从心系却上肺，下出腋下，下循臑内后廉，行手太阴、心主之后，下肘内，循臂内后廉，抵掌后锐骨之端，入掌内后廉，循小指之内出其端。

小肠手太阳之脉，起于小指之端，循手外侧上腕，出踝中，直上循臂骨下廉，出肘内侧两骨之间，上循臑外后廉，出肩解，绕肩胛，交肩上；其别者，入缺盆向腋络心，循咽下膈，抵胃属小肠；其直者，从缺盆循颈上颊，至目锐眦；其支者，从目锐眦却入耳中；其支者，别颊上䪼抵鼻，至目内眦。

膀胱足太阳之脉，起于目内眦，上额交巅；其支者，从巅至耳上角；其直者，从巅入络脑，还出别下项，循肩髆内，夹脊抵腰中；其别者，入循膂，络肾属膀胱；其直者，从腰中下夹脊，贯臀，出腘中；其支者，从髆内左右，别下贯胂，过髀枢，循髀外，从后廉下合腘中；其直者，从腘中以下贯腨内，出外踝之后，循京骨，至小指外侧。

肾足少阴之脉，起于小指之下，斜走足心，出于然谷之下，循内踝之后，别入跟中，以上

①黄龙祥. 经脉理论还原与重构大纲[M]. 北京：人民卫生出版社，2016：307-326.

腨内，出腘内廉，上股内后廉，贯脊属肾，络膀胱；其直者，从肾上贯肝膈，入肺中，循喉咙，夹舌本。其支者，从肺出络心，注胸中。

心包手心主（厥阴）之脉，起于胸中，出属心包；其支者，下膈，历络三焦；其直者，循胸出胁，下腋三寸，上抵腋下，循臑内，行手太阴、少阴之间，入肘中，下臂出两筋之间，入掌中，循中指出其端；其支者，别掌中，循小指次指出其端。

三焦手少阳之脉，起于小指次指之端，上出两指之间，循手表腕，出臂外两骨之间，上贯肘，循臑外上肩，而交出足少阳之后；其别者，入缺盆，布膻中，散落心包，下膈，遍属三焦；其直者，从膻中上出缺盆，上项，出耳后；其支者，从耳后入耳中；其直者，从耳后直上，出耳上角，循耳前，过客主人前，下颊，上至目锐眦。

胆足少阳之脉，起于目锐眦，上抵头角，下耳后，循颈行手少阳之前，至肩上，却交出手少阳之后，入缺盆；其支者，别锐眦，下大迎，合于手少阳，抵于頔，下加颊车，下颈合缺盆；其别者，从缺盆以下胸中，贯膈络肝属胆，循胁里，出气街动脉，绕毛际，横入髀厌中；其直者，从缺盆下腋，循胸，过季胁，下合髀厌中，以下循髀阳，出膝外廉，下外辅骨之前，直下抵绝骨之端，下出外踝之前，循足跗上，入小指次指之间。其支者，别跗上，入大指之间，循大指歧骨内出其端，还贯爪甲，出三毛。

肝足厥阴之脉，起于大指丛毛之际，上循足跗上廉，去内踝一寸，上踝八寸，交出太阴之后，上腘内廉，循股阴入毛中，环阴器，抵小腹，夹胃属肝络胆，上贯膈，布胁肋，循喉咙之后，上入颃颡，连目系，上出额，与督脉会于巅。其支者，从目系下颊里，环唇内；其支者，复从肝别贯膈，上注肺。

四、十二经脉的循行规律

分析上述十二经脉循行的描述，大致可以总结出如下规律：第一，经脉之本、颈项部之标以及终始都应落在经脉主干上，相应的本输、标输也应在主干上，而不应落在支脉上[①]。第二，经脉循行呈现出“如环无端”循环运行，其具体次序是：手太阴肺经→手阳明大肠经→足阳明胃经→足太阴脾经→手少阴心经→手太阳小肠经→足太阳膀胱经→足少阴肾经→手厥阴心包经→手少阳三焦经→足少阳胆经→足厥阴肝经→复会于手太阴肺经。对此，《灵枢·营气》也有具体论述。第三，十二经脉的走向规律，《灵枢·逆顺肥瘦》概括为“手之三阴，从脏走手；手之三阳，从手走头；足之三阳，从头走足；足之三阴，从足走腹”。第四，十二经脉在体表的分布，有一定的规律性。①头面部：三阳经行于头，因此称“头为诸阳之会”。其中少阳经行于头部两侧，阳明经行于面部，太阳经行于面、颊及头后部。②躯干部：手足三阴经行于胸腹，手足三阳经行于腰背（唯足阳明经行于身前）。③四肢部：阴经行于四肢的内侧，阳经行于四肢的外侧。六经的具体分布是：太阴、阳明在前缘，少阴、太阳在后缘，厥阴、少阳在中线。上肢内侧的分布是：太阴在前，厥阴在中，少阴在后。上肢外侧的分布是：阳明在前，少阳在中，太阳在后。下肢内侧的分布是：内踝上八寸以下，厥阴在前，太阴在中，少阴在后；内踝八寸以上，太阴在前，厥阴在中，少阴在后。下肢外侧的分布是：阳明在前，少阳在中，

①黄龙祥. 经脉理论还原与重构大纲[M]. 北京：人民卫生出版社，2016：307.

太阳在后。第五，十二经脉的交接规律为：①相为表里的阴经与阳经在四肢末端交接。如手太阴肺经在食指端与手阳明大肠经交接，手少阴心经在小指端与手太阳小肠经交接，手厥阴心包经在无名指端与手少阳三焦经交接，足阳明胃经于足大趾与足太阴脾经交接，足太阳膀胱经于足小趾与足少阴肾经交接，足少阳胆经于足大趾爪甲后丛毛处与足厥阴肝经交接。②同名的手、足阳经在头面部相接。如手阳明大肠经和足阳明胃经交接于鼻旁，手太阳小肠经和足太阳膀胱经交接于目内眦，手少阳三焦经和足少阳胆经交接于目外眦。③手足阴经在胸部交接。如足太阴脾经与手少阴心经交接于心中，足少阴肾经与手厥阴心包经交接于胸中，足厥阴肝经与手太阴肺经交接于肺中。

总之，本篇不仅规范了经脉的数量和循行路径，并借助三阴三阳的模式，构建了六脏六腑经脉络属、表里相合的关系，强化了脏腑间的联系；同时，借助天道循环的宇宙观，推演提出了经脉阴阳相贯、如环无端的循环流注的观点；大概基于气推动血液运行，而气之宗在胸中，气之主在肺的认识，故以手太阴肺经为十二经脉循环流注之始，然后按照三阴、二阴、一阴的次序，阴阳表里经脉相接续，构成了首尾相接的环状结构，如此也就实现了“营卫之行也，上下相贯，如环无端”（《灵枢·动输》）的气血循环运动。

五、十二经脉是动病、所生病

本篇所论十二经脉病候总体上分为“是动病”与“是主（某）所生病”两类。对此，从《难经》始人们已不知其本义，故历代医家有不同的诠释。现较为通行的观点，认为“是动病”，是指由于本经脉变动而出现的各种病候，其病候彼此之间在病理上必然相互关联。“是主（某）所生病者”，是指本经腧穴可主治之病候，因此，它既可以是本经之病候，亦可以是他经病候，其病症范围较“是动病”广，其病候间不一定有病理上的联系。然考察经脉病候的发生演变，在现存文献中最早见于《足臂十一脉灸经》《阴阳十一脉灸经》及张家山简书《脉书》，在《足臂十一脉灸经》中，每一脉循行之后，以“其病”的统一格式罗列疾病之名，所载病候大多与脉的循行部位相同，甚至连病候排列的顺序与脉循行的方向大致也是一致的。在《阴阳十一脉灸经》与《脉书》中，将经脉病候分为“是动则病”与“其所产病”两类，据考察“是动则病”是指某脉搏动异常所出现的病症，源自于古代腕踝部脉口诊脉的病候。由于从《难经》始诊脉独取寸口方法的确立，加之人们已不详“是动则病”的本义，故“是动”病候的变化不大。“所生病”主要是根据经脉循行部位对病症所作的归纳，其病症数的多少与相应经脉循行的复杂程度成正比，而且随着经脉循行路线的增加、修正，经脉病候也有较大的变化。后世医家对经脉病候的认识，常将二者视为一体看待，用以指导临床疾病诊治。关于十二经脉的具体病候归纳如下。

肺手太阴之脉，脉动异常则病肺胀满膨膨而喘咳，缺盆中痛，甚则交两手而瞀，此为臂厥。沿手太阴经循行部位出现的病症有：咳，上气喘喝，烦心胸满，臑臂内前廉痛厥，掌中热。气盛有余，则肩背痛，风寒，汗出中风，小便数欠。气虚则肩背痛寒，少气不足以息，溺色变。

大肠手阳明之脉，脉动异常则病齿痛颈肿。沿手阳明经循行部位出现的病症有：目黄口干，鼽衄，喉痹，肩前臑痛，大指次指痛不用。气有余则当脉所过者热肿，虚则寒栗不复。

胃足阳明之脉，脉动异常则病洒洒振寒，善欠伸，颜黑，病至则恶人与火，闻木声则惕然而惊，心欲动，独闭户塞牖而处，甚则欲上高而歌，弃衣而走，贲响腹胀，是为骭厥。沿足阳明经循行部位出现的病症有：狂疟，温淫汗出，鼽衄，口㖞唇胗，颈肿喉痹，大腹水肿，膝髌肿痛，循膺、乳、气街、股、伏兔、骭外廉、足跗上皆痛，中指不用。气盛则身以前皆热，其有余于胃，则消谷善饥，溺色黄。气不足则身以前皆寒栗，胃中寒则胀满。

脾足太阴之脉，脉动异常则病舌本强，食则呕，胃脘痛，腹胀善噫，得后与气则快然如衰，身体皆重。沿足太阴经循行部位出现的病症有：舌本痛，体不能动摇，食不下，烦心，心下急痛，溏瘕泄，水闭，黄疸，不能卧，强欠，股膝内肿厥，足大指不用。

心手少阴之脉，脉动异常则病嗌干心痛，渴而欲饮，是为臂厥。沿手少阴经循行部位出现的病症有：目黄胁痛，臑臂内后廉痛厥，掌中热痛。

小肠手太阳之脉，脉动异常则病嗌痛颔肿，不可以顾，肩似拔，臑似折。沿手太阳经循行部位出现的病症有：耳聋，目黄，颊肿，颈颔肩臑肘臂外后廉痛。

膀胱足太阳之脉，脉动异常则病冲头痛，目似脱，项如拔，脊痛，腰似折，髀不可以曲，腘如结，踹如裂，是为踝厥。沿足太阳经循行部位出现的病症有：痔，疟，狂癫疾，头囟项痛，目黄，泪出，耳聋，鼽衄，项背腰尻腘踹脚皆痛，小指不用。

肾足少阴之脉，脉动异常则病饥不欲食，面如漆柴，咳唾则有血，喝喝而喘，坐而欲起，目䀮䀮如无所见，心如悬若饥状，气不足则善恐，心惕惕如人将捕之，是为骨厥。沿足少阴经循行部位出现的病症有：口热舌干，咽肿上气，嗌干及痛，烦心心痛，黄疸，肠澼，脊股内后廉痛，痿厥嗜卧，足下热而痛。

心包手心主（厥阴）之脉，脉动异常则病手心热，臂肘挛急，腋肿，甚则胸胁支满，心中澹澹大动，面赤目黄，喜笑不休。沿手厥阴经循行部位出现的病症有：烦心心痛，掌中热。

三焦手少阳之脉，脉动异常则病耳聋浑浑焞焞，嗌肿喉痹。沿手少阳经循行部位出现的病症有：汗出，目锐眦痛，颊痛，耳后肩臑肘臂外皆痛，小指次指不用。

胆足少阳之脉，脉动异常则病口苦，善太息，心胁痛不能转侧，甚则面尘，体无膏泽，足外反热，是为阳厥。沿足少阳经循行部位出现的病症有：头痛，颔痛，目锐眦痛，缺盆中肿痛，腋下肿，马刀夹瘿，汗出振寒，疟，胸胁肋髀膝外至胫绝骨外髁前及诸节皆痛，小指次指不用。

肝足厥阴之脉，脉动异常则病腰痛不可以俯仰，丈夫㿗疝，妇人少腹肿，甚则嗌干，面尘脱色。沿足厥阴经循行部位出现的病症有：胸满，呕逆，飧泄，狐疝，遗溺，闭癃。

六、经脉病候的辨证

本篇十二经脉病候中，只有手太阴经脉及手足阳明经脉提及虚实证候，另外在治法中论及了盛、虚、寒、热、陷下及不盛不虚六种情况。上述论述均与《灵枢・禁服》有关。有考据显示，手太阴、手足阳明三条经脉病候的虚实之分，乃是《灵枢・经脉》编者误解《灵枢・禁服》文字所致。《灵枢・禁服》论人迎寸口脉法，根据脉之盛、虚而诊察证之寒、热，其论述次序为一阳、二阳、三阳，以及一阴、二阴、三阴，由于阳脉病终止于阳明，阴脉病终止于太阴，故《灵枢・经脉》编者误以为手足阳明、太阴经脉病候除“是动”“所生病”候外，还有虚、实之分，并将原文中脉之“盛”“虚”改作“气盛”“气虚”，具体的病候，也根据经脉循行及相关脏腑的病候作了相应调整。

关于盛、虚、寒、热、陷下及不盛不虚六种情况的论述，也源自于《灵枢・禁服》的相关论述，除寒、热为证候外，其他均为脉候之表现，不可将此“盛”“虚”视为证候的虚、实。

七、经脉病候的治疗

关于经脉病候的治疗，本篇总结为“盛则泻之，虚则补之，热则疾之，寒则留之，陷下则灸之，不盛不虚，以经取之”。此则改编自《灵枢·禁服》篇如下论述：“盛则为热，虚则为寒，紧则为痛痹，代则乍甚乍间。盛则泻之，虚则补之，紧痛则取之分肉，代则取血络且饮药，陷下则灸之，不盛不虚，以经取之，名曰经刺。”这里要特别注意的是，所谓“盛”“虚”“陷下”“不盛不虚”皆指脉象而言，只有新增的“热则疾之，寒则留之”可指寒热证候。对寒热证候的针刺治疗，《灵枢·九针十二原》也有类似的论述：“刺诸热者，如以手探汤；刺寒清者，如人不欲行。”《灵枢·热病》也说：“寒则留之，热则疾之，气下乃止。”

关于“陷下则灸之”，后世医家有理解为气虚下陷者，如张志聪说：“气陷下者灸之，谓能起生阳之气于阴中。”或理解为邪气内陷者，如刘完素《素问病机气宜保命集》卷下说：“如外微觉木硬而不痛者，当急灸之，是邪气深陷也。”但考察《黄帝内经》本文，《灵枢·邪气脏腑病形》谓：“候在足少阳之本末，亦视其脉之陷下者灸之，其寒热者取阳陵泉。”《灵枢·禁服》也说：“陷下者，脉血结于中，中有著血，血寒，故宜灸之。”可见其本义是指所诊候的脉之陷下，而与气虚下陷无直接联系。另外，文中所论“不盛不虚，以经取之”，大多理解为取本经穴治疗，此从医理上来说，与盛、虚、寒、热、陷下皆可取本经穴治疗，存在着逻辑矛盾。《灵枢·禁服》指出：“不盛不虚，以经取之。所谓经治者，饮药，亦曰灸刺。”故这里的“不盛不虚，以经取之”，当理解为不补不泻，以常法刺之。

八、人迎寸口脉诊

本篇人迎寸口脉诊的内容，亦见于《灵枢·禁服》。该篇谓：“黄帝曰：寸口主中，人迎主外，两者相应，俱往俱来，若引绳大小齐等。春夏人迎微大，秋冬寸口微大，如是者名曰平人。人迎大一倍于寸口，病在足少阳，一倍而躁，在手少阳。人迎二倍，病在足太阳，二倍而躁，病在手太阳。人迎三倍，病在足阳明，三倍而躁，病在手阳明……寸口大于人迎一倍，病在足厥阴，一倍而躁，在手心主。寸口二倍，病在足少阴，二倍而躁，在手少阴。寸口三倍，病在足太阴，三倍而躁，在手太阴。”即以人迎主阳，寸口主阴，故阴脉实者，则见寸口大于人迎，不足则反小于人迎；阳脉实者，则见人迎大于寸口，不足则反小于寸口。具体参见该篇。

【知识链接】

一、本篇与《禁服》篇的关系

本篇开篇即引《禁脉》之言，《太素》卷八、《铜人腧穴针灸图经》卷上均作“禁服”，又所引之文的确见于《灵枢·禁服》。将《经脉》与《禁服》比较可看出，前者采用了后者大量内容，两篇的学术思想如出一辙。如本篇所引“凡刺之理，经脉为始，营其所行，制其度量，内次五脏，外别六腑”“盛则泻之，虚则补之”“陷下则灸之，不盛不虚，以经取之”等，文字与《禁服》雷同；本篇以人迎、寸口脉象大小的对比情况解释治则中的“盛”“虚”，而《禁服》的主要内容即是论述人迎、寸口脉象大小对比诊治法则，两者于此多同；另外，两篇文章都是黄帝、雷公问对。由此可见，两篇之间存在着密切的内在联系，可以断定《经脉》成于《禁服》之后。并且顺着十一脉至十二脉的发展脉络以及诊脉法、脏腑相合关系的演变过程，可以看出本篇结集年代晚于《本输》《根结》《经筋》《经别》《阴阳系日月》《杂病》《卫气》《卫气行》《禁服》《终始》等篇，而与《邪客》《经水》《五十营》《脉度》《逆顺肥瘦》《动输》《营卫生会》等篇结集时间相近。

《经脉》病候的诊疗原则直接改编自《禁服》,《禁服》中的盛、虚、紧、代、陷下、不盛不虚，本指脉象而言，是针对其上文所论各种人迎、寸口脉象的治则治法,《经脉》取《禁服》之文修改而成，此即《经脉》的作者在每一经脉治则治法之后，均附以“盛”“虚”的人迎与寸口脉之对比标准的原因。然两相比较，不难发现《经脉》篇编者对于《禁服》篇的文字有不少误解。首先,《禁服》篇诊法系人迎、寸口比较脉法，而经脉“是动”病原本是由十二经标本脉法归纳而成，二者所出不同，不能简单地相互置换；其次，既然引入脉诊大法，就应当归于经脉“是动”病下，而不可归于“所生病”之后；其三,《禁服》篇原文“盛则胀满、寒中、食不化，虚则热中、出糜、少气、溺色变，紧则痛痹，代则乍痛乍止”是针对手足三阴三阳十二脉候所言，非指经脉病候，更不是指手太阴经病候，故不可只归入手太阴病候中，尤其是不可归于手太阴“所生病”中；其四,《禁服》篇原文中“虚”“盛”“陷下”“不盛不虚”等皆指脉象而言，而《经脉》篇编者采用该篇诊法内容时，未取原文“紧”“代”脉法，而代之以“热者疾之，寒者留之”一句。此句经文见于《灵枢·热病》，句中“寒”“热”系指证之寒热，而不是指标本脉部皮肤之寒热，这样于脉法治则中夹杂着病证治则，极易使人误解。其五,《禁服》在论述人迎、寸口脉象大小与所病经脉的关系时，人迎脉以阳明为终，寸口脉则止于太阴。而分别紧接其后的，则是人迎脉、寸口脉“盛”“虚”的诊断意义。《经脉》将《禁服》统言人迎脉的“盛”“虚”意义之文误为阳明经之虚实证候，将统言寸口脉的“盛”“虚”之文，误为太阴经之虚实证候，并且又据各经脉所属脏腑及已有的临床经验，对“证候”进行了增减。由此造成十二经脉病候进一步区分“气有余”与“气不足”，仅限于手太阴、手阳明和足阳明 3 条（足少阴只有“气不足”），显得极不完整[①②]。

二、“人始生，先成精”的生命本原说

古人通过对整个生殖繁衍过程的观察与体验，认识到男女生殖之精相结合，则产生一个新的个体。如《管子·水地》有相关的叙述：“人，水也。男女精气合而水流形。三月如咀，咀者何？曰五味。五味者何，曰五脏。酸主脾，咸主肺，辛主肾，苦主肝，甘主心。五脏已具，

①赵京生. 针灸经典理论阐释[M]. 修订本. 上海：上海中医药大学出版社，2003：69-72.
②黄龙祥. 中国针灸学术史大纲[M]. 北京：华夏出版社，2001：471-474.

而后生肉。脾生隔，肺生骨，肾生脑，肝生革，心生肉。五肉已具，而后发为九窍。脾发为鼻，肝发为目，肾发为耳，肺发为窍。五月而成，十月而生……是以水集于玉，而九德出焉。凝蹇而为人，而九窍五虑出焉。此乃其精也。"

中医学的生命本原说，是由对生殖之精的认识发展而来。《黄帝内经》认为人体生命直接来源于父母生殖之精的结合。如《灵枢·决气》说："两神相搏，合而成形，常先身生，是谓精。"由于接受了父母的"精"，精化为气，气化为形，从而形成了生命。《灵枢·天年》指出"以母为基，以父为楯"。张介宾注云："人之生也，合父母之精而有其身。父得乾之阳，母得坤之阴，阳一而施，阴两而承，故以母为基，以父为楯，譬之稼穑者，必得其地，乃施以种。"精为构成胚胎的原始物质，禀受于父母的生殖之精，是人体生命之本原。

随着观察的深入、认识的深化，对生殖之精的来源、生成、贮藏、施泄等，有了较深刻的认识。本篇明确指出构成人体的各种器官均是由父母的生殖之精化育而成。《灵枢·天年》谓："血气已和，营卫已通，五脏已成，神气舍心，魂魄毕具，乃成为人。"在人始生的阶段，由于先天之精禀受于父母，男女交合，阴阳气化，两精相搏，从而产生了"神"——即有生命活力的人。《灵枢·本神》谓："生之来谓之精，两精相搏谓之神。"此神不仅是生命的组成因素，而且是生命现象的体现。通过对人体生命形成过程进行剖析，可知在生命的形成过程中，是以先天之精气为基础，而以神为用，是为生命的内在因素[①]。

三、十二经脉理论整合建构中存在的问题

十二经脉循行理论，是采纳马王堆出土帛书《足臂十一脉灸经》《阴阳十一脉灸经》以及本书的《经筋》《经别》《营气》等文献，将不同时代、不同学派的不同学说加以剪辑整合的结果，黄龙祥[②]研究认为，在剪辑过程中出现了大量不应有的失误，导致经脉理论逻辑性与自洽性的下降，主要表现为：①从早期文献来看，经脉循行的方向是由下而上，即由远心端向近心端，本篇为了构成经脉"如环无端"的流注模式，改变了六条经脉循行的起始方向，而具体循行的文字表述没有作相应的改变，造成了经脉循行方向上的冲突；同时也是造成本篇十二经脉循行"其支者"（表述经脉的分支）与"其直者"（表述经脉循行的主干）错乱的重要因素之一。②"经别"已完整地被整合于手足三阳经脉之中，而编者在植入时常常忘了添加"其别者"三个标识文字，致使两种不同性质的循行文字相混杂，既破坏了理论的自洽性，又增加了后人理解的难度。③"十五络"的内容也被整合进相应的经脉循行之中，而之所以只在足少阴之脉中体现，其余十一脉无明确体现者，是因为经脉与相应络脉的循行只在足少阴这一对上表现出明显的差异。④本篇作者原本想构建一个能够兼容百家之说的大一统的经脉理论，然而这一目标不仅没有实现，反而陷入了更多更大的逻辑困境：十二脉的界限（独立性）消失了；十五络、经别却并没有因为被整合进十二经脉而消失，三者在循行方向上的对立是那样的不可调和。

---

①王庆其.《黄帝内经》文化专题研究[M]. 上海：复旦大学出版社，2014：105-106.

②黄龙祥. 经脉理论还原与重构大纲[M]. 北京：人民卫生出版社，2016：328.

四、经脉十二模式的确立

古人通过对江河湖海、日月星辰、四季更替等自然现象的观察，提出了自然万物循环的“圜道观”，又基于天人合一的理念，推测出人体气血运行也是循环的。如《吕氏春秋·圜道》曰：“精气一上一下，圆周复杂（匝），无所稽留，故曰天道圆……莫知其原，莫知其端，莫知其始，莫知其终，而万物以为宗。”故人体“经脉留行不止，与天同度，与地合纪……夫血脉营卫，周流不休，上应星宿，下应经数”（《灵枢·痈疽》）。在此思想观念的影响下，经脉理论则从十一经脉的向心性循行转向十二经脉循环的第一次整合，本篇即为其代表作。

经脉之数定为十二，一方面是为了满足以三阴三阳模式建构经脉学说，形成经脉“阴阳相贯，如环无端”（《灵枢·营卫生会》）的循环理论；另一方面，更为重要的是由于在“天人合一”观念之下，“十二”之数与四时、四海、十二月、十二经水相配，能建立天人之间较为稳定的结构。首先，在《帛书》十一经脉体系中，经脉的循行基本是单向的、向心的，而没有气血的流注关系，而《灵枢·经脉》中十二经脉的循行方向六条向心、六条离心，且各经脉首尾相接，循环无端，这一体系构建无疑是受古代宇宙理论与天体运行规律的启示。十二经脉以阳降阴升、阴阳相贯的形式运行，与天地阴阳形成同构的关系，即“常营无已，终而复始，是谓天地之纪”。王逵《蠡海集》言：“天之气为阳，阳必降；地之气为阴，阴必升。故人身手足三阳，自手而头，自头而足；手足三阴自足而脑腹，自脑腹而至于手，此阳降而阴升也。”指出手足十二经脉的循行就是天地阴阳二气阳降阴升在人体的体现。同时古人观测到日、月在黄道上环周不休作周日与周年视运动，自然将十二经脉首尾相连，使经气环流不息，如环无端，以象日月之行，正如《灵枢·脉度》所言：“气之不得无行也，如水之流，如日月之行不休，故阴脉荣其脏，阳脉荣其腑，如环之无端，莫知其纪，终而复始。”

其次，《左传·哀公七年》说：“周之王也，制礼上物不过十二，以为天之大数也。”“天之大数”的神圣性质，反映了十二与古代天象的密切联系，张政烺[①]认为“十二是天之大数首先是从十二月来的”。《周礼·春官·宗伯》曰：“冯相氏，掌十有二岁、十有二月、十有二辰、十日、二十八星之位，辩其叙事，以会天位。”岁、月、辰虽为三种东西，运行方法也不一样，但同为十二之数，则使十二为天之数的观念更加确立。《礼记·礼运》说：“五行之动，迭相竭也。五行、四时、十二月，还相为本也；五声、六律、十二管，还相为宫也；五味、六和、十二食，还相为质也；五色、六章、十二衣，还相为质也。”这里，月、管、食、衣，皆以十二为纪，把十二之数提到理论的高度，已经视作自然规律，因而也成为中国古代许多文化现象、文化模式的规范和依据。如历法有十二支，占卜有十二神，明堂分十二室，京城有十二门，冕服纹饰分十二章纹，音乐分十二律，吕不韦著《吕氏春秋》以“十二纪”记十二月，司马迁《史记》仿《吕氏春秋》“十二纪”而作“十二本纪”，为示神圣庄严，内容不足则杂凑，过多则采取压抑的办法，以多报少。那么，按照“天人合一”的逻辑，人秉天而行，天为人立法，因此《淮南子·天文训》说：“天有四时以制十二月，人亦有四肢以使十二节。”《素问·阴阳别论》则指出：“人有四经十二从……四经应四时，十二从应十二月，十二月应十二脉。”《灵枢·五乱》也说：“经脉十二者，以应十二月。”《灵枢·经别》更明确地指出：“阴阳诸经而合之十二

---

①张政烺. “十又二公”及其相关问题[J] //国学今论. 沈阳：辽宁教育出版社，1991：85.

月、十二辰、十二节、十二经水、十二时，十二经脉者，此五脏六腑之所以应天道也。”并由此产生了诸多由数字十二而构成的人体组织，如“人有大谷十二分”“天有阴阳，人有十二节”、十二经别、十二经筋、十二皮部等，《素问·脉解》篇也以汉代盛行的十二辟卦来解释经脉病症的机理。由此可见，十二经脉学说的建构，明显受到了古人数字信念的影响，经脉之数不足十二则凑足，超出十二时则去除而另立一类。如《黄帝内经》对于督脉、任脉、冲脉这类位于前后正中线的脉已有较完整、具体的记载，而且对跻脉左右对称分布、循行部位及病候均有明确论述，与经脉的性质完全相符，由于受十二这一“天之大数”的限制，而只能另立“奇经八脉”以统之。

十二经脉模式中起始经脉的确立，则与古人对营卫之气发源地的认识有关。古人虽然在粗浅的解剖实践及病理生理现象分析的基础上推测到“心主血脉”，但并没有明确意识到血液循环的原动力来源于心脏的收缩运动，而是认为血液的运行是由于气的推动，并认为气的发源地在胸中，如《灵枢·邪客》说：“宗气积于胸中，出于喉咙，以贯心脉，而行呼吸焉。”《灵枢·五十营》云：“人一呼，脉再动，气行三寸，一吸，脉亦再动，气行三寸，呼吸定息，气行六寸。”《灵枢·动输》也说：“胃为五脏六腑之海，其清气上注于肺，肺气从太阴而行之，其行也以息往来，故人一呼脉再动，一吸脉亦再动，呼吸不已，故动而不止。”均说明气之宗在胸中，而气之主则在肺，故如《灵枢·营气》所言：“气从太阴出，注手阳明……下注肺中，复出太阴。”即以手太阴作为经脉循环的起始经。本篇的经脉流注次序及方向与《营气》篇完全相同。同时基于“外有源泉而内有所禀”的认识，在前人所完成的阴经与五脏联系的基础上，又借助于“经别”完成了六阳经与六腑之间的联系；另一方面，在四肢体表相对应分布的阴阳经（即表里经）之间通过络脉分支联络，在体内其相关的脏腑之间也以分支的形式发生属络联系，最终形成一个内外相连、上下相贯的复杂的经络网络系统。

十二经脉的循环流注，表面看来似乎井然有序，统一而完美，实则漏洞很多，根本经不起推敲。我们知道手足十二经，左右各一，共二十四脉，若以经脉循环流注，其左右同时流注，还是先从一侧开始？若从一侧开始，又先从哪一侧开始，左右脉如何交接，又如何传注于下一经？如果说经脉确如本篇所述的次序循环流注，十二经实为一脉，那么经脉的特异性又从何说起！①

五、关于“是动病”和“所生病”的诠释

本篇所言“是动病”“所生病”，最迟在汉代晚期，人们对于这两类经脉病候的本义已不能详，故注释不一，其较有代表性的观点有：①“是动病”为气病，“所生病”为血病。②“是动病”为在气、在阳、在卫、在外；“所生病”为在血、在阴、在营、在里。③“是动病”为本经病，“所生病”为他经病。④“是动病”为经络病，“所生病”为脏腑病。⑤“是动病”为外因所致，“所生病”为内因所致。⑥“是动病”指本经腧穴搏动诊断的病症，“所生病”是本经或合经所生病症。⑦“是动病”是说明经脉的病理现象，“所生病”是说明该经经穴的主治证候。以上解释，除最后两种较为接近经义外，大多为难以自圆其说的误释，以致丹波元简说：

---

①黄龙祥. 中国针灸学术史大纲[M]. 北京：华夏出版社，2001：296-300.

“盖是动所生，其义不明晰，亦未知孰是。”

（一）“是动病”的发生与诠释

当代出土简帛脉学文献为是动病、所生病的解读提供了思路与线索，黄龙祥[①]、赵京生[②]等从发生学角度的研究，揭开了是动病、所生病的本质。马王堆帛书《阴阳十一脉灸经》及张家山简书《脉书》将十一脉病候分作“是动则病”与“其所产病”记述；《足臂十一脉灸经》记载为“其病……”，所载经脉病候多相当于《脉书》《阴阳十一脉灸经》中的“所生”病，《灵枢·经脉》“所生”病候主要源于《足臂十一脉灸经》为代表的文献；《素问·脉解》《阳明脉解》篇则相当于“是动”病。这提示，《脉书》等所载经脉病候中“是动”“所生”病各有不同的来历、不同的意义，原本分属两种不同的疾病认知体系。

对于“是动则病”本义，古代文献早有明确解释。《史记·仓公传》曰：“厥阴有过则脉结动，动则（少）腹肿”。少腹肿正是《阴阳十一脉灸经》所载厥阴脉“是动”病症候之一。何谓“动”？《仓公传》曰：“切其脉大而实，其来难，是厥阴之动。”可见这里的“动”即“变动”之义，凡与常（平）脉或众脉不同的异常脉象统称为“动”。本篇根据脉之“寒”（原误作“动”）“热”“坚”及“陷且空”等与众脉（其他各诊脉处）不同的变化以诊“何脉之动”，即诊有过之脉，虽然披上了人迎寸口脉法的外套，但其实质则是十二脉的标本诊法，其“是动”病出自标本诊法特有的“诊独”法的脉候，其下的治则“为此诸病，盛则泻之，虚则补之，热则疾之，寒则留之，陷下则灸之，不盛不虚，以经取之”，则是对标本诊法的脉象而言。另据《脉经》卷二、卷五载有经脉各种具体的病脉主病内容，而卷十所载相应的病脉皆作“动”。王冰直接将《灵枢·经脉》经脉病候中“是动”翻译成“脉动”二字。例如其注《素问·诊要经终》曰：“《灵枢经》曰：足太阴之脉动，则病食则呕，腹胀善噫也。”至此“是动则病”的原意昭然若揭：是者，此也；动者，变动也，即异常搏动；“病”字用作动词，意即患病。“是动则病”之义，即此脉动异常（包括平时不搏动或搏动不明显而病时明显跳动者）则可出现（以下）病症。对此，马莳《灵枢注证发微》的解释最为切近，他指出：“《至真要大论》云：所谓动者，知其病也。盖言凡知太冲、冲阳、尺泽等穴气绝，为死不治。正以其动，则可以验病，不动则气绝耳。此篇是动之义，正言各经之穴动则知其病耳。”《素问注证发微·至真要大论》则云：“凡此皆以冲阳、尺泽、太溪、天府、太冲等脉为验者，即以各穴动气而知其五脏之绝耳。《灵枢·经脉》篇以每经为是动者，正谓此也。”即“是动病”为脉诊病候。正由于古人是在脉诊的基础上发现了人体上下联系的规律，并创立了经络学说来解释这种联系规律，所以原本为腕踝部脉口的诊脉病候自然就成为经脉病候，而且在文字形式上仍保留着原先脉诊病候的特征——“是动则病”。在汉以前相当长的时间内，对于这类直接源于脉口部脉诊病候的“是动”病，古人直接在相应脉口处刺或灸，这样“是动”病同时也是相应脉口的主治病症，故《阴阳十一脉灸经》在“是动”病下注有“是XX脉主治”字样，这里的“XX脉”仍指相应的“脉口”，而非指整条“经脉”。

总之，“是动病”系直接移植于腕踝部脉口处诊脉病候，由于脉口处诊法主要诊候远隔部

---

①黄龙祥. 中国针灸学术史大纲[M]. 北京：华夏出版社，2001：234-243.

②赵京生. 针灸关键概念术语考论[M]. 北京：人民卫生出版社，2012：170-174.

位的病症，故其病症的排列自上而下，且多为一组有内在联系的病症，可以是表症——体表病症（多为经脉止点处病症），也可以是里症——内脏功能失调病症，病症可以同时出现，治疗直接取相应的“经脉穴”治之。

（二）“所生病”的发生与演变

关于“所生病”的发生与演变，黄龙祥①研究认为，“所生病”是人们将当时所认识到的病症按经脉加以分类而成，即经脉异常时可能出现的各种沿经脉循行部位的病变。

分析《足臂十一脉灸经》所载病候，多为该书所述相应经脉体表循行部位的病变，而且病症的排列顺序是从四肢向躯干头面，与其经脉的循行方向完全一致，《阴阳十一脉灸经》所载之“所产病”也同样如此。由此可见，古人将周身体表病变（以后逐渐涉及到相关内脏病变）参照经脉体表循行部位加以归纳，分成相应的若干组，即形成另一类经脉病候——即后来所谓的“所生病”，在《阴阳十一脉灸经》中则被称作“其所产病”。由于体表经脉循行线上任一部位都可出现病变，不同医家的侧重点不同，归纳出的经脉病候自然会有所出入。而且，不同时期的经脉循行线也不尽相同，其“所生病”也随之变化，故《足臂十一脉灸经》《阴阳十一脉灸经》（包括不同传本）《灵枢·经脉》之间的经脉病候差异集中反映在“所生病”中。由于“所生病”主要是根据经脉循行部位归纳而成，因而“所生病”病症数的多少与相应经脉循行的复杂程度成正比。

总之，“所生病”系“经脉”概念建立之后，古人将当时的临床常见病症根据经脉循行分类排列而成，由于当时经脉循行皆自下而上，故其“所生病”也自下而上排列；“所生病”主要反映的是沿经脉循行部位的体表病症（特别是经脉与内脏尚未建立普遍联系时期），故多为疼痛、麻木、痿厥等症，病症不大可能同时出现，治疗需根据不同的病变部位取不同的穴。

严格说来，“是动”“所生”这二类病变性质、病症特点及治疗方法皆不同的病症，不应当简单地合二为一。可能因为时间久了之后，人们已不清楚这二类病症的区别，开始将此二者合成为统一的经脉病候，这种合编的文字已见于《阴阳十一脉灸经》及张家山汉简《脉书》，然而此时这二类病症仍保留着合编前各自的特点：即二者相重的病症依然保留着；“是动病”下注明“是 XX 脉主治”，而“所生病”下有病症数的统计。这样，虽说很不像一个统一的整体，但是由于人们仍然可以看清二者各自的本来面目，而不至于将此二者相混。本篇有关“所生病”的论述，参照了《足臂十一脉灸经》及《灵枢·禁服》等文献，并将“所生病”中与“是动”病相重复的病症删除，经过本篇编者改编后，人们便很难看出二者之间不同的性质。况且“是动病”、经脉循行、“所生病”三者并非出于一时一人之手，而且其后来的发展也并不同步。

（三）“所生病”冠名问题

除手厥阴经外，阴经“所生病”皆冠以相应五脏之名，如手太阴作“是主肺所生病者”，以与脉名“肺手太阴之脉”相呼应。但六阳经及手厥阴经“所生病”前皆不冠以相应六腑之名，而代之以气、血、津、液、筋、骨、脉等名，为什么没有依照六阴经“所生病”之例，而冠以

①黄龙祥. 中国针灸学术史大纲[M]. 北京：华夏出版社，2001：363-372.

“是主大肠”“是主胃”等更直接简单的名称，黄龙祥[1]认为可能出于两种因素：其一，“三阴主脏，三阳主表”的观念已经深入人心；其二，六阳经病候极少反映出六腑病的特征，直接加入过于勉强。

至于六腑气、血、津、液、筋、骨具体所主，则与六腑各自的生理病理有关，如大肠“是主津所生病”，张介宾云：“大肠与肺为表里，肺主气而津液由于气化，故凡大肠之或泄或秘，皆津液所生之病，而主在大肠也。”胃“是主血所生病”，张介宾云：“中焦受谷，变化而赤为血，故阳明为多气多血之经，而主血所生病者。”小肠“是主液所生病”，张介宾云：“小肠主泌别清浊，病则水谷不分而流衍无制，是主液所生病也。”杨上善则云：“两大骨相接之处，有谷精汁，补益脑髓，皮肤润泽，谓之为液，手太阳主之。邪气病液，遂循脉生诸病也。”膀胱“是主筋所生病”，张介宾云：“周身筋脉，惟足太阳为多为巨。其下者结于踵，结于腨，结于腘，结于臀；其上者，挟腰脊，络肩项，上头为目上网，下结于頄。故凡为挛为弛为反张戴眼之类，皆足太阳之水亏，而主筋所生病者。”李怡廷等[2]认为“太阳主筋所生病”，主要指足太阳经筋循行之处或卫阳不足、寒湿阻滞太阳筋脉之病症，这与肝主筋从生理上解释肝血调控筋力不同；在临床应用中，可以根据经筋分布范围、卫阳与经筋的关系等，选取与之相关的腧穴和针刺方法进行治疗，充分体现了“太阳主筋所生病”的临床意义。三焦“是主气所生病”，章楠云：“凡周身上下转旋之气，莫不由三焦输布，以故三焦致病，由于气不宣布所生。”至于胆“是主骨所生病”，各家解释并不一致，张介宾言：“胆味苦，苦走骨，故胆主骨所生病。又骨为干，其质刚，胆为中正之官，其气亦刚，胆病则失其刚，故病及于骨。凡惊伤胆者骨必软，即其明证。”其解释明显缺乏内在逻辑的一致性。《素问·热论》全元起注云：“少阳者肝之表，肝候筋，筋会于骨，是少阳之气所荣，故言主于骨。”故有少阳主骨之说。

李鼎[3]认为手三阳经所以用津、液、气来概括它的主治病症，除了根据津、液、气的基本意义外，还应结合各经的外行路线，即有穴通路的具体部位去理解。手阳明大肠经主“津”所生病，所举病症有齿痛、颈肿、目黄、口干、鼽衄、喉痹等，其涉及部位为口齿、鼻、眼、咽喉，这些都是手阳明经所到达，也是津所敷布之处。手太阳经主“液”所生病，所举病症有耳聋，目黄，颊肿，颈、颔、肩、臑、肘臂外后廉痛等。耳、目、关节的病症与“液”的不能“灌精，濡空窍”（《灵枢·口问》）有关，也可说是“液脱”所致，病症所涉及的部位即为手太阳经的有穴通路所到达。手少阳经主“气”所生病，同样是借“气”字来概括其外经病，包括耳聋、嗌肿、喉痹、汗出、目锐眦痛等。总的看来，手三阳经分主津、液、气所生病，都是从各经的“外经”着眼，而不是从“内腑”着眼，这是符合经穴的主治规律的。足阳明经之所以主“血”所生病，可以从以下几方面来理解：一是从脏腑关系看，胃与血的产生有直接关系；二是从循行部位看，本经脉循行所过部位，从上至下，动脉分布较多；三是从病症特征看，本经病症多为热入血分的阳证。足太阳经之所以主“筋”所生病，主要应从足太阳经的分布部位来理解，足太阳经行身之后，所经过部位筋肉分布最广，所出现的病症也是以筋病为主。足少阳所以主“骨”所生病，是因为足少阳经行身之侧，经过部位骨节较为显著，从上至下有头角、

---

①黄龙祥. 中国针灸学术史大纲[M]. 北京：华夏出版社，2001：477-478.

②李怡廷，武平，廖晨希. 太阳主筋释疑[J]. 中国针灸，2019，39（6）：659-660.

③李鼎. 中医针灸基础论丛[M]. 北京：人民卫生出版社，2009：109-115.

胸胁、髀枢、股、外辅骨、绝骨等。“阳主外”，阳经以治疗外经病为主，故本篇用能表示其部位特点的“骨”字来概括其所主病症。

六、关于“热则疾之，寒则留之”的诠释

本段针对经脉病候，提出“热则疾之，寒则留之”的刺治原则，后世医家基于对“疾”“留”的不同理解，认识也不一致。其一，指是否留针或留针时间的长短。如马莳云：“热则泻者疾去其针，寒则补者久留其针。”将这一治则与补泻关联，“热则疾之”为不留针或者留针时间很短，“寒则留之”是留针时间较长。其二，指针刺操作的快慢，即热性病证针刺操作迅疾，寒性病证针刺操作缓慢。如杨继洲说：“十二经络之病，欲针之时，实则泻之，虚则补之，热则疾之，寒则留之，陷则灸之，不虚不实，以经取之。虚则补其阳……下针得气，随而济之，右手取针，徐出而疾扪之，是谓补也；实则泻其阳……下针得气，迎而夺之，左手开针穴，疾出针而徐扪之，是谓之泻也”（《针灸大成》卷四）。杨继洲将“热则疾之”“寒则留之”与泻阳、补阳相等同，“疾之”“留之”即指出针的快慢。其三，指气至的快慢，即热性病证容易“气至”，寒性病证气至缓慢。如张介宾云：“热则疾之，气至速也；寒则留之，气至迟也。”即从气至速迟的角度，阐释“疾”“留”的原因。

此外，《灵枢·热病》针对“气满胸中喘息”，有“取足太阴大指之端，去爪甲如薤叶，寒则留之，热则疾之，气下乃止”的记载。马莳仍从留针角度解释曰：“如寒而有此证，则久留其针以补之，使至于温；如热而有此证，则疾去其针，使至于寒。”张介宾从气至角度解释说：“内寒者气至迟，故宜久留其针；内热者气至速，故宜疾去其针。”

七、关于针刺虚实补泻问题

本篇提出经脉病候的治则为“盛则泻之，虚则补之”“不盛之虚，以经取之”，这里的“盛”“虚”所指并非现代意义上病证的虚实，乃是指脉象而言，故本篇在每条经脉的针灸治则文下，均以对比寸口与人迎脉象的方法解释“盛”“虚”的含义，如手太阴肺经，“盛者寸口大三倍于人迎，虚者则寸口反小于人迎也”；手阳明大肠经，“盛者人迎大三倍于寸口，虚者人迎反小于寸口也。”其规律是阴经以“寸口大于人迎为盛”，小于人迎为“虚”；阳经以人迎大于寸口为“盛”，小于寸口为“虚”。

据人迎寸口脉象而行针刺补泻的方法，以《终始》阐述最详。简言之，通过比较寸口与人迎两脉的脉动程度，来判断阴阳盛衰及所病经脉，进而决定针刺补泻之法。即人迎脉气盛于寸口，反映阳气过盛而阴气不足（其盛一倍于寸口，则病在少阳，两倍则病在太阳，三倍则病在阳明），针刺则泻阳经而补阴经；寸口脉气盛于人迎，反映阴气过盛而阳气不足（其盛一倍于人迎，则病在厥阴，两倍则病在少阴，三倍则病在太阴），针刺则泻阴经而补阳经。所补泻之经脉，皆为表里经。如“人迎一盛，病在足少阳……泻足少阳而补足厥阴”“脉口一盛，病在足厥阴……泻足厥阴而补足少阳。”本篇所言“盛则泻之，虚则补之”的方法，实际就是这种表里经的补泻方法。

“不盛不虚，以经取之”，赵京生[1]认为乃指寸口脉与人迎脉相比较，未及该经脉之“盛”“虚”标准者，表明病变仅与该经脉有关而未涉及其他经脉，则无需用表里经补泻法，而只取病候病位所属的经脉治之，即本经取治。但又认为此处“不盛不虚”仅指寸口、人迎两脉之对比而言，并非症状表现亦为不盛（实）不虚，所以临证还须根据症状表现辨别虚实，而在取本经治疗时施以相应的补泻方法。黄龙祥[2]则认为将“以经取之”理解为“取本经穴治之”，从医理上说不通，因为脉之“盛”“虚”“寒”“热”及“陷下”皆可取本经穴治之，不独“不盛不虚”一端也。其实原文本义很简单，上文明言“脉盛则泻之，虚则补之”，而“脉不盛不衰”者，则不补不泻，以常法治之。《素问・厥论》王冰注：“不盛不虚，谓邪气未盛，真气未虚，如是则以穴俞经法、留呼多少而取之。”最近乎经义，相当于《素问・调经论》所说的“微”态，针灸治疗也采用不补不泻的调法。此解似乎更合乎逻辑。

八、十二经脉理论的临床应用

本篇有关十二经脉循行、病候、刺治等论述，为后世中医临床经脉辨证论治提供了理论依据。如论足阳明胃经“气盛则身以前皆热，其有余于胃，则消谷善饥，溺色黄；气不足则身以前皆寒栗，胃中寒则胀满”，以及“是动病”中有关神志狂乱的认识，为后世对胃之寒热虚实辨证，以及神志病证从胃论治都具有重要的指导意义。十二经脉理论的临床应用甚为广泛，现仅举数案加以说明。

李中梓曾治一患者，“两臂痛甚，两手灼热。诸医皆谓脾主四肢，与之清胃健脾，至三日而尿色如泔。余曰：六脉俱涩，喉有喘呼。《内经》云：肺所生病者，上气喘满，臂痛，掌中热，尿色变。今病是也。遂与枳壳、桔梗各三钱，茯苓、知母各二钱，甘草一钱。一剂而痛减，再剂而尿清，三剂而安”(《李中梓医学全书・里中医案》)。本案即以本篇有关手太阴肺经的病候为依据，辨证为手太阴肺经病证，治以宣肺行气，清热利湿而获效。

叶天士《临证指南医案》载一案例：“某，肾厥，由背脊而升，发时手足逆冷，口吐涎沫，喉如刀刺。盖足少阴经脉，上循喉咙，挟舌本，阴浊自下上犯，必循经而至，仿许学士椒附意，通阳以泄浊阴耳。炮附子、淡干姜、川椒、胡芦巴、半夏、茯苓，姜汁泛丸。”此即以本篇所论肾足少阴经脉循行，以判断病位在肾，而治以通阳泄浊之法。

张子和治一叟年六十，值徭役烦扰而暴发狂，口鼻觉如虫行，两手爬骚，数年不已。戴人诊其两手脉，皆洪大如絙绳，断之曰：口为飞门，胃为贲门。曰口者，胃之上源也；鼻者，足阳明经起于鼻交頞之中，旁纳太阳，下循鼻柱，交人中，环唇，下交承浆，故其病如是。夫徭役烦扰，便属火化，火乘阳明经，故发狂。故《经》言阳明之病，登高而歌，弃衣而走，骂詈不避亲疏。又况肝主谋，胆主决，徭役迫遽，则财不能支，则肝屡谋而胆不能决，屈无所伸，怒无所泄，心火磐礴，遂乘阳明。然胃本属土，而肝属木，胆属相火，火随木气而入胃，故暴发狂。乃命置燠室中，涌而汗出，如此三次。《内经》曰：木郁则达之，火郁则发之，良谓此也。又以调胃承气汤半斤，用水五升，煎半沸，分作三服，大下二十行，血水与瘀血相杂而下

---

①赵京生. 针灸经典理论阐释[M]. 修订本. 上海：上海中医药大学出版社，2003：73-76.

②黄龙祥. 中国针灸学术史大纲[M]. 北京：华夏出版社，2001：786-787.

数升，取之乃康。以通圣散调其后矣（《儒门事亲》卷八）。此据本篇所论胃足阳明经脉经气逆乱发狂，治以清泻阳明而愈。

【原文】

手太阴气绝则皮毛焦，太阴者行气温于皮毛者也，故气不荣则皮毛焦，皮毛焦则津液去皮节〔1〕，津液去皮节者则爪〔2〕枯毛折，毛折者则气〔3〕先死，丙笃丁死，火胜金也。手少阴气绝则脉不通〔4〕，脉不通则血不流，血不流则色〔5〕不泽，故其面黑如漆柴者，血先死，壬笃癸死，水胜火也。足太阴气绝〔6〕则脉不荣肌肉〔7〕，唇舌〔8〕者肌肉之本也，脉不荣则肌肉软，肌肉软则舌萎〔9〕人中满，人中满则唇反，唇反者肉先死，甲笃乙死，木胜土也。足少阴气绝则骨枯，少阴者冬脉也，伏行而濡骨髓者也，故骨不濡则肉不能著骨〔10〕也，骨肉不相亲则肉软却〔11〕，肉软却故齿长而垢，发无泽，发无泽者骨先死，戊笃己死，土胜水也。足厥阴气绝则筋绝〔12〕，厥阴者肝脉也，肝者筋之合也，筋者聚于阴器〔13〕，而脉络于舌本也，故脉弗荣则筋急，筋急则引舌与卵〔14〕，故唇青舌卷卵缩则筋先死，庚笃辛死，金胜木也。

五阴气俱绝则目系转，转则目运〔15〕，目运者为志先死〔16〕，志先死则远一日半死矣。六阳气俱〔17〕绝，则阴与阳相离，离则腠理发泄，绝汗〔18〕乃出，故旦占〔19〕夕死，夕占旦死。

【校注】

〔1〕皮节：《难经·二十四难》《甲乙经》卷二、《脉经》卷三均无此2字，疑为衍文。

〔2〕爪：《难经·二十四难》作“皮”，与上文合，义胜。

〔3〕气：原作“毛”，据《难经·二十四难》《脉经》卷三改。与后文“血先死”“肉先死”等一致。

〔4〕脉不通：《脉经》卷三、《千金要方》卷十三此后并有“少阴者心脉也，心者脉之合也”12字，宜补。

〔5〕色：原作“髦色”，《难经·二十四难》作“色泽去”。顾观光《灵枢校勘记》：“髦字衍。《甲乙》《脉经》‘髦’作‘发’，则与足少阴气绝证同，亦误。”按心主色，其华在面，不当有“髦”“发”等字，故删。

〔6〕绝：此后原衍“者”字，据《难经·二十四难》、《甲乙经》卷二、《脉经》卷三删。

〔7〕荣肌肉：《难经·二十四难》、《甲乙经》卷二、《脉经》卷三均作“营其口唇”。

〔8〕唇舌：《难经·二十四难》、《甲乙经》卷二、《脉经》卷三均作“口唇”。

〔9〕舌萎：《甲乙经》卷二、《脉经》卷三无此2字。

〔10〕骨：原脱，据《难经·二十四难》、《甲乙经》卷二、《脉经》卷三补。

〔11〕肉软却：即肌肉萎缩。

〔12〕筋绝：《难经·二十四难》作“筋缩引卵与舌卷”。丹波元简：“据下文卵缩，《难经》似是。”

〔13〕器：原作“气”，据《难经·二十四难》、《甲乙经》卷二、《脉经》卷三及《素问·诊要经终论》王冰注引文改。

〔14〕卵：阴囊。

〔15〕目运：眩晕。

〔16〕志先死：谓五脏神志先绝。《难经·二十四难》虞庶注：“五脏皆失其志，故无喜、怒、忧、思、恐。五志俱亡，故曰失志也。”又，张介宾：“盖志藏于肾，阴之神也，真阴已竭，死在周日间耳。”

〔17〕俱：原脱，据《难经·二十四难》、《甲乙经》卷二补。

〔18〕绝汗：临终时的汗出现象，其特征是汗暴出如珠，着身不流；或暴出如油，兼见喘而不休。《素问·诊要经终论》王冰注：“绝汗，谓汗暴出如珠而不流，旋复干也。”

〔19〕占：推测。

【释义】

本节主要论述了五阴脉经气竭绝的临床表现及其机理，并预言死亡日期，概括地论述了五脏阴经气绝和六腑阳经气绝的问题。

一、五阴脉经气竭绝的表现

对五阴脉经气竭绝的论述，主要是根据皮、筋、脉、骨、肉五体的变化和毛发、面、唇、齿、舌、目等五脏之外应来说明，五阴脉经气竭绝，则表现为五体、五华的颓败。如手太阴气绝则皮毛焦，皮枯毛折；手少阴气绝则脉不通，面黑如漆柴；足太阴气绝则脉不荣肌肉，肌肉软则舌萎，人中满而唇反；足少阴气绝则骨枯，骨肉不相亲则肉软却，齿长而垢，发无泽；足厥阴气绝则筋绝，筋急则引舌与卵，故唇青舌卷卵缩。关于各经脉经气竭绝的论述，还见于《素问·诊要经终论》和《灵枢·终始》，可相互参阅。

二、五阴脉经气竭绝的预后

本段运用五行相克规律，预测五阴脉经气竭绝时的死亡时日，认为病情加重或死亡于各脏所不胜之时。如肝病死于庚辛（金），心病死于壬癸（水），脾病死于甲乙（木），肺病死于丙丁（火），肾病死于戊己（土）。这与《素问·玉机真脏论》所说五脏有病“死于其所不胜”的思想一致。但是，人的死亡因素是多方面的，时间规律只是其中一个因素，尤其单纯用五行相克来推测死期是比较机械的，不能过于拘泥于此。

三、五脏阴经与六腑阳经气绝的表现

本段最后概括地论述了五脏阴经气绝和六腑阳经气绝的表现，五脏精气竭绝，目失所养，

见头晕目眩；六腑阳气败绝，则阴阳相离，精气外泄，则见绝汗出。总之，上述症状的出现，标志着病情发展到了精气竭绝、阴阳离决的极为严重阶段，一般来说，是凶多吉少，病情危笃，故言“旦占夕死，夕占旦死”。

【知识链接】

一、五阴脉气竭绝理论的渊源

黄龙祥①研究认为，“脉死候”当出自扁鹊五色脉诊。如《脉经·扁鹊华佗察声色要诀第四》云：“病人唇反，人中反者，死……病人唇肿齿焦者，死……病人齿忽变黑者，十三日死；病人舌卷卵缩者，必死；病人汗出不流，舌卷黑者，死。”张家山出土汉简《脉书》说：“凡视死征：唇反人盈，则肉先死；龈齐齿长，则骨先死；面墨（黑），目圜视雕（雅），则血先死；汗出如丝，榑（傅）而不流，则气先死；舌捆橐拳（卷），则筋先死。凡征五，一征见，先（无）活人。”两相比较，《脉经》所载之扁鹊文字更古朴、更少理论色彩，反映了早期“诊死生”的特征。本篇所论五阴脉经气竭绝，是辑自不同阶段不同传本的扁鹊诊死生学说，其所依据的版本，与《删繁方》所引扁鹊脉书版本同源。

二、“骨肉不相亲”的过度诠释

本段提出足少阴经气竭绝，可导致骨枯而肌肉无所附着，骨肉分离而不相亲。这里的“骨肉不相亲”明显是一种症状描述，而现代一些学者基于骨生理力学知识，即骨骼的生长会受到力学刺激的影响而改变其结构，而肌肉收缩产生的外力可影响骨的重建，由此对本篇“骨肉不相亲”一语进行了新的诠释。较早是杨芳②③在其博士论文中提及“骨肉不相亲”病理机制与骨质疏松症的关系，认为脾肾相关而骨骼与肌肉关系密切，并引述本篇足少阴气绝一段文字，说明肌肉软弱无力，可影响骨骼的生长发育，最终可能导致骨枯髓减。这里对原文的理解已经出现偏差，偏离了肌肉不附着于骨的本义。其后董万涛等④将之上升到“骨肉不相亲”理论，提出从中医基础理论、生物力学、分子生物学等角度综述原发性骨质疏松症（骨痿）脾虚、肾虚和脾肾两虚病机的科学涵义，以及运用补肾健脾中药防治原发性骨质疏松症的作用机制，挖掘、完善“骨肉不相亲”理论的科学内涵。并认为先天肾与后天脾共司骨骼与肌肉，作为人体运动的基础，二者关系密切，相辅相成。陈红霞等⑤从中医基础理论、古籍文献、现代医学骨

---

①黄龙祥. 经脉理论还原与重构大纲[M]. 北京：人民卫生出版社，2016：75-77.

②杨芳. 糖皮质激素性骨质疏松症大鼠“骨肉不相亲”病理机制及中医不同治法的比较研究[D]. 沈阳：辽宁中医药大学，2011.

③杨芳，郑洪新，王剑，等. 从骨骼与骨骼肌Ⅰ型胶原 mRNA 表达探讨骨痿“骨肉不相亲”病机[J]. 中华中医药杂志，2013，28（8）：2390-2393.

④董万涛，吕泽斌，宋敏，等.“骨肉不相亲”理论发微——从脾肾论治原发性骨质疏松症的科学涵义[J]. 中国骨质疏松杂志，2014，20（6）：714-717.

⑤李双蕾，陈文辉.“骨肉不相亲”与骨质疏松症关系的探讨[J]. 中国骨质疏松杂志，2016，22（6）：781-785.

应力观点等论述脾肾、骨骼、肌肉相关性，完善"骨肉不相亲"理论，认为脾肾亏虚是骨枯肉松的主要病机，提出"骨肉不相亲"与骨质疏松症产生密切相关，中医脾肾调理、改善骨骼肌肉功能是治疗"骨肉不相亲"的关键，对防治骨质疏松症提供了一个崭新的思路。李双蕾等①则从"骨肉不相亲"理论探讨少肌症与骨质疏松的关系，认为少肌症、骨质疏松具有共同的病机，由于老年人脾肾亏虚，气血生化乏源，肌肉、骨髓失养，日渐消瘦枯萎不用，四肢软弱无力，肌肉质量下降，甚至肌肉萎缩，即所谓"骨肉不相亲"病机理论，病机在于脾、肾功能失职，而表示在骨骼、肌肉功能分子代谢。从"骨肉不相亲"理论提出补益脾肾是治疗骨质疏松关键，同时对少肌症也有一定影响。戚晓楠等②提出中医对骨与骨骼肌关系多从"脾肾"关系来认识，其中"骨肉不相亲"理论是这种认识的高度概括。现代研究从多维度验证了"骨肉不相亲"理论的合理性。这里从对原文描述症状的曲解，演变为一种病机理论，进而提出"骨肉不相亲"理论，很明显是对原文的过度诠释，也是对现代科学研究发现骨与骨骼肌作为共同的功能单位参与了增龄性肌骨疾病的病理过程结果的一种比附。

【原文】

经脉十二者，伏行分肉〔1〕之间，深而不见；其常见者，足太阴过于内踝〔2〕之上，无所隐故也。诸脉之浮而常见者，皆络脉也。六经络〔3〕手阳明少阳之大络，起于五指间，上合肘中。饮酒者，卫气先行皮肤，先充络脉，络脉先盛，故卫气已平，营气乃满，而经脉大盛。脉之卒然动者，皆邪气居之，留于本末；不动〔4〕则热，不坚则陷且空，不与众同，是以知其何脉之病〔5〕也。

雷公曰：何以知经脉之与络脉异也？黄帝曰：经脉者常不可见也，其虚实也以气口知之，脉之见者皆络脉也。雷公曰：细子〔6〕无以明其然也。黄帝曰：诸络脉皆不能经大节〔7〕之间，必行绝道〔8〕而出，入复合于皮中，其会皆见于外。故诸刺络脉者，必刺其结上〔9〕，甚血者虽无结，急取之以泻其邪而出其血，留之发为痹也。

凡诊络脉，脉色青则寒且痛，赤则有热。胃中寒，手鱼之络多青矣；胃中有热，鱼际络赤；其暴黑者，留久痹也；其有赤有黑有青者，寒热气也；其青短者，少气也。凡刺寒热者皆多血络，必间日而一取之，血尽而止，乃调其虚实；其小而短者少气，甚者泻之则闷，闷甚则仆不得言，闷则急坐之也。

手太阴之别〔10〕，名曰列缺，起于腕上分间〔11〕，并太阴之经直入掌中，散入于鱼际。其病实则手锐掌〔12〕热，虚则欠故〔13〕，小便遗数，取之去腕一寸半〔14〕，别走阳明〔15〕也。手少阴之别，名曰通里，去腕一寸〔16〕，别而上行，循经入于心中，系舌本，属目系。其实则支膈〔17〕，虚则不能言，取之腕〔18〕后一寸，别走太阳也。手心主之别，名曰内关，去腕二寸，出于两筋之间，循经以上系于心包，络心系。实则心痛，虚则为烦心〔19〕，取之两筋间也。手太阳之别，名曰支正，上腕五寸，内注少阴；其别者，上走肘，络肩髃〔20〕。实则节弛肘废，虚则生肬〔21〕，

---

①李双蕾，陈红霞，陈文辉，等. 从"骨肉不相亲"理论探讨少肌症与骨质疏松的关系[J]. 辽宁中医杂志，2017，44(7)：1396-1399.

②戚晓楠，姚啸生，郑洪新，等. 基于"骨肉不相亲"理论骨与骨骼肌关系的探讨[J]. 中国骨质疏松杂志，2019，25(10)：1487-1492.

小者如指痂疥[22]，取之所别也。手阳明之别，名曰偏历，去腕三寸，别入太阴；其别者，上循臂，乘肩髃，上曲颊偏齿[23]；其别者，入耳合于宗脉[24]。实则龋聋[25]，虚则齿寒痹隔[26]，取之所别也。手少阳之别，名曰外关，去腕二寸，外绕臂，注胸中，合心主。病实则肘挛，虚则不收，取之所别也。足太阳之别，名曰飞阳，去踝七寸，别走少阴。实则鼽窒[27]头背痛，虚则鼽衄，取之所别也。足少阳之别，名曰光明，去踝五寸，别走厥阴，下络足跗。实则厥，虚则痿躄[28]，坐不能起，取之所别也。足阳明之别，名曰丰隆，去踝八寸，别走太阴；其别者，循胫骨外廉，上络头项，合诸经之气，下络喉嗌。其病气逆则喉痹卒瘖[29]，实则狂巅，虚则足不收胫枯[30]，取之所别也。足太阴之别，名曰公孙，去本节之后一寸，别走阳明；其别者，入络肠胃。厥气上逆则霍乱，实则肠[31]中切痛，虚则鼓胀，取之所别也。足少阴之别，名曰大锺，当踝后绕跟，别走太阳；其别者，并经上走于心包，下外[32]贯腰脊。其病气逆则烦闷，实则闭癃，虚则腰痛，取之所别者也。足厥阴之别，名曰蠡沟，去内踝五寸，别走少阳；其别者，循[33]胫上睾，结于茎。其病气逆则睾肿卒疝[34]，实则挺长[35]，虚则暴痒，取之所别也。任脉之别，名曰尾翳[36]，下鸠尾，散于腹。实则腹皮痛，虚则痒搔，取之所别也。督脉之别，名曰长强，挟膂[37]上项，散头上，下当肩胛左右，别走太阳，入贯膂。实则脊强，虚则头重，高摇之，挟脊之有过者[38]，取之所别也。脾之大络，名曰大包，出渊腋[39]下三寸，布胸胁。实则身尽痛，虚则百节[40]皆纵，此脉若罗络之血[41]者，皆取之脾之大络脉也[42]。

凡此十五络者，实则必见，虚则必下，视之不见，求之上下，人经不同，络脉异所别也。

【校注】

〔1〕分肉：肌肉相分或相会之处，即体表可见的两肉之间的凹陷。此泛指肌肉。

〔2〕内踝：原作“外踝”，与经脉循行不合，据《太素》卷九改。

〔3〕六经络：指手足六经之络脉。

〔4〕动：疑为“寒”之误。标本脉诊法是根据上下标本皮肤之寒热及脉之坚实与陷空来诊断疾病，此所言正是标本脉诊法，故热当与寒相对。

〔5〕病：原作“动”，疑涉上文致误，据《太素》卷九改。

〔6〕细子：谦称。犹言小子。

〔7〕大节：即大关节。

〔8〕绝道：别的通道。张志聪：“绝道者，别道也。盖胃腑所出之血气，行于经别者，从经别而出于络脉，复合于皮中。”

〔9〕结上：络脉上有血结聚之处。

〔10〕别：别络，即经脉分出的较大的络脉，又称大络。

〔11〕分间：即分肉之间，指皮下肉上之皮肉相分处。

〔12〕锐掌：手近臂端。

〔13〕欠㰦（qū 屈）：张口打呵欠。

〔14〕一寸半：原作“半寸”，与列缺穴位置不符，据《脉经》卷六、《太素》卷九改。

〔15〕别走阳明：指手太阴之络由此别走而络于手阳明经。张介宾：“此太阴之络别走阳明，

而阳明之络曰偏历，亦入太阴，以其相为表里，故互为注络以相通也。他经皆然。”

〔16〕一寸：原作“一寸半”，据《太素》卷九删去“半”字。

〔17〕支膈：谓膈间有支撑不舒之感。

〔18〕腕：原作“掌”，据《太素》卷九、《甲乙经》卷二及本节上文改。

〔19〕烦心：原作“头强”，按手心主脉不上头，当无此症，据《脉经》卷六、《甲乙经》卷二改。

〔20〕肩髃：穴名。在锁骨肩峰端与肱骨大结节之间，属手阳明大肠经。

〔21〕肬：同“疣”。赘肉。

〔22〕小者如指痂疥：丹波元简：“此谓肬之多生，如指间痂疥也。”

〔23〕曲颊偏齿：曲颊，下颌骨角，又名曲牙。偏齿，偏络于齿龈。丹波元简：“此盖谓本经偏止于曲颊之处，而非言遍循上下齿也。”

〔24〕宗脉：众脉汇聚之处。《灵枢·口问》：“耳者，宗脉之所聚也。”

〔25〕龋聋：《甲乙经》卷二作“龋齿耳聋”，于义较明。

〔26〕痹隔：膈间闭塞不通。

〔27〕鼽窒：《太素》卷九作“鼻窒”，即鼻塞。杨上善：“太阳走目内眦，络入鼻中，故实则鼻塞也。”

〔28〕痿躄：下肢痿软，不能行走。

〔29〕卒瘖：原作“瘁瘖”，据《太素》卷九及张介宾注改。卒瘖，即突然失音。

〔30〕胫枯：胫部肌肉枯瘦。

〔31〕肠：《太素》卷九、《脉经》卷六并作“腹”，可参。

〔32〕外：《太素》卷九、《脉经》卷六均无此字。

〔33〕循：原作“径”，据《太素》卷九、《脉经》卷六、《甲乙经》卷二改。

〔34〕卒疝：突然发作疝痛。卒，通“猝”。

〔35〕挺长：指阴茎勃起坚长，即阳强。又，丹波元简：“《经筋》篇云：足厥阴伤于寒则阴缩入，伤于热则纵挺不收，盖此指睾丸而言。”

〔36〕尾翳：即鸠尾穴，位于心前蔽骨下端。

〔37〕膂（lǚ 吕）：脊骨。《太素》卷九、《甲乙经》卷二均作“脊”。

〔38〕高摇……有过者：《甲乙经》卷二校语云：“《九墟》无‘高摇之’以下九字。”律之以上各节文字，疑衍。

〔39〕渊腋：穴名。属足少阳胆经。位于侧胸部腋中线上，腋下 3 寸，当第 5 肋间隙处。

〔40〕百节：此后原衍“尽”字，据《太素》卷九删。

〔41〕罗络之血：张介宾：“罗络之血者，言此大络，包罗诸络之血。”

〔42〕皆取之脾之大络脉也：《太素》卷九作“皆取之所别”，似是。

【释义】

本段主要论述经脉与络脉的区别、诊经络之法以及十五络脉的名称、部位、循行路径和虚实病症。

一、经脉与络脉的区别

关于经脉与络脉的区别，一般而言，伏行于分肉之间直行之脉为“经脉”，分布于体表别行之脉为“络脉”。具体而言，可从以下几个方面加以区分。

（一）以深浅分

从在人体分布部位的深浅分，则深伏之脉为经，表浅之脉为络。本篇即明确指出：“经脉十二者，伏行分肉之间，深而不见。”“诸脉之浮而常见者，皆络脉也。”“经脉者，常不可见也，其虚实也以气口知之，脉之见者皆络脉也。”《灵枢·脉度》也说：“经脉为里，支而横者为络，络之别者为孙。”这种深浅不同的认识，与对脉的动静认识密切相关。由于在体表经脉循行线上并不能触及相接续的脉动，故古人推断：这种跳动的经脉一般伏行于“分肉之间，深不可见”，而只是在某些特定的部位（头面或关节附近）才“出”于体表，表现为脉的跳动。

（二）以动静分

虽然以表里浅深言之，经脉为里，络脉为表。但经脉并不总是伏行于分肉之间，它也时而出于体表，而体表脉动处即经脉出于体表的标志。故同是体表之脉，又有动静之分，即动者为经，静者为络。古人这一观念的形成，与“经脉”概念的形成直接相关。正是主要在四肢腕踝部表浅动脉诊法的基础上形成了“经脉”的概念，自然将“脉动”作为经脉形态的重要标志。本篇所言经脉“常见者，足太阴过于内踝之上，无所隐故也”，即与此有关。黄龙祥[①]研究认为，过于足内踝之脉与别处常见之脉的本质区别有二：在所有体表可见之脉中，只有此脉是通贯整个下肢（与《足臂十一脉》所述“足太阴脉”循行路线相合），而与别处“不能经大节之间，必行绝道而出”之诸络脉不同；其二，在早期此条大脉曾用于一种特殊的诊法，即用一手当足内踝前脉上弹击，另一手轻按踝上，感觉脉内血流之波动，根据流动上传之高度及力度诊察疾病。对此，张家山出土《脉书》以及《素问·三部九候论》等都有明确记载，其实质是观察大隐静脉血液回流状态以诊断疾病、判断预后。正是由于行于内踝前上的这条大隐静脉在形态及诊脉法上的特殊性，而使此脉很早就被视为经脉（足太阴脉）的范畴。

（三）以方向分

以循行方向分，则直行者为经，支而横者为络。本篇言：“诸络脉皆不能经大节之间，必行绝道而出，入复合于皮中，其会皆见于外。”《灵枢·脉度》云：“经脉为里，支而横者为络。”杨上善云：“人之血脉，上下纵者为经，支而横者为纬……二十八脉，在肤肉之里，皆上下行，名曰经脉。十五络脉及□络见于皮表，横络如纬，名曰络脉。”可见“络”字有“横”“纬”之义。

与上文深浅划分结合而言，可以说经脉为里，直行于分肉间；络脉为表，横行于皮表。然

①黄龙祥. 中国针灸学术史大纲[M]. 北京：华夏出版社，2001：270.

虽说“经脉为里”，但在里之脉却非皆谓之“经脉”，例如对于体内属络脏腑之脉，古人往往称之为“大络”或“阴络”。皮表之脉支而横者为络，但对于十二经分支及经别的“支而别行”者，不应视为络脉。

（四）以大小分

上文言以深浅分，深伏之脉为经，表浅之脉为络。然就体表之脉而言，则脉之大者为经，小者为络。本篇所言“足太阴过于内踝之上”即是其例。《灵枢·官针》云：“经刺者，刺大经之结络经分也。络刺者，刺小络之血脉也。”《素问·调经论》曰：“神有余，则泻其小络之血，出血勿之深斥，无中其大经，神气乃平。”均是就体表脉之大小分经脉与络脉。

二、络脉诊法与经脉诊法

本段指出：“经脉者常不可见也，其虚实也以气口知之，脉之见者皆络脉也。”提出了经脉诊法与络脉诊法的区别问题。

（一）络脉诊法

络脉诊法，是通过观察体表络脉的颜色和形态改变，以判定寒热痛痹虚实和瘀血。具体可概括为：一是辨寒热。一般来说，色青或白主寒，色黄赤主热。所谓“凡诊络脉，脉色青则寒且痛，赤则有热”。《素问·皮部论》也说：络色“黄赤则热，多白则寒”。此外，寒主收引而络脉坚紧，热则淖泽而络脉满溢，故观察或扪按络脉之形态，也有助于辨病证之寒热。二是别虚实。本篇谓络脉“青短者，少气也”“其小而短者，少气”，即察络脉之长短大小以辨虚实；又云：“凡此十五络者，实则必见，虚则必下。”即络脉粗大坚硬为实，络脉虚空陷下为虚。三是辨久痹瘀血。如本篇言“暴黑者，留久痹”，络脉结聚者为有瘀血。四是辨病位。即根据络脉分布部位，以确定病变所在。如手阳明之脉行于手鱼之表，故观察鱼际络脉的颜色，可以辨胃病之寒热。《灵枢·邪气脏腑病形》也说：“鱼络血者，手阳明病；两跗之上脉竖陷者，足阳明病，此胃脉也。”

此外，《素问·经络论》指出：“阳络之色变无常，随四时而行也。”说明布于表之络色随四时气候而有相应的变化，因此在诊络脉时，亦必须知常达变而予以重视。

（二）经脉诊法

经脉诊法，是通过切按人体寸口或其他部位脉动情况，以判断脏腑经脉的病候。本段提出经脉诊法，“脉之卒然动者，皆邪气居之，留于本末；不动则热，不坚则陷且空，不与众同，是以知其何脉之病也”，参照《灵枢·邪气脏腑病形》《终始》《禁服》等篇，上文中“不动则热”应作“不寒则热”。这里明言诊脉之标本处皮肤之“寒”“热”，脉象之“坚实”与“陷空”等与众不同之变化，而知何脉之病变，实乃标本脉法的论述，具体参加《灵枢》的《卫气》《邪气脏腑病形》篇，此不赘述。

三、络脉刺法

络脉刺法的关键是刺络放血通脉，故本篇明确指出："故诸刺络脉者，必刺其结上，甚血者虽无结，急取之以泻其邪而出其血，留之发为痹也。"张介宾解释说："凡刺络脉者，必刺其结上，此以血之所聚，其结粗突倍常，是为结上，即当刺处也。若血聚已甚，虽无结络，亦必急取之以去其邪血，否则发为痹痛之病。今西北之俗，但遇风寒痛痹等疾，即以绳带紧束上臂，令手肘青筋胀突，乃用磁锋于肘中曲泽穴次，合络结上，砭取其血，谓之放寒，即此节之遗法，勿谓其无所据也。"《灵枢》中对痹证、寒热、久病多提出用刺络放血通脉法。如《灵枢·寿夭刚柔》言："久痹不去身者，视其血络，尽出其血。"本篇谓："凡刺寒热者皆多血络，必间日而一取之，血尽而止，乃调其虚实。"《终始》则云："久病者邪气入深，刺此病者，深内而久留之，间日而复刺之，必先调其左右，去其血脉。"当然，刺络放血亦当辨别病证之虚实及病人体质之强弱，若脉"小而短者少气"，虚甚而泻，其气重虚，必致昏闷，甚则昏仆暴脱不能言，务必慎之。

四、十五别络的循行、虚实病证及治法

（一）十五别络的起止循行

对于十五别络的研究，黄龙祥[①]考证最多，他通过深入考察，发现与本篇十五络脉密切相关的早期文献有《灵枢》的《经筋》《邪客》，以及汉代腧穴经典《黄帝明堂经》。可用于考察十五络脉文本演变动态过程的文献还有：《营气》《脉度》《寒热病》《动输》《五音五味》，以及《素问》的《骨空论》《缪刺论》《刺腰痛论》。经过其考证，重构了十五络脉的循行。

手太阴之别，名曰列缺，起（出）于腋下分间，下至腕上一寸半，别走阳明也；其别者，并太阴之经直入掌中，散入于鱼际。手少阴之别，名曰通里，去腕一寸，别走太阳也；其别者，别而上行，循经入于心中，系舌本，属目系。手心主之别，名曰内关，去腕二寸，出于两筋之间；其别者，循经以上系于心包，络心系。手太阳之别，名曰支正，上腕五寸，内注少阴；其别者，上走肘，络肩髃。手阳明之别，名曰偏历，去腕三寸，别入（走）太阴；其别者，上循臂，乘肩髃，上曲颊偏齿；其别者，入耳合于宗脉。手少阳之别，名曰外关，去腕二寸；其别者，外绕臂，注胸中，合心主。足太阳之别，名曰飞阳，去踝七寸，别走少阴；其别者，并经上行，循肩上头。足少阳之别，名曰光明，去踝五寸，别走厥阴；其别者，下络足跗。足阳明之别，名曰丰隆，去踝八寸，别走太阴；其别者，循胫骨外廉，上络头项，合诸经之气，下络喉嗌。足太阴之别，名曰公孙，去本节之后一寸，别走阳明；其别者，入络肠胃。足少阴之别，名曰大锺，当踝后绕跟，别走太阳；其别者，并经上走于心包，下外贯腰脊。足厥阴之别，名曰蠡沟，去内踝五寸，别走少阳；其别者，循胫上睾，结于茎。任脉之别，名曰屏翳，循腹，散于鸠尾。督脉之别，名曰长强，挟膂上项，散头上；其别者，下当肩胛左右，别走太阳，入贯膂。脾之大络，名曰大包，出渊腋下三寸，布胸胁。

---

①黄龙祥. 经脉理论还原与重构大纲[M]. 北京：人民卫生出版社，2016：329-347.

从十五络脉循行规律的角度而言，手心主之别缺少了“别走少阳，其别者”的文字描述，而与之相表里的手少阳之别同样没有“别走心主，其别者”文字，可能是《经脉》的编者采用了较早期的经脉学说，当时还没有建立二脉的表里关系。

（二）十五络脉的病症与治法

本段所论十五络脉的病症，大多为本经的经脉病候，与络脉循行部位相关，如手阳明络“入耳合于宗脉”而主“聋”，手少阴络“系舌本”而主“不能言”。足厥阴络脉“上睾，结于茎”，而厥阴脉的本义是以男子为原型[①]，故其病候表现的前阴之阴疝，如《儒门事亲》卷二云：“筋疝，其状阴茎肿胀，或溃或脓，或痛而里急筋缩，或茎中痛，痛极则痒，或挺纵不收，或白物如精，随溲而下。”任脉之别循腹，且任脉的本义与妇人妊娠有关，故其病候表现为“实则腹皮痛，虚则搔痒”。这种腹皮痛和瘙痒症，多见于妊娠的中晚期。部分也涉及到相关脏腑的病症，如足太阴络脉之病“厥气上逆则霍乱，实则肠中切痛，虚则鼓胀”，则表现为脾胃气机升降失司之症。

十五络脉病症的诊断，如上述主要是通过观察络脉之形、色变化，以判定其寒热虚实，所谓“凡此十五络者，实则必见，虚则必下，视之不见，求之上下”。可见，十五络病证“实”指络脉之充盈；“虚”指络脉之陷空。因此，针对经脉病候而言的“盛则泻之，虚则补之，不盛不虚，以经取之”，同样适用于络脉病候的治疗。具体可取络脉起处之“络穴”，其针刺补泻方法，当如《素问・调经论》所说：“血有余，则泻其盛经出其血；不足，则视其虚经纳针其脉中，久留，而视脉大，疾出其针，无令血泄。”

黄龙祥[②]认为，比较而言，经脉的“是动”病，与络脉病候的意义很相近，经脉的“是动”病移植于脉口的脉诊病候；络脉病候也直接取自四肢部的脉诊病候，只不过前者主要诊脉之跳动（主要诊脉气），而后者诊脉之形色（主要诊脉血）而已。经脉的“是动”病直取脉口——“经脉穴”治之；络脉病候也独取脉出处或起始处络穴治之，二者如出一辙。

【知识链接】

一、《黄帝内经》诊血络法

诊血络法是《黄帝内经》广泛应用的诊察方法，而且是不间断传承至今的唯一古诊法。黄龙祥[③]研究认为，此诊法的意义，一是最主要的应用于指导刺络（刺血）法；二是为古典针灸的核心刺法“毫针补泻调经法”创造必要条件——脉通无阻。为强调第二点，《黄帝内经》专门设立一条优先级最高的治疗原则“凡治病，必先去其血（脉），乃去其所苦，伺之所欲，然后泻有余，补不足”（《素问・血气形志》）。

诊血络法的内容主要有：一是血络类型。根据郁滞程度分作“盛而血”和“结”两级，前

①黄龙祥. 中国针灸学术史大纲[M]. 北京：华夏出版社，2001：282-285.

②黄龙祥. 中国针灸学术史大纲[M]. 北京：华夏出版社，2001：238.

③黄龙祥. 中国古典针灸学大纲[M]. 北京：人民卫生出版社，2019：99-102.

者为脉盛血聚而未结，后者则血聚久而血脉外形发生明显改变，提示瘀积的程度更重。根据其大小也可分为两类：大者“如豆”，小者“如针”“如黍”。其中诊察大的结络，古人特别强调其“横出”的特点，因为“横出”之处结构特殊，血气最容易瘀阻。二是血络常见的部位。四肢特别是关节周围，最常见于下肢且在脉之横出分叉处。三是血络的辨识。“如豆”之血络、结络易辨，视之充血甚，抚之热，指下的触感与周围正常血脉明显不同，病人自觉胀痛。盛血之孙络所在皮肤的颜色、光泽以及指下的滑涩、软硬、寒温等可见异常，也可见特定形状的色素沉着，形状有网状、放射状和线状等。

二、十五络脉的发生学研究

十五络脉，根据其性质可分为两大部分：一是任脉、督脉之别以及脾之大络，特别是脾之大络，是脏腑之络，与《灵枢·玉版》所说“胃之所出气血者，经隧也。经隧者，五脏六腑之大络也”的概念相同。二是手足十二经脉之别。经脉的数量因其采用三阴三阳命名法而不可能超出“十二”，而络脉之数之所以定为“十五”，则与模式数字“二十七”有关，《灵枢·九针十二原》说：“经脉十二，络脉十五，凡二十七气以上下，所出为井，所溜为荥，所注为输，所行为经，所入为合，二十七气所行，皆在五腧也。”《难经集注·二十三难》杨玄操注说：“经脉十二，络脉十五，凡二十七气，以法三九之数，天有九星，地有九州，人有九窍是也。”二十七正好是三九之数，因而“二十七气”暗寓三九之天数于其中，旨在说明五输穴能够感应天道，故而取治有效。如此，为凑足“二十七”之数，古人在当时一种非主流或已经过气的早期的“十一脉”经脉学说版本的基础上，又添加了四条络脉，并作适当改编后名曰“十五别”，与十二经脉构成“二十七气”。从本篇十五络中可见手少阳、任脉、督脉和脾之大络与其余十一络格格不入的特征，留下了明显的后人续编或改编的痕迹①。另一方面，《黄帝内经》中还有一些络脉与十五络中“脾之大络”性质相同的脏腑之络，又由于受“十五”这一特定数字限制而未被归入“十五络脉”中，如《素问·平人气象论》所言“胃之大络，名曰虚里，贯膈络肺，出于左乳下，其动应衣，脉宗气也”，即不在其列。在诸脏腑中，明确提出脾、胃各有一“大络”，当与脾胃为水谷之海，气血生化之源的作用有关。再如《灵枢·本输》说：“太阳之别也，上踝五寸，别入贯腨肠，出于委阳，并太阳之正，入络膀胱，约下焦。”这里将膝外侧之络“委阳”归入足太阳络，然足太阳已有络脉“飞阳”，不能再另立络脉，故《明堂经》将此络称作“足太阳别络”。

就建立络脉学说的方法而言，则与构建经脉学说的方法完全相同，首先发现在四肢肘膝以下显现的络脉形态变化，与一定部位的病症发生存在某种因果关系，于是诊络也成为一种临床常用的诊脉法。对于这些病症也是直接刺灸该络脉处，后来这些刺灸络点也就演变为“络穴”，将四肢部的这些诊络刺络部位与其诊、治病症的最远部位相连接，即形成络脉的循行线，原先四肢部诊络刺络处即络脉的起点，其诊、疗病症也就自然成为络脉的病候。故早期络脉的循行方向也都是自下而上。如果四肢络脉诊、疗之远端部位呈多点离散状，与起点不在一条直线上，则以分支的形式相连接（如手阳明络），与早期经脉分支的意义完全相同。由此可见，早期络

①黄龙祥. 经脉理论还原与重构大纲[M]. 北京：人民卫生出版社，2016：123-131.

脉的循行线，所反映的是人体上下特定部位间特定联系的规律[①]。

三、十五络脉的分布特点及规律

十五络脉的分布，除任脉、督脉、脾脉三经的络脉在腹、胸、背部外，一般认为十二经脉别络在四肢肘膝关节以下本经络穴分出后，均走向其相表里的经脉，加强了表里两经之间的联系[②]。邱幸凡[③]曾将人体络脉的分布规律概括为以下三点：①沿经布散性。络与经其气相通，络自经别出后，多沿本经分布，或内散于脏腑组织，或外布于皮毛肌腠。②广泛分布性。在经络系统中，经脉是其主体，络脉广泛分布，呈束状弥散，内外上下无处不到，补充了经脉线状分布的不足。③表里相对性。一般认为，经脉在里，络脉在表。实际上，络脉既散于表又布于里，既行于上，又达于下，上下左右，周身内外，无处不到。如张介宾说："合经络而言，则经在里为阴，络在外为阳。若单以络脉而言，则又有大络、孙络，在内在外之别，深而在内者是为阴络……浅而在外者是为阳络。"《黄帝内经百年研究大成》总结现代研究成果，概括络脉的循行和分布特点为多层性和广泛性、沿经布散性以及分布"不对称性"三个方面[④]。

然也有学者的研究结果,并不支持络脉加强表里两经联系,络穴治疗表里两经病症的认识。赵京生[⑤]分析络脉的循行特点有：第一，阳经之络脉，多行于头项、体表等阳位；阴经之络脉，多入于体腔、脏腑等阴位。阳经络脉中，只有手少阳注胸中之阴位，足太阳缺具体别行路线，其余皆由体表行至面颊、齿、耳、喉、项、肩臂、足跗等阳位。阴经络脉中，手太阴入鱼际，足厥阴至睾茎，都属体表的阴位，余络则内至心、心包、肠胃。第二，阴阳经络脉的行止部位几乎皆在本经。只有足少阴络脉记有明确的"别走"他经的部位描述，同时在病候上也反映出这种联系。第三，任督两脉的别络亦不涉及相互联系的问题。结合对络脉主病特点的分析，认为十五络脉无论循行还是主病，都主要体现为本经特点。十五络脉的内容重点则是腧穴（络穴）及其与"脉行"的关系。而以"脉"之循行联系来说明腧穴主治作用，这种方式并非独见于络穴，《黄帝内经》中对下合穴、跻脉的论述也是如此。黄龙祥[⑥]也认为络脉循行中强调的是"所别"之处，治疗上也强调"取之所别"。十五络中只有足少阴之络不论在循环还是病候方面都鲜明地体现出了"沟通表里经"的特点，其余十四络没有"别走"他经的循行路线，而是循本经而行，没有体现出"沟通表里两经"的作用。

---

①黄龙祥. 中国针灸学术史大纲[M]. 北京：华夏出版社，2001：441-442.

②梁繁荣. 针灸学[M]. 新世纪第4版. 北京：中国中医药出版社，2016：13.

③王洪图. 内经[M]. 北京：人民卫生出版社，2000：738.

④王庆其，周国琪. 黄帝内经百年研究大成[M]. 上海：上海科学技术出版社，2018：333.

⑤赵京生. 针灸经典理论阐释[M]. 上海：上海中医药大学出版社，2000：90-91.

⑥黄龙祥. 经脉理论还原与重构大纲[M]. 北京：人民卫生出版社，2016：347.

经别第十一

【导读】

经别是十二经脉的表里关系形式，即四肢内外两侧对应分布的阴阳经脉，在走向躯干的过程中相合俱行，阳脉内联脏腑、阴脉上行头面，构成六对表里关系，以表达表里经脉共有的头身作用规律。它是十二经脉的一种较早理论形式，秉承简帛脉书认识的延续和发展，不同于《灵枢·经脉》十二经脉形式。经别为构建经脉循环提供理论支撑，被《经脉》编者整合于经脉之中，并为针灸临床取阴经穴治头面病，以及表里两经针灸取穴提供了理论依据。本篇主要讨论十二经别的循行路径以及表里相应的阴经与阳经离合出入的配合关系，并结合天人相应的观点，阐述十二经脉在医学上的重要作用，故本篇的编者取名曰“经别”。

【原文】

黄帝问于岐伯曰：余闻人之合于天道〔1〕也，内有五脏，以应五音〔2〕、五色、五时〔3〕、五味、五位〔4〕也；外有六腑，以应六律〔5〕，六律建阴阳诸经〔6〕，而合之十二月、十二辰〔7〕、十二节〔8〕、十二经水〔9〕、十二时〔10〕、十二经脉者，此五脏六腑之所以应天道。夫十二经脉者，人之所以生，病之所以成，人之所以治，病之所以起〔11〕，学之所始，工之所止〔12〕也，粗之所易，上之所难〔13〕也。请问其离合出入〔14〕奈何？岐伯稽首再拜曰：明乎哉问也！此粗之所过〔15〕，上之所悉〔16〕也，请卒言之。

足太阳之正〔17〕，别入于腘中，其一道下尻〔18〕五寸，别入于肛，属于膀胱，散之肾，循膂〔19〕当心入散；直者，从膂上出于项，复属于太阳，此为一经〔20〕也。足少阴之正，至腘中，别走太阳而合，上至肾，当十四顀〔21〕，出属带脉；直者，系舌本，复出于项，合于太阳，此为一合〔22〕。成以诸阴之别，皆为正也〔23〕。

足少阳之正，绕髀〔24〕入毛际，合于厥阴；别者，入季胁之间，循胸里属胆，散之肝，上贯心〔25〕，以上挟咽，出颐颔〔26〕中，散于面，系目系，合少阳于外眦也。足厥阴之正，别跗上，上至毛际，合于少阳，与别俱行[27]，此为二合也。

足阳明之正，上至髀，入于腹里，属胃，散之脾，上通于心，上循咽出于口，上频颛[28]，还系目系，合于阳明也。足太阴之正，上至髀，合于阳明，与别俱行，上结[29]于咽，贯舌中[30]，此为三合也。

手太阳之正，指地[31]，别于肩解[32]，入腋走心，系小肠也。手少阴之正，别入于渊腋[33]两筋之间，属于心，上走喉咙，出于面，合目内眦，此为四合也。

手少阳之正，指天[34]，别于巅，入缺盆，下走三焦，散于胸中也。手心主之正，别下渊腋三寸，入胸中，别属三焦，出[35]循喉咙，出耳后，合少阳完骨[36]之下，此为五合也。

手阳明之正，从手循膺乳[37]，别于肩髃[38]，入柱骨[39]，下走大肠，属于肺，上循喉咙，出缺盆，合于阳明也。手太阴之正，别入渊腋少阴之前，入走肺，散之大肠[40]，上出缺盆，循喉咙，复合阳明，此为[41]六合也。

【校注】

〔1〕天道：杨上善："天地变化之理，谓之天道。"又，《甲乙经》卷二作"天地"。

〔2〕五音：指宫、商、角、徵、羽五个音阶。相当于简谱中的1、2、3、5、6。

〔3〕五时：春、夏、长夏、秋、冬五季。

〔4〕五位：东、南、西、北、中五方的定位。

〔5〕六律：古代乐音标准名。相传黄帝时伶伦截竹为管，以管的长短分别声音的高低清浊，乐器的音调皆以此为准。乐律有十二，阴阳各六，阳为律，阴为吕。阳六律即黄钟、太簇、姑洗、蕤宾、夷则、无射，阴六吕即大吕、夹钟、中吕、林钟、南吕、应钟。

〔6〕六律建阴阳诸经：张志聪："六律建阴阳者，建立六阴六阳以合诸经。"建，建立，确立。

〔7〕十二辰：指子、丑、寅、卯、辰、巳、午、未、申、酉、戌、亥十二时辰。

〔8〕十二节：指十二节气，即立春、惊蛰、清明、立夏、芒种、小暑、立秋、白露、寒露、立冬、大雪、小寒。

〔9〕十二经水：指清、渭、海、湖、汝、渑、淮、漯、江、河、济、漳十二条河流。

〔10〕十二时：指夜半、鸡鸣、平旦、日出、食时、隅中、日中、日昳、晡时、日入、黄昏、人定等划分昼夜的十二个时间段。

〔11〕起：谓病愈。

〔12〕止：谓留心。杨上善："欲行十全之道济人，可留心调于经脉。止，留也。"

〔13〕上之所难：张介宾："第粗工忽之，谓其寻常易知耳；上工难之，谓其应变无穷也。"又，《太素》卷九"上"作"工"。

〔14〕离合出入：离，指经别从经脉分出；出，从深层向浅层循行；合，表里两经相连；入，由浅层向深层循行。

〔15〕过：谓忽略而不详察。张介宾："过犹经过，谓忽略不察也。"

〔16〕悉：原作"息"，据《甲乙经》卷二改。悉，尽，全。又，张介宾："息如止息，谓

必所留心也。”

〔17〕正：指别行的正经。张志聪：“正者，谓经脉之外，别有正经，非支络也。”

〔18〕尻：尾骶部。

〔19〕膂：脊骨。

〔20〕一经：指一条经别。

〔21〕顀：同“椎”。《太素》卷九、《甲乙经》卷二并作“椎”。

〔22〕一合：十二经表里相互配合为六对，称为“六合”。此指足太阳与足少阴是为第一合。下文“二合”“三合”等仿此。

〔23〕成以诸阴……皆为正也：《甲乙经》卷二无此10字，疑为注文混为正文，“成”字系“或”之误。此注文提示十二经别，在《灵枢》的早期传本中曾出现两种异文，一种为六阴经皆作正，如本篇；一种为六阴经皆作别，如《太素》。又，张介宾：“然有表必有里，有阳必有阴，故诸阳之正，必成于诸阴之别，此皆正脉相为离合，非旁通交会之谓也。”

〔24〕髀：股部，大腿。

〔25〕散之肝，上贯心：原作“散之上肝贯心”，据上下文义，“上”与“肝”乙改，且与上文“散之肾”及下文“散之脾，上通于心”句法一致。

〔26〕颐颔：颐，口角后腮下部位。颔，下巴颏。

〔27〕与别俱行：与足少阳经别相偕而行。

〔28〕頞𩑶（è zhuō 饿拙）：頞，指鼻根。𩑶，眼眶下部。

〔29〕结：《太素》卷九作“络”，义胜。

〔30〕中：《太素》卷九、《甲乙经》卷二均作“本”。

〔31〕指地：杨上善：“地，下也。手太阳之正，从手至肩，下行走心，系小肠，为指地也。”

〔32〕肩解：即肩关节。

〔33〕渊腋：穴名，位于侧胸部腋中线上，腋下3寸。

〔34〕指天：杨上善：“天，上也。手少阳之正，从臂上巅，为指天也。”

〔35〕出：《太素》卷九作“上”，似是。

〔36〕完骨：耳后高骨，即乳突部。

〔37〕膺乳：侧胸和乳部之间。

〔38〕肩髃：穴名。位于肩部，锁骨肩峰端与肱骨大结节之间。

〔39〕柱骨：颈椎骨。

〔40〕大肠：原作“太阳”，据《太素》卷九改。

〔41〕为：原脱，据《太素》卷九、《甲乙经》卷二补。

【释义】

本篇基于“天人相应”的理念，论述了人体脏腑经脉之外应，经脉理论的价值，重点讨论了十二经别的循行路径。

一、人体脏腑经脉以应天道

在经脉理论的演进过程中，经脉与脏腑是由原本各自独立而走向融合的，其间形成的一些理论内容、表述形式，立论角度有所不同。本篇开篇即基于“天人相应”的观点，将脏腑与经脉相联系，提出人体脏腑经脉与自然界的许多事物和现象相应，是自然界这个整体的组成部分。这种相应表现为五脏以应五音、五色、五时、五味、五位；六腑以应六律、十二月、十二辰、十二节、十二经水、十二时。

本篇首段文字与正文之义相隔而不相连贯，赵京生[①]认为篇中所论十二经别，名称不冠脏腑，记述以阳脉为先，阴脉与脏腑联系的内容很少，甚至一些阴脉无脏腑联系内容（如足厥阴、足太阴），这些特点都与篇首经文视角不合，表明冠于篇首的这个“帽子”很可能是后人戴上去的。黄龙祥[②]考证认为本篇有关天人相应的论述，改编自《灵枢・邪客》中“黄帝问于伯高曰：愿闻人之肢节，以应天地奈何……此人与天地相应者也”一段文字。与经别密切相关的则是《邪客》中“黄帝问于岐伯曰：余愿闻持针之数，内针之理，纵舍之意，扞皮开腠理，奈何？脉之屈折，出入之处，焉至而出，焉至而止，焉至而徐，焉至而疾，焉至而入？六腑之输于身者，余愿尽闻。少序别离之处，离而入阴里，别而入阳表，此何道而从行？愿尽闻其方”一段文字，这里提出三个问题，前二个问题《灵枢・邪客》有详答，而最后一问却未见解答。本篇有关经别的论述，似可作为“六腑之输于身者，余愿尽闻。少序别离之处，离而入阴里，别而入阳表，此何道而从行”之问的答案。

二、经脉理论在医学中的价值

本篇着重强调了经脉在人身的重要性，由于在生理状态下，十二经脉内连脏腑，外络肢节，沟通表里上下，运行全身气血，如此人体功能才能协调正常。在病理状态下，十二经脉又成为邪气在人体传注的通道。故原文说：“十二经脉者，人之所以生，病之所以成，人之所以治，病之所以起。”说明人体的生成、疾病的形成、人体的健康、疾病的痊愈，莫不与十二经脉有关。强调了十二经脉在人体的重要性，指出学习医学必须重视经脉理论的学习，除了《灵枢・经脉》篇的内容外，还要了解经脉的离合出入，即经别的循行道路，所谓“学之所始，工之所止”。

三、十二经别的循行路径

据黄龙祥[③]考证，本篇的结集时间早于《经脉》《经筋》，属于《灵枢》的早期作品。与其相关的文本主要有《经脉》《经筋》《本输》《营气》等，与相关文本校对重构的循行路径如下。

足太阳之正，入于腘中，其一道下尻五寸，其别者合于少阴，入于肛，属于膀胱，散之肾，循膂当心入散；直者，从膂上出于项，复属于太阳。足少阴之正，至腘中，入臀，上至

①赵京生. 针灸关键概念术语考论[M]. 北京：人民卫生出版社，2012：75.

②黄龙祥. 经脉理论还原与重构大纲[M]. 北京：人民卫生出版社，2016：349-350.

③黄龙祥. 经脉理论还原与重构大纲[M]. 北京：人民卫生出版社，2016：348-360.

肾，当十四椎，出属带脉；直者，系舌本，复出于项，合于太阳。此为一合。或以诸阴之别，皆为正也。

足少阳之正，绕髀入毛际，合于厥阴；其别者，入季胁之间，循胸里属胆，散之肝，上贯心，出缺盆，以上挟咽，复属于少阳；出颐颔中，散于面，系目系，至外眦也。足厥阴之正，别跗上，上至毛际，合于少阳，与别俱行。此为二合也。

足阳明之正，上至髀，其别者合于太阴，入于腹里，属胃，散之脾，上通于心，出缺盆，上循咽，复属于阳明；出于口，上頞䪼，还系目系。足太阴之正，上至髀，合于阳明，与别俱行；上结于咽，贯舌中。此为三合也。

手太阳之正，指地，出肩解，其别者从肩入腋，合于少阴，走心，系小肠也，其直者从心系上出喉咙，复属于太阳；出于面，至目内眦。手少阴之正，入于渊腋两筋之间，与别俱行，属于心，上走喉咙，合于太阳。此为四合也。

手少阳之正，指天，别于巅，入缺盆，向腋，合于心主，下走三焦，散于胸中也，出循喉咙，出耳后完骨之下，复属于少阳。手心主之正，别下渊腋三寸，入胸中，与别俱行。此为五合也。

手阳明之正，从手循膺乳，别于肩髃，其别者入柱骨之会，向腋，合于太阴，下走大肠，属于肺，出缺盆，复属于阳明也，上循喉咙。手太阴之正，入渊腋少阴之前，入走肺，散之大肠，上出缺盆，复合阳明，循喉咙。此六合也。

这里，足少阳之正“出颐颔中，散于面，系目系，至外眦也”，或为注文混为正文，因其与阳脉之别的循行规律不合，且与《灵枢・经脉》《本输》的相关循行相悖，若一直到目外眦才“合少阳”，也与“阴脉不上头”的总规律不符。足阳明之正“出于口，上頞䪼，还系目系”，亦如上述。足厥阴之别至“毛际”而止，不至于肝，这与马王堆帛书两种《十一脉》所载之足厥阴脉循行特点同，提示当时足厥阴或未与肝建立联系。手少阳、心主之别入络腑脏的关系是手少阳“下走三焦，散于胸中”；手心主“入胸中，别属三焦”，两处皆作“胸中”，而不是“心包”，或“心包络”，说明本篇所采用的经脉文献，手心主尚未与“心包”建立联系，或者说“心包”的概念尚未提出。

四、十二经别的循行特点

通观十二经别的循行，可见其循行特点有：①阳经循行有“正”、有“别”，先别“离”本经，于四肢近心端合于相应的阴经，借阴经之道而“入”于胸、腹腔，属络相应脏腑，“出”于颈项部阳经标脉处，复属于本经。阴经循行只有“正”，没有“别”，即阴经沿其本经行至四肢近心端，与离经而行的阳经之别并入行里，属络脏腑，再随阳经于颈项部而出即止。阴经只有在“出”口这一点才“合于”相应的阳经，循行也很简略。②本篇所言重在“离别入出”之处，而不详脉之终始。其中阳经皆表现为“离、合、入、出、属”的规律：离开本经，合于阴经，并入于内，出于颈项，复属本经。阴经“入”后“与别俱行”，但并不具备“离、合、入、出”之规律。故本篇所言之“别”，重在“阳经之别”，乃为“阳脉之别入于内，属于腑者也”（《灵枢・邪气脏腑病形》）构建理论通道，为阳经“合治内腑”提供理论支撑。③阳经多“属”腑，“散”之脏；而阴经多“属”脏，不到腑。④足三阳经别皆入心，这可能与汉代《易》学

"卦气说"影响有关,《素问·脉解》以"阳明"属心，而阳明者午也，为三阳之长。

【知识链接】

一、五脏应五音、六腑应六律的文化渊源

本篇提出五脏应五音、六腑应六律，然后分别对应自然界时间、方位等其他事物，并且六律建阴阳诸经，而合之十二月、十二辰、十二节、十二经水、十二时、十二经脉，这里涉及到古人对音律的认识问题。

"音"是五音，"律"为六律（包括六吕）。音律之学的对象虽然是音乐，但古人通过气的观念及候气术的联系，将其与关于年月、季节分割的历法之学视为一体。候气实际可以说是先民们创制音律的真正目的之一[①]。《尚书·尧典》云："协时月正日，同律度量衡。"可见古代时日节气均需与音律调协。《后汉书·律历志》言："夫五音生于阴阳，分为十二律，转生六十，皆所以纪斗气，效物类也。天效以景，地效以响，即律也。阴阳和则景至，律气应则灰除。"所谓"效以景"即用圭表测量正午的日影长短，"效以响"便是用十二个月代表的音律来效验节气,这是律管候气术的重要源头,十二律也称为十二个月中每月阴阳和谐的标准音律。《大戴礼记·曾子天圆》云："圣人慎守日月之数，以察星辰之行，以序四时之顺逆，谓之历；截十二管，以索八音之上下清浊，谓之律也。律居阴而治阳，历居阳而治阴，律历迭相治也。"《吕氏春秋·音律》则云："天地之气，合而生风，日至则月钟其风，以生十二律。仲冬日短至，则生黄钟。季冬生大吕。孟春生太蔟。仲春生夹钟。季春生姑洗。孟夏生仲吕。仲夏日长至，则生蕤宾。季夏生林钟。孟秋生夷则。仲秋生南吕。季秋生无射。孟冬生应钟。天地之风气正，则十二律定矣。"这就是说，律、历从表面看是截然不同的事物，但都是反映了阴阳二气的消长，因此有着深刻的内在联系，这也是"律历一体"思想的源头。

西汉司马迁《史记·律书》指出："王者制事立法，物度轨则，壹禀于六律，六律为万事根本焉。""律历，天所以通五行、八正之气，天所以成熟万物也。"这里司马迁认为世间万事自有法度、规律可循，如同音律一样具有和谐的、彼此相生相成的数量关系。所以，王者立法度、规则必效法于音律，音律则为万事的根本。司马迁又认为，律与历是相通的，它们都可以反映天的节候变化，昭示万物生成枯荣的规律。章启群[②]研究认为，在《汉书·律历志》中，"律"与"历"交织的学问，不是简单地把音乐学与天文历法知识相加，也不是更高形态的历学或音乐形而上学，而是一种哲学，其中包括宇宙论、本体论、伦理学、美学等。实质上，这是汉代思想的完整体系，是一个以占星学——阴阳五行说为核心的天人模式和理论形态。换言之,律乃宇宙秩序的绝对原则，也就是道，具有普遍性和抽象性，大致是汉代的一种普遍思想，正如西汉末刘歆《汉书·律历志》所指出："故阴阳之施化，万物之终始，既类旅于律吕，又经历于日辰，而变化之情可见矣。"以致邓平、落下闳、刘歆等汉代著名学者，在积极进行实

---

①冯时. 中国天文考古学[M]. 北京：社会科学文献出版社，2001：194.

②章启群.《汉书·律历志》与秦汉天人思想的终极形态——以音乐思想为中心[J]. 安徽大学学报（哲学社会科学版），2012，（3）：8-15.

测、顺天求合的同时，又基于历、律、《易》互通的思想，欲融会贯通之，并使历法披上神圣的色彩。正是在这样的思想环境下，《黄帝内经》提出人体的脏腑经脉通过音律而与自然界时空等相应，也就是自然之事了。因此，卓廉士[①]认为六律与六经之间的数术相同，走向相同，循环往复，气感相通，所以六经之中蕴含了与六律相同的信息。从数术的角度考察，六律的数理较之六经更为原始，也就是说，经脉原理建立在六律数理的基础之上。

二、《经别》相关术语的含义

“经别”之名，仅用于《灵枢》的篇名，表明不是出自其理论内容的始创者，乃整理汇编者所为。“经别”，《太素》称为“经脉正别”，《类经》称为“十二经离合”。比较而言，“经脉正别”表示脉的层次划分，“十二经离合”表示脉与脉之间的联系，后者更能传达《灵枢·经别》内容“所重者在合”（马莳语）的主旨。

关于“正”“别”，本篇足少阴之正后有“成（或）以诸阴之别，皆为正也”句，说明正、别二字用于阴阳经脉有不同的传本。今《太素·经脉正别》除足少阴、足厥阴外，其余四经仍作“别”，保留了古传本面貌。今本《灵枢·经别》中诸阴经别皆称为正，是另一传本。所谓“正”，即正经或本经，是以成于经别之前的十二脉循行而言，明确作为经脉主体的性质。所谓“别”，是以阳脉内联脏腑而阴阳经脉相合而言，指阳经别离本经，合于相表里的阴经，入行于内，属于腑者的分支。如杨上善说：“足太阳正者，谓正经也。别者，大经下行至足小指外侧分出二道：一道上行至于腘中；一道上行至于尻臀，下入于肛……次属膀胱，上散之肾，循膂上行，当心入内而散。直者，谓循膂上行至项，属于太阳，此为一正经之别。”古人对于行于体表之脉与行于体内之脉的意义有不同的认识，故名称上也有区别，其外行之脉称“正”“经”，内行之脉称“别”“络”“大络”。故本篇所记十二经别循行，于入胸腹之前及出胸腹之后，皆称“正”或“直”，而胸腹之内行部分则称“别”。

三、十二经别之本质与定位

本篇关于经别的论述，曾一度被学界认为是对《灵枢·经脉》的补充、强化，或曰经典十二经脉的支脉。赵京生[②]通过对本篇记述顺序、用字特点、脉名、循行联系等分析，发现经别更多的是合于、反映汉墓简帛脉书的认识，而不是《灵枢·经脉》，经别理论是秉承简帛脉书认识的延续和发展。其主要依据及观点为：①十二经别的描记方向，除个别（手太阳）外都是自四肢末端向头身。②《灵枢·经脉》以脉行表达的经脉与脏腑联系统一用“属”“络”，本篇则多用“属”“散”“走”，二者差异明显，但与《足臂十一脉灸经》中的“奏”字（同“走”）用法却有相似之处。③本篇手心主脉的内脏联系有三焦而无心包，在经脉与脏腑的关系上，尚未追求完全的一一对应。④经别的循行联系，更多的是合于、反映简帛脉书的认识，多数详于躯干和头，略于四肢，恰是反映对经脉与脏腑关系、脏腑对经脉意义的认识的逐渐形成与提升。

---

①卓廉士. 营卫学说与针灸临床[M]. 北京：人民卫生出版社，2013：90-91.

②赵京生. 经别求是[J]. 中国针灸，2008，28（9）：691-695.

十二经别，较之《灵枢·经脉》的十二经脉、十五络以及十二经筋等，纯粹理论说明的性质明显，以阳脉连通内脏，完成经脉与内脏的联系，表达阴阳经脉的共性关系，属十一脉模式的十二脉理论的重要构成与形式。由于《灵枢·经脉》所载十二脉理论的一统地位，十一脉模式的十二脉理论面貌在出土简帛脉书之前无从知晓，在这种情况下，后人视“经别”为《灵枢·经脉》篇十二脉系统中的一种构成或附属部分，混淆了两种经脉理论。刘兵等[①]基于初始经脉模式与脏腑-经脉模式的构建，梳理、分析经脉表里关系的真正内涵与核心要义，认为两种经脉模式下的经脉表里关系各具不同的特点与意义，主要体现在：①初始经脉模式下，本篇六合理论是其经脉表里关系的核心；络脉（络穴）对经脉表里关系具有重要的沟通作用。②脏腑-经脉模式下，脏腑相合促进了具有表里关系的经脉的匹配与沟通；气血的环周运行对经脉表里关系产生积极的影响。

经别完成了经脉与内脏联系，表达阴阳经脉相合关系，赵京生[②]认为该理论的形成，是随着针灸实践经验不断积累丰富，阳脉亦用于治疗内脏（腑）病，由此逐渐深化催生新的理论形式，以阳脉内行体腔、联系脏腑而与相应阴脉具有一定共性关系的新说，替代过往的阴阳经脉判若黑白的临床意义及其理论形式的旧识。但黄龙祥[③]比较经别与络脉的区别，发现十二经别均无病候，提示经别学说主要不是建立在临床实践的基础之上。络脉的循行路线主要是建立在诊络、刺络实践的基础上，而经别的循行则基本没有实践的基础，主要是基于完善经脉学说的内外联系而构建的，只是作为经络学说的一种“辅助学说”。

实际上，经别是十二经脉的一种较早理论形式，不同于《灵枢·经脉》十二经脉形式。将十二经别视为《经脉》篇十二经脉的补充成分，或认为是十二经脉的附属部分，实则是一种不了解二者本质的一种误解。

四、后世对经别循行特点及作用的认识

现代《针灸学》专著、教材，对经别循行特点概括为：①十二经别皆由浅入深，再由深出浅。除手少阳经别外，都从本经的四肢部位别出（离），深入体内（入），然后再浅出体表（出）。②十二经别从同名正经别出后，经过体内纵行，最后又多于头项部合入同名（阳经别）或表里（阴经别）之阳经，所以十二经别阴阳表里相合为“六合”。③阴经经别在体内循行过程中，多与表里阳经别相并行或会合。④阳经别在体内循行时，都与同名正经所属络的脏腑发生联系。阴经经别因多合并阳经经别而行，所以也同这些脏腑发生关系。⑤经别在体内循行中，大都与心相联系。⑥十二经别的循行方向，皆为向心性走行。⑦十二经别除手太阳经别外，其他皆布于头面。关于经别的作用，则概括为：①加强了表里两经的联系；②加强了体表和体内、四肢和躯干的向心性联系；③加强了十二经脉与头面部的联系；④弥补了十二经脉分布之不足；⑤加强了经脉对脏腑之间的联络作用[④]。这里明显的错误有：一是认为十二经别的循行皆有“离、合、出、入”；二是误认为阴经经别多合并阳经经别而行。

---

①刘兵，赵京生. 两种经脉模式下经脉表里关系新识[J]. 中国针灸，2011，31（6）：526-528.

②赵京生. 经别求是[J]. 中国针灸，2008，28（9）：691-695.

③黄龙祥. 中国针灸学术史大纲[M]. 北京：华夏出版社，2001：442-444.

④王雪苔. 中国针灸大全上编·针灸学基础[M]. 郑州：河南科学技术出版社，1988：93-94.

经别学说的主要作用当是为完善经脉的内外联系，使得原本不行于体内的阳经可以入里与相应六腑发生联系，使行于体内不上行至头面部的阴脉可以出于躯干之表并上行至头面，因此而有如下理论与临床意义：①为构建经脉循环提供理论支撑，被《经脉》编者整合于经脉之中；②为针灸临床取阴经穴治头面病提供理论依据；③为表里两经针灸取穴提供理论依据。

五、经别与根结循行的比较及联系

彭荣琛[①]将经别循行与根结式卫气循行进行比较认为，二者有诸多相似之处：①从循行部位上说，经别的循行起于肘膝部位以上，止于头胸上部；根结式的卫气循行是从合穴处进入体内，止于气街部。合穴位于肘膝附近，胸部气街在胸，头部气街在头，二者部位基本一致。②从循行方向上说，经别从四肢到头胸，呈向心性；根结式从井、荥、输、经、合的发展顺序可知，也是呈向心性的，二者基本一致。③从循行经脉上说，经别是以阳经为主的六合式；根结式的卫气循行，白天也是以太阳、阳明、少阳三阳经为主体（见《灵枢・卫气行》）。由此可见，根结式的卫气循行所经过的通道就是经别，而五十营循行所经过的通道则是正经。根据这一认识，可以说，卫气从井穴处开始进行向心性循行，到达合穴附近即转入经别开始向体内深入，并和内脏相连，然后出于头胸气街部。一方面进入气街；一方面与正经相通，完成卫气的一次小循环。可见经别发挥了运载卫气的作用。周建伟[②]则将根结、五输、经别理论相联系，认为在“根”“结”脉气联系途径中，五输循行入合即止后，只有经别循行才是符合将其脉气继续向心性流注条件的理想路径，五输循行和经别循行相续接，构成一个相对独立的脉气流注系统，即“五输-经别循行系统”，将四肢与头面五官、躯干内脏密切相连，恰好完整体现了“根”“结”间脉气联系的实质性路径。

---

①彭荣琛. 灵枢解难[M]. 北京：人民卫生出版社，2013：127.

②周建伟. 根结脉气联系路径新探[J]. 四川中医，2008，26（9）：38-39.

经水第十二

【导读】

水与人类生活密切相关，被誉为生命之源，而有水生万物之说。美国著名汉学家艾兰在《水之道与德之端——中国早期哲学思想的本喻》一书中指出："水，滋养生命，从地下汩汩涌上，自然流淌，静止时变得水平如仪，沉淀杂质，澄清自我，忍受外在的强力而最终消磨坚石，可以坚硬如冰，亦可以散为蒸气，是有关宇宙本质的哲学观念的模型。"以水为模型去认知人体的生命活动，涉及到对藏象、经脉、精气血津液等生理的认识，也涉及到对病因病机、疾病诊疗的阐释等多个方面。本篇以十二经水的川流不息，比喻人体十二经脉的营周不休，以十二经水的流域、深浅、广狭的不同，比喻人体十二经脉循行部位、深浅、长短、气血多少等方面的差别，从而提出病变所在的经脉不同，治疗时应有针刺的深浅、艾灸的壮数、留针的久暂等方面的差异。然模型化方法必须与一定的实体认识相结合，故本篇又论及了解剖方法在认识人体生命活动中的价值。

【原文】

黄帝问于岐伯曰：经脉十二者，外合于十二经水[1]，而内属于五脏六腑。夫十二经水者，其有大小、深浅、广狭、远近各不同，五脏六腑之高下、小大、受谷之多少亦不等，相应奈何？夫经水者，受水而行之；五脏者，合神气魂魄而藏之[2]；六腑者，受谷而行之，受气而扬之[3]；经脉者，受血而营之。合而以治奈何？刺之深浅，灸之壮数，可得闻乎？岐伯答曰：善哉问也！天至高不可度，地至广不可量，此之谓也。且夫人生于天地之间，六合[4]之内，此天之高、地之广也，非人力之所能度量而至也。若夫八尺之士[5]，皮肉在此，外可度量切循而得之，其死可解剖而视之，其脏之坚脆，腑之大小，谷之多少，脉之长短，血之清浊，气之多少，十二经之多血少气，与其少血多气，与其皆多血气，与其皆少血气，皆有大数。其治以针艾，各调其经气，固其常有合乎？

黄帝曰：余闻之，快于耳，不解于心，愿卒闻之。岐伯答曰：此人之所以参天地而应阴阳也，不可不察。足太阳外合清水〔6〕，内属膀胱，而通水道焉。足少阳外合于渭水〔7〕，内属于胆。足阳明外合于海水〔8〕，内属于胃。足太阴外合于湖水〔9〕，内属于脾。足少阴外合于汝水〔10〕，内属于肾。足厥阴外合于渑水〔11〕，内属于肝。手太阳外合淮水〔12〕，内属小肠，而水道出焉。手少阳外合于漯水〔13〕，内属于三焦。手阳明外合于江水〔14〕，内属于大肠。手太阴外合于河水〔15〕，内属于肺。手少阴外合于济水〔16〕，内属于心。手心主外合于漳水〔17〕，内属于心包。凡此五脏六腑十二经水者，外有源泉而内有所禀，此皆内外相贯，如环无端，人经亦然。故天为阳，地为阴，腰以上为天，腰以下为地。故海以北者为阴〔18〕，湖以北者为阴中之阴〔19〕，漳以南者为阳〔20〕，河以北至漳者为阳中之阴〔21〕，漯以南至江者为阳中之太阳〔22〕，此一隅之阴阳也，所以人与天地相参也。

黄帝曰：夫经水之应经脉也，其远近浅深，水血之多少各不同，合而以刺之〔23〕奈何？岐伯答曰：足阳明，五脏六腑之海也，其脉大血多，气盛热壮，刺此者不深弗散，不留不泻〔24〕也。足阳明刺深六分，留十呼〔25〕。足太阳深五分，留七呼。足少阳深四分，留五呼。足太阴深三分，留四呼。足少阴深二分，留三呼。足厥阴深一分，留二呼。手之阴阳，其受气之道近，其气之来疾，其刺深者皆无过二分，其留皆无过一呼。其少长大小肥瘦，以心撩之〔26〕，命曰法天之常〔27〕。灸之亦然。灸而过此者，得恶火〔28〕，则骨枯脉涩；刺而过此者，则脱气〔29〕。

黄帝曰：夫经脉之小大，血之多少，肤之厚薄，肉之坚脆，及䐃〔30〕之大小，可为量度〔31〕乎？岐伯答曰：其可为度量者，取其中度〔32〕也，不甚脱肉而血气不衰也。若失度之人，痟瘦〔33〕而形肉脱者，恶〔34〕可以度量刺乎？审切循扪按〔35〕，视其寒温盛衰而调之，是谓因适而为之真〔36〕也。

【校注】

〔1〕十二经水：指当时我国境内的清水、渭水、海水、湖水、汝水、渑水、淮水、漯水、江水、河水、济水、漳水等十二条大河流而言。《管子·水地篇》云："水者，地之血气，如筋脉之流通者也。"

〔2〕五脏……神气魂魄而藏之：杨上善："五脏合五神之气，心合于神，肝合于魂，肺合于魄，脾合于营，肾合于精，五脏与五精神气合而藏之也。"

〔3〕六腑者……受气而扬之：谓六腑受纳水谷，传化糟粕，渗行津液，布散水谷精微之气。

〔4〕六合：指天地四方。

〔5〕八尺之士：丹波元简："今据本经《骨度》篇，人长其实七尺五寸，而泛言其修，或云七尺，或云八尺，举其大概耳。"

〔6〕清水：水名。杨上善："清水出魏郡内黄县，经清泉县东北，流入河也。"又，张介宾："按清水，即大、小清河。"丹波元简："今考《水经》无清水，王冰注《离合真邪论》，引本节作'泾水'。盖古本有如此者，《书·禹贡》：泾属渭汭。《诗·谷风》：泾以渭浊。"顾观光："'清'字误，《素问·离合真邪论》注作'泾水'。"

〔7〕渭水：即渭河。黄河主要支流之一。流经甘肃、陕西，汇入黄河。杨上善："渭水出

陇西首阳县乌鼠同穴山，东北至华阴入河，过郡四，行一千八百七十里，雍州浸也。”

〔8〕海水：大海。杨上善：“按海包地外，地在海中，海水周流，实一而已，今云四海者，以东西南北而分言之也。”

〔9〕湖水：一说为太湖，另说为洞庭湖。丹波元简：“湖水与五湖各异，《水经》注：湖水出桃林塞之夸父山。”

〔10〕汝水：水名。源出河南鲁山县大盂山，流经宝丰、襄城、郾城、上蔡、汝南而注入淮河。

〔11〕渑水：水名。源出今山东省淄博市东北，西北流至博兴县东南入时水。今已淤塞。张志聪：“渑水出于清州之临淄，而西入于淮。”

〔12〕淮水：水名。即淮河。源出河南桐柏山，东流经安徽、江苏入洪泽湖，其下游经淮阴、连山入海。宋以后淮河自洪泽湖以下，主流合于运河。

〔13〕漯（tà踏）水：水名。张介宾：“漯水源出章丘长白山，入小青河归海。”

〔14〕江水：长江。杨上善：“江水出蜀岷山郡升迁县，东南流入海，过郡九，行七千六百六十里也。”

〔15〕河水：黄河。

〔16〕济水：水名。杨上善：“济水，出河东恒县，至王屋山东北流入于河。”

〔17〕漳水：漳河。山西省东部有清漳、浊漳二河，东南流至今河北、河南两省边境，合为漳河。杨上善：“漳水，清漳水也，出上党沽县西北少山，东流合浊漳入于海。”

〔18〕海以北者为阴：张介宾：“海合于胃，湖合于脾，脾胃居于中州，腰之分也。海以北者为阴，就胃腑言，自胃而下，则小肠、胆与膀胱皆属腑，居胃之北而为阴也。”

〔19〕湖以北者为阴中之阴：张介宾：“湖以北者为阴中之阴，就脾脏言，自脾而下，则肝肾皆属脏，居脾之北，而为阴中之阴也。”

〔20〕漳以南者为阳：张介宾：“腰以上者，如漳合于心主，心主之上，惟心与肺，故漳以南者为阳也。”

〔21〕河以北至漳者为阳中之阴：张介宾：“河合于肺，肺之下亦惟心与心主，故河以北至漳者为阳中之阴也。”

〔22〕漯以南至江者为阳中之太阳：张介宾：“凡此皆以上南下北言阴阳耳。然更有其阳者，则脏腑之外为三焦，三焦之外为皮毛。《本脏》篇曰：肺合大肠，大肠者皮其应。今三焦合于漯水，大肠合于江水，故曰漯以南至江者，为阳中之太阳也。”

〔23〕合而以刺之：将十二经水与十二经脉的特点结合起来，用于针刺治疗。

〔24〕不深弗散，不留不泻：张介宾：“凡刺此者，不深入则邪弗能散，不久留则邪不能泻。”

〔25〕留十呼：留针10次呼吸的时间。呼，指呼吸一次。

〔26〕以心撩之：用心料度之。撩，揣度，估量。《甲乙经》卷一“撩”作“料”。

〔27〕法天之常：遵循客观自然规律。法，依据，遵循。

〔28〕恶火：艾灸太过，则成为伤害人体的火气，称为恶火。

〔29〕脱气：指损伤正气。

〔30〕䐃：原作“胭”，据《太素》卷五、《甲乙经》卷一改。

〔31〕量度：《太素》卷五、《甲乙经》卷一作“度量”，与下文同，似是。

〔32〕中度：杨上善："中度者，非唯取七尺五寸以为中度，亦取肥瘦寒温盛衰，处其适者以为中度。"

〔33〕痟瘦：即消瘦。痟，通"消"。

〔34〕恶（wū乌）：怎么，如何。

〔35〕切循扪按：丹波元简："切，谓诊寸口；循，谓循尺肤。盖经脉之大小，肤之厚薄，当寸尺度之。如肉之坚脆，䐃之大小，非一一扪按不能知之。故举此四字，以见其义。"

〔36〕因适而为之真：指因能适宜各种病人而称为正确的诊治方法。张志聪："真，正也。"

【释义】

本篇可谓模型化方法与实体解剖方法相结合，以认识人体生命活动的典型。文中阐述了实体解剖方法的价值，以及通过十二条河流模拟推论十二经脉的循环、部位深浅、气血多少以及针灸之差异等。

一、以河水模型认识人体

相关的研究已经表明，在人类的认知演化史中，模型化方法的出现要早于传统的逻辑推理。古人认为，中国境内有清、渭、海、湖、汝、渑、淮、漯、江、河、济、漳十二条河流，各条河流的水文情况各不相同，如《管子·度地》曰："水有大小，又有远近。水之出于山而流入于海者，命曰经水；水别于他水，入于大水及海者，命曰枝水。"以天道推人道，则"地有十二经水，人有十二经脉"（《灵枢·邪客》），《太素·十二水》指出："一州之内凡有十二水，自外小山小水不可胜数。人身亦尔，大脉总有十二，以外大络小络亦不可数。"

本篇从十二条河流类推人体生命活动，指出："夫经水者，受水而行之；五脏者，合神气魂魄而藏之；六腑者，受谷而行之，受气而扬之；经脉者，受血而营之。"不仅经脉理论的建构与河水模型有关，如张介宾所说："经脉犹江河也，血犹水也，江河受水而经营于天下，经脉受血而运行于周身，合经水之道以施治，则其源流远近固自不同，而刺之浅深，灸之壮数，亦当有所辨也。"而且对人体脏腑功能的认识，也与对河水模型的认识有关。如杨上善对六腑功能的解释说："胃受五谷成熟，传入小肠，小肠盛受也。小肠传入大肠，大肠传导也。大肠传入广肠，广肠传出也。胃下别汁，出膀胱之胞，传阴下泄也。胆为中精，有木精三合，藏而不泻。此即腑受谷行之者也。"这里"夫经水者，受水而行之"，无疑是其推论的前提依据，并由此提出"经脉十二者，外合于十二经水，而内属于五脏六腑"的命题。

二、用解剖方法认识人体

中医脏腑、经脉理论是建立在形态与功能两方面认识的基础之上的，认识形态依靠解剖，认识功能则主要依靠模型化推理，即想象性的思维。张介宾曰："人生天地六合之间，虽气数亦与天地相合，似难测识；然而八尺之士，有形可据，其生也可度量其外，其死也可剖视其内。

故如脏之坚脆，则见于《本脏》篇；腑之大小，谷之多少，则见于《平人绝谷》篇；脉之长短，则见于《脉度》篇；血之清浊，则见于《根结》篇；十二经血气多少各有大数，则见于《血气形志》等篇。”说明中国古代的解剖实践从一开始就与医学理论紧密联系，所以在脏腑、经脉乃至吸收代谢理论等许多重要理论中，都不同程度地涉及形态学知识。

三、十二经水与十二经脉

本篇从“人之所以参天地而应阴阳”的理念出发，基于十二经脉与十二经水的模型化推理，得出了以下几个方面的结论。

（一）经络概念的提出

日本学者加纳喜光[①]认为与经验性的医疗实践并行，同时，作为生理构造设想了流体通行的经络，这样才演绎成经络概念的。经水是纵贯流通到海之川，落渠是横着与经水连络的沟渠。不单从预防医学方面，而且治水、排水等水利工程用语和经络体系中某种用语的一致性，也超过了单纯的比喻。由此看来，人体中的经脉和络脉从水利工程的思想中产生出来的可能性，是很可能存在的。

（二）经脉气血流动循环的认识

《灵枢·脉度》说：“气之不得无行也，如水之流，如日月之行不休，故阴脉荣其脏，阳脉荣其腑，如环之无端，莫知其纪，终而复始。”本篇将十二经脉与十二经水对应类比，提出“凡此五脏六腑十二经水者，外有源泉而内有所禀，此皆内外相贯，如环无端，人经亦然”的结论。杨上善解释说：“十二经水，如江出岷山，河出昆仑，即外有源也。流入于海，即内有所禀也。水至于海已，上为天河，复从源出，流入于海，即为外内相贯，如环无端也。人经亦尔，足三阴脉从足指起，即外有源也。上行络腑属脏，比之入海，即内有所禀也。以为手三阴脉，从胸至手，变为手三阳脉，从手而起，即外有源也。上行络脏属腑，即内有所禀也。上头以为足三阳脉，从头之下足，复变为足三阴脉，即外内相贯，如环无端也。”说明人体经脉的气血运行，犹如自然界的江河湖海一样，有着各自的源流、交会、出入、离合等运行规律。

同时，人体各部分类比于自然界的地理位置，可以进行阴阳属性的划分。对此，张志聪解释说：“腰以上为天，腰以下为地，天地上下之皆有水也。海以北者，谓胃居中央，以中胃之下为阴，肝肾之所居也。湖以北者，乃脾土所居之分，故为阴中之阴，脾为阴中之至阴也。漳以南者为阳，乃心主包络之上，心肺之所居也。盖以上为天、为阳、为南，下为地、为阴、为北也。河以北至漳者，谓从上焦而后行于背也。漯以南至江者，谓从中焦而前行于腹也。此以人之面南而背北也。盖人生于天地之间，六合之内，以此身一隅之阴阳，应天地之上下四旁，所以与天地参也。”此对人体脏腑、经脉阴阳的划分，其实质也是对人体脏腑、经脉之间阴阳表里关系的说明。

---

①小野泽精一，福永光司，山井涌. 气的思想[M]. 李庆译. 上海：上海人民出版社，2014：277-281.

（三）经脉气血多少的认识

本篇根据“经脉十二者，外合于十二经水，而内属于五脏六腑。夫十二经水者，其有大小、深浅、广狭、远近各不同，五脏六腑之高下、小大、受谷之多少亦不等”的原理，推论“十二经之多血少气，与其少血多气，与其皆多血气，与其皆少血气，皆有大数”。本篇并未明言各经脉气血之多少情况，具体参见《素问·血气形志》《灵枢·九针论》等。

（四）经脉气血多少与针灸治疗

基于对经脉长短、大小、深浅、气血多少差异的认识，以及个体身形高低、胖瘦的差异，本篇提出在临床应用灸刺治疗疾病时，必须细心诊察，全面详细掌握病情及个体差异，使针之深浅、灸之壮数、留针之久暂具有严格的针对性。如“足阳明五脏六腑之海也，其脉大血多，气盛热壮”，故针刺时要深刺久留针，针刺六分，留针十呼，否则邪气就不能消散；足太阳多血少气，针刺五分，留七呼；足少阳少血多气，针刺四分，留五呼；足太阴多气少血，针刺三分，留四呼；足少阴少血多气，针刺二分，留三呼；足厥阴多血少气，针刺一分，留二呼。手之三阴三阳经脉循行于人体上部，与输送气血的心肺较近，其气行迅速，循行部位肌肉较薄，因此不宜深刺和久留针，一般针刺不超过二分，留针时间不超过一呼。

上述所言针刺量化标准是以身形体质适中之人而言的，所谓“取其中度也”，临床刺灸还须结合病人身体高矮、胖瘦的具体情况，来确定针刺的深浅，艾灸的壮数，留针的久暂，即“审切循扪按，视其寒温盛衰而调之”，方可达到“因适而为之真”的境界。否则，针之太过则“脱气”，灸之太过则“骨枯脉涩”。对此，《灵枢·终始》也指出：“刺肥人者，以秋冬之齐；刺瘦人者，以春夏之齐。”

关于经脉气血多少的描述、机理及临床意义，在《素问·血气形志》篇有详细论述，可参阅该篇。

【知识链接】

一、水模型与气血运行的认识

《吕氏春秋·尽数》曰：“流水不腐，户枢不蠹，动也。形气亦然，形不动则精不流，精不流则气郁，郁处头则为肿为风，处耳则为挶为聋。”不仅明确阐述了水的流动性，而且以此类推人体精气乃至生命必须以运动为前提。所以水的流动状态，也是中医学认识气血运行的基本模型，除本篇所述外，还涉及以下几个方面。

（一）水之源流与五输穴

《灵枢·九针十二原》提出了五输穴的理论，指出：“五脏五腧，五五二十五腧；六腑六腧，六六三十六腧……所出为井，所溜为荥，所注为腧，所行为经，所入为合。”杨上善注言：“井者，古者以泉源出水之处为井也，掘地得水之后，仍以本为名，故曰井也。人之血气出于四肢，故脉出处以为井也……如水出井以至海为合，脉出指井至此合于本脏之气，故名为合。”其中人体经气所出，脉气浅小，如水之源头，称为“井”，穴位多位于四肢末端爪甲旁；经气由源头流出后，脉气稍大，如刚出的泉水，称为“荥”，穴位在掌指、跖趾关节之前；经气所注，脉气较盛，如水流由浅入深，称为“输”，穴位在掌指、跖趾关节之后；经气畅行，如水在通畅的河中流过，称为“经”，穴位在腕、踝关节以上的臂、胫部；经气充盛，由此深入，像百川汇合入海，称为“合”，穴位在肘、膝关节附近。由此可见，井、荥、输、经、合五输穴是五脏六腑经脉之气发出与转输的重要径路，脉气自指（趾）端的井穴发出后，由微渐盛，最后汇入本脏大经。这里五输穴正是借用自然界水的流动汇聚，来阐释人体气血在经脉中的运行以及特殊部位的传统医学意义。

（二）泉水雨雾与营卫之气

《灵枢·营卫生会》论营卫之气曰：“营在脉中，卫在脉外。”张介宾《类经·经络类》阐释曰：“盖营气者，犹源泉之混混，循行地中，周流不息者也，故曰营行脉中。卫气者，犹雨雾之郁蒸，透彻上下，遍及万物者也，故曰卫行脉外。是以雨雾之出于地，必先入百川而后归河海；卫气之出于胃，必先充络脉而后达诸经……经即大地之江河，络犹原野之百川也，此经络营卫之辨。”即以自然界水的不同状态，推论营卫之气的区别及其不同运行状况。

（三）水之流动与气血运行状态

水的流动无外正常、淤阻、外溢三种情况，其中淤阻又可以导致外溢。由此类推出人体血液、津液等的运行输布也有正常、阻滞、外溢三种情况，故气血、津液的通与塞也成为区分生理与病理的标志。《金匮要略·脏腑经络先后病脉证并治》云：“若五脏元真通畅，人即安和。”而很多疾病的发生，则与气血、津液等阻塞或外溢有关。《吕氏春秋·达郁》云：“凡人三百六十节，九窍五脏六腑。肌肤欲其比也，血脉欲其通也……精气欲其行也，若此则病无所居，而恶无由生矣。病之留、恶之生也，精气郁也。故水郁则为污，树郁则为蠹，草郁则为蒉。”认为精气郁结、血脉不通乃病之根源。朱丹溪《丹溪心法·六郁》曰：“气血冲和，万病不生，一有怫郁，诸病生矣。故人身诸病，多生于郁。”强调了气血郁滞在发病学上的重要地位。故治疗当“疏其血气，令其调达，而致和平”（《素问·至真要大论》）。王孟英《王氏医案三编》则云：“身中之气有愆有不愆，愆则留着而为病，不愆则气默运而潜消，调其愆而使之不愆，治外感内伤诸病无余蕴矣。”中医养生之要在于维持人体气血的通畅，提倡导引行气，以促进精气在人体的升降出入运行，如李时珍《奇经八脉考》言：“任督两脉，人身之子午也，乃丹家阳火阴符升降之道，坎水离火交媾之乡……人能通此两脉，则百脉皆通。”任督二脉首尾相接，其气如能贯通，则心肾二脏相交，全身阴阳各脉皆通，故能长寿。内丹术小周天就是推进任督二脉通畅的功法。其他如五禽戏、八段锦、太极拳等，以及针灸推拿、药浴足浴诸多方法，究其主要作用原理，无非是疏通脏腑经络气血，以保持机体旺盛的生命力，达到强身健体、却病延年的目的。

河水的流动速度与水量的大小成正比，以此类推，人体气血的运行亦与气血量的多少密切相关。韦协梦《医论三十篇・气不虚不阻》用河水的运动以说明气的运动曰："气不虚不阻……譬如江河之水，浩浩荡荡，岂能阻塞？惟沟浍溪谷水浅泥淤，遂至壅遏。不思导源江河，资灌输以冀流通，惟日事疏凿，水日涸而淤如故。古方金匮肾气汤乃胀满之圣药，方中桂、附补火，地、薯补水，水火交媾，得生气之源，而肉桂又化气舟楫，加苓、泻、车、膝为利水消胀之佐使，故发皆中节，应手取效。"其对气虚的病机、治法及金匮肾气汤的组方原理做了形象而微妙的阐述。血、津液等人体液态物质的运行更是如此，如血虚往往伴随着血液流动不畅的血瘀病理变化，中医补血的代表方四物汤，由静补的熟地、芍药，加上活血的川芎与补血活血的当归组成，其药物组成属性的动静数之比为2.5∶1.5，正好反映了这一认知模式。

二、《黄帝内经》的解剖方法与知识

"解剖"一词，最早见于本篇。解剖方法是揭示机体组织形态及构造的直观手段，并且能带动对器官、组织功能及病理的研究，推动医学对一些重大基础问题的认识。本篇提出"若夫八尺之士，皮肉在此，外可度量切循而得之，其死可解剖而视之"。说明解剖在《黄帝内经》时代亦是寻常之事，为当时医家所重视。《黄帝内经》所述解剖内容，大致可概括为以下两方面：①表面解剖。如《灵枢・骨度》《素问・骨空论》等，其目的是要确定基本的"脉度"，寻找比例不同的各类人体上的针刺点。故所有测量的都是外表的，几乎没有骨骼的实际尺寸。②内脏解剖。如《灵枢》的《肠胃》《平人绝谷》篇比较详细地记述了六腑的形态、大小、容积等。对于五脏的解剖认识，山田庆儿[①]断定："《黄帝内经》中摒弃或遗失了的关于五脏的记录，都保存在《难经》中。"《难经・四十二难》说："肝重二斤四两，左三叶右四叶，凡七叶，主藏魂。心重十二两，中有七孔三毛，盛精汁三合，主藏神。脾重二斤三两，扁广三寸，长五寸，有散膏半斤，主裹血温五脏，主藏意。肺重二斤三两，六叶两耳，凡八叶，主藏魄。肾有两枚，重一斤二两，主藏志。"这些解剖知识，使人们了解到人体的器官构成，以及器官之间一些明显的联系，为应用"以表知里"的方法研究生命活动奠定了基础。大概由于《黄帝内经》《难经》对解剖的重视以及所记载解剖知识的相对丰富和精确，所以有学者认为"拿《灵枢经》和魏萨利书比至少要早一千五百年，因此，我们可以说：中国医人首先解剖人体，第一部人体解剖学是中国人写的"[②]。或认为"《希波克拉底文集》中有关解剖的知识，据有关学者的研究，都是从动物而后推及于人体的，真正主张做人体解剖并为医学理论服务的，是中国的《内经》"；"相对地说，中医学的解剖是人体解剖，并不掺杂动物解剖内容……尸体解剖为主，兼有活体解剖的内容"[③]。

《黄帝内经》对人体营养物质吸收的认识，也是以解剖所见的客观形态为依据的。《灵枢・五味》云："谷始入于胃，其精微者，先出于胃之两焦，以溉五脏，别出两行，营卫之道。"其中"上焦开发，宣五谷味，熏肤、充身、泽毛，若雾露之溉，是谓气"；"中焦受气取汁，变化而

①山田庆儿. 古代东亚哲学与科技文化[M]. 沈阳：辽宁教育出版社，1996：308-321.

②黄胜白. 两千年前中国的人体解剖学[J]. 中医杂志，1955，(4)：42-43.

③马伯英. 中西医解剖学的历史特征及其形成原因的探讨[J]. 自然杂志，1986，9(2)：143-148.

赤，是谓血”（《灵枢·决气》）。《灵枢·营卫生会》亦云：“中焦亦并胃中，出上焦之后，此所受气者，泌糟粕，蒸津液，化其精微，上注于肺脉，乃化而为血，以奉生身，莫贵于此。”因此，《灵枢·经脉》将胃的主病定为“是主血所生病者”。可见当时的医家认为吸收功能是在胃部，并且明确指出是通过“胃之两焦”进行的。廖育群[①]认为这种吸收理论的产生，是因为在人或动物腹腔中，可以看到与胃联系密切的腹膜脏层形成了大小网膜，特别是在小网膜左部形成的肝胃韧带中，包裹着胃左右动脉、静脉、胃上淋巴结和神经等；右部形成的肝十二指肠韧带中，包裹着胆总管、肝固有动脉、门静脉三个重要结构，以及淋巴和神经等，二者皆具备“膲”“渎”之性质。综合有关“胃之所出气血者，经隧也”（《灵枢·玉版》）和“食气入胃，散精于肝，淫气于筋”（《素问·经脉别论》）的有关说法，可以推知古人确将这些管道视为重要的吸收途径。而且正是基于这种并不正确的认识，才会有将胆从六腑中区别出来，认为其中贮藏“精汁”“藏而不泻”，而纳入“奇恒之腑”的理论产生。另外，吸收还有一条通路，正如《素问·太阴阳明论》所说：“四肢皆禀气于胃，而不得至经，必因于脾，乃得禀也。”这是因为“脾与胃以膜相连，而能为胃行其津液”。由此可见，古代医家是将解剖所见的客观形态与主观推理结合在一起来构建其理论体系的。

马伯英[②]对中西医解剖学的历史特征研究认为：“西医解剖学是从以动物解剖为主走向以人体解剖为主的；从较多错误走向比较正确，乃至准确；从活体解剖为主走向以尸体解剖为主。相对地说，中医学的解剖是人体解剖，并不掺杂动物解剖内容；一直以《黄帝内经》为标准，无多改变；尸体解剖为主，兼有活体解剖的内容。”这里我们并无意于对中西医解剖学的整个历史过程进行考察，仅就《黄帝内经》中的解剖记述，与西方古代解剖知识相比较而言，由于解剖观察者的认识目的、意向和知识背景不尽相同，因而具有明显的特征。《黄帝内经》在气本体论及阴阳五行哲学方法论的指导下，主要采用“司外揣内”“以象测脏”的方法建构藏象理论，同时，由于服务于经络、腧穴理论建构以及临床针灸治疗的需要，因此其解剖学的着眼点和成就也主要体现在人体表面解剖方面。《素问》明确记载着中国古人确曾“论理人形”和运用度量衡进行过形体的测量，诸如“形度”“骨度”“脉度”“筋度”等；《灵枢》已建立起完备的表面解剖体系，具体见于《灵枢》的《骨度》《脉度》等篇。即或是后世经常引用的说明《黄帝内经》解剖学成就的一些原文，也透露出与西方古代解剖知识截然不同的气质与信息。对此，李建民[③]曾作了详细的剖析。如《灵枢·经水》篇曰：“若夫八尺之士，皮肉在此，外可度量切循而得之，其死可解剖而视之。其脏之坚脆，腑之大小，谷之多少，脉之长短，血之清浊，气之多少，十二经之多血少气，与其少血多气，与其皆多血气，与其皆少血气，皆有大数。”杨上善《太素·十二水》则谓：“若夫八尺之士，皮肉在此，外可度量切循而得也，其死可解部而视也。”其注云：“人之八尺之身，生则观其皮肉，切循色脉，死则解其身部，视其脏腑，不同天地，故可知也。”《灵枢·经水》又进一步提出：“夫经脉之大小，血之多少，肤之厚薄，肉之坚脆，及腘之大小，可为量度乎？岐伯答曰：其可为度量者，取其中度也，不甚脱肉而血气不衰也。若失度之人，消瘦而形肉脱者，恶可以度量刺乎。审切循扪按，视其寒温盛衰而调之，是谓因适而为之真也。”可见对经脉、血、皮肤、肌肉等的量度，主要是医者通过

---

①廖育群. 岐黄医道[M]. 沈阳：辽宁教育出版社，1991：116-117.

②马伯英. 中西医解剖学的历史特征及其形成原因的探讨[J]. 自然杂志，1986，9（2）：143-148.

③李建民. 生命与医疗[M]. 北京：中国大百科全书出版社，2005：36-55.

切病人的寸口脉动，循察其尺肤的状况，触摸其皮肤肌肉的寒温盛衰得来的，并不一定直接诉之解剖。正如清代俞正燮[1]所说："此经言剖视死人，则多气少气，必不可视，仍是度量切循得之、求之。"其对脏腑的认识，也主要是通过"视其外应，以知其内脏"(《灵枢·本脏》)，即由人之外表形象来推度五脏的大小、高下、坚脆、端正偏颇以及六腑的大小、厚薄、缓急等，所谓"赤色小理者心小，粗理者心大；无髑骭（胸骨剑突）者心高，髑骭小短举者心下；髑骭长者心下坚，髑骭弱小以薄者心脆，髑骭直下不举者心端正，髑骭倚一方者心偏倾也。""皮厚者大肠厚，皮薄者大肠薄，皮缓腹里（裹）大者大肠大而长，皮急者大肠急而短，皮滑者大肠直，皮肉不相离者大肠结"(《灵枢·本脏》)。其他脏腑的形态判断也与此相类。又如《灵枢·脉度》总结人体手足三阴三阳脉、任脉、督脉、跻脉的长度共十六丈二尺，也不是解剖尸体而得，而是间接由人体外表骨骼的长度、围度估算的数值。《灵枢·骨度》说："先度其骨节之大小广狭长短，而脉度定矣……此众人骨之度也，所以立经脉之长短也。是故视其经脉之在于身也，其见浮而坚，其见明而大者，多血；细而沉者，多气也。"可见经脉的长短是依据人骨之大小长短等，经脉气血的或多或少则是审视体表脉的浮大、细沉的状况来确定。

根据"观察渗透理论"的观点，理论决定我们能够观察到的东西，或者说观察主要取决于某种预设前提的背景。因此，面对同样的人体，不同的文化眼睛会看到不同的结果。正由于受文化的、思维方式的以及目的需要等诸多方面的制约，《黄帝内经》的解剖观察充分反映出"司外揣内"的方法特点，因而在解剖成就上突出表现为人体表面解剖知识的丰富和系统，相对而言，对实体脏腑器官的精细认识则明显不足。

三、解剖和模型方法与经脉理论的建构

经脉学说是中医学理论体系的重要组成部分，然对于经脉的实质，至今仍没有搞清楚。从发生学的角度看，经脉是将客观可见的形态与模型化推理结合起来，建立的一种对于人体生命活动以及临床经验事实的解释系统。首先，解剖观察人体可见的血管系统，建立"脉"的概念，是经脉学说形成的基础之一。《史记·扁鹊仓公列传》言："割皮解肌，诀脉结筋。"《汉书·王莽传》曰："使太医尚方与巧屠共刳剥之，量度五脏，以竹筵导其脉，知所终始。"《灵枢·血络论》云："血脉者，盛坚横以赤，上下无常处，小者如针，大者如筯。"《灵枢·刺节真邪》云："用针者，必先察其经络之实虚，切而循之，按而弹之，视其应动者，乃后取之而下之。"由上可见，所谓"脉"即血管，故《灵枢·决气》才将"脉"定义为"壅遏营气，令无所避，是谓脉"。但当时对动脉、静脉、淋巴管尚无分辨，所以将淋巴管也称为脉，如《灵枢·寒热》说："寒热瘰疬在于颈腋者……浮于脉中，而未内著于肌肉，而外为脓血者，易去也。"这里的"脉"应是指淋巴管而言。

由于当时的解剖技术尚未达到剥离脉管系的水平，不可能真正全面地认识到人体脉管系（血管系统与淋巴管系统）的本貌，难以达到使人们能正确认识人体基本结构的水平。同时，已有的解剖知识更不能完全合理地解释人体的生命活动与临床经验事实，所以，古人在已有解

---

①俞正燮. 癸巳类稿[M]. 台北：世界书局，1980：153.

剖知识的基础上，又基于气、阴阳以及整体观等中国传统哲学思想，借助于模型化方法来建构其理论，如就经脉学说而言，借助于“树”模型建构标本根结理论，借助于“水”模型建构经脉气血循环理论[①]。如此，则经脉理论由解剖与推论、实体与功能糅和在一起，始源于实体而走向功能模型，故有了《灵枢·经脉》“经脉十二者，伏行分肉之间，深而不见”的论述。总之，中医经脉、脏腑理论，大致上都有着从实体到功能模型，然后当代又从实体的角度去研究其实质的发展历程。

①邢玉瑞. 中医模型化推理研究[M]. 北京：中国中医药出版社，2021：88-105.

经筋第十三

【导读】

筋，主要指肌肉及其外之筋膜。杨上善曰："膜筋，十二经筋及十二筋之外裹膜分肉者名曰膜筋。"（《太素》卷五）。经筋，指上下相连呈纵向走行之大筋，这类大筋共十二条曰十二经筋。十二经筋一律呈向心性分布，即各起自四肢末端，结聚于关节和骨骼等部位，有的进入体腔，但并不直接连属脏腑，最后多终止于头面部。手、足三阳经的经筋，其性多刚，主要分布在肢体外侧和躯干背面；手、足三阴经的经筋，其性多柔，主要分布在肢体内侧和躯干前面。本篇主要讨论十二经筋的循行、病变及治疗方法等问题，认为经筋的病症有筋急和筋缓两种，在治疗上提出"以痛为输"的命题，故以"经筋"名篇。

【原文】

足太阳之筋，起于足小指，上结于踝，邪〔1〕上结于膝，其下循足外侧〔2〕，结于踵〔3〕，上循跟，结于腘；其别者，结于踹〔4〕外，上腘中内廉，与腘中并上结于臀，上挟脊上项；其支者，别入结于舌本〔5〕；其直者，结于枕骨，上头下颜〔6〕，结于鼻；其支者，为目上网〔7〕，下结于頄〔8〕；其支者，从腋后外廉，结于肩髃〔9〕；其支者，入腋下，上出缺盆〔10〕，上结于完骨〔11〕；其支者，出缺盆，邪上出〔12〕于頄。其病小指支〔13〕跟肿痛，腘挛，脊反折，项筋急，肩不举，腋支缺盆中纽痛〔14〕，不可左右摇。治在燔针劫刺〔15〕，以知〔16〕为数，以痛为输〔17〕，名曰仲春痹〔18〕也。

足少阳之筋，起于小指次指〔19〕，上结外踝，上循胫外廉，结于膝外廉；其支者，别起外辅骨〔20〕，上走髀〔21〕，前者结于伏兔〔22〕之上，后者结于尻〔23〕；其直者，上乘䏚季胁〔24〕，上走腋前廉，系于膺乳〔25〕，结于缺盆；直者，上出腋，贯缺盆，出太阳之前，循耳后，上额角，交巅上，下走颔〔26〕，上结于頄；支者，结于目外〔27〕眦为外维〔28〕。其病小指次指支转筋，引膝外转筋，膝不可屈伸，腘筋急，前引髀，后引尻，即上乘䏚季胁痛，上引缺盆膺乳，颈维筋急[29]，从左之右，右目不开[30]，上过右角[31]，并跻脉而行[32]，左络于右，故伤左角，右足不用，命曰维筋相交[33]。治在燔针劫刺，以知为数，以痛为输，名曰孟春痹也。

足阳明之筋，起于中三指[34]，结于跗上，邪外上加于辅骨，上结于膝外廉，直上结于髀枢[35]，上循胁，属脊；其直者，上循骭[36]，结于膝；其支者，结于外辅骨，合少阳；其直者，上循伏兔，上结于髀，聚于阴器，上腹而布，至缺盆而结，上颈，上挟口，合于頄，下结于鼻，上合于太阳，太阳为目上网，阳明为目下网[37]；其支者，从颊结于耳前。其病足中指支胫转筋，脚跳坚[38]，伏兔转筋，髀前肿，㿉疝[39]，腹筋急，引缺盆及颊，卒口僻[40]，急者目不合，热则筋纵，目不开。颊筋有寒，则急引颊移口[41]；有热则筋弛纵缓，不胜收故僻。治之以马膏[42]，膏其急者，以白酒和桂，以涂其缓者，以桑钩钩之[43]，即以生桑灰[44]置之坎[45]中，高下以坐等，以膏熨急颊，且饮美酒，噉[46]美炙肉，不饮酒者，自强[47]也，为之三拊[48]而已。治在燔针劫刺，以知为数，以痛为输，名曰季春痹也。

足太阴之筋，起于大指之端内侧，上结于内踝；其直者，结[49]于膝内辅骨，上循阴股[50]，结于髀，聚于阴器，上腹，结于脐，循腹里，结于肋，散于胸中；其内者，著[51]于脊。其病足大指支内踝痛，转筋痛，膝内辅骨痛，阴股引髀而痛，阴器纽痛，上引脐两胁痛[52]，引膺中脊内痛。治在燔针劫刺，以知为数，以痛为输，命曰仲秋痹[53]也。

足少阴之筋，起于小指之下，并足太阴之筋，邪走内踝之下，结于踵，与太阳之筋合，而上结于内辅之下，并太阴之筋而上循阴股，结于阴器，循脊内挟膂，上至项，结于枕骨，与足太阳之筋合。其病足下转筋，及所过而结者皆痛及转筋。病在此者，主痫瘛及痉[54]，在外者不能俯，在内者不能仰。故阳病者腰反折不能俯，阴病者不能仰。治在燔针劫刺，以知为数，以痛为输，在内者熨引饮药。此筋折纽，纽发数甚者，死不治，名曰孟秋痹[55]也。

足厥阴之筋，起于大指之上，上结于内踝之前，上循胫，上结内辅之下，上循阴股，结于阴器，络诸筋[56]。其病足大指支内踝之前痛，内辅痛，阴股痛转筋，阴器不用，伤于内则不起[57]，伤于寒则阴缩入，伤于热则纵挺不收。治在行水清阴气[58]。其病转筋者，治在燔针劫刺，以知为数，以痛为输，命曰季秋痹也。

手太阳之筋，起于小指之上，结于腕，上循臂内廉，结于肘内锐骨[59]之后，弹之应小指之上[60]，入结于腋下；其支者，后走腋后廉，上绕肩胛，循颈出足[61]太阳之筋[62]前，结于耳后完骨；其支者，入耳中；直者，出耳上，下结于颔，上属目外眦。其病小指支肘内锐骨后廉痛，循臂阴[63]入腋下，腋下痛，腋后廉痛，绕肩胛引颈而痛，应耳中鸣，痛引颔，目瞑，良久乃得视，颈筋急则为筋瘘颈肿[64]。寒热在颈者，治在燔针劫刺之，以知为数，以痛为输，其为肿者，复而锐之[65]，名曰仲夏痹也。

手少阳之筋，起于小指次指[66]之端，结于腕，上[67]循臂结于肘，上绕臑[68]外廉，上肩走颈，合手太阳；其支者，当曲颊入系舌本；其支者，上曲牙[69]，循耳前，属目外眦，上乘颔[70]，结于角。其病当所过者即支转筋，舌卷。治在燔针劫刺，以知为数，以痛为输，名曰季夏痹也。

手阳明之筋，起于大指次指[71]之端，结于腕，上循臂，上结于肘外，上臑，结于髃；其支者，绕肩胛，挟脊；直者，从肩髃上颈；其支者，上颊，结于頄；直者，上出手太阳之前，上左角，络头，下右颔[72]。其病当所过者支痛及转筋，肩不举，颈不可左右视。治在燔针劫刺，以知为数，以痛为输，名曰孟夏痹也。

手太阴之筋，起于大指之上，循指上行，结于鱼后[73]，行寸口外侧，上循臂，结肘中，上臑内廉，入腋下，出缺盆，结肩前髃，上结缺盆，下结胸里，散贯贲[74]，合贲下，抵季胁。其病当所过者支转筋痛，甚成息贲[75]，胁急吐血。治在燔针劫刺，以知为数，以痛为输，名曰仲冬痹也。

手心主之筋，起于中指，与太阴之筋并行，结于肘内廉，上臂阴，结腋下，下散前后挟胁；其支者，入腋，散胸中，结于贲[76]。其病当所过者支转筋，前及胸痛息贲。治在燔针劫刺，以知为数，以痛为输，名曰孟冬痹也。

手少阴之筋，起于小指之内侧，结于锐骨，上结肘内廉，上入腋，交太阴，挟[77]乳里，结于胸中，循贲[78]，下系于脐。其病内急，心承伏梁[79]，下为肘网[80]。其病当所过者支转筋，筋痛。治在燔针劫刺，以知为数，以痛为输。其成伏梁唾血脓者，死不治。名曰季冬痹也[81]。

经筋之病，寒则[82]筋急，热则筋弛纵不收，阴痿不用。阳急则反折，阴急则俯不伸[83]。焠刺[84]者，刺寒急也，热则筋纵不收，无用燔针。

足之阳明，手之太阳，筋急则口目为噼，眦急不能卒视[85]，治皆如右方也。

【校注】

〔1〕邪：通"斜"。下同。

〔2〕其下循足外侧：侧，原作"踝"，据《太素》卷十三、《甲乙经》卷二改。其下，《太素》卷十三、《甲乙经》卷二此后均有"者"字。

〔3〕踵：足跟的突出部位。

〔4〕踹：通"腨"，指腓肠肌，俗称小腿肚。

〔5〕舌本：舌根。

〔6〕颜：额部。又称庭、天庭。

〔7〕目上网：约束上眼睑开合的网状经筋。

〔8〕烦（kuí 魁）：颧部。

〔9〕肩髃：泛指肩关节上方。

〔10〕缺盆：锁骨上窝。

〔11〕完骨：指颞骨乳突。张介宾："完骨，耳后高骨也。"

〔12〕出：《甲乙经》卷二作"入"，似是。

〔13〕支：支撑。又，《圣济总录》卷一百九十一作"及"，"支""及"形近易误，可参。下"腋支缺盆中纽痛"，"支"亦疑为"及"之误字。

〔14〕纽痛：扭转疼痛。

〔15〕燔针劫刺：用火针速刺疾出的针刺方法。张志聪："燔针，烧针也。劫刺者，如劫夺之势，刺之即去，无迎随出入之法。"

〔16〕知：病愈。

〔17〕以痛为输：杨上善："输，谓孔穴也。"痛，即病，指以筋病之处为针刺部位。又，

张介宾："以痛为输，即其痛处是穴也。"

〔18〕仲春痹：足太阳经筋在农历二月感邪所发的痹证。马莳："此证当发于二月之时，故名之曰仲春痹也。"古人以十二经脉配十二月，四季中每季所属的三个月份又分别以孟、仲、季为名，各个月份所发生的痹证则以该月份的名称相称，故二月份的痹病称为"仲春痹"。下文"孟春痹""季春痹""孟秋痹"等同理。

〔19〕小指次指：指足第4趾。由足小趾数起的第2趾。

〔20〕辅骨：指夹膝两侧之骨，包括股骨下端的内外上髁和胫骨上端的内外侧髁。在内侧者名内辅骨，在外侧者名外辅骨。

〔21〕髀：股部，大腿。

〔22〕伏兔：指大腿前方肌肉。相当于股直肌隆起处，因状如伏兔而得名。

〔23〕尻：指尾骶部。

〔24〕眇（miǎo 秒）季胁：眇，胁肋下虚软处。季胁，又名季肋、软肋。相当于侧胸第11、12肋软骨部分。

〔25〕膺乳：胸前两旁肌肉隆起处。

〔26〕颔：指人体颈前上方，颏的下方，结喉上方的部位。

〔27〕外：原脱，据《太素》卷十三、《甲乙经》卷二补。

〔28〕外维：位于目外侧，约束眼球左右转动的经筋。张介宾："此支者，从颧上斜趋结于目外眦，而为目之外维，凡人能左右盼视者，正以此筋为之伸缩也。"

〔29〕颈维筋急：颈部左右交互联系的经筋拘急。维筋，指人体左右交互联系的经筋。

〔30〕从左之右，右目不开：杨上善："此筋本起于足，至项上而交至左右目，故左箱有病，引右箱目不得开；右箱有病，引左箱目不得开也。"

〔31〕角：额角。

〔32〕并跻脉而行：张介宾："并跻脉而行者，阴跻阳跻，阴阳相交，阳入阴，阴出阳，交于目锐眦。"

〔33〕维筋相交：杨上善："筋既交于左右，故伤左额角，右足不用；伤右额角，左足不用，以此维筋相交故也。"

〔34〕中三指：杨上善："刺疟者，刺足阳明十指间，是知足阳明脉入于中指内间外间，脉气三指俱有，故筋起于中指并中指左右二指，故曰中三指也。有本无"三"字。"又，张介宾："中三指，即足之中指，厉兑之旁也。"

〔35〕髀枢：股骨大转子与髋关节部位。杨上善："髋骨如臼，髀骨如枢，髀转于中，故曰髀枢也。"

〔36〕骭（gàn 干）：即胫骨。

〔37〕目下网：约束下眼睑开合的网状经筋。

〔38〕脚跳坚：足部有跳动和强硬不舒感。

〔39〕㿗疝：疝气的一种，症见睾丸肿痛下坠。

〔40〕卒口僻：突然发生口角歪斜。

〔41〕引颊移口：面颊牵引而致口角歪斜。

〔42〕马膏：马脂肪。张介宾："马膏，马脂也。其性味甘平柔润，能养筋治痹，故可以膏

其急者。”

〔43〕以桑钩钩之：用桑钩把歪斜的口角钩正。张介宾：“桑之性平，能利关节，除风寒湿痹诸痛，故以桑钩钩之者，钩正其口也。”

〔44〕灰：《太素》卷十三作“炭”。

〔45〕坎：地坑。

〔46〕啖（dàn 旦）：同“啖”。吃。

〔47〕自强：强迫自己。

〔48〕三拊：再三抚摩。杨上善：“拊，摩也。音抚。”

〔49〕结：原作“络”，据《太素》卷十三改，以与前后文例一致。

〔50〕阴股：张介宾：“股之内侧曰阴股。”

〔51〕著：同“着”。附着。

〔52〕上引脐两胁痛：上，原作“下”，据《太素》卷十三、《甲乙经》卷二改。《太素》卷十三“脐”下有“与”字。

〔53〕仲秋痹：原作“孟秋痹”，据《太素》卷十三改。张介宾：“‘孟秋’当作‘仲秋’，此与下文足少阴条谬误，当迭更之，盖足太阴之经，应八月之气也。”

〔54〕痫瘛及痉：指癫痫、瘛疭和痉病。痉，手足抽搐，痉挛强直，角弓反张之症。

〔55〕孟秋痹：原作“仲秋痹”，张介宾：“‘仲秋’，误也，当作‘孟秋’，盖足少阴为生阴之经，应七月之气也。”

〔56〕络诸筋：张介宾：“厥阴属肝，肝主筋，故络诸筋而一之，以成健运之用。”

〔57〕伤于内则不起：谓房劳过度而阳痿。

〔58〕行水清阴气：通行肾水而调理厥阴之气。张介宾：“清，理也。此言当以药治之，在通行水脏而调阴气，盖水则肝之母。”

〔59〕肘内锐骨：肘内骨突处，即尺骨鹰嘴。

〔60〕弹之应小指之上：张介宾：“于肘尖下两骨罅中，以指捺其筋，则酸麻应于小指之上，是其验也。”

〔61〕循颈出足：原作“循胫出走”，据《太素》卷十三、《甲乙经》卷二改。

〔62〕筋：原脱，据《太素》卷十三、《甲乙经》卷二补。

〔63〕臂阴：臂内侧。

〔64〕筋瘘颈肿：张介宾：“筋瘘颈肿，即鼠瘰之属。”鼠瘰，即瘰疬。周学海：“似当作‘寒热在颈者，则为筋瘘颈肿’。”

〔65〕复而锐之：即直刺肿上，刺而复刺之。张介宾：“刺而肿不退者，复刺之，当用锐针，即镵针也。”此下原有“本支者，上曲牙，循耳前，属目外眦，上颔，结于角。其痛当所过者支转筋。治在燔针劫刺，以知为数，以痛为输”41 字，与下文手少阳之筋文重，故据《甲乙经》卷二删。

〔66〕小指次指：由小指数起的第二指，即无名指。

〔67〕上：原作“中”，据《太素》卷十三、《甲乙经》卷二改。

〔68〕臑（nào 闹）：上肢从肩至肘的部位。

〔69〕曲牙：即下颌骨角，又称曲颊。

〔70〕颔:《太素》卷十三作“额”。张介宾:“颔当作额,盖此筋自耳前行外眦,与三阳交会,上出两额之左右,以结于额之上角也。”

〔71〕大指次指:由拇指数起的第二指,即食指。

〔72〕上左角……下右颔:张介宾:“此举左而言,则右在其中。”

〔73〕鱼后:《甲乙经》卷二“鱼”下有“际”字。张介宾:“鱼后,鱼际也。”

〔74〕散贯贲:散布于贲门。贲,胃上口贲门。又,杨上善:“贲,谓膈也。筋虽不入脏腑,仍散于膈也。”

〔75〕息贲:肺之积。症见气急上奔,右胁下有块如覆杯状,发热恶寒,胸闷呕逆,咳吐脓血,日久可发为肺痈。

〔76〕贲:原作“臂”,据《太素》卷十三改。

〔77〕挟:《太素》卷十三作“伏”,义胜。

〔78〕贲:原作“臂”,据《太素》卷十三、《甲乙经》卷二改。张介宾:“‘臂’字亦当作‘贲’,盖心主、少阴之筋,皆与太阴合于贲而下行也。”

〔79〕心承伏梁:杨上善:“心之积名曰伏梁,起脐上如臂,上至心下。其筋循膈下脐,在此痛下,故曰承也。”

〔80〕肘网:指肘部牵急不舒如网罗。

〔81〕名曰季冬痹也:张介宾:“此节旧在后‘无用燔针’之下,盖误次也,今移正于此。”此说是,今从之。

〔82〕则:此后原有“反折”2字,乃涉下文“阳急则反折”句误衍,据《太素》卷十三、《素问·生气通天论》王注引本书删。

〔83〕阳急……阴急则俯不伸:杨上善:“人背为阳,腹为阴。故在阳之筋急者,反折也;在阴之筋急,则俯而不伸也。”

〔84〕焠刺:以火烧针而刺。

〔85〕眦急不能卒视:谓眼拘急不能全面看到东西。卒,尽,详尽。又,马莳:“其目眦急,不能猝然视物。”卒,同“猝”,急速,仓促。

【释义】

本篇主要讨论十二经筋的循行、病变及治疗方法等问题,治疗上提出“以痛为输”的命题。

一、十二经筋的循行

(一)足太阳经筋

起始于小趾,向上结于外踝,斜上结于膝部;其下者沿足外侧,结于足跟部,并继续沿足跟向上,结于腘窝;其分支结于小腿肚,然后向上到腘窝内侧与前者并行,上结于臀部,又向上夹脊旁到项部;其分支入结于舌根部;直行者结于枕骨,再向上过头顶到面部,结于鼻部;

其分支形成“目上网”，下结于目下颧部；背部的一条分支，通过腋后外侧结于肩髃部位；其另一分支进入腋下，向上出自锁骨上窝，结于乳突部；在锁骨上窝处的一条分支，斜上结于目下颧部（图 13-1）。

（二）足少阳经筋

起始于第 4 趾，上行结于外踝，再向上沿着胫骨外侧结于膝部外侧；其分支起始于腓骨部，上走大腿外侧，又分成两支，前支结于伏兔穴上方，后支结于骶部；其直行者经侧腹季肋，上走腋前方，联系胸侧乳房部后结于锁骨上窝；其继续直行者，通过腋前方，穿过锁骨上窝，走在足太阳经筋的前方，沿耳后上绕到额角，交会于头顶部，向下到下颌部，又转回来结于目下颧部；又一小的分支结于外眦，构成目的“外维”（图 13-2）。

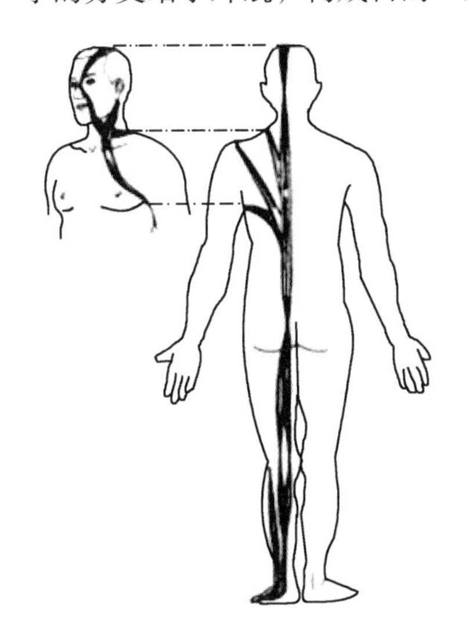

图 13-1 足太阳经筋

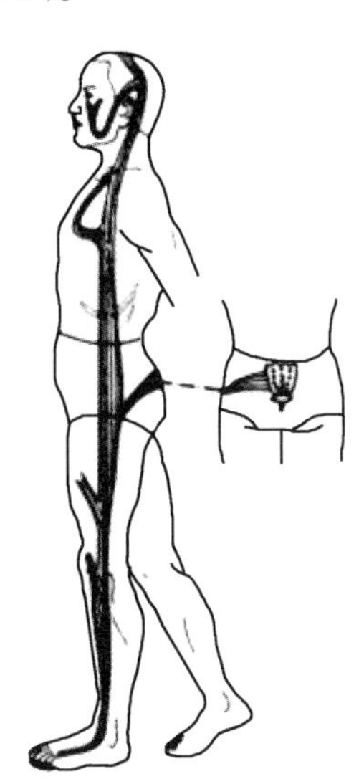

图 13-2 足少阳经筋

（三）足阳明经筋

起始于第 2、3、4 趾，结于足背；其斜行者，向外附着于腓骨，并上结于膝外侧，又继续上行结于股关节部位，再向上沿着胁肋归属于脊柱骨；其直行者，从足背向上沿着胫骨，结聚于膝部；其分支结于腓骨并合并于足少阳经筋；直行者从膝部继续上行，循大腹部和胸部，结于锁骨上窝部，再继续上颈部，通过口旁合于颧部，下结于鼻部，从鼻旁又上行合并于足太阳经筋，在上眼睑的足太阳经筋构成“目上网”；另一条从颊部发出的分支通过颊部，结于耳前部（图 13-3）。

（四）足太阴经筋

起始于大趾内侧端，上行结于内踝，然后直行向上结于胫骨内踝，再继续上行循大腿内侧，结于大腿根前，会聚于外生殖器，然后又向上行结于脐部，并沿着腹内上行结于肋骨，散布于胸部；循行于深层的附着脊柱骨（图 13-4）。

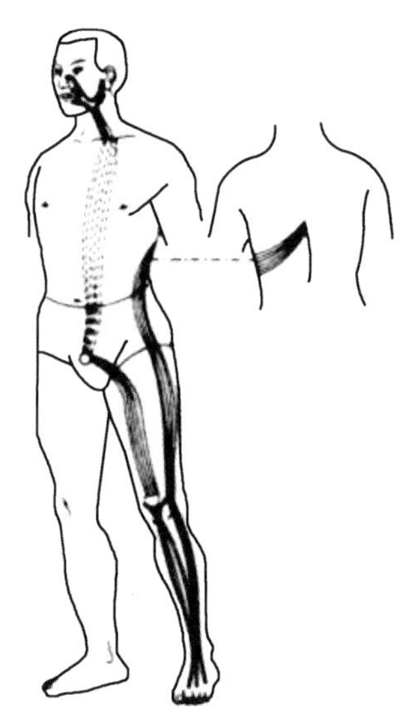

图 13-3 足阳明经筋

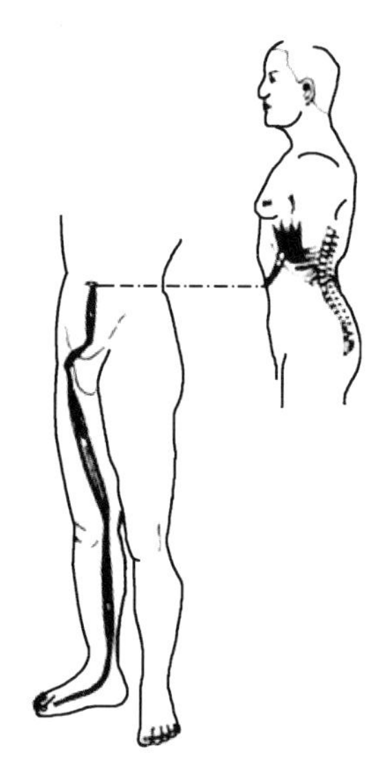

图 13-4 足太阴经筋

（五）足少阴经筋

起始于小趾下方，进入脚心并行于足太阴经筋内侧，斜行向上到内踝下，结于足跟部，会合于足太阳经筋，向上结于胫骨内踝下方，又并行于足太阴经筋内侧上行，沿着大腿内侧，结于外生殖器，然后再循着脊柱旁肌肉深处上行到项部，结于枕骨，会合于足太阳经筋（图 13-5）。

（六）足厥阴经筋

起始于大趾之上，斜上结于内踝前方，继续向上沿着胫骨内侧，结于胫骨内踝之下，再向上沿着大腿内侧，结于外生殖器与诸筋相联系（图 13-6）。

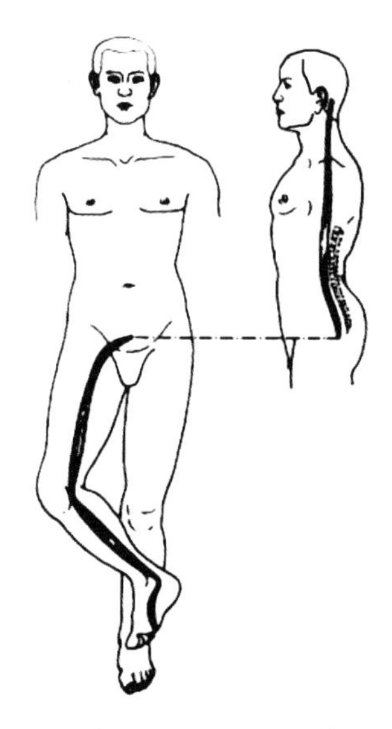

图 13-5 足少阴经筋

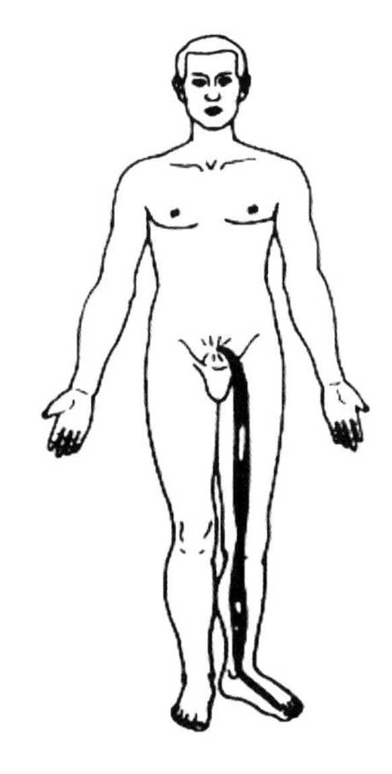

图 13-6 足厥阴经筋

（七）手太阳经筋

起始于小指上边，结于腕背，上循前臂内侧，结于肱骨内上髁之后方，又上行入腋并结于腋下；其分支行走于肘后，向上绕肩胛部，沿着颈旁出走在足太阳经筋前方，结于耳后乳突部；在该处的一条分支进入耳中；继续直行的出于耳上，向下结于下颌处，向上连属目外眦（图 13-7）。

（八）手少阳经筋

起始于无名指端，结于腕背，向上沿着前臂外侧，结于肘尖部，再向上绕行于上臂外侧到肩，又到颈部会合于手太阳经筋；其分支在下颌角部位走进深层，连接于舌根部；又一条分支从颈部发出，走向下颌处，沿着耳前，连属目外眦，上达额部，结于颏角（图 13-8）。

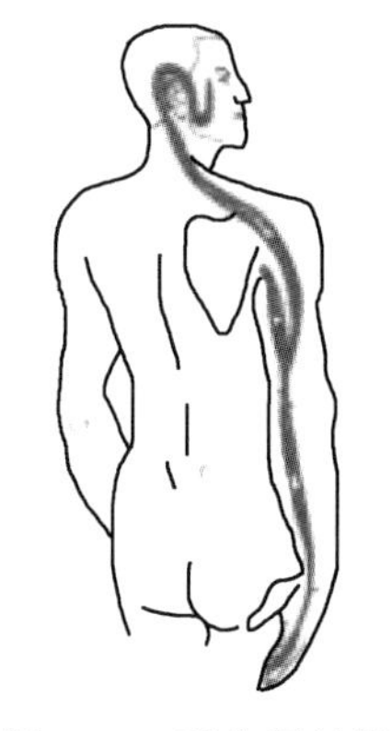

图 13-7 手太阳经筋

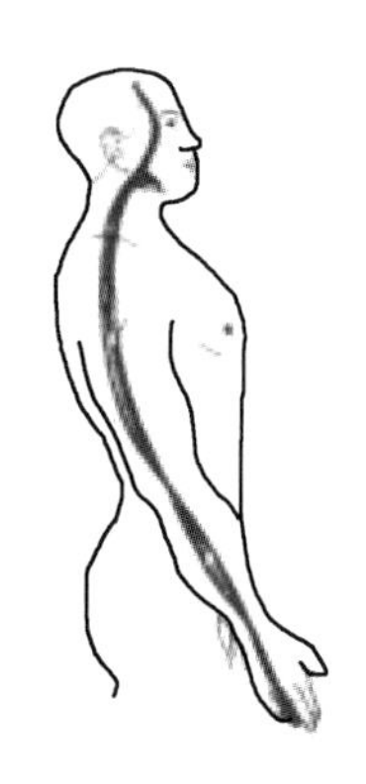

图 13-8 手少阳经筋

（九）手阳明经筋

起始于食指端，结于腕背，上循前臂外侧结于肘外侧，又循上臂外侧于肩端部位；其分支绕肩胛附着于脊柱旁；其直行者继续从肩端部上颈部；又一分支走向面颊部而结于目下颧部；其直行者继续向上，走在手太阳经筋前方，向上至左额角，并绕络于头部，下行到右侧下颌部（图 13-9）。

（十）手太阴经筋

起始于拇指桡侧端，沿拇指上行，结于第 1 掌骨基底部，在腕部行于桡动脉外侧，上行循着前臂屈侧上缘，结于肘中，再上行沿着上臂内侧进入腋下，然后从锁骨上窝出来，结于肩端前，上方的结于锁骨上窝，下方的结于腋部深层，并散布于膈部，与手厥阴经筋会合于膈下，最后到达季胁部（图 13-10）。

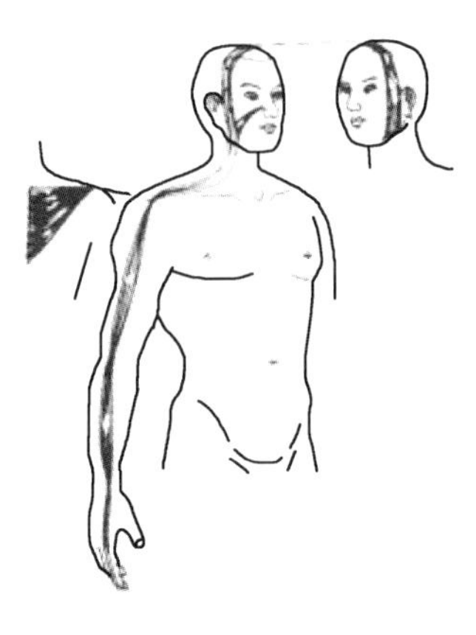

图 13-9　手阳明经筋

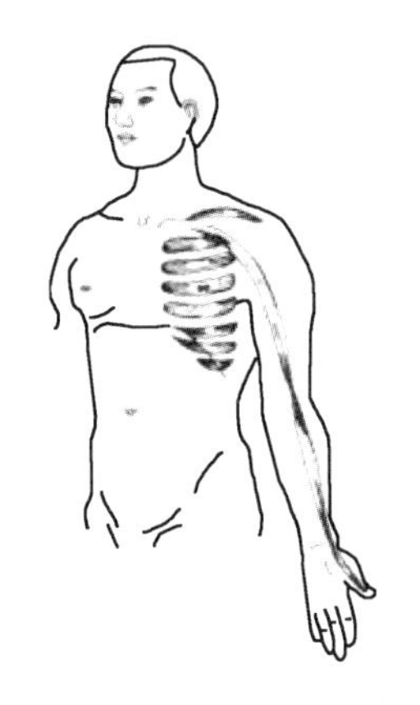

图 13-10　手太阴经筋

(十一)手厥阴经筋

起始于中指端，并行于手太阴经筋，结于肘部内侧，继续上行沿着上臂内侧，结于腋下并散布于季肋前后；其分支进入腋下，散布于胸部，结于膈部（图 13-11）。

(十二)手少阴经筋

起始于小指内侧端，结于腕前尺侧豆骨处，向上循着前臂下缘入肘，结于肘内侧，又继续上行入腋窝内，与手太阴经筋相交，以后又伏行于乳房深层，并结于胸中，再沿着横膈部位下行，与脐相连（图 13-12）。

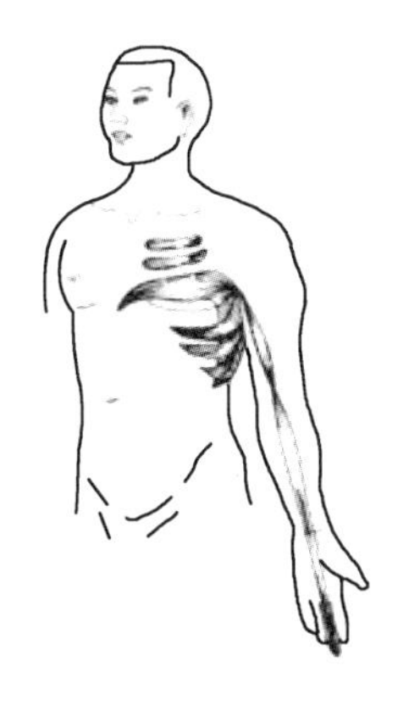

图 13-11　手厥阴经筋

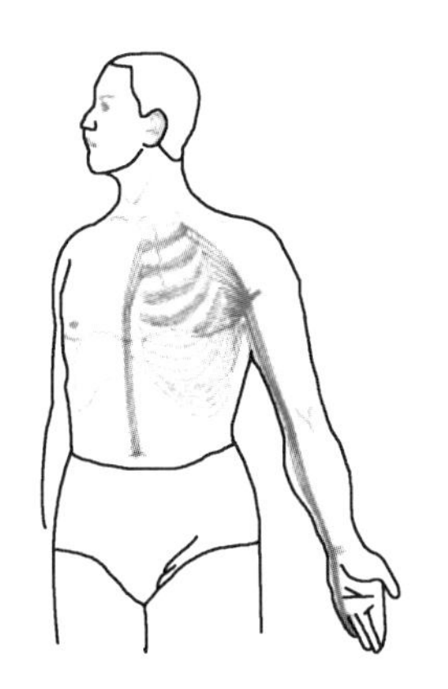

图 13-12　手少阴经筋

二、十二经筋分布特点

十二经筋的循行分布特点主要有：①分别区域与同名经脉的体表线路基本一致，行于体表，无脏腑属络。②走行方向均起于四肢末端，结于关节，终止于头面躯干，呈向心性的循行汇聚。其中足三阳经筋起于足趾，循股外上行结于烦（面部）；足三阴经筋起于足趾，循股内上行结于阴器（腹部）；手三阳经筋起于手指，循臑外上行结于角（头部）；手三阴经筋起于手指，循臑内上行结于贲（胸部）。③排列次序更接近马王堆《足臂十一脉灸经》，而且通篇不见“手厥阴”“心包”字样，说明该篇采用的经络学说早于《经脉》篇。④走行分布有结、聚、散、络的特点。结聚部位多在关节及肌肉丰厚处，并与邻近的他经相联结。前阴是宗筋所聚，足三阴与足阳明经筋都在该处聚合。散，主要在胸腹。络，足厥阴肝经除结于阴器外，还能总络诸筋。⑤经筋具有刚（阳）筋、柔（阴）筋之分。刚筋分布于项背和四肢外侧，以手足阳经经筋为主；柔筋分布于胸腹和四肢内侧，以手足阴经经筋为主。

三、十二经筋的病症

（一）足太阳经筋病症

小趾向外支撑或足跟肿痛，膝腘挛缩，脊背反张，项部肌肉拘急，肩部不能抬举，腋部支撑不合，锁骨上窝部扭劲样疼痛，不能左右活动。

（二）足少阳经筋病症

第4趾支撑不收，或转筋，并牵连着膝部外侧，膝关节不能如意屈伸；腘窝部经筋拘急，向上前面牵连大腿部，后面牵引骶部；又继续向上牵及胁下和季肋部作痛，并牵引着锁骨上窝部位，侧胸部、乳房部和颈部所维系的经筋拘急；如果从左侧向右侧维络的经筋发生拘急时，则右眼不能张开。因此筋上过右侧额角与跻脉并行，阴阳跻脉在此互相交叉，左右之筋也相互交叉，左侧的维络右侧，所以左侧额角筋伤会引起右侧足不能活动，称为“维筋相交”。

（三）足阳明经筋病症

中趾支撑不适或小腿前方拘急，足部呈跳动感和坚硬感，大腿前部转筋，大腿根部前方肿胀，阴囊肿痛，少腹部拘急疼痛，向上牵引到锁骨上窝及颊部，突然发生口角歪斜；眼睑拘急不能闭合，热则筋弛目不得开；颊部受寒则表现为拘急而牵引口角上移，受热则口筋弛纵而收缩不利形成口歪。

（四）足太阴经筋病症

大趾支撑不收，并牵引内踝作痛或转筋，膝部内侧抽搐，大腿内侧牵引着大腿根痛，外生殖器扭转作痛，同时向上抽搐波及脐和两胁部，也牵引胸部和脊柱深部作痛。

（五）足少阴经筋病症

足下转筋，所经过和所结聚的部位均发生疼痛与转筋；病在足少阴经筋，主要有痫证、抽搐和项背反张等；病在背侧的不能前俯，在胸腹侧的不能后仰；背为阳，腹为阴，阳病项背部筋急，而腰向后反折，身体不能前俯；阴病腹部筋急，而身体不能后仰。

（六）足厥阴经筋病症

大趾支撑不收，内踝前方疼痛，胫骨内踝下部作痛，大腿内侧抽痛并转筋，外生殖器功能障碍；房劳过度耗伤阴精则阳痿不举，伤于寒邪则阴器缩入，伤于热邪则阴茎挺长不收。

（七）手太阳经筋病症

小指支撑不收，肘内肱骨内上髁后缘作痛，沿上臂内侧到腋下及腋下后侧等处均痛，绕肩胛牵引颈部作痛，并感到耳中鸣响且痛，牵引下颌部亦痛，眼睛闭合很长时间才能看清物体，颈筋拘急，或可发生筋瘘、颈肿。

（八）手少阳经筋病症

本经筋所循行的部位发生支撑不适、掣引或转筋，舌体卷缩。

（九）手阳明经筋病症

经筋所过之处掣引、疼痛或转筋，肩不能高举，颈部不能左右转动顾视。

（十）手太阴经筋病症

本经筋所过部位出现支撑不适、拘急或转筋、抽搐；严重者可变成“息贲”病，表现为呼吸急促，气逆上奔，胁肋拘急，吐血。

（十一）手厥阴经筋病症

经筋所过部位支撑不适或拘急、转筋、胸痛，乃至于成为“息贲”而气急上逆。

（十二）手少阴经筋病症

胸内拘急，心下潜伏有坚硬积块即“伏梁”，在肘部呈罗网束缚一样屈伸不利；经筋所过部位发生支撑不适、掣引或转筋、抽搐。

十二经筋病候的特点：一是病性分寒热两种，病症分为筋急与筋纵，属寒者筋拘急，属热者筋弛缓。二是病位分为经筋所过外周病候与内脏病候，或者说根据经筋或经脉循行部位归纳病候，属于典型的“所生病”。三是临床表现多为“支”“反折”“转筋”“结筋”（筋之结聚，按之坚硬，多伴有疼痛）“瘛”等“筋急”之象，筋急均可导致疼痛，还可引起许多非疼痛性的复杂症状，如“卒口僻，急者目不合”“阴器不用”“舌卷”“息贲，胁急吐血”等。四是经筋有多条结聚于前阴，故经筋与疝病关系密切。五是唯有手太阴经筋病候中记载了肺之积“息贲”，手少阴经筋病候中有心之积“伏梁”，说明本篇所采用的经脉学说中，手太阴经与肺、手少阴经与心的关系已经建立。

另外，李海峰[①]通过对《灵枢·经筋》手少阴经筋病的症状和病机转归详细考辨，认为本

①李海峰.《灵枢·经筋》手少阴经筋病发微[J]. 中华中医药杂志，2020，35（2）：591-594.

篇经筋疾病主要表现为痹病，亦可为痿病，其为痹则可成积而内伤脏腑。吴焕淦等①认为经筋病症的特点，主要有疼痛性、痉缩性、静态性、痉缩结灶性、痉缩失均衡性、压迫性、累及性、累及演进性、隐蔽性、致疲劳性、类似性、多维性等，其中疼痛性是经筋病症的最常见特点，痉缩性是经筋病的最基本的病理基础。

四、经筋病症的治疗

（一）针灸治疗

《灵枢·卫气失常》曰："筋部无阴无阳，无左无右，候病所在。"《四时气》言："转筋于阳治其阳，转筋于阴治其阴，皆卒（焠）刺之。"可谓经筋病症治疗的基本原则。本篇指出针刺部位选择"以痛为输"，即取"筋急""筋结"病变之处，针刺的量化标准为"以知为数"。具体刺法为"燔针劫刺"，燔针用于寒证，属热者则不可用，所谓"焠刺者，刺寒急也，热则筋纵不收，无用燔针"；劫刺是一种快刺法，《灵枢·九针十二原》说："刺诸热者，如以手探汤。"说明刺热证时，手法宜快，而且多使用快刺放血法。此外，《灵枢·官针》还提出："恢刺者，直刺傍之，举之前后，恢筋急，以治筋痹也。""关刺者，直刺左右尽筋上，以取筋痹，慎无出血，此肝之应也。"《灵枢·寿夭刚柔》记载的寒痹熨法等，亦可参考。

另外，本篇最后特别指出："足之阳明，手之太阳，筋急则口目为噼，眦急不能卒视，治皆如右方也。"提示对于经筋的非疼痛性病候，也可以如疼痛性症状一样，针刺"筋急""筋结"之处，同时也说明"以通为输"，当理解为"以病为输"，即取受病之处针刺治疗。赵京生②认为此也是对足阳明、手太阳之脉/筋新增能够主治目病的强调。

（二）药物外治

在论阳明经筋病症的治疗中，本篇提出了药物外治与按摩相结合的方法，以发挥药物、按摩的综合作用。其治疗原则为补虚祛寒，壮阳除阴，通络和肌表，调和气血。"急者缓之"，甘以缓急，故用马膏之甘平，以缓其急。"寒者热之""虚者补之"，故用马膏热熨，桑炭火烤以劫寒，再啖炙肉以补其虚。其具体方法为在拘急一侧涂以马膏，以滋养其筋；在弛缓的一侧涂白酒调和桂末，以温通经络，再用桑钩牵引，钩正其口角。张介宾解释说："马膏，马脂也。其性味甘平柔润，能养筋治痹，故可以膏其急者。白酒辣，桂性味辛温，能通经络，行血脉，故可以涂其缓者。桑之性平，能利关节，除风寒湿痹诸痛，故以桑钩钩之者，钩正其口也。复以生桑火炭，置之地坎之中，高下以坐等者，欲其深浅适中，便于坐而得其暖也。然后以前膏熨其急颊，且饮之美酒，啖之美肉，皆助血舒筋之法也。虽不善饮，亦自强者。三拊而已，言再三拊摩其患处，则病自已矣。"

①吴焕淦，张仁，口锁堂，等. 从经筋理论探讨针刺麻醉[J]. 上海针灸杂志，2006，25（12）：40-43.

②赵京生. 针意[M]. 北京：人民卫生出版社，2019：68.

【知识链接】

现代有关经筋的理论与临床研究，可谓是经络理论体系中研究的热点之一，较有影响的专著如刘春山等编著的《人体经筋解剖图谱：图解学习人体经筋解剖及筋结点》（2019）、薛立功著的《中国经筋学》（2009）以及黄艺等编著的《经筋疗法》（第3版，2019）等，研究论文达千余篇，涉及多个方面。

一、筋及经筋的含义

从文字学的角度而言，"筋"字从竹、从力、从月（肉），当是指随人的意志伸缩变形并产生力量，有牵拉肢体产生相应活动的组织，毫无疑问，就是现代医学所指的骨骼肌，也包括筋膜、滑液囊、腱滑液鞘、滑车、籽骨、脂肪垫等肌肉的附属组织。但在《黄帝内经》中，不同语境下"筋"的含义不尽相同。在多数情况下，"筋"均系独立于"肉"之外的一个概念，与现代解剖学中的肌腱相近。如《素问·五脏生成》曰："诸脉者皆属于目，诸髓者皆属于脑，诸筋者皆属于节。"《素问·脉要精微论》曰："膝者筋之府，屈伸不能，行则偻附，筋将惫矣。"《素问·痿论》曰："肺主身之皮毛，心主身之血脉，肝主身之筋膜，脾主身之肌肉，肾主身之骨髓。"《灵枢·本输》曰："行于间使，间使之道，两筋之间，三寸之中也。"《灵枢·经脉》云："骨为干，脉为营，筋为刚，肉为墙。"以上所言之"筋"，无疑都指肌腱。可能因为"筋"在形态上与"脉"相近，故《黄帝内经》中往往"筋脉"连称，如《素问·生气通天论》云："筋脉和同，骨髓坚固，气血皆从……因而饱食，筋脉横解，肠澼为痔。"其次，"筋"也用于指肌肉，如《灵枢·本输》言："足太阳夹项大筋之中发际。"《灵枢·寒热病》曰："颈侧之动脉人迎。人迎，足阳明也，在婴筋之前。"这里"项大筋"相当于斜方肌，"婴筋"相当于胸锁乳突肌。第三，"筋"指表浅静脉。如《灵枢·水胀》曰："鼓胀何如？岐伯曰：腹胀身皆大，大与肤胀等也，色苍黄，腹筋起，此其候也。"这里的"腹筋"即指腹壁静脉而言。第四，"筋"指筋膜。如《灵枢·邪客》言："地有林木，人有募筋。"杨上善注："膜筋，十二经筋及十二筋之外裹膜分肉者，名膜筋也。"此"膜筋"与解剖学之"筋膜"概念相当。第五，"筋"指神经。如《灵枢·经筋》曰："手太阳之筋，起于小指之上，上结于腕，上循臂内廉，结于肘内锐骨之后，弹之应小指之上。"这里"结于肘内锐骨之后"的筋与解剖学中所界定的"尺神经"的概念相同。由此可见，《黄帝内经》中"筋"所涉及的范畴很广。邵慧婷等①通过对《黄帝内经》中"筋"字统计分析，也认为筋主要指深筋膜以及与其相连主司运动的肌腱、韧带，提供营养的血管，参与免疫反应的淋巴和起调节控制作用的神经等，在微观局部成"线面"，宏观整体成"三维立体网络"。

从本篇所论经筋病候来看，多为循行部位的转筋或挛急，转筋实际上是肌肉痉挛。所描述的经筋所结部位多在骨端或骨关节处，相当于肌腱附着点，可见"经筋"主要指肌肉及其肌腱。

---

①邵慧婷，岳公雷，高海晓，等.《黄帝内经》"筋"字的统计分析研究[J]. 中国中医基础医学杂志，2020，26（10）：1430-1432，1483.

黄龙祥[①]研究认为，经筋循行路线不是解剖的产物，主要系比照经脉循行而来，经筋循行分布采用了“其直者”“其别者”“其支者”术语，明显带有比附经脉循行的痕迹，而且还可见到“经别”的影子。“经筋”一词是受经脉学说的影响，将周身筋肉按经脉的走行划分为十二区域的产物。经筋的本义是指纵行的主要的筋，十二经筋通过主干及其分支的广泛分布，基本上覆盖了体表主要的肌肉、肌腱与韧带。薛立功[②]认为经筋体系的构成如下表（表 13-1）。

表 13-1 经筋体系构成表

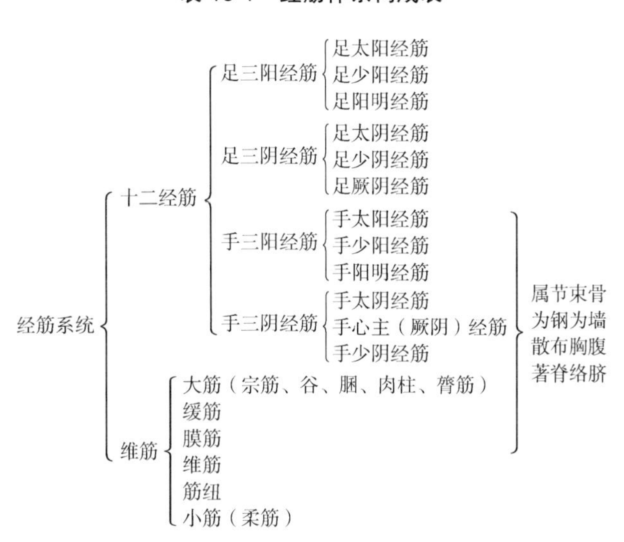

二、经筋与经脉的关系

关于十二经脉与经筋的关系，现代一般认为十二经筋是十二经脉之气结、聚、散、络于筋肉关节的体系，是附属于十二经脉的筋肉系统。十二经筋皆隶属于十二经脉，并随所辖经脉而命名[③]。或直接称十二经筋为十二经脉所联系的筋肉系统，可以说是十二经脉的外围部分[④]。这种认识从两种理论发生学的角度而言，并不合理。对十二经脉与经筋的区别，古代医家亦有较为明确的论述，杨上善即指出：“以筋为阴阳气之所资，中无有空，不得通于阴阳之气上下往来。”故“十二经筋与十二经脉，俱禀三阴三阳行于手足，故分为十二。但十二经脉主于血气，内营五脏六腑，外营头身四肢；十二经筋内行胸郭中，不入五脏六腑。脉有经脉、络脉；筋有大筋、小筋、膜筋。十二经筋起处与十二经脉流注并起于四末，然所起处有同有别”。张介宾《类经》卷七详论云：“十二经脉之外，而复有所谓经筋者何也？盖经脉营行表里，故出入脏腑，以次相传；经筋联缀百骸，故维络周身，各有定位。虽经筋所行之部，多与经脉相同，然其所结所盛之处，则惟四肢溪谷之间为最，以筋会于节也。筋属木，其华在爪，故十二经筋皆起于四肢指爪之间，而后盛于辅骨，结于肘腕，系于膝关，联于肌肉，上于颈项，终于头面，

①黄龙祥. 中国针灸学术史大纲[M]. 北京：华夏出版社，2001：585、449.

②薛立功. 中国经筋学[M]. 北京：中医古籍出版社，2009：31.

③梁繁荣. 针灸学[M]. 新世纪第 4 版. 北京：中国中医药出版社，2016：14.

④李鼎. 中医针灸基础论丛[M]. 北京：人民卫生出版社，2009：82.

此人身经筋之大略也。筋有刚柔，刚者所以束骨，柔者所以相维，亦犹经之有络，纲之有纪，故手足项背直行附骨之筋皆坚大，而胸腹头面支别横络之筋皆柔细也。但手足十二经之筋又各有不同者，如手足三阳行于外，其筋多刚，手足三阴行于内，其筋多柔；而足三阴、阳明之筋皆聚于阴器，故曰前阴者，宗筋之所聚。此又筋之大会也。然一身之筋，又皆肝之所生，故惟足厥阴之筋络诸筋，而肝曰罢极之本。此经脉、经筋之所以异也。"

今人从发生学的角度对经脉与经筋的区别认识较为深入，黄龙祥[①]认为经脉说、经筋说、络脉说是不同时期、不同学派对于人体体表上下特定部位之间联系本质提出的不同假说，也就是说这三种假说之间的关系原本是平行的，正如现代学者对于"经络"实质提出的不同假说一样。经筋说是在经脉说的影响下，对人体上下联系规律提出的另一种假说，这种假说认为实现人体上下联系的是"筋"，而不是"脉"。尽管十二经筋循行也是主要比照当时的经脉循行而定，但毕竟是对人体上下联系现象的一种不同解释，不应当归属于经脉学说体系。经筋学说产生的实践基础是特定病症模式的"筋急"机制和疼痛的常规刺法"分刺"法[②]，所采用的经脉学说早于《灵枢・经脉》，因而在某些方面表现出不同的特点。薛立功[③]也认为经筋与经脉是一源二岐的同胞，一源是对疼痛的研讨和追究；二歧是研究疼痛发生、发展规律而形成的两套相互关联的规律。刘农虞[④]认为经筋与经脉的区别有：经脉受阴血而营，经筋禀阳气而柔；经脉逆顺线性循环，经筋向心带状循布；经脉表里内外相贯，经筋结合筋骨联动；经脉属络脏腑，经筋维稳脏器；经脉营养五官，经筋润运九窍；脉为营，筋为刚；经脉强调虚实，经筋重视寒热；经脉病深重复杂，经筋病轻浅单纯；经脉病难疗效慢，经筋病易治效速。并提出"筋脉系统"假说，将脉道中空，与营血相关，具有输送气血，传递信息的十二经脉、奇经八脉和十五络脉，称为"脉络系统"；而筋皮无孔，与卫气相关，具有主管运动，保卫机体的十二经筋、十二皮部等，称为"筋皮系统"；十二经别则为介于二者之间，发挥联络、补充作用。

经筋与经脉虽有上述区别，但二者又有着密切的联系。韦英才[⑤]通过比较分析经筋与经脉的循行方向、脏腑隶属、取穴方法、病候特点等四个方面的异同，提出十二经筋与十二经脉相伴循行，十二经筋为十二经脉"着床"提供载体，十二经脉为十二经筋的"活动"提供气血，两者在生理上相互依存，在病理上相互影响。黄龙祥[⑥]也认为经筋不仅是指"肉"，还包括了包裹肉的外膜，准确的表述应作"筋膜"。古人将行于"分肉之间"的脉名曰"经脉"，本身就说明了经脉与经筋不可分割的关联——没有筋外之膜，就没有"分肉之间"，也就没有"经隧"，针刺调气也就无以着落。他还从诊治的角度论证了筋与脉的密切联系：从诊法看，诊脉"诸急者多寒，缓者多热"，诊筋也是"筋急多寒，筋纵多热"；从刺法看，脉刺有刺"血脉""结络"的"解结"法，筋刺有刺"筋急""结筋"的"解结"法；从治疗看，经脉病刺有过之脉，经筋病刺有过之筋——筋急、结筋处；从病因看，脉病、筋病的主病因皆为寒邪。

---

①黄龙祥. 中国针灸学术史大纲[M]. 北京：华夏出版社，2001：451-452.

②黄龙祥. 中国古典针灸学大纲[M]. 北京：人民卫生出版社，2019：65.

③薛立功. 中国经筋学[M]. 北京：中医古籍出版社，2009：44.

④刘农虞. "筋脉系统"假说[J]. 中国针灸，2017，37（1）：79-83.

⑤韦英才. 浅释经筋与经脉的异同及其临床意义[J]. 广州中医药大学学报，2007，24（3）：247-249.

⑥黄龙祥. 中国古典针灸学大纲[M]. 北京：人民卫生出版社，2019：354.

三、经筋学说与肌筋膜经线的比较

在传统解剖学世界，肌肉是作为一个独立的“零件”研究的，而托马斯·W. 迈尔斯借助肌筋膜的串连，将相关联的肌肉视为一个功能整体，提出了肌筋膜经线的概念，用以指一条肌筋膜或筋膜结构的连接线。临床上也将“肌筋膜经线”称为“肌筋膜链”，是肌肉、韧带及其相关软组织按照特定的层次和方向，以筋膜直接相连，或以力学形式间接相连，对维持身体姿态和产生运动起着重要作用的连续体。经作者分析确认的肌筋膜经线共有 11 条，分别是前表线、后表线、体侧线、螺旋线、前功能线、后功能线、臂后表线、臂后深线、臂前表线、臂前深线、核心线。作者并将肌筋膜经线与十二经脉相联系，认为前表线、后表线及体侧线的肌筋膜经线分别与胃经、膀胱经、胆经的能量线高度重合。四条手臂线，从前表线到后表线，非常接近心包经、肺经、小肠经及三焦经。偶尔才靠近体表的深前线，对应同样走行于腹腔环绕内脏的肝经，但在某些区域平行于穿越下肢内侧线的肾经。螺旋线穿过身体的前后正中线，从生物力学上加入对侧身体的结构。但是，经络却没有跨过中线的。胃经大致接近螺旋线的前段；当螺旋线与膀胱经联合时，大部分就重复了，但这种对应有一些牵强。由此 Langevin 设想针灸学的经络可能走行于肌肉间或肌肉的筋膜平面之间。针灸在一定距离外的动作和清晰的“信号传导”，通过一种新的力学信息通道在细胞和组织水平被连接起来。这些通道出现在结缔组织细胞（例如成纤维细胞和白细胞）和环绕它们的 ECM 复合体之间[①]。梁贞文等[②]从“肌筋膜线”中侧线骨性与肌性结点、功能、临床应用等三方面与足少阳经脉进行比较，发现二者在以上几个方面存在较强的相关性。

其实由于肌筋膜疼痛放射模式与激痛点分布，与经筋的循行路线以及“筋结点”存在明显的关联，因而很容易联想到二者之间的联系。二者的相关性表现在：①循行路线相近。何兴亮等[③]通过对比肌筋膜手臂线与手部经筋的解剖特点，发现肌筋膜臂前深线与手太阴经筋、肌筋膜臂后深线与手太阳经筋在循行分布、腧穴位置对应关系、肌肉骨胳解剖分布、运动功能和临床应用方面均有密切联系。于洋等[④]将足三阳经筋及肌筋膜链进行了比较，发现足太阳经筋、足阳明经筋、足少阳经筋分别与肌筋膜链系统中的后表线、前表线、体侧线的骨性循行轨道及连属的肌肉有很大的重合。②功能特点相仿。经筋理论应用中医整体观阐释人体运动方式和特点，肌筋膜链理论注重机体局部与整体互相影响。正常情况下，人体的肌肉与骨骼系统产生不同方向的张力和收缩力，通过二者之间的协调，维持人体动静状态下的平衡。这种张力和拉力通过肌筋膜链进行传导，充分体现了肌筋膜链理论的整体性，与中医经筋学说中的整体观不谋而合[⑤]。③治疗原则相通。临床上经筋病遵循“以痛为输”的治疗原则，与基于肌筋膜链的“灭活肌筋膜链触发点”的治疗思路不谋而合。④临床效果相似。基于经筋学说和肌筋膜链两种理论的临床治疗方法疗效相似。

---

①Thomas W. Myers. 解剖列车——徒手与动作治疗的肌筋膜经线[M]. 关玲，周维金，翁长水译. 第 3 版. 北京：北京科学技术出版社，2016：322，311.

②梁贞文，万婕，孙克兴. 足少阳经脉与肌筋膜侧线比较研究[J]. 上海针灸杂志，2011，30（5）：340-341.

③何兴亮，郭耀锐，张琳. 肌筋膜手臂线与手部经筋在解剖学中的对应关系[J]. 现代医学，2019 47（7）：881-885.

④于洋，董宝强，李春日，等. 足三阳经筋与肌筋膜链比较研究[J]. 辽宁中医药大学学报，2017，19（3）：173-175.

⑤谢娇，吴安林，杨程，等. 论中医经筋学说与肌筋膜链理论的关联性[J]. 湖南中医杂志，2019，35（4）：113-114.

总之，经筋与肌筋膜链在生理结构、功能特点、治疗原则以及临床运用等方面都具有相似性。如陈晓可等[①]通过对肌筋膜螺旋线与足阳明和足太阳经筋、腧穴进行比较分析，发现其间在分布、组织结构、功能联系、病候、治疗方面都存在密切联系，认为基于肌筋膜螺旋线的生物力学分析可以在很大程度上完善对足阳明和足太阳经筋和腧穴的认识。方燕平等[②]从生理功能、解剖位置、循行分布、临床运用方面探讨了肌筋膜链与经筋的同质性。同时经筋学说与肌筋膜链理论各具特点，经筋学说蕴含中医辨证论治的丰富内涵，而肌筋膜链理论则长于精确阐明人体结构与作用位点，两者可以相互借鉴、相互补充[③]。

四、关于经筋实质的探讨

经筋学说本来是以肌肉、肌腱、韧带、神经等为“元件”，对人体体表上下特定部位之间联系规律的一种理论解释，犹如经脉、络脉等理论一样，由于经筋也不存在于现代医学乃至科学体系之中，由此又引起了现代学者对其实质的探索，即基于现代科学的诠释，自然首先是从其发生“元件”的诠释，如沈志生[④]通过对手太阳之筋与尺神经、经筋与脊神经、足阳明之筋与面神经、维筋相交与锥体交叉的比较分析，认为经筋本质含义是神经和肌肉。邱继华[⑤]通过对《灵枢・经筋》篇内容的分析，认为肌肉是神经的效应器，而神经起主导作用，这与经筋与肌肉的关系相似，经筋对肌肉起主导作用，而肌肉则是经筋的效应器而已，肌肉、肌腱不能看作经筋而混为一谈。秦玉革[⑥]认为经筋实质是神经，以周围神经的躯体神经为主，含少部分中枢神经及植物神经功能，而非肌腱、韧带等软组织。刘乃刚等[⑦]认为经筋是以肌肉的正常神经支配为基础的肌肉、韧带等软组织结构和功能的概括。

另外一些学者，则试图从系统、整体的角度对经筋加以诠释，如吴焕淦等[⑧]虽然认为经筋不仅与周围神经有关，而且与颅神经和植物神经也有关。但又指出经筋的功能并非仅仅是“主束骨而利关节”，更重要的作用应该是概括脏腑本身内外的被膜和内膜、附着于脏腑表面的神经、血管和淋巴管、脏腑与脏腑、脏腑与体腔相互联系的各种组织的功能和作用。薛立功[⑨]提出十二经筋是古人运用当时解剖学知识，用当时的医学术语，以十二条运动力线为纲，对人体韧带学、肌学及其附属组织生理和病理规律的概括和总结。茹凯等[⑩]在系统科学思维的指导下，结合“易筋经”功法理论和实践体验，综合现代人体解剖学、运动生理学相关知识，提出经筋是由肌梭、肌腱以及韧带关节囊等具有张力本体感受性的线性组织功能连续而成的，具有形态、

---

①陈晓可，陆静环，孙克兴，等. 肌筋膜螺旋线与足阳明和足太阳经筋、腧穴的比较研究[J]. 上海中医药杂志，2013，47（5）：8-11.

②方燕平，黄于婷，杨岚菲，等. 肌筋膜链与经筋比较研究[J]. 亚太传统医药，2018，14（2）：85-86.

③罗文轩，蔡秉洋，李佳明，等. 经筋学说与肌筋膜链理论相关性初探[J]. 中医杂志，2020，61（14）：1220-1225.

④沈志生.《内经》经筋理论的再认识[J]. 中国针灸，2006，26（9）：639-640.

⑤邱继华. 从《内经》论“筋”看经筋[J]. 浙江中医学院学报，1994，18（4）：3.

⑥秦玉革.《内经》经筋的实质是神经[J]. 中国针灸，2006，26（2）：147-150.

⑦刘乃刚，郭长青. 经筋实质阐释[J]. 江苏中医药，2010，42（8）：7-8.

⑧吴焕淦，张仁，口锁堂，等. 从经筋理论探讨针刺麻醉[J]. 上海针灸杂志，2006，25（12）：40-43.

⑨薛立功. 中国经筋学[M]. 北京：中医古籍出版社，2009：33.

⑩茹凯，刘天君.“经筋”实质的系统科学研究[J]. 北京中医药大学学报，2010，33（4）：229-233，245.

功能与感知信息相统一的人体有机系统组织。经筋是神经中枢调控整合人体结构内力、呈连续网络功能结构的系统组织，是人体形与神、身与心信息互动的重要结构基础。魏子耿等[①]提出“肌筋膜复合体”的概念，即由肌纤维和包裹它的筋膜及与之有关的神经、血管组成的一个完整的肢节动力结构，并以此解释十二经筋的组织解剖结构。

薛立功[②]《中国经筋学》详述了十二经筋各自的解剖分析、筋结点与结筋病灶点的位置和局部解剖，可参阅。

五、经筋理论的发展

基于对经筋理论的发生学、现代科学诠释等研究，现代学者对经筋理论也从不同方面做了一些新的探索，主要涉及到经筋与脏腑气血的关系、理论模型的建构、经筋辨证等问题。

王子正等[③]探讨了经筋与肝的关系，认为在生理方面，与肝的疏泄、濡养功能关系十分密切；在病理方面，经筋病候、结筋病灶点与肝气血失和也有密不可分的联系。也就是说经筋之为病，当首先责之于肝，治疗也可围绕“肝主筋”理论，通过选用入肝经及养肝、疏肝、柔肝、活肝的药物，保证肝的疏泄、藏血功能正常。刘农虞[④]从经筋禀受卫气，始发于足太阳；经筋受卫气于四末，数筋并发；经筋乃卫气输布之处；卫气与邪气相合则筋痹等方面分析，认为经筋与卫气密切相关，体现在生理、病理等方面，对经筋病的诊疗具有指导意义。高嘉骏等[⑤]探讨了经筋与膜原的关系，认为膜原是满布于人体全身上下内外的一种膜状组织，包括腹腔脏腑之间，肌肉空隙之处，内外相接，纵横交错，分布人体内外各个组织中一种刚柔相济的薄皮状筋膜组织，经筋与体内之膜原通过膈、胸膜、腹膜、膂筋、缓筋将其联系起来，形成一个有机整体，而这些部位正是传统认为膜原在胸腹腔中的分布所在，足以证明经筋与膜原之间是相互联系共为一体的整体。

程永等[⑥]提出将经筋系统分成中枢经筋与外周经筋两大部分，中枢经筋主要为手阳明经筋头部脑内相交与足少阳经筋“维筋相交”；外周经筋主要为筋肉系统。其与神主导气途径关系密切：脑之髓海出神机→手阳明经筋头部脑内前侧相交、足少阳经筋“维筋相交”（两者为中枢经筋，后者在脑内“并跻脉而行”）→督脉→十二经脉→十二经筋系统（外周筋肉系统）→联缀四肢百骸，为刚为墙，伏藏经脉，支持脏腑，主束骨而利机关。

富昱等[⑦⑧]对经筋辨证的研究认为，经筋辨证以经络辨证为基本依托，以望筋伤部位颜色、形态功能异常以及触结筋病灶点分布规律为基础，筋性肢节病辨筋伤与筋性骨伤之标本，且局部与整体多维互参辨病位，筋性脏腑病辅以脏腑辨证辨阻滞气血之病筋，八纲辨证则贯穿始终。

---

①魏子耿，李丽肖，刘永强，等.《灵枢·经筋》“十二经筋”组织解剖结构浅析[J]. 河北中医，2016，38（2）：272-275.

②薛立功. 中国经筋学[M]. 北京：中医古籍出版社，2009：59-306.

③王子正，董宝强，林星星. 从整体观角度探讨经筋与中医肝系统关系[J]. 辽宁中医药大学学报，2017，19（8）：119-121.

④刘农虞. 经筋与卫气[J]. 中国针灸，2015，35（2）：185-188.

⑤高嘉骏，申秀云，李明伦，等. 筋膜与膜原关系探讨[J]. 中华中医药杂志，2012，27（9）：2394-2397.

⑥程永，王竹行. 从《内经》探讨经筋实质理论模型的建构[J]. 中国针灸学会临床分会2014年年会暨第二十一次全国针灸临床学术研讨会论文集[C]. 2014：169-172.

⑦富昱，董宝强. 经筋辨证探析[J]. 中华中医药杂志，2021，36（1）：148-150.

⑧富昱，董宝强，张文静. 从经筋理论探讨肠易激综合征的发病机制[J]. 中华中医药杂志，2017，32（9）：3955-3957.

其中结筋病灶点是循筋触诊可得的一种形态、大小、硬度各异的筋性病理结节，可作为经筋辨证的重要工具，是连接经筋辨证与治疗的纽带。并基于经筋理论，分别从中、西医角度探讨了肠易激综合征的发病机制。苏鑫童等①提出筋性脏腑病的概念，即因十二经筋病变引起的以脏腑功能失常为主要临床表现的疾病，并从概念、病因病机、诊断与治疗 4 个方面进行了探讨。谢占清等②则分别从中医及现代医学角度分析了经筋在心脏神经官能症发病机制中所起的作用，认为“筋性类冠心病”即是心脏神经官能症，为从经筋论治心脏神经官能症提供了理论依据。赵莹莹等③从生理、解剖、结筋病灶点三个角度，阐述了经筋在人体心功能障碍发生过程中的作用，认为经筋会由于长期劳损、姿势代偿性变化出现结筋病灶点，进而限制胸廓的活动范围、降低胸椎活动度，吸气肌肉频率和功率力量需求降低，直接改变经筋的长度-张力关系。这种因经筋损伤导致的运动效率降低及胸腔结构的潜在变化，会降低心脏活动效率进而影响心功能。进而提出以下设想：①心功能较弱的群体，经筋上会被触诊到较多的结筋病灶点，其出现频次与心功能呈相关性；②通过针刺或其他解除卡压的方法应用于结筋病灶点，将有助于改善心功能。

六、“以痛为输”的诠释

经筋的病症多在体表局部，且经筋没有腧穴，故病痛部位即针刺治疗之处，故本篇提出“以痛为输”。对此，杨上善解释说：“输，谓孔穴也。言筋但以筋之所痛之处即为孔穴，不必要须依诸输也。以筋为阴阳气之所资，中无有空，不得通于阴阳之气上下往来，然邪入腠袭筋为病，不能移输，遂以病居痛处为输，故曰：筋者无阴无阳，无左无右，以候痛也。”然这里要注意的是“以痛为输”的“痛”，乃泛指经筋为病，而不仅指疼痛症状，否则将无法解释本篇所论经筋的非疼痛性病症，如足少阳之筋，其病“维筋急，从左之右，右目不开，上过右角，并跻脉而行，左络于右，故伤左角，右足不用”；足阳明之筋，其病“卒口僻，急者目不合，热则筋纵，目不开”等。所以《灵枢・卫气失常》说：“筋部无阴无阳，无左无右，候病所在。”对此，黄龙祥④明确指出：本篇所谓“以痛为输”，是以“筋急”处为输，即以“受病处”为输，不以“显病处”为输。如本篇言足太阳之筋病候“项筋急，肩不举，腋支缺盆中纽痛，不可左右摇”，则“项筋急”处为“受病处”，而肩、腋、缺盆处都是“显病处”，正确的治法是处理“项筋急”。赵京生⑤也持相同观点，并对“以痛为输”的语义演变进行了详细考察，廓清了相关概念的区别，指出随着后世对“以痛为输”术语的扩展运用，将“以痛为输”与“阿是穴”等同并列，也就成为必然，《针方六集》说：“天应穴，即《千金方》‘阿是穴’，《玉龙歌》谓之‘不定穴’。但痛处，就于左右穴道上卧针透痛处泻之，《经》所谓‘以痛为输’是也。”虽然阿是穴与“以痛为输”有相似之处：皆以病痛部位为依据，皆在病痛局部。但实际上二者反映了不同层次的针灸治病经验，“以痛为输”强调的是经筋病针刺部位不必为腧穴，理念上是

---

①苏鑫童，刘琪，薛立功，等. 论筋性脏腑病[J]. 中国中医基础医学杂志，2017，23（11）：1529，1538.

②谢占清，李晓磊，王玉双. 从经筋角度探讨心脏神经官能症的发病机制[J]. 环球中医药，2014，7（11）：867-869.

③赵莹莹，王家琪，栾海燕，等. 中医经筋对人体心功能影响探析[J]. 空军军医大学学报，2022，43（3）：256-259.

④黄龙祥. 中国古典针灸学大纲[M]. 北京：人民卫生出版社，2019：67.

⑤赵京生. 针意[M]. 北京：人民卫生出版社，2019：180-185.

病在筋而非脉，经验基础在于筋病刺病症局部即可，经脉腧穴部位固定而不适其法，故无须取经脉之腧穴。在性质上的区别，“以痛为输”是对病言，刺病症处；“阿是穴”则是对穴类言，寻找反应点。“以痛为输”与“阿是穴”易混淆的原因在于：如果是痛症，这二法常并用；仅从“以痛为输”四字理解而不问限定原义的语境。郭长青等①认为阿是穴是临床经筋病治疗的主要用穴，并提出经筋病中阿是穴分布的6个特点，即肌肉、韧带等软组织的应力集中点，人体功能活动的应力集中点，相关起协同或拮抗作用肌肉、韧带的起止点，肌腹，腱鞘、脂肪垫、滑囊、滑车、籽骨等处，神经出口处和肌筋膜附着处。此无疑也是将“以痛为输”等同于阿是穴了。

七、经筋病症与痹

痹，闭也。《黄帝内经》泛指感受风寒湿等邪气，导致经络闭阻、营卫凝涩、脏腑气血运行不畅而引起的一类病症。由于经筋病候多系筋急、结筋导致气机闭塞而痛，表现在肌肉、筋膜、关节部位，故名之为痹。本篇基于十二月分主十二经筋的理论，将十二经筋的病症以所属月份而命名为孟春痹、仲春痹等。这里言痹，是对十二经筋病症的概称。

①郭长青，刘乃刚. 经筋病阿是穴分布特点探析[J]. 中国中医基础医学杂志，2011，17（8）：899-900.

骨度第十四

【导读】

骨度，顾名思义，是主要以人体体表骨骼显著标志为依据，对人体各部长短、宽窄的度量。本篇以“人长七尺五寸”为标准身高，分别介绍了人体头胸腰围、正面长度、侧面长度、全身横度、上肢长度和脊柱长度；指出研究骨度的主要目的在于“先度其骨节之大小、广狭、长短，而脉度定矣”，并可测知脏腑的大小。后世在本篇所论人体各部长宽尺度的基础上，发展为骨度折量的取穴方法，即根据人体各部位相对稳定的比例关系，将骨度应用于不同性别、年龄、体型腧穴定位的寸度，个别寸度根据经脉循行和穴位间关系进行了调整。由此骨度成了古代人体测量学的基准寸度，也是腧穴定位的重要依据。马莳云：“此言人身之骨皆有度数，故名篇。”

【原文】

黄帝问于伯高曰：《脉度》[1]言经脉之长短，何以立[2]之？伯高曰：先度其骨节之大小、广狭、长短，而脉度定矣。

黄帝曰：愿闻众人之度[3]，人长七尺五寸者，其骨节之大小、长短各几何？伯高曰：头之大骨围[4]二尺六寸，胸围[5]四尺五寸，腰围[6]四尺二寸。发所复者，颅至项[7]尺二寸；发以下至颐[8]长一尺，君子参折[9]。

结喉[10]以下至缺盆[11]中长四寸，缺盆以下至䯏骬[12]长九寸，过则肺大，不满则肺小。䯏骬以下至天枢[13]长八寸，过则胃大，不及则胃小。天枢以下至横骨[14]长六寸半，过则回肠广长，不满则狭短。横骨长六寸半[15]，横骨上廉以下至内辅[16]之上廉长一尺八寸，内辅之上廉以下至下廉长三寸半，内辅下廉下至内踝长一尺三寸，内踝以下至地长三寸，膝腘以下至跗属[17]长一尺六寸，跗属以下至地长三寸。故骨围大则太过，小则不及。

角以下至柱骨[18]长一尺，行腋中不见者[19]长四寸，腋以下至季胁[20]长一尺二寸，季胁以下至髀枢[21]长六寸，髀枢以下至膝中长一尺九寸，膝以下至外踝长一尺六寸，外踝以下至京骨[22]长三寸，京骨以下至地长一寸。

耳后当完骨者[23]广九寸，耳前当耳门者[24]广一尺三寸，两颧之间相去七寸，两乳之间广九寸半，两髀之间[25]广六寸半。足长一尺二寸，广四寸半。肩至肘长一尺七寸，肘至腕长一尺二寸半，腕至中指本节[26]长四寸，本节至其末长四寸半。项发以下至膂骨[27]长二寸半，膂骨以下至尾骶二十一节长三尺，上节长一寸四分分之一[28]，奇分在下[29]，故上七节[30]至于膂骨九寸八分分之七。

此众人骨之度也，所以立经脉之长短也。是故视其经脉之在于身也，其见浮而坚，其见明而大者，多血；细而沉者，多气也[31]。

【校注】

〔1〕脉度：即《灵枢·脉度》篇。杨上善："脉度，谓三阴三阳之脉所起之度。"

〔2〕立：确立，确定。

〔3〕众人之度：即一般人的长度，古时按七尺五寸计算。张介宾："众人者，众人之长度也。常人之长，多以七尺五寸为率。"

〔4〕头之大骨围：即头围，指从耳尖向前平眉、向后平枕骨一周。

〔5〕胸围：胸部两乳平齐部位的周长。

〔6〕腰围：与脐相平腰部周围的长度。

〔7〕颅至项：指额上发际至项后发际。杨上善："头颅骨取发所覆之处前后量也。"

〔8〕发以下至颐：指前额发际下至腮部之外下方。

〔9〕参折："参"原作"终"，据《太素》卷十三、《甲乙经》卷二改。杨上善："一尺面分中分为三，三分谓天地人。君子三分齐等，与众人不同也。参，三也。"

〔10〕结喉：颈部正前方突起处，相当于喉头的甲状软骨部位。

〔11〕缺盆：指胸骨上窝。

〔12〕髑骬（hé yú 河于）：胸骨剑突，也叫蔽心骨，又名鸠尾骨。

〔13〕天枢：穴名，在脐旁 2 寸，左右各一。此指平脐部位。

〔14〕横骨：耻骨。

〔15〕横骨长六寸半：疑为衍文，因上句"天枢以下至横骨长六寸半"而衍。

〔16〕内辅：指膝部内侧大骨隆起处，包括股骨内侧髁和胫骨内侧髁。内辅上廉指股骨内上髁，内辅下廉指胫骨内侧髁下缘。张介宾："内辅，膝骨内侧大骨也，亦曰辅骨。"

〔17〕跗属：指踝关节部位。沈彤《释骨》："足上曰跗，其外侧近踝者曰跗属。"

〔18〕角以下至柱骨：谓额角往下至锁骨。角，额角。柱骨，此指锁骨，又称锁子骨、巨骨、缺盆骨。

〔19〕行腋中不见者：指从柱骨至腋横纹头处。马莳："自柱骨行于腋下之隐处，长四寸。"据文例，此句前当补"柱骨以下"4 字。

〔20〕季胁：又名季肋、软肋。相当于侧胸第 11、12 肋软骨部分。

〔21〕髀枢：指髋关节，即股骨大转子处。髀，股骨。

〔22〕京骨：足外侧第五跖骨粗隆。

〔23〕耳后当完骨者：谓耳后两侧高骨之间的距离。完骨，颞骨乳突。

〔24〕耳前当耳门者：谓耳前两听宫穴经面部的距离。耳门，耳前听宫穴处。

〔25〕两髀之间：谓两侧髀枢之间后部的距离。

〔26〕中指本节：即掌指关节。

〔27〕膂骨：原作“背骨”，据《太素》卷十三改，以与下文“膂骨”合。《甲乙经》卷二作“脊骨”。膂骨，即脊骨，此指大椎穴处言。张介宾：“背骨除项骨之外，以第一节大椎骨为言也。”

〔28〕一寸四分分之一：周学海：“以文义推之，当是一寸四分又十分分之一。”一分的十分之一，即一厘。

〔29〕奇分在下：谓余数在七椎以下。奇分，指余数。

〔30〕七节：此后《太素》卷十三、《甲乙经》卷二均有“下”字。

〔31〕多气也：《太素》卷十三作“少气也”，似是。又，从“是故视其经脉”至此 31 字，丹波元简《灵枢识》：“此一节与骨度不相涉，疑是他篇错简。”

【释义】

本篇系统介绍了人体各部骨骼的长度，以及用骨度测量经脉长短、脏腑大小等问题。

一、研究骨度的意义

原文开篇即论述了研究骨度的意义。首先，通过骨度以测定人体经脉的长度，所谓“先度其骨节之大小、广狭、长短，而脉定矣”“此众人之骨度也，所以立经脉之长短也”。如杨上善注说：“人之皮肉可肥瘦增减，骨节之度不可延缩，故欲定脉之长短，先言骨度也。”也就是说，欲了解经脉的长短，必须先度量出各骨节的大小、宽窄和长短，而后根据这个标准才能确定人体经脉的长短度数。其次，通过骨度可以推测脏腑之大小，如文中所言根据胸骨上窝到胸骨剑突、胸骨剑突到脐部、脐部到耻骨的长度，以分别推测人体肺、胃与回肠的大小，如张介宾所说：“缺盆之下，鸠尾之上，是为之胸，肺脏所居，故胸大则肺亦大，胸小则肺亦小也。”“自䯏骬之下，脐之上，是为中焦，胃之所居，故上腹长大者胃亦大，上腹短小者胃亦小也。”“自天枢下至横骨，是为下焦，回肠所居也。故小腹长大者回肠亦大，小腹短狭者回肠亦小也。”第三，后世又将本篇所载骨度用作针灸定穴的折量尺寸，因此，骨度也就成了针灸定穴的规矩。

另外，原文还指出通过骨度可以定脉度，进而观察经脉可以了解气血的盛衰。若经脉明显浮大而坚，即是多血；细小而沉，就是多气。

二、人体各部标准尺寸

本篇以“人长七尺五寸”为标准身高，分别论述了人体头胸腰围、正面长度、侧面长度、全身横度、上肢长度和脊柱长度，归纳如下表（表 14-1）。

表 14-1 人体各部骨度表

部位	起止点	长度
头胸腰围	头围：平眉与枕外隆突的周长	二尺六寸
	胸围：经乳头点胸部水平周长	四尺五寸
	腹围：平脐一周的周长	四尺二寸
正面长度	前发际至后发际	一尺二寸
	前发际至下颌	一尺
	结喉至胸骨上窝	四寸
	胸骨上窝至胸骨剑突	九寸
	胸骨剑突至脐	八寸
	脐至耻骨	六寸半
	耻骨上缘至股骨内上髁	一尺八寸
	股骨内上髁至胫骨内侧髁下缘	三寸半
	胫骨内侧髁下缘至内踝	一尺三寸
	内踝至地面	三寸
	膝腘至踝关节	一尺六寸
	足踝至地面	三寸
侧面长度	头角至第七颈椎	一尺
	第七颈椎至腋窝	四寸
	腋窝至季胁	一尺二寸
	季胁至股骨大转子	六寸
	股骨大转子至膝关节	一尺九寸
	膝关节至外踝	一尺六寸
	外踝至第五跖骨粗隆	三寸
	第五跖骨粗隆至地面	一寸
全身横度	耳后两乳突之间	九寸
	耳前两耳门之间	一尺三寸
	两颧骨之间	七寸
	两乳之间	九寸半
	两髀之间	六寸半
	足长	一尺二寸
	足宽	四寸半
上肢长度	肩端至肘横纹	一尺七寸
	肘横纹至腕	一尺二寸
	腕至中指掌指关节	四寸
	掌指关节至指尖	四寸半
脊柱长度	项后发际至大椎	二寸半
	大椎至尾骶	三尺

注：脊柱长度计算中，古人认为从大椎以下 21 节，其中上七节每节长一寸四分分之一，合计为九寸八分分之七。李锄[①]认为此乃《骨度》中仅有的非实测的数据。

①李锄. 骨度研究[M]. 上海：上海科学技术出版社，1984：22.

【知识链接】

一、本篇有关尺制的研究

本篇所用度量衡为何时所制？折合今之尺寸如何？是实体测量还是人为假定？是研究《骨度》首先要解决的问题，至今尚有争议。

（一）骨度尺寸源自人体实测

骨度尺寸源自人体实测，可谓是当代学者的主流观点。李锄[①]研究认为，本篇的尺寸，是实地测量的记录，也就是当时的人体解剖学的体表数据；所用的尺制，根据《中国度量衡史》“中国历代尺之长度标准变迁表”的计算，其尺度为周制无疑，即每尺合市尺0.5973尺，则身高合149.325cm，相较于夏、商、秦汉的尺长比例计算结果，最接近现代人的身长；对今人骨度测量的研究结果，也支持实际测量记录的观点。需要指出的是，在本篇的尺寸中，除了仅有的而且并非实测之数的“一寸四分分之一”以外，其余全部都是几寸或几寸半，也就是只精确到半寸，可见其尺寸只是个略数。另外，王亚威[②]、陈钢[③]、柳直等[④]分别开展了有关古今人体体表测量数值的比较研究，其结论都认可本篇所记载数值的真实性和可靠性。

（二）骨度尺寸与数术原理

卓廉士[⑤]认为骨度亦为度数，是天数、人事、尺寸、人体比例等诸多方面的奇妙结合，其中的尺寸既有测量，又有比例分配，但更多的则是出于对天人关系的思考。如《易传·系辞上》曰：“凡天地之数，五十有五，此所以成变化而行鬼神也。”将本篇与秦汉易数相结合，发现骨度分寸背后隐藏的“天地之数”。本篇中各部分骨度相加总数为57.85，与“天地之数五十有五”十分近似。《易传·系辞上》曰：“天九地十”“配天以养头”，而头部各骨度值相加为9.35，近似为9；“地数三十”“象地以养足”，四肢部骨度值相加为30.65，近似为30。这充分揭示了本篇背后的数术原理。

二、本篇尺制与骨度折量法的关系

本篇记载的人体各部的长宽尺度，本来不是作为针灸取穴之用。但到了隋唐时期，已有医家将“骨度”用于取穴标准而采用了“骨度折量取穴法”，最早当为杨上善《骨度》注，他指出：“今以中人为法，则大人、小人皆以为定。何者？取一合七尺五寸人身量之，合有七十五分，则七尺六寸以上大人，亦准为七十五分，七尺四寸以下乃至婴儿，亦准七十五分，以此为

---

①李锄. 骨度研究[M]. 上海：上海科学技术出版社，1984：29-49.

②王亚威，莫楚屏. 对灵枢骨度篇有关表面解剖学记载的考证[J]. 中医杂志. 1957，(8)：401-405.

③陈钢，薛红，周艳杰，等. 《灵枢》骨度研究——古今人体体表测量值比较[J]. 成都中医药大学学报，1998，21(2)：3-8.

④柳直，李顺保，田凯文. 《灵枢经·骨度》古今实测值对比研究[J]. 西部中医药，2016，29(10)：57-61.

⑤卓廉士. 揭秘《灵枢·骨度》的数术原理[J]. 中国针灸，2010，30(10)：870-874.

定，分立经脉长短并取空穴。”这里以本篇中等人身长七尺五寸为准，即各种身长的人均为七十五份，一寸即等于身长的七十五分之一，这就是“骨度折量法”的实质，由此穴距与骨度之间建立起了特定的联系。但需要注意的是《灵枢》骨度与《明堂经》取穴尺寸本不是同一体系，本篇是成于一时一人之手，所依据的尺度是统一的，而《明堂经》所载腧穴不是同时或同一医家发现的，不同部位的腧穴的度量尺度不一定相同。陈艳焦等[①]通过对骨度、骨度折量分寸、同身寸的涵义、演变及其关系的研究，认为骨度、骨度折量分寸、同身寸三者间，是基准寸度、相对寸度、简便寸度的关系。骨度是古代人体测量学的基准寸度，是腧穴定位的重要依据。骨度折量分寸是根据人体各部位相对稳定的比例关系，将骨度应用于不同性别、年龄、体型腧穴定位的寸度，个别寸度根据经脉循行和穴位间关系进行了调整。

另外，武晓冬[②]将本篇与现行国家标准《腧穴名称与定位》中的相关骨度尺寸进行比较，认为现行针灸骨度的组成大约有四类：第一类，古今尺寸大小保持未变；第二类，骨度起止点未变，但尺寸大小发生了变化；第三类，骨度起止点发生变化，尺寸亦随之变化；第四类，本篇未有记载，乃后世医家新增的骨度。其中引起学术界争议的主要集中在第二、三类，而现行的两乳之间 8 寸、脐中至耻骨联合上缘 5 寸是争辩的焦点。并对 100 名部队战士进行了 12 项针灸骨度的人体测量。

三、骨度分寸法

骨度分寸法古称“骨度法”，即以骨节为主要标志测量周身各部的大小、长短，并依其尺寸，按比例折算作为取穴的方法。本法的优点在于取穴准确，不论男女、老幼、高矮、胖瘦等体型的人均能适用。常用骨度分寸表及常用骨度折量法示意图如下（表 14-2、图 14-1、图 14-2、图 14-3）[③]。

表 14-2 现代常用骨度分寸表

部位	起止点	折量分寸	度量法
头部	前发际正中至后发际正中	12 寸	直寸
	眉间（印堂）至前发际正中	3 寸	直寸
	后发际至第 7 颈椎棘突下（大椎）	3 寸	直寸
	两额角发际（头维）之间	9 寸	横寸
	耳后两乳突（完骨）之间	9 寸	横寸
胸部	胸骨上窝（天突）至剑胸结合中点（岐骨）	9 寸	直寸
	两乳头（乳中）之间	8 寸	横寸
腹部	剑胸结合中点至脐中（神阙）	8 寸	直寸
	脐中至耻骨联合上缘（曲骨）	5 寸	直寸
背腰部	第 1 胸椎棘突向下至骶正中嵴下端	21 椎	直寸
	两肩胛骨脊柱缘之间	6 寸	横寸

①陈艳焦，徐玉东，刘佳缘，等. 骨度、骨度折量分寸与同身寸及其关系的研究[J]. 上海针灸杂志，2016，35（4）：452-455.

②武晓冬. 针灸骨度人体测量 100 例研究报告[J]. 针刺研究，2011，36（1）：66-71.

③邵水金. 腧穴解剖学[M]. 第 2 版. 上海：上海科学技术出版社，2018：16-18.

续表

部位	起止点	折量分寸	度量法
躯干侧面	腋窝中点（极泉）至第 11 肋前端（章门）	12 寸	直寸
	第 11 肋前端至股骨大转子	9 寸	直寸
上肢部	腋前、后纹头至肘横纹（平尺骨鹰嘴）	9 寸	直寸
	肘横纹至腕横纹	12 寸	直寸
下肢部	耻骨联合上缘至髌底	18 寸	直寸
	股骨大转子至腘横纹（平髌尖）	19 寸	直寸
	胫骨内侧髁下方（阴陵泉）至内踝尖	13 寸	直寸
	腘横纹至外踝尖	16 寸	直寸
	内踝尖至足底	3 寸	直寸

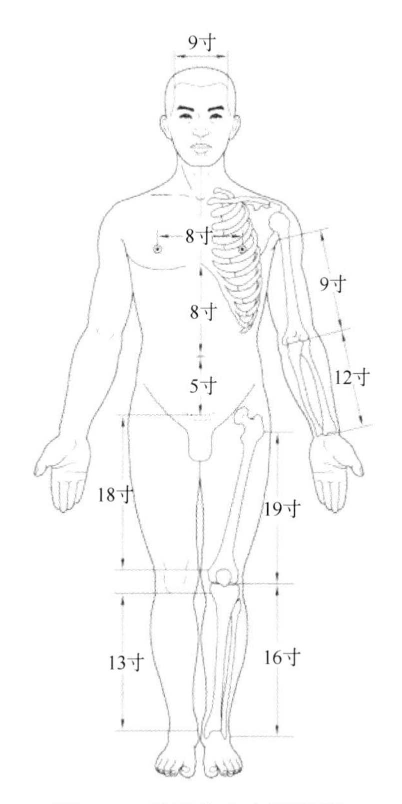

图 14-1 骨度分寸（前面图）

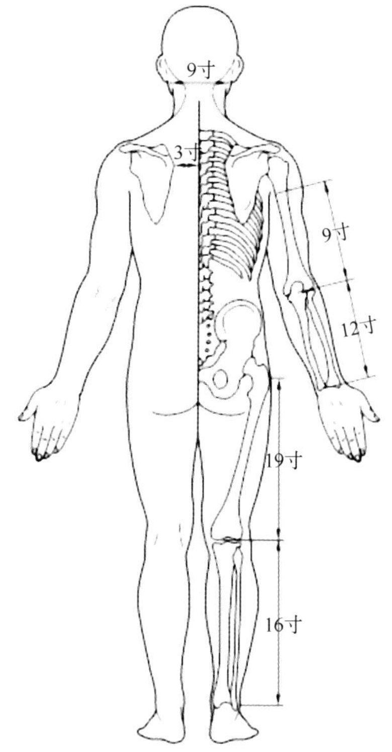

图 14-2 骨度分寸（背面图）

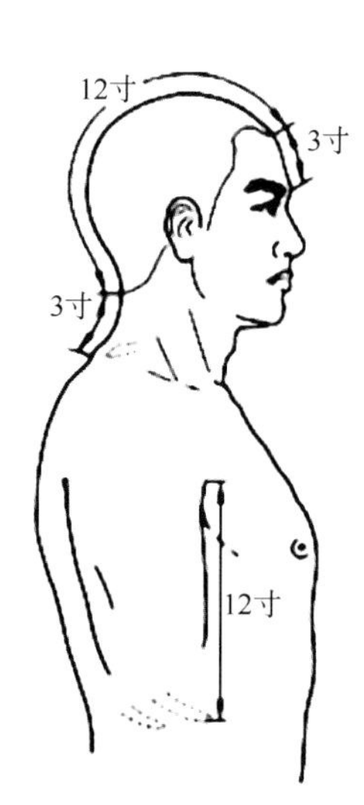

图 14-3 骨度分寸（侧面图）

五十营第十五

【导读】

《易传·系辞上》提出“大衍之数五十，其用四十有九”当在西汉以前，有可能为战国中晚期，早于《黄帝内经》有关营卫循行五十周次的论述。大衍之数五十，可能来自天地之数，以此说明大衍之数的宇宙论依据，对后世历法、数学等都有着深刻影响。从人与天地相参的角度而言，大衍之数作为确定自然时序的内在根据，自然也就成了生命活动的规制之数。因此，《黄帝内经》所言营气循行五十周次，可能是以“大衍之数五十”为基础的术数模式推演的结果，先有五十之定数，然后为了满足这一定数，人为设计了人体经脉长度、一息气行度数、一昼夜呼吸次数等数据。总之，“五十营者，即营气运行之数，昼夜凡五十度也”（《类经·经络类》）。

【原文】

黄帝曰：余愿闻五十营[1]奈何？岐伯答曰：天周二十八宿[2]，宿三十六分[3]，人气行一周[4]千八分[5]。日行二十八宿，人经脉上下、左右、前后二十八脉[6]，周身十六丈二尺[7]，以应二十八宿。漏水下百刻[8]，以分昼夜。故人一呼，脉再动，气行三寸；一吸，脉亦再动，气行三寸。呼吸定息[9]，气行六寸。十息，气行六尺。二十七息，气行一丈六尺二寸[10]，日行二分。二百七十息，气行十六丈二尺，气行交通于中[11]，一周于身，下水二刻，日行二十分有奇[12]。五百四十息，气行再周于身，下水四刻，日行四十分[13]。二千七百息，气行十周于身，下水二十刻，日行五宿二十分[14]。一万三千五百息，气行五十营于身，水下百刻，日行二十八宿，漏水皆尽，脉终[15]矣。所谓交通[16]者，并行一数[17]也，故五十营备，得尽天地之寿[18]矣，凡行八百一十丈也。

【校注】

〔1〕五十营：指营气在经脉中运行之数，一昼夜运行五十周次，故称五十营。

〔2〕天周二十八宿（xiù 秀）：天周，指天空一周。宿，星群留止之处。二十八宿是古代天文学上的二十八组恒星，按方位分为四组，即东方苍龙七宿：角、亢、氐、房、心、尾、箕；西方白虎七宿：奎、娄、胃、昴、毕、觜、参；南方朱雀七宿：井、鬼、柳、星、张、翼、轸；北方玄武七宿：斗、牛、女、虚、危、室、壁。

〔3〕宿三十六分：指二十八宿的每宿之间相距的度数为三十六分。

〔4〕人气行一周：指营气运行一周天。

〔5〕千八分：即一千零八分。每宿之间为三十六分，二十八宿共计为一千零八分。

〔6〕二十八脉：即手足十二经脉左右各一，共二十四脉；加上任脉、督脉各一，阳跻或阴跻（男子以阳跻、女子以阴跻计数）左右各一，共为二十八脉。

〔7〕周身十六丈二尺：指二十八脉的总长度，详见《脉度》篇。

〔8〕漏水下百刻：指古代用铜壶滴漏计时，一昼夜分为一百刻。

〔9〕呼吸定息：指呼与吸之间的停顿间隔。

〔10〕二十七息……一丈六尺二寸：此 12 字原脱，则上文“十息，气行六尺”与下文“日行二分”不合，故据《医学纲目》卷一楼英注补。

〔11〕气行交通于中：即营气运行贯通于经脉之中。气，指营气；中，指脉中。

〔12〕二十分有奇：原作“二十五分”，据《甲乙经》卷一改。气行一周于身所需日行分数为：1008÷50＝20.16，即二十分一厘六毫。

〔13〕四十分：《甲乙经》卷一作“四十分有奇”。当从。应为四十分三厘二毫。

〔14〕日行五宿二十分：气行十周，日行分数当为二百零一分六厘，应合五宿二十一分六厘。

〔15〕脉终：谓全身二十八脉已行遍五十周。

〔16〕交通：交相贯通。

〔17〕并行一数：张介宾：“谓并二十八脉，通行一周之数也。”

〔18〕天地之寿：指人自然禀赋的寿命。

【释义】

本篇的核心是讨论营气在人体一昼夜何以循行五十周次的问题，表面看是一个简单的数学计算，其实质则涉及到中医有关气血循环的一些关键问题。

一、营气循行五十周次的计算

本篇原文基于天人相应的术数原理，提供了三套计算方法：一是“气行交通于中，一周于身，下水二刻”，即营气在人体运行一周次所需时间为水下二刻，而按照古代漏刻计时，一昼夜划分为 100 刻，故营气昼夜循行即为 50 周次。二是“气行交通于中，一周于身……日行二十分有奇”，即营气在人体运行一周次所需时间为太阳在二十八宿间移行二十分有奇，二十八宿周天共计 1008 分，如此推算营气循行也为 50 周次。三是人体经脉总长度 16.2 丈，一息气行 0.6 尺，则气行一周需要 270 息，而人一昼夜的呼吸次数为 13500 息，故推算营气昼夜循行为 50 周次。

二、五十周次计算数据的问题

在本篇所记述的计算方法中，存在诸多实际与逻辑问题。首先，气行一周于身，漏刻计时为 2 刻从何而来，历代均语焉不详。其次，根据现有的研究结果，大约从战国时期起，中国古代对二十八宿各宿标准星即距星的距离有过多次测定，陈遵妫[①]《中国天文学史》曾列出了相关测定数据，从所列汉太初测定（公元前 104 年）数据来看，不仅各宿的距度相差很大，井宿最宽有 33 度，觜宿最窄只有 2 度，可见二十八宿划分的天区并非等分；而且四象之间的宿度也不相等，其中东方 75 度，北方 98 度 13 分，西方 80 度，南方 112 度，合计为 365 度 13 分，反映的是太阳岁行周天 365.25 度。但本篇却视二十八宿各宿的距度相等，并引入每宿 36 分，周天 1008 分的数据，已完全脱离了二十八宿的实际观测，大概是源于“天以六六为节”的推演。第三，人体经脉长度 16.2 丈，乃是总计二十八脉的长度所得。之所以计算二十八脉之长度，乃是根据“天人相参”之理，从日、月、五行的天周循环运行有二十八个住宿地或标准点，类推人体气血循环也应该有二十八个标准点，即二十八脉。而人体实际的经脉数十二经脉 24 条，若加上奇经八脉则有 36 条之多，远远超出了 28 脉之数，可见二十八脉的取舍也是一种人为的设计，纯粹为了满足应合天道二十八宿之数，由此又引起了《灵枢·脉度》中跻脉“男子数其阳，女子数其阴，当数者为经，其不当数者为络也”的逻辑矛盾。经脉总长 16.2 丈，可以从一息气行 0.6 尺、昼夜呼吸次数为 13500 息及昼夜循行 50 周次推算而得；另一方面，也隐含着“人以九九制会”的思想，即经脉左右各一，那么人体一侧经脉的长度 8.1 丈，恰合九九之数。故廖育群[②]认为各脉的长度不是根据“实际测量”，而是基于“精密计算”。第四，正常成年人每分钟呼吸大约 16～20 次，那么一昼夜的呼吸次数为 23040～28800 次，《灵枢·五十营》提出为 13500 次，也是为了满足其术数推演的需要。第五，关于人一呼一吸气各行三寸，呼吸定息，气行六寸，卓廉士[③]已指出：“三是生命的基数，而气血运行是人体中最具有生气的部分，故以三为始，然后以三的倍数递增。”因为“三”作为中国古代集体意识中的模式数字，形成了对世界进行宏观三分的宇宙观，诚如《说文解字》所说：“三，天地人之道也。”

三、五十周次确立的可能依据

由上述分析可见，《灵枢·五十营》为计算营气循行周次的所有数据，均不是根据“实际

①陈遵妫. 中国天文学史（上）[M]. 上海：上海人民出版社，2006：210.

②廖育群. 重构秦汉医学图像[M]. 上海：上海交通大学出版社，2012：177.

③卓廉士. 中医感应、术数理论钩沉[M]. 北京：人民卫生出版社，2015：212.

测量”，而是在确定了营气昼夜循行五十周次的前提下，再依据天人合一的术数模式，以推演确定相关数据，最终以满足五十周次的“精密计算”。

五十周次确立的可能依据为《易传·系辞上》提出“大衍之数五十，其用四十有九”。大衍之数五十，可能来自天地之数五十有五，以此说明大衍之数的宇宙论依据，因此对后世历法、数学等都有着深刻影响。从人与天地相参的角度而言，大衍之数作为确定自然时序的内在根据，自然也就成了生命活动的规制之数。因此，《黄帝内经》所言营气循行还是诊脉之五十数，可能是以大衍之数五十为基础的术数模式推演的结果。《灵枢·五十营》所提供的可以计算营气运行周次的数据，均是为了满足50周次这一前提的人为精密设计，与实际测量毫无关系。诚如亚里士多德在《形而上学》中对公元前六世纪初期毕达哥拉斯学派评述所说：“数学的本原就是万物的本原……由于他们在数目中间见到了各种各类和谐的特性与比例，而一切其他事物就其整个本性来说都是以数目为范型的，数目本身则先于自然中的一切其他事物，所以他们从这一切进行推论，认为数目的元素就是万物的元素，认为整个的天是一个和谐，一个数目。因此，凡是他们能够在数目和各种和谐之间指出的类似之处，以及他们能够在数目与天的特性、区分和整个安排之间指出的类似之处，他们都收集起来拼凑在一起。如果在什么地方出现了漏洞，他们就贪婪地去找个东西填补进去，使它们的整个系统能够自圆其说。”[①]

四、基于五十周次的临床应用

《灵枢·根结》篇将营气循行五十周次与切脉相联系，指出：“一日一夜五十营，以营五脏之精，不应数者，名曰狂生。所谓五十营者，五脏皆受气，持其脉口，数其至也。五十动而不一代者，五脏皆受气……所谓五十动而不一代者，以为常也。”似乎营气循行五十周次是切脉五十动的理论前提，如清·罗美[②]所言：“大约经络脉行兼有二义，一以呼行三寸，吸行三寸，其流行日夜为五十荣者，法以五十动而不一代者为占，此从其流行者言也。”但黄龙祥[③]考证认为，《灵枢·根结》这段文字改编自《脉经·诊脉动止投数疏数死期年月》所载扁鹊脉法，将“脉来五十投而不止者，五脏皆受气，即无病”中的“五十投”改为“五十营”，目的是借助营气这个关键概念来构建一个如环无端的血脉运行理论。廖育群[④]认为《灵枢·五十营》的内容来源于传世本《脉经》所载录的扁鹊脉学，《脉经·诊损至脉第五》云：“故人一呼而脉再动，气行三寸，一吸而脉再动，气行三寸。呼吸定息，脉五动。一呼一吸为一息，气行六寸……昼夜漏下水百刻……一刻百三十五息，十刻千三百五十息，百刻万三千五百息。二刻为一度，一度气行一周身，昼夜五十度。”黄龙祥[⑤]认为《灵枢》将其中的“五十度”改为“五十营”，只是为后续营气的出场埋下伏笔。如此以来，则营气循行五十周次当来源于脉诊之五十动，而不是相反。

《难经·一难》又将营气运行五十周次的理论，结合《灵枢·营卫生会》“五十度而复大会

---

①北京大学哲学系外国哲学史教研室. 西方哲学原著选读（上卷）[M]. 北京：商务印书馆，1981：19.

②清·罗美. 内经博议[M]. 杨杏林校注. 北京：中国中医药出版社，2015：23.

③黄龙祥. 经脉理论还原与重构大纲[M]. 北京：人民卫生出版社，2016：17.

④廖育群. 重构秦汉医学图像[M]. 上海：上海交通大学出版社，2012：174-176.

⑤黄龙祥. 经脉理论还原与重构大纲[M]. 北京：人民卫生出版社，2016：16.

于手太阴”的观点，作为切脉独取寸口的理论依据，指出：“寸口者，脉之大要会，手太阴之动脉也。人一呼脉行三寸，一吸脉行三寸，呼吸定息，脉行六寸。人一日一夜凡一万三千五百息，脉行五十度周于身，漏水下百刻，荣卫行阳二十五度，行阴亦二十五度，为一周也，故五十度复会于手太阴。寸口者，五脏六腑之所终始，故法取于寸口也。”

另外，彭荣琛[1]根据本篇所论营气昼夜循行五十周次的理论，推算出运行一周的时间为 28 分多，提出针刺留针时间以 30 分钟为宜，如此使气血运行达到一营，有益于人体气血的调整和对疾病的治疗。

【知识链接】

一、二十八宿

二十八宿，是为研究日月五星运动设立的一个参照物或标准点，有了这些参照物或标准点，对天体位置就可以做出相应的表示。近百年来，关于二十八宿体系的研究，涉及其起源的地点、时间、作用以及四象的形成及其与二十八宿的配属关系的演变定型等诸多问题。

（一）二十八宿起源的地点

二十八宿起源的地点与时间，是 19 世纪以来争议最大的问题。关于二十八宿的起源地，有中国、古印度与巴比伦 3 种观点，而以中国起源说最为有力[2]。新城新藏[3]、竺可桢[4]、夏鼐[5]先后进行了深入的论证，主要观点可概括为：①中国二十八宿体系，可以从古代文献中追溯它发展的过程。②中国古代以拱极星中的北斗为观测的标准星象，观斗建以定季节。各宿中有些与拱极星拴在一起。③所谓“藕合”排列（即在赤道上广度各不相同的二十八宿却是一个个遥遥相对），印度的并不如中国的明显。各宿的分布，印度的也比中国的较为分散。④中国二十八宿依四季划分为四陆。中国一年分为四季是依照黄河流域的气候而定，冬夏长而春秋短，和二十八宿所划分的四陆相同。⑤中国古代天文学的重要贡献，是在观测和纪录方面。二十八宿的创立，主要是基于观测。⑥二十八宿是以赤道为准，采用赤道坐标以定天体在天球上的位置，是中国古代天文学的特点之一。⑦中国古人观测星象的注意力主要集中在北斗所在的北天区以及二十八宿分布的黄道带和赤道带，两个区域最终由北斗而相互栓系，其作用是通过建立拱极星与黄道或赤道星座之间的某种有效的联系，从而获得对二十八宿更加完整的观测结果。而中国古代文化中心的黄河中游，纬度较巴比伦、印度为北，加之古代北斗星由于岁差的缘故，离北天极更近，所以终年在地平线上常明不隐，易于观测。

---

①彭荣琛. 灵枢解难[M]. 北京：人民卫生出版社，2013：156.

②陈美东. 中国科学技术史·天文学卷[M]. 北京：科学出版社，2003：68.

③新城新藏. 东洋天文学史研究[M]. 沈璿译. 中华学艺社，1933：257-286.

④竺可桢. 二十八宿起源之时代与地点〔A〕. //竺可桢文集[C]. 北京：科学出版社，1979：234-254.

⑤夏鼐. 从宣化辽墓的星图论二十八宿和黄道十二宫[J]. 考古学报，1976（2）：35-58.

（二）二十八宿起源的时间

关于二十八宿起源的时间论证，现代大致可分为文献学考证与天文学计算两个方面。二十八宿的名称完整地出现于古代文献《吕氏春秋》《逸周书》《礼记》《淮南子》和《史记》中，《周礼》也提到了“二十八星”，文献学考证的结果表明，二十八宿的形成年代是在战国中期（公元前 4 世纪）[①②]。从二十八宿体系本身反映出来的天文现象来推算其成立年代，由于前提条件认知的差异等，结果差异很大。夏鼐[③]对 20 世纪 80 年代以前国内外相关推算结论研究认为，由可靠的文献上所载的天文现象来推算，二十八宿成为体系可以上推到公元前七世纪左右。真正的起源可能稍早，但现下没有可靠的证据。进入 21 世纪，冯时[④]认为中国二十八宿先牛后女的次序符合公元前 3500 年以前的实际天象，这意味着两宿的确定只可能是在这一时期。同时，公元前 3500 年至前 3000 年又是中国二十八宿平分黄、赤道带的理想年代，因此，公元前 3000 无疑应该视为这一体系建立的时间下限。赵永恒等[⑤]计算认为在公元前 6000 年至前 5000 年间，无论是二十八宿与赤道和黄道相合的宿数、还是月舍宿数和对偶宿数都达到了局部极大值，确定二十八宿体系的形成年代为公元前 5670 年左右，则将二十八宿的起源时间大幅提前了。

《中国大百科全书·天文卷》认为计算表明，二十八宿与天球赤道相吻合的年代距今约 5000 年前，这可认为是二十八宿体系创立时代的上限。而依据文献、文物等证实的公元前五世纪，则应该看成是二十八宿创立时代的下限[⑥]。陈美东[⑦]也认为，二十八宿作为一个完整系统的建立，大约成于春秋早期。此结果为多数学者所认同。

（三）二十八宿数的形成

二十八宿为什么取数二十八个星官？现代学者研究已有多种不同的说法[⑧]。大多数学者认为是按月亮的恒星周期（27.32 日）取定的；郑文光认为是按土星的恒星周期（古人早期取作 28 年）取定的；还有人认为是按 1+2+3+4+5+6+7=28 的结果取定的；有人则认为是取四七相配的结果，即四象与每方七宿的乘积。钟守华[⑨]则认为先秦天文家经由阴阳五行说形成“天以七纪”之说，然后以此说对五个天区进行了以“寓其数”而“强缀辑之”的整理：按东、南、西、北四个天区每方均配“阳数七”，对原先认识到的周天星宿缀辑调整，从而缀成四七相配的二十八宿数；余下一个“阳数七”配给中央天区，使原先“上古九星”被缀成北斗七星。故《史记·律书》谓：“七星者，阳数成于七，故曰七星。”

---

①钱宝琮. 论二十八宿之来历[J]. 思想与时代，1947，(43)：10-20.

②夏鼐. 从宣化辽墓的星图论二十八宿和黄道十二宫[J]. 考古学报，1976（2）：35-58.

③夏鼐. 从宣化辽墓的星图论二十八宿和黄道十二宫[J]. 考古学报，1976（2）：35-58.

④冯时. 中国天文考古学[M]. 第 2 版. 北京：社会科学文献出版社，2001：370.

⑤赵永恒，李勇. 二十八宿的形成与演变[J]. 中国科技史杂志，2009，30（1）：110-119.

⑥中国大百科全书编辑委员会《天文学》编辑委员会. 中国大百科全书·天文卷[M]. 北京：中国大百科全书出版社出版，1980：282～283.

⑦陈美东. 中国科学技术史·天文学卷[M]. 北京：科学出版社，2003：67-72.

⑧石云里. 中国古代科学技术史纲·天文卷[M]. 沈阳：辽宁教育出版社，1996：286.

⑨钟守华. 楚、秦简《日书》中的二十八宿问题探讨[J]. 中国科技史杂志，2009，30（4）：420-437.

一般认为，二十八宿选取“二十八”这个数字，与恒星月的长度有关。恒星月的长度为27.32166日，介于27天和28天之间，在天球上沿东西方向分划为28个区间(或者27个区间)，那么月亮每天进入一个区间，此区间称为“宿”(或称为“舍”)。诚如王充在《论衡·谈天》所说：“二十八宿为日、月舍，犹地有邮亭，为长吏廨矣。邮亭著地，亦如星舍著天也。”由于恒星月的长度在27日与28日之间，所以古人曾经使用过二十七宿，即将室、壁两宿合为一宿，也显示了恒星月的痕迹。需要指出的是，月亮每天绕地运行是一个常数，即用周天365度除以恒星月的长度，为13度略多。而二十八宿划分的天区并不是等分的，各宿的距度相差很大，用古度表示，井宿最宽有33度，觜宿最窄只有2度。因此，月亮在恒星之间的运动实际上并不是每天运行一宿。因此，二十八宿确定的目的应是古人企图通过间接参酌月球在天空中的位置，进而推定太阳的位置，并知道一年的季节[①]。换言之，创立二十八宿，就是为研究日月五星的运动设立一个参照物或标准点，有了这些参照物或标准点，对天体位置就可以做出相应的表示。

(四)四象的起源与演变

二十八宿按方位分成东、南、西、北四组，并将每一个方位的七宿与四种动物形象相联系，称东方为苍龙，南方为朱雀，西方为白虎，北方为玄武，是为“四象”。一般认为四象是早于二十八宿而出现的原始识星传统，二十八宿是建立在四象的基础上，但关于四象的起源，却一直存在争议。陈久金[②、③]提出中国的二十八宿起源于四象，四象又源于华夏民族的图腾信仰，东方苍龙源于东夷族的龙崇拜，西方白虎源于西羌族的虎崇拜，南方朱雀源于少昊族和南蛮族的鸟图腾崇拜，北方玄武源于夏民族的蛇图腾崇拜。四象并不简单地代表龙、蛇、虎、鸟四种动物，而是象征着组成华夏族群的四个民族，即以四个民族所崇拜的图腾作为这些民族的代表给黄道带的四个部分命名，以象征帝王所统治的四方民族和方国。他还认为，《尧典》中的四仲中星，并非二十八宿的四个代表星宿和基本骨干。郑文光[④]认为可能与某些具体的星宿昏中时所代表的季节特征有关，因为四象体系与四季恰好可以相互对应。最流行的说法是四象是四宫中众多星象构成的四组动物形象，冯时[⑤]对此进行了深入考证，他认为四象是古人对各宫中主宿形象——授时主星——的提升，并不是东、西、南、北四宫中的七个星宿构成的形象。四象起源的年代应在公元前4000年前，因为当时的实际天象表明，心宿、参宿、张宿和危宿基本上位于二分点与二至点上，而这四宿所呈现的龙、虎、鸟、麟四象在西水坡遗迹中都已呈现。四象与二十八宿配合的完整形式是在公元前3世纪中叶至前2世纪中叶的百年时间内完成的。赵继宁[⑥]则认为四象起源于远古社会的图腾现象，《尚书·尧典》四仲中星的记载为“四象”的雏形，四象的形成时代在西周初，而非一般认为的战国初期以前。王小盾[⑦]也提出中国的四

---

①陈遵妫. 中国天文学史（上）[M]. 上海：上海人民出版社，2006：206.

②陈久金. 斗转星移映神州——中国二十八宿[M]. 深圳：海天出版社，2012：57-59、4.

③陈久金. 华夏族群的图腾崇拜与四象概念的形成[J]. 自然科学史研究，1992，11（1）：9-22.

④郑文光. 中国天文学源流[M]. 北京：科学出版社，1979：91-98.

⑤冯时. 中国天文考古学[M]. 第2版. 北京：中国社会科学出版社，2010：409-434.

⑥赵继宁.《史记·天官书》考释[D]. 武汉：武汉大学，2010.

⑦王小盾. 中国早期四想与符号研究（下）——关于四神的起源及其体系形成[M]. 上海：上海人民出版社，2008：942-943.

象——四神的早期形态成立在商代，最终完成于西周初年。

（五）四象与四季配属关系的形成

二十八宿划分四象，本来是对空间方位的一种分割，但基于古人对时间的认识源于空间的划分以及时空相关的思维方式，四象也与四季相配属，即春季苍龙，夏季朱雀，秋季白虎，冬季玄武，进而四象也进入五行序列，对此，《淮南子·天文训》已有明确记载。其实《尚书·尧典》以鸟、心、虚、昴四宿的上中天确定季节的记载，已确立了四象与四时配属的基础。冯时[①]赞同公元前2400年前后，上述四宿大概处于二分点和二至点，只不过《尚书·尧典》的四时本非春夏秋冬四季，而是二分与二至。赵继宁[②]认为这四颗星在二十八宿四方之七星中均为"中星"，已大致将整个周天星宿划分为东、西、南、北四个区域，已显现出四象之雏形。如此通过对鸟、心、虚、昴四宿上中天的认识，将四方与四时联系在一起。战国时代的《易传》正式提出四象之名，并以春、夏、秋、冬四时称谓四象，所谓"《易》有太极，是生两仪，两仪生四象，四象生八卦"（《易传·系辞上》），虞翻注曰："四象，四时也。《易纬·乾凿度》亦曰：天地有春秋冬夏之节，故生四时。"郑康成《乾凿度》注曰："布六于北方以象水，布八于东方以象木，布九于西方以象金，布七于南方以象火。"由此可见，四象又可以与八卦、河图洛书等相关联。大概正由于此，有学者通过对秦简《天行度》的分析，提出此简文一述以"直"观之，分周天星宿为四象，二述以"取"算之，有五行数中的四个成数。提示四象与此四个不相等成数有内在联系，是古人"寓数分度"思想的一种反映。认为四象分度不均匀的基本特征，来源于先秦天文家对四象配四季划分（以节气与天文观测认识为基础）的"寓数分度"，有着从术度向古度、今度演变的历程[③]。

二、大衍之数

大衍之数，出自《易传·系辞上》："大衍之数五十，其用四十有九。分而为二以象两，挂一以象三，揲之以四以象四时，归奇于扐以象闰，五岁再闰，故再扐而后挂。天数五，地数五，五位相得而各有合。天数二十有五，地数三十，凡天地之数五十有五，此所以成变化而行鬼神也。"这段关于卜筮的话把数字与天地、历法、八卦联系在一起，建立了一套数的宇宙观和思想体系，对后世中国的学术产生了巨大的影响。

自汉至今，历代易学家对《易传》提出的大衍之数做过种种猜测，众说不一，仍然是易学史上一个悬而未决的问题。关于大衍之数的争议，涉及大衍之数提出的时代、大衍之数与天地之数的关系、大衍之数五十的原由以及为什么实际占筮只用49根蓍草等诸多问题。

（一）大衍之数提出的时代

关于大衍之数提出的时代问题，与长沙马王堆汉墓出土帛书《系辞》相关联。由于帛书《系

①冯时. 中国天文考古学[M]. 第2版. 北京：中国社会科学出版社，2010：218-220.

②赵继宁.《史记·天官书》考释[D]. 武汉：武汉大学，2010.

③钟守华. 楚、秦简《日书》中的二十八宿问题探讨[J]. 中国科技史杂志，2009，30（4）：420-437.

辞》无今本《系辞传》的“大衍之数”章，故张政烺[1]认为今本“大衍之数”章大约是后加的，是西汉中期的作品。李学勤[2]通过分析《论衡·卜筮》篇和《汉书·律历志》的记载，特别是分析“大衍之数”章文字的内容和形式都与《系辞》其他各章融合无间，他认为该章大概在《系辞》形成的时期即已存在。廖名春[3]则进一步通过分析“天一、地二……”句同“大衍之数”章的逻辑关系，通过引征熹平石经、子夏《易传》等材料，证明在西汉中期以前，《系辞》中就有“大衍之数”章了。张岱年[4]考证认为《系辞》的基本部分是战国中期的作品，著作年代在老子以后，惠子、庄子以前。刘大钧[5]赞同张岱年的看法，并补充论证认为《系辞》的写成，当稍早于惠子、庄子，或者与之同时。由此可见，大衍之数的提出，当在西汉以前，有可能为战国中晚期。

（二）大衍之数与天地之数的关系

《易传·系辞上》在提出大衍之数的同时，又提出“天地之数”的概念，而所谓天地之数，则《系辞上》所论“天一、地二，天三、地四，天五、地六，天七、地八，天九、地十”之数，即天数 1、3、5、7、9，和为 25；地数 2、4、6、8、10，和为 30，此即上文所言“天数二十有五，地数三十，凡天地之数五十有五”。以 10 个自然数作为天地之数，大概与人类对数的认识有关，就十进制的数字演化而言，“十”是循环计数的终结。如《国语·周语》言：“若国亡，不过十年，数之纪也。夫天之所弃，不过其纪。”《汉书·律历志》说：“数始于一，终于十。”《春秋繁露·阳尊阴卑》说：“天之大数，毕于十旬。旬天地之间，十而毕举；旬生长之功，十而毕成。十者，天数之所止也。古之圣人，因天数之所止，以为数纪，十如更始。”《说文解字》言：“十，数之具也。”《素问·六节藏象论》王冰注：“十者，天地之至数也。”《系辞传》孔颖达疏说：“天一、地二，天三、地四，天五、地六，天七、地八，天九、地十，至十而至，是数满于十也。”《左传·僖公十四年》孔颖达疏说：“十是数之小成。”纪、终、满、具、至等，都是说十是数的一个周期的完成、终结和齐全、圆满。至于说十是数之小成，则是从更长、更大的周期而言。原始时代的先民屈指计数，每个手指都逐一用过一遍，这就是“数终于十”；从头再来一遍，就又开创了一个“数之纪”；如此不断地周而复始，每数一十，都是一次“数之小成”。不仅中国古代如此，亚里士多德《形而上学》记述公元前六世纪初期的毕达哥拉斯学派的观点说：“他们认为十这个数目是完满的，包括了数目的全部本性”。

至于此大衍之数五十与天地之数五十五之关系，历代学者的认识并不一致，主要有两种观点：一是认为大衍之数即天地之数，当为“五十有五”。早在汉唐时代的文献中，已有“大衍之数五十有五”的记载，北宋学者胡瑗《周易口义》指出：“按此大衍之数当有五十有五……今经文但言五十者，盖简编脱漏矣。”今人金景芳先生[6]明确指出：“大衍之数五十”有脱文，当作“大衍之数五十有五”，脱“有五”二字。大衍之数，即下文“成变化而行鬼神”之“天

---

①张政烺. 试释周初青铜器铭文中的易卦[J]. 考古学报，1980，(4)：403-415.

②李学勤. 帛书《系辞》略论[J]. 齐鲁学刊，1989，(4)：17-20.

③廖名春.“大衍之数”章与帛书《系辞》[J]. 中国文化，1994，(9)：37-42.

④张岱年. 中国哲学发微[J]. 太原：山西人民出版社，1981：364-388.

⑤刘大钧. 周易概论[M]. 成都：巴蜀书社，2016：9-10.

⑥金景芳. 学易四种[M]. 长春：吉林文史出版社，1987：56.

地之数"。并进一步解释大衍之数的含义谓："衍"者，推演。"大衍"者，言其含盖一切，示与基数之十个数字有别，盖数之奇偶，分天分地，犹卦之两仪，有⚊有⚋。衍成基数，犹《乾》《坤》等之八卦，只属小成，而不足以应用者也。迨"参天两地"而成"五十有五"，则可应用之以"求数""定爻""成卦"，乃"成变化而行鬼神"，因以大衍名之。不然，则此处"五十"为无据，而下文"五十有五"为剩语，"絜静精微"(《礼记·经解》)之教，断无此种文例也。廖名春[①]也认为，无论从文义出发，还是从文献记载出发，"大衍之数"即"天地之数"都可谓有理有据，应为定论。陈恩林[②]、马金亮等[③]加以补充论证，都认同大衍之数就是天地之数，"大衍之数五十"是"大衍之数五十有五"的脱文。汉魏易学家也多把两者看成是一事，虽不悟"大衍之数五十"为脱文，但认为"大衍之数"是"天地之数"的蓍卦之数，也与事实接近。大衍筮法从五十五根蓍草中所拿出的六根蓍草，恰好可以用来"布六爻之位"，是为"自然之妙"。由此可见，大衍之数五十有五，是现代学者的主流认识。二是认为大衍之数为五十，不同于天地之数。从经、史、子、集中有关"大衍之数"的论述来看，此观点占主流地位。如《白虎通·嫁娶》曰："男三十而娶，女二十而嫁……合为五十，应大衍之数，生万物也。"孔颖达在《周易正义》中引述京房、马融、荀爽的观点论述大衍之数也为五十。韩康伯《易·系辞》注引王弼谓："演天地之数，所赖者五十也。其用四十有九，则其一不用也。"北宋邵雍、南宋朱熹也持此说。今人金志友[④]认为，大衍之数 50，其实质是最大的五行生数 5 与最大的五行成数 10 之间，按照"相乘方式的相合作用"形成的结果，是用来表达时空纵横方位范畴的一切现象之能生能成的最大衍化周期数。欧阳维诚[⑤]认为，大衍之数五十，可能来自天地之数。因为"设卦"是借助天地进行的，蓍数自然也要配合天地之数。但天地之数分别是 25 与 30，两者不相匹配，为了相对相称，所以地数也只取 25，所以大衍之数以取 50 为宜。于成宝[⑥]认为《系辞》作者并不是仅从占筮的角度去讲筮法，而是企望在《系辞》中能对大衍筮法所蕴涵的宇宙哲理予以系统化的诠释，循着与《系辞》作者一样的眼光去看大衍之数，就当承认大衍之数为五十。

（三）大衍之数五十的原由

大衍之数何以取五十，自汉至今，众说不一，大致可归纳为以下几类。

1. 五十是大衍之数所象征的一组重要事物的特征数之和

《汉书·律历志》谓："是故元始有象一也，春秋二也，三统三也，四时四也，合而为十，成五体，以五乘十，大衍之数也。而道据其一，其余四十九，所当用也。"即 50=[1（太极）+2（春秋）+3（三统）+4（时）]×5。孔颖达《周易正义》引京房说："五十者，谓十日，十二辰，二十八宿也，凡五十。其一不用者，天之生气，将欲以虚来实，故用四十九焉。"孔颖达疏引马融说："《易》有太极谓北辰也，太极生两仪，两仪生日月，日月生四时，四时生五行，

①廖名春."大衍之数"章与帛书《系辞》[J]. 中国文化，1994，(9)：37-42.

②陈恩林，郭宁信. 关于《周易》"大衍之数"的问题[J]. 中国哲学史，1998，(3)：42-47.

③马金亮，丁鼎. 大衍之数"五十有五"说补证[J]. 周易研究，2015，(2)：32-39.

④金志友.《周易》大衍之数探解[J]. 学理论，2014，(9)：40-41.

⑤欧阳维诚. 思维模式视野下的易学[M]. 广州：华南理工大学出版社，2017：140.

⑥于成宝.《周易》"大衍之数"略论[J]. 求索，2007，(10)：151-152，144.

五行生十二月，十二月生二十四气，北辰位居不动，其余四十九转运而用也。”按照此说，五十是由太极一、两仪二、日月二、四时、五行、十二月、二十四节气相加之和。

2. 五十是八卦的爻数或特征数之和

孔颖达疏引荀爽说：“卦各有六爻，六八四十八，加乾、坤二用，凡有五十。乾初九：‘潜龙勿用’，故用四十九也。”即五十是由八经卦的八与每卦六爻的六相乘，再加上乾、坤两卦中的用九、用六而得。李鼎祚《周易集解》引崔憬说：“艮为少阳，其数三；坎为中阳，其数五；震为长阳，其数七；乾为老阳，其数九；兑为少阴，其数二；离为中阴，其数十；巽为长阴，其数八；坤为老阴，其数六，八卦之数总有五十。”即五十乃八经卦所对应的数之和。

3. 五十是从河图天地数、生成数中导出

朱熹《周易本义》说：“大衍之数五十，盖以河图中宫，天五乘地十而得之，至用以筮，则止用四十有九，盖皆出于理势之自然，而非人之知力所能损益也。”尚秉和《周易尚氏学》也持此观点，他指出：“五十既为极数，故大衍以此为本也。《太玄》玄图云：一与六共宗，二与七共朋，三与八成友，四与九同道，五与五相守。正五十也。孔子曰五十以学《易》，正谓此也。”

4. 大衍之数是由天地之数五十五所导出

郑玄云：“天地之数，五十有五，以五行气通。凡五行减五，大衍又减一，故四十九也。”姚配中[①]也持此说，他认为：“天地之数五十五，减其小数五，以象五行，用其大数五十以演卦，故曰大演之数五十。五十者，参天两地，减五亦参天两地，减一象太枢也。”

此外，清·李光地[②]认为：“凡方圆可为比例，惟径七者，方周二十八，圆周二十二，即两积相比例之率也……合二十八与二十二，共五十，是大衍之数，函方圆同径两周数。”他还依据“大衍勾股之原图”来说明大衍之数为五十，认为大衍之数与直角三角形的勾股定理有密切的关联。近代杭辛斋[③]认同李光地的说法，并给出大衍之数勾股图。田合禄等[④]则把大衍之数解释为朔望月在一年中运行的特征点规律，即一个朔望月有 4 个特征点，一回归年为 49.5 个朔望月单位，取整数为 50，即大衍数；其用 49 者只取实数。

以上解释可谓五花八门，大都是从一些无可验证的形而上学的假定出发，硬凑出五十和四十九两个数字来的。“大衍之数五十，其用四十有九”，大概只能是古人在长期的数字占筮的过程中摸索所得。欧阳维诚[⑤]研究认为，数字占筮最后所得筮数应满足随机性原理、等概率原理、变爻原理和最小数原理，在此情况下，用 49 根蓍草是唯一的最佳选择。它运用了初等数论、组合论、概率论的知识，对一个复杂的数学模型求出了最佳解，其理论之严密与计算之精确都使人叹为观止，因而为我国历代数学家所推崇。

至于占筮为什么只用 49 根蓍草，上文已有所涉及，况且此问题与中医学的关系不大，故在此不再赘述。

通过上述讨论可见，从《易传·系辞上》提出“大衍之数五十”后，宋以前大多予以肯定；

---

①姚配中. 周易姚氏学[M]. 上海：商务印书馆，1935：249.

②清·李光地. 四库全书·周易折中[M]. 台北：台湾商务印书馆，1986：546-547.

③杭辛斋. 学易笔谈[M]. 长沙：岳麓书社，2010：204.

④田合禄，田峰. 周易与日月崇拜——周易、神话、科学[M]. 北京：光明日报出版社，2004：363.

⑤欧阳维诚. 周易数学原理[M]. 武汉：湖北教育出版社，1993：203-216.

宋代学者提出脱文说，认为大衍之数为五十五，现代学者则倾向于大衍之数即天地之数，同为五十五。但从《易传·系辞上》在同一章里提到大衍之数与天地之数来看，天地之数可能为大衍之数的来源，以此说明大衍之数的宇宙论依据，而且为了说明大衍筮法符合天地之道，从而为其赋予了律历知识的根据，即“分二”象征两仪，“挂一”象征三才，“揲四”象征四时，“归奇”象征闰月等。而从西汉刘歆始，又提出历法以大衍之数为本，如上引《汉书·律历志》为了说明律历皆有易道的根据，即借大衍之法来说明闰法。东汉末，刘洪造乾象历，“其为之也，依《易》立数，遁行相号，潜处相求，名为乾象历”（《晋书·律历志》）。唐代李淳风认为“然则观象设卦，扐闰成爻，历数之原，存乎此也”（《晋书·律历志》）。“至唐一行专用大衍之策，则历术又本于《易》矣”（《新唐书·历志一》），在一行看来，《易》、律、历三者互通，它们又都统一于数，而《易》才是律与历的根本所在，所谓“是以大衍为天地之枢，如环之无端，盖律历之大纪也”（《新唐书·历志三》）。由此可见，大衍之数对历法思想影响之大，故陈美东[①]评价指出：无论刘歆还是刘洪，他们的数字神秘主义均未脱《易》中的大衍之数一类的窠臼。唐代一行亦深陷其中。这种基于历、律、《易》互通的思想，欲融会贯通之，并使历法披上神圣的色彩，可惜用有限的简单数码毕竟难以圆通十分精细的天文数据，遂沦为画蛇添足之举。

①陈美东. 中国古代天文学思想[M]. 北京：中国科学技术出版社，2007：556-559.

营气第十六

【导读】

当西医学通过解剖实验发现心脏、动脉、静脉、毛细血管等，历经千年之久，由最初的血液潮汐说转向建构起血液循环的理论大厦时，中医学似乎反其道而行之，先是通过对天道循环的认识，以天道类推人道，提出气血循环不休的观点，然后去探讨气血循环的具体路径。本篇即是继《灵枢·五十营》提出营气昼夜循行五十周次后，对营气具体循行路径的一种探索，描述了营气循十四经脉环流的具体路径，补上了气血循环学说中循行路线的缺环。张志聪云："此篇论营血营行于经隧之中，始于手太阴肺，终于足厥阴肝，常营无已，终而复始。"

【原文】

黄帝曰：营气之道[1]，内谷为宝[2]。谷入于胃，乃[3]传之肺，流溢于中[4]，布散于外，精专者行于经隧[5]，常营无已[6]，终而复始，是谓天地之纪[7]。

故气从太阴出[8]，注[9]手阳明，上行注足阳明，下行至跗[10]上，注大指间，与太阴合[11]，上行抵脾[12]。从脾注心中，循手少阴出腋下臂，注小指，合手太阳。上行乘腋出䪼[13]内，注目内眦，上巅下项，合足太阳。循脊下尻[14]，下行注小指之端，循足心，注足少阴。上行注肾，从肾注心，外散于胸中，循心主脉出腋下臂，出两筋之间，入掌中，出中指之端，还注小指次指[15]之端，合手少阳。上行注膻中，散于三焦，从三焦注胆，出胁，注足少阳。下行至跗上，复从跗注大指间，合足厥阴。上行至肝，从肝上注肺，上循喉咙，入颃颡[16]之窍，究于畜门[17]。其支别者，上额循巅下项中，循脊入骶，是督脉也。络阴器，上过毛中，入脐中，上循腹里，入缺盆，下注肺中，复出太阴。此营气之所行也，逆顺[18]之常也。

【校注】

〔1〕营气之道：谓营气生化、运行的规律。

〔2〕内谷为宝：张介宾："营气之行，由于谷气之化，谷不入则营气衰，故云内谷为宝。"内，同"纳"，受纳。

〔3〕乃：《甲乙经》卷一作"气"，可参。

〔4〕中：内，里面，此处指内在脏腑。

〔5〕精专者行于经隧：谓饮食精微中精纯单一的部分行于经脉之中。精专者，指营气。经隧，指经脉。

〔6〕常营无已：经常营运而无休止。

〔7〕天地之纪：谓营气在经脉中运行，与天地的变化规律相合。纪，法度、规律。

〔8〕气从太阴出：指营气的循行从手太阴肺经开始。

〔9〕注：灌注、传输之意。

〔10〕跗：脚背。

〔11〕与太阴合：即与足太阴脾经交合。合，此指阴阳表里两经的交合、会合。

〔12〕脾：原作"髀"，据《甲乙经》卷一、《太素·营卫气别》改。

〔13〕頔（zhuō 拙）：颧骨。

〔14〕尻：尾骶部。

〔15〕小指次指：指小指旁的手指，即无名指。

〔16〕颃颡（háng sāng 杭桑）：指咽部上腭与鼻孔相通处

〔17〕究于畜（xù 嗅）门：即终止于鼻孔。丹波元简："畜门者，鼻孔中通于脑之门户。畜，嗅同，以鼻吸气也。"

〔18〕逆顺：指人体经脉循行的不同方向。杨上善："逆顺者，在手循阴而出，循阳而入；在足循阴而入，循阳而出，此为营气行逆顺常也。"

【释义】

本篇继《灵枢·五十营》提出营气昼夜循行五十周次后，主要论述营气具体循行路径，同时也涉及到营气的生成问题。

一、营气的生成

原文指出："营气之道，内谷为宝。谷入于胃，乃传之肺，流溢于中，布散于外，精专者行于经隧，常营无已。"明确了营气来源于饮食水谷，由脾胃运化生成的水谷精微所化生，经过肺的宣发布散而输布全身。同时，营气是水谷精微中精纯柔和的部分，其运行于经脉之中，内养五脏六腑，外濡皮肉筋骨。对于营气的生成、特性、功能等，《灵枢》的《邪客》《营卫生会》以及《素问・经脉别论》等篇均有较为详细的阐述，可相互参阅，以加深理解。

二、营气运行的路径

《灵枢・经脉》具体阐述了十二经脉的具体循行部位，以及从肺手太阴之脉开始，历经大肠手阳明之脉→胃足阳明之脉→脾足太阴之脉→心手少阴之脉→小肠手太阳之脉→膀胱足太阳之脉→肾足少阴之脉→心主手厥阴之脉→三焦手少阳之脉→胆足少阳之脉→肝足厥阴之脉，再到肺手太阴之脉的循环衔接部位。本篇论营气的循行路径，即是以此十二经脉流注次序为基础，补充了督脉、任脉的循行路径，形成了营气的十四经脉循环运行路径（图 16-1）。但就十二经脉的具体循行路径与衔接而言，本篇可谓仅仅是一个省略版。

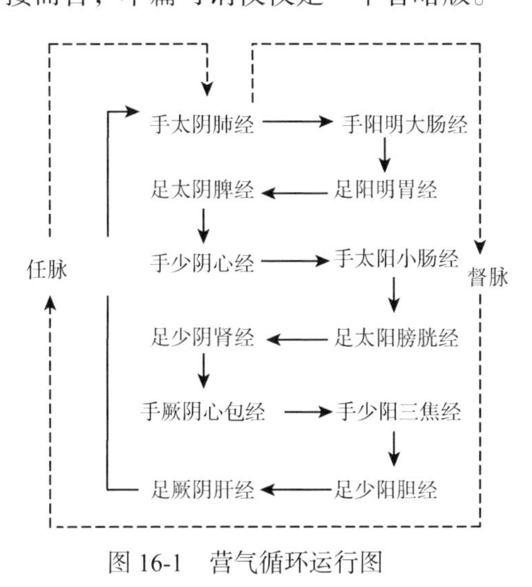

图 16-1　营气循环运行图

三、营气循行路径形成的机制

营气的循行路径，反映了血脉理论中气血循环的思想，而气血循环势必要涉及循环的动力问题，本篇所谓“谷入于胃，乃传之肺，流溢于中，布散于外……常营无已，终而复始”也隐含着对循环动力的认识。《灵枢・五十营》谓：“故人一呼，脉再动，气行三寸；一吸，脉亦再动，气行三寸。呼吸定息，气行六寸。”将脉动与呼吸相联系，认识到脉之动，血之行皆因于气。《灵枢・邪客》云：“宗气积于胸中，出于喉咙，以贯心脉，而行呼吸焉。”《灵枢・五味》又说：“其大气之抟而不行者，积于胸中，命曰气海，出于肺，循喉咙，故呼则出，吸则入。”《灵枢・动输》更明确地指出：“胃为五脏六腑之海，其清气上注于肺，肺气从太阴而行之，其行也，以息往来，故人一呼脉再动，一吸脉亦再动，呼吸不已，故动而不止。”可见气之总汇在于胸中，而气之推动则在于肺。如此确立了营气循行的动力在胸中气海，始发经脉为肺手太阴之脉，然后按十二经脉相表里各经脉的循行方向相反，首尾相连，按照三阴→二阴→一阴的次序流注，就形成了如环无端的循环闭路。如此以来，“血脉理论和经脉理论两种不同理论的交织，为后人对经脉理论的正确理解铺设了重重屏蔽”[①]。

四、循行经脉的计数问题

根据《灵枢·五十营》的设计，人体营气的循行路径应为二十八条经脉，但本篇所述实际构建了十二经脉和十四经脉两个循环圈，如果以左右两侧计算，则为二十四脉循环和二十六脉循环，至少还缺少两条经脉。但是营气之行“以应刻数”是基于周身之脉长 16.2 丈这一前提，而周身之脉的长度又是二十八的长度之和，缺少两条经脉，其理论必然难以自洽。由此又引出了《灵枢·脉度》有关二十八的计算问题，但所有的理论建构都无法解决理论的逻辑自洽性问题，从而也变得毫无意义了。对此，张志聪《灵枢集注》已提出质疑谓：“营血之不营于任脉两跻者何也？曰：任脉起于胞中，阳跻乃足太阳之别脉，阴跻乃足少阴之别脉，胞中为血海，膀胱乃津液之府，肾主藏精，皆有流溢于中之精血贯通，故营血不营焉。”可谓是无解之解。

【知识链接】

一、关于经脉连环理论的构建

本篇与《灵枢》的《经脉》《五十营》《脉度》等，构建了中医气血循环的理论。气血循环必须依赖一定的路径，古人为了建构气血循环的路线，借用了原有的经脉标本的联系之脉，将原本独立的、自下而上走行的十二脉改变为首尾相连的圆环。黄龙祥[②]对此有深入独到的研究，他认为实现“经脉连环”经过了四个步骤，即标本诊法改为人迎寸口脉法、建立经脉-内脏表里关联、确定脉数、脉长及脉行启动部位、添加“人工链环”连二十八脉成一脉。二十八脉的选择源于天文学的二十八宿，但三阴三阳十二脉，加上任脉、督脉、阴跻、阳跻，脉的总数不合二十八之数，而在当时的学术背景下无法解决这一难题，因而二十八脉循行最终没能建立，只是形成了十二脉连环与十四脉连环。从经脉连环形成的那一刻起，经脉理论的模型便从“树型”变成了“环型”，原有的以“树”为喻即转变为以“水”为喻，十二脉变成了一脉，标本诊法、三部九候等遍诊法也失去了存在的意义，而让位于独取寸口脉法——经脉学说发展的动力源也随之枯竭，经脉之树也就枯萎了。“经脉标本说”与“经脉连环说”的区别见表 16-1[③]。

表 16-1 “经脉标本说”与“经脉连环说”比较表

	经脉标本说	经脉连环说
概念	脉——主联系	脉——行血气
假说	从本至标的连线	如环无端的循环往复
经验事实	标本诊法；本输（“经脉穴”、五输穴）	脉度、脉行速度（以脉搏与呼吸的关系推导）
推论	四肢为本，头面为标的标本关系	气血运行模式，病邪传注路径

①黄龙祥. 经脉理论还原与重构大纲[M]. 北京：人民卫生出版社，2016：103.

②黄龙祥. 经脉理论还原与重构大纲[M]. 北京：人民卫生出版社，2016：88-103.

③黄龙祥. 经脉理论还原与重构大纲[M]. 北京：人民卫生出版社，2016：191.

二、经脉连环与气功周天理论

本篇所论营气循行路径的十二经脉和十四经脉两个循环圈，与后世气功有关小周天、大周天也有一定的关系。历代丹家将打通任、督脉，开启元阴元阳循任、督二脉的周流化合，称之为打通人体小周天。小周天是古代气功主要流派之一的内丹术功法中的第一阶段，即练精化气的过程。闭目静坐，用鼻吸气，小腹逐渐内收，舌舐上腭（使任、督两脉相通，故称上鹊桥），同时提肛，由会阴道提气（过后阴，称为下鹊桥），循督脉向尾闾、夹脊、玉枕三关而达顶门百会穴。随后改呼气，鼓腹松肛，以意领气由百会分道过两眼外侧，两耳之前入口到舌根，这时舌尖改舐下腭，接着像咽物一样将气咽下，沿任脉至小腹脐下丹田处，即气贯丹田，再将气下沉会阴道，将气呼尽。如此循环不息。要求呼气做到悠、缓、细、匀，吸气要静、绵、深、长，总之要柔和自然。

大周天是导引真气循奇经八脉和十二经脉运行，是在小周天基础上更进一步的锻炼方法。具体方法为：姿势采取站式或卧式，先呼气，舌舐下腭，气沉丹田，小腹随之鼓起，再把气下沉到会阴。随即将气分成两股，沿大腿、小腿内侧，直下至足心涌泉穴。随后改吸气，小腹随之渐渐收缩，舌舐上腭，仍以意领气从足心引向足跟外侧，沿小腿、大腿外侧上升，至环跳穴向会阴穴合拢。接着提肛，沿督脉过三关，往上直达头顶，再分两道向眼外侧、两耳前入口，会合于舌尖，此时呼气，气沉丹田，内部气息由鹊桥相接后直下丹田。这就是气功所说的阴阳循环一大周天。大周天功能使任、督两脉，足三阳、足三阴加强经络间相互联系，同时使大脑处于高度静止状态，得到休息[①]。

---

①丁青艾，伍后胜. 养生保健大辞典[M]. 北京：科学技术文献出版社，1997：171.

脉度第十七

【导读】

《淮南子·天文训》说："古人为度量轻重，生乎天道。"《黄帝内经》在术数理念的影响下，常借用术数之数试图在天人之间建立一个对应的架构，使人道对应天道，以实现人体小宇宙与天地大宇宙之间的感通。《灵枢·脉度》为了解决《灵枢·五十营》提出人体二十八脉长16.2丈的问题，从天有二十八宿，人有二十八脉的角度讨论二十八脉的计数问题，同时基于古代"三五之道"，推论人体二十八脉的总长度何以为16.2丈。由于各种数据都是基于天道的一种术数推演，所以不可避免地隐含着诸多难以解决的逻辑矛盾。

【原文】

黄帝曰：愿闻脉度[1]。岐伯答曰：手之六阳[2]，从手至头，长五尺，五六三丈。手之六阴[3]，从手至胸中，三尺五寸，三六一丈八尺，五六三尺，合二丈一尺。足之六阳[4]，从足上至头，八尺，六八四丈八尺。足之六阴[5]，从足至胸中，六尺五寸，六六三丈六尺，五六三尺，合三丈九尺。跻脉从足至目，七尺五寸，二七一丈四尺，二五一尺，合一丈五尺。督脉、任脉各四尺五寸，二四八尺，二五一尺，合九尺。凡都合一十六丈二尺，此气之大经隧也[6]。经脉为里[7]，支而横者为络[8]，络之别者为孙[9]，盛而血者疾诛之[10]，盛者泻之，虚者饮药以补之[11]。

【校注】

〔1〕脉度：经脉长短的度数。

〔2〕手之六阳：手太阳小肠经、手阳明大肠经、手少阳三焦经，左右各有三条，合为手六

阳经。

〔3〕手之六阴：手太阴肺经、手少阴心经、手厥阴心包经，左右各有三条，合为手六阴经。

〔4〕足之六阳：足太阳膀胱经、足阳明胃经、足少阳胆经，左右各有三条，合为足六阳经。

〔5〕足之六阴：足太阴脾经、足少阴肾经、足厥阴肝经，左右各有三条，合为足六阴经。

〔6〕经隧：即经脉。

〔7〕经脉为里：经脉是主干，直行而深伏于里。

〔8〕支而横者为络：络脉是经脉的分支，多横行于浅表。

〔9〕络之别者为孙：由络脉再分出的细小分支为孙络。

〔10〕盛而血者疾诛之：谓络脉壅盛而有瘀血者，应当急速祛除。《太素》卷十三作“孙络之盛而有血者疾诛之”，可参。

〔11〕虚者饮药以补之：谓络脉不足而血虚者，宜服汤药以补养，而不可刺络放血。

【释义】

本段主要是论述《灵枢·五十营》人体经脉长 16.2 丈的计算问题，同时也说明了经与络的区别以及经络虚实病症的治疗。

一、人体经脉长度的计算

本段对人体经脉长度的计算，纯粹是为了应合《灵枢·五十营》有关营气昼夜循行五十周次来安排，借用术数之数在天人之间建立一个对应的架构，使人道对应天道，以实现人体小宇宙与天地大宇宙之间的感通。如《淮南子·天文训》说：“古人为度量轻重，生乎天道。”其中主要是“八”与“三五”之数。

《说文解字》云：“周制以八寸为尺，十尺为丈，人长八尺，故曰丈夫。”本篇取法上古，将人的身高定为八尺，以此为根据，而确定“足之六阳，从足上头，八尺”。杨上善不解此理，从实际测量计算，故提出：“计人骨度，从地至顶七尺五寸，所谓八尺者何？以其足六阳脉，从足指端当至踝五寸，故有八尺也，亦不取腑脏及支别矣。”其注“手之六阴”亦谓：“不取下入属脏络腑之者，少阴从心系上系目系及支别者亦不取。”如此则气血循环的路径，就犹如哈维的血液循环理论，尚缺少静脉与动脉之间毛细血管网的连接一样，还不能完全构成一个闭环。

卓廉士[①]认为，除足六阳经外，其余各条经脉长度，全是三五的倍数，完全符合三五之道。手三阳经各长五尺，手三阴经各长三尺五寸，足三阴经各长六尺五寸，跻脉长七尺五寸，任督二脉各长四尺五寸。另外，手足阴阳经脉之差也是三五及其倍数：足阳经与足阴经之差为一尺五寸，手阳经与手阴经之差也是一尺五寸，手足阳经之差为三尺，手足阴经之差也为三尺，均属于“三五之道”的术数。由术数厘定经脉的长度，则导致人体上肢的长度三尺五寸明显长

①卓廉士. 中医感应、术数理论钩沉[M]. 北京：人民卫生出版社，2015：205-207.

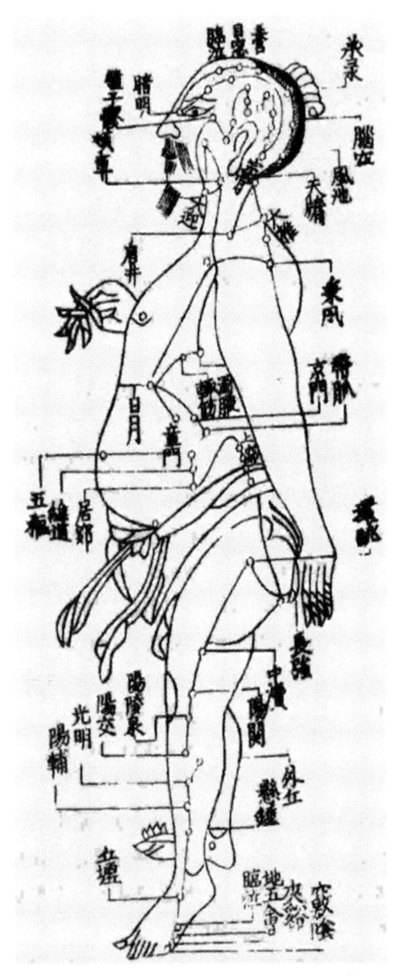

图 17-1 滑寿《十四经发挥》

于下肢的二尺，这也是古代针灸书籍所绘制的经络图谱，往往臂长于足的原因（图 17-1）。

二、经脉与络脉的区别

经脉与络脉均为人体气血运行之通道，只是形态上有大小、干支、浅深、动静等不同。本篇从浅深、方向、干支等方面加以区别，提出“经脉为里，支而横者为络，络之别者为孙”，即经脉是深伏、直行的主干，络脉是表浅、横行的分支。对此，《灵枢·经脉》也说：“经脉者，常不可见也，其虚实也以气口知之，脉之见者，皆络脉也。”

至于经络虚实病症的治疗，则简单地提出了盛实者可采用刺络放血的方法治疗，虚者则适宜采用药物调补。具体可参阅《灵枢·经脉》等篇。

【知识链接】

一、三五之道[①]

三五作为一组神秘数字，在古代文献中十分常见，《尚书·甘誓》曰：“有扈氏威侮五行，怠弃三正，天用剿绝其命。”已将三与五连在一起。春秋时期常见“三辰五行”之说，如《国语·鲁语上》云：“及天之三辰，民所以瞻仰也；及地之五行，所以生殖也。”《国语·晋语》言：“且夫口，三五之门也。是以谗口之乱，不过三五。”《左传·昭公三十二年》云：“物生有两，有三，有五，有陪贰。故天有三辰，地有五行，体有左右，各有妃耦。”《礼记·礼运》言：“三五而盈，三五而阙。”

“三五”，亦作“参伍”。《易传·系辞上》曰：“参伍以变，错综其数。通其变，遂成天地之文，极其数，遂定天下之象。”孔颖达疏曰：“参，三也。伍，五也。或三或五，以相参合，以相改变。略举三五，诸数皆然也。”从此以后，三五作为一个常数，不仅成了历法的基本数理，同时也与人事密切相关。《汉书·律历志》曰：“数者……始于一而三之……而五数备焉……始三五相包而生……太极运三辰五星于上，而元气转三统五行于下。其于人，皇极统三德五事。故三辰之合于三统也，日合于天统，月合于地统，斗合于人统。五星之合于五行，水合于辰星，火合于荧惑，金合于太白，木合于岁星，土合于镇星。三辰五星而相经纬也。”即日、月、北斗对应天、地、人三统，天上的五星对应地之五行。天道以三辰五星为经纬，称为“三五相包”，后世称为“三五之道”。三五既为天象，天人相应，人间的制度也需要遵循三五之道。故《史记·天官书》言：“为国者必贵三五”“为天数者，必通三五”。《史记·孔子世家》云：“孔丘

①卓廉士. 中医感应、术数理论钩沉[M]. 北京：人民卫生出版社，2015：202-204.

述三五之法，明周召之业。”即治历、治国必须懂得三五之道，举事必须合于三五之道。

秦汉时期的三五又是天地运转的周期数，《史记·天官书》说：“夫天运，三十岁一小变，百年中变，五百载大变；三大变一纪，三纪而大备，此其大数也。”《史记·历书》曰：“三五之正若循环，穷则返本。”《淮南子·泰族训》说：“昔者五帝、三王之莅政施教，必用参五。何谓参五？仰取象于天，俯取度于地，中取法于人。乃立明堂之朝，行明堂之令，以调阴阳之气，以和四时之节，以辟疾病之菑。俯视地理，以制度量，察陵陆水泽肥墽高下之宜，立事生财，以除饥寒之患。中考乎人德，以制礼乐；行仁义之道，以治人伦而除暴乱之祸。乃澄列金木水火土之性，故立父子之亲而成家；别清浊五音六律相生之数，以立君臣之义而成国；察四时季孟之序，以立长幼之礼而成官。此之谓参。制君臣之义，父子之亲，夫妇之辨，长幼之序，朋友之际，此之谓五。”由此可见，天道以三五之数运行不休，治国理政必须用三五之道，而“人与天地相参”，人体经脉中气血的周而复始的运行，也应出自于三五之数，符合天道之循环。

三五之道的源头，可能与三才、三辰、五行或九数数图（宋代起称之为洛书）有关。三才五行乃天地及修为之大道，故又名三五之道。

二、经脉长度计算与子午流注理论的关系

张介宾较早注意到《黄帝内经》所论营气运行与子午流注理论之间的矛盾，并有具体的阐述，《类经·经络类》云：“人身经脉之行，始于水下一刻，昼夜五十周于身，总计每日气候凡百刻，则二刻当行一周。故《卫气行》篇曰：‘日行一舍，人气行一周与十分身之八。’《五十营》篇曰：‘二百七十息，气行十六丈二尺，一周于身。’此经脉之常度也。而后世子午流注针灸等书，因水下一刻之纪，遂以寅时定为肺经，以十二时挨配十二经，而为之歌曰：肺寅大卯胃辰宫，脾巳心午小未中，膀申肾酉心包戌，亥三子胆丑肝通。继后张世贤、熊宗立复为分时注释，遂致历代相传，用为模范。殊不知纪漏者以寅初一刻为始，而经脉运行之度起于肺经，亦以寅初一刻为纪，故首言水下一刻，而一刻之中，气脉凡半周于身矣，焉得有大肠属卯时、胃属辰时等次也？且如手三阴脉长三尺五寸，足三阳脉长八尺，手少阴、厥阴左右俱只十八穴，足太阳左右凡一百二十六穴，此其长短多寡，大相悬绝，安得以十二经均配十二时？其失经旨也远矣，观者须知辨察。”

【原文】

五脏常内阅[1]于上七窍也，故肺气通于鼻，肺和则鼻能知臭香矣；心气通于舌，心和则舌能知五味矣；肝气通于目，肝和则目能辨五色矣；脾气通于口，脾和则口能知五谷矣；肾气通于耳，肾和则耳能闻五音矣。五脏不和则七窍不通，六腑不和则留为痈[2]。故邪在腑则阳脉[3]不和，阳脉不和则气留之，气留之则阳气盛矣。邪在脏则阴脉不和[4]，阴脉不和[5]则血留之，血留之则阴气盛矣。阴气太盛则阳气不能荣[6]也，故曰关。阳气太盛则阴气弗能荣也，故曰格。阴阳俱盛，不得相荣，故曰关格[7]。关格者，不得尽期[8]而死也。

黄帝曰：跻脉安[9]起安止？何气荣也[10]？岐伯答曰：跻脉者，少阴之别[11]，起于然骨[12]之后，上内踝之上，直上循阴股入阴[13]，上循胸里，入缺盆[14]，上出人迎[15]之前，入烦[16]，属目内眦，合于太阳、阳跻而上行，气并相还[17]则为濡目，气不荣则目不合。

黄帝曰：气独行五脏，不荣六腑，何也？岐伯答曰：气之不得无行也，如水之流，如日月之行不休。故阴脉荣其脏，阳脉荣其腑[18]，如环之无端，莫知其纪，终而复始。其流溢之气[19]，内溉脏腑，外濡腠理。

黄帝曰：跻脉有阴阳，何脉当其数[20]？岐伯答曰：男子数其阳，女子数其阴[21]，当数者为经，其不当数者为络也。

【校注】

〔1〕阅：通达。张介宾："阅，历也。五脏位次于内，而气达于外，故阅于上之七窍。"

〔2〕痈：通"壅"，壅滞。

〔3〕阳脉：指六腑之脉。

〔4〕邪在脏则阴脉不和：原作"阳气太盛则阴不利"，据《甲乙经》卷一改。阴脉，指五脏之脉。

〔5〕和：原作"利"，据《甲乙经》卷一改。

〔6〕荣：张介宾："荣、营通用，不能荣，谓阴阳乖乱不能营行，彼此格拒不相通也。"

〔7〕关格：指阴阳俱盛，不能相互营运的病症，临床见人迎与寸口脉盛极，或有呕吐及小便不通。

〔8〕尽期：达到寿命的期限。

〔9〕安：疑问代词，怎样，从何处。

〔10〕也：原作"水"，据《甲乙经》卷一改。

〔11〕跻脉……少阴之别：此指阴跻脉，自足少阴肾经所别出。

〔12〕然骨：足内踝前下方的大骨，相当于舟骨结节。然骨之后，指照海穴，位于足内踝下缘的凹陷处，八脉交会穴之一。

〔13〕阴股入阴：谓从大腿内侧上行到达前阴。

〔14〕缺盆：指锁骨上窝。

〔15〕人迎：喉结旁两侧颈动脉搏动处。

〔16〕烦（kuí 魁）：即颧部。

〔17〕还：通"环"，环绕。

〔18〕阴脉荣其脏……荣其腑：阴跻脉营运到五脏，阳跻脉营运到六腑。

〔19〕流溢之气：指运行灌注的精气。

〔20〕当其数：即作为经脉长度计算的数据。

〔21〕男子数……女子数其阴：男子经脉长度计算取阳跻脉，女子经脉长度计算取阴跻脉。

【释义】

本段原文在经脉气血环流不休的思想基础上，阐述了五脏与官窍的关系、经脉气血环流障碍的病症，以及跻脉与气血环流的关系。

一、五脏与官窍的关系

《素问》的《金匮真言论》《阴阳应象大论》等篇，在五行学说的基础上，提出人体五脏分别对应五官，即肝在窍为目，心在窍为舌，脾在窍为口，肺在窍为鼻，肾在窍为耳。本篇则从经脉气血联系的角度，将五脏与官窍相联系，强调五脏经脉气血和畅，上养于官窍，各官窍的功能方能正常。为此，杨上善《太素》还专门分析了五脏与官窍的经脉联系，指出："肺脉手太阴正别及络皆不至于鼻，而别之入于手阳明脉中，上侠鼻孔，故得肺气通于鼻也。""手少阴别脉循经入心中，上系舌本，故得心气通舌也。""肝脉足厥阴上颃颡也，连目系，故得通于目系。""脾足太阴脉上膈侠咽，连舌本，散舌下，故得气通口也。"如此，则为官窍病症从五脏论治提供了理论依据。

二、脏腑经脉气血不和的病症

由于五脏经脉气血上养五官七窍，故五脏经脉气血失调，则表现为七窍功能的异常变化。六腑主传导，以通为用，以降为顺，故六腑经脉气血不和，则发生壅滞不通的病症。另外，历代注家多随文释义，认为六腑不和则发生痈疡之类的病症。若邪气在六腑则六阳脉气血壅盛，在五脏则六阴脉气血壅滞，阴阳经脉气血壅滞，不相交通荣养则为关格。森立之曰："关格二字，为闭拒之义。或以为脉体之义，或以为病证之义，共可通矣。"《素问·六节藏象论》王冰注曰："阳盛之极，故格拒而食不得入也……阴盛之极，故关闭而溲不得通也。"

三、跻脉的循行与功能

本段以"跻脉安起安止"为问，但只论述了阴跻脉的循行路径，即阴跻为足少阴之别，起于内踝，沿下肢内侧后方上行，经前阴，上行腹胸进入缺盆，出结喉旁，上行至目内眦，与阳跻会合。这里并没有论述阳跻脉的具体循行部位，且没有指明所论为阴跻脉，可能与二十八脉中跻脉只能计入一条有关。《难经·二十八难》论阴、阳跻脉的循行谓："阳跻脉者，起于跟中，循外踝上行入风池。阴跻脉者，亦起于跟中，循内踝上行咽喉，交贯冲脉。"

关于跻脉的功能，杨上善《太素·阴阳乔脉》云："乔亦作跻，禁娇反，皆疾健貌。人行健疾，此脉所能，故因名也。乔，高也。此脉从足而出，以上于头，故曰乔脉。"故一般认为，跻脉的功能在上濡眼目而司开合，在下则与下肢的运动有关。黄龙祥[①]考证认为：《黄帝内经》

①黄龙祥. 中国针灸学术史大纲[M]. 北京：华夏出版社，2001：465-467.

所载阴跻、阳跻脉交于目内眦，显然与阴跻穴、阳跻穴主治目疾有关，也就是说，将阴跻、阳跻穴处与其主治病症部位相连接，即形成最初的跻脉循行线，这与早期"经脉"概念的形成过程相似。由此可见，足踝部穴可治疗目疾，故将足与目之间联系起来，形成跻脉循行，而后世所谓跻脉的功能，其实只是早期临床针刺穴位治疗远端疾病经验的变相反映。

由于跻脉的循行本文只论述了阴跻脉，而没有提及阳跻脉，因此又产生了"气独行五脏，不荣六腑，何也"新的问题。对于此问题，原文提出"阴脉荣其脏，阳脉荣其腑"，并借助自然界水与日月环行不休的物象，类推出人体脏腑经脉气血亦当如环之无端，以内溉脏腑，外濡腠理。诚如杨上善注所言："水之东流，回环天地，故行不休也。日月起于星纪，终而复始，故行不止也。三阴之脉，营脏注阳，三阳之脉，营腑注阴，阴阳相注如环，比水之流，日月之行，终而复始，莫知其纪。"

四、二十八脉中跻脉的计数问题

《灵枢·五十营》从天有二十八宿，类推出人有二十八脉，其总长度为16.2丈。而人体十二经脉各两条，加上督脉、任脉、阴跻、阳跻，脉的总数为36条，超出了二十八之数，不合经脉应天道之常数。为此，本段原文规定"男子数其阳，女子数其阴，当数者为经，其不当数者为络也"。即根据这一规定，男子入选二十八脉的是阳跻，女子入选二十八脉的是阴跻，并且入选的跻脉为"经脉"，未入选的为"络脉"，造成同样的经脉因为男女而属性不同的逻辑矛盾。

二十八脉为什么不选冲脉、带脉、阳维、阴维？对此，清代医家张志聪《灵枢集注》已有讨论，指出："营气之不行于冲脉、带脉、阳维、阴维者何也？曰：冲任二脉虽并起于胞中，任脉统任一身之阴，与督脉交通，阴阳环转者也。冲脉上循背里，为经络之海，其浮而外者，循腹上行，至胸中而散，充肤热肉生毫毛。盖主行胞中之血，充溢于经脉皮肤之外内，不与经脉循度环转。越人曰：阳维、阴维者，维络于身，溢畜不能环流灌溉诸经者也。故阳维起于诸阳之会，阴维起于诸阴之交。带脉者，有如束带，围绕于腰，统束诸脉。此皆不与经脉贯通，故不循度环转。"黄龙祥[①]则认为：《黄帝内经》与《难经》都没有带脉的具体循行描述，冲脉在躯干部的循行又与任脉难以区分。任脉、督脉、跻脉不仅有具体的循行路线，而且有专属的穴位，在《素问·气府论》这一腧穴专篇中，除三阴三阳十一脉外，仅见任脉、督脉、阴跻、阳跻四脉，说明这四脉是当时除十一脉之外影响最大的经脉。如此，将此四脉计入二十八脉之列，也就顺理成章了。

另外，入选经脉之列的跻脉，在《灵枢·营气》所构建的大、小循环之中也并未得以体现，对此，清代学者潘楫在《医灯续焰》中已提出质疑："据越人《二十三难》云：脉数总长十六丈二尺，任、督、二跻在内。以一呼一吸行六寸算之，昼夜一万三千五百息，共行八百一十丈，周于身者，得五十度。后又云：其始从中焦注手太阴，终于足厥阴。厥阴复还注手太阴，所谓如环无端者。不知二跻、任、督从何处接入？岂附行于足少阴、太阳耶？附则不能在循环注接之内。当俟知者。"

①黄龙祥. 经脉理论还原与重构大纲[M]. 北京：人民卫生出版社，2016：92.

【知识链接】

一、“五脏常内阅于上七窍”的临床应用

本段有关“五脏常内阅于上七窍”的论述，勾勒出了五官七窍与五脏在生理病理上相互联系、相互影响的轮廓，揭示了五官七窍疾病内在病理变化的实质所在，为临床提供了整体辨治的思路和方法。其中饮食味觉的感知，涉及到“心和则舌能知五味”与“脾和则口能知五谷”两脏，提示味觉功能主要与心、脾两脏关系密切。王洪图报道治疗一患者，经某医生治疗解除主症之后，遗有“口不知滋味”难去。病在心脾，用兰草汤加味治之。泽兰 50g，佩兰 50g，茯神 50g，桂枝 40g，菖蒲 50g。共为粗末，沏水代茶饮，每日 15g。10 余日后口和而知五味（《王洪图内经临证发挥》）。

二、古人关于目-足关联的认识

本篇论跻脉循行曰：“跻脉者，少阴之别，起于然骨之后，上内踝之上，直上……属目内眦，合于太阳、阳跻而上行，气并相还则为濡目，气不荣则目不合。”另外，《灵枢・经脉》膀胱足太阳之脉、胆足少阳之脉也联系目与足，均是对目-足相关，从经脉角度进行的理论解释。而对目-足关联的经验事实，《黄帝内经》多有所记载，如《灵枢・口问》曰：“目眩头倾，补足外踝下留之。”《灵枢・热病》曰：“目中赤痛，从内眦始，取之阴跻。”《素问・缪刺论》也说：“邪客于足阳跻之脉，令人目痛从内眦始，刺外踝之下半寸所各二痏，左刺右，右刺左，如行十里顷而已。”故《黄帝明堂经》记载昆仑、照海主治与目相关的疾病，古代临床治疗相关眼病也常选取申脉、照海，现代也多有针刺申脉、照海治疗眼部疾病的报道。如董培培等[①]针刺申脉、照海为主穴配合眼周穴位治疗动眼神经麻痹患者，眼球运动恢复正常，眼睑抬举基本正常，总有效率高达 92.3%。这种目-足关联的经验事实，从肌筋膜经线的角度可得到更加客观的解释，即足底筋膜及趾短屈肌-腓肠肌/跟腱-腘绳肌-骶结节韧带-腰骶部筋膜/竖脊肌-帽状腱膜/颅顶筋膜，相接续形成一个肌筋膜链，覆盖从趾骨跖面一直到额骨、眉弓的整个骨性轨道[②]。

①董培培，张永臣．针刺申脉照海为主治疗动眼神经麻痹 13 例[J]．江西中医药，2012，43（6）：45-46.

②黄龙祥．经脉理论还原与重构大纲[M]．北京：人民卫生出版社，2016：270.

营卫生会第十八

【导读】

《吕氏春秋·圜道》说："日夜一周，圜道也；月躔二十八宿，轸与角属，圜道也；精行四时，一上一下各与遇，圜道也；物动则萌，萌而生，生而长，长而大，大而成，成乃衰，衰乃杀，杀乃藏，圜道也。"中国古人很早就认识到宇宙万物有着周而复始的环周运动，并将其概称为"圜道观"。《黄帝内经》在没有必要的实验研究与严谨的数学方法情况下，之所以能够从总体上提出营卫气血循环的理论，正是在一定实践经验的基础上，以"圜道观"为依据，采用取象比类的方法推演出来的。本篇即基于上述思维方法，讨论了营卫之气的生成与运行规律，提出了营卫之气"阴阳相贯，如环无端"循环运行的观点，论述了三焦与营卫之气生成及运行的关系，并说明了三焦的部位与功能。张志聪："此章论营卫之生始会合，因以名篇。"

【原文】

黄帝问于岐伯曰：人焉受气？阴阳焉会？何气为营？何气为卫？营安从生？卫于焉会？老壮不同气[1]，阴阳异位[2]，愿闻其会。岐伯答曰：人受气于谷，谷入于胃，以传与肺，五脏六腑，皆以受气，其清者为营，浊者为卫[3]，营在脉中，卫在脉外，营周不休，五十而复大会。阴阳相贯[4]，如环无端。卫气行于阴二十五度，行于阳二十五度，分为昼夜，故气至阳而起，至阴而止[5]。故曰：日中而阳陇[6]为重阳，夜半而阴陇为重阴。故太阴主内，太阳主外[7]，各行二十五度，分为昼夜。夜半为阴陇，夜半后而为阴衰，平旦阴尽而阳受气矣。日中为阳陇，日西而阳衰，日入阳尽而阴受气矣。夜半而大会，万民皆卧，命曰合阴[8]。平旦阴尽而阳受气，如是无已，与天地同纪。

黄帝曰：老人之不夜瞑[9]者，何气使然？少壮之人不昼瞑者，何气使然？岐伯答曰：壮者之气血盛，其肌肉滑，气道通，荣卫之行，不失其常，故昼精[10]而夜瞑。老者之气血衰，其肌肉枯，气道涩，五脏之气相搏[11]，其营气衰少而卫气内伐[12]，故昼不精，夜不瞑。

【校注】

〔1〕老壮不同气：谓老年人与壮年人营卫之气盛衰不同。

〔2〕阴阳异位：谓营卫之气的循行部位不同。

〔3〕清者为营，浊者为卫：清和浊，在此指营卫之气的性能而言。唐宗海云："清浊以刚柔言，阴气柔和为清，阳气刚悍为浊。"

〔4〕阴阳相贯：谓营气主要按十二经之序，阴阳表里迭行相贯。

〔5〕气至阳而起，至阴而止：张志聪："气至阳则卧起而目张，至阴则休止而目瞑。"起、止，言寤与寐。

〔6〕陇：通"隆"，满盛之意。

〔7〕太阴主内，太阳主外：谓营卫之气的循行，营行脉中，始于手太阴经而复合于手太阴经，故曰太阴主内。卫行脉外，始于足太阳经而复合于足太阳经，故曰太阳主外。

〔8〕合阴：夜半子时阴气最盛，营卫二气俱行于阴而交会，故曰合阴。

〔9〕瞑：通"眠"，睡眠。

〔10〕昼精：谓白天精神清爽，精力充沛。

〔11〕五脏之气相搏：谓五脏功能不相协调。搏，《甲乙经》卷一作"薄"。均谓交争，不协调。

〔12〕卫气内伐：谓卫气失常内扰，使营卫之气运行紊乱。

【释义】

本段主要论述了营卫的生成、特性、运行与交会的总规律，以及营卫运行与睡眠的关系。

一、营卫的生成

本段原文简要地说明营卫之气同源于饮食水谷，经过脾胃的运化，水谷精微由脾上输于肺，再通过肺主气、司呼吸、宣发肃降、朝百脉等作用，化生营卫之气，进而输布全身，使卫气发挥其"温分肉，充皮肤，肥腠理，司开阖"（《灵枢·本脏》）等作用，营气发挥其"化以为血，以荣四末，内注五脏六腑"（《灵枢·邪客》）的作用。

二、营卫的特性与分布

营卫之气虽都生成于脾胃化生的水谷精气，但二者的特性及分布部位并不相同，所谓"清者为营，浊者为卫，营行脉中，卫行脉外"。即营气柔顺、精专，其性属阴，运行于脉内；卫气慓悍、滑疾，其性属阳，运行于脉外。正如《素问·痹论》所言："荣者，水谷之精气也，和调于五脏，洒陈于六腑，乃能入于脉也，故循脉上下，贯五脏，络六腑也。卫者，水谷之悍气也，其气慓疾滑利，不能入于脉也，故循皮肤之中，分肉之间，熏于肓膜，散于胸腹。”营与卫相对而言，营为阴，卫为阳，故其运行之主流，营气在脉中，卫气在脉外，但两者在运行中又具有阴阳相随、内外相贯的关系。

三、营卫的运行

（一）营气的运行

本篇提出了营行脉中，日夜五十周于身的规律，并指出“太阴主内”，但未具体论述其运行途经。对此，《灵枢·营气》有具体的记述，认为“营气之道，内谷为宝，谷入于胃，乃传之肺，流溢于中，布散于外，精专者行于经隧，常营无已，终而复始”。其具体的运行途经为：“气从太阴出，注手阳明，上行注足阳明……合足厥阴，上行至肝，从肝上注肺”“其支别者，上额循巅下项中，循脊入骶，是督脉也，络阴器，上过毛中，入脐中，上循腹里，入缺盆，下注肺中，复出太阴。”即以十二经脉为主干，通过任督脉的调节，在体内“如环无端”地运行。具体参见《灵枢·营气》篇。

（二）卫气的运行

关于卫气的运行，本段指出“卫在脉外”“卫气行于阴二十五度，行于阳二十五度，分为昼夜，故气至阳而起，至阴而止”。下文并提到“常与营俱行于阳二十五度，行于阴亦二十五度”。结合《黄帝内经》其他篇章的记载，卫气的运行有如下几种。

其一，卫在脉外，营在脉内，营卫相伴而行。如《灵枢·卫气》说：“其浮气之不循经者为卫气，其精气之行于经者为营气。阴阳相随，外内相贯，如环之无端。”即指出营阴卫阳相随而行，依十二经脉循行次序，一昼夜五十周于身。因此，张介宾认为：“虽卫主气而在外，然亦何尝无血。营主血而在内，然亦何尝无气。故营中未必无卫，卫中未必无营，但行于内者，便谓之营，行于外者，便谓之卫。此人身阴阳交感之道，分之则二，合之则一而已”（《类经·藏象类》）。

其二，卫气循脉而行，昼行于阳，夜行于阴。对此，除本篇所述外，《灵枢·卫气行》有具体记载，指出：“故卫气之行，一日一夜五十周于身，昼日行于阳二十五周，夜行于阴二十五周，周于五脏。”即平旦人醒之时，卫气从目内眦出阴入阳，上行头部，同时按手足三阳经的路线由上向下运行，然后从足三阴经抵达足底入足心，行于足少阴经，循足少阴之别跻脉，上行返回于目，如此运行二十五周次；入夜则卫气出阳入阴，从足少阴经注于肾，然后到心→肺→肝→脾，再复还于肾，如此以五脏相克为序，运行二十五周次。具体参见《灵枢·卫气行》篇。

其三，卫气不循脉而散行。《素问·痹论》说：“卫者，水谷之悍气也，其气慓疾滑利，不能入于脉也，故循皮肤之中，分肉之间，熏于肓膜，散于胸腹。”《灵枢·邪客》也指出：“卫气者，出其悍气之慓疾，而先行于四末分肉皮肤之间而不休者也。”说明卫气散行，可分布于皮肤腠理、分肉、肓膜、胸腹、四肢等处，以温养内外，护卫肌表，抗御外邪，调节汗孔之开合。

四、营卫的交会

关于营卫的交会，本段提出“夜半而大会”，下文进一步说：“故五十度而复大会于手太阴。”说明营卫之气一昼夜运行五十周次后，于夜半之时交会于手太阴肺。关于五十周次的确立，主要是依据《易传・系辞上》所载大衍之数类推而来，为此《灵枢・五十营》还选取了人体二十八脉长 16.2 丈、一息气行 6 寸、一昼夜呼吸次数为 13500 息等数据加以推算，但其本质仍然是一种基于术数的推演。

五、营卫运行与天地同纪

本段原文认为，营卫之气，特别是卫气的盛衰消长与自然界阳气的消长变化有着同步节律，所谓“夜半为阴陇，夜半后为阴衰”“日中为阳陇，日西而阳衰”“如是无已，与天地同纪”。对此，《素问・金匮真言论》亦有类似的论述：“平旦至日中，天之阳，阳中之阳也；日中至黄昏，天之阳，阳中之阴也；合夜至鸡鸣，天之阴，阴中之阴也；鸡鸣至平旦，天之阴，阴中之阳也，故人亦应之。”说明人体之卫气、阳气有相同的昼夜盛衰节律变化。

六、营卫运行与睡眠的关系

本段提出了卫气昼行于阳，人即醒寤，夜行于阴，人即睡眠，所谓“气至阳而起，至阴而止”，并举老人与少壮之人的精力和睡眠情况为例加以说明，认为少壮之人气血旺盛，营卫和调，昼则行于阳，阳分气盛，阳主动、主兴奋，故白昼精力充沛；夜则行于阴，阴分气盛，阴主静、主抑制，故夜晚睡眠良好。《灵枢・口问》亦云：“卫气昼日行于阳，夜半行于阴，阴者主夜，夜者主卧。”“阳气尽，阴气盛，则目瞑；阴气尽而阳气盛，则寤矣。”老人气血虚衰，营卫失调，昼不行于阳，夜不行于阴，故白天精力不足，晚上睡眠不佳。《灵枢・大惑论》亦指出：“卫气不得入于阴，常留于阳。留于阳则阳气满，阳气满则阳跻盛，不得入于阴，则阴气虚，故目不瞑矣。”可见，营卫的昼夜运行有如人体内在的生物钟，控制着人体的睡眠觉醒周期。

【知识链接】

一、营卫理论的发生与古代兵家

营卫概念及其理论的发生，与古代兵家思想密切相关。首先，从文字学的角度而言，“营”字的金文为[illegible]，篆文为[illegible]，隶书为[illegible]，楷书为[illegible]。西周金文字形上从二火，表示火焰上突的样子；下像火炬交错之形，为“营”之初文。在其后的演变过程中，下面从“宫”字意为居住的地方，上面的火焰表示居住地周围布满火把。《说文解字・宫部》：“帀居也。从宫，荧省声。”段玉裁注：“帀居谓环绕而居，如市营曰阓，军垒曰营是也。”由此看来，在早期的文献中“营”有环绕而居的意思。《史记·五帝本纪》载：“迁徙往来无常处，以师兵为营卫。”张守节《正义》解曰：“环绕军兵为营以自卫。”就是把军队和车马环绕在最外层，保护部族宿营，正因为“营”常常被土垒或车辆包围环绕组成，所以“营”最后引申为军队临时驻扎居住的地方，即为军营，且多数情况下都是与“卫”字一起出现。《黄帝内经》中“营”一字共出现了87次，表示营气的“营”出现了56次，大约占全文营字的65%，因此，可以说《黄帝内经》中大部分“营”是表示营气。由此看来，《黄帝内经》中的营气，可能是沿用早期“营”具有的环绕而居之意，因此营气可以环绕循行于人体经脉，如环无端，周流不息。

《黄帝内经》中也用“荣”表示营气，“荣”字在金文作，像两只燃烧的火炬，直到战国时期，将火炬形上下分离，上面变成二“火”（后期逐渐演变为“⺣”），下变为木作。从西周金文来看，“荣”和“营”的字形相似，皆为两支燃烧的火炬，两个字都是“熒省声”音韵相一致，声母也比较接近，因此在古文中可以作为通假字。如《说文通训定声》说：“荣，假借为营。”

“卫”字甲骨文为，金文为，篆文为，隶书为，繁体为衛。《甲骨文字典》将“卫”解释为：“初见于组卜辞象通衢，从四，象于通衢控守四方之意，后于字中增、，以表示宿卫之对象”[1]。由此我们可以看出，“卫”字在甲骨文之初就有了四方之中有宿卫之对象，在金文中“卫”字是人脚围绕中间的方形城转的象形图，意思应该是围绕巡逻，由此产生保卫的含义。在《说文解字·行部》中有：“衞，宿卫也。从韋、帀，从行，行，列卫也。”由此可以看出，“卫”最初的意思是保卫、防护，之后的战国文字以及篆文等都简化为双人旁，表示行走的护卫。《黄帝内经》中“卫”一字共出现了142次，表示卫气的“卫”出现了129次，大约占全文“卫”字的90%，因此，可以说《黄帝内经》中大部分的“卫”是表示卫气。根据以上研究可知“卫”最初为守卫、防护之义。

由上可见，“营卫”先出现在军事学中，最后才被引入到中医学领域。“营”最初为环绕而居之意，可能是从“军营”引申过来的，营气的运行则取其环绕之意，如“行于经遂，常营不已，终而复始”（《灵枢·营气》）。“卫”在西周金文时有防卫、保护的意思，也与军事学有着密切的关系，同样在先秦两汉时期的《黄帝内经》中也引入了其最原始的意思，如《灵枢·禁服》曰：“审察卫气，为百病母。”

其次，从“军营”与“卫戍”各自的功能而言，军营乃是环绕分布于国家内外每个重要的部位，其营中的每位卫戍都与外来的敌人抗争，担负着保卫国家的重任。古代医家将人体与国家相类比，以军营比拟人体内的营气，军营是训练士兵的主要场所，承担着国家安定，人民安居乐业的重要任务，由此则类推出营气则具有濡养人体内外的生理功能；再者军营环绕分布于国家内外的基本属性可类推营气在人体中环绕循行分布的生理特点。将卫戍比拟人体的卫气，以卫戍分布于国家内外，同时与敌人战斗，保卫国家的基本属性，类推人体卫气在人体的环绕分布，护卫机体的基本生理特性。诚如马莳《黄帝内经素问注证发微》说：“盖古营、荣互书，大义当以‘营’字为是。盖阴气在内，如将军之守营；阳气在外，如士卒之卫外。《史记》云：‘以师兵为营卫。’则营卫二气之取义者盖如此。又，《阴阳应象大论》有曰：‘阴在内，阳之守；阳在外，阴之使。’其义晓然矣。”即“守”“使”亦取义于兵家思想。故《医门法律》说：“兵

①徐中舒. 甲骨文字典[M]. 成都：四川辞书出版社，1989：184.

家安营，将帅自然居中，士卒自然卫外；男女居室，男自正位乎外，女自正位乎内，圣神亦只道其常耳。”

二、营卫运行与因时治疗

由于营卫之气运行具有时间节律性，故《灵枢·卫气行》提出了“候气而刺”的观点，指出针刺治疗应当根据卫气运行的时间节律，候其气之所在而刺之，“谨候其时，病可与期；失时反候，百病不治”。并明确强调要根据以太阳的运行规律与日影变化制定的地方时，来推断人体气的运行变化，确定相应的治疗措施等。如《灵枢·卫气行》所说：“分有多少，日有长短，春秋冬夏，各有分理，然后常以平旦为纪，以夜尽为始。”这也是后世子午流注等时间针刺法确定时间的依据。

三、营卫运行与睡眠障碍的治疗

本篇有关营卫运行与睡眠关系的认识，为临床治疗失眠、多寐、嗜睡等睡眠障碍的病症提供了思路。如用《灵枢·邪客》的半夏秫米汤以及《金匮要略》桂枝加龙骨牡蛎汤治疗失眠，均取调和营卫之法。

李翼农治一患者，“失眠已有3年之久，身体及饮食行动一切如常。服镇静安眠西药和养阴安神中药均不效。诊查：舌淡红，脉缓。辨证：不寐，卫与营失和谐。治则：和营阴，益卫气。处方：①生熟地黄各15g，白芍15g，当归15g，磁石90g（先煎），下午4时服。②党参15g，白术15g，北黄芪15g，炙甘草5g，生铁落90g。晚上睡前服”。其中用二地、归、芍和营，参、芪、术、草益气，和营益气重用重镇之磁石、铁落，故一药而瘥。并认为此方治法可补前人治法之不足（《中国现代名中医医案精华·李翼农医案》）。

李克绍曾治一患者嗜睡2月，每晚在7时左右出现嗜睡，不能自制，沉睡1小时左右便醒，醒后一切如常，多方治疗无效。察其形体略胖，舌淡红瘦瘪，脉沉实稍数，既往有大便干燥史。李氏认为此病与卫气循行有关，日夕是卫气由阳入阴的关键时刻，午后7时，正值申酉之交。患者阴虚血燥，大便常秘，清气当升不升，故嗜睡不能自制，浊气当降不降，卫气行阴亦不畅，因此攸间又醒。故治以升阳降阴，养血润燥，药用生地9g，熟地12g，当归9g，升麻6g，枳实6g，炒杏仁6g，陈皮9g，甘草6g，红花6g，白蔻仁6g，生姜3片。方中升麻与枳实一升一降，以通其道；白蔻仁宽胸散结，以利升降；加杏仁等调肺气，既可改善便秘以利于降浊，亦有助于卫气的运行（《中国现代名中医医案精华·李克绍医案》）。

四、卫气循行不同路径形成的原因

《黄帝内经》论卫气循行的路径并不统一，且缺乏逻辑的自洽性，此与其理论形成的不同背景有关。

（一）“圜道”观念与营卫的循脉偕行

中医对气血循环运行的认识，是在天人合一观的支配下，以天道类推人道的结果。《灵枢・脉度》说：“气之不得无行也，如水之流，如日月之行不休，故阴脉荣其脏，阳脉荣其腑，如环之无端，莫知其纪，终而复始。”而日月、水等的运行则呈现出周而复始的循环运动，如《吕氏春秋・圜道》所说：“日夜一周，圜道也；月躔二十八宿，轸与角属，圜道也；精行四时，一上一下各与遇，圜道也；物动则萌，萌而生，生而长，长而大，大而成，成乃衰，衰乃杀，杀乃藏，圜道也……水泉东流，日夜不休，上不竭，下不满，小为大，重为轻，圜道也。”《黄帝内经》正是借助自然界水与日月环行不休的物象，类推出人体脏腑经脉气血亦当如环之无端，以内溉脏腑，外濡腠理。

《黄帝内经》对营气的认识总是与血液相关联，后世也常“营血”合称。如本篇下文说：“中焦……受气者，泌糟粕，蒸津液，化其精微，上注于肺脉，乃化而为血，以奉生身，莫贵于此，故独得行于经隧，命曰营气。”而生活与医疗经验告诉人们，正常情况下血总是在血脉之中运行，所谓“脉者，血之府也”（《素问・脉要精微论》），《灵枢・决气》也指出：“壅遏营气，令无所避，是谓脉。” 如此，血液、营气与脉相关联，形成了营气循行于脉中的认识。至于营气如何在脉中循行，《灵枢・经脉》具体阐述了十二经脉的具体循行部位，以及从肺手太阴之脉开始，历经大肠手阳明之脉→胃足阳明之脉→脾足太阴之脉→心手少阴之脉→小肠手太阳之脉→膀胱足太阳之脉→肾足少阴之脉→心主手厥阴之脉→三焦手少阳之脉→胆足少阳之脉→肝足厥阴之脉，再到肺手太阴之脉的循环。《灵枢・营气》专论营气的循行路径，则以此十二经脉流注次序为基础，补充了督脉、任脉的循行路径，形成了营气的十四经脉循环运行路径，后世即以此为标准，几无变化。

《灵枢・五十营》谓：“故人一呼，脉再动，气行三寸；一吸，脉亦再动，气行三寸。”《灵枢・动输》指出：“胃为五脏六腑之海，其清气上注于肺，肺气从太阴而行之，其行也，以息往来，故人一呼脉再动，一吸脉亦再动，呼吸不已，故动而不止。”将脉动与呼吸相联系，认识到脉之动，血之行皆因于气，即营血的运行需要卫气的推动。《素问・八正神明论》曰：“是故天温日明，则人血淖液而卫气浮，故血易泻，气易行；天寒日阴，则人血凝泣而卫气沉。”反映了血与卫气相对的思想，由此形成了“取血于营，取气于卫”（《素问・调经论》）的针刺方法。《灵枢・胀论》云：“卫气之在身也，常然并脉循分肉，行有逆顺，阴阳相随，乃得天和。”说明卫气与营气偕行，能够调和气血，有助于气血与天体运行之协调。《难经・三十难》依据本篇“人受气于谷，谷入于胃，以传与肺，五脏六腑，皆以受气，其清者为营，浊者为卫，营在脉中，卫在脉外，营周不休，五十而复大会”的阐述，得出了“荣气之行，常与卫气相随”的结论。张介宾《类经・藏象类》进一步提出了营卫“分之则二，合之则一”的观点：“虽卫主气而在外，然亦何尝无血。营主血而在内，然亦何尝无气。故营中未必无卫，卫中未必无营，但行于内者，便谓之营，行于外者，便谓之卫。此人身阴阳交感之道，分之则二，合之则一而已。”

由上可见，正是基于“圜道”理念提出了气血循环的理论，营、血同源互化本为一体，血液运行于脉中，而卫气不仅与营气同源于水谷精气，而且营血的运行依赖于卫气的推动，故卫气的循行自然需要与营气沿着经脉偕行。

（二）经验提升与卫气昼阳夜阴循行

关于卫气昼行于阳，夜行于阴的问题，《黄帝内经》多篇都有所论述。除本篇所论外，《灵枢·卫气行》具体指出："故卫气之行，一日一夜五十周于身，昼日行于阳二十五周，夜行于阴二十五周，周于五脏。"即平旦人醒之时，卫气从目内眦出阴入阳，上行头部，同时按手足三阳经的路线由上向下运行，然后从足三阴经抵达足底入足心，行于足少阴经，循足少阴之别跻脉，上行返回于目，如此运行二十五周次；入夜则卫气出阳入阴，从足少阴经注于肾，然后到心→肺→肝→脾，再复还于肾，如此以五脏相克为序，运行二十五周次。

卫气昼阳夜阴的循行观念的形成，与人们的日常生活经验有着密切的关系。卓廉士[①]提出古人从睡眠认识卫气，就日常生活经验而言，当人衣着相同的情况下，白天醒着不易受凉，睡眠状态下则容易感冒，古人推测白天醒着是卫气在体表护卫人体，使人免受外邪的侵袭；而睡眠状态下卫气离开了体表，体表失去了卫气的温煦与保护，故易发生疾病。那么，根据阴阳对应原则，势必得出"卫气者，昼行于阳，夜行于阴"（《素问·疟论》）的结论。这种从睡眠所认识到的卫气昼阳夜阴的循行知识，反过来又被用于解释睡眠–觉醒的机理，所谓"卫气者，昼日常行于阳，夜行于阴，故阳气尽则卧，阴气尽则寤"（《灵枢·大惑论》）。这样，睡眠障碍的失眠、多卧、少寐等都可借助于卫气的昼阳夜阴循行加以解释。如《灵枢·大惑论》所论，失眠是由于卫气行于阳而不能入于阴所致；反之，目不得视是由于卫气行于阴而不得入于阳所致。多卧是由于肠胃大，皮肤湿，卫气运行的道路较长而且不畅，留于阴分的时间久所致；少寐则是由于肠胃小，皮肤滑，卫气运行的道路较短而且畅通，留于阳分的时间久所致。呵欠与睡眠常密切关联，故《灵枢·口问》也从卫气昼阳夜阴的循行予以解释，认为"阳者主上，阴者主下。故阴气积于下，阳气未尽，阳引而上，阴引而下，阴阳相引，故数欠"，即阴气与阳气相互牵引，故其人呵欠连连。

当然，卫气昼阳夜阴的循行规律的认识，也与古人将人体阳气与太阳相类比有关。《素问·生气通天论》说："阳气者，若天与日。"以太阳作为认识人体阳气的天然模型，根据日出日落来推论人体内阳气的消长规律，即可得到"阳气者，一日而主外，平旦人气生，日中而阳气隆，日西而阳气已虚，气门乃闭"的结论。而卫气实际上就是人体阳气发挥防御卫外作用的体现，故《素问·生气通天论》言："天运当以日光明，是故阳因而上，卫外者也。"上述《灵枢·营卫生会》论卫气昼夜盛衰节律变化，也与此完全相同。因此，卫气昼阳夜阴的循行与太阳昼升夜降呈现出同步的节律变化。

另外，《黄帝内经》多次论及卫气的特性为慓疾滑疾，卓廉士[②]研究认为卫气慓疾滑疾之说是饮酒、服食等生活感受与针刺体验相结合的产物。基于这一经验认识，《黄帝内经》又提出卫气常分布于皮肤腠理、分肉、肓膜、胸腹、四肢等处，以温养内外，护卫肌表，抗御外邪，调节汗孔之开合，有学者概括为卫气循行的另一种模式，即卫气不循脉而散行[③]。如《素问·痹论》说："卫者，水谷之悍气也，其气慓疾滑利，不能入于脉也，故循皮肤之中，分肉之间，熏于肓膜，散于胸腹。"《灵枢·邪客》也指出："卫气者，出其悍气之慓疾，而先行于四末分

---

①卓廉士. 营卫学说与针灸临床[M]. 北京：人民卫生出版社，2013：8-10.

②卓廉士. 营卫学说与针灸临床[M]. 北京：人民卫生出版社，2013：18.

③王洪图. 内经[M]. 北京：人民卫生出版社，2000：743.

肉皮肤之间而不休者也。”基于这种经验，《素问·五脏生成》还提出了腧穴乃“卫气之所留止”的观点，即腧穴是卫气积聚较多的地方，因而针刺时更容易得气，气感较其他部位为强。

由上可见，卫气昼阳夜阴循行的观念，无疑是古人在对与睡眠相关现象以及太阳昼夜升降运动的观察经验基础上，体悟上升而形成的理论。而且，由于经验体悟的不同，卫气循行路径可以根据解释的需要加以变更，如《素问·疟论》虽也承认“卫气者，昼日行于阳，夜行于阴”，但为了解释疟疾“其作日晏与其日早”这一临床现象，《灵枢·岁露论》又提出了卫气沿着脊椎从风府穴始“日下一节”的观点：“卫气之行风府，日下一节，二十一日下至尾底，二十二日入脊内，注于伏冲之脉，其行九日，出于缺盆之中，其气上行，故其病稍益至。”张介宾虽然对“卫气日下一节”说提出质疑云：“卫气周环，岂有日下之理？”但又限于“卫气之所在，与邪气相合，则病作”的认识，无可奈何地承认“但气至而会，其病乃作，则邪气、卫气，均为日下一节矣”。然考察《素问·疟论》所论，当是疟邪侵入人体，从风府开始，沿脊柱下行，“日下一节”，经过二十一日下至骶骨，二十二日再入脊内，流注于伏冲之脉，循脉上行，因无关节之阻，故走得较快，九日达于缺盆，形成了30日的循环周期。由于疟邪沿脊柱下行，每日下行一节，故卫气与之相遇的时间会逐日后延，发作的时间也会逐日滞后；当疟邪遍历二十一节之后，再沿伏冲之脉上行，于是在二十一日之后，发作时间又逐日提前。

综上所述，作为理念的“圜道观”制导着营卫之气运行理论的建构，使之形成了沿一定经脉线路环流的营卫循行理论，而不同的经验事实又提出了新的解释要求，形成了卫气循行的不同解说，如此形成了卫气运行不同解释并存、争鸣的情况，其本质也是理念与经验之间的争鸣与张力，并没有形成一种逻辑自洽的理论。历代学者虽对这种不同解说有所认识、梳理，但并没有深入探讨其形成的原因，常常以《黄帝内经》乃各家学说为由，对理论自身存在的矛盾视而不见，因此也严重阻碍了中医理论的发展。

科学理论虽然要建立在经验事实的基础之上，但从事实到理论并没有逻辑的通道，理论需要科学家发挥丰富的想象力把它发明出来并用以覆盖资料，解释甚至预言现象①。如果从波普尔《猜想与反驳——科学知识的增长》所提出的猜测、反驳、再猜测、再反驳的科学发展理论来看，有关中医营卫之气循行的解说，大多只是一种猜测，没有经过反驳、再猜测、再反驳的发展过程，缺乏一种逻辑自洽的高度整合与进一步检验，还仅仅是对经验的一种初步解说，甚或是一种循环论证，其对资料的覆盖、解释与预言现象的能力不足，远远没有达到科学解释的相关性与可检验性的要求，亟待进行深入研究。

【原文】

黄帝曰：愿闻营卫之所行，皆何道从来？岐伯答曰：营出于中焦，卫出于下焦[1]。

黄帝曰：愿闻三焦[2]之所出。岐伯答曰：上焦出于胃上口[3]，并咽以上，贯膈而布胸中，走腋，循太阴之分而行，还至阳明[4]，上至舌[5]，下足阳明，常与营俱行于阳二十五度，行于阴亦二十五度，一周也。故五十度而复大会于手太阴矣。

①林定夷. 论科学中观察与理论的关系[M]. 广州：中山大学出版社，2016：94.

黄帝曰：人有热饮食下胃，其气未定[6]，汗则出，或出于面，或出于背，或出于身半，其不循卫气之道而出何也？岐伯曰：此外伤于风，内开腠理[7]，毛蒸理泄[8]，卫气走之，固不得循其道。此气慓悍滑疾，见开而出，故不得从其道，故命曰漏泄[9]。

黄帝曰：愿闻中焦之所出。岐伯答曰：中焦亦并胃中，出上焦之后[10]，此所受气者，泌糟粕，蒸津液，化其精微，上注于肺脉，乃化而为血，以奉生身，莫贵于此，故独得行于经隧[11]，命曰营气。

黄帝曰：夫血之与气，异名同类，何谓也？岐伯答曰：营卫者，精气也；血者，神气也[12]。故血之与气，异名同类焉。故夺血者无汗，夺汗者无血[13]。故人生有两死，而无两生[14]。

黄帝曰：愿闻下焦之所出。岐伯答曰：下焦者，别回肠[15]，注于膀胱，而渗入焉。故水谷者，常并居于胃中，成糟粕而俱下于大肠，而成下焦，渗而俱下[16]，济泌别汁[17]，循下焦而渗入膀胱焉。

黄帝曰：人饮酒，酒亦入胃，谷未熟而小便独先下何也？岐伯答曰：酒者熟谷之液也，其气悍以清[18]，故后谷而入，先谷而液出焉。

黄帝曰：善。余闻上焦如雾，中焦如沤，下焦如渎，此之谓也。

【校注】

〔1〕卫出于下焦：《太素》卷十二、《千金》卷二十、《外台》卷六“下”作“上”。言卫气由上焦肺宣发布散于全身。《灵枢·决气》说：“上焦开发，宣五谷味，熏肤，充身，泽毛，若雾露之溉，是谓气。”

〔2〕三焦：疑为“上焦”之误。本段所言均属上焦，而下文又有“愿闻中焦之所出”“愿闻下焦之所出”之论。

〔3〕上焦出于胃上口：上焦为宗气所居之处，宗气的来源之一是胃所受纳腐蚀的饮食水谷，故谓上焦之气始于胃上口。

〔4〕还至阳明：谓从足阳明经通过手太阴经再到手阳明经。《甲乙经》卷一作“注手阳明”。

〔5〕舌：疑为“鼻”之讹。手阳明经脉不入舌，而手足阳明脉交于鼻旁。

〔6〕其气未定：饮食进入胃中，尚未化生精微之气。

〔7〕腠理：皮肤肌肉之纹理。

〔8〕毛蒸理泄：皮肤被风热所蒸而致腠理开泄。

〔9〕漏泄：病名。风邪外袭，内有积热，风热相合，致卫气不固，腠理开泄，汗出如漏的病症。

〔10〕后：张介宾：“后，下也。”

〔11〕经隧：经脉。

〔12〕营卫者……神气也：张志聪：“营卫者，水谷之精气也。血者，中焦之精汁，奉心神而化赤，神气之所化也。血与营卫皆生于精，故异名而同类焉。”

〔13〕夺血者无汗，夺汗者无血：大量失血时汗的化源减少，大量汗出时则血液受损。夺，脱失。

〔14〕有两死，而无两生：谓既夺血，又夺汗，则预后不良；夺血与夺汗不同时出现，则有可生之机。两，指夺血、夺汗两种情况。

〔15〕回肠：即回肠，指小肠下段，上连空肠，下连大肠。

〔16〕而成下焦，渗而俱下：《病源》卷十五、《千金》卷二十及《外台》卷六均无此八字，可从。

〔17〕济泌别汁：谓大肠接受胃、小肠所传下的水谷，过滤分别清浊的作用。济泌，过滤的意思。别汁，分别清浊。

〔18〕清：《太素》卷十二、《甲乙经》卷一、《千金》卷二十均作“滑”。可从。

【释义】

本段在上文讨论营卫的基本理论之后，进一步论述了营卫之气与三焦以及血与汗之间的关系。

一、三焦的部位划分

《黄帝内经》论三焦，主要有脏腑三焦与部位三焦之别，本篇所论乃《黄帝内经》最早之部位三焦，即将人体划分为上焦、中焦、下焦三部分，合称为三焦。原文曰：“上焦出于胃上口，并咽以上，贯膈布胸中……中焦亦并胃中，出上焦之后……下焦者，别回肠，注于膀胱而渗入焉。”即反映了人体部位上、中、下三分的观点。《难经·三十一难》在此基础上更明确地指出：“上焦者，在心下，下膈，在胃上口，主内而不出……中焦者，在胃中脘，不上不下，主腐熟水谷……下焦者，当膀胱上口，主分别清浊，主出而不内，以传导也。”后世据此将膈以上的胸部、头面，包括心、肺、心包，称为上焦；膈下至脐之间，包括脾胃等，称为中焦；脐以下的腹部，包括肾、膀胱、大肠等，称为下焦。

二、三焦的功能及其与营卫的关系

本段以形象比喻的手法，将三焦的功能概括为“上焦如雾，中焦如沤，下焦如渎”，并以此为基础，说明了三焦与营卫之间的关系。

（一）上焦与营卫

上焦有心、肺两脏，所谓“上焦如雾”，即指心、肺相互配合，把以水谷精微为基础所化生的营卫之气及血、津液等布散全身，如同雾露样弥漫各处。说明上焦与营卫之关系，主要是宣发、布散营卫之气，使之分别行于脉内、脉外，以运行全身。故原文曰：“愿闻三（上）焦之所出……常与营俱行于阳二十五度，行于阴亦二十五度，一周也。”并进一步举出汗现象为例加以说明，认为汗出异常，乃由于“外伤于风”，食热熏蒸，“毛蒸理泄”，卫气慓悍滑疾，乘虚而出，迫津外泄所致。诚如张志聪所说：“此假风邪汗出，以证明卫气循上焦之道路而出。”

（二）中焦与营卫

中焦主要包括脾胃，所谓“中焦如沤”，是指脾胃相互配合，把水谷腐熟并转化为精微物质，如同以水沤渍植物发酵一样。“营卫者，精气也”，主要由水谷精微所化生，以此说明中焦脾胃与营卫的关系，主要为化生营卫之气。故原文曰：“此所受气者，泌糟粕，蒸津液，化其精微……故独得行于经隧，命曰营气。”《灵枢・五味》更明确指出：“谷始入于胃，其精微者，先出于胃之两焦，以溉五脏，别出两行，营卫之道。”

（三）下焦与营卫

下焦为肠、膀胱、肾等脏腑所居之处，所谓“下焦如渎”，是指下焦所属脏腑相互配合，使水谷进一步分清泌浊，把水谷代谢后的糟粕化为二便，及时而有节制的排出体外，如同沟渠之排水一样。正是由于“下焦如渎”的作用，才能保证中焦不断受纳水谷、化生营卫，上焦不断布散营卫，以使营卫之气化源不绝，环周不休。原文并以酒的代谢为例，形象地说明了“下焦如渎”的功能。

另外，关于卫气与三焦的关系，不同医家的认识也不尽相同，可概括为卫气根源于下焦命门阳气，滋养化生于中焦脾胃运化之水谷精气，宣发布散于上焦肺。所以，临床对卫气虚衰，表卫不固之证，可根据病人之具体情况以及卫气与三焦的关系，或补益肺气，或补益脾胃，或温补下元，以辨证施治。

三、血汗之间的关系

原文指出：“夺血者无汗，夺汗者无血。”从病理及治疗的角度，概括了血汗之间的有机联系。汗由人体津液所化，而津液又是血液的重要组成部分，可不断补充血液，所谓“津液和调，变化而赤为血”（《灵枢・痈疽》）。所以，若汗出太过，就必然损伤津液而致血少，此时则不可破血、动血。而大失血者必伤其津液，津液亏损，汗出无源，更不可妄夺其汗。不仅津血同源互化，津液、血与营卫之气之间亦密切相关，营气与血液之间可相互转化，如《灵枢・邪客》云：“营气者……注之于脉，化以为血。”卫气则司汗孔之开合，控制汗液排泄，与津液代谢密切相关。故莫文泉《研经言》说：“故荣行脉中，附丽于血；卫行脉外，附丽于津。惟血随荣气而行，故荣气伤则血瘀；津随卫气而行，故卫气衰则津停。治血以运化荣气为主，治津以温通卫气为主。知乎此而荣血、卫气之说可以息矣。”本篇则将此观点概括为“夫血之与气，异名同类”。

【知识链接】

本段有关三焦以及血汗关系的论述，对后世三焦辨证的创立以及有关疾病的治疗，都有较为重要的指导意义。

一、三焦划分与三焦辨证的创立

本段原文将人体划分为上、中、下三焦，并概括各自的功能特点为“上焦如雾，中焦如沤，下焦如渎”，这一认识为后世三焦辨证方法的创立奠定了基础。三焦辨证是以部位三焦所属脏腑病理变化为基础，早在《素问·咳论》已有“三焦咳”之名，虽未明言病变的三焦转变，但其实质乃由肺→脾→肾→心，体现了三焦转变的思想。孙思邈在《千金要方》中已用三焦来归纳热病的发展过程。清代吴鞠通在《温病条辨》中进一步发挥完善三焦辨证方法，以上、中、下三焦来概括温病发展过程中的早、中、末期各阶段，上焦病在肺或心包，中焦病在脾胃，下焦病在肝、肾、大肠、膀胱，并提出了“治上焦如羽，非轻不举”“治中焦如衡，非平不安”“治下焦如权，非重不沉”的治疗法则。

二、“夺血者无汗，夺汗者无血”的临床应用

“夺血者无汗，夺汗者无血”，既说明了失血与脱汗患者的病理特点，也指明了临床对于失血和脱汗病人的治疗禁戒，这一禁戒也被后世医家所遵奉。如《伤寒论·太阳病脉证并治》论麻黄汤证治时，就有“衄家不可发汗”“亡血家不可发汗”“疮家不可发汗”之禁戒。刘河间提出产后病有三禁，其一即“不可汗”，盖因女性生产时已经出血较多的缘故。如《临证指南医案》记载治一患者，“新产后，阴分大虚，汗出胸痞潮热，阳浮卫不固，虽痰多咳频，忌用苦辛表散，恐久延蓐劳耳（阴虚阳浮汗泄）。炒生地，炒麦冬，生扁豆，炙草，金石斛，丹参，茯神，甘蔗浆”（《临证指南医案·产后》）。本案“忌用苦辛表散”，而用养胃生津药物，即遵“夺血者无汗”之旨。

陈钢[①]从治法与预期关系的角度，解读“夺血者无汗，夺汗者无血”，颇有新意。“夺汗者无血”，即用发汗的方法治疗出血性病症，达到止血的目的。如《伤寒论》第55条云：“伤寒脉浮紧，不发汗，因致衄者，麻黄汤主之。”清·罗定昌《脏腑图说症治要言合璧》云：“太阳伤寒，身痛发热而致衄。仲景先师仍用麻黄汤以发汗，衄血随汗而解。”这里，“夺汗”是治疗手段，“无血”是治疗目的。“夺血者无汗”，即用活血化瘀的方法来治疗汗证，以达异常汗出而止的目的。如《医林改错·血府逐瘀汤所治之症目》云：“不知血瘀亦令人自汗、盗汗，用血府逐瘀汤，一两付而汗止。”《杂病源流犀烛·诸汗源流》也指出：“若头汗出，齐颈而还，则为血证，宜四物汤加减。”

三、“常与营俱行于阳二十五度，行于阴亦二十五度”的矛盾

本段论卫气从上焦而出，与营气循脉偕行，而提到“常与营俱行于阳二十五度，行于阴亦二十五度，一周也”，明显不符合《灵枢·营气》篇所论营气沿十四经脉一阴一阳循行的规律。

---

①陈钢. 深入浅出讲《黄帝内经》（上）[M]. 北京：中国中医药出版社，2021：215-217.

对此，张志聪《黄帝内经灵枢集注》有明确质疑，指出："营气行于二十八脉之中，二百七十息，以应漏下二刻为一周，则阴阳外内经脉脏腑俱已循行，盖以一日分为昼夜而为五十营，非日行于阳而夜行于阴也。凡日行于阳二十五度，行于阴亦二十五度，乃营卫之行于脉外阴阳出入者也。越人首设问难，即将经义混淆，而后人非之。后人又以营在脉中，行阳二十五度，行阴二十五度，是犹百步五十步相笑之故智耳。〔眉批〕本经论营气则曰五十营，论卫气则曰日行阳二十五度，夜行阴二十五度。"其实，卫气"常与营俱行于阳二十五度，行于阴亦二十五度"之论明显不合逻辑。清代沈又彭《医经读》亦明确指出："是营卫同行，固属无疑，但营出于中焦，由手太阴注手阳明，手阳明注足阳明，足阳明注足太阴，顺十二经之贯注，则阴经阳经相间而行。营既如此，卫亦宜然，岂有昼止行阳经夜止行阴经哉？"进而又解释说："昼行阳，夜行阴，此阴阳非指经络言，乃指外内言也。盖脉在分肉之间，营行脉中，卫即行乎脉外，无论阴经阳经，卫气浮上而行者，即行于阳也；沉伏而行者，即行于阴也。行于阳则表实，故昼日体耐风寒；行于阴则表虚，故夜卧不耐风寒，此其验也……至若《灵枢·卫气行》一篇，手三阳经倒行，足三阳经无还路，不可为训。"

四时气第十九

【导读】

《素问·四气调神大论》指出："故阴阳四时者，万物之终始也，死生之本也，逆之则灾害生，从之则苛疾不起，是谓得道。"四时阴阳的消长变化直接决定着植物生长收藏的循环运动，依照"天人合一"原理，它同样是人体生命活动的决定因素。本篇正是基于四时之气变化对人体的影响，提出针刺治病必须根据不同的时令气候，选择相应的穴位，掌握进针的深浅和不同手法。同时还讨论了大肠、小肠、胃、膀胱、胆等六腑病症以及温疟、水肿、飧泄、转筋、著痹、疠风等病的治疗问题。

【原文】

黄帝问于岐伯曰：夫四时之气，各不同形[1]，百病之起，皆有所生，灸刺之道，何者为定（一本作宝）[2]？岐伯答曰：四时之气，各有所在[3]，灸刺之道，得气穴为定[4]。故春取经血脉[5]分肉[6]之间，甚者深刺之，间者[7]浅刺之。夏取盛经[8]孙络[9]，取分间绝皮肤[10]。秋取经腧[11]，邪在腑，取之合[12]。冬取井荥[13]，必深以留之。

温疟[14]汗不出，为五十九痏[15]。风㽷肤胀[16]，为五十七痏[17]，取皮肤之血者，尽取之。飧泄[18]，补三阴之[19]上，补阴陵泉，皆久留之，热行乃止[20]。转筋[21]于阳治其阳，转筋于阴治其阴，皆卒刺[22]之。徒㽷[23]，先取环谷[24]下三寸，以铍针[25]针之，已刺而筩[26]之，而内之，入而复出[27]，以尽其㽷，必坚束之[28]，束[29]缓则烦悗[30]，束急则安静，间日一刺之，㽷尽乃止。饮闭药[31]，方刺之时徒饮之[32]，方饮无食，方食无饮，无食他食百三十五日。著痹[33]不去，久寒不已，卒取其三里[34]，骨为干[35]。肠中不便[36]，取三里，盛泻之，虚补之。疠风[37]者，素[38]刺其肿上，已刺，以锐针[39]针其处，按出其恶气[40]，肿尽乃止，常食方食[41]，无食他食。

腹中常鸣，气上冲胸，喘不能久立，邪在大肠，刺肓之原[42]、巨虚上廉、三里。小腹控睾〔43〕，引腰脊，上冲心，邪在小肠者〔44〕，连睾系，属于脊，贯肝肺，络心系。气盛则厥逆，上冲肠胃，熏肝〔45〕，散于肓，结于脐。故取之肓原以散之，刺太阴以予之〔46〕，取厥阴以下之〔47〕，取巨虚下廉以去之，按其所过之经以调之〔48〕。善呕，呕有苦，长〔49〕太息，心中憺憺〔50〕，恐人将捕之，邪在胆，逆在胃，胆液泄则口苦，胃气逆则呕苦，故曰呕胆。取三里以下胃气逆，则刺少阳血络以闭〔51〕胆逆，却调其虚实以去其邪。饮食不下，膈塞不通，邪在胃脘，在上脘则刺抑而下之，在下脘则散而去之。小腹痛肿，不得小便，邪在三焦约〔52〕，取之太阳大络〔53〕，视其络脉与厥阴小络结而血〔54〕者，肿上及胃脘，取三里。

睹其色，察其目〔55〕，知其散复〔56〕者，视其目色，以知病之存亡也。一其形〔57〕，听其动静者，持气口人迎以视其脉，坚且盛且滑者，病日进，脉软者，病将下〔58〕，诸经实者，病三日已。气口候阴〔59〕，人迎候阳〔60〕也。

【校注】

〔1〕各不同形：分别有不同的表现。

〔2〕定：确定，言确定针刺治疗原则。又，《甲乙经》卷五作“宝”，同原校。

〔3〕各有所在：谓各自出现在相应的部位。

〔4〕得气穴为定：杨上善：“灸刺所贵，以得于四时之气。”又，定，《太素》卷二十三、《甲乙经》卷五均作“宝”。

〔5〕经血脉：《素问·水热穴论》作“络脉”。疑为“络脉”之讹。

〔6〕分肉：肌肉。

〔7〕间者：指病轻者。

〔8〕盛经：即阳经的经脉。《素问·水热穴论》：“所谓盛经者，阳脉也。”马莳：“故盛经者，人身阳经之脉也。”

〔9〕孙络：络脉的细小分支。

〔10〕取分间绝皮肤：即透过皮肤刺分肉之间。绝，过，穿过。

〔11〕经腧：马莳：“各经之输穴，如手太阴肺经太渊为输之类。”

〔12〕合：指“合”穴，五输穴之一。

〔13〕井荥：指“井”穴和“荥”穴，均为五输穴之一。

〔14〕温疟：《素问·疟论》：“此先伤于风，而后伤于寒，故先热而后寒也，亦以时作，名曰温疟。”

〔15〕五十九痏（wěi 委）：指治疗热病的五十九个穴位。详见《素问·水热穴论》和《灵枢·热病》篇。痏，针灸施术后留下的瘢痕，此代表腧穴。

〔16〕风㽷肤胀：谓风水病皮肤肿胀。张介宾：“㽷，水同。”

〔17〕五十七痏：指治疗水肿病的五十七个穴位。详见《素问·水热穴论》。

〔18〕飧泄：指泄泻清稀，并有未消化的食物。

〔19〕之，《甲乙经》卷十一作“交”。宜从。马莳：“补三阴之上者，补三阴交，乃足三阴血气之所交，宜补之。”

〔20〕热行乃止：等针下有热感才可停针。

〔21〕转筋：即筋脉挛急，俗称抽筋。

〔22〕卒刺：张志聪："卒，焠同……焠刺者，烧针劫刺，以取筋痹。"又，卒，同"猝"，言急速针刺。

〔23〕徒疢：张介宾："徒，但也。有水无风，故曰徒水。"

〔24〕环谷：指脐中。杨上善："环谷，当是脐中也。"

〔25〕铍针：指针体较宽而针尖如剑锋的针具。详见《灵枢·九针十二原》。

〔26〕筩：同"筒"。指中空如筒的针具。

〔27〕出：原作"之"，据《甲乙经》卷八改。丹波元简："盖此似言以筒纳针孔内，使水自筒中泄出者。世有用此术得效者，然不可妄施。"

〔28〕束之：原脱。据《太素》卷二十三、《甲乙经》卷八补。

〔29〕束：原作"来"，据《甲乙经》卷八改。下"束"之同。

〔30〕烦悗：烦躁郁闷。

〔31〕闭药：指补益药物。又，马莳："必饮通闭之药，以利其水，防其再肿。"

〔32〕方刺之时徒饮之：只在刚针刺之后服药。徒，只，单。

〔33〕著痹：指风寒湿邪侵犯肢节肌肉，以湿邪为甚所致的痹证。

〔34〕卒取其三里：即用火针刺足三里穴。卒，通"焠"，火针。

〔35〕骨为干：马莳："今本篇此句，与上下文不相蒙。意者乃《经脉》篇之脱简欤？"乃为衍文。

〔36〕肠中不便：指大小肠功能失调。张介宾："小肠不便者，不能化物；大肠不便者，不能传道。大肠、小肠皆属于胃，故当取足阳明之三里穴。"

〔37〕疠风：又谓癞风，即麻风病。

〔38〕素：《太素》卷二十三、《甲乙经》卷十一"素"并作"索"。杨上善："索，苏作反，散也。"

〔39〕锐针：锋利的针。

〔40〕恶气：《甲乙经》卷十一作"恶血"。

〔41〕常食方食：谓经常进食适宜的食物。孙鼎宜："左传九年《传》：'方犹宜也。'上'食'字音嗣，谓食以所宜之食。"

〔42〕肓之原：又称肓原。即气海穴，位于腹中线脐下 1.5 寸处。

〔43〕控睾：牵引睾丸。控，牵引之意。

〔44〕者：《甲乙经》卷九作"也"，此下并有"小肠者"3 字，义顺。

〔45〕熏肝：丹波元简："《甲乙》'熏肝'下有'肺'字。简按：据下文'刺太阴'，《甲乙》似是。"

〔46〕刺太阴以予之：针刺手太阴肺经的经脉穴以补肺之虚。

〔47〕取厥阴以下之：针刺足厥阴肝经的经脉穴以泻肝之实。

〔48〕按其所过之经以调之：根据病症所涉及的经脉，循经取穴调理。

〔49〕长：《灵枢·邪气脏腑病形》作"善"，似是。

〔50〕心中憺憺：自觉心中跳动不安。

〔51〕闭：平抑。张介宾："又刺足少阳之络，以平其木，则胆液不泄，故曰以闭胆逆。"

〔52〕三焦约：张志聪："此邪在膀胱而为病也。三焦下俞出于委阳，并太阳之正入络膀胱，约下焦，实则闭癃，虚则遗溺，小腹肿痛，不得小便，邪在三焦约也。"丹波元简："本节三焦，即指膀胱。上文列六腑之病，而不及膀胱，知是三焦为膀胱明矣。"张从正："约者，不行也。"

〔53〕太阳大络：张志聪："即取大络之委阳。大络，经脉也。"又，足太阳膀胱经的飞扬穴。

〔54〕结而血：指瘀血结聚。

〔55〕目：原作"以"。据《太素》卷二十三改。

〔56〕散复：指正气之耗散与来复。又，马莳："知其病气之或散或复。"

〔57〕一其形：即专一于病人之形态。张志聪："一其形者，静守其神，形与神俱也。"

〔58〕下：指消退。

〔59〕气口候阴：张介宾："气口在手，太阴肺脉也，气口独为五脏主，故以候阴。"

〔60〕人迎候阳：张介宾："人迎在头，阳明胃脉也，胃为六腑之大源，故以候阳。"

【释义】

本篇虽以"四时气"命名，但讨论的内容除四时针刺外，主要是临床一些病症的针刺治疗问题，大致可分为四个方面。

一、四时与针刺的关系

《黄帝内经》基于"人与天地相参也，与日月相应也"(《灵枢·岁露论》)的哲学理念，认为人体之气受四时气候变化的影响，其运行输布的部位不同，二者相互影响所产生的疾病也有所差异，所谓"四时之气，各有所在""百病之起，皆有所生"。《素问·四时刺逆从论》也说："故邪气者，常随四时之气血而入客也。"《素问·生气通天论》言："四时之气，更伤五脏。"在四时气候变化中，每一季节都有不同的特点，加之人体之气分布部位的差异，故随着时季的变化，常患季节性的多发病或时令性流行病。因此，针刺治疗疾病，就必须根据不同的季节，选取适当的穴位，运用不同的刺法。如春季宜取络脉，病轻的浅刺，病深重的深刺；夏季宜取阳经之络脉，针刺分肉之间；秋季宜取十二经的经穴、输穴、合穴；冬季宜取十二经的井穴和荥穴深刺留针。总的原则是春夏人气趋于体表，宜浅刺；秋冬人气趋于体内，宜深刺。对此，张志聪指出："四时之气，各有所在，故春取经脉于分肉之间，夏取盛经孙络分肉皮肤，盖春夏之气从内而外也。秋取经输，邪在腑，取之合，此秋气之复从外而内也；冬取井荥，必深而留之，谓冬气之藏于内也。此人气之出入，应天地之四时，是以灸刺之道，得气穴为定。"所论甚合经旨。这里秋取合穴，也是按照四时与五输穴二者气之深浅特性而对应的，即合穴为人气由体表入内之处，若从"合治内腑"的角度解释，则失其本义。有关四时针刺取穴与刺法，《黄帝内经》中9篇原文有不同论述，具体讨论参见《灵枢·顺气一日分为四时》篇。

二、常见杂病刺法

原文第二部分讨论了温疟、风水肤胀、飧泄、转筋、徒疢、著痹、肠中不便、疠风等病症的针刺治疗方法。

（一）温疟

温疟是以先热后寒，热多寒少，定时发作为特征的疟疾。《素问·疟论》云："此先伤于风而后伤于寒，故先热而后寒也，亦以时作，名曰温疟。"《金匮要略·疟病脉证并治第四》言："温疟者，其脉如平，身无寒但热，骨节疼烦，时呕，白虎加桂枝汤主之。"本文指出对于温疟汗不出者，可以选用治疗热病的五十九个腧穴针刺治疗，具体穴位详见《素问·水热穴论》，此不赘述。

（二）风水肤胀

《素问·水热穴论》曰："勇而劳甚则肾汗出，肾汗出逢于风，内不得入于脏腑，外不得越于皮肤，客于玄府，行于皮里，传为胕肿，本之于肾，名曰风水。"对此风水肿胀之病，针刺治疗水肿病的五十七个腧穴，皮肤血络有瘀血的，可刺络放血。水俞五十七穴，具体详见《素问·水热穴论》，此不赘述。

（三）飧泄

《素问·阴阳应象大论》曰："清气在下，则生飧泄。"《素问·脏气法时论》言："脾病者……虚则腹满肠鸣，飧泄食不化。"可见，飧泄乃脾虚运化失常，清气下陷所致。故治疗取三阴交、阴陵泉穴以补之，等针下有热感方停针。

（四）转筋

《诸病源候论·转筋候》曰："转筋者，由荣卫气虚，风冷气搏于筋故也……若血气不足，阴阳虚者，风冷邪气中于筋，随邪所中之筋，筋则转。转者，谓其转动也。"对此治疗，根据发生部位，发于外侧取阳经，发于内侧取阴经，即以病症处为腧，急速针刺而不留针。可参阅《灵枢·经筋》有关论述。

（五）徒疢

本篇所言徒疢，后世医家多解释为没有外感症状的水肿，然从其治疗来看，当指腹水而言。提出具体的治疗方法，一是针刺放水。即在关元穴附近用铍针开一个小口，在小口上插入细小中空的竹筒，使腹水缓慢地向外流出，然后用布带紧束腹部。隔日治疗一次，直到腹水消退为止。二是服用"闭药"。张志聪注言："饮闭药者，谓水乃尽，当饮充实脾土之药，勿使水之复乘也。"又，马莳云："必饮通闭之药，以利其水，防其再肿。"后世学者多遵从马莳之说，认为闭药乃启闭之药，即温阳化气、通利小便一类的药物。但此解释既不合文理，明显是增字释义，同时不大符合《黄帝内经》有关治疗的医理。《素问·五常政大论》指出："大毒治病，十去其六；常毒治病，十去其七；小毒治病，十去其八；无毒治病，十去其九，谷肉果菜，食养尽之，无使过之，伤其正也。不尽，行复如法。”这一用药法度，正体现了祛邪、扶正交替治疗的思想。李中梓《医宗必读》论述积证的治疗经验说：“盖积之为义，日积月累，非伊朝夕，所以去之亦当有渐，太亟则伤正气，正气伤则不能运化，而邪反固矣。余尚制阴阳两积之剂，药品稍峻，用之有度，补中数日，然后攻伐，不问其积去多少，又与补中，待其神壮则复攻之，屡攻屡补，以平为期。此余独得之诀，百发百中者也。”这种交替投药法，既可以避免因连续使用毒性攻伐药物对人体正气的损伤，同时还可达到交替服药而使病邪受到顿挫的治疗目的。本文对腹水的治疗，无疑也是遵循了这种治疗思路，即针刺放水与补益扶正交替治疗。杨上善注云：“铍关元，内筒引水，水去人虚，当坚束身令实，复饮补药，饮之与食相去而进，间日刺之，不可顿去，水尽乃止，禁如药法，一百三十五日乃得愈。”也为针刺放水与补益扶正交替治疗的诠释提供了佐证。

本病治疗的注意事项，一是腹水的引流放水不可太急，一次量不能太多；二是服药与进食要相间进行；三是注意饮食禁忌，当忌伤脾生湿之物；四是要坚持治疗，所谓“百三十五日”，也说明治疗的时间较长，否则难于取效。

（六）著痹

《素问·痹论》曰：“风寒湿三气杂至合而为痹也……湿气胜者为著痹也。”临床表现以肢体沉重，顽麻不仁，留着难愈为特点。原文提出对著痹久寒不愈，取足三里穴火针刺治，张介宾云：“取足阳明之三里穴，温补胃气，则寒湿散而痹可愈也。”

（七）肠中不便

肠中不便，指大、小肠功能失调的病症而言，有虚有实，均可取足三里穴针刺，盛则泻之，虚则补之。

（八）疠风

即麻风病。《素问·风论》曰：“疠者，有荣气热胕，其气不清，故使其鼻柱坏而色败，皮肤疡溃，风寒客于脉而不去，名曰疠风。”本篇提出疠风的刺治，可直接用锐针在肿胀部位针刺，然后按压使恶血毒气外泄，同时要注意饮食宜忌，一些容易动风发毒、聚湿成痰的食物不宜食用，饮食宜清淡、富有营养。

本段原文所论病症治法的要点：一是病要辨虚实，治要分补泻；二是疾病不同，针治选用的方法不同；三是针刺要重视“针感”；四是对重大疾病宜采取综合治疗方法。

三、六腑病症及刺法

原文在论述上述病症的针刺治疗之后，较为集中的讨论了邪在六腑的症状和刺治方法，与《灵枢·五邪》论邪在五脏的症状和刺治方法相互补充。

（一）邪在大肠

大肠为传导之官，以通降为顺，与肺为表里。邪在大肠，传导失司，腑气不降反而上逆，不仅可见腹中常鸣，还可使肺失肃降而见喘息之症。治疗取气海、上巨虚、足三里穴。

（二）邪在小肠

张介宾曰："小肠连于小腹，若其邪盛，则厥逆自下上冲心肺，熏于肝胃，引于腰脊，下及肓脐睾系之间也。"故见小腹牵引睾丸、腰脊疼痛，并有上冲心胸之状。治疗取气海、下巨虚、手太阴经脉穴、足厥阴经脉穴等，按其所过之经以调之。

（三）邪在胆

《素问·灵兰秘典论》云："胆者，中正之官，决断出焉。"邪气侵犯于胆，胆气上逆则口苦；胆气横逆犯胃，胃气上逆，则呕吐苦水；胆气郁结，气机不畅，故善太息；胆气虚则决断无能，故心中空虚，心神不宁，本无事而恐人捕之。治疗取足三里及足少阳胆经血络，调其虚实。

（四）邪在胃脘

胃主受纳腐熟，以降为顺。邪在胃脘，胃失和降，膈塞不通，则饮食不下。治疗时在上脘则刺抑而下之，在下脘则散而去之。张介宾注言："刺抑而下之，谓刺上脘以泻其至高之食气；散而去之，谓温下脘以散其停积之寒滞也。针药皆然。"

（五）邪在膀胱

原文未提及膀胱，而称为"邪在三焦约"，丹波元简谓："本节三焦，即指膀胱。上文列六腑之病，而不及膀胱，知是三焦为膀胱明矣。"膀胱气化不利，水湿内停，故见"小腹痛肿，不得小便"，甚则"肿上至胃脘"。治疗应当先点刺足太阳大络（委阳络）及足厥阴小络之结络出血，待解结脉通之后，再取胃之下输足三里，虚补实泻，脉和乃止。在有结络，血气不流行的情况下，若先远取足三里则无效，或疗效不显。

总之，邪气在腑的病机为气机升降失司，闭阻逆乱，多表现为实证。在针刺取穴上，以"合治内腑"这一原则为前提，再根据病为邪实和病变复杂的特点，随证选取不同腧穴，或散之，或下之，或去之，发挥多穴的协同作用。其中提出"按其所过之经以调之"的观点，是循经取穴的理论依据。

四、论疾病诊法

本篇最后一段原文，强调针刺治疗过程中必须注意察色按脉，准确判断疾病的进退和阴阳盛衰变化。具体地说，观察病人的气色、神态等，借以了解病情的轻重及判断预后。诊其脉象，凡脉坚、盛、滑，则病逐步加重；脉软的，病邪将去。本段还提出气口候阴，人迎候阳的诊察方法。通过察色按脉，“一其形，听其动静”，对病情做出综合判断，以避免“刺家不诊，听病者言”（《素问·长刺节论》）的不良倾向。其中也蕴含着针刺必须“守神”的思想，如《素问·针解》篇说：“神无营于众物者，静志观病人，无左右视也。义无邪下者，必端以正也。必正其神者，欲瞻病人目，制其神，令气易行也。”这就要求医者有严肃认真的态度，静志候气，通过察色按脉，了解神气的得失，这是提高针刺疗效的关键。

【知识链接】

一、关于“灸刺之道，得气穴为定”

本篇提出“灸刺之道，得气穴为定”，从理论上来说，当涉及到腧穴的选取、定位等诸多方面。但本篇宗旨则是根据四时人气的体内外活动趋势，以确定针刺的深浅，即春夏人气趋于体表，宜浅刺；秋冬人气趋于体内，宜深刺。就《黄帝内经》所论而言，除时间与灸刺深度相关外，还涉及以下几个方面：一是根据外邪所在位置决定针刺深度。如《灵枢·终始》说：“病痛者阴也，痛而以手按之不得者阴也，深刺之；痒者阳也，浅刺之。”即病在阴，邪在里，宜深刺；病在阳，邪在表，宜浅刺。二是根据病情的轻重决定针刺深度。如本篇言：“甚者深刺之，间者浅刺之。”三是根据病情的虚实决定针刺深度。如《灵枢·终始》说：“补泻，一方实，深取之……一方虚，浅刺之。”四是根据刺法决定针刺深度。如《灵枢·官针》说：“所谓三刺则谷气出者……故《刺法》曰：始刺浅之，以逐邪气而来血气；后刺深之，以致阴气之邪；最后刺极深之，以下谷气。”说明腧穴的深浅分三个层次，针刺深浅不同，所取得的疗效不同。

二、“邪在胆，逆在胃”的临床新用

本篇指出：“邪在胆，逆在胃，胆液泄则口苦，胃气逆则呕苦，故曰呕胆。”胆液以降为顺，胆液不降，逆于胃则胃病。王庆其[①]报道曾遇一病例，诉胃脘疼痛，嘈杂似饥，食欲好，口干舌苦，时欲嗳气为舒，服西药后效不应手。就诊时胃痛时作，胸闷叹息，舌苔薄黄，投清胃热、和胃气方不应。嘱作胃镜检查，结果示“胆汁反流性胃炎”。思《灵枢·四时气》有“邪在胆，逆在胃，胆液泄则口苦，胃气逆则呕苦，故曰呕胆”之记载。胆、胃皆以通降为顺。黄元御云：“胆位于胁，随胃气下行，胃气上逆，则胆无下行之路。”苦为胆味，口苦乃胆汁上逆之象；嗳气为胃气上逆之证。此胆胃不和，治宜降逆、泄胆、和胃。方选小柴胡汤合旋复代赭汤加减。柴胡、制半夏、黄芩、旋复梗、代赭石、姜竹茹、郁金、川楝子、煅瓦楞、枳壳，7剂后嘈杂嗳气症减，胃痛轻缓，但夜间口舌干苦依然，舌苔薄腻，偶有泛酸现象。“酸者，肝之味也。由火盛制金，不能平木，则肝木自甚，故为酸”（《素问玄机原病式》）。上方加左金丸，佐金以平木，焦山栀清肝胆之郁火，继服2周，泛酸嗳气、口苦等基本消失，唯稍有口干。上方去黄芩、山栀之苦寒，加蒲公英、川石斛、玉竹，清养胃阴以善后，调治匝月，诸症告平。

---

①王庆其. 黄帝内经心悟[M]. 贵阳：贵州科技出版社，1998：237.

三、“饮食不下，膈塞不通，邪在胃脘”的临床应用

王琦[①]认为饮食不下，膈间闭塞不通，中医称之“噎膈”，也属于“癥积”范畴。究其发病原因，七情内伤首当其冲，忧思伤脾，思则气结，脾伤则水湿不运，滋生痰浊；气结则与痰相搏阻于气道，故梗噎不顺。恚怒伤肝，肝气郁结，气郁则血流不畅，积而为瘀。若痰、气、瘀三者相结，则饮食难行。故《素问·通评虚实论》云：“膈塞闭绝，上下不通，则暴忧之病也。”此外，酒食不节，如嗜酒无度，或过食肥甘辛香等燥热之品，胃肠积热，津液耗损，痰热内结，日积月累，痰瘀内阻，而形成本病。正如《医碥》所说：“酒客多噎膈，食热酒者尤多，以热伤津液，咽管干涩，食不得入也。”其他如饮食过热，或食物粗糙，或常食发霉之物，也可致胃伤，胃气不顺，食道脉络损伤，气血凝滞，痰气瘀阻，造成噎膈诸证。

本病属于本虚标实之证，辨证时当分清本虚与标实。一般初期多属标实，久病则以本虚为主。瘀气交阻者，治予理气开郁，化痰润燥，常用方如启膈散（《医学心悟》：丹参、沙参、贝母、茯苓、荷叶蒂、郁金、砂仁壳、杵头康）；瘀血内结者，治予滋阴养血，破血行瘀，常用方如通幽汤（《兰室秘藏》：生地、熟地、当归、桃仁、红花、甘草、升麻）；阴津枯涸者，治予滋阴养血，常用方如沙参麦冬汤（《温病条辨》：沙参、麦冬、玉竹、甘草、桑叶、天花粉、扁豆）；气虚阳微者，治予温补脾肾，常用方如补气运脾汤（《统旨方》：人参、白术、茯苓、陈皮、砂仁、半复曲、生姜、大枣）、右归丸（《景岳全书》：熟地黄、山茱萸、当归、枸杞子、山药、鹿角胶、菟丝子、杜仲、肉桂、附子）。此外，治疗中需注意顾护津液及胃气。因误伤津液，会加重病情，但若过于滋腻，碍其中土，胃气更伤，则诸药罔效。

四、三焦约的治法方药

本篇提出三焦约的病名、临床表现及针刺治法，后世多有发挥。《甲乙经》卷九曰：“三焦约，大小便不得，水道主之。”《圣济总录·三焦门》对三焦约有较为系统的论述，指出：“夫三焦者，水谷之道路，气之所终始也。上焦如雾，中焦如沤，下焦如渎，三焦乃流行之道，荣卫致养，则腐熟水谷，分别清浊，以时而下，无复滞留。若荣卫不调，风邪入客，则决渎之官，约而不通，所以不得大小便也。刺法取足少阴太阳之经，辅以汤剂，则三焦疏导，清浊判矣。”并罗列了枳壳丸、枳壳散、顺气丸、郁李仁丸、疏风散、皂荚散等治疗方剂。如论枳壳丸方曰：“治调顺三焦，平匀气脉，消痰滞，利胸膈，祛风，利大小肠，枳壳丸方：枳壳去瓤、麸炒二两，牵牛子拣择四两，一半炒、一半生，捣罗取粉一两半，余者不用，陈橘皮汤浸去白、焙半两，槟榔半两，剉，木香一分。上五味，捣罗四味，与牵牛粉拌匀再罗过，炼蜜和丸，如梧桐子大。每服十五丸至二十丸，食后生姜汤下，欲利加丸数。”每一方论述了其功效、主治症、药物组成、炮制加工、服用方法等，可供参考。

①王琦. 中医经典研究与临床（上）[M]. 王东坡整理. 北京：中国中医药出版社，2012：264.

五邪第二十

【导读】

本篇主要讨论邪在心、肝、脾、肺、肾五脏所出现的症状和针刺方法。《素问·金匮真言论》曰："八风发邪，以为经风，触五脏，邪气发病。"即外邪侵犯五脏，导致邪在五脏而发病，故称为"五邪"，其本质也是五行模式化的产物。本篇也是顺承上篇《四时气》论述邪在六腑所出现的症状和刺法后，讨论五脏的病症和刺法。故张志聪说："此承上章复论邪在五脏而病于外也。"

【原文】

邪在肺，则病皮肤痛[1]，寒热[2]，上气[3]喘，汗出，咳动肩背。取之膺中外腧[4]，背三节之傍[5]，以手疾按之，快然[6]，乃刺之，取之缺盆中以越之[7]。

邪在肝，则两胁中痛，寒中[8]，恶血在内，行[9]善掣，节时肿[10]，取之行间以引胁下[11]，补三里以温胃中，取血脉以散恶血，取耳间青脉[12]以去其掣[13]。

邪在脾胃[14]，则病肌肉痛。阳气有余，阴气不足，则热中善饥[15]；阳气不足，阴气有余，则寒中肠鸣腹痛。阴阳俱有余，若俱不足，则有寒有热，皆调于三里。

邪在肾，则病骨痛阴痹[16]。阴痹者，按之而不得，腹胀腰痛，大便难，肩背颈项[17]痛，时眩。取之涌泉、昆仑，视有血者尽取之。

邪在心，则病心痛喜悲[18]，时眩仆[19]，视有余不足而调之其输[20]也。

【校注】

〔1〕皮肤痛：《太素》卷二十二无"痛"字，"皮肤"与下"寒热"连读。

〔2〕寒热：指恶寒发热。

〔3〕上气：指气逆壅上的气喘。

〔4〕膺中外腧：指胸膺部外侧云门、中府等穴。

〔5〕背三节之傍：原作"背三节五脏（一本作五顀又五节）之傍"，《甲乙经》卷九、《脉经》卷六均无"五脏"2字。顾观光："三节旁乃肺俞，五椎旁则心俞，肺病不当刺心。"据此改。

〔6〕快然：舒服，快爽。

〔7〕缺盆中以越之：即针刺缺盆穴以发散邪气。张介宾："缺盆，足阳明经穴也，手太阴之脉上出于此，故当取之以散越肺邪。但忌太深，令人逆息。"

〔8〕寒中：寒邪侵犯中焦脾胃所致的里寒病证。

〔9〕行：《脉经》卷六、《甲乙经》卷九作"骱"。

〔10〕节时肿："肿"前原衍"脚"字，据《太素》卷二十二、《甲乙经》卷九、《脉经》卷六删。节时肿，即关节有时肿胀。

〔11〕以引胁下：张介宾："以引去肝邪而止胁痛。"

〔12〕耳间青脉：指耳背部充盈的络脉。

〔13〕掣：指小儿痫病。又，谓关节掣痛。马莳："取耳间青脉，以去其所行之掣节。"

〔14〕胃：《脉经》卷六无此字，按本篇文例，似为衍文。

〔15〕热中善饥：即内热多食易饥，由于阳盛阴虚所致。

〔16〕阴痹：阴寒偏盛，病位在骨的痹病。

〔17〕项：此后《甲乙经》卷九、《脉经》卷六均有"强"字。

〔18〕喜悲：心气虚则易悲。

〔19〕时眩仆：时常目眩仆倒。

〔20〕调之其输：张介宾："邪在心者，皆在心之包络，其应补应泻，皆当取手厥阴心主之输。"又，马莳："取其神门之为输穴者以刺之耳。"

【释义】

本篇文字主要承接《灵枢·四时气》，专门讨论邪气侵犯五脏所出现的症状与针刺方法。

一、邪在肺的症状与治法

肺主气、司呼吸，外合于皮毛。《灵枢·本脏》说："卫气者，所以温分肉，充皮肤，肥腠理，司开阖者也。"邪气犯肺，肺宣发输布卫气失司，卫气卫外及开阖失常，则见恶寒发热，汗出；肺宣降失常，肺气上逆，故见上气而喘促、咳嗽，甚则引动肩背等。治疗时应取云门、中府、肺俞等穴，进针之前先用手快速按压腧穴，在患者有了快感以后再进针，既有取阿是穴之义，同时也可达到缓解疼痛的目的。由于手太阴肺经上出缺盆，所以还可取足阳明经的缺盆穴，浅刺以散越肺经邪气。

二、邪在肝的症状与治法

肝主疏泄，以促进气血运行，藏血主筋，其脉从足大趾上行内踝，布胁下。肝受邪袭，疏泄不利，经气郁滞，故见胸胁两侧疼痛；肝藏血而主筋，肝气不舒，气机郁滞，气滞则血瘀，导致肝之气血不能养筋，故见小腿抽掣，时有关节肿胀；木能疏土，肝脾相关，肝木乘脾土，脾虚而为寒中。治疗取足厥阴肝经的荥穴行间，疏肝祛邪而止胁痛；补足三里以温脾胃而散寒邪；因有瘀血内结，取本经有瘀血的络脉针刺放血，以散瘀血；因足少阳胆经循耳后，肝与胆相表里，可取耳后充盈的络脉，以缓解牵引性病痛。

三、邪在脾胃的症状与治法

脾胃同居中焦而属土，脾为阴土主运化，胃为阳土主受纳，二者密切配合，而为人体水谷之海，气血生化之源，主肌肉四肢。邪气在脾，脾主肌肉功能失常，则见肌肉酸痛无力；如果阳气有余，阴气不足，则胃腑阳热之邪盛，而感到胃中灼热、消食善饥；如果阳气不足，阴气有余，则脾气虚寒，而出现肠鸣腹痛的症状；如果俱有余或俱不足，则出现寒热错杂。治疗均选用足阳明胃经之合穴足三里进行调治。当然，针刺时应遵循“盛则泻之，虚则补之，寒则留之，热则疾之”（《灵枢・经脉》）的原则，采用不同的补泻手法。

四、邪在肾的症状与治法

肾藏精生髓，主骨，通于脑，开窍于二阴，腰为肾之府。邪气在肾，则肾藏精生髓主骨等功能失调，骨失所养则致骨痛阴痹，腰痛，用手按压不得痛所；肾与膀胱相表里，膀胱经从头下行至项背，膀胱经气不利，故肩背颈项痛；肾为胃之关，关门不利，肠胃浊滞不行，则见腹胀满，大便困难；肾精不足，髓海空虚，脑失所养，故经常头目眩晕。治疗取肾经井穴涌泉和足太阳膀胱经的昆仑穴，调其经脉气血，如有瘀血症状则可刺络放血。

五、邪在心的症状与治法

心为君主之官，主神志与血脉，在志为喜。邪气在心，心脉瘀阻，故见心痛；心之气血亏虚，不能上荣于头面，则时有眩晕，甚至昏仆；神失所养，则悲伤欲哭，如《灵枢・本神》所言：“心气虚则悲，实则笑不休。”治疗时根据其阴阳气血的有余和不足，以确定补泻方法。《灵枢・邪客》曰：“心者，五脏六腑之大主也，精神之所舍也，其脏坚固，邪弗能容也，容之则心伤，心伤则神去，神去则死矣，故诸邪之在于心者，皆在于心之包络。”故张介宾云：“邪在心者，皆在心之包络，其应补应泻，皆当取手厥阴心主之输。”即取大陵穴治疗。然马莳则认为：“当视其有余不足而调之，实则泻而虚则补，皆取其神门为输穴者以刺之耳。”可供临床参考。

【知识链接】

一、五脏病症论治的临床意义

本篇论邪在五脏的症状和针刺方法，以五脏受邪后的功能障碍为主，阐述其临床症状，此亦是《黄帝内经》讨论临床病症的基本思路与方法，由此可见，掌握五脏的生理功能和病理改变，对于临床诊断具有十分重要的意义。既然邪在五脏所出现的症状与其功能障碍有关，那么调整阴阳气血的平衡，改善脏腑的功能就成为辨证施治的关键。故本篇所论针刺取穴，即以取其本脏所属经脉之穴位调治为主，亦可取与其相表里之经脉腧穴，如邪在肾，取足太阳膀胱经之昆仑等；此外，也可取与本经有关的他经腧穴，如邪在肺，取足阳明胃经之缺盆以散越肺邪。由此也反映了腧穴配伍运用的雏形。

二、“取耳间青脉以去其掣”的讨论

对本篇有关“邪在肝……取耳间青脉以去其掣”，后世医家多与“行善掣，节时肿”相联系，认为是关节掣痛，如张介宾注：“足少阳经循耳前后，足厥阴主诸筋而与少阳为表里，故去耳间青脉，可以去掣节。”马莳、张志聪注相同。然《灵枢·论疾诊尺》曰：“婴儿病……耳间青脉起者，掣病。”《千金要方·候痫法》卷五指出：“耳后完骨上有青络盛，卧不静，是痫候。青脉刺之令血出也。”由此可见，古人以耳后见青脉诊小儿痫病，同时也是针刺治疗痫病的部位。因此，本篇所言“取耳间青脉以去其掣”，应当是指针刺耳后青脉放血治疗小儿痫病，与关节掣痛无关。在《明堂经》中此脉分为二穴，一名“瘈脉”，一名“颅息”。原脉所诊病候“痫瘈”，也为此二穴的主治病症。另外，观察小儿耳后静脉形态、色泽，古人也用于诊断小儿发热的程度，并对是否出现抽搐做出判断，而针刺耳后静脉放血可治疗小儿高热抽搐，故此静脉也被称为“惊痫脉”(《甲乙经·小儿杂病第十一》)。现代临床报道也证明此脉是诊断和治疗小儿高热的特异脉[1]。

①杜玉梅，李瑞玲. 耳后静脉穿刺治疗小儿高热症[J]. 河北中西医结合杂志，1997，6（5）：832.

寒热病第二十一

【导读】

古代由于传染病流行与感染性疾病多发，以发热、怕冷为特征的病症现象自然会受到人们的广泛关注。但由于对疾病认识水平的限制，除疟疾、痈疽等特征较为鲜明的疾病，古代医家能够明确认识外，其他类似疾病古人则概称之为寒热病。本篇着重讨论了皮寒热、肌寒热、骨寒热以及骨痹、体惰、厥痹、热厥、寒厥等多种疾病的症状和针刺方法，介绍了天牖五部等五个腧穴的位置和主治，以及“五脏身有五部”与痈疽预后的关系，并对四时取穴的常规、中病而止的针刺原则和针刺不当的危害作了说明。由于寒热病冠于篇首，所以篇名为寒热病。

【原文】

皮寒热者，不可附席[1]，毛发焦，鼻槁腊[2]，不得汗，取三阳之络[3]，以补手太阴[4]。肌寒热者，肌痛，毛发焦而唇槁腊，不得汗，取三阳[5]于下以去其血者，补足太阴[6]以出其汗。骨寒热者，病[7]无所安，汗注不休，齿未槁，取其少阴于阴股之络[8]；齿已槁，死不治。骨厥[9]亦然。

骨痹[10]，举节不用而痛[11]，汗注烦心，取三阴之经[12]补之。身有所伤，血出多，及中风寒[13]，若有所堕坠，四肢懈惰不收，名曰体惰[14]，取其小腹脐下三结交[15]。三结交者，阳明、太阴也，脐下三寸关元也。厥痹者，厥气上及腹，取阴阳之络[16]，视主病也，泻阳补阴经也。

颈侧之动脉人迎[17]。人迎，足阳明也，在婴筋[18]之前；婴筋之后，手阳明也，名曰扶突；次脉，手[19]少阳脉也，名曰天牖；次脉，足太阳也，名曰天柱；腋下动脉，臂太阴[20]也，名曰天府。阳迎[21]头痛，胸满不得息，取之人迎；暴瘖气鞕[22]，取扶突与舌本[23]出血；暴聋气蒙[24]，耳目不明，取天牖；暴挛痫眩[25]，足不任身，取天柱；暴瘅[26]内逆，肝肺相搏，血溢鼻口，取天府。此为天牖五部[27]。

臂阳明[28]有入頄[29]遍齿者，名曰大迎，下齿龋[30]取之。臂恶寒补之，不恶寒泻之。足太阳有入頄遍齿者，名曰角孙[31]，上齿龋取之，在鼻与頄前。方病之时其脉盛，盛则泻之，虚则补之。一曰取之出鼻外[32]。足阳明有挟鼻入于面者，名曰悬颅[33]，属口，对入系目本[34]，视有过者取之，损有余，益不足，反者益甚[35]。足太阳有通项入于脑者，正属目本，名曰眼系，头目苦痛，取之在项中两筋间[36]。入脑乃别阴跻、阳跻，阴阳相交，阳入阴，阴出阳[37]，交于目锐眦[38]，阳气盛则瞋目[39]，阴气盛则瞑目[40]。

热厥[41]取足太阴、少阳[42]，皆留之；寒厥[43]取阳明、少阴于足[44]，皆留之。舌纵涎下，烦悗[45]，取足少阴；振寒洒洒[46]，鼓颔[47]，不得汗出，腹胀烦悗，取手太阴。

刺虚者，刺其去[48]也；刺实者，刺其来[49]也。春取络脉，夏取分腠[50]，秋取气口[51]，冬取经输[52]。凡此四时，各以时为齐[53]。络脉治皮肤，分腠治肌肉，气口治筋脉，经输治骨髓、五脏。

身有五部：伏兔[54]一；腓二，腓[55]者腨也；背三；五脏之腧[56]四；项五。此五部有痈疽者死。病始手臂者，先取手阳明[57]、太阴而汗出；病始头首者，先取项太阳[58]而汗出；病始足胫者，先取足阳明[59]而汗出。臂太阴可汗出，足阳明可汗出。故取阴而汗出甚者，止之于阳；取阳而汗出甚者，止之于阴[60]。凡刺之害，中而不去则精泄，不中而去则致气[61]。精泄则病甚而恇[62]，致气则生为痈疽也。

【校注】

〔1〕不可附席：谓患者不能着席而卧。《广雅・释诂三》：“附，近也。”

〔2〕槁腊（xī 昔）：即干燥。槁、腊为同义复词。

〔3〕取三阳之络：马莳：“取足太阳膀胱经之络穴飞扬以泻之，盖太阳为三阳也。”

〔4〕手太阴：指手太阴经脉穴，即太渊、鱼际等手太阴脉动处。

〔5〕三阳：指足太阳经脉穴，据《千金要方》引《脉经》，在足小指外侧本节后陷中；敦煌卷子灸法图等文献均作“在外踝后宛宛中”，即相当于京骨或昆仑穴处。

〔6〕足太阴：指足太阴经脉穴，即太白、商丘等足太阴脉动处。

〔7〕病：《甲乙经》卷八作“痛”，义胜。

〔8〕取其少阴于阴股之络：马莳：“取足少阴肾经之络穴大钟以刺之。”

〔9〕骨厥：足少阴肾经脉气逆乱所致病症。见《灵枢・经脉》。

〔10〕骨痹：《素问・长刺节论》：“病在骨，骨重不可举，骨髓酸痛，寒气至，名曰骨痹。”

〔11〕举节不用而痛：谓全身关节活动不自如而疼痛。举，尽。

〔12〕三阴之经：指太阴、少阴、厥阴三阴经。张介宾：“按：《五邪》篇曰：邪在肾则病骨痛阴痹，取之涌泉、昆仑，视有血者尽取之。与此互有发明，所当参阅。”

〔13〕中风寒：谓感受风寒邪气。

〔14〕体惰：即肢体怠惰乏力的病症。

〔15〕三结交：即脐下三寸之关元穴。马莳：“盖本经为任脉，而足阳明胃、足太阴脾经之脉亦结于此，故谓之三结交也。”

〔16〕阴阳之络：张介宾："厥必起于四肢，厥而兼痹，其气上及于腹者，当取足太阴之络穴公孙，足阳明之络穴丰隆，以腹与四肢治在脾胃也。"

〔17〕人迎：经穴名。属足阳明胃经。位于颈部喉结旁开1.5寸，胸锁乳突肌前缘处。

〔18〕婴筋：指颈侧的筋脉。婴，颈饰。

〔19〕手：原作"足"，据《灵枢·本输》《太素》卷二十六改。

〔20〕臂太阴：即手太阴经脉。

〔21〕阳迎：即阳邪上逆。《太素》卷二十六、《甲乙经》卷九均作"阳逆"。

〔22〕暴瘖气鞕：谓突然音哑不能言，呼吸梗塞不畅。鞕，通"鲠"，哽塞。《太素》卷二十六"鞕"作"鲠"。又，张介宾"气鞕，喉舌强鞕也。"

〔23〕舌本：指风府穴，项后入发际一寸。杨上善："舌本一名风府，在项入发际一寸督脉上，今手阳明正经不至风府，当是耳中宗脉络此舌本。"

〔24〕气蒙：邪气上蒙而致视物不清。

〔25〕暴挛痫眩：谓突然拘挛抽搐、癫痫、眩晕。

〔26〕暴瘅：张介宾："瘅，热病也。暴热内逆，则肝肺之气相搏而血溢口鼻。"

〔27〕天牖五部：此总结头颈项部人迎、扶突、天牖、天柱、天府五穴而言，以天牖居中，故以为名。

〔28〕臂阳明：即手阳明大肠经脉。

〔29〕烦（kuí 葵）：颧部。

〔30〕龋（qǔ 取）：即蛀牙。牙齿被腐蚀成洞，逐渐毁坏崩解，牙疼时发时止。

〔31〕角孙：穴名。属手少阳三焦经。位于头侧部，耳尖正上方发际处，折曲耳郭取穴。

〔32〕鼻外：张介宾："谓手阳明禾髎、迎香等穴。"又，《太素》卷二十六"鼻外"作"眉外"。杨上善："眉外，谓足阳明上关穴也。"

〔33〕悬颅：穴名。属足少阳胆经，位于鬓发中，当头维穴与曲鬓穴沿鬓发弧形连线的中点。

〔34〕目本：指目系，为眼内连于脑的脉络。《甲乙经》卷十二"目本"下有"头痛，引颔取之"6字，宜补，为足阳明主治病症。引颔，即张口。

〔35〕甚：原作"其"。据《太素》卷二十六、《甲乙经》卷十二改。

〔36〕项中两筋间：指风府穴。又，张介宾："即项中两筋间玉枕穴也。"

〔37〕阳入阴，阴出阳：《太素》卷二十六、《甲乙经》卷十二均作"阳入阴出，阴阳"连下读，义胜。

〔38〕目锐眦：当作目内眦。张介宾："按：《脉度》篇言跻脉属目内眦，合于太阳。下文《热病》篇曰：目中赤痛，从内眦始，取之阴跻。然则此云锐眦者，当作内眦也。"

〔39〕瞋目：睁大眼睛。

〔40〕瞑目：闭上眼睛。

〔41〕热厥：《素问·厥论》曰："阴气衰于下，则为热厥。"

〔42〕足太阴、少阳：指足太阴、足少阳经脉穴。足太阴经脉穴见注〔6〕，足少阳经脉穴在足第二指本节后一寸脉动处。

〔43〕寒厥：《素问·厥论》曰："阳气衰于下，则为寒厥。"

〔44〕取阳明、少阴于足：阳明前原衍"足"字，据《太素》卷二十六、《甲乙经》卷七删。

阳明、少阴，指足阳明、足少阴经脉穴，分别对应于冲阳与太溪、然谷穴。

〔45〕烦悗：烦躁郁闷。

〔46〕振寒洒洒：恶寒战栗貌。

〔47〕鼓颔：寒栗而下颌鼓动。

〔48〕刺其去：马莳："凡刺虚者，当乘其气之去而随之。随之者，所以补之也。"

〔49〕刺其来：马莳："凡刺实者，当乘其气之来而迎之。迎之者，所以泻之也。"

〔50〕分腠：肌肉腠理。

〔51〕气口：即寸口，属手太阴肺经。

〔52〕经输：指五输穴，多言井、荥、输。杨上善："冬时肾气方闭，阳气衰，少阴气紧，太阳沉，故取经井之输以下阴气，取荥输实于阳气，疗于骨髓五脏之病也。"

〔53〕各以时为齐：根据四时季节的不同确定针刺的深浅次数。齐，通"剂"。

〔54〕伏兔：指大腿前方肌肉。相当于股直肌隆起处，因状如伏兔而得名。

〔55〕腓：即腓肠肌，俗称小腿肚，亦称腨。

〔56〕五脏之腧：五脏位于背部足太阳经上的腧穴，为脏腑之气输注于背部之处。

〔57〕手阳明：指手阳明经脉穴，即阳溪穴脉动处。

〔58〕项太阳：指足太阳天柱穴。

〔59〕足阳明：指足阳明经脉穴，即冲阳穴脉动处。

〔60〕取阴而汗出甚者……止之于阴：杨上善："取阴脉出汗不止，可取阳脉所主之穴止；若取阳脉出汗不止，可取阴脉所主之穴止之也。"

〔61〕致气：邪气留聚于体内。

〔62〕恇：怯弱，虚弱。

【释义】

本篇讨论内容较为繁杂，涉及一些疾病的临床表现和针刺方法、腧穴部位和主治、四时刺法、痈疽发病与预后，以及针刺不当的危害等问题。

一、寒热病的诊断与针刺治疗

寒热病是指以发热、怕冷等体温感觉异常为特征的一类病症，大致相当于现代所说的传染病和感染性疾病。原文第一自然段主要讨论了皮寒热、肌寒热、骨寒热的症状和针刺方法。

（一）皮寒热

皮寒热，为邪气在表，邪闭皮肤而痛，故不可附席；肺合皮毛，开窍于鼻，邪气外闭，阳郁化热，耗伤津液，故见毛发焦而鼻干燥。病变涉及足太阳膀胱经与手太阴肺经，故治取足太阳膀胱经飞扬穴以发汗，取手太阴肺经鱼际、太渊等穴以滋补津液。如张志聪言："此邪在表，而病太阴太阳之气，当从汗解，如不得汗，宜取太阳之络以发汗，补手太阴以资其津液焉。"

（二）肌寒热

肌寒热，为邪在脾，脾主肌肉，其华在唇，症见肌肉痛而唇干燥，病在足太阴脾经。治疗先取足太阳经脉穴处刺络放血，疏通营卫，以解肌肉之邪；再补足太阴经脉穴太白、商丘等。如章楠说："唇为肌肉之本，脾所主也，邪已侵脾，故毛发焦，肌肉痛而唇槁腊。取三阳经下部以去其血者，是疏通营卫，以解肌肉之邪，以营卫气血行于肌肉之中也。营卫疏通，即补足太阴脾经，以滋津液，助其出汗，则病退矣。"

（三）骨寒热

骨寒热，为病在肾，肾主骨，邪气深入，症见疼痛不安；津伤液脱，而见汗出不止；齿为骨之外荣，"若齿未槁者，阴气尚充，犹为可治，当取足少阴之络穴大钟以刺之。若齿有枯色，则阴气竭矣，其死无疑。近以愚见，则不独在齿，凡爪枯者亦危候也"（张介宾《类经》卷二十一）。章楠注云："骨厥者，骨中灼热而肢体厥冷，近世所云骨蒸劳病，亦当验其齿，以辨生死也。"

本段原文通过对"鼻槁腊""唇槁腊""齿未槁""齿已槁"等以判断寒热病津液存亡的情况，并以津液存亡判断疾病预后，反映了望诊注意审察官窍，在诊断疾病与判断预后方面的重要意义，以及津液存亡对寒热病预后的影响，开后世温病学重视津液的理论之先。另外，文中仅论述了五体中皮寒热、肌寒热、骨寒热三种情况，依据上篇《五邪》以及本篇下文"天牖五部""身有五部"之例，似有脱漏。丹波元简指出："又考文例，不及脉寒热、筋寒热者，岂其脱漏乎？"

二、骨痹、体惰、厥痹的针刺治疗

（一）骨痹

骨痹因风寒湿邪内搏于骨所致，临床以骨及关节沉重、酸痛、拘挛，全身寒冷等为主症。《素问·痹论》曰："以冬遇此者为骨痹。"《素问·长刺节论》说："病在骨，骨重不可举，骨髓酸痛，寒气至，名曰骨痹。"同时可伴有汗出、心烦，可取太阴、少阴、厥阴三阴经腧穴刺治。张介宾注云："按：《五邪》篇曰：邪在肾，则病骨痛阴痹，取之涌泉、昆仑，视有血者尽取之。与此互有发明，所当参阅。"

（二）体惰

体惰，即肢体怠惰乏力，可由感受外邪或跌打损伤所致。张志聪云："身有所伤，出血多，伤其血矣；及中风寒，伤其营卫矣。"类似于外伤失血后感染的情况，临床可见发热恶寒，肿胀疼痛，神疲（或神昏）乏力等症状，可取关元穴刺治。

（三）厥痹

丹波元简《素问·厥论》注说："考《灵·寒热病》篇曰：厥痹者，厥气上及腹则死（衍

"则死"2字)。此特似指脚气冲心。"张璐《张氏医通》卷三亦云:"曰痹厥者,痹病与厥病杂合,而脚气顽麻肿痛,世谓脚气冲心者是也;曰厥痹者,卧出而风吹之,血凝于肤者为痹,凝于脉者为泣,凝于足者为厥是也。"故厥痹类似于脚气病(维生素B1缺乏症),以神经系统表现为主称干性脚气病,表现为上升性对称性周围神经炎,感觉和运动障碍,肌力下降,部分病例发生足垂症及趾垂症,行走时呈跨阈步态等。以心力衰竭表现为主则称湿性脚气病,表现为软弱、疲劳、心悸、气急。若发生心衰,以心悸气喘,面唇青紫,神志恍惚,恶心呕吐,腿脚萎软等为主要表现,则称为脚气冲心。厥痹的治疗,张介宾云:"以腹与四肢,治在脾胃也。然必视其主病者,或阴或阳而取之。阳明多实故宜泻,太阴多虚故宜补。"

三、天牖五部及主治病症

本篇对寒热病等的针刺治疗,多次提到取经脉穴刺治。经脉穴是指位于腕踝附近与经脉名同名的腧穴,从腧穴主治症形成与演变来看,经脉穴是由相应经脉本部诊脉的脉口演化而来,因此,在早期它们的名称与相应脉口名完全相同。古人十分重视人体上下联系,言本必及于标,故在提及"本"部腧穴的同时,这里则进一步论述"标"部腧穴。由于标脉很可能也曾作为天、地、人三部诊脉法的"天"部,故将此五个部位统称为"天牖五部"。此五部的经脉、穴位、主治可归纳见表21-1。

表21-1 天牖五部腧穴表

经脉名称	穴位	部位	主治
足阳明胃经	人迎	婴筋之前	阳逆头痛,胸满不得息
手阳明大肠经	扶突	婴筋之后	暴瘖气鞕
手少阳三焦经	天牖	手阳明外侧	暴聋气蒙,耳目不明
足太阳膀胱经	天柱	手少阳外侧	暴挛痫眩,足不任身
手太阴肺经	天府	腋下动脉	暴瘅内逆,血溢鼻口

天牖五部腧穴主治的暴病多属头面部的病症,取诸阳经的邻近标部腧穴以求速效,可谓"急则治其标"之古义与范例。如张介宾注曰:"凡言暴者,皆一时之气逆,非宿病也,故宜取此诸穴以治其标。"

四、头面诸疾的针刺治疗

继讨论天牖五部及主治病症之后,原文又论述了头面经脉联系以及相关病症的针刺治疗。手阳明的经脉与别络均入下齿中,故下齿龋当取手阳明腧穴治疗,有寒象者补之,否则泻之。《灵枢·经脉》说:"手阳明之别……上曲颊遍齿……实则龋聋,虚则齿寒痹隔,取之所别也。"可见本篇所论手阳明循行,更接近于手阳明络脉。大迎本为足阳明腧穴,而之所以手阳明言"名曰大迎",张介宾解释说:"臂阳明有入頄遍齿者,名曰大迎,则此为手足阳明之会。"杨上善认为手阳明脉"至人迎,至婴筋时,二经皮部之络相至二经,故臂阳明之气亦发人迎,故称有入，所以下齿龋取于手之商阳穴也。”

足太阳经脉上项入脑中，连于目系，目系“上属于脑，后出于项中”（《灵枢·大惑论》）。《灵枢·海论》言髓海“其输上在于其盖，下在风府”，故头目苦痛，取项中两筋间风府穴刺治。但足太阳的经脉、别络均与齿无直接联系，角孙为手少阳三焦腧穴，有治疗齿病的作用，但该穴与足太阳经脉也没有关系。对此，古代医家已有所认识，并试图为二者之间建立起一种联系，如杨上善说：“足太阳经起目内眦上额，其太阳皮部之络，有下入于頞后徧上齿，又入于耳，气发角孙之穴，故曰有入。”张志聪也云：“角孙乃手少阳之经穴，此足太阳之气，贯于手少阳之经……足太阳之络，不入于齿中。此非经脉，亦非支别，乃微细之系，以通二阳之气者也。”以至于今人发出本篇所论足太阳循行“《经脉》篇没有类似记载，但《经筋》篇载足太阳之筋‘下结于頄’‘邪上出于頄’，《明堂》载足太阳经昆仑穴治上齿痛，故《寒热病》篇的记载值得进一步研究”[①]的感叹。上齿龋的针刺取穴，除角孙外，还可取“在鼻与頄前”的足阳明经的地仓、巨髎等穴，一说取眉外，杨上善云：“眉外，谓足阳明上关穴也。”“有络见者，刺去其血；虚则补络，补络可饮补药。”

关于足阳明经脉，本篇没有论述具体症状，当据《甲乙经》卷十二补上“头痛，引颔取之”6 字。张介宾解释甚为清晰，指出：“足阳明之脉有挟鼻入于面者，道出于足少阳之悬颅，其下行者属于口，其上行者对口入系目本。或目或口，凡有过者，皆可取之。然必察其有余不足以施补泻，若反用之，病必益甚。”

此外，本段原文还讨论了阴跻、阳跻二脉主司眼睑开合的功用，具体参见《灵枢·大惑论》。

五、热厥、寒厥等病症的针刺治疗

《素问·厥论》言：“阳气衰于下，则为寒厥；阴气衰于下，则为热厥。”张介宾指出：“热厥者，阳邪有余，阴气不足也，故当取足太阴而补之，足少阳而泻之。寒厥者，阴邪有余，阳气不足也，故当取足阳明而补之，足少阴而泻之。补者，补脾胃二经以实四肢；泻者，泻水火二经以泄邪气，然必皆久留其针，则泻者可去，补者乃至矣。”关于热厥、寒厥的针刺治疗，《灵枢·终始》也有论述，当相互参阅。

足少阴肾经挟舌本，症见舌纵涎下，烦闷，病属足少阴，故取其经脉穴刺治。杨上善说：“足少阴脉从足心上行，属肾络膀胱，贯肝膈入肺，循喉咙侠舌本，支者从肺络心注胸中，故其脉厥热，涎下心中烦悗，取足少阴然谷穴。”

振寒、鼓颔、汗不出，为卫阳不能温煦体表，汗不得外出所致；腹胀烦满为脾胃运化失常的见证。杨上善从经络方面解释其症状说：“手太阴脉起于中焦，下络大肠，还循胃口，上膈属肺，别者上出缺盆，循喉咙合手阳明，从缺盆上颈贯颊入下齿中。肺以恶寒故虚，病振寒鼓颔也。循胃属肺，故腹胀烦悗……可取手太阴少商穴。”张志聪认为：此乃“表里之阴阳不和也，故当取手太阴，以疏皮毛之气，以行其汗液焉。手太阴主通调水液，四布于皮毛者也。”

---

①邓良月. 中国针灸经络通鉴[M]. 青岛：青岛出版社，2004：794.

六、针刺候气与补泻

候气是针刺治疗的重要原则，涉及到针刺的时机、腧穴的选择以及具体的刺治方法等多方面。本段所言虚实刺法，即要求把握经气往来之“机”的时间进行针刺。杨上善解释说：“谓营卫气已过之处为去，故去者虚也，补之令实。谓营卫气所至之处为来，故来者为实，泻之使虚也。”《灵枢·九针十二原》谓：“逆而夺之，恶得无虚，追而济之，恶得无实，迎之随之，以意和之，针道毕矣。”《灵枢·小针解》又提出：“迎而夺之者，泻也。追而济之者，补也。”故张介宾解释说：“刺其去，追而济之也；刺其来，迎而夺之也。”具体可参阅《灵枢·九针十二原》篇的相关论述。

由于季节时间因素影响人体之气在体内的分布，故针刺治疗疾病也应该遵循“凡此四时，各以时为齐”的原则，运用“春取络脉，夏取分腠，秋取气口，冬取经输”的四时不同刺法，以治皮肉筋骨不同部位的疾病。张介宾云：“春夏阳气在上，故取毫毛皮肤则浅其针；秋冬阳气在下，故取分肉筋骨则深其针，是以时为齐也。”其中“秋取气口者，手太阴肺脉应秋金也。冬取经输者，经穴通脏气，脏主冬也。”有关四时刺法的发生与演变，具体参见《灵枢·顺气一日分为四时》篇。

七、痈疽预后及其治疗等问题

原文讨论了痈疽发病部位与预后的关系，指出发生于大腿前方股直肌隆起处、腓肠肌、背部、五脏背俞穴处以及项部的痈疽，皆属难治。张介宾解释认为，伏兔为足阳明胃经之要害；小腿肚是足太阳、少阴及三焦下腧之所系；背部中行督脉，旁四行足太阳经，皆脏气所系之要害；五脏背俞乃五脏之所系；项中为督脉阳维之会，统诸阳之纲领。因此，“凡上五部，皆要会之所，忌生痈疽，生者多死。”上述五部痈疽难治的原因，大致可概括为三个方面：一是肌肉较多又较紧张的部位，痈疽所发部位较深，治疗不易取效，如大腿前方、腓肠肌处；二是肌肉特少的部位，血液循环较差，疮口难以愈合，如输穴、原穴所在的手腕、足踝关节处；三是接近重要脏器的部位，如背部、颈部等。

本篇“病始手臂者……止之于阴”一段文字，张介宾、马莳以及后世医家大多认为是承上文讨论痈疽的取穴和治法。《灵枢·痈疽》载：“寒邪客于经络之中则血泣，血泣则不通，不通则卫气归之，不得复反，故痈肿。”当痈疽初起，荣卫稽留，气血瘀滞，出现发热恶寒，脉浮苔薄等表证时，可就近取穴，针刺其相应的经脉穴发汗，以调和营卫，使邪从汗解。如张介宾说：“刺痈疽者法当取汗，则邪从汗散而痈自愈；然必察其始病之经，而刺有先后也。”若痈疽“寒气化为热，热胜则腐肉，肉腐则为脓”时，则不可发汗，故张仲景有“疮家不可发汗”之戒。总之，汗法要用得恰到好处，不可发汗太过。孙思邈《千金要方》言：“凡发汗，欲令手足皆周，至漐漐然一时间许益佳，但不可令如水流离霡霂耳。”汗为阴液，是为阳气所化，汗之出为卫阳所司。发汗太过或误汗，既亡阴，又亡阳。救治之法，若针刺阴经的穴位致汗出太甚者，取阳经的穴位，施以补法，以固卫阳，使汗液收敛。如果针刺阳经的穴位而汗出太甚者，可取阴经的穴位，施以补法，以补其阴，则汗出可止。惟杨上善认为本段文字“言疗热病取脉先后”，考《素问·刺热》篇有类似论述云：“热病始手臂痛者，刺手阳明、太阴而汗出止；热病始于头首者，刺项太阳而汗出止；热病始于足胫者，刺足阳明而汗出止。”两相比较，本篇将《素问·刺热》篇中的“热病”改为“病”，“刺”改作“取”，仅从文字表述而言，《灵枢·寒热病》使这条取穴原则变得更具有普遍指导意义，因此，临床上凡外感六淫之邪，而当用汗法的病证，如发热恶寒、脉浮、苔薄等表证时，皆可仿此酌情施治。

最后，原文讨论了有关针刺不当的危害，认为针刺留针的时间要因人、因病而异，不可太过不及。若针刺中病留针过久，往往可以耗泄精气，使人体虚羸怯弱；针未中病，本当留针，若去针过早，则会导致邪气结聚，而易发痈疽。对此，《灵枢·九针十二原》也有类似论述。

【知识链接】

一、寒热病的概念

本篇将以发热恶寒为主要症状的疾病，称之为寒热病，篇首所论皮寒热、肌寒热、骨寒热，直接以“寒热”命名，篇中所述其余杂病，虽没有直接称作“寒热病”，但许多也有寒热症状。概而言之，本篇所论与寒热症状相关的疾病可分为以下四类。

（一）六淫外感

篇首所言皮寒热、肌寒热、骨寒热，即是由外感六淫之邪闭拒肌表，表里阴阳之气失于和调，邪正搏争而为寒热之证。正如《素问·生气通天论》曰：“因于露风，乃生寒热。”

（二）气机逆乱

文中所论“厥痹”“暴挛痫眩”“暴瘖气鞕”“暴聋气蒙”“暴瘅内逆”等，多因邪气闭阻经络，阴阳之气上下不得交通，故逆乱而变生诸病。这类病症多起病急暴，证见厥逆窍闭而兼寒热之症。

（三）阴阳盛衰

“热厥”“寒厥”“骨痹”“体惰”等，多有不同程度肾精亏损，不是阳虚，便是阴虚，或是阴阳气血皆虚，导致阴阳偏盛偏衰而出现或寒或热之症。如《素问·调经论》曰：“阳虚则外寒，阴虚则内热；阳盛则外热，阴盛则内寒。”《素问·厥论》曰：“阳气衰于下，则为寒厥；阴气衰于下，则为热厥。”

（四）气血壅滞

如痈疽每伴有寒热症状，其发病机理主要是邪气客于经络，营卫气血运行不畅，寒热相搏，逆于肉理。故《灵枢·痈疽》曰：“营卫稽留于经脉之中，则血泣而不行，不行则卫气归之而不通，壅遏而不得行，故热。大热不止，热胜则肉腐，肉腐则为脓。”

二、暴瘅内逆，肝肺相搏，血溢鼻口的临床应用

王琦[1]认为“暴瘅内逆，肝肺相搏，血溢鼻口”，是言突然产生的邪热能使体内气机逆乱。若热结肝肺，肝肺气逆，脉络损伤，血随气逆，迫血妄行，可引起口鼻出血的病症。此种病症，为实为热，常伴出血量多，血色鲜红，眩晕头痛，口苦善怒，两目红赤，或鼻燥咽干，咳嗽口渴，舌质红，苔黄，脉数等症。治宜清肝泻肺，凉血止血，方予凉血泻火汤：龙胆草、栀子炭、黄芩、丹皮、生地、茅根、大黄、甘草。若出血量多，可送服十灰散急止其血。

案例 宋某，47岁，男。

1年来头痛，眩晕，口内干热，齿鼻时衄，面色红赤，血压逐渐增高（80/60～130/110mmHg）。舌质紫黯，舌苔黄褐厚腻，脉沉弦而数。查血：红细胞计数6.13×10^{12}/L，血红蛋白205g/L，骨髓增生明显活跃。诊为真性红细胞增多症。

辨证：肝热上冲，瘀血内滞。

治法：清肝凉血，化瘀消滞。

处方：龙胆草15g，黄芩15g，泽泻15g，川芎15g，藕节30g，白茅根30g，鸡血藤30g，栀子9g，桃仁9g，红花9g，三棱18g，莪术18g，银柴胡12g，金银花20g，丹皮5g，芦荟2g，青黛3g（冲）。连服23剂。

头痛眩晕显减，出血已止，血压降至100/60mmHg，红细胞计数降至4.93×10^{12}/L，血红蛋白降到179g/L。但出现便溏乏力，脉转沉细，前方减胆草、去芦荟。继服3个月，症状消失，外周血象及血压等检查保持正常范围[2]。

三、阳气盛则瞋目，阴气盛则瞑目的临床应用

人与天地相应，白昼阳气盛，人寤；晚上阴气盛，人寐。所谓“瞋目”“瞑目”，实指寤、寐而言。在病理情况下，阳气盛不能入于阴分，往往烦躁不安，难以入眠；或阴虚火旺者，心烦躁动，也难安睡。故治疗不寐一证，大抵阳气亢盛者，平其亢盛，潜阳以入阴，龙骨、牡蛎、龟甲、黄连、连翘等；阴虚而致火盛者，滋水以降虚火，生地、麦冬、天冬、制首乌之类；水火不相交者，黄连阿胶汤、知柏地黄丸之属，熔济水降火于一炉，均可取效。

至于阴盛则瞑目者，临床上更多见阳虚而致阴盛，出现肢软神疲、精神萎靡、昏昏欲睡。《类证治裁·多寐》云：“多寐者，阳虚阴盛之病。”故治此病，当补气助阳以振奋精神，可收良效。临床上还有一种情况，患者形体肥胖，属痰湿之体，肢冷畏寒，不仅夜寐甚酣，迨至白昼稍息，即呼呼欲睡。此乃阳虚不足之体，痰湿内蕴，形体肥胖，晨起眼胞作胀，午后肢体浮肿，尤以下肢为甚，舌胖苔滑带腻，治宜温化痰湿，佐以补气。药用黄芪、桂枝、附片、茯苓、白术、薏苡仁、南星、半夏、陈皮、竹茹、泽泻等，或酌加仙灵脾、仙茅等扶助肾阳之品，取效甚显[3]。

---

①王琦. 中医经典研究与临床（上）[M]. 王东坡整理. 北京：中国中医药出版社，2012：323.

②郭士魁. 清肝化滞法治愈真性红细胞增多症[J]. 浙江中医杂志，1980，（1）：38.

③王庆其. 黄帝内经临证发微[M]. 北京：人民卫生出版社，2019：487-488.

癫狂第二十二

【导读】

古人将癫痫、狂病、厥逆三种不同疾病置于一篇讨论，一方面应是出于疾病鉴别诊断的考虑。虽然从今天的知识来看，癫痫属于神经系统疾病，狂病属于精神障碍，厥逆所含范围更为宽泛，但在古人看来三者都与神志异常有关，且病机与气机逆乱密切相关，诚如《素问·脉要精微论》吴崑注所说："厥，脏气逆也。巅，癫同，古通用。气逆上而不已，则上实而下虚，故令忽然癫仆，今世所谓五痫是也。"另一方面，也反映了人类对于疾病认识从现象到本质、从笼统到精细的演变过程。在汉代人们对癫、狂、痫尚不能准确区分，一直到明代方有明确的鉴别论述。本篇重点介绍了癫狂病的不同病因、症状和治疗方法，同时对风逆、厥逆等病的症状和治法等也作了简单介绍。张志聪云："盖癫狂乃在上之见证，厥逆乃在下之始因，故篇名癫狂，而后列厥逆。"

【原文】

目眦[1]外决[2]于面者，为锐眦；在内近鼻者，为内眦；上为外眦，下为内眦[3]。

癫疾始生，先不乐，头重痛，视举[4]目赤，甚[5]作极已而烦心，候之于颜[6]，取手太阳、阳明、太阴[7]，血变而止。癫疾始作而引口[8]啼呼喘悸者，候之手阳明、太阳[9]，左强[10]者攻其右，右强者攻其左，血变而止。癫疾始作先反僵[11]，因而脊痛，候之足太阳、阳明、太阴[12]、手太阳，血变而止。

治癫疾者，常与之居，察其所当取之处。病至，视之有过者[13]泻之，置其血于瓠壶[14]之中，至其发时，血独动矣。不动，灸穷骨二十壮。穷骨者，骶骨[15]也。

骨癫疾者，顑[16]齿诸腧分肉皆满，而骨居[17]，汗出烦悗[18]。呕多沃沫[19]，气下泄，不治。筋癫疾者，身倦[20]挛急，脉[21]大，刺项大经之大杼[22]。呕多沃沫，气下泄，不治。脉癫疾者，暴仆[23]，四肢之脉皆胀而纵[24]。脉满，尽刺之出血；不满，灸之挟项太阳[25]，灸带脉[26]于腰相去三寸，诸分肉本输[27]。呕多沃沫，气下泄，不治。癫疾者，疾发如狂者，死不治。

【校注】

〔1〕目眦：张介宾："目眦，眼角也。目之外角曰锐眦，目之内角曰内眦。"

〔2〕决：分也。

〔3〕上为外眦，下为内眦：谓上眼胞属外眦，下眼胞属内眦。

〔4〕视举：目上视。

〔5〕甚：《太素》卷三十、《千金要方》卷十四均作"其"，可参。

〔6〕颜：泛指面部。

〔7〕手太阳、阳明、太阴：指手太阳、阳明、太阴标部诊脉部位，相当于天窗、扶突、天府穴处。又，张介宾："当取手太阳支正、小海；手阳明偏历、温溜，手太阴太渊、列缺等穴。"

〔8〕引口：张介宾："引口者，牵引歪斜也。"

〔9〕手阳明、太阳：指手阳明、太阳标本脉部位，分别相当于扶突、天窗与阳溪、后溪穴处。

〔10〕强：强急。

〔11〕反僵：即角弓反张。张介宾："反僵，反张僵仆也。"

〔12〕足太阳、阳明、太阴：指足太阳、阳明、太阴标本脉部位，其中足太阳标本脉分别在天柱与昆仑穴处，足阳明标本脉分别在人迎与冲阳穴处，足太阴本脉在商丘及太白穴处。又，张介宾："足太阳之委阳、飞阳、仆参、金门，足阳明三里、解溪，足太阴隐白、公孙等穴皆主之。"

〔13〕有过者：指异常搏动之脉。

〔14〕瓠（hù户）壶：用葫芦剖制而成的盛器。瓠，即葫芦。

〔15〕骶骨：指督脉之长强穴。

〔16〕顑：《太素》卷三十、《甲乙经》卷十一并作"颔"。顑，通"颔"，腮部。颔、齿之脉均为手阳明之标脉大迎脉。

〔17〕骨居：骨骼强直。《甲乙经》卷十一"居"作"倨"。居，通"倨"。

〔18〕烦悗：即烦闷。

〔19〕沃沫：即涎沫。《太素》卷三十、《甲乙经》卷十一均作"涎沫"。

〔20〕身倦：身踡屈不伸。倦，通"蜷"，蜷曲。

〔21〕脉：原脱，据《甲乙经》卷十一补。

〔22〕大杼：此后原衍"脉"字，据《甲乙经》卷十一删。大杼，位于背部，第一胸椎棘突下旁开1.5寸处。

〔23〕暴仆：突然倒仆于地。

〔24〕四肢之脉皆胀而纵：杨上善："四肢脉皆胀满纵缓。"

〔25〕挟项太阳：马莳："足太阳膀胱经挟项之天柱穴。"

〔26〕带脉：马莳："灸足少阳胆经之带脉穴，此穴相去于腰，计三寸许。"

〔27〕本输：各经在四肢的腧穴。张介宾："诸分肉本腧，谓诸经分肉之间及四肢之腧。"

【释义】

本篇所论癫疾类似于现代的癫痫病，本段主要论述了该病的诊断、治疗及预后问题。

一、目与癫狂的诊断

关于本篇首段文字，历代注家看法不一。丹波元简认为："此节与癫狂不相涉，必是古经残文。"然马莳认为："本篇俱论癫狂、厥逆，而此首节独以内外眦为言者，须知人身脏腑之神以目为主，故先以目眦言之，示人以观神之法也。"目为肝之窍，心之使，目系通于脑，五脏六腑精气之盛衰，精神活动之常变，人之神气若何，均可首先由目反映出来，特别是癫狂这类精神系统疾病，查目更为必要。故张介宾也指出："本篇所论，皆癫狂、厥逆之病，而此节所言目眦若不相涉者何也？盖以癫狂等疾，须察神气，欲察其神，当从目始。且内眦外眦，上网下网，各有分属，病在何经，于此可验，故首及之，示人以知所先也。"

二、癫病的诊断分类

本篇所论癫病的临床表现，与癫痫发作前之动物样呼叫，发作时反张抽搐、牙关紧闭、吐涎沫、大小便失禁，发作后之乏力、脊背痛，十分吻合。其对癫病的诊断分类，首先着眼于其先兆症状和发作时表现划分，然后从癫病发作所涉及形体脏腑的角度加以分类。

（一）癫病发作症状分类

1. 癫病发作前期

原文所论"癫疾始生"，可谓是其先兆期，首先是情志改变，精神不愉快，头部沉重疼痛，也可见双目直视，两眼发红等表现，提示本病将要发作。

2. 癫病始发状态

发作时的表现类型有二：一是表现为口角牵引歪斜，惊啼呼叫，气喘心悸等症状，多由于痰气上冲心胸所致；二是表现为先角弓反张，脊柱强直，犹如癫痫大发作。《灵枢·经筋》曰：足太阳之筋，其病"脊反折，项筋急"。《素问·缪刺论》云："邪客于足太阳之络，令人拘挛背急。"可见这种类型的癫病，病位以足太阳膀胱经为主，病机是经气逆乱，气血运行不畅，筋脉失养之故。

（二）癫病形体脏腑分类

癫病日久，反复发作，病变影响到形体脏腑，而有骨癫疾、筋癫疾、脉癫疾三种类型，其预后均较差。

1. 骨癫疾

骨癫疾是癫病中的一种重症，表现为腮、齿诸腧穴部位的分肉胀满而致口噤不开，骨骼强直，汗出烦闷。章楠《灵素节注类编》曰："邪深入骨而遍满于表里，本元已败，故汗出烦闷，呕多白沫，气又下泄，故死不可治。”

2. 筋癫疾

筋癫疾的临床表现为身体倦怠，筋脉痉挛拘急，脉搏洪大。章楠《灵素节注类编》曰：“邪伤筋，故身踡挛，急大者，言脉无和缓之气也。刺之而不效，呕沫，气下泄，其脏伤而死，不可治矣。”

3. 脉癫疾

脉癫疾是邪犯血脉，病入于心的重症。临床表现主要是突然昏仆倒地，四肢的经脉都胀满而弛纵。章楠《灵素节注类编》曰：“脉癫疾者，邪入于脉而胀满弛纵。”

以上三种癫病，若见呕吐涎沫，二便失禁之气脱下陷症状者，是脾肾俱败，皆为不治的死证。

另外，若癫病发作时像狂病一样狂躁妄动的，则是阴极似阳的死证。张介宾云：“今以癫疾而如狂者，阳邪盛极而阴之竭也，故死不治。”

三、癫病的治疗

（一）癫病治疗的基本原则

本篇提出治疗癫病的基本原则为：“治癫疾者，常与之居，察其所当取之处。病至，视之有过者泻之”。古人根据长期、近距离对癫疾病人全过程的详细观察，发现癫病异常脉动的高发脉位为：手足太阳、阳明、太阴，发病时观察这些脉位，若见脉“动”即为有过之脉，即取其脉针刺泻之，针刺放血，至“血变而至”。也就是说，根据脉“动”所携带的“分部”信息，辨识病位之所在，然后循部设方。若常规脉位无异常者，则于四肢部视“血脉”泻之，或灸“项太阳”——天柱、带脉去腰三寸处，或灸骶骨下二十壮。本篇所言取长强穴治疗神志失常疾患，亦为后世所广泛应用。

原文所言手足太阳、阳明、太阴，根据针灸“诊-疗一体”的原理，当指各经的标本脉，也就是手足太阳、阳明、太阴脉的本输、标输或经脉穴，然后世医家多作经脉所在腧穴解释。

（二）癫病的分类治疗

根据后世医家的解释，癫病发作前期，针刺取手太阳的支正、小海穴，手阳明的偏历、温溜穴，手太阴的太渊、列缺穴等，待其血色变为正常后而止针。癫病发作表现为口角牵引歪斜者，取手阳明、太阳经腧穴，采用缪刺法，左侧牵引强急的刺右侧，右侧牵引强急的刺左侧，待其血色变为正常后而止针。癫病发作表现为角弓反张者，取足太阳经委阳、飞扬、仆参、金门穴，足阳明经三里、解溪穴，足太阴经隐白、公孙穴，手太阳经支正、小海穴等，待其血色变为正常后而止针。

筋癫疾的治疗，主要取足太阳经上的大杼穴。张志聪云：“足太阳主筋，故当刺膀胱经之大杼。”脉癫疾的治疗，若脉充盈胀满，可用针刺放血；若脉不充盈，则采用灸法，当灸挟项两旁足太阳经的天柱穴，再灸腰部去腰椎三寸足少阳经的带脉穴，也可选灸诸经分肉之间和四肢的腧穴。对此，张志聪解释说：“脉满者，病在脉，故当尽刺之，以出其血。不满者，病气下陷也。夫心主脉，而为阳中之太阳。不满者，陷于足太阳也。十二脏腑之经输，皆属于太阳，故当灸太阳于项间，以启陷下之疾。带脉起于季胁之章门，横束诸经脉于腰间，相去季胁三寸，乃太阳经输之处也。诸分肉本俞，溪谷之俞穴也。盖使脉内之疾，仍从分肉气分而出。”至于骨癫疾原文未言治疗，《黄帝内经灵枢集注》莫云从认为：“病入骨髓，虽良医无所用其力，故不列救治之法。”

【知识链接】

一、癫病的含义及演变

众所周知，由于历史时代不同，同一中医病名的语言表述及其内涵与外延不尽相同，癫病也如此。癫的名称最早见于马王堆汉墓出土的《足臂十一脉灸经》，其论足太阳脉与足阳明脉的病症，分别提到“数瘨疾”“数瘨”。在《黄帝内经》中，癫病可分别用“癫”“瘨”“颠”“巅”表述，在神志失常的意义上，四字可相通互用。如《灵枢·邪气脏腑病形》说：“心脉……微涩为血溢，维厥，耳鸣，颠疾。”丹波元简注云：“《甲乙》颠作癫。颠、癫、瘨三字并通。”又如《素问·宣明五气》篇谓：“邪入于阳则狂……搏阳则为巅疾，搏阴则为瘖。”张介宾注：“巅，癫也。邪搏于阳，则阳气受伤，故为癫疾……《九针论》曰：邪入于阳，转则为癫疾。言转入阴分，故为癫也。”

在汉代，癫病的含义随语境不同而所指不一，大致可归纳为以下四个方面：一是泛指神志失常的一类疾病。西汉教学童识字的字书《急就篇》曰：“疝瘕颠疾狂失响。”颜师古注：“颠疾，性理颠倒失常，亦谓之狂獝，妄动作也。”《素问·厥论》云：“阳明之厥，则癫疾欲走呼，腹满不得卧，面赤而热，妄见而妄言。”张琦云：“经热入腑阳邪炽甚，故发狂癫。”《神农本草经》论龙齿的主治说：“主小儿、大人惊痫，癫疾狂走。”故《黄帝内经》中也常“狂”“癫”连用。二是指精神病中的癫病，临床以精神抑郁，表情淡漠，沉默痴呆，语无伦次，静而少动为主要表现。如《素问·腹中论》瘨与狂相对而言曰：“石药发瘨，芳草发狂。”王冰注：“多喜曰瘨，多怒曰狂。”三是指癫痫病，又称为胎病。如《素问·通评虚实论》指出：“癫疾何如？岐伯曰：脉搏大滑，久自已；脉小坚急，死不治。”张介宾注：“癫疾者，即癫痫也。”《灵枢·癫狂》并阐述其发作的不同情况说：“癫疾始生，先不乐，头重痛，视举目赤，甚作极，已而烦心……癫疾始作而引口啼呼喘悸……癫疾始作先反僵，因而脊痛。”《难经·五十九难》也指出：“癫疾始发，意不乐，直视僵仆，其脉三部阴阳俱盛是也。”四指头重、眩仆等头部症状。如《素问·方盛衰论》言：“气上不下，头痛巅疾。”《灵枢·五乱》则谓：气“乱于头，则为厥逆，头重眩仆。”张介宾《素问·脉要精微论》注也说：“气逆于上，则或为疼痛，或为眩仆，而成顶巅之疾也。”概而言之，癫病主要指精神错乱以及忽然神识失常的一类病症。

癫痫是指突然仆倒，不省人事，口吐白沫，四肢抽搐，醒后如常人，反复发作等一过性神志障碍的疾病。《黄帝内经》将痫病与癫疾混称通议之辞，以《素问·奇病论》“其母有所大惊，气上而不下，精气并居，故令子发为巅疾也”及本篇之论最具代表性，所言之癫，实为今之癫痫。古人“癫”“痫”不分，对后世影响极大，今人所言“癫痫”病名，亦与此相关。明代王肯堂《证治准绳·癫痫狂总论》始对“癫”“痫”加以区分，其后何梦瑶《医碥·狂癫痫》对癫、狂、痫三者有了详细确切描述：“狂者，猖狂刚暴，裸体詈骂，不避亲疏，甚则持刀杀人，逾垣上屋，飞奔疾走，不问水陆，多怒不卧，目直叫呼，时或高歌大笑，妄自尊贵，妄自贤智者是也。癫者，如醉如呓，或悲或泣，或笑或歌，言语有头无尾，秽洁不知，左顾右盼，如见鬼神，有时正性复明，深自愧沮，少倾状态复露者是也。痫者，发则昏不知人，卒倒无知，口禁牙紧，将醒时吐痰涎，甚则手足抽搐，口眼相引，目睛上视，口作六畜之声。醒后起居饮食皆若平人，心地明白，亦有久而神呆者，然终不似癫狂者常时迷惑也。”

二、癫病的认知模式

疾病认知模式是指医生对疾病信息获取、解释、处理的模式，它为我们认识疾病提供一种规范化、简约化的认知框架。就汉代中医对癫病的认识而言，大约可归纳为以下三种认知模式。

（一）气一元论模式

中医理论体系的建构，充分吸收并发展了古代哲学气一元论的思想，《难经·三十六难》并首先提出了“原气”的概念。在中医四大经典著作中，不仅用气来解释天、地、人的构成和运动变化，更重要的是通过气的生成、运行、变化以阐释人体的生理、病理，以指导对疾病的诊断、治疗和养生等，形成了以气概念为核心的理论体系。因此，在对癫病的认识过程中，气一元的认知模式自然就成为其首要选择。

古人在日常生活经验的基础上，认识到“气也者，利下而害上，从暖而去清焉”[①]，故气机逆上，造成上部气实而下部气虚，也成为解释癫病病机的通用模式之一。如《素问·方盛衰论》所说：“是以气多少逆，皆为厥……一上不下，寒厥到膝……气上不下，头痛癫疾。”《素问·脉要精微论》则谓：“帝曰：病成而变何谓？岐伯曰：风成为寒热，瘅成为消中，厥成为巅疾……来疾去徐，上实下虚，为厥巅疾。”吴崑注：“巅，癫同，古通用。气逆上而不已，则上实而下虚，故令忽然癫仆，今世所谓五痫是也。”张介宾注则云：“一曰气逆则神乱，而病为癫狂者，亦通。”再如对先天性癫病发病机理的解释，《素问·奇病论》说：“帝曰：人生而有病颠疾者，病名曰何？安所得病？岐伯曰：病名为胎病，此得之在母腹中时，其母有所大惊，气上而不下，精气并居，故令子发为颠疾也。”张介宾注：“盖儿之初生，即有癫痫者，今人呼为胎里疾者即此。”很明显，《黄帝内经》从气一元论的角度，认为癫病的本质是气机逆上的上实下虚，与厥病有着相同的病理机制。或者说，在当时的历史条件下，人们对癫与厥的认识，尚存在某种范围的交集，还未完全区别开来。

后世医家据此，多以补下虚泻上实、滋肾水泻心火的方法辨证治疗癫疾，选药常用熟地黄、天冬、牛膝、远志、菖蒲、龟甲等（《临证指南医案》）。

---

①马继兴. 马王堆古医书考释[M]. 长沙：湖南科学技术出版社，1992：276.

（二）阴阳对待模式

一般认为，阴阳思想源于古人远取诸物对自然现象的观察，以及近取诸身对生殖现象的认识，到了汉代，阴阳与气结合的元气阴阳学说已经形成，将阴阳视为气统一体的两个方面，诚如朱熹所说："阴阳虽是两个字，然却只是一气之消息。一进一退，一消一长，进处便是阳，退处便是阴，长处便是阳，消处便是阴。只是这一气之消长，做出古今天地间无限事来。所以阴阳做一个说亦得，做两个说亦得。"[①]由于宇宙万物都是阴阳之气相互作用的产物，自然宇宙万物之中都包含着阴阳之气，表现出阴阳对立统一的规律，因此，阴阳也就成为"天地之道，万物之纲纪"治病必求之本[②]。故对癫病的认识，也离不开阴阳模式。

在《素问·方盛衰论》论述厥、癫的病机中，已蕴含着从阴阳之气分析病机的思想，认为厥是阳气虚而阴气有余，如《新校正》引杨上善注云："虚者，厥也。阳气一上于头，不下于足，足胫虚故寒厥至膝。"头痛癫疾则因于阴气虚而阳气有余，阳气亢逆于上所致，故日本学者森立之谓："前云寒厥到膝，谓下冷也。此云头痛癫疾，谓上热也。前云一上不下，此云气上不下，略于前，详于后之文法也。"[③]从癫病的主症忽然神识失常而言，《素问·厥论》已从"阳气盛于上"而立论，指出："帝曰：厥……或令人暴不知人，或至半日远至一日乃知人者何也……阳气盛于上，则下气重上而邪气逆，逆则阳气乱，阳气乱则不知人也。"《素问·脉解》更明确地指出："所谓甚则狂颠疾者，阳尽在上，而阴气从下，下虚上实，故狂颠疾也。"《素问·宣明五气》也说："邪入于阳则狂……搏阳则为巅疾，搏阴则为瘖。"杨上善注云："热气入于阳脉，重阳故为狂病……阳邪入于阳脉，聚为癫疾。"张介宾注则云："巅，癫也。邪搏于阳，则阳气受伤，故为癫疾。上文言邪入于阳则狂者，邪助其阳，阳之实也。此言搏阳则为巅疾者，邪伐其阳，阳之虚也。故有为狂为巅之异。《九针论》曰：邪入于阳，转则为癫疾。言转入阴分，故为癫也。"虽然虚实之解有异，但着眼于阴阳之偏则同。

《素问·脉要精微论》指出："善诊者，察色按脉，先别阴阳。"《难经·二十难》即从脉象的阴阳变化以论述癫与狂的病机及区别谓："重阳者狂，重阴者癫。"虞庶注谓："尺中曰阴，而尺脉重见阴，故曰重阴，其为病也，名曰癫疾，谓僵仆于地，闭目不醒，阴极阳复，良久却醒，故曰癫也。"叶霖《难经正义》注说："狂者阳疾，癫者阴疾……心主喜，肝主怒，狂者木火有余，故多喜怒。肾主恐，肺主悲，癫者金水有余，故多悲恐。"已有从阴阳对待解释向五脏病机过度的迹象。另外，《金匮要略·五脏风寒积聚病脉证并治》指出："阴气衰者为癫，阳气衰者为狂。"黄树曾认为不仅阴盛可致癫，阳盛可致狂，而且心阴气衰也可致癫，阳气衰也可致狂[④]。对此《黄帝内经》与《伤寒杂病论》均有所论述，说明癫病的病机呈现出阴阳虚实的复杂性。

（三）经脉脏腑模式

癫病的气、阴阳认知模式，主要提供了对癫病性质虚实、寒热的判断，与此同时，人们也

---

①黎靖德. 朱子语类[M]. 长沙：岳麓书社，1997：1687.

②黄帝内经素问[M]. 北京：人民卫生出版社，1963：31.

③森立之. 素问考注[M]. 北京：学苑出版社，2002：694.

④黄树曾. 金匮要略释义[M]. 北京：人民卫生出版社，1956：126.

在探索对癫病病位的认识。由于古人在脉诊实践的基础上，发现了人体上下特定部位存在着有机的联系，将上下特定联系的两脉口直接相连，即形成最初的经脉循行线[①]，经脉的是动病也是移植于脉口的脉诊病候。因此早在马王堆医书中，已有癫病与经脉关系的记载，《足臂十一脉灸经》提出足太阳、阳明脉，其病“数瘨”，《阴阳十一脉灸经》指出足阳明之脉，是动则病“欲乘高而歌，弃衣而走”。《黄帝内经》也认为癫病多与足太阳、阳明经脉病变相关，如《灵枢·经脉》谓：“膀胱足太阳之脉……是主筋所生病者，痔疟狂癫疾，头囟项痛。”《素问·脉解》也指出：太阳经脉的病变，由于“下虚上实，故狂颠疾也”。《素问·著至教论》也认为“巅疾”为太阳经脉之病，指出：“三阳独至者，是三阳并至，并至如风雨，上为巅疾，下为漏病。”张介宾注曰：“此三阳独至者，虽兼手足太阳为言，而尤以足太阳为之主，故曰独至。盖足太阳为三阳之纲领，故凡太阳之邪独至者，则三阳气会，皆得随而并至也。”森立之则认为：“此所云巅疾者，下虚上实，邪盛于上之证，如太阳病‘头眩’之甚至于‘振振欲擗地者’及‘眩冒’之类是也。”《素问·厥论》则指出癫疾与阳明经脉的关系：“阳明之厥，则癫疾欲走呼，腹满不得卧，面赤而热，妄见而妄言。”张介宾注认为：“阳明胃脉也，为多气多血之经，气逆于胃，则阳明邪实，故为癫狂之疾，而欲走且呼也……阳邪盛则神明乱，故为妄见妄言。”

从五脏的角度而言，中医四大经典中所论癫病与肾、心、肝的关系较为密切。《素问·五脏生成》指出：“是以头痛巅疾，下虚上实，过在足少阴巨阳，甚则入肾。”《素问·阴阳类论》则更为明确的指出：“二阴二阳皆交至，病在肾，骂詈妄行，巅疾为狂。”吴崑注谓：“二阴二阳皆交至，谓心、肾、胃、大肠四气交至于手太阴也。四气相搏，一水不足于胜二火，故病在肾。水益亏则火益炽，故令骂詈妄行，巅疾为狂。”《灵枢·邪气脏腑病形》则认为癫病与心、肾、肺三脏有关，指出心脉“微涩为血溢，维厥，耳鸣，颠疾……肺脉急甚为癫疾……肾脉急甚为骨癫疾。”张介宾注说：“为耳鸣为颠疾者，心亦开窍于耳，而心虚则神乱也。”《灵枢·热病》云：“热病数惊，瘛疭而狂，取之脉，以第四针，急泻有余者，癫疾毛发去，索血于心。”张介宾云：“若阳极阴虚而病癫疾……病主乎心。”《素问·玉机真脏论》明确提出了癫病乃肝之病变，指出：“春脉……太过则令人善忘（怒），忽忽眩冒而巅疾。”王冰注：“忘当为怒，字之误也。”《素问》运气七篇大论中论述木运太过的病变，多与此篇有关，如《素问·气交变大论》说“岁木太过，风气流行……甚则忽忽善怒，眩冒巅疾。”马莳注：“肝气太过，忽忽然不时多怒，眩冒而顶巅沉重，正以肝脉随督脉会于巅也。”《素问·五常政大论》也指出：“发生之纪……其令条舒，其动掉眩巅疾。”

总之，中医在汉代对癫病的认识，从气一元论到阴阳对待模式，结合经脉脏腑模式，病性认识与病位认识相结合，对癫病病机的解释不断深入与精确，但总体上仍然是详于气一元论与阴阳对待模式的解释，而经脉脏腑模式的解释较为粗疏，尚未涉及到痰、瘀、风、火等后世所论述的病机要素，说明其认识主要还局限于哲学思维方法，医疗实践经验积累处于初始阶段，故难以归纳总结出更加细致实用的认知模式。

---

①黄龙祥. 中国针灸学术史大纲[M]. 北京：华夏出版社，2001：204.

三、本篇手足三阴三阳所指

关于本篇所言手足三阴三阳，古今医家大多解释为同名经脉及其穴位。黄龙祥①明确指出为相应的标本脉，上文注释采纳了其说。标本，原本指针灸诊法“标本诊法”的部位，具体参见《灵枢·本输》《卫气》篇。根据针灸“诊-疗一体”的理念，某处所诊之病即于该处针灸以治疗该病，这样“本”部所取之穴即为“本输”，标部所取之穴即为“标输”。由于“标本”不是一个点，而是一个具有一定范围的部位，这样相应的本输、标输也就不是一个穴，不同时期其本输、标输的数目并不相同。本输与标输的发展至少经历了两个阶段：第一个阶段本输位于相应的脉口处——即“经脉穴”；第二各阶段，将一穴的“本输”概括扩展为五穴本输，但仍为初始的本输概念留下特殊的地位——五输之外另设一“原”穴。原穴之义有二：一为五脏之原；一为经脉之原。没有相应的六腑之原，是因秉承了早期脉口诊脉的属性——诊五脏而不诊六腑，故有诊五脏之原而无诊六腑之原。

本输从一穴演变为五穴，这样，在传世本《黄帝内经》中，“本输”就有两种不同的内涵：一穴之本输和五穴之本输。结集年代在《本输》之前的各篇仍沿用早期的“经脉穴”本输概念，而《本输》篇之后的各篇则用“五输穴”的本输概念②。如张介宾解释“诸分肉本输”为“诸经分肉之间及四肢之腧”，即采取了后一种观点。

【原文】

狂始生，先自悲也，喜忘、苦怒、善恐者，得之忧饥，治之取手太阴、阳明，血变而止，及取足太阴、阳明。狂始发，少卧不饥，自高贤〔1〕也，自辩智〔2〕也，自尊贵也，善骂詈，日夜不休，治之取手阳明、太阳、太阴、舌下少阴〔3〕，视脉〔4〕之盛者皆取之，不盛释〔5〕之也。

狂，喜惊〔6〕、善笑、好歌乐、妄行不休〔7〕者，得之大恐，治之取手阳明、太阳、太阴。狂，目妄见、耳妄闻、善呼者，少气之所生也，治之取手太阳、太阴、阳明、足太阴、头两顑〔8〕。狂者多食，善见鬼神，善笑而不发于外〔9〕者，得之有所大喜，治之取足太阴、太阳、阳明，后取手太阴、太阳、阳明。狂而新发，未应如此者〔10〕，先取曲泉左右动脉〔11〕，及盛者见血，有顷已；不已，以法取之〔12〕，灸骨骶〔13〕二十壮。

【校注】

〔1〕自高贤：自认为自己高洁、贤良。

〔2〕自辩智：自认为能言善辩，才智过人。

〔3〕舌下少阴：即舌下两脉，指舌下廉泉穴。

---

①黄龙祥. 中国古典针灸学大纲[M]. 北京：人民卫生出版社，2019：272.

②黄龙祥. 经脉理论还原与重构大纲[M]. 北京：人民卫生出版社，2016：106-108.

〔4〕脉：原脱，据《太素》卷三十、《甲乙经》卷十一补。

〔5〕释：舍弃，放弃。

〔6〕狂，喜惊：原作“狂言，惊”，据《太素》卷三十改。《甲乙经》卷十一作“狂，善惊”。

〔7〕妄行不休：谓妄行妄动，如逾垣上屋，登高而歌，弃衣而走等。

〔8〕颇：《太素》卷三十、《甲乙经》卷十一均作“颔”。又，头两颇，指两额角后发鬓中颔厌穴处。

〔9〕善笑而不发于外：暗笑。张志聪：“冷笑而无声也。”

〔10〕未应如此者：谓狂病新起，未有如上文症状者。

〔11〕曲泉左右动脉：《灵枢·杂病》：“颇痛，刺足阳明曲周动脉见血，立已。”张介宾：“曲周，即颊车也。以其周绕曲颊，故曰曲周。”故疑“曲泉”为“曲周”之讹，曲周左右动脉，即颊车穴周围的动脉，亦为足阳明标脉之所在。又，《灵枢识》：“此穴（曲泉）属厥阴肝经，见《本输》篇。而《甲乙》诸书，未有言及动脉者，惟《外台》云：横向胫二寸，当脉中是也。”此言左右动脉，指左右曲泉穴而言。

〔12〕以法取之：指按上述方法取穴治疗。

〔13〕骨骶：《太素》卷三十、《甲乙经》卷十一均作“骶骨”，义同。指长强穴。

【释义】

本段主要论述了狂病的症状、病因及针刺治疗方法等。

一、狂病的病因病机

狂病是以精神亢奋，狂躁刚暴，喧扰不宁，毁物打骂，动而多怒等精神失常为特征的疾病。狂之为名，《黄帝内经》有“狂越”“狂妄”“发狂”“阳厥”等名称。

本段指出狂病的病因主要是忧、大恐、大喜等精神因素，其次为营养不良（饥）和各种原因所致的“少气”。结合《黄帝内经》其他篇章所论，其病机可概括为两个方面：一是阳盛气逆而生躁狂。《素问·至真要大论》之“诸躁狂越，皆属于火”，《素问·通评虚实论》有狂“久逆之所生也”，皆谓阳盛气逆，扰动心神，神明失控而狂乱。二是阳气虚弱，神魂失养，浮越于外而狂。本节言狂因“少气之所生也”，《灵枢·通天》有“阳重脱者易狂”，《素问·腹中论》有阳“虚则狂”，此正如张介宾在注释本篇该条时所说：“气衰则神怯，所以妄见妄闻而惊呼也。”

上述神气逆乱或神气虚，均可涉及五脏，如大喜伤心，神气涣散，心气有余则自高自贵、狂妄自大；心气不足则独自悲伤、暗笑而不发于外。忧思则气结，病及肝、脾、肺，致魂魄不藏，意不内守。肝气有余则苦怒，肝气不足则惊恐；邪在脾则不知饥饱，妄行不休，好歌乐；肺虚魄伤则有妄见、妄闻等幻觉；肾志伤则喜忘其前言。

二、狂病的临床表现

狂病的初始发作，患者常有“喜忘，苦怒，善恐”等情志异常，为狂病发作的先兆，常示狂病即将发作。

狂病发作时，不同类型的狂病患者可表现出不同的精神障碍。就本篇原文而言，有五种障碍类型。①智力障碍。如有“喜忘”记忆力减退等智力障碍表现。②喜怒无常的情感障碍。如“善骂詈”“自悲”“苦怒”“善恐”“喜笑”“好歌乐”等。③狂言妄想的思维障碍。如“自高贤，自辩智，自尊贵”“狂言”等表现。④种种幻觉的意识障碍。如“目妄见，耳妄闻”“善见鬼神”等。⑤妄行不休的行为障碍。临证有“妄行不休”“少卧不饥”“善呼”“多食”。另外，《素问·脉要精微论》记载：“衣被不敛，言语善恶，不避亲疏。”《素问·阳明脉解》云：“弃衣而走，登高而歌，或至数日不食，逾垣上屋，所上之处，非素所能也。”或如《素问·脉解》所说“恶人与火，闻木音惕然而惊”“欲独闭户牖而居”等。

三、狂病的治疗

狂病的针刺治疗原则，与上述癫病基本相同，即“察其所当取之处”“视之有过者泻之”，本段则补充提出了“视脉之盛者皆取之，不盛释之也”以及狂病初起未见“脉应”的诊治思路。常取手足太阳、阳明、太阴，也应是指各经的本输、标输或经脉穴。如“狂始发，少卧不饥，自高贤也，自辩智也，自尊贵也……治之取手阳明、太阳、太阴、舌下少阴”，当为手阳明、太阳、太阴的本输，以及足少阴之标输廉泉。治疗狂病新发，在狂病常规诊脉处未出现脉“独动”者，先取足阳明标脉颊车穴周围动脉，脉盛满者，则刺出其血。若病不愈，配合灸尾骶骨部的长强穴二十壮。

后世医家对本段的针刺取穴，也多从经脉腧穴解释。一般认为因忧思、饥饿导致狂病始生者，当刺手太阴经的太渊、列缺穴，手阳明经的偏历、温溜穴等，待其血色转为正常时止针，也可以再取足太阴经的隐白、公孙穴和足阳明经的足三里、解溪穴等。因大惊大恐伤其神志所致的狂病，应取手阳明经、手太阴经的腧穴及手太阳经的支正、小海穴。气衰神怯所致的狂病，当刺手太阳经、手太阴经、手阳明经、足太阴经的腧穴，以及头面部上星、听宫、颊车等穴。大喜伤心所致的狂病，当先刺足太阴、足太阳（委阳、飞扬、仆参、金门）、足阳明三经的腧穴，然后再刺手太阴、手太阳、手阳明三经的腧穴。总之，针对狂病发作的不同阶段和症状，采用不同的经脉穴位进行针刺，也体现了辨证论治的原则。

另外，《素问·病能论》提出服用生铁落饮，并配合“夺其食”治疗狂病，参见该篇。

【知识链接】

一、阳虚发狂验案

《黄帝内经》论狂病的辨治，分阳盛与阳虚两类。由于临床实热较为多见，故张介宾《景岳全书》卷三十四认为“凡狂病多因于火”“治此者，当以治火为先，而或痰或气，察其甚而兼治之”。然也有因于阳气虚弱，神魂失养，浮越于外而狂者，临床不可不辨。今特录《续名医类案》阳虚发狂案例于下。

杨乘六族弟患热症，六七日不解，口渴便秘，发狂逾墙上屋，赤身驰骤，谵妄骂詈，不避亲疏，覆盖尽去，不欲近衣，如是者五日矣。时杨以岁试，自苕上归，尚未抵岸。病患曰：救人星至矣。问是谁？曰：云峰大兄回来也。顷之，杨果至，家人咸以为奇。视之良久，见其面若无神，两目瞪视，其言动甚壮劲有力。意以胃中热甚，上乘于心，心为热冒，故神昏而狂妄耳。不然，何口渴便秘，白虎凉膈等症悉具耶？及诊其脉，豁大无伦，重按则空。验其舌，黄上加黑而滋润不燥。乃知其症由阴盛于内，逼阳于外。虽壮劲有力，乃外假热而内真寒也。其阳气大亏，神不守舍，元神飞越，故先遇人于未至之前。遂以养荣汤加附子、倍枣仁、五味、白芍，浓煎与之。一剂狂妄悉除，神疲力倦，熟睡周时方寤，渴止食进而便通矣。继用补中益气加白芍、五味而痊。

魏之琇按：伤寒门张令韶治一妇，谵妄发狂，以声重且长，断为实热，下之而愈。此案亦壮劲有力，断为虚寒，补之而愈。第张案则脉伏全无，为热厥也。此则脉空豁无伦，为阳越也。故临症者，尤不可执一端以为准的也。

二、关于曲泉左右动脉的解释

本节言：“狂而新发，未应如此者，先取曲泉左右动脉，及盛者见血，有顷已。”其中的曲泉左右动脉，一般注家均注为足厥阴经曲泉穴。我们提出疑为曲周左右动脉之讹，理由如下：①《灵枢·杂病》曰：“顑痛，刺足阳明曲周动脉见血，立已。”张介宾解释说：“曲周，即颊车也。以其周绕曲颊，故曰曲周。”即颊车穴周围的动脉，亦为足阳明标脉之所在。本篇则两次提到“顑”。②本篇言诊治取手、足阳明、太阳、太阴，没有提及足厥阴。③本篇言诊治主要在经脉标本部位，曲泉不属于此。④《甲乙经》等记载曲泉穴主治症未见癫狂类病症。

【原文】

风逆〔1〕暴四肢肿，身漯漯〔2〕，唏然〔3〕时寒，饥则烦，饱则善变〔4〕，取手太阴表里〔5〕，足少阴、阳明之经，肉清〔6〕取荥，骨清取井、经〔7〕也。厥逆为病也，足暴清，胸若将裂，肠〔8〕若将以刀切之，烦而不能食，脉大小皆涩，暖取足少阴，清取足阳明，清则补之，温则泻之。厥逆腹胀满，肠鸣，胸满不得息，取之下胸二胁〔9〕咳而动手者，与背腧以手按之立快者是也。内闭不得溲，刺足少阴、太阳与骶上〔10〕以长针；气逆则取其太阴、阳明，厥〔11〕甚取少阴、阳明动者之经〔12〕也。

少气，身漯漯也，言吸吸〔13〕也，骨痠体重，懈惰不能动，补足少阴。短气，息短不属〔14〕，动作气索〔15〕，补足少阴，去血络也。

【校注】

〔1〕风逆：张介宾："风感于外，厥气内逆，是为风逆。"
〔2〕漯漯（tà 踏）：汗出貌。
〔3〕唏然：恶寒唏嘘貌。丹波元简："唏，盖'唏嘘'之'唏'，又惧貌，故状寒栗也。"
〔4〕饱则善变：谓饱食后躁动不安。
〔5〕取手太阴表里：杨上善："手太阴为里，手阳明为表。"
〔6〕清：通"凊"，寒冷。
〔7〕经：《太素》卷三十无此字，疑衍。
〔8〕肠：《太素》卷三十作"腹"，义胜。
〔9〕下胸二胁：张介宾："下胸两胁，谓胸之下左右两胁之间也，盖即足厥阴之章门、期门。"
〔10〕骶上：指长强穴。
〔11〕厥：此下原有"阴"字，据《太素》卷三十、《甲乙经》卷九删。
〔12〕动者之经：谓经脉搏动之处。杨上善："取手足少阴、阳明二经动脉疗主病者也。"
〔13〕言吸吸：说话时语声断续，气息不能接续。
〔14〕息短不属：谓呼吸短促，难以接续。息，呼吸。属，连接。
〔15〕动作气索：指活动后更觉气少不足。索，消散。

【释义】

由于癫、狂的病机多与气机上逆有关，《素问·脉要精微论》说："厥成为癫疾。"吴昆注曰："厥，脏气逆也。巅，癫同，古通用。气逆上而不已，则上实而下虚，故令忽然癫仆，今世所谓五痫是也。"而且癫狂与厥逆的治疗也有类似之处，故本篇最后又论述了有关厥逆的临床表现以及针刺方法，其中所言针刺取太阳、阳明、太阴等，当指各经的本输穴或经脉穴，后世也解释为经脉所在的腧穴。

风逆乃外感风邪，以致少阴之气上逆，病及肺、肾、心、脾胃诸脏腑，临床表现为突然发生四肢肿胀，全身像被水浸湿了一样，时常寒战而唏嘘，饥饿时则心烦，吃饱后则躁动不安。根据后世医家的解释，治疗可取手太阴肺经的太渊、列缺穴，手阳明大肠经的偏历、温溜穴等刺之，以祛风邪；再取足少阴肾经的筑宾穴，足阳明胃经的足三里、解溪穴等，以调其逆气。若自觉肌肉清冷，取各经的荥穴以温其寒；感觉寒冷彻骨，取各经的井穴和经穴，以泻其水邪。

厥逆若表现为两足突然发冷，胸痛如裂，腹痛如刀切，烦而不能食，其脉或大或小都带涩象，主要是邪气逆于经脉所致。若身体温暖者为实证，当取足少阴肾经的筑宾穴，用泻法；身体清冷者为虚证，当取足阳明胃经的足三里和解溪穴，用补法。

厥逆若表现为腹部胀满，肠鸣，胸满呼吸困难，为气乱于胸腹，气机阻滞，脾胃、肺等脏腑功能失调所致。治疗当取足厥阴肝经的章门、期门穴等，以疏调脏腑气机；配合背部的肺俞、膈俞等穴，以手按之而有舒适快感，效果更佳。

厥逆而小便不通者，是肾与膀胱气化失司，当刺足少阴肾经的涌泉、筑宾穴，足太阳膀胱经的委阳、飞扬、仆参、金门穴等，以及用长针刺骶骨部的长强穴，以升提下陷之气，恢复肾和膀胱的气化功能。气逆较轻者，取足太阴、阳明经腧穴；气逆严重者，取足少阴、阳明脉动明显的腧穴刺治。

若久病气虚厥逆，临床表现为少气，汗出，气短息微，言语不能接续，骨节酸软，肢体沉重，全身懒惰不愿活动，这是肾气不足的表现，应当补足少阴肾经的复溜穴。此例属久病血气亏虚，血络不外显，故先补血气，可用针灸，也可用药，待血络显露后，再刺络放血，恶血也可顺畅流出。故原文言“补足少阴，去血络也”。

【知识链接】

关于本节所论厥逆诸病症与癫狂的关系，古代医家认识并不一致。由于本段所论厥逆病症，未如前文那样明示“癫始生”“狂始生”等文字，疾病本身也没有视举、反僵、啼呼及自高贵、妄言妄行、骂詈歌乐之类癫或狂病的典型症状，因而注家多不将其视为癫、狂之病，如杨上善、张介宾。这一观点的合理之处在于《黄帝内经》中多篇有“厥”病，如《素问·厥论》载有寒厥、热厥、昏厥，自非癫、狂之病；因受风而气逆为肿者，经中所载亦多，如《素问·评热病论》之肾风等，亦非癫、狂之疾。至于少气、短气，可见于多种疾病。另一种观点则认为此段所论厥逆为癫狂之论的补充，是癫疾的不同类型。如张志聪认为本节前两段所论，“一因外感之厥，一因本气之厥，皆为癫疾之生始，见厥证而先以治厥之法清之，即所以治未病也”。在本篇之末，张志聪注说：“按足少阴虚实之厥逆，为癫狂之原始，故首论癫狂，后论厥逆。善治者，审其上下虚实之因，分别调治，未有不中乎肯綮者矣。”

对于以上两种不同认识，丹波元简评述说：“以上六节，马、志并指癫狂而言，非也。风逆以下三节，张（介宾）以为厥逆之兼证，然以《甲乙》推之，各章异义，亦不必癫狂厥逆也。”而将本节所论厥逆，视为鉴别诊断更为合理。

热病第二十三

【导读】

热病是指外邪引起的以发热为主的一类病症。发热作为疾病常见现象之一，且为许多疾病的前驱症状，受到古人的高度重视，除本篇外，《黄帝内经》中《素问·热论》《评热病论》《刺热》等篇均有论述。本篇主要论述热病的症状、诊断、不同阶段阴阳辨证治疗和脏腑辨证治疗及预后，提出了热病的禁刺原则及治疗热病五十九个要穴的具体位置和分布，并讨论了偏枯、痱、喘息、喉痹、目中赤痛、风痓、癃、男子如蛊、女子如怚等相关病症的鉴别、治法和针刺腧穴等。马莳云："篇内所言诸病不一，然论热病更多，故名篇。"

【原文】

偏枯[1]，身偏不用而痛，言不变，志不乱，病在分腠之间[2]，巨针[3]取之，益其不足，损其有余，乃可复也。痱[4]之为病也，身无痛者，四肢不收，智乱不甚，其言微知[5]，可治；甚则不能言，不可治也。病先起于阳，后入于阴者，先取其阳，后取其阴，浮而取之[6]。

热病三日，而气口静、人迎躁[7]者，取之诸阳，五十九刺[8]，以泻其热而出其汗，实其阴以补其不足者。身热甚，阴阳皆静[9]者，勿刺也；其可刺者，急取之，不汗出则泄[10]。所谓勿刺者，有死征也。热病七日八日，脉口动喘而短[11]者，急刺之，汗且[12]自出，浅刺手大指间[13]。热病七日八日，脉微小，病者溲血，口中干，一日半而死，脉代[14]者，一日死。热病已得汗出，而脉尚躁，喘且复热，勿刺肤[15]，喘甚者死。热病七日八日，脉不躁，躁不散数，后三日中有汗；三日不汗，四日死。未曾汗者，勿腠刺[16]之。

热病先肤痛，窒鼻充面[17]，取之皮，以第一针[18]，五十九刺[19]；苛轸鼻[20]，索皮于肺[21]，不得，索之火[22]，火者心也。热病先身涩[23]，倚[24]而热，烦悗，唇嗌干[25]，取之脉[26]，以第一针，五十九刺；肤胀口干，寒汗[27]出，索脉于心，不得，索之水，水者肾也。热病嗌干多饮，善惊，卧不能安[28]，取之肤肉，以第六针[29]，五十九刺；目眦青，索肉于脾，不得，索之木，木者肝也。热病面青脑痛[30]，手足躁[31]，取之筋间，以第四针于四逆[32]；筋躄目浸[33]，索筋于肝，不得，索之金，金者肺也。热病数惊，瘛疭[34]而狂，取之脉，以第四针，急泻有余者；癫疾毛发去[35]，索血于心，不得，索之水，水者肾也。热病身重骨痛，耳聋而好瞑[36]，取之骨，以第四针，五十九刺；骨病不食，啮齿[37]耳青[38]，索骨于肾，不得，索之土，土者脾也。

热病不知所痛，耳聋，不能自收[39]，口干，阳热甚，阴颇有寒[40]者，热在髓，死不可治。热病头痛，颞颥目瘳脉痛[41]，善衄，厥热病也，取之以第三针[42]，视有余不足，寒热痔[43]。热病体重，肠中热，取之以第四针，于其腧及下诸指间[44]，索气于胃络[45]，得气也。热病挟脐急痛，胸胁满，取之涌泉与阴陵泉，取以第四针，针嗌里[46]。热病而汗且出，及脉顺可汗者，取之鱼际、太渊、大都、太白，泻之则热去，补之则汗出；汗出太甚，取内踝上横脉[47]以止之。

【校注】

〔1〕偏枯：又名偏风，以半身不遂，患侧渐致枯瘦为主症。张介宾："偏枯者，半身不随，风之类也。"

〔2〕病在分腠之间：张介宾："若言不变，志不乱，则病不在脏而在于分肉腠理之间。"

〔3〕巨针：指九针中的大针。张志聪："巨针，大针也。"

〔4〕痱：病名。以四肢不能收引，不痛，有意识障碍为主症。楼英："痱，废也。痱即偏枯之邪气深者，痱与偏枯是二疾，以其半身无气荣运，故名偏枯；以其手足废而不收，或名痱，或偏废或全废，皆曰痱也。"

〔5〕其言微知：患者语音低微，言语中有少数仍能辨析清楚。

〔6〕先取其阳……浮而取之：张介宾："此治必先其本也。病先起于阳分，故当先刺其表，浮而取之，而后取其阴。此下不言先起于阴者，盖病始于阴，直中脏也，多不可治，故不复言之。"

〔7〕气口静、人迎躁：谓寸口脉象和缓，人迎脉象疾数。

〔8〕五十九刺：指治疗热病的五十九个腧穴。

〔9〕阴阳皆静：谓寸口、人迎之脉皆沉静而不数急。

〔10〕不汗出则泄：张介宾："虽不汗出，则邪亦从而泄矣。"

〔11〕脉口动喘而短：短，原校云："一本作弦。"张介宾："故脉口之脉当动疾如喘而且弦。"即寸口脉躁动弦劲。又，马莳："其脉口之脉甚动，症则喘而短气，当急取手太阴肺经之少商。"

〔12〕且：将要。

〔13〕手大指间：指手太阴肺经的少商穴。

〔14〕脉代：即代脉，其特征为脉缓中一止，止有定数，良久复来，是脏气衰竭之危兆。

〔15〕勿刺肤：马莳："夫躁与热则邪气盛，喘则正气虚，勿刺其肤，刺之无益也。"又，《太素》卷二十五、《甲乙经》卷七作"勿庸刺"，庸，用也。

〔16〕勿腠刺：马莳："且未曾汗出，勿刺其肤腠，刺之无益也。"又，《太素》卷二十五、

《甲乙经》卷七作"勿庸刺"，义胜。

〔17〕窒鼻充面：谓鼻塞不利，面部浮肿。又，孙鼎宜："当作'鼻塞而充'……此谓鼻窒如塞然。"

〔18〕第一针：指九针的第一针，即镵针，见《灵枢·九针十二原》。

〔19〕五十九刺："刺"字原脱，据《甲乙经》卷七补。以下2处"五十九刺"同。五十九刺，即治疗热病的五十九个腧穴，详见后文。

〔20〕苛轸鼻：鼻部生小疹子。丹波元简："苛轸，谓小疹也。苛，芥也，本小草之谓，故假为疥之义。"

〔21〕索皮于肺：杨上善："鼻主于肺，故此皮毛病求于肺输。"后文"素脉于心""索肉于脾""索筋于肝"等仿此。

〔22〕不得，索之火：马莳："如刺之而病不得退，则当求之于火……补其心经，以致火王则金衰，肺热自可退耳。"又，杨上善："不得求之心输，以其心火克肺金也。"后文"不得索之水""不得索之金"等仿此。

〔23〕身涩：身体皮肤粗糙干涩。

〔24〕倚：乏力。张介宾："倚，身无力也。"又，《甲乙经》卷七"倚"作"烦"。杨上善："倾倚不安，烦闷。"

〔25〕唇嗌干：原作"干唇口嗌"，据《甲乙经》卷七改。

〔26〕脉：原作"皮"，据马注本、张注本改，以与前后文义合。

〔27〕寒汗：冷汗。

〔28〕安：原作"起"，据《甲乙经》卷七、《太素》卷二十五杨上善注改。

〔29〕第六针：指九针的第六针，即员利针。

〔30〕面青脑痛：《太素》卷二十五、《甲乙经》卷七均作"而胸胁痛"。《甲乙经》卷七原校云："《灵枢》作面青胸痛"，义胜。

〔31〕躁：躁动不宁。

〔32〕以第四针于四逆：马莳："用第四针名曰锋针者，以刺四肢之厥逆。"

〔33〕筋躄目浸：筋痿不能行走与目生翳膜的疾病。《释名·释疾病》："目生肤入眸子曰浸。浸，侵也，言侵明也。"又，杨上善："目浸，目眦泪出也。"张介宾："目浸者，泪出不收也。"

〔34〕瘛疭（chì　zòng 赤纵）：即肢体抽搐。收缩曰瘛，松驰曰疭。

〔35〕毛发去：指毛发脱落。

〔36〕好瞑：即多眠。瞑，通"眠"，睡。

〔37〕啮（niè 聂）齿：即咬牙。张志聪："啮齿者，热盛而切牙也。"

〔38〕青：《脉经》卷七作"清"，通"凊"，寒凉。义胜。

〔39〕不能自收：谓精神萎靡不振。马莳："四肢懈惰不能收持。"《广雅·释言》："收，振也。"

〔40〕阳热甚，阴颇有寒：张介宾："值阳胜之时则热甚，阴胜之时颇有寒。"

〔41〕颞颥目瘈脉痛：谓目脉抽掣牵引颞颥疼痛。颞颥，相当于颞骨、蝶骨部位，在眼眶外后方。瘈，牵引，牵掣。

〔42〕第三针：指九针的第三针，即鍉针。

〔43〕寒热痔：张介宾："寒热痔三字，于上下文义不相续，似为衍文。"

〔44〕于其腧及下诸指间：指脾经输穴太白、胃经输穴陷谷，以及各足趾间穴位，如内庭、厉兑等。

〔45〕胃络：原作"胃胳"，据《太素》卷二十五、《甲乙经》卷七、《脉经》卷七改。胃络，指胃经的别络穴丰隆。张介宾："阳明之络曰丰隆，别走太阴，故取此可以得脾气。胳当作络。"

〔46〕嗌里：指舌下廉泉穴。张介宾："针嗌里者，以少阴太阴之脉俱上络咽嗌，即下文所谓廉泉也。"

〔47〕内踝上横脉：指足太阴脾经三阴交穴，位于内踝上三寸，胫骨后缘处。

【释义】

本段原文讨论了偏枯、痱，重点是热病的症状、诊断、不同证型和不同阶段热病的针刺治疗及预后。

一、偏枯、痱的诊断与治疗

本段简述了偏枯和痱两类瘫痪病症的症状、鉴别诊断、预后及治则。偏枯主要表现为半身不遂而痛，神清言明，病位在分腠，针刺用大针，益其不足，损其有余，预后较好。痱的主要表现为四肢不能收引，不痛，但有意识障碍，针刺需根据病入先后而定深浅，先起于阳者先浅刺以治本。重者难治，预后较差。

区别二者的意义在于把握预后，前者治疗效果较好，后者难治，预后较差。

二、热病的辨治与预后

本段阐述了热病不同阶段阴阳辨证治疗、脏腑辨证治疗及其预后。

（一）热病阴阳辨证治疗及预后

本段论述了热病三日、七八日不同阶段的病症特点、刺法、注意事项和预后，提出了症、脉相应者当刺之发汗而泻邪，症、脉不相应者不可刺的原则。

热病三日，邪在阳经，证候以身热为主。若气口脉静而人迎脉躁，症、脉相应，示邪在阳分，一般预后较好。针灸治疗宜急取诸阳经，用五十九穴，浅刺发汗以泻热，同时取三阴经以滋阴液之不足。若身热甚而气口、人迎脉皆显沉静，是症、脉不相应的凶险之候，正气已衰不可刺。

热病七八日，病情深重，若寸口脉躁动弦劲，邪仍在表阳，急取井穴（少商）使之从汗解；若邪盛而正虚，脉微小或代，邪已伤阴分，预后差；热病已得汗而脉仍躁，症、脉不相应，表明阳热不从汗解，邪盛在里，预后亦差；如脉不躁或不散数，表明邪入未去，当汗出而解；若不汗者预后差，不可针刺以发汗。

（二）热病脏腑辨证治疗

本段分别论述了不同脏腑病位热病的临床表现与针刺方法,以及热病常见伴发症状的针刺治疗。

1. 热在五脏的病症与针刺治疗

热病先皮肤疼痛，鼻塞不通，面部浮肿，为热邪在肺，而伤皮腠。《灵枢・官针》载：“半刺者，浅内而疾发针，无针伤肉，如拔毛状，以取皮气，此肺之应也。”所以针刺治疗用九针中的镵针，选用治热病五十九穴中的少商、鱼际、太渊及肺俞、魄户等，浅刺以泻除肺热。鼻主于肺，如鼻生小疹者，乃肺热上炎之征，故亦应治肺。如不见效，可取治于心经的穴位，心主火，既可防其逆传，又可制其肺热，促使肺热消退。

热病先身体枯涩，乏力，发热，烦闷，口唇咽喉干燥，为心火上炎的表现。针刺治疗，可治血脉，用九针中的镵针，可酌情选用治热病五十九穴中的少冲、少府及心俞之旁神堂等穴，泻之以清心而祛血分之邪热。若肤胀口干、出冷汗，应取心经有关治血脉的腧穴。如不见效则应治肾，肾为水脏，滋肾水即可以制心火。

热病咽干，饮水多，好惊恐，不能安卧，是热在于脾的表现。针刺治疗，可用九针中的员利针，选取治热病的五十九穴中的陷谷、太白穴，刺之以泻脾胃之热邪。若眼角发青，则是邪在于肝，肝易乘脾，故可刺肌肉以实脾气，邪无所传则病自愈。若不见效，当取之于肝经，泻肝以防传脾，则身热自退。

热病患者出现面色发青，胸胁作痛，手足躁动不安等症状，为热邪在肝，而伤于筋。治疗应取筋脉结聚之间以泻肝热。若肝热之邪甚者，则四肢厥逆，即所谓“热深厥益深”，可用九针之中的第四针锋针；筋躄不能行走，两目泪出不止，也是热入肝脉所致，亦当刺其筋结。如果不效则取之于肺，补肺金以制肝木，则肝热自退。

热病时常发惊，手足抽搐，精神狂乱，是热邪入心，热扰神明和热极生风的表现。心主血脉，当刺血脉，可用锋针急泻其血中有余的邪热。阳热伤阴而发癫疾，即《灵枢・癫狂》之所谓“脉癫疾者”，或阴血耗伤而毛发脱落的，一方面泻心经之热邪，另一方面也应补心阴而养血脉。若不见效，则取之于肾，补肾水以泻心火，则心热自退。

热病身体沉重，骨节疼痛，耳聋，好睡眠，此乃热邪在肾。针刺治疗，应治肾治骨，用锋针选取五十九穴中的志室或涌泉等穴，以泻肾热。若骨病而食欲不振、咬牙、耳青，也属肾热病，应取治于肾。若不见效，当取之于脾，补脾土以制肾水，则肾热自退。

2. 热病常见症状及其针刺治疗

热病伴头痛，目脉抽掣牵引颞颥作痛，经常鼻出血，此为热邪上逆所致的厥热病，用鍉针根据病证虚实泻其有余，补其不足。

热病伴身体沉重，肠中觉热，此为邪在脾胃的表现。治疗用锋针刺脾胃二经的太白、陷谷穴等，以治体重；刺足趾间大都、厉兑、内庭穴等，以泻脾胃之热；同时还应刺胃之别络丰隆穴，以调治脾胃之气。

热病伴夹脐拘急疼痛，胸胁胀满，此为邪在足少阴、太阴经脉的表现。治疗用锋针刺涌泉穴以泻少阴之热，刺阴陵泉穴以泻太阴之热。因太阴、少阴之脉都络于咽嗌廉泉穴，故应再用锋针刺廉泉穴，以泻上部之热。

热病如阳气外达将要出汗，而脉亦躁盛与症相顺的，可用汗法治疗，取手太阴经的荥穴鱼际穴、输穴太渊穴，足太阴经的荥穴大都穴、输穴太白穴。用泻法则热退，用补法则汗出。如果汗出过多，可取内踝上的三阴交穴泻之，以止其汗。

以上所论涉及到热病的治疗原则，如“益其不足，损其有余”“病先起于阳后入于阴者，先取其阳，后取其阴，浮而取之”“泻其热而出其汗，实其阴以补其不足”“寒则留之，热则疾之”等。这些治疗原则行之有效，并且对其他疾病的治疗也有重要指导意义。

另外，若热病不知痛处，耳聋，四肢弛缓不收，口干，逢阳气偏盛时热势加重，遇阴气偏盛时又感到寒冷，此乃热邪深入骨髓之象，为不治之症。

【知识链接】

一、《黄帝内经》对偏枯认识

《黄帝内经》有 9 次论及偏枯，古今认识基本一致，大都认为偏枯，又称“偏风”“身偏不用”等，指以半身不遂，患侧渐致枯瘦为主症的一类疾病。轻者仅见一侧上下肢瘫痪，重者突发昏仆，不省人事，继而半身不遂，《灵枢・九宫八风》称之为“击仆偏枯”。以西医学的脑血管疾病为主，也可见于脑肿瘤、脑炎、脑脓肿、脱髓鞘性疾病、变性性疾病以及颅脑外伤、脑性瘫痪等。

偏枯的病因病机，《灵枢・刺节真邪》指出：“虚邪偏客于身半，其入深，内居荣卫，荣卫稍衰，则真气去，邪气独留，发为偏枯。其邪气浅者，脉偏痛。”即伤于风邪，正气不足，营卫内虚，气血不荣，筋脉失养而发为偏枯。其中风邪入中为外因，营卫失调、阳气失运、脏腑亏损为内因，如《素问・生气通天论》云：“汗出偏沮，使人偏枯。”张志聪注云：“如汗出而止半身沮湿者，是阳气虚而不能充身偏泽，必有偏枯之患矣。”其次，《素问・通评虚实论》指出：“凡治消瘅、仆击、偏枯、痿厥、气满发逆，甘肥贵人，则高粱之疾也。”认为嗜食肥甘，痰瘀互结，阻滞经脉，蒙蔽清窍，亦是发生中风偏瘫的重要病机。第三，《素问・大奇论》认为若脉沉取时搏动中带有涩象，浮取时搏动中带有虚大象，为气血不足，阴血耗损，阳气外浮；心脉小为血不足，坚急为寒，心气虚寒而血脉不行；心胃气血不足，运行不畅，筋骨肌肉失养，可发为偏枯。

二、《黄帝内经》对痱的认识

痱，《黄帝内经》只有两处论及，除本篇外，《素问・脉解》论瘖俳（痱）曰：“所谓入中为瘖者，阳盛已衰，故为瘖也。内夺而厥，则为瘖俳，此肾虚也。”但对此两处所言之痱，古今医家认识并不一致。一般多认为痱属中风后遗症之一，如楼英的《医学纲目・中风》认为本篇所论偏枯与痱，是“论中风之浅深也。其偏枯身偏痛，而言不变，志不乱者，邪在分腠之间，即仲景、东垣所谓邪中腑是也。痱病无痛，手足不收而言喑志乱者，邪入于里，即仲景、东垣所谓邪中脏是也”“痱，废也，痱即偏枯之邪气深者，痱与偏枯是二疾，以其半身无气荣运，故名偏枯，以其手足废而不收或名痱，或偏废或全废皆曰痱也”。二者不同之处在于：偏枯病在分腠之间，病位表浅，主症为半身不遂而痛，神志清楚；痱病在五脏，病位深在，主症为四肢废而不用，身无疼痛，并有意识障碍。

王永炎等①主编的《实用中医内科学》认为本篇所论痱为中风之痱，《素问·脉解》所论瘖俳（痱）的临床症状是运动障碍和言语障碍，主要病机是肾虚，则为后世医家观察和认识风痱奠定了基础，而且为后世医家进行风痱病和中风风痱的鉴别奠定了基础。隋代巢元方《诸病源候论》首次提出风痱的病名；唐代孙思邈《备急千金要方》中第 1 次明确提出中风风痱属于中风的一个类型；金代刘完素《宣明论方》以《脉解》篇为依据，强调肾虚的病因，创立了温养补肾的治法和名方地黄饮子治瘖痱。

风痱是一种慢性虚损性疾病，以两手笨拙，动作失灵，取物不准，站立不稳，步履不正，行走摇摆，手足颤振，躯体晃动，动则加剧等运动失调症状为主要临床表现，也可伴有构音不清，发音难辨，思维迟钝，记忆力减退，计算力降低等言语障碍和神志障碍。西医学中的遗传性共济失调，尤其是遗传性小脑性共济失调，以及多系统萎缩、脊髓痨等病，类似于本病。风痱与中风风痱（急性脑血管病引起共济失调）均可具有运动失调，构音困难，智力低下的临床表现，两者容易混淆，其鉴别要点有以下 4 个方面：①起病形式：中风风痱起病急速，而风痱病起病隐袭缓慢，需几个月乃至更长时间，出现明显症状。②病史过程：中风风痱起病前可有先兆症状，如头晕、肢体麻木等，但多短暂，其突然起病可由多种因素诱发，如过度劳累，用力过猛，暴怒生气，饮酒过量，气候骤变等，起病后相当一部分患者约经半个月或 1 个月时间，病情趋于稳定，乃至有不同程度的缓解，病程相对较短；而风痱病起病前无明显特异表现，也无特殊诱因，患病后症状进行性加重，也可暂时稳定在某一水平上，但极少有症状明显缓解者，病程相对较长。③病势转归：中风风痱病势迅急，既可短时间内趋于稳定，甚至有较大缓解，也可迅速恶化，产生严重后果，病情缓解后，还可有再次发作的倾向；而风痱病病势迟缓，病情逐渐加重，最终生活不能自理，临床未见病愈如初者。④病因病机：中风风痱多由风火痰浊、瘀血、气虚、阴亏等综合因素所导致，而风痱病是慢性虚损，尤其是肾元亏乏所致。

【原文】

热病已得汗而脉尚躁盛，此阴脉之极〔1〕也，死；其得汗而脉静者，生。热病〔2〕脉尚盛躁而不得汗者，此阳脉之极〔3〕也，死；脉盛躁得汗静者，生。

热病不可刺者有九：一曰汗不出，大颧发赤，哕者死〔4〕；二曰泄而腹满甚者死；三曰目不明，热不已者死；四曰老人婴儿，热而腹满者死；五曰汗不出，呕下血者死；六曰舌本烂，热不已者死；七曰咳而衄，汗不出，出不至足者死；八曰髓热者死；九曰热而痉〔5〕者死。腰折〔6〕，瘛瘲，齿噤龂〔7〕也。凡此九者，不可刺也。

---

①王永炎，严世芸. 实用中医内科学[M]. 第 2 版. 上海：上海科学技术出版社，2009：463-467.

所谓五十九刺者，两手外内侧各三[8]，凡十二痏[9]；五指间各一[10]，凡八痏，足亦如是[11]；头入发一寸傍三分各三[12]，凡六痏；更入发三寸边五[13]，凡十痏；耳前后、口下者各一[14]，项中一[15]，凡六痏；巅上一[16]，囟会一，发际一[17]，廉泉一，风池二，天柱二。

气满胸中喘息，取足太阴大指之端，去爪甲如薤叶，寒则留之，热则疾之，气下乃止[18]。心疝[19]暴痛，取足太阴、厥阴，尽刺去其血络。喉痹舌卷，口中干，烦心心痛，臂内廉痛，不可及头，取手小指次指爪甲下[20]，去端如韭叶。目中赤痛，从内眦始，取之阴跻[21]。风痉身反折[22]，先取足太阳腘中血络[23]出血；中有寒，取三里。癃[24]，取之阴跻及三毛上[25]及血络出血。男子如蛊[26]，女子如怚[27]，身体腰脊如解[28]，不欲饮食，先取涌泉见血，视跗上盛者[29]，尽见血也。

【校注】

〔1〕阴脉之极：谓阴脉之气虚弱至极。张介宾："若汗后脉尚躁盛者，孤阳不敛也，此阴脉之虚极，有阳无阴耳，乃为逆证。"

〔2〕热病：此下原有"者"字，据《甲乙经》卷七、《脉经》卷七删。

〔3〕阳脉之极：谓阳脉之邪热亢盛至极。张介宾："热病脉尚躁盛者，必当邪解汗出也。若脉虽盛而汗不得出，以阳脉之亢极，而阴虚不能外达也，故死。"

〔4〕大颧发赤，哕者死：张介宾："大颧发赤，谓之戴阳，面戴阳者，阴不足也。哕者，邪犯阳明，胃虚甚也。本原亏极，难乎免矣。"大颧，指颧骨部位。哕，即呃逆。

〔5〕痉：即痉病。以口噤不开，颈项强急，甚则角弓反张为主症。

〔6〕腰折：指腰脊反张之状。

〔7〕齿噤齘（xiè 谢）：谓牙关紧闭，上下牙齿相切有声。齘，指牙齿相摩切。

〔8〕两手外内侧各三：指手外侧太阳经之少泽、少阳经之关冲、阳明经之商阳，手内侧太阴经之少商、厥阴经之中冲、少阴经之少冲穴。

〔9〕痏（wěi 委）：针灸遗留的瘢痕，此指腧穴。

〔10〕五指间各一：指两手五指本节后各有一穴，即后溪、中渚、三间、少府。又，马莳："每指第三节尽处缝间，计有四处，左右共八痏也。其足所刺八处，亦如是也。"

〔11〕足亦如是：指足五趾间亦各有一穴，即足太阳经束骨、足少阳经临泣、足阳明经陷谷、足太阴经太白。

〔12〕头入发一寸傍三分各三：张介宾："头入发一寸，即督脉上星之次。其傍穴分而为三，则足太阳之五处、承光、通天也。"

〔13〕更入发三寸边五：张介宾："更入发者，自上星之次向后也。三寸边五者，去中行三寸许，两边各五也。即足少阳之临泣、目窗、正营、承灵、脑空。"

〔14〕耳前后、口下者各一：张介宾："耳前者，听会也；耳后者，完骨也，俱足少阳经穴，各二。口下者，任脉之承浆也，一穴。"

〔15〕项中一：张介宾："项中者，督脉之哑门也，一穴。"

〔16〕巅上一：指百会穴。

〔17〕发际一：指前发际神庭穴，后发际风府穴。

〔18〕气下乃止：谓逆气下降，喘息平复，就可以停针。

〔19〕心疝：心经受邪所致，以少腹有积块而疼痛为主症的疾病。

〔20〕手小指次指爪甲下：指手少阳三焦经的关冲穴。

〔21〕取之阴跻：谓取阴跻脉所生之处照海穴。

〔22〕反折：角弓反张。

〔23〕足太阳腘中血络：原作“足太阳及腘中及血络”，《灵枢・杂病》有“取足太阳腘中血络”文，可见2“及”字为衍文，故删。

〔24〕癃：病名。症见小便不利，点滴而下。

〔25〕三毛上：指足厥阴肝经位于足大趾爪甲外侧丛毛处的大敦穴。

〔26〕蛊：病名，即蛊胀。《医宗必读》云：“蛊胀者，中实有物，腹形充大，非虫即血也。”

〔27〕怚（jù 巨）：通“阻”。指月经闭阻。又，张介宾：“怚，当作胎。如蛊如胎，无是病而形相似也。”此言男女腹中有癥瘕，以至腹中胀满，男子如蛊胀，女子如妊娠。

〔28〕身体腰脊如解：马莳：“其身体腰脊俱如解分，不相连属。”解，分割，分开。

〔29〕跗上盛者：指足背部充血的脉络。跗上，足背。

【释义】

本节主要论述了热病的预后、刺禁、腧穴以及相关病症的针刺方法。

一、热病的预后判断

本篇对热病预后的判断，主要着眼于脉象与汗出的关系，指出热病已汗，脉宜静而反躁盛，表明阴脉衰极，预后差；热病脉躁盛，宜得汗而不得汗，热无从解，阳脉亢极，预后亦差。其中脉的躁盛情况，属阳盛之候；汗是阴液所化，根源在于阴。故脉之盛与不盛，当责之阳；汗之出与不出，当责之阴。脉躁盛虽表现为阳亢极，但本质亦属阴虚已极。可见阴液的盛衰，在热病预后中占有十分重要的地位，所谓“存得一分津液，便得一分生机”，故临证应该注意顾护阴液。

二、热病的针刺禁忌

本节列举了禁针的9种热病危重病症：一是汗不能出，两颧发赤，呃逆呕吐，乃阴虚虚阳上越而胃气衰败；二是热病泄泻而腹部胀满严重，乃邪伤太阴，脾气败绝；三是双目视物不清而发热不止，此是脏腑精气已竭；四是老人和婴儿发热而腹部胀满，乃正虚而脾衰；五是汗不能出，并有呕血下血，是阴血耗伤太甚；六是舌根糜烂而发热不止，此为三阴俱伤；七是咳嗽而鼻出血，汗不得出或虽汗出而达不到足部，此是真阴亏竭，邪热上炎，肺脏受损；八是邪热深入骨髓，为肾气败绝；九是发热而出现痉病，腰脊反折，手足抽搐，牙关紧闭或切齿，乃邪热过盛，热极生风。凡出现上述九种证候，都是邪气太盛，精气竭绝的死证，故不可刺。虽然经文所提“死”证是指病情危重而言，并非不可救药，但此时正气已衰，当谨慎用针。

三、治疗热病五十九穴

本节申明前段所述治热病五十九穴的具体位置和分布，均为头面部穴及四肢部远端穴。头为标，四肢为本，“头为诸阳之会”“四肢为诸阳之本”，这些理论具体体现在热病治疗中。

具体而言，刺热病的五十九穴是：两手的外侧和内侧各三穴，即手太阳经少泽、少阳经关冲、阳明经商阳，手太阴经少商、厥阴经中冲、少阴经少冲，两手共十二穴，即十二井穴；五指指缝间各一穴，即本节后的后溪、中渚、三间、少府穴，两手共八穴；足和手一样，也是这些穴，即束骨、临泣、陷谷、太白穴，左右共八穴；头部入前发际一寸，在督脉上星穴两旁，太阳经各有三穴，即五处、承光、通天穴，左右共六穴；再上行入发际三寸，旁开约三寸，两旁少阳经各有五穴，即临泣、目窗、正营、承灵、脑空穴，左右共十穴；耳前、后，口下各一穴，项中一穴，即少阳经的耳前听会穴，耳后完骨穴，任脉在口下的承浆穴，督脉在项中的哑门穴，共六穴；巅上一穴，即督脉的百会穴；囟会一穴；前后发际各一穴，即前发际神庭穴，后发际风府穴；任脉的廉泉一穴；足少阳经的左右风池二穴；足太阳经的左右天柱二穴，共九穴。

四、相关病症的针刺治疗

马莳曰：“此以下七节，另言杂证，与上热病无涉。”原文最后一段论述了喘息、心疝、喉痹、目中赤痛、风痉、癃及男子如蛊、女子如怚等杂病的刺法和穴位。

胸中气满而喘息者，按“病在上，取之下”的方法，可针足太阴脾经大趾端爪甲后的隐白穴，寒证宜久留其针，热证宜疾出其针，待其逆气下行喘息停止后再止针。

《素问·脉要精微论》指出：“诊得心脉而急……病名心疝，少腹当有形也。”临床见腹部疼痛，腹皮隆起，自觉有气从脐上冲心等症状。因足太阴和足厥阴经皆聚于少腹，故应取二经的血络，视其有瘀血的地方，尽刺之出血，以散其邪。

“喉痹舌卷，口中干，烦心心痛，臂内廉痛，不可及头”一组症状，同时见于《素问·缪刺论》，认为是“邪客于手少阳之络”，故针刺手少阳经无名指端关冲穴，以泻三焦之热。本篇所述这组症状，主要内容与《灵枢·经脉》中手少阳、手阳明和足少阴脉相关，而手少阳、足少阴二脉在口咽部的病候有明显共性，赵京生①认为本篇这组症状可视作手少阳和足少阴脉有关病候的拼合。

目中赤痛，从内眼角始者，因内眼角是阴、阳跻脉与足太阳脉的会合处，故取阴跻脉的照海穴刺之，以泻其实热。

风邪中于太阳经而致的风痉，临床见头项强直，角弓反张，应先取足太阳经的天柱穴及腘窝中的委中穴，并刺其血络出血，以祛风邪。若有内寒，应取足阳明经的足三里穴，以

---

①赵京生. 针意[M]. 北京：人民卫生出版社，2019：72-73.

温胃祛寒。

小便癃闭不通者，为热阻下焦，水道不利所致，应取阴跻脉的照海穴和足厥阴肝经在足大趾三毛处的大敦穴，以疏通水道，并刺其血络出血，以泻其邪热。

男子腹中胀满如蛊，女子腹中阻塞好像妊娠一样，身体腰脊等处都松懈无力，不愿意吃饭，此为足少阴肾经瘀血所致，应先取涌泉穴刺之出血，再看足跗上有充血的血络，亦刺出其血，以疏通经络，散其瘀血。

【知识链接】

一、热病预后的判断

《黄帝内经》对热病预后的判断，特别重视辨脉象与汗出情况。脉象是反映全身脏腑经脉气血变化的一个窗口，通过辨脉可以判断疾病的病位、性质、邪正盛衰以及预后吉凶。汗为津液所化，汗出的多少及有无，反映着机体内津液变化情况及疾病的预后转归。热病过程中汗出与脉象变化的关系，往往是判断预后的重要指标。

热病若“身热甚”，本应脉躁动而有汗出，反见寸口、人迎脉象皆静，无汗，说明邪盛正衰，无力作汗，无力鼓动血脉，因此刺之无功，“勿刺也”；若“热病七日八日，脉不躁，躁不散数，后三日中有汗；三日不汗，四日死”，提示有汗无汗对疾病预后好坏至关重要，热病脉盛躁又不得汗出者，为阳热亢盛之极，津液亏乏，邪不能从汗而解，故预后不良；如果脉盛躁而有汗，使邪从汗解，则预后较好。但在热病的危重阶段，虽有汗出，但脉象仍盛躁，说明邪盛正衰，预后多不良，所谓“热病已得汗，而脉尚躁盛，此阴脉之极也，死”“脉盛躁得汗静者，生”。

本篇还集中论述了 9 种热病危重病症，说明脾胃、肾气败绝，真阴亏竭，脏气衰微者，预后均不良。总之，热病的预后与脉的动静虚实、汗的有无、邪的轻重、正气的强弱密切相关。

二、关于五十九刺

本篇对热病的辨证，一是以经脉、阴阳理论为指导，运用人迎寸口脉法诊察，根据病程日数以及人迎、寸口脉的脉动特点，判别病位的在阳（经）在阴（经）；二是以脏腑理论为指导，根据症状表现，判断病在何脏。然两种诊治方法都取用了“五十九刺”，赵京生[①]认为二者用意明显不同：以经脉辨证为主，则按病程刺治，初期在阳分而取诸阳经、五十九刺；病七八日而入阴分，则不言取用五十九刺。说明“五十九刺”只用于病在阳分浅层。以脏腑辨证为主，是按五脏分型施治，取与肺、心、脾、肝、肾对应的皮、脉（血）、肤肉、筋、骨及五十九刺。这种以脏腑辨证的诊治方法，并没有限定“五十九刺”使用范围的考虑。由此看来，本篇对热病两种诊治方法的内容，来源并不相同。

---

①赵京生. 针意[M]. 北京：人民卫生出版社，2019：110-113.

比较《灵枢》和《素问》有关热病、热穴的内容，《灵枢》集中记载于《热病》一篇，《素问》则分散于数篇，直接相关的即有《热论》《刺热》《水热穴论》等篇。在内容性质及顺序的编排上，《灵枢・热病》为：经脉辨证治疗，脏腑辨证治疗，零散治疗条文，刺禁，热穴部位；与《灵枢・热病》内容性质相应的，分见于《素问》的《热论》《刺热》篇，将这两篇统视之，则与《灵枢》完全相合。

关于"五十九"具体内容，本篇载"五十九刺"的部位、顺序、数目为：手（20）、足（8）、头面（24）、颈项（5）、躯干（2）。其中单穴11个（头面8个、颈项3个），双穴24个（手10个、足4个、头8个、项1个、躯干1个），实际穴数为35个。其部位特点：一是几乎都位于身体属阳的部位，以内外言，除廉泉外都在身体的阳面；以上下言，则仅有4穴在足，余皆在身体的上部。二是集中于头项和手的部位，头项20个穴，手10个穴，共计30个，占全部腧穴的85%。三是多为部位名，很少腧穴名。总体上，所选腧穴的部位突出的是阳的性质，这与其以阴阳理论为依据有关，如发病机制为由络而至经，以人迎寸口脉和病程分病位之阴阳，治疗上"取之诸阳"等。《素问・水热穴论》所载"治热病五十九俞"，其部位、顺序、数目为：头（25）、胸背（8）、腹（2）、下肢（6）、胸（2）、上肢（2）、下肢（4）、背（10）。其中单穴5个（头5个），双穴27（头10个、胸腹4个、背7个、上肢1个、下肢5个），实际穴数32个。其分布部位特点：一是以头和躯干部为主，头部15穴，躯干部11穴，共计26个，约占全部腧穴的 80%以上。二是除头部外，腧穴在躯干和四肢的阴阳面的分布大体相当。三是腧穴名明显增多。总体上，仍重头部穴，同时突出躯干部用穴。这是其以脏腑理论为指导的结果和体现。与本篇"五十九刺"相比较，《素问》缺颈项部穴，而颈项穴也正是《灵枢》中所重视的。

其实早在明代张介宾已注意到这两篇经文所言"五十九"的差异，指出："考二篇之异同，则惟百会、囟会、五处、承光、通天、临泣、目窗、正营、承灵、脑空等十八穴相合，其余皆异。然观本篇所言者，多在四肢，盖以泻热之本也。《水热穴论》所言者，多随邪之所在，盖以泻热之标也。义自不同，各有取用。且本经《灵枢》在前，《素问》在后，后者所以补前之略耳，故皆谓之热病五十九俞，非谬异也……凡刺热者，当总求二篇之义，各随其宜而取用之，庶乎尽刺热之善矣。"

三、癃闭针刺治验案

刘成华等[①]报道运用本篇所载"癃，取之阴跻及三毛上及血络出血"，治疗一女性癃闭患者，71岁。因急性脑梗死入院。入院后第10天出现小便不通，遂施导尿术。经10余天，仍不能自主排尿。因病人病情稳定，家属准备出院，而带尿管出院，有诸多不便，乃求治于针灸。先取教材中常用穴中极、关元、三阴交、合谷、气海等，针6次而无效。查阅《内经》，乃针双侧委阳、照海、大敦，委阳施提插泻法1分钟。针后半小时小便出，家属欢喜不已。此案即依据本篇提出的方法取穴治疗，而获得良效。

①刘成华，郑丽慧.《内经》临床治验举隅[J]. 中国针灸，2001，21（10）：637-638.

四、关于针刺“气下乃止”的诠释

本节提到对“气满胸中喘息”的患者，针刺时“寒则留之，热则疾之，气下乃止”，由于病症为气逆喘息，故古今医家多解释为逆气下降，喘息平复，就可以停针。如马莳云：“候其气下不喘乃止针也。”然论及针刺“气下乃止”，还见于《灵枢·九针十二原》：“阴有阳疾者，取之下陵三里，正往无殆，气下乃止，不下复始也。”马莳解释说：“用针以正往者则无殆，候其气至乃止针，如不下当复始也。”赵京生[①]通过对《灵枢·官能》“微旋而徐推之，必端以正，安以静，坚心无解，欲微以留，气下而疾出之，推其皮，盖其外门”，以及《素问·离合真邪论》“静以久留，以气至为故，如待所贵，不知日暮，其气以至，适而自护，候吸引针”两段文字的比较研究，认为《官能》篇之“气下”，即《离合真邪论》篇之“得气”“气至”，为医者感知针下出现的和缓的针刺反应，为针刺补泻治疗效应的表现。因此，“气下”之谓，与《灵枢·官针》“以下谷气”义同，该篇指出：“所谓三刺则谷气出者，先浅刺绝皮，以出阳邪；再刺则阴邪出者，少益深，绝皮致肌肉，未入分肉间也；已入分肉之间，则谷气出。故《刺法》曰：始刺浅之，以逐邪气而来血气；后刺深之，以致阴气之邪；最后刺极深之，以下谷气。此之谓也。”张介宾解释说：“三刺最深，及于分肉之间，则谷气始下。下，言见也。”总之，“气下”与针刺操作的关系，同于得气，都是指在反应出现时即可结束治疗操作，与补泻操作中的出针时机一致，故也应属得气的范围。

①赵京生. 针灸关键概念术语考论[M]. 北京：人民卫生出版社，2012：340-342.

厥病第二十四

【导读】

《素问·举痛论》曰："寒气入经而稽迟，泣而不行，客于脉外则血少，客于脉中则气不通，故卒然而痛。"将疼痛的病机总括为经脉气血凝滞不通与虚损不荣。《素问·调经论》曰："气血以并，阴阳相倾，气乱于卫，血逆于经，血气离居，一实一虚。"指出气血的阻滞与虚损可相伴发生，而气血的逆乱是导致其发生的基本原因。气逆，古人称之为"厥"，所谓"是以气之多少，逆皆为厥"（《素问·方盛衰论》）。本篇即着眼于气机逆乱，气血运行不畅所导致的头痛、心痛，分别论述了厥头痛的经脉辨证刺治、厥心痛的脏腑辨证刺治以及真头痛、真心痛论治和头痛、心痛不可针刺的情况；同时讨论了虫痛、耳鸣耳聋等杂病的诊治。张志聪云："此章论经气五脏厥逆为病，因以名篇。"

【原文】

厥头痛〔1〕，面若肿起而烦心，取之足阳明、太阴〔2〕。厥头痛，头脉痛〔3〕，心悲善泣，视头动脉反盛者〔4〕，刺尽去血，后调足厥阴。厥头痛，贞贞〔5〕头重而痛，泻头上五行、行五〔6〕，先取手少阴，后取足少阴。厥头痛，意善忘〔7〕，按之不得〔8〕，取头面左右动脉〔9〕，后取足太阴。厥头痛，项先痛，腰脊为应，先取天柱，后取足太阳。厥头痛，头痛甚，耳前后脉涌有热〔10〕，泻出其血，后取足少阳。

真头痛〔11〕，头痛甚，脑尽痛，手足寒至节〔12〕，死不治。头痛不可取于腧〔13〕者，有所击堕，恶血〔14〕在于内，若肉伤〔15〕，痛未已，可即刺〔16〕，不可远取也。头痛不可刺者，大痹〔17〕为恶，日作者，可令少愈，不可已。头半寒痛，先取手少阳、阳明，后取足少阳、阳明。

厥心痛〔18〕，与背相控〔19〕，善瘛〔20〕，如从后触其心，伛偻〔21〕者，肾心痛也，先取京骨、昆仑，发针不已〔22〕，取然谷。厥心痛，腹胀胸满，心尤痛甚，胃心痛〔23〕也，取之大都、太白。厥心痛，痛如以锥针刺其心，心痛甚者，脾心痛也，取之然谷、太溪〔24〕。厥心痛，色苍苍如死状，终日不得太息，肝心痛也，取之行间、太冲。厥心痛，卧若徒居[25]，心痛间[26]，动作痛益甚，色不变，肺心痛也，取之鱼际、太渊。

真心痛[27]，手足清[28]至节，心痛甚，旦发夕死，夕发旦死。心痛不可刺者，中有盛聚[29]，不可取于腧。

肠中有虫瘕[30]及蛟蛕[31]，皆不可取以小针。心腹[32]痛，侬[33]作痛，肿聚，往来上下行，痛有休止，腹热喜渴涎出者，是蛟蛕也。以手聚按而坚持之，无令得移，以大针刺之，久持之，虫不动，乃出针也。恙[34]腹侬痛，形中上者[35]。

耳聋无闻，取耳中[36]。耳鸣，取耳前动脉。耳痛不可刺者，耳中有脓，若有干耵聍[37]，耳无闻也。耳聋，取手足[38]小指次指爪甲上与肉交者，先取手，后取足。耳鸣，取手足[39]中指爪甲上，左取右，右取左，先取手，后取足。

足髀[40]不可举，侧而取之，在枢合[41]中，以员利针[42]，大针不可刺。病注下血，取曲泉。风痹淫泺[43]，病不可已者，足如履冰，时如入汤中[44]，股胫淫泺，烦心头痛，时呕时悗[45]，眩已汗出[46]，久则目眩，悲以喜恐，短气不乐，不出三年死也。

【校注】

〔1〕厥头痛：张介宾："厥，逆也。邪逆于经，上干头脑而为痛者，曰厥头痛也。"

〔2〕足阳明、太阴：指足阳明、太阴之经脉穴或本输。下文手足三阴三阳仿此。又，《太素》卷二十六、《甲乙经》卷九"太阴"作"太阳"。杨上善："手足阳明及手足太阳皆在头在面，手太阳络心属小肠，此等四脉失逆头痛，面胕起若肿及心烦，故各取此四脉输穴疗主病者。"

〔3〕头脉痛：指头部脉络跳痛。张介宾："头脉痛者，痛在皮肉血脉之间也。"

〔4〕视头动脉反盛者：谓观察头部脉络搏动甚而充血的部位。

〔5〕贞贞：《甲乙经》卷九"贞贞"作"员员"，即眩晕，义胜。又，张介宾："贞贞，坚固貌，其痛不移也。"

〔6〕头上五行、行五：指头顶分布有五条经脉，每条经脉各有五个腧穴。正中为督脉，腧穴有上星、囟会、前顶、百会、后顶；其旁左右二行为足太阳膀胱经，腧穴有五处、承光、通天、络却、玉枕；再其旁左右二行为足少阳胆经，腧穴有临泣、目窗、正营、承灵、脑空。

〔7〕意善忘：记忆力减退。脾主意，病属脾。又，《甲乙经》卷九"意"作"噫"。

〔8〕按之不得：张介宾："阳邪在头，而无定所，则按之不得。"

〔9〕头面左右动脉：指头面部左右两侧足阳明标脉大迎、颊车等穴处。

〔10〕耳前后脉涌有热：指耳前后足少阳脉涌盛而热。

〔11〕真头痛：邪气直中于脑，剧烈头痛的病症。

〔12〕手足寒至节：即手足冷到肘、膝关节。

〔13〕腧：指肢体远端的本输或经脉穴。

〔14〕恶血：瘀血。

〔15〕若肉伤：或肌肉受伤。又，《太素》卷二十六、《甲乙经》卷九"肉"并作"内"。

〔16〕可即刺：原作"可则刺"，据《太素》卷二十六、《甲乙经》卷九改。张介宾："若可

刺者，但当刺去其痛处之血，不可远取荥腧。”

〔17〕大痹：张介宾：“痹之甚者，谓之大痹。”又，丹波元简：“此谓大痹为患，每逢风日必作者，今世多头风，如是者可令少愈，而不可令全愈，经文必脱‘风’字。”

〔18〕厥心痛：五脏气机逆乱冲心而导致的心痛。《难经·六十难》：“其五脏气相干，名厥心痛。”

〔19〕与背相控：即疼痛牵引到背部。控，引也。

〔20〕瘛（chì 赤）：抽掣痉挛。

〔21〕伛偻（yǔ lǚ 羽吕）：腰背弯屈。

〔22〕发针不已：针，原作“狂”，据《太素》卷二十六、《甲乙经》卷九改。又，不已，《甲乙经》卷九作“立已，不已”连下读。

〔23〕胃心痛：《诸病源候论·心痛候》：“足太阴为脾之经与胃合，足阳明为胃之经，气虚逆乘心而痛，其状腹胀归于心而痛甚，谓之胃心痛。”

〔24〕然谷、太溪：张志聪：“然谷当作漏谷，太溪当作天溪。盖上古之文，不无鲁鱼之误。”本篇关于厥心痛的治疗，一般均取受病脏器所属经脉或与之相表里经脉的腧穴，独此脾心痛取足少阴肾经腧穴。故其说可参。

〔25〕卧若徒居：谓卧床或闲居。若，或。徒居，闲居，不从事劳动。

〔26〕间：减轻，缓解。

〔27〕真心痛：邪气直犯心脏而致的剧烈心痛。

〔28〕清：通“凊”，寒冷。

〔29〕盛聚：指瘀血积块之类。张介宾：“谓有形之症，或积或血，停聚于中。”

〔30〕虫瘕：由肠道寄生虫结聚形成的肿块。

〔31〕蛟蛕：泛指蛔虫等肠道寄生虫。蛟，古代传说的一种蛟龙。蛕，“蛔”的异体字。

〔32〕腹：原作“肠”，据《太素》卷二十六、《甲乙经》卷九、《脉经》卷六改。

〔33〕憹：心中烦乱。

〔34〕恲（pēng 怦）：胀满。

〔35〕恲腹……形中上者：《甲乙经》卷九、《脉经》卷六无此 8 字，疑衍。

〔36〕耳中：即听宫穴，又叫窗笼。《灵枢·根结》“少阳根于窍阴，结于窗笼。窗笼者，耳中也。”

〔37〕耵聍：耳中垢也。

〔38〕足：原脱，据《太素》卷三十及后文“先取手，后取足”补。

〔39〕足：原脱，据《太素》卷三十及后文“先取手，后取足”补。

〔40〕足髀：《太素》卷三十无“足”字，《素问·缪刺论》：“令人留于枢中痛，髀不可举。”故“足”字疑衍。髀，大腿。

〔41〕枢合：即髀枢，当足少阳胆经环跳穴处。张志聪：“枢合中，乃髀枢中之环跳穴。”

〔42〕员利针：九针之一。针身细小，长 1 寸 6 分，针尖微大而圆利，用于治疗痈肿、痹证。

〔43〕淫泺：酸痛无力。又，张介宾：“淫泺者，浸淫日深之谓。”

〔44〕如入汤中：足热如浸在热汤中。

〔45〕悗：烦闷。
〔46〕眩已汗出：刘衡如《灵枢经校注》："疑此四字当在下久则目眩之后。"似是。

【释义】

本篇主要论述了气机逆乱，气血运行不畅所导致的头痛、心痛以及相关病症的诊断、针刺治疗、预后等。

一、头痛的诊断与针刺治疗

本篇将头痛分为厥头痛、真头痛以及"头痛不可刺者"三类情况加以论述。

（一）厥头痛的经脉辨治

厥头痛是经脉之气厥逆，上扰清窍所致的头痛。本篇根据头痛的特点、部位、兼症等，按照经脉循行或经脉病候进行辨证归经，涉及的经脉基本为足六经，针刺取穴，多数是四肢与头项部腧穴远近配合，体现了标本论治的特点。

1. 阳明经气厥逆头痛

足阳明经脉行于面，同时《黄帝内经》基于阳明–南方–离卦–心–脉之关联，以及临床经验的检验与筛选，建立了心与阳明胃病症相关的理论，认为阳明病症每多心烦，乃至癫狂等神志症状（具体参见《素问·四时刺逆从论》）。故厥头痛伴有面肿、心烦，根据《太素》《甲乙经》校勘，当属于足阳明、太阳的病症。治疗当取足阳明、太阳的经脉穴冲阳、昆仑或其五输穴。此虽言阳明、太阳，但当以阳明为主。

2. 厥阴经气厥逆头痛

肝主疏泄，调畅情志，肝之疏泄不及，情志不畅，则易悲伤哭啼。《灵枢·根结》云："厥阴为阖……阖折即气绝而喜悲，悲者取之厥阴。"故厥头痛，头部脉络跳痛，伴心悲善泣，为足厥阴肝脉气逆所致。治疗取其标部——头部脉络搏动甚而充血之处针刺放血，再取足厥阴经脉穴太冲或五输穴刺治。

3. 少阴经气厥逆头痛

《素问·五脏生成》说："头痛巅疾，下虚上实，过在足少阴巨阳，甚则入肾。"故厥头痛伴眩晕头重，为少阴经脉气逆所致。治疗应先针刺头上五行，每行五穴，使阳热散越；然后再取本部腧穴，即手少阴与足少阴的经脉穴或五输穴。

4. 太阴经气厥逆头痛

脾藏意，意伤则善忘。故厥头痛伴有善忘，头痛不甚，手按找不到疼痛的固定部位，则为足太阴脉气厥逆所致。由于足太阴脉不上达头面，故治疗先取与足太阴相表里的头面部左右两侧足阳明标脉大迎、颊车等穴处，再取足太阴本部的经脉穴或五输穴。现代一般认为刺血当刺静脉，避开动脉，但此篇所言"头动脉反盛者""头面左右动脉"，应当包括表浅的静脉和动脉，多用于实热之证。王琳等[①]报道对于许多病症选择“盛而血”的表浅动脉放血效果更佳。

5. 太阳经气厥逆头痛

足太阳脉起于目内眦，上额交巅入络脑，还出下项夹脊抵腰中。故厥头痛，颈项先痛，腰脊也随之而痛，为足太阳经气厥逆所致。治疗先取足太阳之标输天柱，再取其本部经脉穴昆仑或五输穴刺治。

6. 少阳经气厥逆头痛

《灵枢·卫气》曰：“足少阳之本，在窍阴之间，标在窗笼之前。窗笼者，耳也”。《千金要方·肝脏脉论》曰：“窗笼者，耳前上下脉，以手按之动者是也。”且少阳内属于胆而主司相火。故厥头痛，头痛剧烈，伴耳前后脉络涌盛有热感，为足少阳经气厥逆所致。治疗先取足少阳标部脉盛皮肤热处，先泻其脉络之血，再取其本部足少阳经脉穴或五输穴刺治。

综上所述，以上以经脉辨证的厥头痛，取治之处，分为两类：一类在头项，多称“脉”，且多用放血方法，总属局部取穴，如“视头动脉反盛者，刺尽去血”“耳前后脉涌有热，泻出其血”；一类为经脉名，其具体所指，从行文方式看，凡治疗既取局部又取经脉名者，指明取刺之处的皆为头项之局部，故以经脉名出现的取刺之处当为四肢之远道部位，如“厥头痛，项先痛，腰脊为应，先取天柱，后取足太阳。”

（二）真头痛的论治

真头痛是指寒邪深入，留连于脑所致之剧烈头痛。由邪气直中髓海，真气式微、元阳败竭所致，临床特点为剧烈头痛，脑户尽痛，手足逆冷至肘膝关节，病情和病势都十分危重，预后不良，故曰“死不治”。张介宾解释说：“盖头为诸阳之会，四肢为诸阳之本，若头痛甚而遍尽于脑，手足寒至节者，元阳败竭，阴邪直中髓海，故最为凶兆。”

后世医家论述了真头痛的治疗方药，如《医学心悟·头痛》说：“真头痛者，多属阳衰。头统诸阳，而脑为髓海，不任受邪，若阳气大虚，脑受邪侵，则发为真头痛，手足青至节，势难为矣。速用补中益气汤加蔓荆子、川芎、附子，并进八味丸，间有得生者，不可忽也。”《证治准绳·杂病·诸痛门》说：“天门真痛，上引泥丸，夕发旦死，旦发夕死。盖脑为髓海，真气之所聚，卒不受邪，受邪则死，不可治。古方云与黑锡丹，灸百会，猛进参、沉、乌、附，或可生。然天柱折者，亦难为力矣。”清代医家唐宗海在《本草问答》卷下二中说：“寒入脑髓，名真头痛，用细辛以引经上达，用附子以助阳上行，皆从督脉以上入于脑也。”以上均认为其治急当温壮元阳，药用参、附、黑锡，如此或有可救。

（三）头痛不可刺的病症

头痛不可刺的病症，包括击堕外伤头痛与大痹头痛两种情况。

1. 击堕外伤头痛

原文指出，对于因撞击跌扑，恶血瘀滞于经脉之内，或肌肉受伤而疼痛不止者，“不可取于输”，然“可即刺，不可远取也”，也就是说，对于此类头痛病症，只能在疼痛局部刺出其血，不可取远道四肢输穴治疗。

---

①王琳，孙健. 动脉刺血疗法治疗本虚标实血管性头痛病案[J]. 中医外治杂志，2013，22（1）：33.

黄龙祥[1]认为脉所出入分会为输曰“脉输”，气所出入聚会为穴曰“气穴”，二者各具不同特征：输可远达，穴以近治；输有方向，穴无上下；输分点状、线状、面状三类，穴只有一种形态；脉有虚实，输有补泻。因为“输”的本义为脉之出入之会，因此，取经脉本输发挥其远达治疗作用，就需要脉外无所阻，脉内无所积的前提条件；如果由于瘀血或其他原因导致脉不通，则远取本输无效，故言“头痛不可取于腧”。对此类病症的治疗，当先去恶血以通脉，如《素问·缪刺论》所说：“人有所堕坠，恶血留内，腹中满胀，不得前后，先饮利药，此上伤厥阴之脉，下伤少阴之络，刺足内踝之下，然骨之前血脉出血，刺足跗上动脉，不已，刺三毛上各一痏，见血立已，左刺右，右刺左。”即“先饮利药”祛瘀通脉，然后再取相关经脉本输刺治。

2. 大痹头痛

《素问·痹论》曰：“风寒湿三气杂至，合而为痹。”邪气入脑，闭阻脉络，凝滞气血，而致大痹头痛。由于邪气深痼，此属顽疾，患者经常头痛，反复发作，日久不愈。所以针刺也只能稍微减轻疼痛症状，难以彻底根治。

（四）偏头痛

寒邪偏客于头部一侧经脉，寒性凝敛收引，导致经脉拘急，气血不通，临床表现为一侧头部寒冷疼痛。由于手足少阳、阳明经脉循行于头侧及面部，故取此四经的经脉穴或五输穴刺治，亦属于远道取本输治疗之法。

二、心痛的诊断与针刺治疗

本篇将心痛分为厥心痛、真心痛以及“心痛不可刺者”三类情况加以论述。

（一）厥心痛的五脏辨治

厥心痛是因五脏气逆犯心，心脉不通所致的心痛。根据厥心痛的特点、兼症等，按照脏腑辨证可分为肾心痛、胃心痛、脾心痛、肝心痛、肺心痛。

1. 肾心痛

肾心痛，是肾气厥逆上犯于心所致的心痛病症。足少阴肾经贯脊属肾，向上过膈入肺络心，注于胸中，故肾气厥逆，循经上乘于心。主要表现为心痛胸背相引，如有物从背后触动其心，时常筋脉拘急，腰背弯曲不能伸直等。肾与膀胱相表里，故治疗当先刺足太阳膀胱经的京骨穴和昆仑穴，如针后心痛不止，再刺足少阴肾经的然谷穴。

2. 胃心痛

胃心痛，是胃气厥逆上犯于心所致的心痛病症。胃气壅滞不运，上逆干犯于心。主要表现为胸腹闷胀，心痛剧烈等症状，与现代医学心肌梗死由饱食而诱发相似。胃与脾相表里，故治疗当刺脾经的大都、太白二穴。

---

①黄龙祥. 中国古典针灸学大纲[M]. 北京：人民卫生出版社，2019：128-130.

3. 脾心痛

脾心痛，是脾气厥逆上犯于心所致的心痛病症。脾主运化，赖肾阳之温煦，肾寒困脾，脾之阳气不能运布，寒湿之邪上逆乘心。主要表现为心痛如锥刺甚剧等症状。治疗宜温肾祛寒，刺足少阴肾经的然谷、太溪二穴。

4. 肝心痛

肝心痛，是肝气厥逆上犯于心所致的心痛病症。其病机为肝之疏泄失司，气血逆乱而郁阻。主要表现为面色苍青如死人，经常气机不畅，不能做深呼吸。治疗当刺足厥阴肝经行间、太冲二穴，降其逆气则心痛自止。

5. 肺心痛

肺心痛，是肺气厥逆犯心所致的心痛病症。肺主气司呼吸，助心行血，肺气逆乱，气虚或气滞而血瘀，病及于心。主要表现为心痛静则暂缓，动则加剧，面色不变等。治疗当刺手太阴肺经的鱼际、太渊二穴，肺气调则痛自止。

以上对厥心痛的脏腑辨证论治，针刺治疗取治之处皆直接以输穴出现，几乎都在腕踝以下，而且是同一经脉取二穴，其中包括了除心以外的五脏原穴；所取治的经脉，为足三阴脉、手太阴脉及足太阳脉，重在阴脉、足脉。

（二）真心痛的论治

真心痛是指由于邪气直接伤于心，心中阳气痹阻，心血瘀滞，心脉不通，出现心脏部位的疼痛，且以心胸痛甚、手足逆冷、手足青紫至肢节为主症表现的危重病症，预后较差。类似于典型的心绞痛发作，其中心痛剧烈，手足厥冷，面唇肢端青紫等，描述了心绞痛的严重程度，伴随末梢循环较差，具有病程进展很快，预后差的特点。

明代以前医家多遵本篇之说，认为真心痛不可救治。明代医家方隅在《医林绳墨・心痛》中指出："真心痛者，手足青不至节，或冷未至厥，此病未深，犹有可救，必借附子理中汤加桂心、良姜，挽回生气可也。"清代医家喻昌在《医门法律・中寒门》中云："《经》曰：真心痛者，寒邪伤其君也……必大剂甘草、人参中少加姜、附、豆蔻以温之。"何梦瑶在《医碥・心痛》中亦曰："真心痛……用猪心煎取汤，入麻黄、肉桂、干姜、附子服之，以散其寒，或可死中求生。"以上明清医家主要针对真心痛的亡阳表现及病机，提出了益气回阳救逆的治疗方法及方药。陈士铎《辨证录・心痛门》提出证分寒热辨治，真心痛属寒者急服参附汤，属热者用救真汤。

（三）心痛不可刺的病症

本篇提出心痛不可刺的原因是"中有盛聚"，并以"肠中有虫瘕及蛟蛕，皆不可取以小针"作为案例，如杨上善注言："心痛甚，取输无益者，乃是肠中有虫瘕蛕蛔。"之所以"中有盛聚，不可取于输"，《针经摘英集》论卒心痛的治疗，为之提供了解答："治卒心痛不可忍：刺任脉上脘一穴……次针气海二穴，足少阴涌泉二穴。无积者刺之如食顷而已；有积者，先饮利药，后刺之立愈。"黄龙祥[①]认为，当时腹部深刺的"募刺法"尚未发现，或尚未流行，故腹内之

①黄龙祥. 中国古典针灸学大纲[M]. 北京：人民卫生出版社，2019：212.

积尚以药治为优势。同时血气之行“外有源泉而内有所禀”“谷入于胃，脉道以通，血气乃行”，积在内则在外之血脉亦不通，必先除其积以通脉，血气乃行，毫针调血气的效果才能远达，故去积实为远取本输补虚泻实调血气开道也。故选穴设方无误而诸治不效者，当察诸“积”，有积者先去其积而后刺之。

另外，本段论述了虫瘕或蛔虫所致心腹疼痛，临床表现为心腹烦乱作痛，或有肿块上下往来活动，行走不定，疼痛时作时止，腹内烦热，口中作渴，经常吐涎沫。其治疗不可用小针刺治本输，应先用手按在虫聚之处，坚持不使移动，然后用大针刺之，并继续按压，久留其针，待蛔虫不动时再出针。《灵枢・九针十二原》论大针说：“长四寸……尖如梃，其锋微圆，以泻机关之水也。”

三、其他杂病的诊断与针刺治疗

本篇在重点论述头痛、心痛的辨治后，又讨论了几种耳部、关节等疾病的针刺治疗。

耳聋，近取手太阳小肠经听宫穴，远取手少阳三焦经的关冲、足少阳胆经的窍阴穴。耳鸣，近取手少阳三焦经耳前动脉处的耳门穴，远取手厥阴心包经的中冲穴、足厥阴肝经的大敦穴，采用缪刺法。耳中痛有脓，或耳内有耵聍，不可用刺法。

股关节活动障碍，用员利针针刺环跳穴处。便血，是肝不藏血所致，当刺足厥阴肝经的曲泉穴。

风痹重症，临床可见两足有时寒冷如踩冰块，有时灼热如浸热汤；内及心腹，上至头目，出现烦心、头痛、时常呕吐烦闷，或眩晕以后继之汗出，日久两目昏眩，悲哀善恐，呼吸气短，郁郁不乐，这是阴阳表里俱受病邪，病势深重，预后不良，一般不出三年就会死亡。

【知识链接】

一、分经治疗头痛对后世的影响

本篇对厥头痛的经脉辨证论治，对后世头痛的治疗影响较大。张元素主张治疗头痛分经用药，在《医学启源・主治心法・随证治病用药》中指出：“头痛须用川芎，如不愈，各加引经药，太阳蔓荆，阳明白芷，少阳柴胡，太阴苍术，少阴细辛，厥阴吴茱萸。”所谓引经药，就是分经治疗头痛的方法。李东垣根据头痛的不同兼症，对头痛予以六经定位，然后采用分经治疗的方法。如《兰室秘藏・头痛门》曰：“太阳头痛，恶风，脉浮紧，川芎、羌活、独活、麻黄之类为主。少阳经头痛，脉弦细，往来寒热，柴胡为主。阳明头痛，自汗，发热恶寒，脉浮缓长实者，升麻、葛根、石膏、白芷为主。太阴头痛，必有痰，体重或腹痛，为痰癖，其脉沉缓，苍术、半夏、南星为主。少阴经头痛，三阴三阳经不流行，而足寒气逆，为寒厥，其脉沉细，麻黄、附子、细辛为主。厥阴头项痛者，或吐痰沫厥冷，其脉浮缓，吴茱萸汤主之。”清・刘仕廉《医学集成》卷三专论头痛论治曰：“头痛一证，有三阳，有三阴……宜分经用药，对证立方……太阳头痛连后脑，有汗，桂枝、羌活、防风、川芎、白芷、甘草；无汗，麻黄、羌活、防风、川芎、蔓荆、甘草。阳明头痛在前额，表证，葛根汤见伤寒，加芎、芷；里证，白虎汤加硝、黄。少阳头痛在两侧，小柴胡汤加川芎、薄荷，或小柴胡汤加芎、芍、苓。太阴湿痰，壅塞胸膈头痛，苍白二陈汤加南星，或砂半理中汤。少阴中寒，阻截真阳头痛，附子理阴煎加麻黄、细辛，或大温中饮加附子。厥阴头痛在脑顶，济川饮：焦术四钱，附子、藁本、花椒各三钱，吴萸、肉桂各一钱，或桂枝汤加参、附、吴萸、花椒、饴糖。六经头痛，九味羌活汤倍川芎。太阳证，倍羌活，加藁本；阳明证，倍白芷，加葛根、石膏；少阳证，加柴胡；太阴证兼腹痛身重，倍苍术；少阴证兼足冷气逆，倍细辛，减黄芩，加麻黄、附子；厥阴证兼呕涎厥冷，加吴萸。”可供临床参考。

二、击堕外伤头痛治案

本文所述“有所击堕，恶血在于内”之外伤头痛，实属外伤瘀血头痛。这种头痛的特点为：头痛经久不愈，痛处固定不移，状如锥刺，舌质紫暗或有瘀斑瘀点，脉涩，且有头部撞击跌堕外伤史。对于此类头痛的治疗，宜用活血化瘀，通络止痛法，可选王清任通窍活血汤化裁。张镜人[①]报道治疗脑外伤后遗症——头痛案例如下。

陈某，女，47岁。1980年3月25日初诊。

外伤后头痛伴手足抽搐月余。一个月前不慎从三楼高处坠落，外伤头部。X线示右枕骨、颅底骨骨折。神经系统检查，眼底乳头边缘模糊。经医院救治脱离险境，但后遗阵发性头痛，且有沉重感，痛甚则如锥如刺，泛恶频频，时或手足抽搐，左侧肢体麻木。舌苔白腻，脉细而涩。

辨证：颅骨外伤，脑海震动，气血瘀痹，兼以痰湿内盛，阻遏清阳。

诊断：脑外伤后遗症。头痛。

治法：活血祛瘀，涤痰除湿。

方药：丹参15g，炒川芎6g，炒赤芍12g，桃仁6g，红花3g，生白术9g，泽泻15g，制半夏5g，陈胆星3g，炒陈皮6g，炒竹茹6g，景天三七15g，蔓荆子9g，白蒺藜9g，钩藤9g（后下）。5剂。

二诊：3月30日。投上方药后，头痛减其大半，泛恶抽搐均平，惟感头目沉重，左侧肢体麻木，脉细而涩，舌苔白腻化而未净。再宗前法，参以和中芳化。

处方：丹参15g，炒川芎6g，炒赤芍12g，桃仁6g，红花3g，生白术9g，泽泻15g，制半夏5g，陈胆星3g，景天三七15g，钩藤9g（后下），佩兰梗9g，白蔻仁1.5g（后下），生米仁12g，炒桑枝15g，茺蔚子12g。10剂。

服药15剂后，头痛已平，泛恶亦止，抽搐未作。眼底检查：乳头边缘清。连续服药月余，诸症痊愈，随访一年病情稳定。

按 头为诸阳之会，精明之府，坠楼损伤颅脑，蓄瘀未消，络气阻滞，复因湿盛痰凝，清阳失展，是以头部疼痛且兼泛恶，肢体麻木而兼抽搐。《灵枢·厥病》云：“头痛，不可取于腧者，有所击堕，恶血在于内。”《医宗金鉴·杂病心法》亦说：“因痰而痛晕者，则呕吐痰涎。”

①张镜人. 中国百年百名中医临床家丛书·张镜人[M]. 北京：中国中医药出版社，2011：86-87.

临床亟需活血调营，祛瘀通络。川芎辛香善升，巅顶之瘀，尤为适应。景天三七功能散瘀治伤，止头痛颇著灵验。然痰湿内盛，则化痰降逆，必不可少。张介宾谓：“但以头痛而兼痰者有之，未必因痰头痛也。故兼痰者必见呕恶、胸满胁胀，或咳嗽气粗多痰，此则不得不兼痰治之”（《景岳全书·杂证谟》）。旨哉斯言。

三、心痛与胃脘痛的区别

心痛，指心脏所在部位或心胸部位的疼痛，主要指西医学之心血管疼痛性疾病，不包括胃脘痛。如《灵枢·五邪》说：“邪在心，则病心痛。”《灵枢·胀论》说：“胃胀者，腹满，胃脘痛。”《素问·五常政大论》云：“风行于地……心痛胃脘痛，厥逆膈不通。”在同一句经文中心痛与胃脘痛并见，说明《黄帝内经》对心痛与胃脘痛有明确的区分。张仲景《金匮要略·胸痹心痛短气病脉证治》认为心痛是胸痹的主要临床表现，将“胸痹心痛”合为一病论述。篇后附九痛丸治疗“九种心痛”，说明心痛不仅见于胸痹，还可由其他疾病引起。由此引出后世的歧义，如宋代陈无择《三因极一病证方论·九痛叙论》云：“夫心痛者，在方论则曰九痛，《内经》则曰举痛，一曰卒痛，种种不同，以其痛在中脘，故总而言之曰心痛，其实非心痛也。”金元至明代许多医家认为，心痛除真心痛外都是胃脘痛，如朱丹溪在《金匮钩玄·心痛》中称“心痛即胃脘痛”。张介宾《景岳全书·杂证谟》云：“凡病心腹痛者，有上中下三焦之别。上焦者，痛在膈上，此即胃脘痛也。《内经》曰胃脘当心而痛者即此。时人以此为心痛，不知心不可痛也，若病真心痛者，必手足冷至节，爪甲青，旦发夕死，夕发旦死，不可治也。”与此同时，自明代始，另有一些医家认为心痛、胃痛应有明确区分。如王肯堂在《证治准绳·杂病》中云：“心与胃各一脏，其病形不同，因胃脘痛处在心下，故有当心而痛之名，岂胃脘痛即心痛者哉。历代方论将二者混叙于一门，误自此始。”直至清代，诸家的看法才得以统一，即心痛与胃脘痛当区分开来。如徐灵胎评《临证指南医案》云：“心痛、胃脘痛确是二病，然心痛绝少，而胃痛极多，亦有因臂痛及心痛者，故此二症，古人不分两项，医者细心求之，自能辨其轻重也。”总之，后世所言九种心痛病位在胃，不可与厥心痛相混。

四、本篇心痛分类对后世辨证论治的影响

本篇将心痛分为厥心痛和真心痛加以辨治，对后世影响较大。杨玄操《难经·六十难》注释，从病机及临床特点阐明了真心痛、厥心痛的区别，指出：“诸经络皆属于心，若一经有病，其脉逆行，逆则乘心，乘心则心痛，故曰厥心痛。是五脏气冲逆致痛，非心家自痛也。心者，五脏六腑之大主，法不受病，病即神去气竭，故手足为之青冷也。心痛，手足冷者，为真心痛；心痛，手足温者，为厥心痛也。”中华全国中医学会内科学会于1987年将以心痛为主要表现的病证统一称为“心痹”，并拟定了《心痹诊断及疗效评定标准》[①]，丰富了心痛的辨证论治。

①中华全国中医学会内科学会. 心痹诊断及疗效评定标准[S]. 中国医药学报，1988，3（2）：63，66.

（一）肾心痛

肾心痛表现为心痛彻背，背痛彻心，胸背拘急，畏寒肢冷，腰膝酸软，伛偻不伸，足跗下肿，舌体胖，质淡，或紫暗有瘀斑，苔白滑润，脉沉涩、细弱、弦紧、结代无力，或兼见口渴咽干，五心烦热，夜热盗汗，舌红苔少，或有裂纹，脉沉细小数，或虚大无力。

病案 吴某，男，59 岁，1994 年 7 月 29 日初诊。患者原有冠心病、不稳定型心绞痛 8 年，失眠、阳痿 5 年余。每年因心绞痛反复发作住院治疗。本年 6 月 24 日患者出院后，坚持服用消心痛等药物，但病情如故。近 2 月发作次数逐日频繁，发作时服用硝酸甘油、消心痛尚能缓解，但不能根除，遂来求治。就诊时见胸闷气短，胸膺刺痛，固定不移，有时突然发作，胸痛彻背，心痛如绞，心悸不宁，肢冷汗出，昼轻夜甚，面色㿠白，少气懒言，夜寐不安或不寐，唇甲色暗，手足麻木，腰酸膝软，尿频量少，大便不成形，下肢轻度浮肿，舌质紫暗，边有瘀点，苔薄白，脉左沉细小数，右沉细小滑，尺部弱。血压 158/98mmHg；心电图示心房纤颤，呈心肌缺血型 ST-T 改变。四诊合参，诊为厥心痛之肾心痛，治宜温肾阳、益心气。予自拟肾心痛方。淡附子 6g，淫羊藿 15g，肉苁蓉 10g，熟地黄 12g，紫丹参 15g，太子参 12g，白术 12g，茯苓 20g，芍药 12g，麦冬 10g，五味子 4g，生牡蛎 20g。二煎药汁混合，频频温服。发作时即刻温服。忌辛辣刺激、肥腻及不易消化食物。经 2 月余治疗，胸膺疼痛消失，偶有心悸，四肢欠温，舌质暗，苔薄白，脉沉细小数。根据古人“命门动气为生生不息之根”的理论，既见效机，守原方再调治月余，肾心痛之症状完全消失，未再发作，失眠及阳痿亦随之恢复如常①。

（二）胃心痛

胃心痛表现为胸腹胀满，心痛尤甚，食后加重，恶心欲呕，噫气吞酸，舌质淡或晦滞，脉沉细小滑或沉迟，或胃中灼热隐痛，知饥纳少，舌红少津，脉细数无力。

病案 巴某，男，54 岁，蒙古族干部，1974 年 3 月初诊。冠心病心绞痛发作频繁，胸闷气短，呃逆腹胀，痛时呕恶较剧，口苦，病人主要以憋气、腹胀、呕恶为苦，大便少而不爽，舌苔薄黄根腻，脉滑略数。根据其症状、舌苔、脉象，以及体态丰腴的特点，以胃心痛论治。用橘枳姜和半夏泻心汤治疗 6 个月后，症情平稳，心电图也有明显改善。患者于 1975 年 3 月回内蒙古工作，1980 年 4 月再次来北京检查，情况良好②。

（三）脾心痛

脾心痛表现为心痛剧烈，如刀割锥刺，胸闷气短，心中动悸，纳后脘胀，头晕恶心，倦怠乏力，肠鸣泄泻，素盛今瘦，舌淡而胖，苔白滑或厚腻，脉濡缓、细弱、结代无力或沉伏、弦滑，或兼见知饥不食，食后腹胀，消瘦乏力，唇干口燥，尿黄便结，舌红少苔，脉细数、结代。

病案 谭（三五），心痛引背，口涌清涎，肢冷，气塞脘中。此为脾厥心痛，病在络脉，例用辛香。高良姜、片姜黄、生茅术、公丁香柄、草果仁、厚朴。按：脾厥心痛者，用良姜、

①杨丽苏，路志正. 路志正从肾论治心痛的经验[J]. 安徽中医临床杂志，1998，10（5）：299-300.

②李天太. 宋孝志老中医治疗冠心病心绞痛的经验[J]. 中医教育，1996，15（2）：39-40.

姜黄、茅术、丁香、草果、厚朴治之，以其脾寒气厥，病在脉络，为之辛香以开通也（《临证指南医案·心痛》）。

（四）肝心痛

肝心痛表现为心痛面青，两胁胀满，不得太息，情志不遂则心痛加重，脉弦、涩、结代，或滑数。或兼见头晕目涩，虚烦不寐，多梦易惊，爪甲不荣，月经不调，舌红少苔或无苔，脉弦细小数或结代。

病案 简某，男，56 岁，干部，1990 年 3 月 12 日初诊。患者出现发作性胸闷胸痛已 5 年，经某医院诊为“冠心病”“心绞痛”。今晨因事未从心愿而急躁恚怒，突觉胸膺憋闷疼痛，心慌，头晕头痛，左半身麻木，大便干燥。舌质红，苔稍黄，脉弦数。查心电图提示心率 94 次/分，S-T 段下移，T 倒置。β脂蛋白 3.7mmol/L，胆固醇 21.4 mmol/L，血压 170/110mmHg。确诊为冠心病（心绞痛），高血压病。中医辨证为肝心痛，为肝阳暴张，虚风内动所致。治以平肝潜阳、凉肝息风。以天麻钩藤饮加减。天麻 10g，钩藤 15g，僵蚕 10g，生石决明 30g，珍珠母 30g，栀子 6g，天竺黄 10g，益母草 9g，生大黄 6g，牛膝 10g，茯神 10g。

服药 3 剂，发作次数减少，左半身恢复正常，血压 150/100mmHg。上方去生大黄、珍珠母，加降香 6g，石菖蒲 9g，连服 6 剂。心痛发作得到控制，血压 140/90mmHg，改用疏肝理气、活血通脉法。药用：柴胡 10g，当归 10g，桃仁 10g，制乳香 3g，制没药 3g，丹参 15g，全瓜蒌 15g，降香 6g，白僵蚕 9g，石菖蒲 6g，郁金 10g。后以上方随症加减，选用天麻、土鳖虫、地龙、枳实、沉香等，续服 30 余剂，自觉已无异常，心电图大致正常[①]。

（五）肺心痛

肺心痛表现为心痛喜卧，时轻时重，劳作痛甚，胸闷气急，咳喘时作，汗出恶风，甚至咳逆倚息不得卧，舌体胖大有齿痕，或舌质紫暗有瘀斑，脉细、滑、结代或浮大无力，或兼见干咳少痰，咯血失音，潮热盗汗，舌红少苔或无苔，脉细数结代。

病案 某男，51 岁，2000 年 9 月 1 日初诊。其患高血压病 10 年，冠心病 5 年，心前区闷痛加重半月，每日发作 2～3 次，每次持续 5～10 分钟，同时伴咳吐白痰、咽部窒塞、呼吸欠畅，舌质暗红，脉弦。心电图示Ⅱ、Ⅲ、aVF 导联 ST 段下移 0.155mV，V4～V6 导联 T 波低平。服用速效救心丸等疗效不著，遂来求诊。综合脉症，辨证为肺气不宣，心脉壅滞。

前胡 12g，炒杏仁 12g，茯苓 15g，瓜蒌皮 30g，丹参 15g，醋延胡索 15g，赤芍 12g，川芎 15g，半夏 12g，甘草 6g。6 剂，日 1 剂，水煎服。

二诊：心痛程度较前减轻，持续时间缩短，胸闷及咽部窒塞感明显缓解。嘱患者继上方再进 6 剂。

三诊：心痛已不再发作，诸症基本消失，复查心电图恢复正常，以通宣理肺丸、复方丹参滴丸调理善后，以防复发[②]。

---

①路志正. 肝心痛证治[J]. 北京中医杂志，1994，（1）：17-20.

②袁成民，魏陵博，小慧，丁书文从五脏论治心痛经验[J]. 山东中医杂志，2003，22（4）：237-239.

（六）真心痛

根据国医大师任继学教授的经验，真心痛发病初期，多表现为卒然心刺痛，左胸背肩胛酸闷痛，气短，脘腹痞痛或恶心，呕吐涎或酸涎，恐惧不安，汗出，发热，颜面两颧红，四肢厥冷，口唇暗红，舌赤，苔白，脉多数疾或三五不调。治以活络行瘀、清心解毒为法。方用《验方新编》之四妙勇安汤：金银花、玄参、当归、甘草。初期是治疗关键阶段，因为病情易变，合并症多，要整体综合治疗。若症见四肢厥冷，汗出，脉见虚数无力或沉伏之象者，用参附注射液静脉点滴，并服《医宗粹言》之生脉附子汤：生晒人参、附子、大麦冬、五味子、甘草。症见心动悸、脉结代者，加服《伤寒论》炙甘草汤，药用生姜、红参、生地黄、桂枝、阿胶、麦冬、火麻仁、大枣；症见心动悸，口燥咽干，神倦欲眠，舌红、苔黄，脉结代，甚则两至者，加服《温病条辨》加减复脉汤，药用炙甘草、干地黄、生白芍、麦冬、阿胶、火麻仁。中期病程已逾 15 天，症见心胸隐痛，时作时止，或胸中灼热，心悸烦热，气息短促，语声低短，乏力汗出，夜间显著，手足心热，口舌少津，干而不润，小便色黄，舌红苔薄黄，脉多虚数或结、代、促。治以益气养阴、活络和营为法。方用《医宗粹言》之滋阴生脉散：大麦冬、生地黄、全当归、甘草（生）、白芍（任老用赤芍）、五味子（任老加生晒人参、阿胶）。恢复期多在发病 35 天以后，症见全身倦怠，动则气短胸闷，心动悸，纳呆，心胸时有隐痛，自汗，颜面多见黄红白三色外现，舌淡红隐青，苔薄白，脉多见虚弦或沉虚、结、代之象。治以益气和中、养心和营为法。方用《伤寒大白》之生脉建中汤：生晒参、大麦冬、五味子、白芍（任老用赤芍）、桂枝、生甘草[①]。

五、本篇针刺取穴方法的研究

赵京生[②]对本篇有关病症的刺治规律有较为深入研究，总括相关论述，其主要启示有以下几点。

（一）厥头痛与厥心痛原文的关系

本篇所论厥头痛和厥心痛，在辨证、治疗方法及表达方式上实际有很大差异，相同或相似的主要是体例结构。提示：厥头痛和厥心痛两部分内容原本不是同源文献，从针灸理论发展过程看，以经脉辨证的厥头痛内容出现在前，而以脏腑辨证的厥心痛内容出现在后，厥心痛部分乃是仿照厥头痛内容的行文方式撰写而成，二者编入同一篇文献。

（二）经脉名与四肢远端穴的内在关系

比较《灵枢·杂病》与本篇有关心痛针刺的取穴，如《灵枢·杂病》曰："心痛，腹胀，啬啬然大便不利，取足太阴。"本篇则云："厥心痛，腹胀胸满，心尤痛甚，胃心痛也，取之大都、太白。"显然从《灵枢·杂病》取经脉，到本篇取该经的两个输穴，是经脉名与四肢远端

①赵益业，任宝琦. 任继学教授诊治真心痛（心肌梗死）经验[J]. 湖北民族学院学报·医学版，2010，27（4）：49-50.

②赵京生. 头痛心痛刺治对认识腧穴主治规律的启示[J]. 针刺研究，2008，33（5）：344-347.

穴之间关系及其表达方式演变过程的一个典型呈现，表明至少在《黄帝内经》有关篇章成文时，对这类经脉名表示的刺治之处，理解为该经脉的四肢远端一定节段内的输穴，或者说这类经脉名指特定区域中的数个输穴。这为我们清晰认识经脉与输穴关系、经脉病候与输穴主治关系等，从而正确解读经典针灸理论，提供了新的依据。

（三）四肢远端邻近输穴的主治关系

本篇治疗厥心痛，一经取二穴，皆位于腕踝手足，两穴邻近，无论两个穴是并用还是选用，都表明四肢邻近输穴有相同主治。这些邻近输穴之间的距离有远有近，远者如京骨与昆仑、然谷与太溪，近者如大都与太白、行间与太冲。本篇的记载提示：四肢远端相邻输穴的主治相同或相似，且越近远端，邻近输穴主治的同一性越高，这个远端的界线基本在腕踝关节。所谓邻近输穴有相同主治病症，邻近的范围限于腕踝以内的输穴。如果输穴主治的同一性以病症类别而论，则四肢远端输穴的邻近范围就可放大到肘膝关节之内，代表性的一类输穴即五输穴。

六、关于脾心痛刺治足少阴经腧穴的问题

本篇关于厥心痛的治疗，一般均取受病脏器所属经脉或与之相表里经脉的腧穴，独脾心痛取足少阴肾经腧穴。对此，杨上善、张介宾从脾肾的五行生克关系的角度解释；张志聪则从校勘的角度指出："然谷当作漏谷，太溪当作天溪。"丹波元简从其说。赵京生[①]将本篇与《灵枢·杂病》相关论述比较，发现有关脾心痛的内容，在《灵枢·杂病》中记载为"心痛引背不得息，刺足少阴"，即以经脉辨证为足少阴脉证治。本篇将经脉名换为该经的输穴，但出于脏腑辨证的需要，将原此条位置的病症改作病在脾；又将《灵枢·杂病》本为足太阴脉证治原文，作病在胃腑，而仍取足太阴经穴。这样，两篇各有两条相同的证或治，《灵枢·杂病》为足少阴脉，《灵枢·厥病》中变为中焦之脾和胃。此又暗合《素问·厥论》中心痛主病只见于足少阴、足太阴二脉的情况。至于为何原本足太阴证治变为胃腑证治，深层原因还与经脉与脏腑关系、脏腑理论的演变有关。早期的经脉理论，经脉所关联的内脏中尚无脾，足太阴脉联系的是胃（如《阴阳十一脉灸经》），直到《灵枢·经脉》中足太阴脉病候仍以胃为主。对脏腑的认识，胃先于脾，后来脾入五脏而代替胃，但仍时常脾胃并称。《黄帝内经》中这种痕迹还见于脏腑辨证时，对病症的五脏分型常伴有胃的证型，而成五加一的六个证型，如《素问·刺疟》篇疟疾的脏腑辨证为五脏疟和胃疟。厥心痛的五脏分型中，并见胃心痛、脾心痛，是上述脾胃关系演变的反映之一。若将《灵枢·杂病》和《灵枢·厥病》中的心痛内容集中在一篇中，就如同《素问·刺疟》一样，既有经脉证型又有脏腑证型。因此，对胃心痛治以足太阴经穴，也就不能从"胃与脾为表里，当取脾经之大都、太白以刺之"（马莳《黄帝内经灵枢注证发微》）这类角度去解释。而脾心痛取足少阴之然谷、太溪穴，也不是出于脾肾的五行生克关系，更非足太阴经穴漏谷、天溪之形误。

①赵京生. 头痛心痛刺治对认识腧穴主治规律的启示[J]. 针刺研究，2008，33（5）：344-347.

病本第二十五

【导读】

《素问·标本病传论》曰："病有标本，刺有逆从，奈何？岐伯对曰：凡刺之方，必别阴阳，前后相应，逆从得施，标本相移。"从发生学的角度而言，一般的标本治则，源自于经脉标本与标本刺法。在标本刺法中，由于四末乃卫气聚集之处，人体一些特定穴多位于肘膝关节以下，如五输穴、原穴、络穴、郄穴等，因此，不仅"治病者，先刺其病所以生者也"(《灵枢·终始》)，而且先病治本，以针刺本部腧穴为多，以发挥本部腧穴有治疗疾病根本的作用，犹如《淮南子·精神训》所说："从本引之，千枝万叶，莫不随也。"正由于此，虽然本篇所论与《素问·标本病传论》基本相同，然却取名曰"病本"。

【原文】

先病而后逆〔1〕者，治其本〔2〕；先逆而后病者，治其本。先寒而后生病者，治其本；先病而后生寒者，治其本。先热而后生病者，治其本〔3〕。先病而后泄者，治其本〔4〕；先泄而后生他病者，治其本，必且〔5〕调之，乃治其他病。先病而后中满者，治其标；先中满而后烦心者，治其本。有客气，有固气〔6〕。大小便不利，治其标；大小便利，治其本。

病发而有余，本而标之，先治其本，后治其标；病发而不足，标而本之，先治其标，后治其本。谨〔7〕察间甚，以意调之，间者并行，甚者〔8〕独行。先小大便不利而后生他病者，治其本也〔9〕。

【校注】

〔1〕逆：指气血逆乱而上行。

〔2〕本：根本，与标相对而言。此指先发、原发病为本，后发、继发病为标。

〔3〕治其本：此下《甲乙经》卷六有“先病而后生热者，治其本”10字，宜补。《素问·标本病传论》作“先热而后生中满者，治其标”。

〔4〕先病而后泄者，治其本：此句原在下文“先病而后中满者，治其标”句后，据《素问·标本病传论》《甲乙经》卷六移此。“而”字原脱，据《素问·标本病传论》《甲乙经》卷六补。

〔5〕且：《甲乙经》卷六作“先”。义胜。

〔6〕有客气，有固气：固，原作“同”。《甲乙经》卷六校语曰：“一作固”。《素问·标本病传论》新校正引全元起本亦作“固”，为是，据改。客气，新感客身之邪气；固气，体内原有之邪气。

〔7〕谨：此后原衍“详”字，据《素问·标本病传论》《甲乙经》卷六删。

〔8〕者：原作“为”，据《素问·标本病传论》《甲乙经》卷六改。

〔9〕先小大便不利……治其本也：张介宾：“此一句当在前小大不利之后，必古人脱简，误入于此。”似是。

【释义】

本篇所论内容与《素问·标本病传论》基本相同，具体参阅该篇。这里仅从标本刺法的角度，结合《黄帝内经》原文以及卓廉士①所论，予以补充阐述。

“先病而后逆者，治其本”，《灵枢·九针十二原》云：“五脏之气已绝于外，而用针者反实其内，是谓逆厥，逆厥则必死，其死也躁，治之者，反取四末。”此乃先有脏腑之病，后因误治使得气实于内，而发生手足不温的“逆厥”证，危重者甚至虚阳上浮，手足躁扰，治疗当“反取四末”，针刺本部腧穴。因为四末为阳气之本，卫气聚集之处，针刺可调理阳气而疗厥逆。

“先逆而后病者，治其本”，《灵枢·四时气》云：“腹中常鸣，气上冲胸，喘不能久立，邪在大肠，刺肓之原、巨虚上廉、三里。小腹控睾，引腰脊，上冲心，邪在小肠者，连睾系，属于脊，贯肝肺，络心系。气盛则厥逆，上冲肠胃，熏肝，散于肓，结于脐。故取之肓原以散之，刺太阴以予之，取厥阴以下之，取巨虚下廉以去之，按其所过之经以调之。”前一病症乃先有腹中逆气上冲于胸部，后病喘息不能久立，为邪气留于大肠所致。治疗当针刺肓之原（气海穴）以调理肠道气机，同时取下肢本部的上巨虚、足三里等腧穴以降逆气。后一病症为疝气，乃小肠气痛或寒滞肝脉所致，临床先有厥逆，然后气结于脐，针刺当取本部腧穴，即足厥阴、足太阴的荥穴、输穴和小肠的下合穴。

“先寒而后生病者，治其本”，《灵枢·五邪》云：“邪在肝，则两胁中痛，寒中，恶血在内，行善掣，节时肿，取之行间以引胁下，补三里以温胃中，取血脉以散恶血，取耳间青脉以去其掣。”此先因寒气滞于肝脉，恶血内阻，气血不行，导致肝脉所过处发生抽掣肿痛。病由阳气不振，治当阴病治阳，取本部的足三里穴温阳散寒。

“先病而后生寒者，治其本”，《灵枢·邪气脏腑病形》云：“大肠病者，肠中切痛而鸣濯濯，

①卓廉士. 营卫学说与针灸临床[M]. 北京：人民卫生出版社，2013：69-75.

冬日重感于寒即泄，当脐而痛，不能久立，与胃同候，取巨虚上廉。”此先有腹泻，再因寒气侵入大肠，治疗当取下肢本部的上巨虚，即大肠的下合穴。“先病而后泄者，治其本”的治法与此相同。

“先热而后生中满者，治其标”，《灵枢·寒热病》云：“阳迎（逆）头痛，胸满不得息，取之人迎。”此阳气上逆，头痛发热，继而胸中胀满，呼吸困难，治疗取标部的人迎穴，以舒缓胸颈部的壅滞之气。

“先泄而后生他病者，治其本，必且调之，乃治其他病”，《灵枢·四时气》云：“飧泄，补三阴之上，补阴陵泉，皆久留之，热行乃止。”飧泄是一种慢性腹泻，日久可伴有少气懒言、面黄肌瘦，甚或脱肛等，治疗可取足太阴脾经位于本部的阴陵泉穴，泻止气复之后，再调理气血以治兼症。

“先病而后中满者，治其标”，《灵枢·癫狂》云：“厥逆腹胀满，肠鸣，胸满不得息，取之下胸二胁咳而动手者，与背腧以手按之立快者是也。”此先有阳虚胃肠气胀，继而发生胸满喘息，呼吸困难，气聚胸膺之症。卫气本当“散于胸腹”，今不散反聚，其症为急，治疗当取标部与肺胃有关的背俞穴，如胃俞、脾俞、肺俞、风门等。

“病发而有余”的实证，“先治其本，后治其标”，即先刺四末本部的腧穴，釜底抽薪，继用头面胸腹等标部的腧穴以消除兼症；“病发而不足”的虚证，“先治其标，后治其本”，即先取标部长于治疗慢性疾病的背俞穴、募穴，以补益脏腑之气，再取本部的腧穴，扶助四末的阳气以恢复经脉之气。

总之，先刺先病者，可谓古代针刺治疗的原则之一，而且思想久远，犹如张家山汉简《脉书》所言：“治病之法，视先发者而治之。数脉俱发病，则择其甚者而先治之。”即针灸的原则是先取脉之异常先“动”者，或先取脉“动”变化最明显者。

杂病第二十六

【导读】

本篇论述了气逆于足太阳、足阳明、足少阴、足太阴的不同证治，咽干、喉痹、疟疾、齿痛、耳聋、鼻衄、腰痛、项痛、心痛以及颇痛、腹满、腹痛、痿、厥、哕等杂病的症状和治疗方法，以分经施治为主，体现了杂病必须辨证论治的原则，注重点按法与针刺的配合来加强气的疏导，并提出了一些颇有特色的疗法，如束四末疗法、闭气疗法、刺鼻疗法等。由于所论疾病均属杂病范围，故以“杂病”为篇名。

【原文】

厥[1]，挟脊而痛[2]至顶，头沉沉然，目䀮䀮[3]然，腰脊强，取足太阳腘中[4]血络。厥，胸满面肿，唇漯漯[5]然，暴言难，甚则不能言，取足阳明[6]。厥气走喉而不能言，手足清[7]，大便不利，取足少阴。厥而腹向向[8]然，多寒气，腹中穀穀[9]，便溲难[10]，取足太阴。

嗌[11]干，口中热如胶，取足少阴。膝中痛，取犊鼻[12]，以员利针[13]，发而间之[14]。针大如氂[15]，刺膝无疑。喉痹[16]不能言，取足阳明；能言，取手阳明。疟不渴，间日而作，取足阳明；渴而间[17]日作，取手阳明。齿痛，不恶清饮[18]，取足阳明；恶清饮，取手阳明。聋而不痛者，取足少阳；聋而痛者，取手阳明。衄而不止，衃血[19]流，取足太阳；衃血，取手太阳。不已，刺宛骨下[20]，不已，刺腘中出血。腰痛，痛上寒，取足太阳、阳明；痛上热，取足厥阴；不可以俯仰，取足少阳；中热而喘，取足少阴、腘中血络。喜怒而不欲食，言益少[21]，刺足太阴；怒而多言，刺足少阳。颇[22]痛，刺手阳明与颇之盛脉[23]出血。项痛不可俯仰，刺足太阳；不可以顾[24]，刺手太阳也。

小[25]腹满大，上走胃至心，淅淅[26]身时寒热，小便不利，取足厥阴。腹满，大便不利，腹大，亦上走胸嗌，喘息喝喝[27]然，取足少阴。腹满食不化，腹向向然，不能大便，取足太阴。

心痛引腰脊，欲呕，取足少阴。心痛，腹胀，啬啬[28]然大便不利，取足太阴。心痛引背，不得息[29]，刺足少阴；不已，取手少阳[30]。心痛引小腹满，上下无常处，便溲难，刺足厥阴。心痛，但短气不足以息，刺手太阴。心痛，当九节[31]刺之，按，已刺按之[32]，立已；不已，上下求之，得之立已。

颇痛，刺足阳明曲周动脉[33]见血，立已；不已，按人迎于经[34]，立已。气逆上，刺膺中陷者与下胸动脉[35]。腹痛，刺脐左右动脉，已刺按之，立已；不已，刺气街[36]，已刺按之，立已。痿厥[37]，为四末束悗[38]，乃疾解之，日二，不仁[39]者十日而知，无休[40]，病已止。哕[41]，以草刺鼻，嚏，嚏而已；无息而疾迎引之[42]，立已；大惊之，亦可已。

【校注】

〔1〕厥：逆也，指经气上逆或逆乱，合称为厥逆。

〔2〕痛：此后原衍“者”字，据《太素》卷二十六、《甲乙经》卷七删。

〔3〕𥆧𥆧（huāng 荒）：目视不明貌。

〔4〕腘中：指腘窝中央，即委中穴。

〔5〕漯漯（tà 榻）：张介宾：“唇漯漯，肿起貌。”又，马莳：“其唇则漯漯然，而有涎出唾下之意。”

〔6〕足阳明：指足阳明的经脉穴或本输。又，杨上善：“取足阳明输，疗主病者。”张介宾：“取足阳明经穴以治之。”以下手足三阴三阳仿此。

〔7〕清：通“凊”，寒冷。

〔8〕向向：肠鸣貌。《甲乙经》卷七作“膨膨”。

〔9〕縠縠（hù 户）：水声。形容肠鸣作响。

〔10〕便溲难：谓大小便不利。

〔11〕嗌：咽喉。

〔12〕犊鼻：足阳明经穴，在外膝眼凹陷中。

〔13〕员利针：九针之一。针身细小，长 1 寸 6 分，针尖微大而圆利，用于治疗痈肿、痹证。

〔14〕发而间之：刺之出针后，稍隔片时再刺。

〔15〕氂（máo 毛）：牦牛的尾毛。张介宾：“取法于氂者，用其细健，可稍深也。”

〔16〕喉痹：以咽喉肿痛，吞咽困难为特征的疾病。

〔17〕间：原脱，据《太素》卷二十五、《甲乙经》卷七补。

〔18〕清饮：即冷饮。

〔19〕衃（pēi 胚）血：紫黑色的瘀血。《说文·血部》：“衃，凝血也。”

〔20〕宛骨下：指手太阳小肠经的腕骨穴。宛骨，即腕骨。

〔21〕少：原作“小”，据《太素》卷三十、《甲乙经》卷九改。言益少，与后文“多言”相对。

〔22〕顑：通“颔”，腮部。《甲乙经》卷九作“颔”。

〔23〕手阳明与颇之盛脉：马莳："手阳明，当是商阳穴。颇之盛脉，是胃经颊车穴。"

〔24〕顾：回头看。

〔25〕小：《太素》卷三十、《甲乙经》卷九均作"少"。

〔26〕淅淅：恶风怕冷貌。张介宾："淅淅，寒肃貌。"

〔27〕喝喝：喘促声。

〔28〕啬啬：张介宾："啬啬，涩滞貌。"《甲乙经》卷九作"涩涩"。

〔29〕息：呼吸。

〔30〕手少阳：《甲乙经》卷九作"手少阴"。

〔31〕九节：张介宾："九节，即督脉之筋缩穴。"

〔32〕按，已刺按之：张志聪："按已而刺，出针而复按之，导引气之疏通，故心痛立已。"

〔33〕足阳明曲周动脉：即颊车穴周围的动脉，亦为足阳明标脉之所在。张介宾："曲周，即颊车也。以其周绕曲颊，故曰曲周。"

〔34〕按人迎于经：《甲乙经》卷九作"按经刺人迎"，义胜。

〔35〕膺中陷者与下胸动脉：泛指胸膺部及下胸部腧穴。张介宾："膺中陷者，足阳明之屋翳也。下胸动脉，手太阴之中府也。"马莳："上刺膺中陷者中，即足阳明胃经膺窗穴也；及下胸前之动脉，当是任脉经之膻中穴也。"

〔36〕气街：即足阳明胃经气冲穴。

〔37〕痿厥：因气机逆乱而引起以四肢软弱无力，甚至痿废不用为主症的一类疾病。

〔38〕四末束悗：束缚患者的四肢，使其感觉胀闷，然后解开，可以促使气血流通。此属古代的一种导引疗法。四末，四肢。束，束缚、捆绑。

〔39〕不仁：谓肢体麻木不仁，不知痛痒。

〔40〕无休：不要停止治疗。

〔41〕哕：即呃逆，俗称"打嗝"。

〔42〕无息而疾迎引之：指屏住呼吸，待逆气上冲时快速吸气引之下行。

【释义】

本篇论述了临床30余种杂病的临床表现与针刺治疗，其证候表现虽然变化多样，但亦有规律可循：一为循经所过之处病症，二为经脉属络的脏腑功能受损的病症。治疗则强调审证求经，辨经取穴，也可谓针灸治疗的精粹所在。

一、厥气病症刺法

原文开篇论述了厥气逆于足太阳、足阳明、足少阴和足太阴经脉的不同证候及治疗。

（一）足太阳经气厥逆

足太阳之脉，起于目内眦，上额交巅，从巅入络脑，还出别下项，夹脊抵腰中。故太阳经气厥逆，以疼痛夹脊至头顶，头沉目昏，腰脊强直为主症。针刺取足太阳膀胱经的合穴委中，刺出其血，以泻邪气。

(二)足阳明经气厥逆

足阳明胃经行于面颊，挟口环唇，循喉咙下胸膈。故阳明经气厥逆，以胸中满闷，面部浮肿，口唇肿起，突然言语不利，甚则失语为主症。针刺取足阳明的经脉穴冲阳或五输穴，以疏调足阳明经气，降其上逆之邪。

(三)足少阴经气厥逆

足少阴肾经循喉咙，系舌本；肾藏元阳，温煦全身，又开窍于前后二阴。故少阴经气厥逆，以厥气走喉不能言，手足清冷，大便不利为主症。针刺取足少阴经脉穴太溪、然谷或五输穴，以补肾阳而祛阴邪。

(四)足太阴经气厥逆

足太阴脾经，入腹里，属脾络胃；脾主运化水谷，化生气血津液。故太阴经气厥逆，以腹响肠鸣，大小便不利，多有寒气为主症。针刺取足太阴经脉穴商丘、太白或五输穴，以调脾经之气逆，健中州以运化水谷。

总之，厥气逆于不同经脉，则表现为循经所过处病症和所属络脏腑功能受损病症，针刺宜取本经经脉穴或五输穴。

二、十余种杂病刺法

继厥气逆于足四条经脉病症刺治后，原文又讨论了十余种杂病的证候表现与治疗。

(一)咽干

咽喉干燥，口中觉热，唾液稠黏如胶，是足少阴肾经水亏火旺所致，针刺取足少阴经脉穴太溪、然谷或五输穴，补水以制火。

(二)膝痛

膝中痛，是邪气直中于足阳明之经，应取经穴犊鼻，用员利针间刺，直至痛止为度。

(三)喉痹

喉痹是邪气闭阻于喉而肿痛之症，以能言、不能言辨所病经脉。足阳明之脉循喉，夹于结喉之旁，邪闭则不能言，针刺取足阳明的经脉穴冲阳或五输穴；手阳明之脉循于喉旁之次，故邪闭则能言，针刺取手阳明经脉穴阳溪或五输穴。又，张介宾云："能言者轻，但取之上；不能言者重，当泻其下也。"

（四）疟疾

疟疾，口不渴，隔日发作一次，针刺取足阳明的经脉穴冲阳或五输穴；口渴而间日发作一次，针刺取手阳明经脉穴阳溪或五输穴。

（五）齿痛

齿痛是阳明经病，以喜冷、热饮辨所病在胃经或大肠经。不畏冷饮，是胃中有实热，针刺取足阳明经脉穴冲阳或五输穴；畏冷饮，是大肠虚寒，针刺取手阳明经脉穴阳溪或五输穴。

（六）耳聋

耳聋，审其痛与不痛而分经施治，不痛者针刺取足少阳经脉穴临泣或五输穴；疼痛者针刺取手阳明经脉穴阳溪或五输穴。张志聪认为："'阳明'当作'少阳'。手足少阳之脉，皆络于耳之前后，入耳中，手少阳秉三焦之相火，故聋而痛。"然《素问·缪刺论》曰："邪客于手阳明之络，令人耳聋……耳聋，刺手阳明。"说明手阳明脉与耳有关系的认识当时确实存在，可能与不同时期、不同医家对脉、穴的三阴三阳命名不完全一致有关，《针灸甲乙经》卷十二虽言"手太阳、少阳脉动发耳病"，但其中记载的耳病针刺治疗，即有手阳明脉的商阳、合谷、偏历、阳溪等。另外，一般认为耳聋有虚实两种情况，实者多为胆火上逆或肠胃实热上攻所致，表现为暴聋而痛，可取足少阳、阳明、手少阳、阳明经主治；虚者多因肾阴不足，水亏火旺，肾精不能上荣本窍所致，表现为耳渐聋不痛，可取足少阴经主治。故本篇所论不可拘泥。

（七）鼻衄

鼻中血出不止，并有紫黑色血块流出，针刺取足太阳经脉穴或五输穴；若血出不多而有血块流出，针刺取手太阳经脉穴或五输穴。不愈，再刺手太阳经的腕骨穴；仍不愈，针刺足太阳膀胱经的委中穴出血。

（八）腰痛

腰痛，审其寒热及不可俯仰，以分经刺治。腰痛伴有上半身寒冷，针刺取足太阳、足阳明二经的经脉穴或五输穴；伴有上半身发热，针刺取足厥阴经脉穴或五输穴。张介宾谓："热刺足厥阴，去阴中之风热也。"腰痛不能前后俯仰，是足少阳经脉不利，针刺取足少阳经脉穴或五输穴，以转枢机关；腰痛伴有内中觉热，呼吸喘促，针刺取足少阴经脉穴或五输穴，以壮水制火，并刺足太阳经委中穴血络出血，以泻其热。张介宾说："少阴主水，水病无以制火，故中热。少阴之脉贯肝膈入肺中，故喘。当刺足少阴，涌泉、大钟悉主之。"

本段有关腰痛的论治，与《素问·刺腰痛》略同，可互相参阅。

（九）喜怒

好发怒而不欲饮食，说话少而声音低微，是脾虚肝旺，针刺取足太阴经脉穴或五输穴；好发怒而话多声高，是肝胆气盛，针刺取足少阳经脉穴或五输穴，以疏泄肝胆之气。张介宾谓："善怒而不欲食，言益小者，伤其脾也，故当刺足太阴而补之。怒而多言者，肝胆邪实也，故当刺足少阳而泻之。"

（十）顑痛

本篇关于腮部疼痛的刺治有两条原文：一是取手阳明标、本脉刺治，在取手阳明本部之经脉穴或五输穴的同时，取"顑之盛脉"，即手阳明标脉——大迎脉。二是取足阳明标脉刺治。《灵枢·动输》解"足阳明因何而动"曰："胃气……出顑，下客主人，循牙车，合阳明，并下人迎，此胃气别走于阳明者也。"《卫气行》篇谓卫气"合于颔脉注足阳明"，可见顑之曲周动脉与颈之人迎动脉并为足阳明之标脉，而"顑痛"在《阴阳十一脉灸经》属于"所生病"，治疗上取标脉更佳。另外，此方也采用了"按而刺之"的方法，即取颊车穴不愈的情况下，再于本经上先按压人迎穴，然后刺之，可以立即止痛。

顑痛与现代下颌功能紊乱综合征相似，采用放血疗法，按压人迎穴，或取足阳明本输穴治疗，可供临床参考。

（十一）项痛

颈项部为手足太阳经脉之分野，项痛不可前后俯仰者，乃病属于腰背，针刺取足太阳经脉穴或五输穴，以通经活络，疏散外邪；项痛不可左右回顾者，其病在肩背，手太阳之脉绕肩胛交肩上，所以针刺取手太阳经脉穴或五输穴，以祛邪通经络。

三、腹满病症刺法

关于腹满病症，原文根据兼症的不同，分为三种类型以分经针刺治疗。一是小腹胀满膨大，感觉有气上冲胃脘至心中，恶寒发热，小便不利，此肝经气逆所致，针刺取足厥阴经脉穴或五输穴，临床亦可配以中极，则行气利溲之功更宏。二是腹部胀满，大便不通畅，腹胀大向上影响到胸部和喉咙，以致喘急气粗，喝喝有声，此是邪随肾经上逆所致，针刺取足少阴经脉穴或五输穴。三是腹部胀满，食不消化，腹中肠鸣有声，大便不通利，此是邪在脾经，脾不运化所致，针刺取足太阴经脉穴或五输穴。

以上腹满与第一部分厥气病症，都是"察其病形，以知其何脉之病"（《素问·刺疟》）的针灸处方模式，即临床只要见到相关症状，并且能准确识别其分部信息，就可确定病位的分部所在，以及针灸所取之腧穴。

四、心痛病症刺法

本篇基于经脉理论，根据症状所携带的"分部"信息以辨识病位，将心痛辨为五种不同部位的病症，设立了五个不同的针刺处方。诚如马莳所说："此言心痛者，当审其诸证，而分经以刺之也。"一是心痛牵引腰脊，并欲呕吐，为肾气上逆所致，针刺取足少阴经脉穴或五输穴。

二是心痛伴腹部胀满，大便涩滞不利，此足太阴经气厥逆，运化失司所致，针刺取足太阴经脉穴或五输穴。三是心痛牵引背部，并妨碍正常呼吸，此为足少阴经气上逆于心胸，上焦气机郁阻不畅所致，针刺取足少阴经脉穴或五输穴；若疼痛不止，可取手少阴经脉穴或五输穴。四是心痛，向下牵引小腹部胀满，上下疼痛部位不固定，此是足厥阴经气上逆所致，针刺取取足厥阴经脉穴或五输穴。五是心痛仅感觉气短呼吸困难，此是手太阴肺气上逆所致，针刺取取手太阴经脉穴或五输穴。

本篇对心痛的辨治，依然遵循审证求经，辨经取穴原则；同时治疗方法上尤其注重点压（按）与针刺配合，加强气的疏通以提高针刺疗效。原文指出，心痛当取第九椎下的筋缩穴进行针刺，刺时先在穴位上按揉，已刺之后，再继续进揉按，可立即止痛；若其痛不止时，可在九椎上下的部位继续按压，如有压痛者仍用上法再刺之。这里将针刺与按压方法相结合，一方面通过按压寻找敏感点治疗；另一方面，通过按法以达到"分肉解利""卫气通畅"的状态，针刺前按压利于针刺气至，针刺后按压则加强针效。

五、五种杂病刺法

原文最后一部分叙述了颇痛、气逆、腹痛、痿厥、哕五种病的症状及其治疗，有关颇痛的论述已在上文述及，这里仅就其他四种病症诊治予以分析。

（一）气逆、腹痛

本篇所论气逆、腹痛的针刺治疗，后世医家多从足阳明脉加以解释，如马莳云："凡气逆者，上刺膺中陷者中，即足阳明胃经膺窗穴也；及下胸前之动脉，当是任脉经之膻中穴也。""腹痛者，当刺足阳明胃经之天枢穴，如不已，又刺本经之气冲也。"张志聪认为："膺胸间乃足阳明经脉之所循，刺之使在上之逆气而下通于经也。""足阳明之脉，从膺胸而下，挟脐入气街中，腹痛者，阳明之经厥也。""此论阳明之气上冲于头而走空窍，出颇，循牙车而下合阳明之经，并下人迎，循膺胸而下，出于脐之气街。是阳明之气出入于经脉之外内，环转无端，少有留滞，则为痛为逆矣。"对腹痛的针刺，同时也结合了按压方法。

然《灵枢·卫气》曰："气在腹者，止之背腧与冲脉于脐左右之动脉者。"胸腹部脉动乃冲脉之动气，《难经·二十八难》云："冲脉者，起于气冲，并足阳明之经，挟脐上行，至胸中而散也。"这里所论气逆、腹痛，乃典型的冲脉病症，取穴皆为动脉穴。马占松[①]曾报道针刺腹主动脉治疗腹主动脉异常搏动的病症，陈晓辉《针经知行录——寻觅针道真谛》亦有刺腹脉的专门论述[②]，可参阅。

（二）痿厥

四肢痿软无力而寒冷的痿厥病症，乃血气瘀阻，不能周流于四肢所致。可用绳带束缚四肢，及至麻木烦闷时，迅速解带，一日两次，以疏导气血，通达经脉。若兼有四肢麻木不仁，用此

①马占松. 针刺腹主动脉案[J]. 中国针灸，2008，28（12）：917.

②陈晓辉. 针经知行录——寻觅针道真谛[M]. 北京：人民卫生出版社，2020：227-234.

法治疗十天就能见效，不要间断，病愈乃止。《黄帝内经灵枢集注》朱永年注说："为四末束悗者，束缚其手足，使满闷而急解之，导其气之通达也。夫按之束之，皆导引之法，犹尺蠖之欲伸而先屈也。"

（三）哕

哕，即呃逆，是胃气上逆所致，《灵枢·九针论》曰："胃为气逆哕。"本篇介绍了三种简单的治疗办法：一是用草刺鼻孔使其喷嚏，嚏则呃逆止；二是屏住口鼻暂不呼吸，待呃逆上冲时迅速吸气以迎其逆气，则呃逆立止；三是出其不意突然对其惊吓，可以使逆上之胃气下降而愈。

上述方法对于治疗功能性呃逆，确有良效。但若是在各种急慢性疾病过程中出现的呃逆，则多为病势转向严重的预兆，必须用药物治疗。

【知识链接】

一、本篇与《灵枢·厥病》有关心痛论述的比较

赵京生①对本篇与《灵枢·厥病》有关心痛的论述进行了比较研究（见表 26-1），发现两篇有关心痛的内容，针刺治疗涉及的经脉一致，症状的特点、性质相同或密切相关，而且顺序也是一样的，表明这两部分内容有内在联系。以先后论，《灵枢·杂病》在前，而《灵枢·厥病》在后，后者保留前者的整体顺序，对原以经脉名表达的取治之处一律改作相应经脉的输穴，并按照脏腑辨证的方法进行了加工。两篇原文应相参阅读。

表 26-1 《杂病》《厥病》心痛之比较

序号	《灵枢·杂病》	《灵枢·厥病》
1	心痛引腰脊，欲呕，取足少阴	厥心痛，与背相控，善瘛，如从后触其心，伛偻者，肾心痛也，先取京骨、昆仑，发针不已，取然谷
2	心痛，腹胀，啬啬然大便不利，取足太阴	厥心痛，腹胀胸满，心尤痛甚，胃心痛也，取之大都、太白
3	心痛引背不得息，刺足少阴；不已，取手少阳	厥心痛，痛如以锥针刺其心，心痛甚者，脾心痛也，取之然谷、太溪
4	心痛引小腹满，上下无常处，便溲难，刺足厥阴	厥心痛，色苍苍如死状，终日不得太息，肝心痛也，取之行间、太冲
5	心痛，但短气不足以息，刺手太阴	厥心痛，卧若徒居，心痛间，动作痛益甚，色不变，肺心痛也，取之鱼际、太渊

二、刺血通脉法之"欲通先堵例"

黄龙祥②称本篇治疗痿厥的方法，为刺血通脉法之"欲通先堵例"，指出基于这一原理，

①赵京生. 头痛心痛刺治对认识腧穴主治规律的启示[J]. 针刺研究，2008，33（5）：344-347.

②黄龙祥. 中国古典针灸学大纲[M]. 北京：人民卫生出版社，2019：166.

并受《黄帝内经》按压冲脉的启发，后世创立了内容更丰富，应用更广的“动脉收放疗法”，现代临床上仍有应用。基本方法为：在较大动脉上以手指（常用拇指）用力垂直向下按压至动脉搏动消失，并保持一定时间（笔者常用1～2分钟）至肢体远端有凉感，或麻木感，或蚁走感，然后松开按压之手，使血液猛然冲灌而下，以冲开瘀阻之脉，调节气血，改善肢端温度。作用原理与水坝先蓄水再开闸放水冲刷河道淤阻相同。常用按压部位：脐下（气海–关元脉动处）、脐左（左肓输脉动处）；冲门、气街、箕门（脉动处）；云门、天府（脉动处）。

周痹第二十七

【导读】

痹证是临床常见的疾病之一，其症以肢节疼痛、麻木、屈伸不利为主，多由风寒湿邪侵犯人体，导致气血运行不畅，经络闭阻不通而发。由于有受邪轻重、发病季节、侵犯部位等不同，临床病症亦各有异。《素问·痹论》曾作了系统的论述，将痹证分为行痹、痛痹、着痹，以及五体痹、五脏痹等。本篇则着眼于症状，将痹证分为周痹与众痹，分别论述了二者的病因病机、病位、症状特点以及治疗方法。由于是以周痹为例概述了同类疾病的鉴别诊断和治疗，故名“周痹”。马莳云：“痹病之痛，随脉以上下，则周身而为痹，故名。此篇当与《素问·痹论》参看。”

【原文】

黄帝问于岐伯曰：周痹[1]之在身也，上下移徙[2]，随其脉[3]上下，左右相应，间不容空[4]，愿闻此痛，在血脉之中邪[5]？将[6]在分肉之间乎？何以致是？其痛之移也，间不及下针[7]，其慉痛[8]之时，不及定治，而痛已止矣，何道使然？愿闻其故。岐伯答曰：此众痹[9]也，非周痹也。黄帝曰：愿闻众痹。岐伯对曰：此各在其处，更发更止，更居更起[10]，以右应左，以左应右，非能周也，更发更休也。黄帝曰：善。刺之奈何？岐伯对曰：刺此者，痛虽已止，必刺其处[11]，勿令复起。

帝曰：善。愿闻周痹何如？岐伯对曰：周痹者，在于血脉之中，随脉以上，随脉以下，不能左右[12]，各当其所。黄帝曰：刺之奈何？岐伯对曰：痛从上下者，先刺其下以遏[13]之，后刺其上以脱[14]之；痛从下上者，先刺其上以遏之，后刺其下以脱之。

黄帝曰：善。此痛安生？何因而有名？岐伯对曰：风寒湿气，客于外[15]分肉之间，迫切而为沫[16]，沫得寒则聚，聚则排分肉而分裂也，分裂则痛，痛则神归之[17]，神归之则热，热则痛解，痛解则厥[18]，厥则他痹发，发则如是。此[19]内不在脏，而外未发于皮，独居分肉之间，真气不能周[20]，故命曰周痹[21]。

故刺痹者，必先切循其下之六经[22]，视其虚实，及大络之血结而不通，及虚而脉陷空者而调之，熨而通之，其瘛坚[23]，转引而行之[24]。黄帝曰：善。余已得其意矣，亦得其事也。九者经巽之理，十二经脉阴阳之病也[25]。

【校注】

〔1〕周痹：病名。因风寒湿邪侵入血脉，以全身游走性疼痛为特点的病症。

〔2〕移徙：移动。

〔3〕其脉：原作“脉其”，据《甲乙经》卷十乙正。《太素》卷二十八无“其”字，义胜。

〔4〕间不容空：谓疼痛此起彼伏，连续不断，无间隔之时。

〔5〕邪：通“耶”，语气助词，表示疑问。

〔6〕将：犹“抑”，还是。

〔7〕间不及下针：谓其间来不及针刺。间，其间，一定的时间内。

〔8〕慉痛：即疼痛聚于某处。慉，同“蓄”。丹波元简：“盖慉痛，谓聚痛也。”

〔9〕众痹：病名。风寒湿邪伤于分肉间，以疼痛部位广泛，左右对称，时发时止，此起彼伏为特点。

〔10〕更居更起：谓疼痛此起彼伏，休作不止。更，再，又。杨上善：“居起，动静也。”

〔11〕必刺其处：张介宾：“谓刺其原痛之处也。”

〔12〕不能左右：谓周痹之疼痛非左右对称。

〔13〕遏：原作“过”，原校云：“一作遏，下同。”《太素》卷二十八亦作“遏”，故据改。下“遏”字同改。《甲乙经》卷十作“通”。

〔14〕脱：祛除，根除。张介宾：“脱者，拔绝之谓。”

〔15〕外：《太素》卷二十八、《甲乙经》卷十无此字，疑衍。

〔16〕沫：指痰饮之类的病理产物。徐大椿：“经中无痰字，沫即痰也。”

〔17〕痛则神归之：马莳：“痛则心专在痛处，而神亦归之，神归即气归也，所以痛处作热，热则痛散而暂解。”

〔18〕厥：气逆。

〔19〕此：此字前原有“帝曰：善。余已得其意矣”9字，张介宾：“乃下文之误复于此者，今删去之。”其说是，今从删。

〔20〕周：周流。张介宾：“真气不能周，即气闭不行也。”

〔21〕周痹：疑为“众痹”之误。楼英《医学纲目》卷十二：“周痹当为众痹。夫周痹邪在分肉血脉，今云邪独居分肉之间，而命曰周痹者，是众痹之误为周痹也明矣。”

〔22〕切循其下之六经：《甲乙经》卷十作“循切其上下之大经”。即切按疼痛部位的经脉。

〔23〕瘛坚：筋脉拘急，肌肉坚紧。

〔24〕转引而行之：指用针刺或按摩等治法进行导引，以行其血气。

〔25〕九者经巽……阴阳之病也：《甲乙经》卷十无此15字。《灵枢校勘记》：“与上文不相属，疑有脱误。”意为九针能疏通经气，顺应经脉之理，治疗十二经脉阴阳虚实的病变。

【释义】

本篇主要阐述了周痹与众痹的病因病机、病位、症状、治疗及其鉴别的问题。第一段原文所述症状，实际上既涉及众痹，也包括周痹，是将二者的特点混合为一。首句用周痹设问，以众痹回答，意在提示临床上注意鉴别这两种痹证。

一、众痹

众痹，是指风寒湿气侵入分肉，疼痛部位广泛，左右对称，呈阵发性疼痛的一种痹病。

症状特点：一是痛处固定而部位众多，呈多发性，如原文言“痛虽已止，必刺其处，勿令复起”，说明其疼痛部位固定，不过多处疼痛交替发作。二是疼痛时发时止，此伏彼起，时间短促，变化较快，所谓“更发更止，更居更起”“更发更休”“其慉痛之时，不及定治，而痛已止矣”。三是疼痛呈对称性，所谓“以右应左，以左应右”。

病变部位：原文曰：“风寒湿气，客于分肉之间。”即风寒湿邪伤犯于肌肉之间，外不在皮肤，内不在脏腑，也不在血脉之中。

病因病机：风寒湿邪伤犯肌肉，致使津液内停，化为痰湿之邪，痰湿得寒则凝聚，进而“排分肉而分裂，分裂则痛”。疼痛时心神专注于痛处，机体的阳气在神的驱使下聚于痛处，于是原来的痛处因得阳气温煦而有温热感觉，“血气者，喜温而恶寒，寒则泣不能流，温则消而去之”(《素问·调经论》)，于是该处疼痛就会缓解。由于病根未除，疼痛缓解后别处邪气又发生逆乱，于是疼痛就在别处发作。

治疗：以针刺疼痛原发部位为主，即使该处痛已停止，也应根据疼痛时发时止的特点再刺之，以防止其邪气流窜，疼痛复发。张介宾言：“必刺其处，谓刺其原痛之处也。治从其本，故可勿令复起。”此为治本之法。《素问·缪刺论》也说：“凡痹往来行无常处者，在分肉间痛而刺之，以月死生为数，用针者，随气盛衰以为痏数。”正是基于寒留于分肉之间，聚沫为痛这一病机的共识，设立出通用的针方。

二、周痹

周痹，是指风寒湿邪侵入血脉，以全身游走性疼痛为特点的一种痹病。

症状特点：一是游走性疼痛，所谓“随脉以上，随脉以下”，走窜作痛。二是疼痛不对称，所谓“周痹之痛，不能左右，各当其所”，此也是针对众痹之痛“以右应左，以左应右”特点的鉴别诊断。

病变部位：原文说：“周痹者，在于血脉之中。”肯定地指出周痹不同于众痹，其病变部位是在血脉中。

病因病机：风寒湿邪侵入血脉，由于血脉运行不止，环周不休，故周痹的疼痛呈游走性。

治疗：依据周痹疼痛的移动规律，依其移动的趋向而先刺其后痛的部位，以遏制其势而治标，后刺其先痛的部位以治本。张善忱等[①]认为临床治疗坐骨神经痛时，根据这一原则进行选穴施术，如疼痛先从臀部开始，然后向下放射至小腿承山处时，则先刺昆仑、承山，然后再刺臀部的环跳穴或秩边等穴，据观察其疗效则优于不依此施术者。大凡疼痛走窜之疾，均可依此取穴施治。

三、痹证的一般诊治方法

原文最后一段阐述了痹证的一般诊治方法。诊断上，切循观察疼痛部位的经脉，辨清经脉之坚实、陷空以及阻滞情况。治疗上，根据诊断所得实际情况，使用不同方法加以调治，如张介宾注说："大络之血结者，宜泻之；虚而脉陷空者，宜补之；寒凝而气不周者，宜熨而通之；其瘛坚转者，瘛急转筋之谓，当针引其气而行之也。"治之疏通经络，调和气血，以祛其邪，而痹病可除。治疗手段包括以针灸、药熨、按摩导引等。

【知识链接】

一、临床治疗案例

（一）周痹治验

郭中元[②]报道治疗一周痹患者，男，54岁。初诊：1986年9月10日。

主诉及病史：起居不慎，感风受凉，致右侧臀部钝痛，以后渐沿大腿后缘向下蔓延至小腿足腕；腕部发僵，屈曲不利，疼痛每于深夜加剧，常于午夜痛醒，需下地漫步，才得缓解，至今已历3个月。病后曾用中药和针灸治疗月余，疗效不著。

诊查：舌微白，脉缓。

辨证：风寒湿三气杂合而至，乘虚痹阻经隧，发为周痹。

治法：疏风散寒，活血通络。

处方：加减三藤饮。海风藤12g，鸡血藤30g，忍冬藤30g，海桐皮12g，威灵仙12g，炒苍术10g，羌独活（各）10g，牛膝15g，桑枝30g，红花10g，秦艽15g，川乌10g（先煎）。10剂。

二诊：9月20日。臀部及小腿钝痛消失；疼痛仅限于足腕以下，程度减轻，夜能安眠；足腕僵直如前，仅略可背曲。舌淡，脉滑。仍依上方加伸筋草15g，老鹳草15g，木瓜12g。再服药6剂后，僵直亦愈，关节屈伸自如，邪气尽除，随即停药。

按　加减三藤饮方中以海风藤、羌独活、秦艽祛风散寒除湿；牛膝、桑枝通经活络；忍冬藤、威灵仙宣痹止痛；鸡血藤、红花养血活血，意取"治风先治血，血行风自灭"之义；痛甚时务当救急，故伍以川乌祛寒定痛。诸药合用，有祛风散寒、除湿活血、通络宣痹之功效。再

---

①张善忱，张登部，史兰华. 内经针灸类方与临床讲稿[M]. 北京：人民军医出版社，2009：148.

②董建华，王永炎. 中国现代名中医医案精粹[M]. 第四集. 北京：人民卫生出版社，2010：232-233.

诊时疼痛已减，而足腕仍僵直难屈，故原方加伸筋草、老鹳草、木瓜以舒筋活络除湿。唯方中川乌其性大热，为寒痹之良药，但其毒性较大，故用时一定要先煎1小时，同时配以当归、生甘草可解其毒，用之者务必注意。

（二）众痹治验

吴考槃[①]报道治疗一众痹患者，女，55岁。

主诉及病史：遍身关节作痛，上下流窜，彼伏此起，右甚于左，已有年余。多方诊治无效。

辨证：病属众痹。

处方：黄芪9g，桂枝6g，当归6g，忍冬藤9g，天仙藤9g，路路通6g，木通5g，炙甘草3g，丝瓜络6g。3剂。

二诊：药后痛停未作，但感头痒，痒则为风，风浮于上，欲去而未彻也。原方加白蒺藜9g，3剂。

按 本病主要由于血虚受风所致，故治疗应养血和血，祛风通络，方以黄芪、桂枝为主者，仿《金匮要略》治血痹之黄芪桂枝五物汤意，佐以活血通络诸药，所谓以络治络。再诊加白蒺藜，以加强其祛风之力。

二、周痹与肌筋膜疼痛综合征

肌筋膜疼痛综合征是引起慢性肌肉疼痛的最常见疾病，通常被忽视。几乎三分之一的肌肉骨骼不适患者符合其诊断标准。由于肌肉和筋膜因无菌性炎症而产生粘连，形成疼痛激发点，以疼痛与局部软组织压痛为特征性表现。激发点是肌肉挛缩或绷紧后的痛点，直接施加力、收缩或拉伸会加剧疼痛。除损伤导致关节粘连外，还可因卧潮湿冷地、受风淋雨等，激发皮肤血管收缩，而深部血管出现反射性扩张，引起组织液从血管渗出，积聚形成粘连。从其发病部位及病理机制而言，与周痹“分肉之间”“受于风寒湿”“迫切而为沫”的病位、病因病机特点高度一致。就临床特点而言，肌筋膜疼痛综合征患者就诊时通常诉某一解剖区域疼痛，压痛也局限于该区域，而非广泛性疼痛；按压激发点会导致远端疼痛。从病位、病机、症状方面分析可见，周痹与肌筋膜疼痛综合征存在相关性。

三、针刺治痹与导引行气

本篇对于痹证的针刺治疗，除虚实补泻外，提出使用“熨”“引”方法来疏导经脉之气，以疏通经脉气血运行。杨上善解释说：“以导引瘈紧，转引令其气行，方始刺之，此为疗瘈之要也，紧急瘈牵令缓也。”此种治疗思路，一方面源自于古代导引之术，如《管子·中匡》载齐桓公“请问为身”，管仲对曰：“道血气，以求长年、长心、长德，此为身也。”道者，即导引之术，也就是导引血气可以求长年。保持经脉血气的通畅可以用导引，由导引之术进一步发展为针刺引气。另一方面，又与刺血通脉法有着相似的机理，即导引令人体之气畅通后，再针

---

①董建华，王永炎.中国现代名中医医案精粹[M].第一集.北京：人民卫生出版社，2010：133.

刺经脉腧穴。如《素问·三部九候论》曰："实则泻之，虚则补之。必先去其血脉而后调之，无问其病，以平为期。"即无论用补法或泻法，如果血脉有瘀滞而不通的，必先去其血脉的瘀滞，使血脉通畅，血气流行，然后毫针补泻调血气方可获效。《灵枢·寿夭刚柔》也说："久痹不去身者，视其血络，尽出其血。"否则，脉道不通，则难以获得补虚泻实之疗效，而且血气留滞又可进一步引发痹证，如《灵枢·经脉》所言："故诸刺络脉者，必刺其结上，甚血者虽无结，急取之以泻其邪而出其血，留之发为痹也。"

口问第二十八

【导读】

本篇首先论述了外感六淫、内伤七情以及饮食起居失常，是导致疾病的主要因素；进而对欠、哕、唏、振寒、噫、嚏、亸、泣涕、太息、涎下、耳鸣、啮舌等十二种疾病的致病原因、病变机制、针刺方法等作了具体的介绍；最后分别说明由于上、中、下三气不足所致的不同病变，提出了“心者，五脏六腑之主也”“目/耳者，宗脉之所聚也”等命题。由于这些内容是根据口问得之于先师，非经书所载，故以“口问”为篇名。如张介宾说：“此下诸问，既非风寒之外感，又非情志之内伤，论不在经，所当口传者也，故曰口问。”

【原文】

黄帝闲居[1]，辟左右[2]而问于岐伯曰：余已闻九针之经，论阴阳逆顺六经已毕，愿得口问。岐伯避席再拜曰：善乎哉问也，此先师之所口传也。黄帝曰：愿闻口传。岐伯答曰：夫百病之始生也，皆生于风雨寒暑，阴阳[3]喜怒，饮食居处，大惊卒恐，则血气分离，阴阳破败[4]，经络厥绝[5]，脉道不通，阴阳相逆，卫气稽留，经脉虚空，血气不次[6]，乃失其常。论不在经[7]者，请道其方。

黄帝问：人之欠[8]者，何气使然？岐伯答曰：卫气昼日行于阳，夜[9]则行于阴。阴者主夜，夜者[10]卧。阳者主上，阴者主下[11]。故阴气积于下，阳气未尽，阳引而上，阴引而下，阴阳相引，故数欠。阳气尽，阴气盛，则目瞑；阴气尽而阳气盛，则寤矣。泻足少阴，补足太阳[12]。

黄帝曰：人之哕[13]者，何气使然？岐伯曰：谷入于胃，胃气上注于肺。今有故寒气[14]与新谷气，俱还入于胃，新故相乱，真邪相攻[15]，气并相逆，复出于胃，故为哕。补手太阴，泻足少阴[16]。

黄帝曰：人之唏[17]者，何气使然？岐伯曰：此阴气盛而阳气虚，阴气疾而阳气徐，阴气盛而阳气绝，故为唏。补足太阳，泻足少阴。

黄帝曰：人之振寒者，何气使然？岐伯曰：寒气客于皮肤，阴气盛，阳气虚，故为振寒寒慄。补诸阳〔18〕。

黄帝曰：人之噫〔19〕者，何气使然？岐伯曰：寒气客于胃，厥逆从下上散，复出于胃，故为噫。补足太阴、阳明〔20〕。一曰补眉本〔21〕也。

黄帝曰：人之嚏者，何气使然？岐伯曰：阳气和利，满于心〔22〕，出于鼻，故为嚏。补足太阳荥〔23〕、眉本。一曰眉上也〔24〕。

黄帝曰：人之亸〔25〕者，何气使然？岐伯曰：胃不实则诸脉虚，诸脉虚则筋脉懈惰，筋脉懈惰则行阴用力〔26〕，气不能复，故为亸。因其所在，补分肉间〔27〕。

黄帝曰：人之哀而泣涕出〔28〕者，何气使然？岐伯曰：心者，五脏六腑之主也；目者，宗脉〔29〕之所聚也，上液之道〔30〕也；口鼻者，气之门户也。故悲哀愁忧则心动，心动则五脏六腑皆摇，摇则宗脉感〔31〕，宗脉感则液道开，液道开故泣涕出焉。液者，所以灌精濡空窍〔32〕者也，故上液之道开则泣，泣不止则液竭，液竭则精不灌，精不灌则目无所见矣，故命曰夺精。补天柱经侠颈〔33〕。

黄帝曰：人之太息〔34〕者，何气使然？岐伯曰：忧思则心系急〔35〕，心系急则气道约〔36〕，约则不利，故太息以伸出之。补手少阴、心主、足少阳留之也。

黄帝曰：人之涎下〔37〕者，何气使然？岐伯曰：饮食者皆入于胃，胃中有热则虫动，虫动则胃缓，胃缓则廉泉开〔38〕，故涎下。补足少阴。

黄帝曰：人之耳中鸣者，何气使然？岐伯曰：耳者，宗脉之所聚也，故胃中空则宗脉虚〔39〕，虚则下溜〔40〕，脉有所竭者，故耳鸣。补客主人〔41〕，手大指爪甲上与肉交者也〔42〕。

黄帝曰：人之自啮舌〔43〕者，何气使然？岐伯曰：此厥逆走上，脉气辈至〔44〕也。少阴气至则啮舌，少阳气至则啮颊，阳明气至则啮唇矣。视主病者则补之。

凡此十二邪者，皆奇邪〔45〕之走空窍〔46〕者也。故邪之所在，皆为不足。故上气不足，脑为之不满，耳为之苦鸣，头为之苦倾〔47〕，目为之眩；中气不足，溲便为之变，肠为之苦鸣；下气不足，则乃为痿厥心悗〔48〕。补足外踝下留之〔49〕。

黄帝曰：治之奈何？岐伯曰：肾主为欠，取足少阴。肺主为哕〔50〕，取手太阴、足少阴。唏者，阴盛阳绝〔51〕，故补足太阳，泻足少阴。振寒者，补诸阳。噫者，补足太阴、阳明。嚏者，补足太阳、眉本。亸，因其所在，补分肉间。泣出，补天柱经侠颈，侠颈者，头中分也。太息，补手少阴、心主、足少阳留之。涎下，补足少阴。耳鸣，补客主人、手大指爪甲上与肉交者。自啮舌，视主病者则补之。目眩头倾，补足外踝下留之。痿厥心悗，刺足大指间上二寸〔52〕留之，一曰足外踝下留之。

【校注】

〔1〕闲居：指无事之时，闲暇。

〔2〕辟左右：谓令周围侍从的人员避开。辟，《太素》卷二十七作“避”。

〔3〕阴阳：指房室过度。

〔4〕破败：周本、医统本、道藏本及《太素》卷二十七均作“破散”。杨上善：“令脏腑阴阳分散也。”

〔5〕厥绝：谓逆乱而阻绝。

〔6〕血气不次：杨上善：“营血卫气，行无次第。”次，依次。

〔7〕经：指古代医学经典著作。

〔8〕欠：即呵欠。

〔9〕夜：此后原有“半”字，据《太素》卷二十七、《甲乙经》卷十二删。

〔10〕者：此后《太素》卷二十七、《甲乙经》卷十二均有“主”字。

〔11〕阳者主上，阴者主下：阳升而阴降，故阳主上而阴主下。

〔12〕泻足少阴，补足太阳：张介宾：“卫气之行于阳者，自足太阳始；行于阴者，自足少阴始。阴盛阳衰，所以为欠。故当泻少阴之照海，阴所出也；补太阳之申脉，阳所出也。”

〔13〕哕：即呃逆。

〔14〕故寒气：指原有的寒气。故，旧、久。

〔15〕真邪相攻：谓正气与邪气相互冲击。马莳：“真气即胃气，邪气即寒气。”

〔16〕补手太阴，泻足少阴：张介宾：“寒气自下而升，逆则为哕，故当补肺于上以壮其气，泻肾于下以行其寒。盖寒从水化，哕之标在胃，哕之本在肾也。”

〔17〕唏（xī 西）：哀叹。《说文・口部》：“唏，哀痛不泣曰唏。”

〔18〕补诸阳：张介宾：“补诸阳者，凡手足三阳之原、合及阳跻等穴，皆可酌而用之。”

〔19〕噫（ài 爱）：即嗳气，指饱食或积食后，胃中之气上逆而出，微有声响。

〔20〕足太阴、阳明：指足太阴、阳明的本输穴。

〔21〕眉本：张介宾：“眉本，即足太阳经攒竹穴，是亦补阳气也。”

〔22〕心：孙鼎宜曰：“‘心’当作‘胸’，字误。”可参。

〔23〕荥：原作“荣”，形误。据《太素》杨上善注改。杨上善：“太阳荥在通谷，足指外侧本节前陷中。”

〔24〕一曰眉上也：此5字疑为后人注语误入正文。

〔25〕亸（duǒ 朵）：垂下貌。此指肢体懈怠，垂而不举。

〔26〕行阴用力：谓入房用力。

〔27〕补分肉间：杨上善：“筋脉皆虚，故病所在分肉间补之。”

〔28〕泣涕出：据后岐伯答语，此下似脱“目无所见”4字。杨上善：“涕泣多，目无所见，何气使然也？”是杨所据本有此4字。

〔29〕宗脉：众多的经脉。杨上善：“手足六阳及手少阴、足厥阴等诸脉凑目，故曰宗脉所聚。”

〔30〕上液之道：杨上善：“大小便为下液之道，涕泣以为上液之道。”

〔31〕感（hàn 捍）：通“撼”。动，摇动。《尔雅・释诂下》：“感，动也。”

〔32〕灌精濡空窍：谓灌注精微，濡润孔窍。

〔33〕天柱经侠颈：《太素》卷二十七“颈”作“项”，义胜。此指足太阳经在后项部的天柱穴。

〔34〕太息：即叹气，以呼气为主的深呼吸。

〔35〕心系急：指维系于心脏的脉络拘急。

〔36〕约：约束，收缩。

〔37〕涎下：流口涎。

〔38〕廉泉开：杨上善："廉泉，舌下孔，通涎道也。人神守，则其道不开；若为好味所感，神者失守，则其孔开涎出。亦因胃热虫动，故廉泉开，涎因出也。"

〔39〕胃中空则宗脉虚：张介宾："阳明为诸脉之海，故胃中空则宗脉虚。"

〔40〕下溜：即下流。张介宾："宗脉虚则阳气不升而下溜，下溜则上竭，轻则为鸣，甚则为聋矣。"

〔41〕客主人：即上关穴。属足少阳胆经，位于面部，颧弓上缘，距耳郭前缘约1寸处。

〔42〕手大指爪甲上与肉交者也：指手太阴肺经少商穴。

〔43〕啮（niè 聂）舌：咬舌。

〔44〕脉气辈至：辈，《甲乙经》卷十二作"皆"。杨上善："辈，类也。"谓各经脉气皆上至头面。

〔45〕奇邪：张介宾："不同常疾，故曰奇邪。"

〔46〕空窍：指头面孔窍。

〔47〕头为之苦倾：头部沉重不支而倾斜。

〔48〕心悗：心胸烦闷。

〔49〕补足外踝下留之：张介宾："此昆仑穴也，为足太阳所行之经，凡于上中下气虚之病，皆可留针补之。"

〔50〕肺主为哕：张介宾："上文言哕出于胃，此言哕主于肺。盖寒气上逆而为哕，气病于胃而主于肺也。"

〔51〕阴盛阳绝：盛，原作"与"，与前文所论不合，据《甲乙经》卷十二、《太素》杨上善注改。

〔52〕足大指间上二寸：张介宾："大指间上二寸，足厥阴之太冲也；或曰足太阴之太白也。"

【释义】

本篇在论述诸病常见病因病机的基础上，重点讨论十二种病症的病因病机与治疗，以及上、中、下三气不足的临床表现与治法。

一、疾病发生的病因病机

关于疾病发生的病因病机，《素问·调经论》与《灵枢·百病始生》均有类似的论述，大致可将病因分为风雨寒暑等外感邪气，以及房室太过、情志所伤、饮食起居失宜等内伤因素两大类，所谓"其生于阳者，得之风雨寒暑；其生于阴者，得之饮食居处，阴阳喜怒"（《素问·调经论》）。其病机总由人体和谐状态遭到破坏，包括"阴阳相逆"乃至"阴阳破败"的阴阳失调，"血气不次""卫气稽留""血气分离"的气血失调，以及"经脉虚空""经络厥绝，脉道不通"

的经脉功能失常等三个方面，均可导致人体疾病的发生。杨上善则认为："此内外邪生病所由，凡有五别：一令血之与气不相合也；二令脏腑阴阳分散也；三令经脉及诸络脉不相通也；四令阴阳之气乖和，卫气不行；五令诸经诸络虚竭，营血卫气行无次第。"

二、十二种病症的病机与治疗

原文论述了欠、哕、唏、振寒、噫、嚏、亸、泣涕、太息、涎下、耳鸣、啮舌等十二种疾病的病因病机及针刺治疗方法。

（一）欠

欠，即呵欠。张介宾说："欠者，张口呵吸，或伸臂展腰，以阴阳相引而然也。"本篇提出卫气的昼夜表里运行，决定着人的睡眠与觉醒周期，原文指出："卫气昼日行于阳，夜半行于阴，阴者主夜，夜者主卧。""阳气尽，阴气盛，则目瞑；阴气尽而阳气盛，则寤矣。"呵欠的发生，即与卫气的运行密切相关。入夜之后，卫气通过跻脉、足少阴肾经而入里，人应当入睡；若人不睡时，在下的卫气不能入里，欲复归于体表，致使气之在上者欲降，在下者欲引之上升，所谓"阳引而上，阴引而下"，上下之气相互引挽而呵欠频发。此大多为一种生理现象，入睡即除。

如果呵欠频作而不易停止，则为卫阳损伤，阳不胜阴所致阴盛阳衰的病理现象。张介宾曰："今人有神疲劳倦而为欠者，即阳不胜阴之候。"《金匮要略·腹满寒疝宿食病脉证治第十》亦云："夫中寒家喜欠。"因为卫气行于阳自足太阳开始，行于阴自足少阴开始，且呵欠是阴盛阳衰，阳不胜阴之故，故本篇最后还指出："肾主为欠。"因此针刺治疗应取足少阴经脉穴或五输穴，以泻阴气之偏盛；取足太阳经脉穴或五输穴，以补阳气之不足。张介宾云："卫气之行于阳者自足太阳始，行于阴者自足少阴始，阴盛阳衰，所以为欠。故当泻少阴之照海，阴跻所出也。补太阳之申脉，阳跻所出也。"

（二）哕

哕，即呃逆，属现代医学之膈肌痉挛，中医认为其病机为胃气上逆。

本篇认为其发生为胃中本有"寒气"，与新入于胃的"谷气"相遇，于是谷气与寒气混在一起，互相攻击，合并上逆，从胃口上冲而成呃逆。由于日常生活中呃逆的发生与感受寒冷有关，肺司呼吸，外合皮毛，其气又主降，故本篇又提出"肺主哕"。张介宾解释说："盖寒气上逆而为哕，气病于胃而主于肺也。"针刺取足少阴经脉穴或五输穴用泻法，取手太阴经脉穴或五输穴用补法。章楠注云："肺气主降，用针补手太阴经以降逆也；肾为胃关，泻足少阴经以利其关，使胃中邪气下行则愈。"汪昂说："呃逆有实有虚，有寒有热，病源病候，种种不同，此特言其一端耳。"故临症时要辨证施治。

本篇言："肺主为哕，取手太阴、足少阴。"《灵枢·五乱》也指出："气在于肺者，取之手太阴荥、足少阴输。"说明本篇所言手太阴、足少阴当指经脉穴或五输穴。另外，从经脉上看，肺与肾的联系较为密切，《素问·热论》谓少阴脉"贯肾络肺"；《病能论》作"贯肾属肺"。从经络病候看，肺经病候“咳，上气喘喝，烦心，心痛”等亦见于肾经病候；而肺经病候之“小便数而欠，溺色变”实为肾之病变。或正因为肺与肾在经络循行及病候上有如此密切的联系，《春秋元命苞》谓“膀胱者，肺之腑”（转引自《太平御览》第三七五卷）。

（三）唏

唏，即悲泣时哽咽抽息之声。人悲泣时，由于情志所伤，气郁不舒，以致阴气盛而阳气虚，阴气运行急疾而阳气运行迟缓，阳气被有余的阴气阻绝不行，所以吸气较快，呼气较慢，从而出现气咽抽泣之声。针刺补泻方法同呵欠，以调和阴阳，助阳宣发。

（四）振寒

振寒，又称“寒栗”，即寒冷发抖。张介宾云：“振寒者，身怯寒而振栗也。”此乃寒气侵袭皮肤，以致阴寒之气过盛而肌表的阳气不足，卫阳不能温分肉充皮肤，因此发生恶寒战栗。针刺取诸阳经的经脉穴或五输穴补之，以振奋阳气，祛除寒邪。张介宾云：“补诸阳者，凡手足三阳之原、合及阳跻等穴，皆可酌而用之。”

（五）噫

噫，即嗳气，俗称“打饱嗝”，是指胃中气体上出于咽喉，由口排出，同时发出声音的现象，其声低沉且长。正常人食后嗳气，较为常见。病理上也是胃气上逆的一种表现，本篇认为是由于寒气侵袭于胃，中阳不振，运化无力，寒厥之气从下向上散越，复从胃中而出，故发生嗳气。针刺取足太阴、阳明的经脉穴或五输穴，以温脾胃，散寒邪；亦可补足太阳经的攒竹穴，以壮阳气。

张介宾云：“此节与上文之哕，皆以寒气在胃而然。但彼云故寒气者，以久寒在胃，言其深也；此云寒客于胃者，如客之寄，言其浅也。故厥逆之气，从下上散，则复出于胃而为噫。”

（六）嚏

嚏，即喷嚏。本篇所言乃生理现象，其机理为阳气舒畅和利，满溢心中，上达于肺而出于鼻所致。但嚏亦可见于病理情况下，如张介宾说：“然人有感于风寒而为嚏者，以寒邪束于皮毛，则阳气无从泄越，故喷而上出。是嚏从阳气而发，益又可知。仲景曰：欲嚏不能，此人肚中寒。正谓其阳虚也。故人病阳虚等证者，久无嚏而忽得之，则阳气渐回之佳兆也。”此说符合临床，可供参考。针刺应补足太阳经的荥穴通谷穴和眉本攒竹穴，以使阳气外达。

（七）亸

亸，类似于弛缓性瘫痪（软瘫），与痉挛性瘫痪（硬瘫）之筋急相对，中医亦称之谓“筋纵”，多由中风所致。《圣济总录》卷七“风亸曳”候曰：“人假水谷之精化为气血，周流一身，使四肢相随，筋脉相续，犹挈裘领，无所不从。若脾胃虚弱，水谷不化，筋脉无所禀养，复遇风邪外搏肤腠，流传筋脉，筋脉纵缓，则肢体亸曳，其亸则偏而不举，曳则弛而不随，是皆不能收摄也。”明确地阐明了该病的病因病机及临床症状特点，并记载了相关治疗方药。

本篇认为弹主要由于胃气不足，精微不布，则全身经脉空虚，经脉空虚则筋脉失养而懈惰无力，再加之强力入房消耗精气，则精气更虚，不能营养筋脉而发病。治疗应根据病变所在部位，取分肉间针刺以壮脾胃之气。针刺致谷气、实胃气的定式刺法为合谷刺和三刺法，《灵枢·官针》曰："合谷刺者，左右鸡足，针于分肉之间，以取肌痹，此脾之应也。"而致谷气的"三刺法"的操作要领即刺至分肉之间，所谓"三刺则谷气至，谷气至而止"（《灵枢·终始》）"已入分肉之间，则谷气出"（《灵枢·官针》）。

（八）泣涕

本篇讨论了人悲哀而泣涕俱出的机理，认为心是五脏六腑的主宰；五脏六腑的精气皆上注于目，故目为宗脉所聚之处，又是眼泪外出的道路；气由口鼻出入，故口鼻是气的门户。当人遇到悲哀忧愁的事情时，首先感动心脏，心动则五脏六腑皆随之动摇，诸脉皆动，泪涕之道皆开，故泣涕俱出。人身的津液，在正常情况下有灌输精气濡养孔窍的作用，若泣涕过度外泄，可致津液耗竭，不能濡养孔窍，则目失所养而失明，即所谓"夺精"。针刺当补足太阳膀胱之天柱穴，以资津液上灌。

（九）太息

太息，又称"叹息"。其病因病机为忧愁思虑致心系急迫，心系上连肺脏，肺脏又与气道相通，心系急迫则约束气道，使气机不利，所以要作深长呼吸，以舒展胸中郁闷之气。针刺取手少阴、手厥阴及足少阳经脉穴或五输穴补之，并久留针。张介宾解释说："助木火之脏，则阳气可舒，抑郁可解，故皆宜留针补之。"

（十）涎下

涎下，俗称"流口水"。其病因病机为胃中有热，胃肠中的寄生虫被热扰而妄动，虫动则胃弛缓，胃气通于口，胃缓则舌下廉泉开，故口中流涎。《灵枢·五癃津液别》也指出："中热则胃中消谷，消谷则虫上下作，肠胃充郭故胃缓，胃缓则气逆，故唾出。"由于肾为胃之关，其脉系舌本，主于廉泉，故治疗时，应补足少阴肾经经脉穴或五输穴，一则壮水制火清胃热，二则约束廉泉通涎之道，则流涎自止。

（十一）耳鸣

本篇认为耳鸣的病机主要为胃虚宗脉失养，阳气不升所致。诸脉皆禀气于胃，耳是宗脉所聚之处。因此，胃中空虚则宗脉失养而虚弱，宗脉虚则阳气不升而下流，致使上部脉中的气血耗竭，不能奉养于耳，故致耳鸣。针刺取足少阳胆经的上关穴及手太阴经的少商穴，施以补法，以补养宗脉之气。

（十二）啮舌

自啮舌，即自己咬到舌头。其发生机理为厥逆之气上行，诸经的脉气亦随之上逆所致。其中少阴脉行舌本，脉气上逆就会咬舌；少阳脉循耳颊，脉气上逆就会咬颊；阳明脉环唇口，脉气上逆就会咬唇。针刺治疗应根据患者所咬的部位，确定其主病经脉，然后施以补法。

以上十二种病症，都是奇邪走于孔窍引起的。邪气之所以能侵入孔窍，都是由于正气不足的缘故。其中所论治疗方法，亦体现了异病同治的辨证论治精神，对于阳气虚者，一般取相应的阳经穴，使用补法以补阳，取相应的阴经穴，用泻法以泻阴寒之气。

三、上中下三焦不足的临床表现

本篇基于“邪之所凑，其气必虚”的发病观，在提出上述十二种病症都缘于正气不足发病的基础上，进一步阐述了人体上、中、下三部正气亏虚的临床表现。即上部正气不足，脑髓不能充实，则会出现耳中鸣响，头重难支，两目眩晕等症；中部正气不足，运化无力，津液不行，则会出现大小便失常及肠鸣等症；下部正气不足，下肢失于温养，则会出现两足痿弱而厥冷，或因气不上腾，心肾不交，出现心中烦闷。针刺都可以取足太阳经外踝后的昆仑穴，并留针以补之。此亦体现了异病同治的思想。

【知识链接】

一、耳、目为“宗脉之所聚”

本篇在论述耳目病症时分别提出了“目者，宗脉之所聚也”“耳者，宗脉之所聚也”的命题。关于耳与经络的联系，据《灵枢·经脉》记载，手、足三阳经均分布到耳。如手阳明络脉“入耳，合于宗脉”；足阳明经“循颊车，上耳前”；手太阳经“入耳中”；足太阳经“从巅至耳上角”；手、足少阳经均“从耳后入耳中，出走耳前”。六阴经则由于表里两经脉气相通，特别是阴经经别在头面部合于阳经，故与耳也有联系。《素问·缪刺论》还说：“手足少阴、太阴、足阳明之络，此五络皆会于耳中。”由此可知，经络与耳的联系是十分密切的。

目与各经络的联系，手足三阳经即以目为交会点；阴经中，手少阴与足厥阴均连目系，其余各经通过经别也都与目有联系。故《灵枢·邪气脏腑病形》说：“十二经脉，三百六十五络，其血气皆上于面而走空窍。其精阳气上走于目而为睛，其别气走于耳而为听。”这里将目、耳放在五官的首要地位，成为“宗脉之所聚”的二官。

正是由于耳、目为众多经脉汇聚之处，由此亦形成了耳、目与脏腑之间的有机联系。所以脏腑功能旺盛，经脉气血充足则耳聪目明；脏腑功能失常，气血不充则耳鸣目眩。耳、目为“宗脉之所聚”这一理论，对于指导从耳、目诊治脏腑经脉病症，以及从脏腑治疗耳、目病症，无疑都具有重要的临床意义，即通过望耳、目来诊察脏腑疾病，用耳针治疗脏腑疾病，同时也可以用调节脏腑功能的方法来治疗耳、目病症。

二、《黄帝内经》对哕的认识

哕的病位在胃，病机为胃气上逆，然证又有寒热、虚实之分。《黄帝内经》所论大致可以分为寒哕、热哕、虚哕三种情况。

（一）寒哕

寒哕，乃寒邪入胃或胃有积冷而引起的呃逆。除本篇所论外，《素问・至真要大论》云："太阳之复，厥气上行……唾出清水，及为哕噫。"凡过食生冷寒凉或寒邪阻遏胃中，中焦气机失司，胃气不降，又兼受纳过度，谷气相争，可引动胃气上冲膈间而致哕。临证可见呃声沉缓有力，遇寒愈甚，得热则减，或兼唾出清水，还可兼见胸膈胃脘不舒，喜饮热汤，恶食冷物，口不渴，饮食减少等。治当温中散寒，降逆止呃，方选丁香散。

（二）热哕

热哕，乃热邪犯胃或胃有积热而引起的呃逆。《素问・至真要大论》云："少阴之复，燠热内作……外为浮肿、哕噫。""阳明之复……腹胀而泄，呕苦、咳、哕、烦心，病在鬲中。"多因热邪犯胃或因嗜食辛辣醇酒，或过用温补以致胃中积热，胃火上冲而致哕，也与心火内郁、肝内郁热，以致影响气机升降，气逆冲上相关联。临证多见呃声洪亮有力，冲逆而出，喉间作响，不能自制，兼见口臭烦渴，多喜冷饮，小便短赤，大便秘结。治当清火降逆，和胃止呃，方选竹叶石膏汤加柿蒂、竹茹。

（三）虚哕

虚哕，乃久病重病或误用吐下之剂，致使胃气衰败而引起的呃逆。《素问・宝命全形论》云："病深者，其声哕。"《素问・三部九候论》云："若有七诊之病，其脉候亦败者死矣，必发哕噫。"虚哕的发生常出现在病情深重危急之际，多因患病日久、重病或因病误用吐下之剂，中气虚耗，脏腑精微亏损，胃阴涸竭，脾肾大败，以致胃失濡润、肾失固摄所致。临床上如脾胃气虚可见呃声低微无力，时作时止，兼见面色无华，神疲倦怠，食少纳呆，或手足不温，口淡不渴等；如胃阴不足则见呃声急促，不相连续，兼见口干舌燥，烦躁不安；如肾气亏虚，摄纳无权可见呃声微弱，时断时续，兼见腰膝酸软，二便不禁，四肢不温等，提示病情危重。治疗当温补脾肾，和胃降逆，方选丁香散合吴茱萸汤、附子理中汤，或益气养阴，和胃止呃，方选橘皮竹茹汤合益胃汤为主。

另外，《灵枢・杂病》还提出了三种外治方法，可参阅该篇。

对于哕病预后转归的认识，《黄帝内经》认为需要通过临床观察和分析病因病机进行判断。如属于偶发、新发的普通寒热之哕，大多情况下仅是外邪侵犯、饮食不节等原因引起的脾胃升降失司，胃气上逆动膈冲胸所致，采用外治三法或针刺疗法，即可有效地控制病情发展，并促使其尽快痊愈。而在病情危重，或大病久病，或因病误用吐下之剂而出现的虚哕，临床上多表现为呃声低弱无力，或急促断续，如热病汗不出大颧发赤之哕，以及七诊之病的哕等，则预示机体胃气衰败，五脏真气耗竭，病情深重，预后较差。

三、胃虚宗脉失养耳聋治案

本篇提出胃虚宗脉失养，阳气不升，可以导致耳鸣、耳聋之疾。干祖望宗此思路，重用升提药，常常升麻、葛根、柴胡、蔓荆子四药合用，使其升举清阳，冲击空窍，以治疗耳鸣、耳聋，每获良效。特举医案如下。

唐某，男，63岁，教授。1999年12月19日初诊。自述4月右耳突感失听，当时医院诊断为“突发性耳聋”，住院治疗20余日，经静脉滴注低分子右旋糖酐、ATP，高压氧等，听力有所提高，电测听提示纯音听力提高约20分贝。后因出国而中辍治疗，加之疲劳，致已升之听力再度下降，几经治疗，听力仍无明显改善。刻下伴耳鸣、呈持续性，音量较大。检查：双耳鼓膜（–），舌淡苔少，脉平。

突发性耳聋8个月余，情如古井无波，纵然石药有灵，亦难以求效，兹拟重用升提药。处方：升麻3g，柴胡3g，葛根6g，蔓荆子6g，菖蒲3g，路路通10g，红花6g，桃仁10g，落得打10g，5剂。

二诊：12月24日。5剂后，右耳稍有不适，嘱其续服原方。

三诊：12月30日。药进8剂后，右耳鸣响更甚，听力反而下降，头部作胀，舌淡苔薄，质偏胖偏嫩，脉细。

古井投石，总算已起波澜，今可借机，取益气健脾法，处方：升麻3g，葛根6g，黄芪10g，党参10g，紫河车10g，淮山药10g，熟地10g，当归10g，肉苁蓉10g。

四诊：1991年1月13日，耳鸣已失，听力明显提高，一向失听的手表声，刻下已能倾聆而得，舌淡苔薄，脉平。

习惯用药，非六味地黄丸莫属，但要知耳为宗气所聚之处，徒求益肾终不及培土之直接，看来效果已现，务宜坚持。原方加蒲黄炒阿胶珠10g。

按 此方中黄芪、党参、升麻、葛根益气健脾，升举清阳，且葛根有扩张血管的作用；熟地、当归虽为补血之药，但要知气为血帅、血为气母，血液充足则所补之气亦有所依附。肉苁蓉一味，看似温肾阳之药，而实际上，肾阳亦即元阳，《景岳全书》云“五脏之阳气非此不能发”，元阳一振，则脾阳亦随之而振，脾阳振奋，则脾的运化水谷精微功能旺盛，耳窍得精微而聪慧。另用蒲黄炒阿胶珠，则更具匠心，因此药乃补肺气之药，《温热经纬》云：“肺经之结穴，在耳中，名曰笼葱。”补肺亦即聪耳，总观全方，仍是以益气健脾为主[①]。

四、上气不足，头为之苦倾治案

王庆其[②]报道自身患病，因终年伏案，又不注意姿势，渐觉颈项酸楚，肩胛板滞，经常眩晕、头痛。经X线摄片示第5、第6颈椎肥大增生。查脑血流图示脑血管紧张度增高，提示脑供血不足。血压偏高。先以推拿治疗而症缓，但往往好景不长，不久又因熬夜而发作，头倾、目眩、恶心，头不能转侧，转侧则天旋地倾。再行推拿仅半天舒服，继复如故。据云此乃器质性病变，恐别无良策。无奈改服中药，自拟平肝祛风、活血通络法，症稍缓，动辄复作，可叹“医之所病病方少”，愧自称医也。

后思及《灵枢·口问》有“上气不足，脑为之不满，耳为之苦鸣，头为之苦倾，目为之眩”

①钱丽. 干祖望教授重用升提药治疗耳聋经验[J]. 南京中医药大学学报，1995，11（5）：23-24.

②王庆其. 黄帝内经临证发微[M]. 北京：人民卫生出版社，2019：451-452.

的记载。头为诸阳之会，又为髓之海，上气不足，则清阳不升，脑髓不充，清窍空虚，故见耳鸣、目眩、头倾之症。余虽无上气不足之明证，但平素不耐劳顿，伏案1小时以上，即觉头重颈垂不能支撑，遇劳即发，此非不足乎？遂拟补气升阳，以《东垣试效方》益气聪明汤加减：党参、黄芪、蔓荆子、葛根、升麻、柴胡、川黄柏、甘草、丹参、川芎。2剂后觉头胀不舒，疑升阳后血压升高，坚持以静待变，继服5剂，眩晕明显减轻，头痛除，颈部舒展。守法服用10余剂，测血压正常，诸证均消失。自后注意伏案姿势，未再大作。

五、中气不足，溲便为之变治案

本篇提出中焦之气不足，脾气虚怯下陷，则引起二便失调，并出现肠鸣等症。临床不少疾病都可因于中气不足，而出现大小便异常的变化。治疗总宜补脾益气，常选药物如人参、黄芪、白术等。如泄泻因于中气不足者，治宜健脾益气，除湿止泻，方如参苓白术散。便秘因于中气不足者，治宜益气健脾，润肠通便，方用黄芪汤加味（黄芪、麻仁、白蜜、陈皮、党参、白术、炙甘草）。癃闭因于中气不足者，治宜补脾益气，升清降浊，方如补中益气汤加肉桂、车前仁。特选录李斯炽医案①如下。

何某，女，50岁。1978年7月15日初诊。

患者小便黄少，有时小便不通，胃部及腹部两侧胀满，自觉有水停滞于内，饮食很差，常嗳气，多矢气，喉中时觉有痰，头部昏重，手足发烧，晚上口干，出气觉热，有时心慌心跳，曾服香燥清利汤药均未奏效，反觉胀满愈甚，小便更加不通，诊得脉象微弱，舌质淡。

辨证：气血不足，脾肾阳虚。

治法：补气益血，扶脾强肾，佐以润肺。

处方：泡参9g，炒白术9g，茯苓9g，黄芪12g，当归9g，川芎6g，白芍9g，菟丝子12g，补骨脂9g，肉桂3g，砂仁6g，广木香6g，麦冬9g，甘草3g，益智仁9g。

服6剂后，诸症大减，小溲已得通利，腹亦不胀，后续服至30余剂，自觉康复。随访2年多，情况良好。

按 癃闭多因膀胱气化不利所致，而本案以小便黄少，时有小便不通为主症，系气血亏虚，脾肾阳虚所致。中气不足，则小溲为之变，故治疗用补中益气汤加减，益气血、温脾胃而获效。

①李克淦．李斯炽医案二则[J]．新医药学杂志，1978，（7）：22.

师传第二十九

【导读】

本篇主要讨论了如何通过问诊掌握病情和生活上的顺逆情况，以达到与治疗相适应的目的，提出了诊治疾病贵乎顺的道理，以及治国、治家、治病相通的思想；其次，介绍了通过观察外部形体以测知脏腑虚实常变的方法，指出身形、肢节、䐃肉、五官等，都可以反映脏腑疾病，从外部形态可测候内脏的生理和病变。由于所述内容乃“先师有所心藏，弗著于方”的宝贵经验，故篇名为“师传”。《黄帝内经灵枢集注》吴懋先曰：“师传者，先知觉后知，先觉觉后觉，即夫子所谓明德新民之意。”

【原文】

黄帝曰：余闻先师，有所心藏，弗著于方〔1〕。余愿闻而藏之，则而行之〔2〕，上以治民，下以治身，使百姓无病，上下和亲，德泽下流〔3〕，子孙无忧，传于后世，无有终时，可得闻乎？岐伯曰：远乎哉问也。夫治民与自治，治彼与治此，治小与治大，治国与治家，未有逆而能治之〔4〕也，夫惟顺而已〔5〕矣。顺者，非独阴阳脉气〔6〕之逆顺也，百姓人民皆欲顺其志〔7〕也。

黄帝曰：顺之奈何？岐伯曰：入国问俗，入家问讳〔8〕，上堂问礼，临病人问所便〔9〕。黄帝曰：便病人奈何？岐伯曰：夫中热消瘅〔10〕则便寒，寒中之属则便热。胃中热则消谷，令人县心〔11〕善饥，脐以上皮热；肠中热则出黄如糜〔12〕，脐以下皮热〔13〕。胃中寒则腹胀；肠中寒则肠鸣飧泄〔14〕。胃中寒、肠中热则胀而且泄；胃中热、肠中寒则疾饥〔15〕，小腹痛胀。

黄帝曰：胃欲寒饮，肠欲热饮，两者相逆，便之奈何？且夫王公大人血食〔16〕之君，骄恣从〔17〕欲，轻人，而无能禁之，禁之则逆其志，顺之则加其病，便之奈何？治之何先？岐伯曰：人之情，莫不恶死而乐生，告之以其败，语之以其善，导之以其所便，开之以其所苦，虽有无道之人，恶〔18〕有不听者乎？

黄帝曰：治之奈何？岐伯曰：春夏先治其标，后治其本；秋冬先治其本，后治其标〔19〕。

黄帝曰：便其相逆者[20]奈何？岐伯曰：便此者，食饮衣服，亦欲适寒温，寒无凄怆[21]，暑无出汗。食饮者，热无灼灼[22]，寒无沧沧[23]。寒温中适，故气将持[24]，乃不致邪僻[25]也。

黄帝曰：《本脏》[26]以身形支节䐃肉[27]，候五脏六腑之小大焉。今夫王公大人、临朝即位之君而问焉，谁可扪循[28]之而后答乎？岐伯曰：身形支节者，脏腑之盖[29]也，非面部之阅也。

黄帝曰：五脏之气，阅于面者，余已知之矣，以肢节知而阅之奈何？岐伯曰：五脏六腑者，肺为之盖[30]，巨肩陷咽[31]，候见其外。黄帝曰：善。岐伯曰：五脏六腑，心为之主，缺盆[32]为之道，𩩲骨[33]有余，以候髑骬[34]。黄帝曰：善。岐伯曰：肝者主为将，使之候外，欲知坚固，视目小大。黄帝曰：善。岐伯曰：脾者主为卫[35]，使之迎粮[36]，视唇舌好恶，以知吉凶。黄帝曰：善。岐伯曰：肾者主为外[37]，使之远听，视耳好恶，以知其性。

黄帝曰：善。愿闻六腑之候。岐伯曰：六腑者，胃为之海，广骸[38]大颈[39]张胸，五谷乃容；鼻隧[40]以长，以候大肠；唇厚人中长，以候小肠；目下果大[41]，其胆乃横[42]；鼻孔在外[43]，膀胱漏泄；鼻柱中央起[44]，三焦乃约[45]。此所以候六腑者也。上下三等[46]，脏安且良矣。

【校注】

〔1〕方：古代写刻文字的木板。

〔2〕则而行之：谓作为准则加以奉行。则，准则、法则。

〔3〕德泽下流：谓使有利于人民的东西永远流传下去。德泽，恩泽、恩惠。

〔4〕之：《太素》卷二、《甲乙经》卷六并作“者”。

〔5〕夫惟顺而已：杨上善：“人之与己、彼此、大小、国家八者，守之取全，循之取美，须顺道德阴阳物理。故顺之者吉，逆之者凶，斯乃天之道。”

〔6〕气：此前原有“论”字，文义不顺，据《太素》杨注删。

〔7〕志：意愿。

〔8〕讳：避忌。

〔9〕便：宜也，即病人的喜好。张介宾：“便者，相宜也。有居处之宜否，有动静之宜否，有阴阳之宜否，有寒热之宜否，有情性之宜否，有气味之宜否，临病人而失其宜，施治必相左矣。”

〔10〕中热消瘅：杨上善：“肠胃中热，多消饮食，即消瘅病也。瘅，热也。”

〔11〕县心：谓饥饿时胃脘空虚的感觉。县，同“悬”。

〔12〕出黄如糜：指排出的粪便色黄如米粥。糜，小米粥。

〔13〕热：原作“寒”，《医学纲目·治寒热法》改为“热”。注云：“肠居脐下，故肠热则脐以下热。”此说似是，故据改。

〔14〕飧泄：指泄泻清稀，并有未消化的食物。

〔15〕疾饥：谓迅速有饥饿感。疾，速也。

〔16〕血食：以肉类为主食。

〔17〕从：通“纵”，放纵。

〔18〕恶（wū 乌）：疑句代词，哪里、怎么之意。

〔19〕春夏先治其标……后治其标：张介宾："此言治有一定之法，有难以顺其私欲而可为假借者，故特举标本之治以言其概耳。如春夏之气达于外，则病亦在外，外者内之标，故先治其标，后治其本。秋冬之气敛于内，则病亦在内，内者外之本，故先治其本，后治其标。一曰：春夏发生，宜先养气以治标。秋冬收藏，宜先固精以治本。亦通。"

〔20〕便其相逆者：指病情寒热错杂，或病人所欲与疾病相反的情况。杨上善："谓适于口则害于身，违其心而利于体者。"

〔21〕凄怆：寒冷貌。

〔22〕灼灼：炙热貌。

〔23〕沧沧：寒冷貌。杨上善："沧沧，寒也。"

〔24〕气将持：谓正气乃能守持于内。将，犹"乃"。持，守持。

〔25〕邪僻：不正的意思。此指病邪侵害。

〔26〕本脏：指《灵枢·本脏》篇。

〔27〕支节䐃肉：指肢体关节及肌肉隆起处。支，通"肢"。

〔28〕扪循：即扪按循摸。张介宾："扪，摸也。循，摩也。"

〔29〕脏腑之盖：谓身形肢节覆盖于五脏六腑之外，与脏腑联系密切。

〔30〕肺为之盖：喻肺居高位，犹如覆盖于五脏六腑之上的盖子。

〔31〕巨肩陷咽：《灵枢·本脏》："巨肩反膺陷喉者肺高。"张介宾注："肩高胸突，其喉必缩，是为陷喉。"

〔32〕缺盆：指胸骨上窝处。

〔33〕䯏（guā 刮）骨：即肩端骨，指胸骨上方锁骨内侧端部分。

〔34〕𩩲骬（hé yú 合于）：指胸骨剑突，亦称蔽心骨。

〔35〕脾者主为卫：张介宾："脾主运化水谷以长肌肉，五脏六腑皆赖其养，故脾主为卫，卫者，脏腑之护卫也。"

〔36〕迎粮：接受并运化饮食物。

〔37〕肾者主为外：张志聪："肾开窍于耳，故主为外，言其听之远也。"

〔38〕骸（hái 孩）：疑为"胲"之讹。胲，面颊肌肉。《千金方》卷十六第一"骸"作"胲"。又，张介宾："骸，骸骨也。广骸者，言骨骸之大。"

〔39〕大颈：指颈项粗壮。

〔40〕鼻隧：指鼻道。

〔41〕目下果大：下眼胞宽大。张介宾："果，裹同，目下囊裹也。"

〔42〕胆乃横：胆气刚强而恣横。张介宾："横，刚强也。"

〔43〕鼻孔在外：指鼻孔掀露于外。张介宾："在外，掀露也。"

〔44〕鼻柱中央起：谓鼻梁隆起而不平塌。起，隆起。

〔45〕约：好，正常。《广雅·释诂一》："约，好也。"

〔46〕上下三等：指面部或身体三停相称。面部三停为：前发际至印堂，印堂至鼻尖，鼻尖自下巴。全身三停为：头至颈，颈至腰，腰至足。

【释义】

原文首先指出，学习医学的目的，一是在于救死扶伤，保障民众的身体健康；二是使中医药知识发扬光大，永传后世，造福子孙，“无有终时”。继则主要讨论了有关通过问诊掌握病情和生活上的顺逆情况，以确定相应的治疗相方法，以及通过观察外部形体以测知脏腑虚实常变的方法。

一、诊治之道贵乎“顺”

“顺”，即顺势，指顺应自然之势及其规律，是中医治疗疾病和养生防病的重要思维方法之一。本篇将顺势作为治国、治家、治身、治病的重要方法来看待，指出：“夫治民与自治，治彼与治此，治小与治大，治国与治家，未有逆而能治之也，夫惟顺而已矣。”受《黄帝内经》的影响，张介宾将“为治之道顺而已矣”，列在《类经·论治类》之第二位，居于“治病必求于本”之后，并强调：“顺之为用，最是医家肯綮。言不顺则道不行，志不行则功不成，其有必不可顺者，亦未有不因顺以相成也。呜呼！能卷舒于顺不顺之间者，非通变之士，有未足以与道也。”《灵枢·顺气一日分为四时》也明确指出：“顺天之时，而病可与期，顺者为工，逆者为粗。”均充分肯定了顺势思维在中医学中的重要性。

就本篇而言，“顺”之内容主要可分为两个方面：一是顺其病情。即全面了解患者病变性质之寒热虚实，病位之表里上下，据证以立法用药，因势利导以祛邪外出，而达愈疾之目的。二是顺其情志。情志的变化影响着人体正气的虚实及运行，从而影响疾病的进退预后，故临证时医生务必了解病人的意愿，顺其志而调治之，所谓“顺者，非独阴阳脉气之逆顺也，百姓人民皆欲顺其志也。”

二、“问所便”以达“顺”

治病以“顺”为贵，然要做到“顺”，则须明察病情，通过问诊以了解病人的病况、发病缘由及其意愿等，无疑是其重要的前提条件。

（一）了解患者的生活习俗

生活习俗的不同，可造成个体体质的差异，导致所患病症有所区别，从而直接影响着临床治疗。如《素问·异法方宜论》即指出：东、西、北、南、中不同地域之人，由于生活习俗不同，其病有“痈疡”“生于内”“脏寒生满病”“挛痹”及“痿厥寒热”之差异，治疗有用“砭石”“毒药”“灸焫”“微针”“导引按跻”之区别，所以原文指出“入国问俗”，以了解患者的饮食起居习惯。避讳、礼节，为人们约定俗成之法，了解此可避免造成不必要的不愉快，以免影响患者的情绪及治疗效果。诚如张介宾所言：“讳者，忌也。人情有好恶之偏，词色有嫌疑之避，犯之者取憎，取憎则不相合，故入家当问讳。礼者，仪文也。交接有体，进止有度，失之者取轻，取轻则道不重，故上堂当问礼。”

（二）临病人问所便

所谓“便”，主要是指病人的喜好和对病人相宜之事。内脏病变表现于外，除特有的症状外，尚表现在饮食起居方面喜恶的变化，不同病人有不同的喜恶和相宜，故通过询问病者的症状及喜恶，可以了解其病变的性质及病位等，这对临床辨证很有意义。如喜寒多为热病，喜热多为寒病，消谷悬心善饥为胃热，“出黄如糜”则为肠热，腹胀为胃寒，肠鸣飧泄为肠寒，“胀而且泄”为胃寒肠热，善饥、小腹痛胀则为胃热肠寒。病人的这些饮食起居之喜热喜冷，五味之偏嗜喜食，腹痛之拒按喜按等，只有通过问诊方能了解。当然，临症所遇到的情况更复杂一些，如文中所举出的“胃欲寒饮，肠欲热饮，两者相逆”等情况。另外，人是生活在复杂社会环境中的，因此病人的所便，还包括疾病的外部条件和社会因素，特别是情志方面的喜恶，只有详细了解这些内容，才能掌握病情，正如喻嘉言《医门法律》所说：“凡治病，不问病人所便，不得其情，草草诊过，用药无据，多所伤残，医之过也。”可见问所便是问诊的关键之一，也是取“顺”之道。

三、治疗、调理顺势施法

了解病情，做出诊断，是“顺”的先决条件，进一步则应选用相应方法加以治疗和护理。

（一）言语开导

一般情况下，病人的要求、喜恶常与病情一致，但有时会出现二者相逆的情况，所谓“王公大人血食之君，骄恣从欲，轻人，而无能禁之，禁之则逆其志，顺之则加其病”，对于这种具有不良行为的治疗对象，在禁之不行，从之亦不可的情况下，最可取的办法就是根据“人之情，莫不恶死而乐生”的本能，采用言语开导的治疗方法。

人类的词汇和语言，是对大脑皮层发生影响，并通过大脑皮层而作用于躯体的强有力的刺激信息，是心理治疗最为有力的工具。人的行为受信念、兴趣、态度等认知因素所支配，所以要改变病人的不良行为，就必须先引导改变病人的认知。“告之以其败”，即指出不良行为的危害，引起病人对行为与疾病关系的重视；“语之以其善”，即指出只要克服不良行为，调节情志，注意节欲，及时治疗，措施得当，就可以恢复健康，以增强病人战胜疾病的信心，发挥其主观能动性；“导之以其所便”，即告诉病人应如何调养，如何节欲，帮助制定治疗、康复的具体措施；“开之以其所苦”，即让病人表达与释放内心的苦闷与压抑，排解其消极情绪，缓解其心理压力，使其从致病“情结”中解脱出来。以上帮助病人纠正不良行为和改变认知的四个方面环环相扣，构成一个全面完整的认知过程，与现代西方心理学的认知疗法不谋而合。

言语开导是通过医患“共语”“共情”达到治疗目的的重要手段，因此，开导中医生首先要善于倾听患者倾诉，富于同情心，耐心细致询问病因病情，鼓励、引导病人吐露真情；其次，要切合实际，因人而异，因势利导。语言表达要讲究技巧，用语要恰当、中听，扣人心弦，动之以情，晓之以理，喻之以例，明之以法，只有这样，才能通过语言开导，起到改善病人精神状态，达到治疗之目的。

（二）标本先后

人与自然界相应，春夏之时，自然界阳气升发于外，人病亦在外；秋冬之时，阳气敛藏于内，病亦在内。内与外相对而言，内为本而外为标，治疗疾病亦应顺应自然界季节气候之变化，因时治宜，故原文说："春夏先治其标，后治其本，秋冬先治其本，后治其标。"说明了"顺"的原则在人与自然关系方面的运用。张介宾认为："此言治有一定之法，有难以顺其私欲而可为假借者，故特举标本之治以言其概耳。"

（三）食饮起居调理

食饮起居的调理是治疗疾病的重要方面之一，其原则亦不外乎"顺"，并应掌握一定的度，使其"寒温中适"，衣着"寒无凄怆，暑无出汗"，食饮"热无灼灼，寒无沧沧"。如此才能保持元气不衰，也就不至于再被病邪侵害。

四、身形肢节诊候脏腑

身形肢节诊候脏腑是中医诊断学的重要内容之一，《黄帝内经》除本篇外，还有多篇也论述这方面的内容，以《本脏》的论述最为详细，认为以身形、肢节、䐃肉等都可以诊候五脏六腑，尽管各篇论说有稍异之处，但都贯穿着这一精神。本篇应与《灵枢·本脏》相互参阅。

（一）身形肢节诊候脏腑的原理

原文指出："身形肢节者，脏腑之盖也。"身形肢节通过经络与脏腑相联系，脏居于内，形见于外，凡外部形体的表现、强弱、孔窍的开合及病变都是脏腑的表征，故"视其外应，以知其内脏，则知所病矣"（《灵枢·本脏》）。

（二）身形肢节诊候五脏

肺在胸腔上部，为五脏六腑的华盖，故根据肩的大小和咽喉的凹陷情况，可以候知肺的虚实。心在胸腔中部而主血脉，为五脏六腑的主宰，缺盆是其阴阳气血升降流通的道路，故根据𩨗骨和蔽心骨的大小，可测知心脏的情况。肝为将军之官，开窍于目，通过目之形态变化可以测知肝的功能状态。脾为仓廪之官，开窍于口，其华在唇，主运化水谷精微，以营养全身肌肉，故是脏腑的外卫，根据食欲、唇舌色泽等，可测知脾的功能状态。肾藏精，开窍于耳，耳能听外界的声音，故云肾主为外，可从耳的听力强弱测知肾脏的盛衰。

（三）身形肢节诊候六腑

胃为水谷之海，凡骨骼广阔，颈项粗大，胸部扩张的，说明胃腑的容量大。鼻道深长的，说明大肠较长。口唇厚而人中沟长的，说明小肠必长。下眼胞宽大的，可知其胆气刚强。鼻孔在外呼吸通畅的，可知其膀胱排泄正常。鼻柱中央高起的，可知其三焦固密。人体和面部上中下三停匀称，说明脏腑功能协调。

上述身形肢节候脏腑，仅是古人的临床体验或主观臆测，现在看来，有些地方比较片面或不符合实际，故只能作为望诊的参考，不可过于拘泥经文。

【知识链接】

一、顺势思维的思想渊源

在中国古代哲学范围内，顺势思维涉及到“因”“时”“势”三个基本概念及其相关思想的发生、演变等问题。

（一）“因”概念及其思想

中国传统文化以“究天人之际，通古今之变”为己任，所以，“天人合一”的整体观就成了中国古代哲学的突出特征。从“天人合一”的整体观出发，自然会形成因循天道的思维方式。春秋末范蠡第一次明确提出“因”的概念，他说：“因阴阳之恒，顺天地之常，柔而不屈，强而不刚。”又云：“天因人，圣人因天。”（《国语·越语下》）强调圣人决策、行事必须遵循自然规律。老子是系统地建立了天人整体之学的第一人，他在道论的基础上提出天道和人道两大法则，认为人道应当效法天道，“人法地，地法天，天法道，道法自然”（《老子》二十五章），而天道是“万物作焉而不辞，生而不有，为而不恃，功成而弗居”（《老子》二章），即无为而因任自然。因此，人道应同天道一样，顺乎万物之自然，遵从事物发展的必然趋势，“辅万物之自然而不敢为”（《老子》六十四章），即因势利导，因性任物，因民随俗，给外物创造良好的条件，使其自然化育，自然发展，自然完成。道家之后继者进一步发挥、完善了老子的思想，庄子提出“常因自然而不益生也”（《庄子·德充符》），强调道不离物，道贯穿于万物流动变化之中，故“道者万物之所由也，庶物失之者死，得之者生；为事，逆之则败，顺之则成。故道之所在，圣人尊之”（《庄子·渔父》）。成书于战国时代的《黄帝四经》，把“道”看作是客观存在的天地万物的总规律，其根本性质是“虚同为一，恒一而止”，“人皆用之，莫见其刑（形）”（《道原》），“道之行也，繇（由）不得已”（《十大经·本伐》），认为“道”作为规律，是看不见的，寓于虚而普遍起作用，守恒而稳定，是事物之间的客观必然性。由此，《黄帝四经》提出了“执道”“循理”的思想，即要认识和掌握客观事物的普遍规律，具体地“审知顺逆”，“顺逆各自命也，则存亡兴坏可知”（《经法·论》），“天因而成之，弗因则不成，（弗）养则不生”，“静作之时，因而勒之”（《十大经·观》）。这里，“因”即指以客观主义的态度对待事物的发展趋势，在承认、尊重或顺应客观规律的基础上，也要发挥人的主观能动性，所谓“天地刑（形）之，圣人因而成之”（《十大经·兵容》）。

《淮南子》被誉为“道家思潮的理论结晶”[①]，在继承老子“无为”思想的同时，又对之做出了修正、补充和改造，把“无为”理解为尊重客观规律与发挥主观能动性的统一，《原道训》指出：“所谓无为者，不先物为也；所谓无不为者，因物之所为也；所谓无治者，不易自

①任继愈. 中国哲学发展史（秦汉）[M]. 北京：人民出版社，1985：245.

然也；所谓无不治者，因物之相然也。”就是说，“无为”“无治”是指不违背事物本性而为、而治，能因循事物的本然之性而为、而治，也就达到了“无不为”“无不治”。《淮南子》并分“无为”为“塞而无为”和“通而无为”两种。所谓“塞而无为”，是指放任自然的无所做为，即“寂然无声，漠然不动，引之不来，推之不往”(《修务训》)；所谓“通而无为”，是指充分利用客观发展趋势的有所做为，即“若水之用舟，沙之用鸠，泥之用輴，山之用蔂，夏渎而冬陂，因高为田，因下为池”(《修务训》)，这种“通而无为”是充分利用客观条件加以因势利导，体现着尊重客观规律与发挥人的主观能动性的统一。为把握“通而无为”，《淮南子》进一步发挥了范蠡首倡的“因”的哲学范畴，提出“因资”和“因时”之说。“因资”，即遵循客观规律，借助于客观条件办事，《修务训》说：“若所谓无为者，私志不得入公道，嗜欲不得枉正术。循理而举事，因资而立功，惟自然之势，而曲故不得容也。”它认为“禹决渎也，因水以为师；神农之播谷也，因苗以为教”(《原道训》)，汤武“讨暴乱，制夏周，因民之俗”(《齐俗训》)，他们都是利用了各种客观条件与自然之势，才使事业获得成功。“因时”，即善于捕捉解决问题的机遇，《说山训》云：“春贷秋赋，民有喜；春赋秋贷，众皆怨。得失同，喜怨别，为其时异也。”《诠言训》说：“汤武平暴乱，因时也。”强调在不同的时候应采取不同的方法．方可达到理想的结果。正由于“因”之范畴在道家可谓以一贯之，故司马谈在总结道家思想时也强调了“因”，指出：“道家，无为，又曰无不为……其术以虚无为本，以因循为用。”“有法无法，因时为业；有度无度，因物兴舍。故曰圣人不朽，时变是守。虚者，道之常也。因者，君之纲也。”(《史记·太史公自序》)

《易经》是中国古代哲学的源头之一，其中蕴含着天地人一体的整体观，《说卦》言：“昔者圣人之作易也，将以顺性命之理，是以立天之道曰阴与阳，立地之道曰柔与刚，立人之道曰仁与义，兼三才而两之，故易六画而成卦。”依此说法，即以一卦象征宇宙整体，以卦中六爻分别象征天、地、人，认为天、地、人各有其遵循的法则，但又受同一共同法则即“性命之理”的支配。《易传》对此进行了发挥，认为人居无地之中，应自觉地效法天地，择善而行。《文言》说：“夫大人者，与天地合其德，与日月合其明，与四时合其序，与鬼神合其吉凶。先天而天弗违，后天而奉天时。”《泰·象》说：“天地交，泰。后以财（裁）成天地之道，辅相天地之宜，以左右民。”即强调在遵循自然规律的基础上，对自然物的变化加以辅助、节制或调整，使其更加符合人类的需要。在《易传》看来，“顺”可谓人们必须遵守的法则，《豫·象》说：“豫，顺以动，故天地如之，而况‘建候，行师’乎？天地以顺动，故日月不过，而四时不忒；圣人以顺动，则刑罚清而民服。”刘长林[①]对《易传》中作为法则的“顺”有深入研究，他认为“顺”所指有三，即顺时、顺天地之道和顺性命之理，这三者之间又密切相关，人和万物为天地所生，其命性理为天所赋，来自于天道，故顺性命之理的本质与顺天地之道相同；同时，命性理的展现，即为人和万物生长壮已的生命行进时间过程。由于《易传》和中国古代哲学所研究的道，主要是生生之易道；所研究的理，主要是性命之生理，即属于生命整体的法则。而这类法则的一个重要特点，就是运动规律和运动过程常常融渗合一，所以，《易传》之“顺”，当包括顺从大化流行的规律和顺从大化流行的过程两个方面。

①刘长林.《易传》群生求久思想[J]. 国际易学研究[M]. 第四辑. 北京：华夏出版社，1998：139-157.

（二）"时"概念及其思想

"时"的本义指自然的时间节律变化，宇宙中的万事万物，都在时间的节律中遵循一定的时序变化着，于是自然的节律时序成为世界变化的秩序象征。一切事物都在此时序节律的秩序框架中流转，致使此时序节律被视为是决定事物发展变化的外在性法则因素，由此产生与"时"相关的"命运"或"定数"一类概念，事业的成败完全由它们决定。

"时"在古代首先与历法天时相关，《书·尧典》载尧命羲和"历象日月星辰，敬授民时"，《周易·革·大象》曰"君子以制历明时"。由历法天时发展出生产农时与政令颁行之"时"，其义在法天象时而动。这样，"时"本为指导人事而发明出来，其本质在于为在此时间计量体系中标示出宜于人事成功的那个"点"或"度"。因此，"时"与人的活动存在密切关联，也因此使之被最大限度地社会人文化，导致时机、时运、时世、时会等概念的产生。

中国古代哲学以人、社会为主要研究对象，崇尚以整体和谐为特色的辩证方法，以生命的观点看待天地万物。而生命的演进具有时间性和方向性的特点，所谓"神转不回，回则不转，乃失其机"（《素问·玉机真脏论》），由此也决定了中国古代重视时间的思维偏向，形成了以时间为统摄的时空观。"时"与"道"又相互渗透，相互包含。众所周知，"道"的基本涵义为道路，又作为表示规律、法则的概念，古人把规律与道路联系起来，意谓规律有如必须循蹈的道路，其作用的发挥是一个由此至彼的时间过程。《素问·天元纪大论》说："至数之机，迫迮以微，其来可见，其往可追。""至数之机"即指道或规律发挥的玄妙作用；"其来可见，其往可追"，则在肯定世界可以认识的同时，表明道或规律要通过一个有来有去的时间序列显示出来。由此可见，规律就意味着一定的时间序列；而时序又寓蕴着人们必须循蹈的法则。正由于如此，中国古代各家哲学都十分重视时间要素，强调要审时、趋时。如《孟子·万章下》谓："孔子，圣之时者也。"因为孔子"可以仕则仕，可以止则止，可以久则久，可以速则速"（《孟子·公孙丑上》），意谓因时而行，故为圣人。顺时是《易传》中顺之最重要者，《丰·彖》说："日中则昃，月盈则食，天地盈虚，与时消息，而况于人乎！况于鬼神乎！"天地的变化也要顺从时序，至于各类人事动迁，阴阳屈伸更是如此，故"君子进德修业，欲及时也"（《乾·文言》），"君子藏器于身，待时而动，何不利之有？"（《系辞下》），《随·彖》说："大亨，贞，'无咎'，而天下随时，随时之义大矣哉！"王弼注言："为随而令大通利贞，得于时；得时则天下随之矣。随之所施，唯在于时也。时异而不随，否之道也。故随时之义大矣哉！"即顺其时则众人和万物相随，故能大通利正而久。道家也反复强调要正确把握事物发展的契机，以处理各种顺逆矛盾，《黄帝四经》并明确提出了"审时"的思想，《十大经·姓争》说："静作得时，天地与之；静作失时，天地夺之。"认为"时若可行，亟应勿言。（时）若未可，涂其门，勿见其端"（《称》），"当天时，与之皆断，当断不断，反受其乱"（《十大经·观》）。《管子·宙合》亦云："必周于德，审于时，时德之遇，事之会也。""时而动，不时而静。"阴阳家则提出务时寄政说，强调政治活动、农事耕作及日常生活都要遵循春生、夏长、秋收、冬藏的时间规律。由此可见，突出"时"的要素，是中国古代哲学的共有特征。

（三）"势"概念及其思想

所谓"势"，是指事物的外部因素和环境与事物自身因素共同造成的事物发展的一种趋势。

在先秦诸子思想之中，“势”多出现在法家、兵家的思想之中，所以当时的“势”作为政治和军事术语为多。《老子》五十一章说：万物产生过程是“道生之，德畜之，物形之，势成之。”王弼注云：“物生而后畜，畜而后形，形而后成……何使而成？势也。唯因也，故能无物而不形；唯势也，故能无物而不成。”道是万物最终的决定力量，但道要体现为道、德、物、势四种形式，分别完成生、畜、形、成四个过程，“势”是万物“成”的最后条件。《吕氏春秋》专有“慎势”一章，其中讲：“失之乎势，求之乎国，危。”“王也者，势也；王也者，势无敌也。势有敌则王者废也。”对“势”讲得较详细的是《孙子兵法》，其中专有“势篇”说：“激水之疾，至于漂石者，势也。”“木石之性，安则静，危则动，方则止，圆则行。故善战人之势，如转圆石于千仞之山者，势也。”由此，孙子认为与事物自身是什么相比，事物所处之“势”是更重要的，所以说：“故善战者求之于势，不责于人，故能择人而任势。”(《势》篇)。《孙膑兵法·势备》则说：“凡兵之道四：曰阵、曰势、曰变、曰权。”把“势”作为兵道之一。《孟子·公孙丑上》中对“势”也有所论，指出：“虽有智慧，不如乘势。”《荀子·正名》曰：“明君临之以势，道之以道”提出治国当道、势并用。商鞅有“贵势”之论，指出：“凡知道者，势、数也。”他依据“贵势”的原则，提出了“治国舍势而任谈说，则身修而功寡”(《商君书·算地》)的论断，并将理与势对举起来，用以说明“必治之政”。他说：“圣人知必然之理，必为之时势，故为必治之政。”意谓圣人只有掌握必为之势与必胜之理，才能达到“必治之政”。《管子·七法》谓：“明于机数者，用兵之势也。”《管子·霸言》言：“夫善用国者，用其大国之重，以其势小之；用强国之权，以其势弱之；用重国之形，以其势轻之。”《管子·势篇》还分析了天地、人事的形势与战争的关系。清初王夫之提出了“理势合一”的思想，明确指出：“顺必然之势者，理也。”(《宋论》卷七)“凡言势者，皆顺而不逆之谓也。”(《读四书大全说》卷九)“势因乎时，理因乎势。”(《读通鉴论》卷十二)将“时”“势”“理”三者联系在一起，阐述了其间的递进关系。

近年来，中国古代哲学“势”概念也引起了一些学者的关注。许金[①]从中国道论出发，把“势”作为孙子哲学的理论起点和中心范畴进行探讨，认为“势”是“道”的具体显现，是一种不断生成变化的势态和境域。何丽野[②]从中国哲学讲事物的运动变化与西方文化有很大不同。后者有一个“种子”的隐喻，认为一个事物变化发展的所有原因都已经事先蕴含在事物自身之中，它是一个从“潜能”到“现实”的实现过程，这个预成论思想，从亚里士多德的《物理学》到黑格尔的《逻辑学》当中发挥得淋漓尽致。中国哲学不一样，它认为事物发展运动固然有其自身内部的原因，但“势”也起着极重要的作用。《周易》卦象思维的独特之处在于，它是一种表示事物“势”中之“是”的思维方法。卦象主要不是表示事物的分类，更重要的是提供了事物所处之“势”，这个“势”包括事物存在的态势、发展的趋势等。

中国古代儒、道、兵、法诸家对“因”“时”“势”及其关系的认识，奠定了顺势思维的思想基础。吕思勉先生[③]曾说：“古代哲学，最尊崇自然力。既尊崇自然力，则只有随顺，不能抵抗。故道家最贵无为。无为非无所事事之谓，谓因任自然，不参私意云耳。然则道家所谓无为，即儒家‘为高必因丘陵，为下必因川泽’之意……自然力之运行，古人以为本有秩序，不

①许金．“势”域中的孙子兵法[J]．滨州学院学报，2007，23(5)：84-88.

②何丽野．《周易》象思维在现代哲学范式中的解读及意义[J]．社会科学，2006，(12)：172-178.

③吕思勉．先秦学术概论[M]．北京：中国大百科全书出版社，1985：1.

相冲突。人能常守此定律，则天下可以大治。”儒道相异互补，决定了中国传统哲学的基本思路，其顺势思维的方式，则奠定了中医学的思维路向。

疾病的发生与发展，是在内外环境因素的影响下，邪正斗争导致机体阴阳失调，脏腑经络气血等功能紊乱的病理过程。中医治疗疾病，受传统顺势思维的影响，强调要综合考虑诸种因素，顺应病势及阴阳消长、脏腑经络气血运行的规律，把握最佳时机，以最小的成本达到最佳的疗效。基于顺势思维所确立的治法包括顺应正气抗邪之势、顺应人体气机之势、顺应脏腑苦欲喜恶之势、顺应经气运行之势、顺应天时阴阳消长之势、顺应天时五行变化之势、顺应月相盈亏变化之势、顺应地理差异之势、顺应体质情欲之势等诸多方面①。

二、治国与治病

本文认为治民与自治，治彼与治此，治小与治大，治国与治家，虽有大小、彼此之别，但其理亦有相通之处，即“惟顺而已”。古之医家，常采用类比方法，以治国之道推论治病之法，借以开拓思路。《吕氏春秋·审分》早就指出：“夫治身与治国，一理之术也。”人身之病不外先天与后天，先天之病在禀赋虚弱，如同国家积弱贫穷，惟有通过药物治疗，并善于摄生，以增强体魄。后天之病，有外感六淫、内伤七情等不同，外感六淫之病，贵在祛邪，犹如寇敌入侵，须选将帅以驱之；若不知御敌，兀自饮酒食甘，必致敌入国内。诚如徐大椿《医学源流论》说：“治外患者以攻胜，故邪气未尽而轻用补者，使邪气内入而亡。”对于七情内伤之病，则重在调理，不可动辄用攻。比如国之法纪不全，民风不淳，要健全法制，加以道德教育，不宜动则诛伐。故徐氏又言：“治内伤者以养胜，故正气不足而轻用攻者，使正气消亡而尽。”然国治虽正，亦难免有少数不法之徒，必须绳之以法，故刑罚尚不可废。在治病则补中有攻，若是小寇之乱，大动干戈，则必扰民，所以补中之攻又不可太过。战争年代，固然以抗敌为重，然亦不可废止生产，不修内政，则国力必衰，无力御敌，故攻中之补亦不可少。如丁风《医方集宜·王士彦跋》所说：“治民者，散法不得，泥法亦不得也；犹之乎治病者，离方不得，执方亦不得也，要其中有宜焉。”即要先后有序，大小有方，轻重有度，法合病情。对此，尤怡《医学读书记·跋》从明古鉴今的角度论之曰：“夫治病犹治国也。治国者，必审往古理乱之事迹，与正治之得失，而后斟之以时，酌之以势，而后从而因革之；治病者，必知前哲察病之机宜，与治疗之方法，而后合之气体，辨之方士，而从而损益之。”亦颇有其指导价值。

三、顺志从欲法

本篇指出：“百姓人民，皆欲顺其志也。”《素问·移精变气论》也云：“闭户塞牖，导之病者，数问其情，以从其意。”提出了顺志从欲的心理疗法，后世医家也每多发挥。

顺志从欲，是指顺从病人的某些意愿，满足其一定的心身需求，以改善其不良情感状态，纠正心身异常的一类疗法。朱丹溪《格致余论》说：“男女之欲，所关甚大；饮食之欲，于身尤切。”认为衣、食、住、行、性等是人类生存的基本需要。人的情志变化即取决于其需要的

①邢玉瑞. 黄帝内经研究十六讲[M]. 北京：人民卫生出版社，2018：347-355.

满足与否，若客观事物能满足人的需要，则产生肯定的积极的情绪体验；否则，会产生否定的、消极的情绪体验，而否定的情绪体验往往通过对人体神经-内分泌-免疫系统的影响而导致发病。所以，对欲求得不到满足而导致的疾病，也可以从其愿，顺其情，使患者怡然喜悦，心情舒畅，以解除病情。如张介宾说："以情病者，非情不解，其在女子，必得愿遂而后可释。"(《景岳全书・杂证谟》)"若思郁不解致病者，非得情舒愿遂，多难取效"(《景岳全书・妇人规》)。清代赵濂在《医门补要・人忽反常》中说："凡七情之喜惧爱憎，迨乎居室衣服饮食玩好，皆与平昔迥乎相反者，殆非祸兆，即是病机。他人只可迎其意，而婉然劝解，勿可拂其性，而使更剧也。"

如何才能使当事人顺志从欲？明代李渔认为，医无定格，救得命活，即是良医，医得病愈，便是良药。所以一物与一事均可以意为医。其一，本性酷好之物，可以当药。凡人一生，必有偏嗜偏好一物，癖之所在，性命与通，剧病得此，皆称良药。其二，其人急需之物，可以当药。人无贵贱穷通，皆有激切所需之物，如穷人所需者财，富人所需者官，贵人所需者升擢，老人所需者寿，皆卒急欲致之物也，惟其需之甚急，故一投辄喜，喜即病痊。其三，一心钟爱之人，可以当药。人心私爱，必有所钟。如凡有少年子女，情窦已开，未经婚嫁而至疾，疾而不能遽愈者，唯此一物可以药之。其四，一生未见之物，可以当药。欲得未得之物，是人皆有，如文士之于异书，武人之于宝剑等，多方觅得而使之一见，又复艰难其势而后出之，此驾驭病人之术也。其五，平时契慕之人，可以当药。凡人有生平向往，未经谋面者，如其惠然肯来，以此当药，其为效也更捷。其六，平素常乐为之事，可以当药。如李渔一生无他癖，惟好著书，忧借以消，怒借以释，牢骚不平之气借以铲除。其七，生平痛恶之物与切齿之人，忽而去之，亦可当药。人有偏好，即有偏恶。偏好者致之，既可已疾，岂偏恶者辟之使去，逐之使远，独不可当沉疴之《七发》乎？无病之人，目中不能容屑，去一可憎之物，如拔眼内之钉。病中睹此，其为累也更甚（《闲情偶寄・疗病第六》）。

《儒门事亲》卷九记载一典型案例：一男子病泄十余年，豆蔻、阿胶、诃子、龙骨、乌梅、枯矾，皆用之矣，中脘、脐下、三里，岁岁灸之。皮肉皱槁，神昏足肿，泄如泔水，日夜无度。戴人诊其两手脉沉且微，曰：生也。病人忽曰：羊肝生可食乎？戴人应声曰：羊肝止泄，尤宜服。病人悦而食一小盏许，可以浆粥送之。病人饮粥数口，几半升，续又食羊肝生一盏许，次日泄几七分。如此月余而安。此皆忌口太过之罪也。戴人常曰：胃为水谷之海，不可虚怯，虚怯则百邪皆入矣。或思荤茹，虽与病相反，亦令少食，图引浆粥，此权变之道也。若专以淡粥责之，则病人不悦而食减，久则病增损命，世俗误人矣。

运用顺志从欲疗法，须考虑三个条件：①是否合情合理，符合人的正常需要；②是否现实可行；③是否适度适量。也就是说对患者的欲望应加以分析，对于合理的欲望，且客观条件也允许时，应尽力满足其所求或所恶，如创造条件以改变其所处环境，或对其想法表示同情、理解、支持、保证等。对于那些胡思乱想，放纵无稽，痴心妄想的欲念应予以合适的劝说和引导，不可随意迁就放纵。

四、关于"中热"和"寒中"

篇中在举例说明治病之所便时，指出"中热消瘅则便寒，寒中之属则便热"，对其中所言之“中热”和“寒中”，各家认识不一。杨上善注云：“中，胃肠中也。”张介宾则曰：“中热者，中有热也。”然从下文具体提出“胃中热”“肠中热”“胃中寒”“肠中寒”等病证来看，“中热”“寒中”以泛指内热、内寒为妥，是一类病证的概括而非具体病名。内热之证以寒为相宜，寒证则以热为相宜，病人的所便是如此，治疗原则也是如此。因此，在这种情况下，病人之所便往往和临床治疗原则是相一致的。

另外，有关“脾者主为卫”“肾者主为外”的诠释与临床应用，参见《灵枢·五癃津液别》篇。

决气第三十

【导读】

中国古代哲学以气为宇宙万物之本原，认为宇宙万物均为一气所化生。那么，一气如何化生为万物，就成为气本原说必须解决的认识论问题。《吕氏春秋·尽数》试图用“因”的范畴予以说明：“精气之来也，因轻而扬之，因走而行之，因美而良之，因长而养之，因智而明之。”即万物因秉受精气之性能不同而异。本篇则试图解决人体一气而划分为六名的问题，从气在人体所呈现出的性质、功能差异，而分辨为精、气、津、液、血、脉六名，并论述了六气不足各自的病变特点。但六气异名而同源，均以“五谷与胃为大海”。张志聪说：“此论精、气、津、液、血、脉，生于后天而本于先天也。本于先天，总属一气；成于后天，辨为六名，故帝意以为一而伯分为六焉。决，分也。决而和，故篇名决气，谓气之分判为六，而和合为一也。”

【原文】

黄帝曰：余闻人有精、气、津、液、血、脉，余意以为一气耳，今乃辨为六名，余不知其所以然。岐伯曰：两神相搏[1]，合而成形，常先身生，是谓精。何谓气？岐伯曰：上焦开发，宣五谷味[2]，熏肤，充身，泽毛，若雾露之溉，是谓气。何谓津？岐伯曰：腠理发泄，汗出溱溱[3]，是谓津。何谓液？岐伯曰：谷入气满，淖泽[4]注于骨，骨属[5]屈伸，泄泽[6]，补益脑髓，皮肤润泽，是谓液。何谓血？岐伯曰：中焦受气取汁[7]，变化而赤，是谓血。何谓脉？岐伯曰：壅遏[8]营气，令无所避，是谓脉。

黄帝曰：六气者，有余不足，气之多少，脑髓之虚实，血脉之清浊，何以知之？岐伯曰：精脱[9]者，耳聋；气脱者，目不明；津脱者，腠理开，汗大泄；液脱者，骨属屈伸不利，色夭，脑髓消，胫痠，耳数鸣；血脱者，色白，夭然不泽；脉脱者[10]，其脉空虚，此其候也。

黄帝曰：六气者，贵贱何如？岐伯曰：六气者，各有部主[11]也，其贵贱善恶，可为常主[12]，然五谷与胃为大海[13]也。

【校注】

〔1〕两神相搏：谓男女媾和。搏，交、合也。

〔2〕宣五谷味：宣发布散水谷精微。

〔3〕溱溱（zhēn 真）：汗出貌。张介宾："溱溱，滋泽貌。"

〔4〕淖（nào 闹）泽：水谷精微中质稠润泽的部分。淖，烂泥。又，张介宾："淖泽，濡润也。"

〔5〕骨属（zhǔ 主）：骨连接处，即关节。

〔6〕泄泽：渗出而滋润。

〔7〕受气取汁：指中焦胃接受水谷精气，吸收水谷精气中的液汁。

〔8〕壅遏：限制、约束之意。

〔9〕脱：夺失，耗散。

〔10〕脉脱者：原脱，据《甲乙经》卷一补。丹波元简："本经脱'脉脱者'三字，当补。若不然，则六脱之候不备。"

〔11〕各有部主：谓六气各有其分布的部位。

〔12〕常主：谓六气各有固定的所主脏腑。

〔13〕五谷与胃为大海：谓饮食水谷与胃是六气化生之源。

【释义】

本篇原文主要阐述了六气的生理、病理特征以及六气与脏腑之间的关系等问题。

一、六气的生成与功能

本篇原文讨论了生命本源于一气而划分为六名的问题，认为本原之气由于在人体所呈现出的性质、作用的差异，可分为精、气、津、液、血、脉六气，并具体阐述了六气各自的生成与生理功能。其中精指先天之精，禀受于父母，其生理功能是孕育生成新的生命体。气的生成源自于脾胃运化的水谷精微，经过上焦的宣发输布作用而布散于全身，其生理功能是温养脏腑肌肉皮毛，犹如雾露滋润万物一样。津是体液中较清稀的部分，趋向于表，可滋润皮肤肌腠，外泄为汗。液是体液中较稠浊的部分，趋向于内，可滑利骨骼关节，补益脑髓，外润皮肤。血的生成源于水谷精微，经气化作用而成，所谓"营气者，泌其津液，注之于脉，化以为血"（《灵枢·邪客》），"津液和调，变化而赤是谓血"（《灵枢·痈疽》），其生理功能为营养全身，维持生命活动。脉为营血运行之通路，约束营血，使之畅通无阻而不妄行于外，故谓"脉者，血之府也"（《素问·脉要精微论》）。

二、六气不足的病理特征

对于六气不足的病理变化，本篇举其要而言之。如肾藏精，开窍于耳，肾精耗脱，耳失所养，则见耳鸣、耳聋之症，故言“精脱者，耳聋”。《灵枢·大惑论》说：“五脏六腑之精气，皆上注于目而为之精。”说明目之视觉功能，全赖五脏六腑之精气的上养，若脏腑精气亏虚，则目失所养而视物不清，故曰“气脱者，目不明”。津为汗之化源，而汗出过多则可伤津，“津脱者，腠理开，汗大泄”，说明汗出过多是导致津脱的重要原因之一，其临床可见口渴，咽干唇燥，大便干结，小便短赤，皮肤干燥脱屑等症。液有充盈骨腔，外溢脑髓，滑润关节，濡润孔窍等作用，故液伤不能充养骨髓，则骨失所养而见胫酸，脑失充养则“脑髓消”，孔窍失养而“耳数鸣”，关节失其润滑则见“骨属屈伸不利”。心主血脉，其华在面，血脱不能濡养则见“色白，夭然不泽”之象。脉为血之府，故血虚必然导致脉管空虚。诚如杨上善所说：“脉中无血，故空虚。”

三、六气各有部主，同源于一气

本篇在论述六气的生理、病理的同时，进一步阐述了六气与脏腑之间的关系，指出六气“各有部主”，即各有它们分布的部位。如张志聪所说：“各有部主者，谓精之藏于肾，血之主于心，气之主于皮肤，津之发于腠理，液之淖于骨资于脑，脉之循于脏腑形身，各有所主之部也。”然从与脏腑的关系而言，一方面六气各有其所主之脏，如肾主精，肺主气，脾主津液，肝主血，心主脉等；另一方面，六气又同源于脾胃所化生的水谷精微，所谓“然五谷与胃为大海也”。

【知识链接】

一、气是什么

气概念可谓是建构中医理论大厦的基石，如果将气概念从中医理论中剔除，则中医理论的大厦必然会轰然倒塌，中医临床思维与交流活动也将无法进行。由此可见，气概念即使在现代中医理论中，仍然居于无可替代的重要地位。但是在现代科学语境下，中医学常常会遇到“气是什么”的考问，而且至今仍然无法获得满意的答案。

在现代科学知识背景下，人们总是试图从现代科学知识的角度揭示气的本质，其实质是对中医气的一种科学诠释。概括而言，有从生物学角度研究气的实质，提出气与细胞及细胞通讯、生物能、新陈代谢、线粒体、基因、免疫功能、神经系统、蛋白质组、脂联素、纤联素、Ca^{2+}、气体信号分子相关；从物理学角度研究气的实质，认为气与生物电、场、量子、微粒流、中微子、暗物质相关；从现代系统科学角度研究气的实质，又认为气与熵理论、序参量、信息、多物质集合体、系统功能等相关①。

①邢玉瑞，王小平，鲁明源. 中医哲学思维方法研究进展[M]. 北京：中国中医药出版社，2017：26-42.

在唯科学论及中医现代化思潮的影响下，上述气的研究无疑走上了西化的道路，人们试图通过实验室研究或比附现代科学的某些成果，来揭示气的实质。如果这些研究只是对气客观性的验证，似乎无可厚非。但如果用此方法来研究气实质，就可能犯了方向性错误，因为气不是分析方法得来的，也不可能用分析方法还原回去。我们必须清醒地认识到，“中医理论研究久攻不破的关键不在实验室这个环节，而在于进入实验室之前的解读、分解、提炼、转换诸环节，也就是说我们必须加强实验室之前的史学研究和理论分析”[①]。因此，在对气实质进行实验研究之前，首先应当在理论上正确解读气的概念内涵，在符合中医思维的前提下，将其转换为实验研究可以理解和操作的方法和指标。由于东西方文化存在差异，其认识事物的途径和视野各不相同，在中西医均未能正确理解和诠释气的情况下，用西学的方法和视角来认识一个东方色彩鲜明的概念范畴，得出的结论有可能是南辕北辙，况且这种科学诠释随着现代科学的发展，也有难以穷尽之嫌，恐怕最终的结果也是永远得不到“实质”。

《老子》一章云：“道可道，非常道；名可名，非常名。”道不可言说，不可用概念界定，但老子仍免不了要反复说“道”。而气与道在中国古代哲学上本就相通，刘长林[②]提出气道合一说，认为气作为实在同时就是本质和规律，道作为本质和规律同时又是实在之气。在现代科学语境下，人们对气概念的认识，犹如道之不可言说而又不得不说一样，尽其所能探讨如何更为合理、全面地加以表述，试图用现代思维和语言以揭示气概念的内涵，由此而有气概念的物质说、功能说、物质与功能统一说，以及物质、功能、信息合一说、思想模型说、生命活动之象说等[③]。

现代对气概念的内涵认识之所以分歧较大，其根源乃在于气概念本身就是一个多相性的概念，需要通过多个判断从不同角度、不同层面来规定，而不是从一个方面或侧面加以界定。如李志林[④]认为气主要可分为自然常识之气、人生性命之气、精神状态和道德境界之气、客观存在的物质之气和能动的实体之气。张立文[⑤]则将气概念的内涵理解为六个方面，即气是自然万物的本原或本体，是客观存在的质料或元素，是具有动态功能的客观实体，是充塞宇宙的物质媒介或媒体，是人生性命，是道德境界，它是一个涵盖自然、社会、人生的范畴。刘长林等[⑥⑦]对古代文献中的“气”涵义梳理指出，气的涵义有三：气态物质之气，生化之本之气，符号-关系模型之气。作为宇宙万物万象唯一本元的气，既是物质，又是功能；既是规律，又是信息；既是本体，又是现象。王小平[⑧]针对 60 年来关于“气”概念内涵研究的问题，总结认为中医气概念的基本内涵应包括：气是客观实在，气是生命流转，气是运动之象，气是人的精神活动状态及道德修养素质等人文状态。

这里需要特别指出的是高等中医药院校规划教材《中医基础理论》基本承袭了气的物质说，认为气是自然界极细微的物质，是构成世界的物质本原，也是构成和维持人体生命活动的最基

①任秀玲.《黄帝内经》建构中医药理论的基本范畴——气[J]. 中华中医药杂志，2008，23（1）：53-55.

②刘长林. 气道合一是中国象科学的哲学根基〔N〕. 中国中医药报，2017，8-24-003.

③邢玉瑞，王小平，鲁明源. 中医哲学思维方法研究进展[M]. 北京：中国中医药出版社，2017：11-18.

④李志林. 气论与传统思维方式[M]. 北京：学林出版社，1990：13.

⑤张立文. 气[M]. 北京：中国人民大学出版社，1990：4.

⑥刘长林，张闰洙. 中国哲学“气”范畴的现代认识[J]. 太原师范学院学报（社会科学版），2005，4（1）：6-11.

⑦刘长林，胡奂湘.《管子》心学与气概念[J]. 管子学刊，1993，（4）：2-10.

⑧王小平. 论中医气概念的内涵[J]. 陕西中医学院学报，2015，38（2）：1-5.

本物质。这样的定义至少存在两大问题，一是难以与西方哲学中原子的概念加以区别，如果把文中的气换成原子，也完全成立；二是以物质定义气，可以说是对气概念的一种阉割，例如人参大补元气，如果说是给人体补充一定的物质，那么针刺补气难道也是给人体输入某种物质吗？另外，还有正气、邪气、神气等，恐怕都难以用纯粹的物质概念加以说明。之所以会造成如此局面，一是受当代国内辩证唯物主义哲学思想的影响，二是因为缺乏对气概念特性的深刻认识。刘长林[①]对元气论与唯物论的研究认为，所有形式的唯物论，它们所说的物质不包括、也不可能包括"无形之气"。无形之气"细无内，大无外"，不存在二元对立，不存在任何边界。唯物论强调物质与精神、主观与客观的对立，就必定远离"气"而与"气"无缘。其次，唯物论认为精神是有形物质的"属性"，物质第一性，精神第二性。元气论却认为精神是无形的实在，其直接的承担者是"气"，精神与有形之物皆为实在的一种存在形式，不存在第一性和第二性的对立。因此，如果用唯物论来解释和框定元气论，势必或抹杀无形之气的存在，而将"气"说成是某种物质元素或物理场；或以各种说辞否定视精神为"气"的元气论观点。

从逻辑学的角度而言，概念是反映事物对象本质属性或者特有属性的思维形式，内涵和外延是概念的两个基本逻辑特征。概念的内涵是指对事物对象本质属性或者特有属性的反映，外延是指具有某种本质属性或者特有属性的事物的对象范围。因此，要揭示气概念的内涵，首先必须明确气概念的特性。一般而言，气是指化生天地万物的本原，是至精无形、充盈无间、连续的、可入的、能动的、无限的物质存在，与西方原子论自然观相比较，表现出整体性与个体性、连续性与间断性、无形性与有形性、功能性与结构性、化生性与组合性、辩证性与机械性、直观性与思辨性诸多方面的差异。曾振宇[②]研究认为，中国古代哲学概念的特点为"泛心论"色彩比较浓厚、兼摄价值本源、经验性色彩比较明显、多义性特点比较突出。从多义性特点而言，中国古代哲学概念大多不存在相对确定的逻辑内涵与外延，逻辑多义性、模糊性特征比较突出。气概念实质上没有确定的逻辑内涵，也缺乏确定的逻辑外延；它可以诠解自然、生命、精神、道德、情感、疾病等一切认知对象的起源与本质。若想在西方概念库中寻求一个在内涵与外延上都和气概念十分吻合的对应词，绝对是不可能的。但基于不可言说而又不得不说的要求，可以认为哲学之气是指构成宇宙万物的实在本元，也是构成人类形体与化生精神的实在元素。中医学之气在当代科学语境下，可以认为是指构成人体、维持人体生命活动的物质、能量、信息的总称。

二、《黄帝内经》中气的分类

《黄帝内经》继承和发展了先秦气论思想，不仅用气来解释天、地、人的构成和运动变化，更重要的是通过气的生成、运行、变化以阐释人体的生理、病理，以及对疾病的诊断、治疗和养生等，形成了以气概念为核心的理论体系。先秦气论思想促进了《黄帝内经》理论的建构，而《黄帝内经》气论思想又极大地丰富了中国传统气论哲学。

《黄帝内经》中有关气的记载非常丰富，162 篇中气字出现了 3005 次，几乎每一篇都涉及

---

①刘长林. 中医哲学是具原创性的科学哲学[N]. 中国中医药报，2005，9-28-003.

②曾振宇. 思想世界的概念系统[M]. 北京：人民出版社，2012：2-21.

气字或气论思想。对《黄帝内经》中气的分类问题，各家看法也很不一致，大致可以划分为以下几类。

（一）宇宙本原之气

气是构成宇宙万物的本原性物质，也是构成人类形体与化生精神的物质元素，包括了天地阴阳之气。《素问·六节藏象论》云："气合而有形，因变以正名。"《素问·至真要大论》曰："天地合气，六节分而万物化生矣。"《素问·天元纪大论》指出："在天为气，在地成形，形气相感而万物化生矣。"并引《太始天元册》文，用气一元论的观点阐述了宇宙万物的演化："太虚寥廓，肇基化元，万物资始，五运终天，布气真灵，总统坤元，九星悬朗，七曜周旋，曰阴曰阳，曰柔曰刚，幽显既位，寒暑弛张，生生化化，品物咸章。"认为宇空中充满着具有生化能力的元气，宇宙万物皆由此元气所化生。

（二）四时自然之气

《黄帝内经》所论四时自然之气，又可分为几类，有《素问·四气调神大论》《素问·四时刺逆从论》《灵枢·顺气一日分为四时》等篇所言的春气、夏气、秋气、冬气的四时之气，也有《素问》七篇大论所论的木火土金水五运之气和风热火湿燥寒六气。其中，四时自然之气与人体五脏相通应，调顺时可称为正气，逆乱时则称为邪气，如《灵枢·刺节真邪》说："正气者，正风也……邪气者，虚风之贼伤人也。"《素问·至真要大论》亦指出："百病之生也，皆生于风寒暑湿燥火，以之化之变也。"对自然之气的称谓，《黄帝内经》尚有天气、地气、大气、雨气、雷气、谷气、水气以及苍、赤、黄、白、黑五色之气等不同的名称，一年之中分为二十四节气，也简称为气，如《素问·六节藏象论》说："五日谓之候，三候谓之气，六气谓之时，四时谓之岁。"

（三）人体之气

《黄帝内经》对人体之气的认识，是《黄帝内经》气论的特点，系统阐述了人体之气的生成、分类、运行、功能以及病理变化等。人体之气由先、后天之精化生，并与肺吸入的自然界清气融合而成，也可简称为人气，是构成人体、维持人体生命活动的物质、能量、信息的总称，属于正气之类，具有抗御外邪的作用，故《素问·刺法论》说："正气存内，邪不可干。"《素问·评热病论》云："邪之所凑，其气必虚。"人气并与自然之气相通应，而有年或日节律的变化，如《素问·诊要经终论》说："正月、二月，天气始方，地气始发，人气在肝……十一月、十二月，冰复，地气合，人气在肾。"人气根据其分布部位及功能的不同，又可划分为不同的层次和类别，较高层次的如阴气、阳气，次为真气、宗气、营气、卫气，分布于脏腑的则为各脏腑之气，分布于经络者称为经气或脉气、十二经脉之气，《黄帝内经》也称为真气，如《素问·离合真邪论》说："真气者，经气也。"另外，《灵枢·口问》还有上中下三气之论："上气不足，脑为之不满，耳为之苦鸣，头为之苦倾，目为之眩；中气不足，溲便为之变，肠为之苦鸣；下气不足，则为痿厥心悗。"

在《黄帝内经》中，人体精气的含义主要有三：一是指肾精。如《素问·上古天真论》说：

“丈夫……二八肾气盛，天癸至，精气溢泻。”二指水谷精微。如《素问·经脉别论》说：“饮入于胃，游溢精气，上输于脾。”《灵枢·小针解》说：“水谷皆入于胃，其精气上注于肺。”三指人体精微物质，即构成和维持人体生命的基本物质及功能体现。如《素问·生气通天论》说：“阴平阳秘，精神乃治，阴阳离决，精气乃绝。”《素问·通评虚实论》说：“邪气盛则实，精气夺则虚。”

（四）药食之气

饮食药物各有不同的性味，也有不同之气。饮食之气又称为谷气或水谷之气，如《素问·调经论》说：“形气衰少，谷气不盛。”《素问·太阴阳明论》指出“四肢不得禀水谷气”而导致痿证。药物性用不同，其气各异，《素问·阴阳应象大论》指出：“气厚者为阳，薄为阳之阴……气薄则发泄，厚则发热。”《素问·腹中论》说：“芳草之气美，石药之气悍，二者其气急疾坚劲。”《素问·金匮真言论》尚论述了臊、焦、香、腥、腐五气及其与五脏之间的通应关系。另外，药物与食物所具有的寒热温凉四性，也可称为气，如《素问·五常政大论》说：“气寒气凉，治以寒凉，行水渍之；气温气热，治以温热，强其内守。必同其气，可使平也，假者反之。”即寒凉地域的人，腠理致密，易生内热，宜用寒凉性质的药物治疗；温热地域的人，腠理疏松，阳气易泄，故宜用温热性质之品，以固其气。

对于气的命名与分类，《素问·至真要大论》提出了“以名命气，以气命处”的方式，有学者认为，以名命气的一类都有具体来源和化生部位，是一类物质性概念，主要有精气、血气之气、真气、宗气、经气、营气、卫气。以气命处的一类都有明确的部位，是不同组织器官的功能表现，如以脏为处的心气、肝气、脾气、肺气、肾气、小肠气、大肠气、胃气、胆气，以五体为处的血脉之气、肌肉之气、骨髓之气、筋膜之气等①。但究其原义，是指运气学说中以六步名称命名所主之气，又以六气名称命名相应的时位，确定所患病症。如张介宾《类经》注释说：“以名命气，谓正其名则气有所属，如三阴三阳者名也，名既立，则六气各有所主矣。以气命处，谓六经之气，各有其位，察其气则中外前后上下左右，病处可知矣。”

三、六气病理变化特征认识的临床应用

本篇有关六气病理的论述以及对六气与脏腑关系的认识，对于临床六气病证的辨治有着重要的指导意义。特就“精脱”“气脱”讨论如下。

（一）“精脱者，耳聋”的临床应用

肾开窍于耳，肾精耗脱，髓海空虚，耳失所养，可出现耳鸣、耳聋之症。此外，常伴有头目眩晕，腰膝酸软，男子遗精早泄，女子月经不调，脉沉细等症。治疗根据《素问·阴阳应象大论》“精不足者，补之以味”的原则，常以补肾填精、益气聪耳为法，方如左归丸加菖蒲。若兼气短懒言、自汗乏力等气虚症状者，宜加党参、黄芪益气升阳。若兼畏寒肢冷、神疲倦怠等阳虚症状者，又宜加肉桂、附片温补肾阳。如肾虚夹有肝经郁火者，可用滋肾通耳丸（《杂

①陈利国. 对中医学气的分析[J]. 医学与哲学，1990，(7)：41-43.

病源流犀烛》方：生地、当归、白芍、川芎、知母、黄柏、黄芩、香附、白芷、柴胡）滋补肾阳，疏肝清火。若阴虚阳亢，耳聋剧者，可用耳聋左慈丸滋肾平肝。肾虚而兼有心气不宁，心悸频作，可用滋阴地黄汤（《杂病源流犀烛》方：熟地、山药、山茱萸、当归、白芍、川芎、丹皮、泽泻、茯苓、远志、菖蒲、知母、黄柏）滋阴益肾，通窍宁心。

病案 王某，男，48岁，干部。素有遗精病史，劳累常发，未图根治。近一年来耳内嗡嗡作响，忽大忽小，持续不止，渐至耳聋重听，经西医诊断为"神经性耳聋"。中西药治疗未效。近两月来耳聋加重，头目眩晕，神倦乏力。诊其舌淡红，苔薄黄，脉弦细而数。此为肾精亏虚，耳窍失养之明证。治宜补肾填精，开窍聪耳。方用耳聋左慈丸加味。处方：熟地18g，山药18g，山茱萸10g，茯苓12g，五味子3g，磁石24g（先煎），菖蒲5g，丹皮10g，泽泻10g。

上方共进15剂，耳聋逐渐好转，查舌脉变化不大。嘱再进10剂。

服后听力基本恢复，为巩固疗效，继以左归丸加紫河车、蜂蜜为丸调理善后（《周济安医案》）。

（二）"气脱者，目不明"的临床应用

气与目的关系十分密切，《素问·脉要精微论》说："夫精明五色者，气之华也。"《灵枢·大惑论》亦说："五脏六腑之精气，皆上注于目而为之精。"目的功能全赖气之充养。若年老体衰，病后失调，或病中治疗失误，以致精气亏损，失营于目，发为视物不清，或完全失明的病症。困于气虚所致的目视不明，临床多兼气短懒言、神疲乏力、自汗脉虚等气虚症状。治宜益气升阳明目，方如补中益气汤、生脉散、益气聪明汤等。

病案 张某，女，27岁。会诊日期：1959年11月6日。

今年8月初曾感冒发烧，伴有偏头痛。15日后左眼视力急剧下降，5日后右眼视力相继减退，头痛绵绵，右眼胀痛，睡眠差，纳食减少，懒动少言。发病前工作紧张，有过度劳累史。检查：右眼视力0.5，近视力耶格表2；左眼视力0.7，近视力耶格表2。

双视乳头色泽全部苍白，边缘清楚，动脉细，动静脉比例为 1∶2，其他大致正常。双眼周边视野色视标在20°以内，红色视标在10°以内；双眼中心视野约有10°比较暗点。脉细有力，舌体胖。辨证：脾虚气弱，中气不足，清阳下陷，清窍失养。治法：益气升阳为主，辅以清肝明目。方药：补中益气汤加味。

处方：柴胡3g，升麻2g，归身10g，白术10g，陈皮5g，党参12g，黄芪10g，炙甘草3g，蔓荆子3g，石决明15g（先煎），夜明砂12g（包煎），枸杞子12g，五味子5g，川芎3g。14剂。

二诊（11月20日）：服药后视力明显进步，暗影已不明显。检查：双眼视力1.0，双眼底大致同前。脉细，舌质淡，舌体稍胖。仍守前方加减。方药：补中益气汤加桑叶 6g，石决明15g（先煎），枸杞子10g。7剂

三诊（11月27日）：双眼视力已恢复正常，眼前暗影已消。检查：双眼视力1.2，眼底大致同前。双眼周边视野已基本正常，中心暗点已消，停止治疗。（《韦文贵眼科临床经验选》）

按 本案因过度劳累，工作紧张后视力急剧下降，并伴脾虚气弱中气不足之症，与本篇"气脱者，目不明"的理论实相吻合，故治疗以补中益气汤加味，益气升阳而获治愈。

四、六气与脏腑关系认识的临床应用

本篇提出六气同源而异名，以“五谷与胃为大海”的观点，体现了脾胃为后天之本的精神，强调了饮食水谷与脾胃在生命活动过程中的重要性，为临床六气亏损的病证从补益脾胃，滋其化源的角度治疗，提供了理论依据。叶天士《临证指南医案・虚劳》即说：“神伤精败，心肾不交，上下交损，当治其中。”

《临证指南医案》记载一案例：“席，半月前恰春分，阳气正升，因情志之动，厥阳上燔致咳，震动络中，遂令失血。虽得血止，诊右脉长大透寸部，食物不欲纳，寐中呻吟呓语，由至阴损及阳明，精气神不相交合矣。议敛摄神气法。人参，茯神，五味，枣仁，炙草，龙骨，金箔。又，服一剂，自觉直入少腹，腹中微痛，逾时自安。此方敛手少阴之散失，以和四脏，不为重坠。至于直下者，阳明胃虚也；脉缓大长，肌肤甲错，气衰血亏如绘，姑建其中。参芪建中汤去姜。”（《临证指南医案・吐血》）此案即反映了气血亏损治从中的思想。

五、津液的概念及其与精血的关系

津液是人体富有滋润濡养作用的正常液体。其中清而稀薄的为津，浊而稠厚的为液。津流动性大，主要布散于体表皮肤、肌肉和孔窍等部位，并能渗入脉中，以滋润全身。液流动性较小，灌注于骨节、脏腑、脑、髓等组织，以滋润脏腑组织。二者虽然在性质、分布上有所不同，但均源于水谷，化生于中焦脾胃，异名而同类，故津液往往联名并称。

津液与精血的关系，泛言之，它们之间源同流别，可以互生互化；具体而论，则津与血，液与精的关系最为密切。血在脉中流动，环周不休，津以其流动性大的特点，同气相求，渗入于脉中，随血流动，并且在心气的作用下化赤为血。《灵枢・痈疽》说：“中焦出气如露，上注溪谷，而渗孙脉，津液和调，变化而赤为血。”同样，运行于脉中之血，从孙络渗出于脉外，与脉外的津液化合，便可成为津液。故《灵枢・邪气脏腑病形》说：“十二经脉，三百六十五络，其血气皆上于面而走空窍……其气之津液皆上熏于面。”

精藏于肾、脑，液以其流动性较小的特点，亦同气相求，灌注于骨节、脑、髓、脏腑之中，如《灵枢・五癃津液别》说：“五谷之津液，和合而为膏者，内渗入于骨空，补益脑髓，而下流于阴股。”津液在滋润人体脏腑组织的过程中，其滑利关节的液，一部分渗入骨空，与髓液化合，补益脑髓，并下流于肾中，转化为肾精。基于同样的道理，肾精化髓充脑，其中一部分亦可与充养脑髓的液相合而化。由此可见，精中有液，液中有精，二者可以互促互化。《灵枢・口问》说：“液者，所以灌精濡空窍者也。”液能灌精，说明液中有精，液中之精华部分即是精。由于液能补脑益髓，并入肾化为精，所以精中有液，而且补精药多能滋液，如熟地、枸杞子、肉苁蓉、黄精等均能补精滋液。

肠胃第三十一

【导读】

本篇叙述了消化道中各个器官的大小、长短及其部位和容量等，指出肠胃是五谷摄入、消化和排泄的通道。古人认为整个消化过程以肠胃为主体，故以“肠胃”名篇。丹波元简云：“内言肠胃长短大小，纡曲屈伸之度，故名篇。疑与后《绝谷》篇为一篇，后人分为二篇也。”

【原文】

黄帝问于伯高曰：余愿闻六腑传谷者，肠胃之小大、长短、受谷之多少奈何？伯高曰：请尽言之，谷所从出入、浅深、远近、长短之度：唇至齿长九分，口广二寸半。齿以后至会厌〔1〕深三寸半，大容五合〔2〕。舌重十两，长七寸，广二寸半〔3〕。咽门〔4〕重十两，广一〔5〕寸半，至胃长一尺六寸。胃纡〔6〕曲屈，伸之长二尺六寸，大〔7〕一尺五寸，径五寸，大容三斗五升。小肠〔8〕后附脊，左环回周迭积〔9〕，其注于回肠〔10〕者，外附于脐上，回运环反十六曲〔11〕，大二寸半，径八分分之少半〔12〕，长三丈二尺。回肠当脐，右〔13〕环回周叶积〔14〕而下，回运环反十六曲，大四寸，径一寸寸之少半，长二丈一尺。广肠〔15〕傅脊〔16〕，以受回肠，左环叶积〔17〕上下，辟〔18〕大八寸，径二寸寸之大半，长二尺八寸。肠胃所入至所出，长六丈四寸四分，回曲环反，三十二曲也。

【校注】

〔1〕会厌：又名吸门，位于舌骨之后，形如树叶，柄在下，能张能收，呼吸发音时则会厌开启，饮食吞咽或呕吐时则会厌关闭，以防异物进入气管。

〔2〕合（gě 葛）：古代容量单位，一升的十分之一。

〔3〕舌重十两……广二寸半：《太素》卷十三无此十一字。

〔4〕咽门：即口咽部位，是食管与气管的共同门户。张介宾："咽门，即食喉也。"

〔5〕一：《太素》卷十三、《甲乙经》卷二均作"二"。

〔6〕纡（yū 迂）：弯曲。

〔7〕大：指周长。张介宾："大，言周围之数。"

〔8〕小肠：指止于脐部的小肠长度，只包括现在所说小肠的十二指肠和空肠。十二指肠、空肠曲固定于腹后壁。

〔9〕左环回周迭积：向左环绕一周叠积。

〔10〕回肠：相当于现代解剖学中的回肠和结肠上段部分。

〔11〕回运环反十六曲："反"字原脱，据《太素》卷十三、《甲乙经》卷二补。反，返也。此言肠道回环往返弯曲的状况。

〔12〕少半：即三分之一。杨上善："一二为三，则二为大半，一为少半也。"

〔13〕右：原作"左"，按下文广肠言"左"，此当为"右"。据《难经·四十二难》、《素问·奇病论》王冰注引本书改。

〔14〕叶积：像树叶一样重叠堆积，即迭积之意。

〔15〕广肠：相当于现代解剖学的乙状结肠和直肠。

〔16〕傅脊：贴近于脊柱。傅，通"附"，贴近、依附。

〔17〕积：原作"脊"，据《太素》卷十三、《甲乙经》卷二改。

〔18〕辟：张介宾："辟，闢同。以其最广，故云辟大八寸。"

【释义】

本篇描述了消化道中各个器官的长度、宽度、圆周、直径、重量、容量以及胃肠道的迂曲回环叠积的形状，反映了古人对于消化道的解剖认识。

唇至牙齿的长度九分，口宽二寸半，从齿后至会厌深三寸半，口腔的容量为五合。舌重十两，长七寸，宽二寸半。咽门重十两，宽一寸半，自咽门至胃长一尺六寸。胃形态弯曲，胃的长度为二尺六寸，周长一尺五寸，直径五寸，容量为三斗五升。小肠在腹腔后壁，附着于脊部，从左向右环绕，层层折叠接于回肠，与回肠相接部分的外侧附着于脐部，屈而折叠，共十六个弯曲，周长二寸半，直径八分半稍弱，长度三丈二尺。回肠在脐部向右回曲环绕迭积，也有十六个弯曲，周长四寸，直径一寸半稍弱，长度二丈一尺。广肠附着于脊，接受来自回肠的糟粕，向左环绕盘叠在腰脊上下，周长八寸，直径二寸半稍多，长度二尺八寸。肠胃受纳水谷从入到出，共长六丈零四寸四分，有三十二个弯曲。

由于古今度量单位的长短不同，另外，古今解剖部位的名称不同，因此，本篇所述肠胃的大小、长短等数字与今之解剖部位相比，会有一定的出入，但在二千多年前，这样的记载是非常可贵的，说明古人在当时已进行了人体解剖的实践活动。

【知识链接】

一、本篇消化道解剖与现代解剖的比较

本篇以古代解剖学为基础，较详细地记述了各消化器官的名称和解剖学特点，消化器官包括唇、齿、会厌、口腔、舌、咽门、胃、小肠、回肠和广肠，各消化器官依次相接构成了整个消化道。其中咽门至胃长一尺六寸，显然是食道之长度。但所述小肠的长度与部位，并非今之小肠，而是今之十二指肠和空肠。从所述回肠的长度来看，亦非今之大肠，而是今之回肠和结肠上段。所述广肠，当是今之乙状结肠和直肠。梁伯强[①]曾将本篇所记述的消化道长度与近代斯巴德何辞（Spalteholz）所著《人体解剖学图谱》进行比较，发现本篇所述食道与肠道的长度比例为1∶36，后者所记载的比例为1∶37，二者几乎相等，说明本篇所载消化道长度的测量是准确的。

本篇对消化道器官的解剖描述，也为后世医家对消化系统解剖、功能的认识奠定了基础。《难经·四十二难》也记载了整个消化道的解剖部位、形态、大小、长度、重量、容积、内容物等，并对五脏、胆的解剖有所描述。《难经·四十四》则进一步描述了消化道中的七道门户，即“唇为飞门，齿为户门，会厌为吸门，胃为贲门，太仓下口为幽门，大肠小肠会为阑门，下极为魄门”。消化道中各个器官密切配合，协调统一，共同完成水谷的消化、精微的吸收、糟粕的排泄。

李顺保[②]主编的《中医正常人体解剖学》对消化系统的口腔、唇、腭、悬雍垂、牙、舌、咽、胃管、胃、膏肓、小肠、大肠、肝、胆、胰、脾，分别进行了考据辨证，可参考。

二、传统文化对解剖知识建构的影响

根据“观察渗透理论”的观点，理论决定我们能够观察到的东西，或者说观察主要取决于某种预设前提的背景。因此，面对同样的人体，不同的文化眼睛会看到不同的结果。提出“观察渗透理论”的N·R.汉森[③]指出：“看是一件‘渗透着理论’的事情，X的先前知识形成对X的观察。表达我们知道什么所使用的语言或符号也影响着观察，没有这些语言和符号也就没有我们能认识的东西。”中国古代解剖知识的认识大概也是如此。故卓廉士[④]通过对本篇有关解剖数据的分析，提出古人解剖胃肠，记录了胃肠各个部分组织的长短和大小，但这一记录既要照顾实际测量的数据，又要照顾胃肠之“大数”，也就是要照顾到天人关系，因此不能用现代解剖学要求忠实记录所有数据之标准以对待。从本篇所载来看，消化道的数理几乎全用到了五、八及其倍数。消化道的顶端始于九以应天（九分），随后是五与八两个系统，五有一五、二五、三五、五五、七五、八五，八有一八、二八、

①梁伯强. 学习黄帝内经的一些体会[J]. 中华医学杂志，1955，（5）：404-405.

②李顺保. 中医正常人体解剖学[M]. 北京：学苑出版社，2016：316-337.

③N·R. 汉森. 发现的模式[M]. 邢新力，周沛译. 北京：中国国际广播出版社，1988：22.

④卓廉士. 中医感应、术数理论钩沉[M]. 北京：人民卫生出版社，2015：226-231.

四八、五八、七八、八八。五的出现无序列，八则较为有序，消化道的上端为一八、二八，下端则为四八、七八、八八依序排列。在消化道的中间，胃与回肠的长度是八与五两数的结合，最后以八八之数以应地而结束。其中八与五这两个序列都缺少与六相乘之数，即六八与六五，不知古人出于何种考虑，尚有待进一步研究。卓氏此说，亦有一定道理，可供参考。

平人绝谷第三十二

【导读】

本篇可谓上篇《肠胃》的姊妹篇，在上篇论述消化道各个器官的大小、长短及其部位和容量等的基础上，进一步论述了肠胃的正常容量、功能，特别是着重说明了健康人七日不进饮食则死的道理，并提出了“神者，水谷之精气也”的命题。张志聪说：“人之脏腑形骸，精神气血，皆借水谷之所资生，水谷绝则形与气俱绝矣。”马莳曰：“内论平人绝谷七日则死，故名篇。”

【原文】

黄帝曰：愿闻人之不食，七日而死何也？伯高曰：臣请言其故。胃大〔1〕一尺五寸，径五寸，长二尺六寸，横屈〔2〕，受水谷三斗五升。其中之谷常留二斗，水一斗五升而满。上焦泄气〔3〕，出其精微，慓悍滑疾〔4〕，下焦下溉诸肠。小肠大二寸半，径八分分之少半，长三丈二尺，受谷二斗四升，水六升三合合之大半。回肠大四寸，径一寸寸之少半，长二丈一尺，受谷一斗，水七升半。广肠大八寸，径二寸寸之大半，长二尺八寸，受谷九升三合八分合之一。肠胃之长，凡五丈八尺四寸〔5〕，受水谷九斗二升一合合之大半，此肠胃所受水谷之数也。

平人〔6〕则不然，胃满则肠虚，肠满则胃虚，更虚更满〔7〕，故气得上下，五脏安定，血脉和利，精神乃居。故神者，水谷之精气也。故肠胃之中，常〔8〕留谷二斗，水一斗五升。故平人日再后〔9〕，后二升半，一日中五升，七日五七三斗五升，而留水谷尽矣。故平人不食饮七日而死者，水谷精气津液皆尽故也。

【校注】

〔1〕胃大：指胃的周长。

〔2〕横屈：指胃在腹腔中的位置和形态，即横向屈曲。

〔3〕泄气：宣发布散精气。

〔4〕慓悍滑疾：刚悍滑利迅急。此言卫气的性质特点。

〔5〕凡五丈八尺四寸：此为从胃到直肠之长度。

〔6〕平人：即健康人。

〔7〕更虚更满：谓饮食通过肠胃时，胃肠在形态上所发生的实虚交替变化。更，更替，交替。

〔8〕常：原作“当”，据《太素》卷十三、《甲乙经》卷二改。

〔9〕日再后：一日大便两次。后，指大便。

【释义】

本篇主要论述了胃、小肠、回肠、广肠在解剖学上的尺寸及容纳水谷之数量，以及平人七日不食而死的道理。其中有关胃肠的解剖学尺寸，与《灵枢·肠胃》所论相同，此不再赘述。惟论及广肠容量时，只谈受谷数量而没有谈到受纳水液的多少，对此，徐大椿《难经经释》解释说：“广肠上云受谷而不及水，义最精细。盖水谷入大肠之时，已别泌精液入于膀胱，惟糟粕传入广肠，使从大便出，故不云受水多少也。”

一、平人绝谷七日而死的机理

饮食是供给机体营养物质的源泉，是维持人体正常生命活动，保证生命生存下去必不可少的条件。《黄帝内经》对此有着深刻的认识，并加以反复强调。如《灵枢·营卫生会》从生理的角度论述说：“人受气于谷，谷入于胃，以传与肺，五脏六腑皆以受气，其清者为营，浊者为卫。”《素问·平人气象论》则从病理角度指出：“人以水谷为本，故人绝水谷则死。”《灵枢·五味》也说：“故谷不入半日则气衰，一日则气少矣。”说明人如果少进饮食或不进饮食，就会造成精气乏竭，势必影响机体的健康，甚至造成生命活动的终止。

古人基于日常生活观察以及文化模式的影响，发现人体在难以进食的情况下，生命活动只能维持七日，本篇则试图从胃肠解剖知识的角度，加以理性的解释，认为正常人肠胃之中的总容量为“九斗二升一合合之大半”，但由于肠胃之间虚实更替的原因，肠胃中所存水谷为三斗五升，每日排出五升，故“七日五七三斗五升，而留水谷尽矣”。因此，“平人不食饮七日而死者，水谷精气津液皆尽故也”。由于古人科学水平所限，并不完全了解人体的物质代谢过程，不懂得食物经过消化吸收后，相当一部分变成能量被人体所消耗或转化成蛋白质、脂肪、糖原等形式贮存于体内，以供人体生长发育和各种生命活动需要，而最后由大便排出的只是摄入量的很少一部分；同时从汗、尿、呼吸排出的量亦被忽略。因此，在当时的历史条件下，古人的解释不可能达到科学理性的结果。

二、对肠胃消化吸收过程的认识

原文“胃满则肠虚，肠满则胃虚，更虚更满，故气得上下，五脏安定，血脉和利，精神乃居”，可谓是对肠胃消化吸收过程的概括。肠胃均属六腑，其气以和降下行为顺，主传化物而不藏，胃肠的虚实更替是受纳腐熟、泌别清浊、传化输送这个消化吸收过程的前提条件。张介宾说：“盖胃中满则肠中虚，肠中满则胃中虚，有满有虚，则上下之气得以通达，五脏血脉得以和调，而精神乃生。”对此，《素问·五脏别论》也有详细论述。如果这种虚实更替的功能失常，则会导致食物充塞肠胃，阻碍和降下行，影响传化通畅，就会产生腹满䐜胀，嗳腐吞酸，厌食呕恶，矢气奇臭等病症。这是古人在解剖知识基础上，对胃肠功能的进一步认识。

另外，本篇在论述肠胃功能的基础上，也涉及到上焦、下焦与人体物质代谢的关系，提出“上焦泄气，出其精微，慓悍滑疾”，即上焦心肺布散人体之精气；“下焦下溉诸肠”，则是对下焦决渎、传送糟粕功能的描述。《灵枢·营卫生会》则对上、中、下三焦的功能有形象的概括，指出：“上焦如雾，中焦如沤，下焦如渎。”由此可见，本篇原文的成文有可能早于《营卫生会》篇。

三、水谷精微是神的物质基础

神是人体生命活动及其伴随的精神意识思维活动等。本篇提出“故神者，水谷之精气也”，强调了神与水谷精气之间的密切关系，说明水谷精气是神活动的内在物质基础。

在人的生命过程中，神是以精、气、血作为物质基础的。《灵枢·本神》说：“故生之来谓之精，两精相搏谓之神。”《素问·六节藏象论》说：“天食人以五气，地食人以五味……五味入口，藏于肠胃，味有所藏，以养五气，气和而生，津液相成，神乃自生。”由此可见，神生于先天，又依赖后天水谷精气的滋养。因此，只有不断得到后天水谷精微的滋养，人体生命活动及其伴随的精神意识思维活动才能正常。《医学正传》中云：“盖水谷入胃，其浊者为渣滓，下出幽门，达大小肠而为粪，以出于谷道；其清者倏焉化而为气，依脾气而上升于肺；其至清而至精者，由肺灌溉乎四体，而为汗液津唾，助血脉益气力，而为生生不息之运用也；其清中之浊者，下入膀胱而为尿，以出乎小便耳；其未入而在膀胱之外者，尚为浊气，既入而在膀胱之内者，即化为水。”基本说明了中医对消化、代谢过程的认识。在这个过程中，水谷所化的“清中之清”——“精微物质”充精髓，生气血，营养五脏六腑，化生津液、汗、唾、涕、泪、涎等五液。只有水谷精微通过脾胃源源不断地输送至全身，五脏六腑才能各司其职，四肢百骸、五官九窍才能各尽其用，表现出精神旺盛，精力充沛，反应灵敏，语言动作敏捷，声音气息有力，面色红润光泽等“神”气旺盛的征象。否则，如果水谷精气不足，血脉空虚，脏腑功能不调，则精神萎靡，面无光泽，目无神彩，思维迟钝，这就是神气衰弱之象。如果再进一步发展，水谷精气没有来源，就会由萎顿到衰竭，意识不清，气息淹淹，直至死亡。这种由盛到弱，由弱到衰的发展过程多数和疾病有关。故本篇虽然以正常人断绝水谷为例，实为强调水谷精气在人体的重要性而言，进而寓含在治疗疾病时重视脾胃，重视后天生化来源的立意。

【知识链接】

本篇主要围绕“人之不食，七日而死何也”的问题展开讨论，七日之数是从何而来？卓廉士[①]认为，本篇是以五、七、八三数结合的形式来说明消化道的容量，以及人在绝谷不食的情况下所能存活的时间。人不饮食七日而死，是其立论的基础。“七”本源于“天周二十八宿，而一面七星”(《灵枢・卫气行》)，大地上应天象，四面七星环绕，中间应于脾胃，所以本篇之基数为七，并与之相终始。在河图中，“五”对应脾胃、对应整个消化道，所以肠胃之数因“五”而立，一般而言，胃肠的大小应于五与八数，而其容量则应于五与七数，先是一七，随后是二七、三七，直到五七。本篇用七的原理与《灵枢・肠胃》用八的原理在出发点上是一样的。

一般认为，“七”也可谓是世界性的神秘数，其形成的渊源虽有地域性差异，但主要与人类对于宇宙空间、天体运行规律以及人体生命节律的认识等因素有关，体现了原始时代时、空、数一体的整体思维特征。其与中医学的关系主要反映在七数分类模式，如“七窍”“七冲门”“七情”“七诊”“七疝”等，以及以“七”为基数的周期节律两个方面，后者的表现更为突出。恩斯特・卡西尔[②]指出：“神话空间感与神话时间感不可分割地结合在一起，两者一起构成神话数观念的起点。”田大宪[③]认为人类总是以表示空间方位观念的符号作为时空认识的基本尺度。这种原始的时空混同，往往呈现为以空间方位的某一点来标志时间循环的周期，因而某一空间方位也就同特定的周期归为一体。因此，神秘数字“七”在表示“极限方位”的同时，也可表示生命的周期变化，有物极必反、周而复始的意味。《周易・复卦》曰：“复：亨。出入无疾，朋来无咎。反复其道，七日来复，利有攸往。”《彖传》曰：“反复其道，七日来复，天行也。”即“七日来复”是天体运行之道。从中国传统天人合一的观念来看，“七日来复”也当是人体生命运动的规律。本篇云：“黄帝曰：愿闻人之不食，七日而死，何也？”张仲景《伤寒论》第7条曰：“病有发热恶寒者，发于阳也；无热恶寒者，发于阴也。发于阳，七日愈；发于阴，六日愈。以阳数七、阴数六故也。”第8条说：“太阳病，头痛至七日以上自愈者，以行其经尽故也。”这里虽有实际观察的结果，但也有神秘数字观念的影响。而《素问・遗篇・刺法论》的论述，则更多地反映了神秘数字“七”模式的影响，所谓“其刺以毕，又不须夜行及远行，令七日洁，清净斋戒……思闭气不息七遍，以引颈咽气顺之，如咽甚硬物，如此七遍后，饵舌下津令无数……刺毕，可静神七日，慎勿大怒，怒必真气却散之。”这里反复提到斋戒、静养当以七日为期。《刺法论》所载小金丹的组成及炼制谓：“辰砂二两，水磨雄黄一两，叶子雌黄一两，紫金半两，同入合中，外固了，地一尺筑地实，不用炉，不须药制，用火二十斤煅之也。七日终，候冷七日取，次日出合子，埋药地中七日，取出顺日研之三日，炼白沙蜜为丸，如梧桐子大，每日望东吸日华气一口，冰水下一丸，和气咽之，服十粒，无疫干也。”卓廉士[④]认为，这里药物配伍的比例应该来自反复组合的经验，但炼制的时间一共用到了三个“七日”，一个“三日”，三七二十一，然后用“火二十斤”加“一尺筑地实”，又应三七二十一之数。物以三生，七为天地周期之数。显然与神秘数字“七”所蕴含的极限循环之意有关。

---

①卓廉士. 中医感应、术数理论钩沉[M]. 北京：人民卫生出版社，2015：231-233.

②恩斯特・卡西尔著，黄龙保等译. 神话思维[M]. 北京：中国社会科学出版社，1992：165、166.

③田大宪. 中国古代神秘数字的历史生成与研究路径[J]. 社会科学评论，2009（4）：55-67.

④卓廉士. 中医感应、术数理论钩沉[M]. 北京：人民卫生出版社，2015：187、190.

海论第三十三

【导读】

天文学不仅是古人赖以建立时空体系的重要手段，而且是构筑传统文化的基石，由此形成了独具特色的传统宇宙观，体现了古人对于天、地、人相互关系的深刻思考。中医学理论的建构以中国传统文化为基石，加之对人体的认识必须借助于一定的时空坐标体系，故在理论发生的早期，与中国古代天文学有着千丝万缕的联系，常常借助于天文学的宇宙观为先见模式，类推建构中医理论。本篇即以中国古代天地结构的浑天说为依据，从自然界有四海，类推出人体也有四海，并具体阐述了人体四海的名称、部位、腧穴、病症以及调治方法等。马莳言："内论人有四海，故名篇。"

【原文】

黄帝问于岐伯曰：余闻刺法于夫子，夫子之所言，不离于营卫血气。夫十二经脉者，内属于腑脏，外络于肢节，夫子乃合之于四海乎？岐伯答曰：人亦有四海、十二经水[1]。经水者，皆注于海，海有东西南北，命曰四海。黄帝曰：以人应之奈何？岐伯曰：人有髓海，有血海，有气海，有水谷之海，凡此四者，以应四海也。黄帝曰：远乎哉，夫子之合人天地四海也，愿闻应之奈何？岐伯答曰：必先明知阴阳、表里、荥输[2]所在，四海定矣。黄帝曰：定之奈何？岐伯曰：胃者为[3]水谷之海，其输上在气街[4]，下至三里[5]。冲脉者为十二经之海，其输上在于大杼[6]，下出于巨虚之上下廉[7]。膻中者为气之海，其输上在于柱骨之上下[8]，前在于人迎[9]。脑为髓之海，其输上在于其盖[10]，下在风府[11]。

黄帝曰：凡此四海者，何利何害？何生何败？岐伯曰：得顺者生，得逆者败；知调者利，不知调者害。

黄帝曰：四海之逆顺[12]奈何？岐伯曰：气海有余，则[13]气满胸中，悗息[14]面赤；气海不足，则气少不足以言。血海有余，则常想其身大，怫然[15]不知其所病；血海不足，则[16]常想其身小，狭然[17]不知其所病。水谷之海有余，则腹满；水谷之海不足，则饥不受谷食。

髓海有余，则轻劲多力，自过其度；髓海不足，则脑转[18]耳鸣，胫痠[19]眩冒，目无所见，懈怠安卧。

黄帝曰：余已闻逆顺，调之奈何？岐伯曰：审守其输[20]而调其虚实，无犯其害，顺者得复，逆者必败。黄帝曰：善。

【校注】

〔1〕十二经水：指十二条河流，即清水、渭水、海水、湖水、汝水、渑水、淮水、漯水、江水、河水、济水、漳水。自然界有十二经水，则人体十二经脉与之相应。

〔2〕荥输：代指腧穴，此指四海经气输注的穴位。

〔3〕为：原脱，据《甲乙经》卷一、《太素》卷五补。

〔4〕气街：穴名。又称气冲。属足阳明胃经，位于腹正中线脐下五寸、旁开二寸处。

〔5〕三里：穴名。即足三里。属足阳明胃经，合穴，位于小腿前外侧外膝眼下三寸，胫骨前嵴外侧一横指处。

〔6〕大杼：穴名。又名“胸中大腧”。属足太阳膀胱经，位于背部，第一胸椎棘突下旁开1.5寸处。

〔7〕巨虚之上下廉：指足阳明胃经的上巨虚和下巨虚穴。上巨虚位于小腿前外侧，外膝眼直下6寸。下巨虚位于小腿前外侧膝眼直下9寸。

〔8〕柱骨之上下：指位于督脉的哑门穴（位于项后正中线入发际0.5寸处间）和大椎穴（位于背部第7颈椎棘突与第1胸椎棘突之间）。柱骨，又叫天柱骨，即颈椎。

〔9〕人迎：穴名。属足阳明胃经，位于颈部喉结旁开1.5寸，胸锁乳突肌前缘处。

〔10〕盖：指头顶部督脉的百会穴。

〔11〕风府：穴名。属督脉，位于项后正中线，后发际上1寸处。

〔12〕逆顺：偏义词，偏“逆”义，指不顺或反常的状态。

〔13〕则：原作“者”，连上读，据《甲乙经》卷一改。

〔14〕悗（mán 瞒）息：烦闷喘息。悗，烦闷。

〔15〕怫然：悒郁不舒貌。

〔16〕则：原作“亦”，据《甲乙经》卷一、《太素》卷五改。

〔17〕狭然：紧敛不舒坦貌。

〔18〕脑转：指头目眩转。

〔19〕痠：肌肉酸痛无力。

〔20〕输：谓四海输注的腧穴。

【释义】

本篇在《灵枢·经脉》所论针刺以经脉为理，十二经脉内联脏腑，外络肢体关节的基础上，进一步以河水与大海的关系为隐喻，阐述人体脏腑、经脉、气血之间的有机联系，论述了人体四海的名称、部位、腧穴、病症以及调治原则。

一、人体四海的名称、部位、腧穴

《灵枢·海论》基于浑天说自然界有四海，从“人与天地相参也，与日月相应也”（《灵枢·岁露论》）的原理出发，类推出人体也有四海，如杨上善《太素·四海合》言：“十二经水者，皆注东海，东海周环，遂为四海。十二经脉皆归胃海，水谷胃气环流，遂为气、血、髓、谷之海，故以水谷之海比于东海也。”

（一）水谷之海

水谷之海，是对胃受盛饮食物功能的一种解释性表达。由于胃主受纳腐熟，与脾共同生化气血，以营养脏腑肢节，故《黄帝内经》也称胃为水谷气血之海、五脏六腑之海等。《灵枢·玉版》对相关机制论述甚为详细，指出：“人之所受气者，谷也。谷之所注者，胃也。胃者，水谷气血之海也。海之所行云气者，天下也。胃之所出气血者，经隧也。经隧者，五脏六腑之大络也。”《灵枢·五味》也云：“胃者，五脏六腑之海也，水谷皆入于胃，五脏六腑皆禀气于胃。”由于胃的经脉为足阳明脉，故足阳明脉亦因之获得同样的称谓，如《灵枢·经水》说：“足阳明，五脏六腑之海也。”胃为水谷之海、气血生化之源的论述，也是后世中医诊疗重视胃气之肇端。

水谷之海的腧穴“上在气街，下至三里”，足三里是胃的下合穴，气街是足阳明脉气所发之穴，杨上善认为“足阳明脉过于气街、三里，其气上下输此等穴也”。

（二）血海

冲脉上行至头，下行至足，贯串全身，成为气血的要冲。冲脉在循行过程中与诸经有广泛的联系与交会，蓄纳足少阴肾经、足阳明胃经的经气，为十二经气血汇聚之处，能调节十二经之气血，有总领诸经气血之功，并蓄藏先天肾经与后天脾胃的经气，调节全身经络之气血以供应五脏六腑生理活动之需要，故称为十二经之海或经脉之海，并喻之为血海。诚如张介宾所言：“血海者，言受纳诸经之灌注，精血于此而蓄藏也。”冲脉为血海的认识，也与冲脉与女性月经生理有关，《素问·上古天真论》王冰注说：“任脉、冲脉，皆奇经脉也。肾气全盛，冲任流通，经血渐盈，应时而下，天真之气降，与之从事，故云天癸也。然冲为血海，任主胞胎，二者相资，故能有子。”

十二经脉之海的腧穴上为大杼，下为上巨虚和下巨虚。上、下巨虚属足阳明经脉，而在此为冲脉之气输注的部位，亦反映了冲脉与足阳明脉的密切关系。对此，《素问·痿论》也指出：“冲脉者，经脉之海也，主渗灌溪谷，与阳明合于宗筋。”《难经·二十八难》则云：“冲脉者，起于气冲，并足阳明之经，挟脐上行，至胸中而散也。”而且在《难经》实现了气动源头从宗气向原气的转变，如《难经·八难》说：“诸十二经脉者，皆系于生气之原。所谓生气之原者，谓十二经之根本也，谓肾间动气也，此五脏六腑之本，十二经脉之根，呼吸之门。”《难经集注》

谓："夫气冲之脉者，起于两肾之间，主气，故言肾间动气；挟任脉上至喉咽，通喘息，故云呼吸之门。"即将《黄帝内经》宗气走息道以行呼吸，转变为原气通过冲脉上行息道而司呼吸。

另外，后世亦称肝为血海，《素问・五脏生成》王冰注说："肝藏血，心行之，人动则血运于诸经，人静则血归于肝脏。何也？肝主血海故也。"

（三）气海

膻中，即胸中，为宗气汇聚之处。宗气乃肺所吸入的清气与脾胃化生的水谷精气在胸中结合而成，然后通过肺的宣发布达全身，走息道以行呼吸，贯心脉以行气血。如《灵枢・五味》所说："谷始入于胃，其精微者，先出于胃之两焦，以溉五脏，别出两行，营卫之道。其大气之抟而不行者，积于胸中，命曰气海，出于肺，循喉咽，故呼则出，吸则入。"《灵枢・邪客》则谓："五谷入于胃也，其糟粕、津液、宗气分为三隧。故宗气积于胸中，出于喉咙，以贯心脉，而行呼吸焉。"由此可见，气海作为生命活动的动力所在，不仅依赖于肺气，同时更强调胃受纳的水谷之气，胃气与气海相关，而成为生命活动的动力源泉，故《素问・平人气象论》才有"胃之大络，命曰虚里，贯鬲络肺，出于左乳下，其动应衣，脉宗气也"之论。

气海的腧穴上为哑门、大椎穴，前为人迎，均在颈项部，此部位是呼吸和水谷之通道，如《灵枢・忧恚无言》说："咽喉者，水谷之道也。喉咙者，气之所以上下者也。"而气海作为生命活动的动力之源，与呼吸、水谷的摄纳密切相关。人迎属足阳明脉，之所以作为气海之腧穴，如上所述，也与对气的来源和运动的认识有关。

（四）髓海

脑为髓海，是《黄帝内经》对脑的功能认识的高度概括，相关的论述如《素问・五脏生成》谓："诸髓者皆属于脑。"《素问・奇病论》言"髓者以脑为主"等。髓属于肾的功能范围，《素问・平人气象论》说："肾藏骨髓之气也。"《素问・痿论》也说："肾主身之骨髓。"由此可见，肾精、髓、脑密切相关，故髓的生成首先来源于先天之精，如《灵枢・经脉》说："人始生，先成精，精成而脑髓生。"张志聪注言："人始生先成精者，本于先天水火之精气，而先生两肾，脑为精髓之海，肾精上注于脑而脑髓生。"同时，脑髓的生成与后天水谷精气也密切相关，对此，《灵枢・决气》指出："谷入气满，淖泽注于骨，骨属屈伸，泄泽，补益脑髓。"

髓海的腧穴上为百合，下为风府，分别隶属于督脉与足太阳脉。《素问・骨空论》曰："督脉者……至少阴与巨阳中络者，合少阴上股内后廉，贯脊属肾，与太阳起于目内眦，上额交巅上，入络脑，还出别下项。"即督脉、足少阴、足太阳经脉皆联系于脑，故取该经穴位。另外，《黄帝明堂经》曰："络却，一名强阳，一名脑盖，一名反行。在通天后一寸五分，足太阳脉气所发。"黄龙祥[①]据此认为，髓海"其输上在于其盖"，即络却穴，与风府均为足太阳脉之腧穴。

如上所述，人体四海概念的提出，也是对人体部位功能的另一种认识，反映了人体脏腑部位、水谷、气血、髓之间的关系。如《灵枢・五癃津液别》说："水谷皆入于口，其味有五，各注其海。"杨上善注言："五味走于五脏四海，肝心二脏主血，故酸苦二味走于血海。脾主水谷之气，故甘味走于水谷海。肺主于气，故辛走于膻中气海。肾主脑髓，故咸走髓海也。"（《太

---

①黄龙祥. 经脉理论还原与重构大纲[M]. 北京：人民卫生出版社，2016：166.

素·津液》）赵京生[1]认为直立人体的纵轴，由头、躯干和下肢构成和体现，相比之下，上肢则似附属结构。本篇对四海的有关腧穴、病症及治则的论述，提示四海之论也是着眼于这种功能与结构的三部划分。

二、四海的病症及其治则

（一）四海病症的表现

本篇对四海病症的论述，也是着眼于邪正虚实而分别加以阐述，贯穿了“凡刺之数，先视其经脉，切而从之，审其虚实而调之”（《素问·缪刺论》）的基本思想。

气海有余，主要为六淫或痰浊之邪壅滞肺络，肺失宣降，临床见胸中满闷，呼吸喘促，甚或面色红赤；气海不足，宗气亏虚，则见气少，说话无力。

血海有余，气血壅盛，临床见患者常自觉身体胀大；血海不足，失于充养，患者常自觉身体狭小，但都莫名所苦，说不出自己有什么疾病。

水谷之海有余，饮食积滞不化，腑气不通，则见腹部胀满；水谷之海不足，脾胃健运失司，则虽感饥饿却不欲进食。

一般认为，髓海有余，反映了肾之精气旺盛，故身体活动轻劲有力，超过一般常人力度。如张介宾注：“髓海充足，即有余也，故身轻而劲，便利多力，自有过人之度而无病也。”但根据髓海不足乃脑髓虚衰所产生的眩晕耳鸣、肢痠骨软、头昏眼花、身体倦怠无力、好卧等衰弱性表现来看，髓海有余当为邪气盛实，影响髓海而产生的轻劲多力，举止狂越，超过正常人能力限度的亢奋性症状，如《素问·阳明脉解》所言“弃衣而走，登高而歌，或至不食数日，逾垣上屋，所上之处，皆非其素所能也”。如此，也与其他各条所论“有余”“不足”文义一致，证之临床也有类似的病症表现。

（二）四海病症的治则

关于四海病症的治疗，本篇仅提出了一些针刺治疗的基本原则：一是仔细审察四海各自上下相关的穴位，所谓“审守其输”；二是“调其虚实”，根据虚则补之，实则泻之的原则进行治疗；三是避免犯“虚虚、实实”的错误，以免造成危害。

当然，上述针刺治疗的原则，同样也可以用于指导应用药物治疗四海病症。如王琦[2]曾治一个女性患者，“49 岁，1 年来头晕时犯，头中轰鸣，心慌，夜寐多梦，腰酸且痛，月经量多，苔薄，脉细弦而弱，此属肾阴亏虚，髓海不足之证，宜补肾益精法为治。处方：熟地 15g，当归 12g，川断 12g，寄生 12g，白芍 9g，阿胶 12g，党参 12g，生黄芪 12g，枣仁 9g，茯苓 12g，珍珠母 24g，甘草 6g。服 10 剂后，眩晕证减，继以上方出入再进 10 剂，晕眩证愈，余证亦消除”。此即运用本篇有关四海理论指导疾病诊治的典型案例。

---

①赵京生. 针灸关键概念术语考论[M]. 北京：人民卫生出版社，2012：162-164.

②王庆其. 黄帝内经临证发微[M]. 北京：人民卫生出版社，2019：454-455.

【知识链接】

一、浑天说的基本内容

浑天说是中国古代关于天地结构的三大理论之一，该学说认为天球像一个鸡蛋，地像蛋黄，独处在当中，天之包地，犹蛋壳包裹着蛋黄，天球的下半部是水，天球靠气支托着，而地则浮在水上。中空的圆球如车毂般旋转，日、月、星辰附着在圆球的内壳上运行。对此，东汉天文学家张衡在《浑天仪注》中描述甚详："浑天如鸡子，天体圆如弹丸，地如鸡中黄，孤居于内，天大而地小。天表里有水，天之包地，犹壳之裹黄。天地各乘气而立，载水而浮。周天三百六十五度又四分度之一……天转如车毂之运，周旋无端，其形浑浑，故曰浑天也。"在当时的科学技术条件下，张衡的理论已相当先进，极富有想象力。

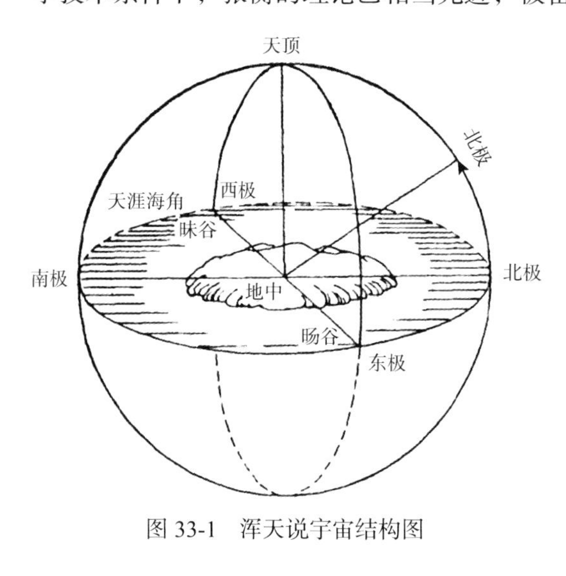

图 33-1 浑天说宇宙结构图

古代的浑天说是全球形的天和圆而平的地的结合，以天圆地平、天地相连和天高不等为特征，"地如鸡子黄"乃是指地的中部是陆地（狭义的地），陆地的四周都是水，即海洋，由此形成了自然界有东、南、西、北四海的概念（见图33-1），其中东方的海洋叫作旸谷，西方的海洋叫作濛汜，也是太阳东升和西没之地。对此，《山海经·海外南经》曰："地之所载，六合之间，四海之内，照之日月，经之以星辰，纪之以四时，要之以太岁。"可见《山海经》中已有了东海、南海、西海、北海的相关描述。同时，四海也成为天下的代称，如《尚书·伊训》说："立爱惟亲，立敬惟长，始于家邦，终于四海。"后世也常说四海之内皆兄弟也。

二、血海理论的指导意义

本篇所论"血海有余，则常想其身大，怫然不知其所病；血海不足，则常想其身小，狭然不知其所病"，这种对病人自我感觉症状的记载，翟双庆等[①]认为似属现代所谓"感知障碍"中的躯体感觉异常，主要由于心理障碍所致，可见于一些精神疾病。由于自我内部的躯体感觉，常带有某种不确定性，有时会产生明显的错、幻觉。因此，该处的"常想其身大""常想其身小"，似可理解为患者的躯体错觉、幻觉之一。"不知其所病"，指病人不能确切地说出其病苦究竟是什么，有的患者却对自己产生的错、幻觉信以为真，认为这不是病态，即所谓"自知力"丧失。《素问·调经论》也云："血并于下，气并于上，乱而喜忘。"由此提示我们，治疗精神疾患可从"血海"来考虑，即调血治疗。血虚不养心神，可见神志异常，当用养血安神、补益

---

①王洪图. 内经[M]. 北京：人民卫生出版社，2000：766-767.

气血之法以治；而血瘀闭阻清窍、血热扰乱神明，则可见精神错乱之症，如妄闻、妄见、举止失常、妄言骂詈等，即所谓躁狂之症，此时当用行血逐瘀、凉血清热之法治疗。如《伤寒论》125条“其人如狂，血证谛也，抵当汤主之”；124条“太阳病……其人发狂，以热在下焦……抵当汤主之”；237条“阳明病，其人喜忘者，必有畜血……宜抵当汤”等。王清任《医林改错》记载血府逐瘀汤所治之症，即包括瞀闷、急躁、夜睡梦多、不眠、夜卧不安、肝气病（无故爱生气）等精神症状。

三、气海理论的指导意义

本篇云气海有余，见胸闷气喘和面赤，表现出实热之证，当用清肺泻热、理肺平喘予以治疗。而气海不足，则正气大虚，因而少气，以致语言不能接续，当属气虚下陷之证。明代医家喻嘉言据《黄帝内经》气海理论，创“大气论”，以阐明胸中大气的重要性，而民国年间张锡纯以此理论为指导，自制升陷汤，以治疗大气下陷诸证。升陷汤由生黄芪六钱，知母三钱，柴胡一钱五分，桔梗一钱五分，升麻一钱组成，治疗胸中大气下陷，气短不足以息，或努力呼吸，有似乎喘；或气息将停，危在顷刻。若气分虚极下陷者，酌加人参数钱，或再加山茱萸数钱，以收敛气分之耗散，使升者不至复陷更佳。若大气下陷过甚，致少腹下坠，或更作疼者，宜将升麻改用钱半，或倍作二钱。张氏用此方治愈大气下陷者，其案甚多，选择一案例供参考：“有兄弟二人，其兄年近六旬，弟五十余。冬日畏寒，共处一小室中，炽其煤火，复严其户牖。至春初，二人皆觉胸中满闷，呼吸短气。盖因户牖不通外气，屋中氧气全被煤火着尽，胸中大气既乏氧气之助，又兼受炭气之伤，日久必然虚陷，所以呼吸短气也。因自觉满闷，医者不知病因，竟投以开破之药。迨开破，益觉满闷，转以为药力未到，而益开破之。数剂之后，其兄因误治，竟至不起。其弟服药亦增剧，而犹可支持，遂延愚诊视。其脉微弱而迟，右部尤甚，自言心中发凉，少腹下坠作疼，呼吸甚觉努力。知其胸中大气下陷已剧，遂投以升陷汤，升麻改用二钱，去知母，加干姜三钱。两剂少腹即不下坠，呼吸亦顺。将方中升麻、柴胡、桔梗皆改用一钱，连服数剂而愈。”[①]

①张锡纯. 医学衷中参西录[M]. 石家庄：河北科学技术出版社，2017：136-139.

五乱第三十四

【导读】

“天人合一”的哲学观作为古人的认识论基础，在《黄帝内经》中发挥着认识论、方法论及价值观的作用。上篇《海论》以“天人合一”为逻辑推演的大前提，从自然界有四海推论出人体有四海的结论。本篇则从“道法自然”的角度，提出人体十二经脉之气的运行与四时十二月相应为顺，否则会造成脏腑经脉之气逆乱，阴阳反顺，营卫不调，清浊相干，以致形成气乱于心、乱于肺、乱于肠胃、乱于臂胫、乱于头五种不同病症，并介绍了这些病症的针刺治疗方法。由于篇中主要论述五种气机逆乱病症的临床表现与治疗问题，故名“五乱”。张介宾云：“此下言一时血气之错乱，非宿疾有因之谓。气本五行，故曰五乱。”

【原文】

黄帝曰：经脉十二者，别为五行，分为四时，何失而乱？何得而治？岐伯曰：五行有序，四时有分，相顺则治，相逆则乱〔1〕。黄帝曰：何谓相顺〔2〕？岐伯曰：经脉十二者，以应十二月。十二月者，分为四时。四时者，春秋冬夏，其气各异，营卫相随〔3〕，阴阳已和，清浊不相干〔4〕，如是则顺之而治。黄帝曰：何谓相〔5〕逆而乱？岐伯曰：清气在阴，浊气在阳〔6〕，营气顺脉，卫气逆行〔7〕，清浊相干，乱于胸中，是谓大悗〔8〕。故气乱于心，则烦心密嘿〔9〕，俯首静伏；乱于肺，则仰俯喘喝，接手以呼〔10〕；乱于肠胃，则为霍乱；乱于臂胫，则为四厥〔11〕；乱于头，则为厥逆，头重眩仆〔12〕。

黄帝曰：五乱者，刺之有道〔13〕乎？岐伯曰：有道以来，有道以去〔14〕，审知其道，是谓身宝。黄帝曰：善。愿闻其道。岐伯曰：气在于心者，取之手少阴、心主之输〔15〕。气在于肺者，取之手太阴荥、足少阴输〔16〕。气在于肠胃者，取之足太阴、阳明〔17〕；不下者〔18〕，取之三里。气在于头者，取之天柱、大杼；不知〔19〕，取足太阳荥输〔20〕。气在于臂足，取之〔21〕先去血脉，后取其阳明、少阳之荥输〔22〕。

黄帝曰：补泻奈何？岐伯曰：徐入徐出，谓之导气[23]，补泻无形，谓之同精[24]，是非有余不足也，乱气之相逆也。黄帝曰：允[25]乎哉道，明乎哉论，请著之玉版[26]，命曰治乱[27]也。

【校注】

〔1〕相顺则治，相逆则乱：杨上善："相顺者，十二经脉皆有五行四时之分。诸摄生者，摄之当分，则为和为顺；乖常失理，则为逆为乱也。"

〔2〕相顺：《甲乙经》卷六此下有"而治"2字，律之上下文，当从。

〔3〕营卫相随：谓营卫气血顺应四时变化有规律的循行。

〔4〕清浊不相干：谓清气和浊气不相互干扰。干，干扰，触犯。

〔5〕相：原脱，据《甲乙经》卷六补。

〔6〕清气在阴，浊气在阳：张介宾："清气属阳而升，在阴则乱；浊气属阴而降，在阳则乱。"

〔7〕卫气逆行：卫气昼行于阳，夜行于阴，反之则为逆行。

〔8〕悗（mán 蛮）：烦闷。

〔9〕密嘿：静默不欲言。嘿，同"默"。

〔10〕接手以呼：接，《甲乙经》卷六作"按"，义胜。谓双手交接，按在胸部呼吸。

〔11〕四厥：指四肢厥冷。

〔12〕头重眩仆：谓头部沉重，眩晕而跌仆。又，头重，《甲乙经》卷六作"头痛"。

〔13〕道：规律、规则。

〔14〕有道以来，有道以去：谓疾病的发生有一定的规律，疾病的祛除也有一定的规律。

〔15〕手少阴、心主之输：指手少阴输穴神门，手厥阴输穴大陵。

〔16〕手太阴荥、足少阴输：指手太阴荥穴鱼际，足少阴输穴太溪。

〔17〕足太阴、阳明：指足太阴输穴太白，足阳明输穴陷谷。

〔18〕不下者：谓不见效者。

〔19〕不知：不愈。《广雅·释诂》："知，愈也。"

〔20〕足太阳荥输：指足太阳荥穴通谷、输穴束骨。

〔21〕取之：《太素》卷十二、《甲乙经》卷六均无此2字。

〔22〕阳明、少阳之荥输：张介宾："在手者取手，在足者取足。手阳明之荥输，二间、三间也；手少阳之荥输，液门、中渚也；足阳明之荥输，内庭、陷谷也；足少阳之荥输，侠溪、临泣也。"

〔23〕徐入徐出，谓之导气：即徐缓地进针，徐缓地出针，导引逆乱的营卫之气，使机体恢复正常。

〔24〕同精：杨上善："故精者，补泻之妙，意使之和也。"又，张介宾："补者导其正气，泻者导其邪气，总在保其精气耳，故曰补泻无形，谓之同精。"

〔25〕允：允当，恰当。

〔26〕玉版：古代用以刻字的玉片。亦泛指珍贵的典籍。

〔27〕治乱：《灵枢校勘记》："篇题五乱，而此云治乱，必有一误。"

【释义】

本篇基于“天人合一”“道法自然”的观念，提出人体十二经脉之气与四时十二月“相顺则治，相逆则乱”，具体论述了五种逆乱的病症与针刺治疗。

一、经脉之气与时序相应

从“天人合一”“道法自然”的观念出发，人体经脉之气的运行与天地自然变化遵循着相同的时序规律。因此，人身经脉之气，必须与四时五行的变化规律相顺应，才能维持正常生理活动，营气和卫气才能内外相随，循环运转，表里阴阳，平和协调，体内清升浊降，保持其动态平衡，所谓“五行有序，四时有分，相顺则治，相逆则乱”。具体而言，则体现在以下二个方面。

首先，人体经脉之气的运行，顺应着一年之中四时五行的变化规律。如本篇所言：“经脉十二者，以应十二月。”《灵枢·经别》则明确指出：“人之合于天道也……而合之十二月、十二辰、十二节、十二经水、十二时、十二经脉者，此五脏六腑之所以应天道。”《素问·脉要精微论》论脉与四时相应谓：“四变之动，脉与之上下，以春应中规，夏应中矩，秋应中衡，冬应中权”。这些论述说明，十二经与十二月相应，经脉流行，环周不休是相顺。脉与四时相合呈现出不同形态亦是相顺，此即所谓“相顺则治”。

其次，人体营卫、阴阳、清浊之协调。①营卫相随。营行脉中，卫行脉外，昼行于阳，夜行于阴，阴阳相贯，如环无端。这样才能保证营卫运行达到“相顺”的状态。②阴阳和谐。阴阳和是保持健康的前提，各个脏腑的阴阳和谐是完成其生理功能的必备条件，所谓“阴平阳秘，精神乃治”（《素问·生气通天论》）。③清浊不相干。清气上升，浊气下降，升降有序，是物质代谢的正常形式。这样，清者滋养全身，浊者归六腑。经过进一步的气化，清浊之中再分清浊，其清者被机体利用，浊者排出体外，如此清浊升降相宜，是谓“相顺”。

二、经脉之气逆乱的表现

脏腑经脉之气顺应自然时序的变化，人体的生命活动才能正常；否则，就会造成营卫逆行、清浊相干、气机紊乱、阴阳相悖的病机变化。其一，清浊相干，升降逆乱。《灵枢·阴阳清浊》云：“受谷者浊，受气者清。清者注阴，浊者注阳。浊而清者，上出于咽，清而浊者则下行；清浊相干，命曰乱气。”正常情况下清浊不相干，“清者归五脏，浊者归六腑”。如果清者属阳应当上升而反下降，浊者属阴应当下降而反上升，即会导致气机升降逆乱。其二，营卫运行逆乱。张介宾说：“营气阴性精专，行常顺脉；卫气阳性慓悍，昼当行阳，夜当行阴。若卫气逆行，则阴阳相犯，表里相干，乱于胸中而为悗闷，总由卫气之为乱耳。”即营卫之气在体内运行有一定常度，卫气行于脉外，营气行于脉内。如果这种循行失常，就会出现相应病症。营卫之气逆乱，实即经气逆乱。《灵枢·卫气》指出：“胸气有街，腹气有街，头气有街，胫气有街。”“五乱”所涉及的病变部位，心、肺在胸，肠胃在腹，臂胫即四肢、头，此四处与气街部位几乎完全相同。气街是经气运行汇聚的要冲，经气逆乱，反映在各气街部位，即为“五乱”。

“五乱”的临床表现为：①气乱于心。心主神明，在声为笑，在志为喜。气乱于心则心神不宁，心烦意乱，沉默寡言，俯首静伏，呈现出情绪抑郁，神明无主的表现。②气乱于肺。肺主气，司呼吸。气乱于肺则肺气壅塞，气机不畅，表现为呼吸困难，张口抬肩，胸高气粗，按手以呼等喘病的症状。③气乱于肠胃。肠胃乃受盛、传化水谷之腑，泌别清浊，使清升浊降。若肠胃气机逆乱，清浊升降失常，则病发吐泻交作的霍乱。《诸病源候论·霍乱病诸候》说：“冷热不调，饮食不节，使人阴阳清浊之气相干，而变乱于肠胃之间，则成霍乱。”④气乱于臂胫。四肢为诸阳之本，气乱于四肢则阳气不达四末，而为四肢厥逆。《伤寒论》337条云；“凡厥者，阴阳气不相顺接，便为厥。厥者，手足逆冷者是也。”⑤气乱于头。“头者，精明之府”（《素问·脉要精微论》），气乱于头则厥气上逆，表现为眩晕头重，甚则昏仆。《素问·调经论》云：“血之与气，并走于上，则为大厥。”亦属此类。

三、经脉之气逆乱的治疗

（一）刺治有道

疾病的发生和变化有一定的规律，医生治病也必须采用合乎规律的治疗措施。只有采用符合疾病规律的治疗方法，才能提高疗效，故言“审知其道，是谓身宝”。张介宾发挥“有道以来，有道以去，审知其道，是谓身宝”说：“此四句，虽以针刺为言，然实治法之要领，不可不知也。大凡疾病之生，必有所自，是有道以来也。知其所自而径拔之，是有道以去也。能审其道，则自外而入者，自表而逐之；自内而生者，自里而除之。自上来者可越之，自下来者可竭之。自热来者不远寒，自寒来者不远热。自虚而实者，先顾其虚，无实则已；自实而虚者，先去其实，无虚则已。皆来去之道也。俗云来处来，去处去。此言虽浅，殊有深味，诚足为斯道之法。”

（二）五乱的刺法

1. 针刺的腧穴

针刺治疗五乱，多取用荥输穴。乱于心则取心经输穴神门、心包经输穴大陵；乱于肺，取肺经荥穴鱼际，肾经输穴太溪；乱于肠胃，取脾胃两经，不效，加刺足三里；乱于头，取膀胱经天柱、大杼，不效加刺荥穴通谷，输穴束骨；乱于手臂，除局部放血外，取大肠荥穴二间，输穴三间，三焦经荥穴液门、输穴中渚；病在足者，取胃经荥、输穴内庭、陷谷，胆经荥、输穴侠溪、足临泣。可见治疗措施必须符合经脉所络属脏腑的病变规律，并注意其表里内外的关系。其中“气在于肺者，取之手太阴荥、足少阴输”，非表里取穴，此与《黄帝内经》认为肺与肾在经络循行及病候上联系密切有关。如《素问·热论》谓少阴脉“贯肾络肺”，《病能论》作“贯肾属肺”。从经络病候看，肺经病候“咳，上气喘喝，烦心，心痛”等亦见于肾经病候；而肺经病候之“小便数而欠，溺色变”实为肾之病变。

2. 针刺的方法

五乱病症，不是因邪气有余和正气不足，而是因乱气相逆引起的疾病，故针刺治疗宜采用

"导气"的针刺方法。其要点是"徐入徐出"，其操作既不同于徐入疾出的补法，也不同于疾入徐出的泻法，因此不是补入正气，也非泻出邪气，所谓"补泻无形"，而是引导逆乱之气，使之恢复常态。现代临床上医者采用"平补平泻"，即做均匀的捻转提插，或根本不作手法，得气后便留针，可视为渊源于此。

【知识链接】

一、导气针法诠释

"导气"一词，《黄帝内经》凡 2 见，除本篇外，《灵枢·邪客》论转针的操作机制说："持针之道，欲端以正，安以静，先知虚实，而行疾徐，左手执骨，右手循之，无与肉果；泻欲端以正，补必闭肤，辅针导气，邪得淫泆，真气得居。"（按：辅，《甲乙经》《太素》并作"轉"）此言"导气"，即引导气的运行。后世医籍中，也常见以"导气"表达一般治法、机制以及药物功用等。如杨上善《太素·虫痈》解释《黄帝内经》刺痈方法云："候其痈旁气之来处，先渐浅刺，后以益深者，欲导气令行也。"张介宾《类经·论治类》解释按摩作用谓："不仁者，顽痹耎弱也，故治宜按摩以导气行血。"还有用于方剂名而表功效，诸如导气丸（《黄帝素问宣明论方》）、导气汤（《素问病机气宜保命集》等。

本篇则以"导气"作为针法名，为"非有余不足也，乱气之相逆也"的"五乱"病症而设。五乱病症的发生，乃由气之逆乱所致，而非邪气亢盛或正气不足，故不用补泻针法，而另设"导气"针法，以引导逆乱之气恢复常态。这里"徐入徐出"，即缓慢地进针，缓慢地出针。由此也启示我们，分析认识疾病的机制，仅以邪气亢盛、正气不足的理论还难以概全，有些或可从经脉之气的自身运行规律出现紊乱这一角度来考虑。治疗方面，也就不惟补泻之法，还可立导气之法，以与病机相合。

导气针法在理论上专为"非有余不足"的一大类病症而设，操作上不取补泻针法之形，作用上是引导气之运行，所以此法独立于补泻针法之外，而与之并列，在《黄帝内经》针法中占有特殊的地位。这种导气针法的操作特点，是在针由外入内、由内出外的过程中，始终以相同的速度缓缓行针。因此，只要在进针后，在一定深度内以相同的速度、幅度、频率及力量，较缓地提插、捻转行针，就不悖导气针法的立意。实际上，现今众多医生已自觉或不自觉地将其广泛运用于针灸临床。从临床实践看，这种有所发展的导气针法，用于不实不虚、虚实兼夹及无证可辨的病证等，甚至一些虚证、实证，都可取得较好的疗效；也可用于不便施补泻针法的一些腧穴、部位。

"导气"一词，或出道家。《论衡·道虚》说："道家或以导气养性。"《庄子·刻意》云："吹呴呼吸，吐故纳新，熊经鸟申，为寿而已矣。此道引之士，养形之人，彭祖寿考者之所好也。"晋李颐注："导气令和，引体令柔。"号称启玄子的王冰，在《素问》序言中谓"弱龄慕道，夙好养生，幸遇真经，式为龟镜"，言及"夫释缚脱艰，全真导气，拯黎元于仁寿"，与《论衡》言道家吻合。道家"导气"方法，可参《备急千金要方·调气法第五》卷二十七有关载述："彭祖曰：和神导气之道，当得密室，闭户安床暖席，枕高二寸半，正身偃卧，瞑目，闭气于胸膈中，以鸿毛着鼻上而不动，经三百息，耳无所闻，目无所见，心无所思。”针刺之徐徐出入的方式，与养生调息的徐徐呼吸，特性一致，或对“导气”用语的移用有所启发、影响[1][2]。

二、“同精”诠释

本篇原文论述导气针法时说：“徐入徐出，谓之导气；补泻无形，谓之同精。”历代注家多将“精”注为“精气”。如张介宾注：“补者导其正气，泻者导其邪气，总在保其精气耳。”现代注本大多也据此将“同精”释为保养精气。赵京生[3]细究经文，认为此说欠妥。由于经文中提出的导气针法，原为治疗“五乱”病症而设，因其发病并非由于正气不足、邪气壅盛所致，乃是一时经气之逆乱为病，故不需用补其不足、泻其有余的补泻针法，而以徐入徐出之导气针法引导逆乱之气复常。既然并不存在正气虚损，何需“保其精气”？经文明确指出“五乱”的发病机制“非有余不足也，乱气之相逆也”，何谈“补者导其正气，泻者导其邪气”？故张介宾之说有失经旨。张志聪注云：“荣卫者，精气也，同生于水谷之精，故谓之同精。”这是谈精气的组成和来源，与本节讨论针法及其作用机制之文义不符。马莳注云：“不必泥定补泻之形，以其精气相同，非真有余与不足也，不过乱气之相逆耳，何必以补泻为哉！”在对此节经文大意的理解上，马注尚近原旨。但所云“精气相同”令人费解，似乎是说乱气为病之人的精气是正常的，所以不必用补泻针法，但“相同”并不等于“正常”。综上分析，将“精”字作“精气”解释，似与经文义理不符。揣摩经文，此处“精”字当是“精深微妙”之意。“精”谓针刺之精义，指针刺治病原理的奥妙所在，并非指“精气”，正如杨上善所说：“故精者，补泻之妙，意使之和也。”（《太素》卷十二“营卫气行”）。“同精”是对导气针法与补泻针法相比较而言，意谓二者在所以能够治疗疾病这一精深微妙的、根本的原理上是相同的。换言之，尽管针刺手法各异，但根本的原理和目的都是调整机体的紊乱状态，“同精”即是此意。

另外，朱玲等[4]从导气“同精”之文化渊源的角度，研究认为“补泻无形，谓之同精”，应该可以理解为“补泻无形，谓之一精”，或言“谓之道”。可为一说，供参考。

三、气机逆乱的病机学意义

人体气机的升降出入是脏腑活动、气血运行、气化功能的基本形式之一。各个脏腑经络的功能活动、脏腑经络以及气血阴阳的相互联系，无不依赖于气机的升降出入。肺的宣发与肃降，脾的升清与胃的降浊，心肾水火相济等，都是气机升降运动的具体体现。由于气机的升降关系到脏腑经络、气血阴阳各个方面的功能活动，所以升降失常可波及五脏六腑、表里内外、四肢九窍而发生种种病理变化。如肺失宣降的胸闷咳喘；胃失和降的嗳气呕恶；脾不升清的泄泻、头晕；阴阳气血逆乱的中风、眩晕、头痛、厥症；以及肾不纳气，孤阳上越；清阳不升，气虚下陷；心肾不交，水气凌心，无不关乎气机升降失调方面的问题。

---

①赵京生. 针灸经典理论阐释[M]. 修订本. 上海：上海中医药大学出版社，2003：118-122.

②赵京生. 针灸关键概念术语考论[M]. 北京：人民卫生出版社，2012：366-367.

③赵京生. 针灸经典理论阐释[M]. 修订本. 上海：上海中医药大学出版社，2003：118-119.

④李鼎. 循经考穴五十年[M]. 上海：上海浦江教育出版社，2013：471-475.

在全身气机升降出入的整体运动中，脾胃的升降起着至关重要的作用。这是因为，脾胃乃后天之本，居于中焦，通联上下，是升降运动的枢纽。脾胃的升降正常，出入有序，就可以维持“清阳出上窍，浊阴出下窍；清阳发腠理，浊阴走五脏；清阳实四肢，浊阴归六腑”(《素问·阴阳应象大论》）的正常生理功能。而肝之升发，肺之肃降；心火下降，肾水上升；肺主呼气，肾主纳气等，也无不配合脾胃以完成其升降运动。若脾胃升降逆乱，则清阳之气不能敷布，后天之精不能归藏，饮食清气无法进入，废浊之物不能排出，就会产生诸多病症。故李东垣《脾胃论·胃气下溜五脏气皆乱其为病互相出见论》几乎引用本篇全文，以阐述立足脾胃的治疗思想与方法。

正由于气机失常是常见疾病的基本病机，故调理气机，纠正气机逆乱就成为中医治疗此类疾病的基本方法，诸如补气升提、补肾纳气、敛气、固气、降气、镇气、行气、破气、宣气，无不是着眼于调理气机，可见临床辨识气机正常与否，通过不同方法“导气”以使气之运行复常，对于疾病的诊治具有重要的指导意义。

胀论第三十五

【导读】

胀病是指以胸腹、皮肤胀满不适为主症的一类病症。本篇系统论述了胀病的概念、病机、脉象、分类与脏腑辨证、治疗方法等，反映了五脏六腑皆令人胀的观念，提出了卫气“并脉循分肉”“气之令人胀也”等命题，以及针刺足三里治疗胀病的通用治法等。由于专论胀病，故名“胀论”。张志聪言：“此承上文言卫气之行于形身脏腑之外内，有顺有逆，逆顺不从，在外则为脉胀、肤胀，在内则为脏腑之胀矣。”

【原文】

黄帝曰：脉[1]之应于寸口，如何而胀？岐伯曰：其脉大坚以涩者，胀也[2]。黄帝曰：何以知脏腑之胀也？岐伯曰：阴为脏，阳为腑[3]。

黄帝曰：夫气之令人胀也，在于血脉之中耶，脏腑之内乎？岐伯曰：三[4]者皆存焉，然非胀之舍[5]也。黄帝曰：愿闻胀之舍。岐伯曰：夫胀者，皆在于脏腑之外，排脏腑而郭[6]胸胁，胀皮肤，故命曰胀。

黄帝曰：脏腑之在胸胁腹里之内也，若匣匮之藏禁器[7]也，各有次舍[8]，异名而同处，一域之中，其气各异，愿闻其故。黄帝曰：未解其意，再问[9]。岐伯曰：夫胸腹，脏腑之郭[10]也。膻中者，心主之宫城也[11]。胃者，太仓[12]也。咽喉小肠者，传送[13]也。胃之五窍者，闾里[14]门户也。廉泉、玉英[15]者，津液之道也。故五脏六腑者，各有畔界，其病各有形状。营气循脉，卫气逆为脉胀[16]，卫气并脉循分肉为肤胀[17]。三里而泻[18]，近者一下，远者三下[19]，无问虚实，工在疾泻。

黄帝曰：愿闻胀形。岐伯曰：夫心胀者，烦心短气，卧不安。肺胀者，虚满[20]而喘咳。肝胀者，胁下满而痛引小腹。脾胀者，善哕，四肢烦悗[21]，体重不能胜衣[22]，卧不安[23]。肾胀者，腹满引背央央[24]然，腰髀痛。六腑胀：胃胀者，腹满，胃脘痛，鼻闻焦臭[25]，妨于食，大便难。大肠胀者，肠鸣而痛濯濯[26]，冬日重感于寒，则飧泄不化[27]。小肠胀者，少腹䐜胀，引腰而痛。膀胱胀者，少腹满而气癃[28]。三焦胀者，气满于皮肤中，轻轻[29]然而不坚。胆胀者，胁下痛胀，口中苦，善太息。凡此诸胀者，其道在一[30]，明知逆顺，针数不失。泻虚补实，神去其室[31]，致邪失正，真不可定[32]，粗之所败，谓之夭命。补虚泻实，神归其室，久塞其空[33]，谓之良工。

黄帝曰：胀者焉生？何因而有？岐伯曰：卫气之在身也，常然[34]并脉循分肉，行有逆顺[35]，阴阳相随[36]，乃得天和，五脏更始[37]，四时循序，五谷乃化。然后厥气[38]在下，营卫留止，寒气逆上，真邪相攻，两气相搏，乃合为胀也。黄帝曰：善。何以解惑？岐伯曰：合之于真，三合而得[39]。黄帝曰：善。

黄帝问于岐伯曰：夫子[40]言无问虚实，工在疾泻，近者一下，远者三下，今有其三而不下者，其过焉在？岐伯对曰：此言陷于肉肓而中气穴[41]者也。不中气穴，则气内闭；针不陷肓，则气不行；上越中肉[42]，则卫气相乱，阴阳相逐[43]。其于胀也，当泻不泻，气故不下，三而不下，必更其道，气下乃止，不下复始，可以万全，乌[44]有殆者乎。其于胀也，必审其胗[45]，当泻则泻，当补则补，如鼓应桴，恶[46]有不下者乎！

【校注】

〔1〕脉：指脉象。

〔2〕其脉大坚以涩者，胀也：张介宾："脉大者，邪之盛也。脉坚者，邪之实也。涩因气血之虚而不能流利也……故大坚以涩，则病当为胀。"

〔3〕阴为脏，阳为腑：谓脉象涩而坚者病在脏，脉象大而坚者病在腑。阴，阴脉；阳，阳脉。

〔4〕三：原校云："一云二字。"《太素》卷二十九、《甲乙经》卷八均作"二"。按三者，以血脉、脏、腑为言。若"二"者，则脏腑合为一。

〔5〕舍：指病位。

〔6〕郭：《甲乙经》卷八作"廓"。郭，同"廓"，扩张、扩充之意。

〔7〕禁器：丹波元简："禁器，盖禁秘之器。"

〔8〕次舍：杨上善："次舍者，五脏六腑，各有居处也。"

〔9〕黄帝曰……再问：《太素》卷二十九、《甲乙经》卷八均无此9字，且与文义不相关涉，当是衍文。

〔10〕郭：此上《太素》卷二十九、《甲乙经》卷八有"城"字，义明。

〔11〕膻中者，心主之宫城也：张介宾："膻中，胸中也。肺覆于上，膈膜障于下，为清虚周密之宫，心主之所居也，故曰宫城。"心主，即心。

〔12〕太仓：即大仓。胃为水谷之海，故曰太仓。

〔13〕传送：《太素》卷二十九、《甲乙经》卷八作"传道"。杨上善："咽传水谷而入，小肠传之而出，喉传气之出入，故为传道也。"

〔14〕闾里：里巷，平民聚居之处。张介宾："闾，巷门也。里，邻里也。《周礼》：'五

家为比，五比为闾。’盖二十五家为闾也。《风俗通》曰：‘五家为轨，十轨为里。’盖五十家为里也。”

〔15〕廉泉、玉英：章楠：“廉泉、玉英，俱任脉经穴，在舌下，津液由之而升也。”玉英，即上颚部。

〔16〕卫气逆为脉胀：张介宾：“清者为营，营在脉内，其气精专，未即致胀；浊者为卫，卫行脉外，其气慓疾滑利，而行于分肉之间，故必由卫气之逆，而后病及于营，则为脉胀。是以凡病胀者，皆发于卫气也。”

〔17〕卫气并脉循分为肤胀：“分”下脱“肉”字，据《甲乙经》卷八校语引《灵枢》补。杨上善：“卫气在于脉外，傍脉循于分肉之间，聚气排于分肉为肿，称为肤胀。”

〔18〕三里而泻：谓针刺足三里穴而行泻法。张介宾：“三里，足阳明经穴。阳明为五脏六腑之海而主肌肉，故胀在肌肤者当以针泻之。”

〔19〕近者一下，远者三下：杨上善：“其病日近者，可以针一泻；其日远者，可三泻之。下者，胀消也。”

〔20〕虚满：指自觉胀满，但按之空虚柔软。

〔21〕烦惋：《太素》卷二十九、《脉经》卷六均作“急”，义胜。

〔22〕体重不能胜衣：谓身体沉重，连衣服的重量也承受不了。

〔23〕卧不安：《太素》卷二十九、《甲乙经》卷八、《脉经》卷六均无此3字，疑蒙上文“心胀”误衍。

〔24〕央央：困苦不适的样子。央，通“怏”。

〔25〕焦臭：物体烧焦的气味。臭，气味。杨上善：“香为脾臭，焦为心臭，今脾胃之病闻焦臭者，以其子病，思闻母气故也。”

〔26〕濯濯（zhuó 浊）：张介宾：“濯濯，肠鸣水声也。”

〔27〕冬日重感于寒，则飧泄不化：《脉经》卷六作“寒则泄，食不化”。按“冬日重感于寒”，乃《邪气脏腑病形》文，疑此误衍“冬日重感于”5字。

〔28〕气癃：张介宾：“气癃，膀胱气闭，小水不通也。”

〔29〕轻轻：空虚松软貌。

〔30〕其道在一：张介宾：“胀有虚实，而当补当泻，其道惟一，无二歧也。”又，黄元御：“凡此诸胀，其道在一，总因卫气之道也。”

〔31〕神去其室：谓神气耗散而离于所藏之处。

〔32〕真不可定：谓真气不能安守内藏。真，指真气、精气。

〔33〕久塞其空：马莳：“虚则补之，其穴空皆正气充塞。”空，同“孔”。

〔34〕然：《太素》卷二十九、《甲乙经》卷八均无此字，疑衍。

〔35〕行有逆顺：谓卫气之循行在体内有上行、下行的不同。

〔36〕阴阳相随：营行脉中，卫行脉外，卫气与营气相伴而行。

〔37〕更始：《太素》卷二十九作“更治”，《甲乙经》卷八作“皆治”。杨上善：“五脏属于五行，故五脏更王。”

〔38〕厥气：指厥逆不和之气。

〔39〕合之于真，三合而得：指邪气与真气相合，从而形成血脉、脏、腑三处的胀病。

〔40〕夫子：原作“胀论”,《灵枢校勘记》:“胀论二字误，当作夫子。”按本篇即为《胀论》，不当重出，故据改。

〔41〕陷于肉肓而中气穴：张介宾：“言针当必陷于肉肓，亦必中于气穴，然后可以取效也。”肉肓，肌肉空隙。杨上善：“肉肓者，皮下肉上之膜也。”气穴，即腧穴。

〔42〕上越中肉：指针不中肉肓、气穴，而中于在上的分肉。

〔43〕阴阳相逐：指阴阳相互争逐排斥。又，逐,《甲乙经》卷八作“逆”，义胜。

〔44〕乌：疑问代词，何，哪里。

〔45〕胗：《太素》卷二十九、《甲乙经》卷八并作“诊”。周学海：“胗，即诊也。诊，即证也，即指五脏六腑之胀形也。”

〔46〕恶：疑问代词，何，哪里。

【释义】

本篇较为系统地阐述了胀病的概念、病机、脏腑辨证以及针刺治疗等问题。

一、胀病的概念

胀病是指以胸腹、皮肤胀满不适为主症的一类病症。本篇明确指出：“夫胀者，皆在于脏腑之外，排脏腑而郭胸胁，胀皮肤，故命曰胀。”马莳解释说：“夫胀不在于血脉之中，亦不在于脏腑之内，乃在于脏腑之外，胸胁之内，排其脏腑，而以胸胁为郭，其皮肤亦为之胀。”说明胀病的主症是胸腹皮肤受到扩充、排挤而有支撑、胀满的感觉。

二、胀病的病因病机

（一）病因

关于胀病的病因，本篇并未论及，结合《黄帝内经》其他篇章的论述，主要有六淫外感、七情内伤、饮食劳倦等。如《素问·至真要大论》言“诸湿肿满，皆属于脾”“诸胀腹大，皆属于热”。《素问·异法方宜论》提出“脏寒生满病”。《素问·太阴阳明论》云：“食饮不节，起居不时者，阴受之……入五脏则䐜满闭塞。”《素问·缪刺论》云：“人有所堕坠，恶血留内，腹中满胀。”认识到外伤瘀血与胀满的关系。另外，《灵枢·论勇》还指出：“酒者，水谷之精，熟谷之液也，其气慓悍，其入于胃中，则胃胀，气上逆，满于胸中，肝浮胆横。”饮酒过度，湿热留滞胃肠，中焦气化不利，脾胃升降失调，甚或肝胆疏泄失司，则导致脘腹胀满等。

（二）病机

不论外感、内伤，胀病的发生总由各种致病因素，导致气机失调所致，所谓“夫气之令人胀也”。具体而言，其基本病机为卫气运行失常，气机不利，气水不行，聚于无形之气分，内排脏腑而外扩胸胁。所谓“营气循脉，卫气逆为脉胀，卫气并脉循分肉为肤胀”“厥气在下，营卫留止，寒气逆上，真邪相攻，两气相搏，乃合为胀也”。

胀病发生虽有血脉、五脏、六腑之不同，但均非胀病发生的具体病位。胀病的病位一为皮肤分肉之间，后世也称为“外胀”；一为胸胁之内、脏腑之外的空阔之处，后世也称为“内胀”。

三、胀病的脉象

本篇指出，胀病反应于寸口的脉象是“大坚以涩”。脉形宽大，为邪气盛实有余；脉势坚劲，搏指有力，为邪气不散；脉来涩滞不利，为邪气阻遏，气血运行涩滞不利之象。以脉测证，可知胀病以邪气盛实为主。

胀有脏腑之别，脉象亦有所反映，即“阴为脏，阳为腑”。马莳解释云：“脉大而坚者为阳脉，其胀在六腑；脉涩而坚者为阴脉，其胀在五脏也。”

四、胀病的分类与辨证

（一）胀病的分类

本篇根据营卫之气逆乱的不同情况，将胀病分为脉胀、肤胀与脏腑胀。营气行于脉中，卫气行于脉外，若卫气逆行，导致营气壅遏，阻于脉道，则为脉胀；若脉气流通，仅卫气阻遏于皮肤分肉之间，则为肤胀；若脏腑功能失常，气机失调致使脏腑之外、胸腹之内胀满，则为脏腑胀。

另外，根据气、血、水有形病邪的性质及胀满发生的部位，尚可分为水胀、肤胀、鼓胀等。参见《灵枢·水胀》和其他篇章。

（二）胀病的脏腑辨证

脏腑居于胸腹之中，彼此的部位和功用各不相同。从脏腑的角度对胀病加以辨证分类，可分为五脏胀与六腑胀。

1. 五脏胀

心胀：心为君主之官，五脏六腑之大主，主血脉，主神明。邪犯于心，心阳不振，气机郁滞，血运无力，神明被扰，故见气短，心中烦闷，夜卧不安，脉大坚以涩。临床上还可见心悸，胸闷，心前区闷胀疼痛，以及下肢、全身肿胀等。

肺胀：肺为相傅之官，主气司呼吸，通调水道，主治节，朝百脉。邪犯于肺，或久病肺虚，宣降失司，肺气上逆，不能吐故纳新，故见胸满闷胀，咳嗽气喘，多兼见气短、咳痰或烦躁等。

脾胀：脾居中焦，为后天之本，气血生化之源，主四肢，主运化、升清、统血，是人体气机运行的枢纽。邪犯于脾，或脾虚湿困，气机升降失常，胃气上逆而呃逆、嗳气、呕吐；胃不和则卧不安，脾不升清则四肢困闷不舒；脾虚湿阻，运化失常，外溢肌肤而体重肿胀不能胜衣。临床上多兼见脘腹胀满，面色无华，神疲乏力，纳呆或肠鸣泄泻等。

肝胀：肝为将军之官，主疏泄，调畅人体气机，经脉循行于胸胁。邪犯肝脏，或肝郁气滞，则气机失调，经脉不利，而见胸胁胀满，甚则隐痛。临床上常多兼见乳房胀痛，急躁易怒，或忧郁寡欢，喜叹息，以及妇女月经不调、痛经等。

肾胀：肾为先天之本，主藏精，主水，主纳气，腰为肾之府。邪犯肾脏，或肾中阳气亏虚，则气化不利，水液运行输布及脏腑气化失司，经气不畅，可见腹部胀满，腰髀胀痛。临床常兼见腰以下浮肿胀满，畏寒怕冷，腰膝冷胀，四肢不温等。

2. 六腑胀

胃胀：胃为水谷之腑，职司受纳，以降为顺。邪犯胃腑，胃的受纳通降功能失常，则见胃脘胀满疼痛，食欲减退，大便困难等。

大肠胀：大肠为传道之官，司变化而出糟粕。邪犯大肠，传导功能失常，故肠鸣腹痛而有水声，寒邪偏盛则见腹泻而完谷不化等。

小肠胀：小肠为受盛之官，受盛水谷而分清泌浊，水液渗于前，糟粕归于后。邪犯小肠，气滞不畅，清浊不分，故见泄泻，小腹䐜胀，引腰而痛等。

膀胱胀：膀胱为州都之官，主藏津液，气化则出。邪犯膀胱，气化失司，故见少腹满而小便癃闭不通。

三焦胀：三焦为决渎之官，主司水气运行。邪犯三焦，气化失司，水液运行不畅，溢于皮肤，故见皮肤肿胀，按之空虚松软等。

胆胀：胆为中正之官，内藏精汁，经脉循胸胁，属胆络肝。邪犯胆腑，或气郁不舒，肝胆疏泄不利，胆气上逆，则见胁下痛胀，口苦，善太息等。

胀病虽有五脏六腑胀之区分，然其与肺、脾、肾和三焦的关系最为密切。张介宾《类经·脏腑诸胀》云："《至真要大论》曰：诸湿肿满，皆属于脾。《水热穴论》曰：其本在肾，其末在肺，皆聚水也。又曰：肾者，胃之关也，关门不利，故聚水而从其类也。由此言之，则诸经虽皆有胀，然无不干于脾、肺、肾三脏。盖脾属土，其主运化；肺属金，其主气；肾属水，其主五液。凡五气所化之液，悉属于肾；五液所化之气，悉属于肺；转输于二脏之中，以制水生金者，悉属于脾。所以肿胀之生，无不由此三者。"另外，三焦乃决渎之官而通水道，若三焦气化不利，决渎不能，往往引起胀满水肿。

五、胀病的治疗

（一）胀病通治方

本篇虽言"五脏六腑者，各有畔界，其病各有形状"，治疗可从各脏腑着眼，分别处以不同治法，但"脏腑之在胸胁腹里之内也，若匣匮之藏禁器也，各有次舍，异名而同处"，且胀病也有相同的病机，故可采用一穴一方进行治疗，即取三焦之下输足三里作为通治方。《甲乙经》卷八也明确指出："五脏六腑之胀，皆取三里。三里者，胀之要穴也。"故本篇言"三里而泻，近者一下，远者三下，无问虚实，工在疾泻"。即根据病位深浅、病变的新久，以确定针刺次数的多少。同时因胀病的脉证多表现为实证，所以治疗多用泻法，邪去则正自安。

（二）明辨虚实，补虚泻实

胀病虽然以实证为多见，但亦有虚实错杂者，治疗应根据病证的虚实及轻重缓急之不同，采用相应治法。故原文篇末强调指出："必审其胗，当泻则泻，当补则补。"倘若粗枝大叶，泻虚补实，就会造成"神去其室，致邪失正，真不可定"的不良后果，严重的还会使人夭伤。只有采用正确的治疗方法，使神气充沛于内，皮肤孔窍经常固密，而不使真气耗泄，才能称之为高明的医工。

（三）针刺气穴法

气穴是一个有口有底有边界的立体结构，其开口在肌表之凹陷中，边界即肉间狭小之气道，底即皮肉之"分"。刺气穴当循刺道，可分浅、中、深三层及至肉肓谷气至而止，不可过"分"[①]。本篇指出："此言陷于肉肓而中气穴者也。不中气穴，则气内闭；针不陷肓，则气不行；上越中肉，则卫气相乱，阴阳相逐。"杨上善注说："肉肓者，皮下肉上之膜也。"此为卫气行表的主干道，也为躯体部的表里之界，故刺气穴须针至"肓"，然不能过"肓"刺中肉分。刺过"肓"相当于刺破了卫气之道，不仅造成"卫气相乱"，还可导致表邪入里以致"阴阳相逐"之弊。

（四）脏腑分证治疗

本篇虽言及胀病的脏腑辨证问题，但没有涉及胀病的脏腑证治。《甲乙经》卷八论述了脏腑胀的针刺治疗，指出："心胀者，心俞主之，亦取列缺。肺胀者，肺俞主之，亦取太渊。肝胀者，肝俞主之，亦取太冲。脾胀者，脾俞主之，亦取太白。肾胀者，肾俞主之，亦取太溪。胃胀者，中脘主之，亦取章门。大肠胀者，天枢主之。小肠胀者，中髎主之。膀胱胀者，曲骨主之。三焦胀者，石门主之。胆胀者，阳陵泉主之。"可供临床参考。

【知识链接】

一、关于"胃之五窍"的诠释

本篇曰："胃之五窍者，闾里门户也。"提出胃有五窍，犹如里巷之有出入口。然何谓胃之五窍，杨上善解释说："咽、胃、大肠、小肠、膀胱等窍，皆属于胃，故是脏腑闾里门户也。"此解明显有违本文原意，将胃之五窍转换成脏腑闾里门户。张介宾云："胃之五窍为闾里门户者，非言胃有五窍，正以上自胃脘，下至小肠大肠，皆属于胃，故曰闾里门户。如咽门、贲门、幽门、阑门、魄门，皆胃气之所行也，故总属胃之五窍。"后世医家多从此说。然本文明确指出："五脏六腑者，各有畔界。"如果"五窍"上达咽喉，下至肛门，便远远超越了胃的"畔界"，故张氏之说显然不确。廖育群[②]从中医学脏腑的基本概念是以脏器实体为根据的理念出发，提

①黄龙祥. 中国古典针灸学大纲[M]. 北京：人民卫生出版社，2019：132-133.

②廖育群. 重构秦汉医学图像[M]. 上海：上海交通大学出版社，2012：244.

出对于“胃之五窍”的解释，应考虑到在古代脏器划分中，并没有十二指肠，因而“胃之五窍”实际上应该是指胃的上口、下口及肝、胆、胰开口于十二指肠部位。这种知识无疑是从古代解剖实践中得到的。按照当时的医学水平，人们虽然能通过解剖实践直观地看到肝、胆、胰有管道与胃肠相通，但不可能认识到胆汁、胰腺的消化功能，而出于主观的推理，误将这些管道视为饮食精微的吸收途径，如《灵枢·玉版》所言：“胃之所出气血者，经隧也。”

二、针刺取“三”数之理

本篇论胀病的针刺治疗，多次提及“三”数的问题，如“近者一下，远者三下”“三而不下，必更其道”等。《素问·刺疟》则云：“先其发时如食顷而刺之，一刺则衰，二刺则知，三刺则已。”在中国古代，“三”作为集体意识中的模式数字，被崇尚为无所不归的“天之大经”，从而使它具有神秘意义。卓廉士[①]认为，三乃生命或再生之数，针灸治疗应用此数则能够感应生命的内在节律，激发人体气机，故古人治病常以三为一个组合或以三为一个疗程，而有三次、三下、三刺、三痏、三行等之说。古人治病相信“三刺”或“三痏”之后必然有效，故针刺多以三刺为限，疗程亦以三个为期。“三而不下，必更其道”，如果“三刺”或三个疗程无效，则需要进行反思或检讨，找出不效的原因，以便改弦更张。这种理念也被用来设计针刺的操作手法，如《灵枢·官针》所谓“三刺而谷气出”的针法论述，以及后世烧山火、透天凉针法等。

三、胀病的阴阳虚实辨治

张介宾《类经·脏腑诸胀》对胀病的阴阳虚实辨治论述甚为精辟，对临床颇有指导价值，特录如下。

证有阴阳虚实，如诸论之所云者，不可不辨。大都阳证多热，热者多实；阴证多寒，寒者多虚。先胀于内而后及于外者多实，先肿于表而后甚于里者多虚。小便黄赤，大便秘结者多实；小水清白，大便稀溏者多虚。脉滑数有力者多实，弦浮微细者多虚。形色红黄，气息粗长者多实；容颜憔悴，音声短促者多虚。凡是实症，必以六淫有余伤其外，或饮食怒气伤其内，故致气道不行，三焦壅闭，此则多在气分，无处不到，故不分部位而多通身浮肿。又或气实于中，则为单腹胀急。然阳邪急速，其至必暴，每成于旬日数日之间，此惟少壮者多有之，但破其结气，利其壅滞，则病无不愈，此治实之道也。若是虚证，必以五志积劳，或酒色过度，伤其脾肾，日积月累，其来有渐，此等病候，多染于中年之外，其形证脉气，必有虚寒之候，显然可察，非若实证之暴至，而邪热壅结，肝气悍逆之有因也。治实者本无所难，最难者在治虚耳。然虚有在气者，有在水者。在气者，以脾气虚寒，不能运化，所谓气虚中满者是也。在水者，以脾虚不能制水，则寒水反侮脾土，泛滥为邪，其始也必从阴分，渐次而升，按肉如泥，肿有分界，所谓水臌水胀者是也。然水虽制于脾，而实主于肾，盖肾本水脏，而元阳生气所由出。若肾中阳虚，则命门火衰，既不能自制阴寒，又不能温养脾土，阴阳不得其正，则化而为邪。夫气即火也，精即水也，气之与水，本为同类，但在于化与不化耳。故阳旺则化，而精能为气；

①卓廉士. 中医感应、术数理论钩沉[M]. 北京：人民卫生出版社，2015：161.

阳衰则不化，而水即为邪。凡火盛水亏则病燥，水盛火亏则病湿。故火不能化，则阴不从阳，而精气皆化为水，所以水肿之证多属阳虚，故曰寒胀多，热胀少也。然观丹溪之治肿胀，云清浊相混，隧道壅塞而为热，热留为湿，湿热相生，遂成胀满，治宜补其脾，又须养肺金以制木，使脾无贼邪之患，滋肾水以制火，使肺得清化之令。其说重在湿热，而犹以制火为言。夫制火固可保金，独不虑其不生土乎？若以此法施于阳实而热者则可，若以治阳虚而气不化者，岂不反助阴邪而益其病哉？故予之治此，必察其果系实邪，则直清阳明，除之极易；凡属虚劳内损者，多从温补脾肾而愈，俱得复元。或临证之际，有虚实未明，疑似难决者，则宁先以治不足之法，探治有余，若果未投而病反加甚，是不宜补也，不妨易辙，自无大害。倘药未及病，而病自甚者，其轻重真假，仍宜详察。若误以治有余之法治不足，而曾经峻攻者真气复伤，虽神丹不能疗矣。或从清利，暂见平复，使不大补脾肾以培根本，虽愈目前，未有不危亡踵至者，此治虚之道也。夫肿胀之病，多有标实本虚，最为危候，若辨之不明，则祸人非浅。

四、五脏六腑胀的治法方药

清代费伯雄《医醇賸义·胀》对脏腑胀的病因病机、临床表现、治法方药有详细论述，提出心胀者，须发其神明，摧荡邪气，使浮云不能蔽日，自然离照当空，太阳之火，不烦补助也，离照汤（琥珀一钱，丹参三钱，朱砂五分，茯神三钱，柏子仁二钱，沉香五分，广皮一钱，青皮一钱，郁金二钱，灯芯三尺，姜皮五分）主之。肺胀者，当温肺降气，以解寒邪，温肺桂枝汤（桂枝五分，当归二钱，茯苓二钱，沉香五分，苏子一钱五分，橘红一钱，半夏一钱二分，瓜蒌实四钱，桑皮二钱，姜汁两小匙，冲服）主之。肝胀者，当疏肝化浊，青阳汤（青皮一钱五分、醋炒，柴胡一钱、醋炒，蒺藜四钱，乌药一钱，炮姜五分，广皮一钱，延胡一钱、酒炒，木香五分，郁金二钱，花椒子二十四粒，打碎）主之。脾胀者，当扶土渗湿，兼解寒邪，姜术二仁汤（炮姜五分，白术二钱，茯苓三钱，半夏一钱，当归二钱，苡仁八钱、炒，砂仁一钱，厚朴一钱，木香五分，广皮一钱，生熟谷芽各四钱，煎汤代水）主之。肾胀者，当温肾祛寒，温泉汤（当归二钱，附子八分，小茴香一钱，破故纸一钱五分、核桃肉拌炒，乌药一钱，杜仲三钱，牛膝二钱，木香五分，广皮一钱，青皮一钱，姜三片）主之。胃胀者，当平胃祛寒，温中平胃散（炮姜五分，砂仁一钱，木香五钱，谷芽三钱、炒，神曲三钱、炒，广皮一钱，茅术一钱，厚朴一钱，枳壳一钱，青皮一钱，陈香橼皮八分）主之。大肠胀者，当温通肠胃，上下兼顾，顾母理脏汤（枳壳一钱五分、麸炒，青皮一钱五分，厚朴一钱，干姜五分，谷芽二钱、炒，当归二钱，茯苓二钱，白术一钱，木香五分，白蔻六分，金橘饼三钱、切半）主之。小肠胀者，当分理水道，俾二便通行，则胀满自解，通幽化浊汤（枳壳一钱五分，青皮一钱五分，木通一钱五分、酒炒，车前二钱，赤苓二钱，瓜蒌仁三钱，厚朴一钱，木香五分，乌药一钱，谷芽三钱、炒，姜三大片）主之。膀胱胀者，当理气行水，俾寒水得真阳而通利，既济汤（当归二钱，肉桂五分，沉香五分，广皮一钱，泽泻一钱五分，牛膝二钱，瞿麦二钱，车前二钱，苡仁四钱，葵花子四钱、炒、研，同煎）主之。三焦胀者，当调和气血，疏通行水，通皮饮（广皮一钱，青皮一钱，冬瓜皮二钱，茯苓皮四钱，当归二钱，厚朴一钱，枳壳一钱，砂仁一钱，泽泻一钱五分，车前子二钱，鲜姜皮一钱）主之。胆胀者，当轻扬和解，后辛汤（柴胡一钱，郁金二钱，广皮一钱，当归二钱，茯苓二钱，栀子皮一钱、姜汁炒，蒺藜四钱，枳壳一钱，合欢花二钱，佛手五分）主之。

现代对脏腑胀的治疗，认为心胀乃心阳不宣，心气郁滞所致，治宜通阳行气，方用《千金要方》半夏补心汤；肺胀因肺失宣降所致，治宜宣降肺气，方用越婢加半夏汤；肝胀为邪伤肝经，肝郁气滞所致，治宜疏肝理气，方用柴胡疏肝散；脾胀为脾虚湿困所致，治当健脾除湿，方用香砂平胃散；肾胀乃肾气虚衰所致，治宜温补肾气，方用金匮肾气丸；胃胀为邪滞胃中，宿食不化，阻滞化热所致，治宜消食导滞，方用保和丸、枳实导滞丸加减；大肠胀为大肠虚寒所致，治当温中散寒，方用附子理中汤；小肠胀系寒滞小肠，治宜散寒行气，方用天台乌药散；膀胱胀为膀胱气化不利所致，治宜化气利尿，方用五苓散；三焦胀为邪滞肌肤，营卫失调所致，治宜调畅营卫，用桂枝汤加木香、腹皮；胆胀为肝胆气滞所致，宜利胆行气，方用《医林改错》通气散加味。以上可供临床参考。

五、心胀、大肠胀的现代研究

陆曙等①对“心胀”的病名、病因、病机、治法等进行了较为系统的研究，认为心胀病的病因为正气不足、六淫外邪、七情内伤、饮食失节、劳倦、失治误治。病机为本虚标实，本虚多见心气不足、心阳不振、阴血亏虚；标实多由邪毒、瘀血、水湿、痰饮所致。心气阳虚，邪毒乘虚而入，传于脉，舍于心，心气耗散，日久则心体胀大，发为本病。其临床表现，除了心胸胀闷不适之外，应有心烦、心悸、气短、胸满、胸闷、动则尤甚等，病重者出现怔忡、胸痛、浮肿、尿少、喘促、不得平卧等症状。心胀病与现代医学的扩张型心肌病相似。孟河医派从肺论治心胀病，具体可分为泻肺利水、泻肺痰瘀、温阳泻肺、养阴泻肺等 4 法②。

冯文林等③对《黄帝内经》所论大肠胀与肠痹的比较研究，发现颇多相似之处：主要症状都有肠鸣和飧泄，肠痹兼有多饮和小便不利，大肠胀兼有腹痛和饮食不化；病位都涉及大肠；发病都以感受外寒或内伤饮食、营卫失调等导致大肠传导失司为主。根据大肠胀腹泻和腹痛的症状，临床上腹泻型肠易激综合征可考虑归属于大肠胀的范畴。

---

①陆曙，戴飞.《灵枢》“心胀”探析[J]. 中华中医药杂志，2013，28（11）：3172-3173.

②冯文林，伍海涛.《黄帝内经》肠痹和大肠胀浅论[J]. 中医杂志，2016，57（7）：620-621.

③张涛，张琪. 孟河医派泻肺法治疗心胀病的临床体会[J]. 中国中医基础医学杂志，2015，21（8）：1014-1015.

五癃津液别第三十六

【导读】

本篇主要讨论津液的生成、输布、作用及分类，提出在正常情况下，水谷所化生的津液各走不同的道路，而为汗、溺、泣、唾、髓，是为五别。在病理情况下，津液之道失常，癃闭不通。丹波元简曰："本篇末云：此津液五别之顺逆也。《甲乙》载本篇文，亦云津液五别。此云五癃，未详所取义，疑为文字差讹。"刘衡如亦赞同此说，但"因系篇名，沿用已久，姑仍其旧"。《黄帝内经灵枢集注》吴懋先云："此章论水谷所生之津液，各走其道，别而为五。如五道癃闭，则为水胀。五别者，为汗，为溺，为唾，为泪，为髓。五癃者，液不渗于脑而下流，阴阳气道不通，四海闭塞，三焦不泻，而津液不化，水谷留于下焦，不得渗于膀胱，则水溢而为水胀，因以名篇。上章论气胀之因，此章论水胀之因，得其因则知所以治矣。"

【原文】

黄帝问于岐伯曰：水谷入于口，输于肠胃，其液别为五，天寒衣薄则为溺与气〔1〕，天热〔2〕衣厚则为汗，悲哀气并〔3〕则为泣，中热〔4〕胃缓则为唾。邪气内逆，则气为之闭塞而不行，不行则为水胀〔5〕，余知其然也，不知其何由生，愿闻其道。

岐伯曰：水谷皆入于口，其味有五，各注其海〔6〕，津液各走其道〔7〕。故三焦出气〔8〕，以温肌肉，充皮肤，为〔9〕津；其留〔10〕而不行者，为液。天暑衣厚则腠理〔11〕开，故汗出；寒留于分肉之间，聚沫则为痛〔12〕。天寒则腠理闭，气涩〔13〕不行，水下留〔14〕于膀胱，则为溺与气。

五脏六腑，心为之主〔15〕，耳为之听，目为之候〔16〕，肺为之相〔17〕，肝为之将〔18〕，脾为之卫〔19〕，肾为之主外〔20〕。故五脏六腑之津液，尽上渗于目，心悲气并则心系急〔21〕，心系急则肺举，肺举则液上溢。夫心系急，肺〔22〕不能常举，乍上乍下，故咳〔23〕而泣出矣。

中热则胃中消谷，消谷则虫上下作，肠胃充郭〔24〕故胃缓，胃缓则气逆，故唾出。

五谷之津液和合而为膏〔25〕者，内渗入于骨空，补益脑髓，而下流于阴股〔26〕。阴阳不和，则使液溢而下流于阴[27]，髓液皆减而下，下过度则虚，虚故腰背痛而胫痠。

阴阳气道不通，四海闭塞，三焦不泻[28]，津液不化，水谷并行肠胃之中，别于回肠，留于下焦，不得渗膀胱，则下焦胀，水溢则为水胀。此津液五别之逆顺[29]也。

【校注】

〔1〕溺与气：溺，同“尿”。气，指天气寒冷时人体呼出之气。

〔2〕热：《甲乙经》卷一作“暑”，与下文“天暑衣厚则腠理开”合，似是。

〔3〕气并：气聚于心。并，聚合。

〔4〕中热：指中焦脾胃有热。

〔5〕水胀：病名。指三焦气化失职，水液内停外溢而致腹胀、水肿的病症。

〔6〕各注其海：杨上善：“五味走于五脏四海，肝心二脏主血，故酸苦二味走于血海。脾主水谷之气，故甘味走于水谷海。肺主于气，故辛走于膻中气海。肾主脑髓，故咸走髓海也。”

〔7〕津液各走其道：杨上善：“目为泣道，腠理为汗道，廉泉为涎道，鼻为涕道，口为唾道也。”

〔8〕三焦出气：三，《太素》卷二十九、《甲乙经》卷一均作“上”，宜从。又，汪昂：“宗气出上焦，营气出中焦，卫气出下焦。”

〔9〕为：此下原衍“其”字，据《太素》卷二十九、《甲乙经》卷一删。

〔10〕留：原作“流”，据《太素》卷二十九、《甲乙经》卷一改。

〔11〕腠理：皮肤肌肉之纹理，为汗孔、毛窍所在之处。

〔12〕聚沫则为痛：杨上善：“寒留分肉之间，津液聚沫，迫裂分肉，所以为痛。”

〔13〕涩：原作“湿”，据《太素》卷二十九、《甲乙经》卷一改。

〔14〕留：《太素》卷二十九、《甲乙经》卷一并作“溜”，宜从。溜，同“流”。

〔15〕心为之主：心主神志，为五脏六腑之主宰。

〔16〕候：伺望、视察。

〔17〕肺为之相：肺朝百脉，主治节，调节一身之气，犹如宰相。

〔18〕肝为之将：肝主谋虑、决断，犹如将军。

〔19〕脾为之卫：脾主运化而奉养周身，主肌肉护卫脏腑，犹如护卫。

〔20〕肾为之主外：张介宾：“肾主骨而成立其形体，故为心之主外也。”又，张志聪：“肾主外者，肾主藏津液，所以灌精濡空窍者也。”《灵枢·师传》：“肾者主为外，使之远听。”

〔21〕急：拘急。

〔22〕心系急，肺：原作“心系与肺”，义晦，据《甲乙经》卷一改。又，《太素》卷二十九作“心系举肺”。

〔23〕咳：《太素》卷二十九作“呿”，似是。杨上善：“呿者，泣出之时，引气张口也。”

〔24〕充郭：即扩张。张介宾：“充郭者，纵满之谓。”

〔25〕膏：脂膏，水谷精微的黏稠部分。

〔26〕而下流于阴股：《太素》卷二十九无“股”字。按此句与下文重，疑衍。

〔27〕阴：阴窍，前阴。张介宾："阴阳不和则精气俱病，气病则不摄，精病则不守，精气不相统摄，故液溢于下，而流泄于阴窍。"

〔28〕三焦不泻：三焦气化失司，不能通行输泻水液。

〔29〕五别之逆顺：五别，指津液分为溺、汗、泣、唾、髓五液。逆顺，谓反常与正常情况。

【释义】

本篇主要讨论津液的生成、输布代谢、作用、分类及其病理变化，是研究津液之重要篇章。

一、津液的生成与代谢

津液，是对人体正常水液的总称，其代谢而排泄于外，则为汗、尿、涕、泪、唾涎等。本篇指出："水谷入于口，输于肠胃，其液别为五。"说明津液来源于水谷精微。《素问·经脉别论》亦言："饮入于胃，游溢精气，上输于脾，脾气散精，上归于肺，通调水道，下输膀胱，水精四布，五经并行。"津液来源于饮食水谷，通过胃的"游溢"、脾的"散精"而成。津液的输布，主要通过脾的转输，肺的宣降以及通调水道，肾的气化以及升清降浊作用。尤其以肾的作用最为重要，《素问·逆调论》说："肾者水脏，主津液。"津液的循行输布是以三焦为通道的，《素问·灵兰秘典论》曰："三焦者，决渎之官，水道出焉。"

津液的排泄，以尿与汗液为主，本篇云："水谷皆入于口，其味有五，各注其海，津液各走其道。"杨上善注说："目为泣道，腠理为汗道，廉泉为涎道，鼻为涕道，口为唾道也。"《灵枢·九针论》则曰："五液：心主汗，肝主泣，肺主涕，肾主唾，脾主涎，此五液所出也。"

二、津与液的区别

本篇比较明确地提出了津与液的区别，即"三焦出气，以温肌肉，充皮肤，为津；其留而不行者，为液"。这里言"津"由三焦布散通行到肌肉、皮肤，起着温煦、充养的作用，而据《灵枢·本脏》言："卫气者，所以温分肉，充皮肤，肥腠理，司开阖者也。"之所以通过卫气以言津，大概与津、卫气、汗液三者之间的关系密切有关，如《灵枢·决气》正是以汗而言津曰："腠理开泄，汗出溱溱，是谓津。"故杨上善解释说："上焦出气，出胃上口，名曰卫气，温暖肌肉，润泽皮肤于腠理，故称为津也。"

相对而言，液的流动性小，所谓"其留而不行者，为液"，故液多分布于人体关节、脑髓、孔窍而发挥濡养作用。津属阳，随卫气运行于周身体表；液属阴，随营气循经脉运行于体内脏腑。但从整体功能上看，津和液又同源转化，常互相影响，故常津液并称。

三、津液的生理作用

津液的生理作用，结合《黄帝内经》其他篇章所述，大致可概括为以下几个方面：一是滋润充养作用。津液滋润充养脏腑、肌肉、皮肤、孔窍等，以维持其正常的生理功能。二是填精补髓。津液可以充养骨髓、脑髓，滑利关节，如本篇云："五谷津液，和合而为膏者，内渗入于骨空，补益脑髓。"《灵枢·决气》也说："谷入气满，淖泽注于骨，骨属屈伸，泄泽，补益脑髓，皮肤润泽，是谓液。"三是化生血液。《灵枢·痈疽》云："中焦出气如露，上注溪谷，而渗孙络，津液和调，变化而赤为血，血和则孙脉先满溢，乃注于络脉，皆盈，乃注于经脉。"说明了津液在体内循环过程中渗入孙脉，由孙脉而归于经脉之中，乃成血液的组成部分。而津液又是汗出的物质基础，故《灵枢·营卫生会》有"夺血者无汗，夺汗者无血"之说。

四、影响津液代谢的因素

本篇论述津液代谢的影响因素概括起来有以下二个方面。

（一）环境因素

原文指出："天暑衣厚则腠理开，故汗出……天寒则腠理闭，气涩不行，水下留于膀胱，则为溺与气。"即夏季天气炎热，阳气发泄，腠理疏松而多汗；冬季天气寒冷，阳气收敛，腠理致密而少汗多尿。说明人体可以根据外界气温变化，维持机体水液代谢的动态平衡，以保证机体各种生理功能的正常进行。

（二）情志因素

人体情志的悲喜变化，亦可影响津液的代谢。本篇言"悲哀气并则为泣"，《灵枢·口问》也指出："悲哀愁忧则心动，心动则五脏六腑皆摇，摇则宗脉感，宗脉感则液道开，液道开故泣涕出焉。"提出情绪因素可以导致水津上行，涕泪过多，并且认为涕泣多的原因是"宗脉感则液道开"。据现代研究证实，情绪因素引起的津液变化不仅是量变，而且也有质的变化，如有研究提示：真心悲伤而痛哭的眼泪所含的蛋白质，要比剥洋葱时流出的眼泪所含蛋白质高得多，甚至进一步研究从眼泪的化验结果，能判断某人是肉体上还是精神上所受的痛苦。

另外，本段为阐明情志影响于心而泣出的机理，又简述了五脏的功能特征及其相互关系，所谓"五脏六腑，心为之主，耳为之听，目为之候，肺为之相，肝为之将，脾为之卫，肾为之主外"，此化裁于《灵枢·师传》有关身形肢节候五脏的论述："五脏六腑，心为之主""肝者主为将，使之候外""脾者主为卫，使之迎粮""肾者主为外，使之远听"。张志聪解释说："此论五脏六腑之津液，上渗于目而为泣，由心悲肺举而出也。心为君主之官，乃五脏六腑之主。耳目者，上之空窍，津液之所注也。将、相、卫者，为君主之臣使也。肾主外者，肾主藏津液，所以灌精濡空窍者也。心悲气并者，心悲则脏腑之气，皆上并于心，听令于君主也。"

五、津液的病理

津液的生成、输布、排泄障碍，或耗散太过，导致津液的病理变化，无非津液不足与水液内停两个方面。从本文而言，主要涉及以下几个方面：一是悲哀泣出。过度悲哀则气并于心，出现哭泣不止，涕泪俱出。二是涎唾自出。中焦积热，邪火杀谷，消谷善饥，蛔虫受热扰动，胃腑被食物充塞，胃体弛缓，胃气上逆，故多涎唾。三是津聚成沫。寒邪停留于肌肉之间，影响其间津液的敷布运行，津液聚沫，迫裂分肉，而致肌肉疼痛。四是津停水胀。由于阴阳失调，气道不通，四海闭塞，三焦气化失常，津液不得布化而留于下焦，不能渗于膀胱而泛溢肌肤，最后形成水胀。有关水胀的论述，可参阅《灵枢·水胀》篇。五是津液亏虚。由于阴阳不和，精气不能统摄，精液从阴窍流泄过度，男子失精梦遗，女子白淫，进一步造成肾精亏虚，腰为肾之府，肾虚则腰痛；肾主骨生髓，肾虚则胫痠。根据本篇原文所述，五癃为病可概括如下。

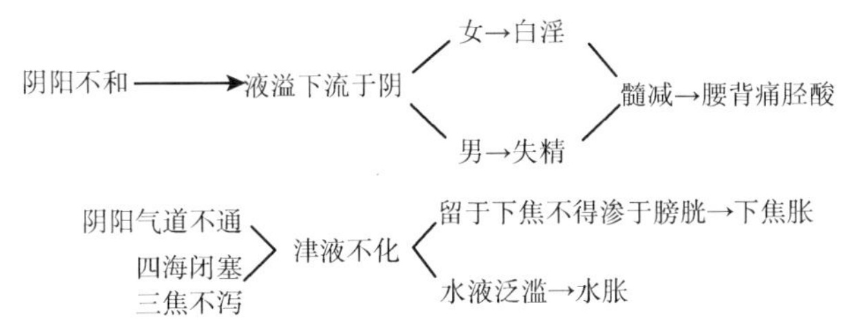

【知识链接】

一、气温与津液代谢的关系

本篇原文可谓较早地提出了环境温度变化与汗出的关系。现代生理学的研究证明，出汗是调节体温、排泄代谢产物的重要途径。体温过高可抑制下丘脑后部的交感中枢，使支配皮肤血管的交感紧张度下降，有利于机体深部的热量向皮肤的传输。血管充分舒张时，皮肤血流量可增加到安静时的 10 倍以上，同时可激活汗腺分泌汗液，散发大量的体热。寒冷刺激或体温过低时，寒冷刺激可刺激下丘脑后部的交感中枢，使支配皮肤血管的交感紧张度增加，明显减少机体深部的热量向皮肤的传输。机体需保留热量时，血管充分收缩，皮肤血流量可减少到安静时的一半左右。总之，外界气温升高及穿衣过厚时，通过出汗排除体内蓄热。当外界气温降低或辐射、对流散热增加时，出汗减少或仅分泌极少量保持皮肤润滑的水分，人体代谢的残余水分及代谢产物，就会通过小便排出体外。当然，汗出仅仅是人体体温调节的环节之一。

二、关于肾与水液代谢的关系

本篇论水液的代谢曰："水谷皆入于口，其味有五，各注其海，津液各走其道。故三焦出气，以温肌肉，充皮肤，为津；其留而不行者为液。"其意乃是在渗入膀胱之前已由三焦腑取其津液，直接“内渗入于骨空，补益脑髓”。廖育群[①]认为其所以产生这种看法，正是由于古人看到包裹着小肠的整个肠系膜根植于椎骨内侧，故认为食物中的精华是由此直接渗入“骨空”（骨髓腔）而去“补益脑髓”的。这种观点直到清代解剖专家王清任的《医林改错》仍然被保持着。正是在这种形态学的基础上，《灵枢·经脉》将大肠的主病定为“是主津液所生病”，小肠的主病定为“是主液所生病”。这比《素问》认为依靠膀胱的气化功能吸收“津液”，无疑是进了一步，而这种进步正是受益于形态学的发展。

同时，本篇认为水胀的发病乃是由于津液不化，“不得渗膀胱”时，“则下焦胀，水溢则为水胀”。结合《灵枢·营卫生会》“下焦者，别回肠，注于膀胱，而渗入焉……渗而俱下，济泌别汁，循下焦而渗入膀胱焉”之论，可见水液代谢是通过小肠和大肠到达膀胱完成的，而与肾脏无关。因为在那个时代，人们对肾循环、尿生成的生理、生化尚一无所知。有时提到水病与肾相联系，实际是基于五行配属中“肾主水”的说法。直到19世纪的王清任，也只是说：“两肾凹处有气管两根，通卫总管，两傍肾体坚实，内无孔窍，绝不能藏精。”他又认为“膀胱有下口，无上口”，这就无怪当时中外医学都只能认为水液是渗入膀胱的了。

三、脾为之卫的诠释

本篇提出“脾为之卫”，《灵枢·师传》言“脾者主为卫”，总体上是说脾对人体而言有护卫作用，现代学者则从不同角度加以诠释。如刘国晖[②]认为“脾者主为卫”，是指脾胃具有祛病邪、防病传，护卫脏腑机体的功能。具体表现在祛病邪方面，卫气却病邪，脾胃为之源；汗液达邪，脾胃为之充；肌肉抗邪，脾胃为之合。在防病传方面，温病传变，制在气分胃之津液；六经传变，权在太阴阳明之阳气。汪运富等[③]认为脾主为卫含保卫机体、抗邪防病之意，其内容包括未病先防，已病防传，虽病易愈。脾为后天之本是其主卫的内在机制，脾还与其他脏腑、体窍密切相关，有着主卫功能的广泛体现。运化失职、气血失和、转枢失调、气火失常是脾主卫失常的病理基础；补脾、祛湿、调它脏是常用的恢复脾主卫之功的方法。王珍等[④]认为脾为之卫的内涵可分为狭义和广义，狭义的内涵强调脾在机体卫外过程中的主导作用，广义的内涵则在此基础上也重视五脏相关而共同发挥的固护人体的作用。刘杰民等[⑤]从中医学卫气抵御外邪与人体免疫功能相关，以及脾主运化水谷精微不断充养卫气，为机体免疫功能提供物质基础为切入点，探讨中医学“脾为之卫”的科学内涵，认为卫气的免疫防御功能主要由脾来行使。冯珂等[⑥]认为脾主为卫的内涵应作“脾胃主为卫”。“脾主为卫”的机制是：脾胃运化功能正常，正气充盛，邪不外侵，卫气化源充足，卫外有权。脾胃之气健旺，肌肉丰满，护卫内在脏腑，防止邪气内侵。脾升胃降气机枢纽运转正常，一可调衡五脏之气，防止太过与不及；二可运化五脏之气，适应自然；三可调衡情志，使正常情感活动勿太过与不及。对“脾主为卫”机制的

---

①廖育群. 重构秦汉医学图像[M]. 上海：上海交通大学出版社，2012：250-252.

②刘国晖. 试析“脾者主为卫”机理[J]. 成都中医学院学报，1985，(3)：39-40，25.

③汪运富，迟华基. 论“脾主为卫”[J]. 山东中医药大学学报，2001，25(3)：209-214.

④王珍，刘友章，王秀丽. “脾乃之卫”理论浅探[J]. 新中医，2011，43(3)：3-5.

⑤刘杰民，黄贵华，纪云西，等. “脾为之卫”的理论内涵与免疫学外延探讨[J]. 新中医，2011，43(5)：3-5.

⑥冯珂，纪立金. 浅谈“脾主为卫”[J]. 山东中医杂志，2012，31(9)：627-629，695.

探讨将有助于加深对“内伤脾胃，百病由生”的理解，“脾主为卫”理论对养生和防病具有重要意义。

刘新华等①认为脾为之卫，揭示了脾在维持人体的正常生理功能和防病祛邪方面的重要作用。研究结果表明，脾气亏虚，影响到人体的免疫系统，表现为免疫功能的低下、紊乱及能量代谢低下和机体老化的倾向，从实验学的角度进一步说明了“脾为之卫”的含义。姜婷等②基于微生态学，聚焦肠道菌群，探讨“脾为之卫”的理论依据与科学内涵，认为中医学与微生态学在整体观与平衡观上具有相似性，“后天之本”的脾与被誉为“第二基因组”肠道菌群对机体的重要性相当，脾主运化与肠道菌群在机体消化吸收中相互为用，“脾为之卫”功能发挥依赖肠道菌群的免疫防御作用，健脾中药可改善肠道菌群紊乱。肠道菌群平衡是“脾主运化”功能正常的重要体现，也是机体营养与代谢正常的重要保障；气机调畅是保持肠道菌群稳态，发挥其功能的基础；脾主统血、藏意主思均与肠道菌群相关。并从治未病、指导治疗与判断预后、中病即止等方面，论述了应用“脾为之卫”理论调节肠道菌群在诊治疾病中的意义。刘杰民③、李盛华等④从肠道黏膜免疫的角度，探讨脾者主为卫之说，认为脾为之卫的免疫学理论与肠道黏膜免疫相一致。肠道黏膜免疫系统包括固有免疫与适应性免疫，涉及多种组织屏障、免疫细胞及免疫分子，主要作用是维护肠道微生物稳态及抵御病原体的入侵。肠道菌群是肠道黏膜免疫系统发育和维持肠道稳态的重要物质，可通过影响肠黏膜中 B 细胞、T 细胞、树突状细胞的增殖和分化，调控肠黏膜免疫系统的发育及功能。研究表明，“脾为之卫”失调的根本在脾虚运化失职，而脾虚证的本质内容表现为免疫系统的变化，脾虚证涉及固有免疫、细胞免疫、体液免疫及肠道黏膜免疫等，而肠道菌群与脾虚关系最为密切。由此可见，肠道黏膜免疫与“脾为之卫”的功能有异曲同工之妙。

另外，王庆其⑤根据黏膜保护、吸收、分泌、排泄等功能特点和被覆于器官内壁的组织学特点，结合《黄帝内经》“脾为之卫”及脾主运化的生理功能，提出“脾主黏膜”的学术观点，以益气健脾、托疮生肌为治疗炎症、溃疡、息肉等黏膜病变的重要治则之一，常以四君子汤加黄芪作为基础方。谢世平等⑥详细分析了艾滋病脾虚患者，脾虚所导致的免疫系统各项免疫指标的改变，联系中医“卫气”和现代医学中免疫理论的关系，认为艾滋病脾虚证会出现一系列免疫机制的改变，表明艾滋病中的“伤脾”是与现代免疫学关系非常密切的，从临床现象看，艾滋病患者又通过卫气达到抵御外邪的目的，卫气是依赖脾运化水谷精微不断充养的，从而决定了艾滋病患者脾虚是重要的病机之一，为提高临床艾滋病患者治疗疗效提供了一个较为广泛的思路。王安等⑦认为“脾为之卫”的理论内涵，一是脾为气血生化之源，化生卫气，防御外

①刘新华，周小青，罗尧岳．“脾为之卫”浅析[J]．中医杂志，2005，46（9）：715.

②姜婷，纪文岩，陆为民．从肠道菌群浅析“脾为之卫”的科学内涵与临床应用[J]．中国中西医结合杂志，http：//kns. cnki. net/kcms/detail/11. 2787. R. 20191105. 1435. 016. html，1-5.

③刘杰民，蔺晓源，王敏，等．基于肠道黏膜免疫的“脾为之卫”理论探讨[J]．中国中医基础医学杂志，2013，19（4）：460，466.

④李盛华，刘一飞，谢兴文，等．基于“脾为之卫”理论探讨骨质疏松症与肠道免疫相关性[J]．中国中医药信息杂志，2019，26（10）：7-10.

⑤肖定洪，王庆其．王庆其“脾主黏膜”学术观点及其在胃肠疾病治疗中的应用[J]．中医杂志，2017，58（15）：1278-1282.

⑥谢世平，武兴伟，许前磊，等．“脾为之卫”谈艾滋病的治疗[J]．中华中医药杂志，2013，28（7）：1936-1939.

⑦王安，王磊，胡素敏．从“脾失之卫”探讨急性放射损伤的中医病机[J]．北京中医药大学学报，2021，44（1）：14-18.

邪；二是脾主运化水谷精微，长养肌肉，抵御外邪；三是脾为五脏六腑之源，灌溉四傍，脏安难伤。"脾失之卫"亦包括3个方面：脾伤失运，营卫失充，卫外不固；脾失健运，肌肉失养，外邪入里；脾失灌溉，四脏难安，百病由生。进而基于电离毒的性质和致病特点，以及"脾为之卫"的理论内涵，提出急性放射损伤的中医核心病机是"脾失之卫"。在急性放射损伤发病之初，病机为电离毒外侵，伤脾之卫；在疾病发展、变化阶段，病机为脾失之卫，百病由生；在疾病转归、预后阶段，病机为脾卫渐复，祛邪外出。由此提出"补脾实卫，益气解毒"的基本防治原则。

四、肾为之主外的诠释

本篇提出"肾为之主外"，《灵枢·师传》言"肾者主为外"。程士德主编的《中医学问答题库·内经分册》释义有三：肾为卫气之本，具有卫外而为固的作用；肾开窍于耳，使之远听；肾藏精，濡养在外之孔窍。李奕祺[①]总结其现代注释：①"肾主外"为"肾主水"，乃校刊范畴。②肾开窍于耳，故主外。③肾主骨成形，故主外。④肾应肌腠而主外。联系"卫出于下焦"，肾为卫气的发源地，肌腠毫毛与肾密切相关，他指出"外"不仅指体表的皮毛肌腠，也包括发露于外的象，灌输津液于外及感知外界的寒温、形象、状态、音声等含义，大而言之指人生存的环境。因此"肾主外"的理论机理可从肾主一身之阳气，应腠理而卫外进行论述，还应强调机体与外界适应平衡，维护机体健康的功能。肾主外概括了肾脏调节机体适应环境、保护机体、御邪防病、益寿延年的功能[②]。姜勇等[③]认为"肾主外"所指含义应包括神志思维能力、生殖活动及功能和骨骼的强健及身体的运动，但以"肾主骨"为主。刘莉[④]认为肾主外的"外"是指人体的外部，包括肌肉、腠理和皮毛。"肾主外"在于卫气根于肾，肾为卫气先天之源。肾主外，体现于阳动、升、热而主于外，强调了肾中阳气的激发、推动、温煦、固护肌表的重要作用；"肾治于里"，表现在阴静、降、寒而守于内，突出了肾所藏阴精以濡养脏腑，充填骨髓的重要作用。武峻艳[⑤]认为"肾主外"一方面强调了肾气、命门对人体适应外环境能力的重要意义，另一方面突出了肾对于官窍通明，视听嗅闻之技巧发挥的重要作用。官窍是人体与外界环境进行信息交流的途径，官窍功能的正常首先需要五脏功能的和合。肾寓元阴元阳，是官窍通利的重要保证。韩东升等[⑥]从肾与体表的关系、肾与一身之气的关系和肾与神的关系阐述"肾为之主外"的意义，认为肾与体表的关系体现在肾主体表官窍，即肾主一身之"表"与"窍"；肾主一身之气体现为肾主生发元气、肾为诸气之根本，以及肾主正气、卫气生于肾；肾与神的关系表现为肾主神智、肾主情志，肾作为神化生于内的根本和彰显于外的动力，成为情志发生和变化的基础。

---

①李奕祺. 肾主外的理论研究[D]. 济南：山东中医药大学，2002.

②李奕祺. 肾主外理论新析[J]. 福建中医学院学报，2003，13（4）：37-39.

③姜勇，鞠诣然. "肾主骨"与"肾主外"当议[J]. 吉林中医药，2007，27（5）：58-60.

④刘莉. 肾主外理论及其临床应用[J]. 江西中医药，2007，38（12）：15-16.

⑤武峻艳. 中医肾脑相关学说的理论研究[D]. 济南：山东中医药大学，2016.

⑥韩东升，王小平. "肾为之主外"当议[J]. 山东中医药大学学报，2017，41（5）：419-422.

五、肾为之主外的临床应用

肾主外的生理基础主要有二：一是肾在窍为耳，肾中精气上充于耳，使之听声于外；二是卫气根出于肾，卫气固护肌表、御邪于外功能的发挥，有赖于肾中阳气的充盛。所以，在病理情况下，肾失于主外，则表现为两方面的症候：一是耳失聪明，听力障碍；二是卫外功能低下，易感外邪，或气血不足，生化功能减弱。如虚证感冒，临床虽责之肺卫不固为先，但究其根本，则为肾中精气亏损，不能主外使然，治疗常在扶正固表祛邪的同时，加入附子、熟地、山药、枸杞、菟丝子等品，以壮其根本。又如创口久久不敛，脓水稀薄，在补益气血的同时，加入附子、肉桂、鹿角霜等温补肾阳之品，每能加速创口的愈合等[①]。

刘渡舟曾治一少阴伤寒案例：唐某某，男，75岁，冬月感寒，头痛发热，鼻流清涕，自服家存羚翘解毒丸，感觉精神甚疲，并且手足发凉。其子恳求诊治。就诊时，见患者精神萎靡不振，懒于言语，切脉未久，即侧头欲睡，握其两手，凉而不温。视其舌则淡嫩而白，切其脉不浮而反沉。脉证所现，此为少阴伤寒之证候。肾阳已虚，老怕伤寒，如再进凉药，必拔肾根，恐生叵测。法当急温少阴，予四逆汤。附子12g，干姜10g，炙甘草10g。服1剂，精神转佳。再剂，手足转温而愈[②]。按：肾为之主外，少阴虚寒，主外不足，易感寒邪，多见于年老体弱者。此案患者年高体弱，冬月感寒，呈现一派阳虚阴寒之象，故用四逆汤以急回少阴之阳气，从肾论治而愈。

①陈明. 黄帝内经临证指要（藏象篇）[M]. 北京：学苑出版社，2006：638-639.

②陈明，刘燕华，李方. 刘渡舟临证验案精选[M]. 北京：学苑出版社，1996：2.

五阅五使第三十七

【导读】

司马迁《史记·扁鹊仓公列传》记载扁鹊望诊判断齐桓公疾病的故事："扁鹊过齐，齐桓侯客之。入朝见，曰：'君有疾在腠理，不治将深。'桓侯曰：'寡人无疾。'扁鹊出，桓侯谓左右曰：'医之好利也，欲以不疾者为功。'后五日，扁鹊复见，曰：'君有疾在血脉，不治恐深。'桓侯曰：'寡人无疾。'扁鹊出，桓侯不悦。后五日，扁鹊复见，曰：'君有疾在肠胃间，不治将深。'桓侯不应。扁鹊出，桓侯不悦。后五日，扁鹊复见，望见桓侯而退走，桓侯使人问其故。扁鹊曰：'疾之居腠理也，汤熨之所及也；在血脉，针石之所及也；其在肠胃，酒醪之所及也；其在骨髓，虽司命无奈之何。今在骨髓，臣是以无请也。'后五日，桓侯体病，使人召扁鹊，扁鹊已逃去。桓侯遂死。"本篇所论可谓从理论上与上述故事相呼应，提出了"五官者，五脏之阅也"的命题，阐述了五脏与五官、五色内外相应的关系，以及观察五官五色的变化以诊察疾病的方法。将五脏变化在人体外表可观察到的表象，称为"五阅"；外表呈现的不同色泽变化反映内在五脏功能的变化，称为"五使"。马莳曰："内有五阅以观五气，及五气为五脏之使，故名篇。"

【原文】

黄帝问于岐伯曰：余闻刺有五官五阅〔1〕，以观五气〔2〕。五气者，五脏之使〔3〕也，五时之副〔4〕也。愿闻其五使当安出？岐伯曰：五官者，五脏之阅也。黄帝曰：愿闻其所出，令可为常。岐伯曰：脉出于气口，色见于明堂〔5〕，五色更出，以应五时，各如其常，经气入脏，必当治里〔6〕。

帝曰：善。五色独决于明堂乎？岐伯曰：五官已辨〔7〕，阙庭必张〔8〕，乃立明堂。明堂广大，蕃蔽见外〔9〕，方壁高基〔10〕，引垂居外〔11〕，五色乃治〔12〕，平博广大〔13〕，寿中百岁。见此者，刺之必已，如是之人者，血气有余，肌肉坚致〔14〕，故可苦已针〔15〕。

黄帝曰：愿闻五官。岐伯曰：鼻者，肺之官也；目者，肝之官也；口唇者，脾之官也；舌者，心之官也；耳者，肾之官也。黄帝曰：以官何候？岐伯曰：以候五脏。故肺病者，喘息鼻张〔16〕；肝病者，眦青；脾病者，唇黄；心病者，舌卷短，颧赤；肾病者，颧与颜黑。

黄帝曰：五脉安出，五色安见，其常色殆者〔17〕如何？岐伯曰：五官不辨，阙庭不张〔18〕，小其明堂〔19〕，蕃蔽不见〔20〕，又埤其墙〔21〕，墙下无基〔22〕，垂角去外〔23〕，如是者，虽平常殆，况加疾哉。

黄帝曰：五色之见于明堂，以观五脏之气，左右高下，各有形乎？岐伯曰：腑脏〔24〕之在中也，各以次舍〔25〕，左右上下，各如其度〔26〕也。

【校注】

〔1〕五官五阅：五官，指耳、目、鼻、舌、唇等器官。五阅，即五脏内在变化呈现于五官方面的表象。五官为五脏之窍，故能诊候相应脏腑的病变。张介宾："阅，外候也，五脏主于中，五官见于外，内外相应，故为五脏之阅。"

〔2〕五气：指五脏内在变化反映在外的五种气色，即肝青、心赤、脾黄、肺白、肾黑。

〔3〕五脏之使：五脏在外的表现。使，差遣。

〔4〕五时之副：指五脏之气与五时相应合。五时，即春、夏、长夏、秋、冬。副，应合。

〔5〕明堂：指鼻部。《灵枢·五色》："明堂者，鼻也。"

〔6〕经气入脏，必当治里：邪气从经络传入内脏，应当从内脏着手调治。

〔7〕五官已辨：谓人之五官端正清晰，易于辨别。与下文"五官不辨"句照应。

〔8〕阙庭必张：两眉间为阙，额部曰庭。张，宽大，开阔。

〔9〕蕃蔽见外：谓颊侧和耳门部位显露于外。蕃指两颊外侧，蔽指耳门。

〔10〕方壁高基：谓面部肌肉方正，骨骼隆盛。壁，指面部肌肉。基，骨骼。

〔11〕引垂居外：耳垂肥大，向下向后。

〔12〕五色乃治：面部五色正常。治，正常。

〔13〕平博广大：面部平正开阔。

〔14〕致：致密。

〔15〕可苦已针：意谓宜于用针刺治疗。

〔16〕张：原作"胀"，据《甲乙经》卷一及医统本、道藏本改。

〔17〕常色殆者：指气色表现和正常人一样，而一旦有病就很危重的人。张介宾："谓色本如常而身亦危也。"

〔18〕阙庭不张：两眉之间和前额部不开阔。

〔19〕小其明堂：明堂狭小。

〔20〕蕃蔽不见：颊侧与耳门部狭窄不显。

〔21〕埤其墙：面部肌肉消瘦。埤，同"卑"，低下。

〔22〕墙下无基：面部骨骼低平。

〔23〕垂角去外：耳垂和耳上角向外。垂，耳垂。角，耳上角。

〔24〕腑脏:《黄帝内经灵枢集注》作“五脏”。据上文义，作“五脏”似是。
〔25〕各以次舍：脏腑分别以不同的位置依次排列于胸腹腔中。
〔26〕各如其度：五脏六腑反映在面部的五色，各有其一定的范围和部位。

【释义】

本篇主要讨论人体五脏与五官、五色内外相应关系，以及观察五官五色的变化，以测候内在五脏的方法。

一、五官者，五脏之阅也

本篇指出：“鼻者，肺之官也；目者，肝之官也；口唇者，脾之官也；舌者，心之官也；耳者，肾之官也。”五脏之精气分别充养五官，五脏的功能正常，方能维持五官的正常功能。五脏发生病变可直接影响五官，如肺病见鼻塞不通、鼻翼煽动等；肝病见两目干涩、视物昏花等；脾病见口淡无味、不思饮食等；心病见舌卷红赤、口舌生疮等；肾病见耳聋耳鸣等。由此可见，五脏的内在变化可反映于五官，通过五官外部表象的观察可测知五脏的内在状况，那么对于五官的疾病，也可以通过调理五脏加以治疗。

二、五气者，五脏之使也

面部的气色变化，亦是五脏精气盛衰的外在表现，故观察面部气色变化及其所在部位，可以诊察疾病所在脏腑部位及其性质等。如马莳注言：“正以五气者，乃五脏之所使，如肝青、心赤、脾黄、肺白、肾黑是也。”原文所谓肝病目青，脾病唇黄，心病颧赤，肾病颧与颜黑，正是这种观念的体现。基于“人与天地相参，与日月相应”的观念，本篇还提出五色变化与季节气候变化相关的观点，所谓“五色更出，以应五时，各如其常”，即肝木旺于春，其色青；心火旺于夏，其色赤；脾土旺于长夏，其色黄；肺金旺于秋，其色白；肾水旺于冬，其色黑。此亦是中医临床判断面色正常与否的重要参照之一。

另外,《素问·五脏生成》提出了患病之色与健康之色的诊断标准：“故色见青如草兹者死，黄如枳实者死，黑如炲者死，赤如衃血者死，白如枯骨者死，此五色之见死也。青如翠羽者生，赤如鸡冠者生，黄如蟹腹者生，白如豕膏者生，黑如乌羽者生，此五色之见生也。”《灵枢·五色》提出气色诊断疾病的性质：“青黑为痛，黄赤为热，白为寒，是为五官。”宜相互参阅。

三、面部望诊判断人之寿夭

本篇提出通过观察人的面部形态，可以判断其寿夭。若明堂广大，颊侧和耳门部位显露于外，肌肉方正，骨骼隆盛，耳垂向下向后，明显开豁，面部五色正常，五官位置平正开阔者，其寿命长。这种人气血充盛，肌肉坚实，腠理固密，即使偶尔患病，刺之必已。若五官不端正清晰，天庭不开阔，鼻子狭小，颊侧与耳门部狭窄不显，肌肉消瘦，耳垂和耳上角向外者，则寿命甚短，如有疾病，则更加危险。

四、面部对应脏腑，各有次舍

本篇最后提出“五色之见于明堂，以观五脏之气，左右高下”，亦如脏腑之各有次舍，即人体内在的脏腑在体内各有其不同的位置，反映于面部的气色变化也各有相应的部位，也就是说，面部区域划分和内脏的左右高下有一定的联系，其总体规律如《灵枢·五色》所言：“五脏次于中央，六腑挟其两侧。”五脏六腑具体在面部的分布部位，参见《灵枢·五色》篇，此不赘述。

另外，原文认为“五色之见于明堂，以观五脏之气”，明堂者，鼻也，居中属土。脾土乃后天之本，五脏六腑皆赖以养，在人体生命活动中至关重要。故重视明堂鼻在望诊中的价值。对此，张仲景《金匮要略·脏腑经络先后病脉证》曰：“鼻头色青，腹中痛，苦冷者死。鼻头色微黑者，有水气；色黄者，胸上有寒；色白者，亡血也；设微赤非时者，死……又色青为痛，色黑为劳，色赤为风，色黄者便难，色鲜明者有留饮。”这是对明堂诊五脏病症的实际应用。如青属肝木，主痛，鼻居中央属脾，脾主腹。鼻头色青，为木郁克土，肝脾气滞故见腹痛。黑色属肾，肾主水，今黑色见于脾位，乃水反侮土，故病水气，出现寒水泛滥的情况。

【知识链接】

一、“脉出于气口”的诠释

本篇所言“脉出于气口”，马莳、张介宾、张志聪均未做明确解释，黄元御则云：“气口者，手太阴之动脉也。”章楠曰：“气血流行于经，出现于两手气口之脉。”现代学者也大多视为寸口。然黄龙祥①认为，这里的气口是泛指所有脉出于表者，而非特指手腕部寸口脉处。如《灵枢·经脉》所言：“经脉者常不可见也，其虚实也以气口知之。”从马王堆出土帛书《足臂十一脉灸经》，可见其描述经脉循行路径几乎都用同一个术语“出”，所出之处皆为诊脉之处“脉口”，同时也是灸刺之处“脉输”。最新出土的《天回医简》十二脉及相关络脉“间别脉”，则提供了新的更有力的证据。此说更为合理。

二、面部望诊与相术的关系

本篇提出通过望面部形态可以判断人的寿夭，相关论述亦散见于《灵枢·寿夭刚柔》《天年》篇。如《灵枢·天年》曰：“使道隧以长，基墙高以方，通调营卫，三部三里起，骨高肉满，百岁乃得终。”“使道不长，空外以张，喘息暴疾，又卑基墙薄……故中寿而尽。”这里所

---

①黄龙祥. 中国古典针灸学大纲[M]. 北京：人民卫生出版社，2019：126.

使用的术语及其背后的观念，无疑与相人术有着密切的关系。那么，相人术与中医学的渊源如何？二者的关系如何？自然就成为必须考察的重要问题。

相人术，即根据人的面貌、五官、骨骼、气色、体态、手纹以及声音、动静、威仪、清浊等，判断人体精、神、气、形的状态、变化及相互影响，以此推测人的吉凶、福祸、贫富、贵贱、穷通、荣枯、得失、寿夭、休咎等的一种方术。早在《左传·文公元年》中就有关于看相的记载："元年（前626年）春，王使内史叔服来会葬。公孙敖闻其能相人也，见其二子焉。叔服曰：穀也食子，难也收子。穀也丰下，必有后于鲁国。"这则记载主要说的是叔服为公孙敖的两个儿子看相的事情。清代袁牧《随园随笔·术数类·相》说："相术最古，《左氏》穀也丰下一语，为相法权舆。"《左传》中对叔服为公孙敖之子看相的记载，堪称是相面术的滥觞。大致在春秋战国时期，相人术已经有了基本的理论体系和完善的技法。两汉时期，相人术的理论和技术都得到了更大的发展与普及。根据《汉书·艺文志》记载有《相人》二十四卷，相人与相地、相宅、相刀剑、相六畜并列，属于数术类下之形法类。《汉书·艺文志》曰："数术者，皆明堂羲和史卜之职也。""形法者，大举九州之势以立城郭室舍形，人及六畜骨法之度数、器物之形容，以求其声气贵贱吉凶。犹律有长短，而各征其声，非有鬼神，数自然也。然形与气相首尾，亦有有其形而无其气，有其气而无其形，此精微之独异也。"由此可以推知，相人术在汉代所具有的知识特性：①相人术总是运用人类自身的形象符号，表征探问吉凶祸福的一种占卜类知识；②人体表征总是气数的自然体现，相人术作为一种力图贯通"形"与"气"的知识，总是与天道相关；③相人术总是以"敞显天道、占验人事、预测未来、强化伦理观念"作为自身的知识诉求；④汉代以前，相人术由史官所掌握，且是被纳入正统知识体制中的一类知识；⑤相人术要求知识的运用者有较高的伦理修养、精诚的实践态度和具身认知的强大能力；⑥将相人术仅仅定位为占卜术的运用者，不过是将"大道"误解为"小道"而已，而班固认为至汉代为止，通达相人术"大道"的人已少而又少。

从上述所论可见，中医望诊和相人术的起源都非常早，二者都以人的气色、形态为观察对象，以天人相应为基本理念，以气、阴阳、五行等为说理工具，其不同之处则在于相术是观其体而察其内在之善恶与未来之吉凶，而中医学是观其体而察其内在之健康状况。从医典和相书的内容来看，二者似乎是互相借鉴的，医学中含有一定的相术成分，而相书中也包含不少的医学内容，汉代以后的相人术则更多地借鉴了中医学的知识。根据资料统计，相术中约有30%涉及中医望诊的内容，30%涉及心理学方面的内容，其余的则是从这两方面引出的结论，或涉及荒诞不经的内容①。因此，相术也不完全是糟粕，还是包含了一些实践的经验总结，是局部诊法的重要内容之一。如相术中关于人中与生育关系的看法便是一个典型。相术说："人中之广狭，可断男女之多少。"有报道认为妇女人中短促，子宫颈短；人中细长者，宫体窄长，而且不易受孕；人中漫平者为幼稚型子宫，常见性欲低下，易发生血崩、滑胎，男子则多见于隐睾证；人中上窄下宽者，子宫后倾，常见经来腹痛，不易受孕；上宽下窄者，子宫前倾；人中偏左者，宫体左偏；人中偏右者，宫体右偏；人中松弛变长者，女子多见子宫下垂，男子多见阴茎包皮过长②。总体而言，可以说相术与中医同源殊流，只不过一个走向玄虚，一个走向科学。

---

①谢路军，董沛文. 中国古代相术[M]. 北京：九州出版社，2008：179.

②辰鸣，清和. 望诊与相术（续二）[J]. 中医药研究，1988，(1)：41-42.

逆顺肥瘦第三十八

【导读】

认识自然规律并加以实际运用，是人类共有的科学活动。中国古人认为“道”是天地万物的普遍规律，也是人类生活的根本准则，并在天人合一、道法自然的哲学观指导下，提出要在不破坏自然整体和自然生化，尊重万物所禀赋之性的前提下，认识万物，辅助和赞化万物，强调“顺”“因”“赞”“辅”，以使万物遂其天赋之性自为、自化、自治。因此，逆顺（逆从）也就成了中国古代哲学与医学的重要范畴。《黄帝内经》中逆顺（逆从）出现了50余次，其含义涉及反常与正常、逆证与顺证、逆治与正治、逆行与顺行等。本篇主要讨论依据不同体质，采用不同针刺法则，因人而施治，以及经脉气血的运行顺逆问题，故名“逆顺肥瘦”。

【原文】

黄帝问于岐伯曰：余闻针道于夫子，众多毕悉〔1〕矣，夫子之道应若失，而据未有坚然者〔2〕也，夫子之问学熟乎〔3〕，将审察于物而心生之乎〔4〕？岐伯曰：圣人之为道者，上合于天，下合于地，中合于人事，必有明法〔5〕，以起度数〔6〕，法式检押〔7〕，乃后可传焉。故匠人不能释尺寸而意短长〔8〕，废绳墨〔9〕而起平木也，工人不能置〔10〕规而为圆，去矩而为方。知用此者，固自然之物〔11〕，易用之教，逆顺之常也。

黄帝曰：愿闻自然〔12〕奈何？岐伯曰：临深决水，不用功力，而水可竭也。循掘决冲〔13〕，而经〔14〕可通也。此言气之滑涩，血之清浊，行之逆顺也。

黄帝曰：愿闻人之白黑肥瘦小〔15〕长，各有数乎？岐伯曰：年质壮大〔16〕，血气充盈，肤革坚固，因加以邪，刺此者，深而留之，此肥人也〔17〕。广肩腋项，肉薄厚皮而黑色，唇临临然〔18〕，其血黑以浊，其气涩以迟，其为人也，贪于取与〔19〕，刺此者，深而留之，多益其数也。

黄帝曰：刺瘦人奈何？岐伯曰：瘦人者，皮薄色少，肉廉廉然〔20〕，薄唇轻言，其血清气滑，易脱于气，易损于血，刺此者，浅而疾之。

黄帝曰：刺常人奈何？岐伯曰：视其白黑，各为调之[21]，其端正敦厚者，其血气和调，刺此者，无失常数也。

黄帝曰：刺壮士真骨者[22]奈何？岐伯曰：刺壮士真骨，坚肉缓节监监然[23]，此人重[24]则气涩血浊，刺此者，深而留之，多益其数；劲[25]则气滑血清，刺此者，浅而疾之。

黄帝曰：刺婴儿奈何？岐伯曰：婴儿者，其肉脆[26]血少气弱，刺此者，以豪针[27]，浅刺而疾发针，日再可也。

黄帝曰：临深决水奈何？岐伯曰：血清气滑[28]，疾泻之，则气竭焉。黄帝曰：循掘决冲奈何？岐伯曰：血浊气涩，疾泻之，则经可通也。

【校注】

〔1〕毕悉：全都明白了。

〔2〕应若失……据未有坚然者：张介宾："言随应而解，若无坚据之难破者也。"

〔3〕夫子之问学熟乎：杨上善："夫子所问所学，从谁得乎？"熟，疑为"孰"之讹。

〔4〕将审察于物而心生之乎：谓还是通过审察事物而由心自生的呢？将，还是，或者是。

〔5〕明法：明确的法则。

〔6〕起度数：即确立法则、标准。

〔7〕法式检押：法式，即模式。检押，又作"检柙"，犹规矩。

〔8〕释尺寸而意短长：谓弃置量尺而臆测长短。释，放弃，丢弃。意，猜测。

〔9〕绳墨：木工画直线用的工具。

〔10〕置：废弃，弃置。

〔11〕固自然之物：指自然的事物之理。固，疑为"因"之误。杨上善："因其自然，故其教用易，是故违之则为逆，顺之得常也。"即从"因"作注。

〔12〕自然：天然，自然而然。杨上善："夫自然，非为，自能与也。"

〔13〕循掘决冲：从洞穴来里开地道。掘（kū 窟），通"窟"，洞窟。冲，通道。

〔14〕经：路径。又，"而经"前《甲乙经》卷五有"不顾坚密"4字，宜补。

〔15〕小：《太素》卷二十二、《甲乙经》卷五作"少"，义胜。

〔16〕年质壮大：谓壮年体健。

〔17〕此肥人也：《太素》卷二十二无此4字，疑衍。

〔18〕临临然：厚大貌。张介宾："临临，下垂貌，唇厚质浊之谓。"

〔19〕贪于取与：具有贪图便宜与乐善好施的双重性格。《甲乙经》卷五"与"作"予"。

〔20〕廉廉然：消瘦貌。丹波元简："廉廉然，瘦臞而见骨骼，廉，棱也。"。

〔21〕视其白黑，各为调之：张介宾："白色多清，宜同瘦人，黑色多浊，宜同肥人，而调其数也。"

〔22〕壮士真骨者：体格强健、骨骼粗大坚实的人。以上下文"瘦人""常人""婴儿"例，"真骨"2字疑衍。

〔23〕监监然：壮实貌。张介宾："监监，坚固貌。"

〔24〕重：谓稳重而不好动。张介宾："若坚肉缓节，不好动而安重者，必气涩血浊。"
〔25〕劲：谓性情刚急而敏捷。又，马莳："其体若轻而劲，则气必滑，而血必清。"
〔26〕肉脆：谓肌肉柔嫩而易损。脆，为"脃"之俗字。《说文·肉部》："脃，小软易断也。"
〔27〕豪针：即毫针。
〔28〕滑：原作"浊"，据《太素》卷二十二改。

【释义】

本段原文主要论述针刺治疗疾病，首先应该掌握有关基本法则，因势利导，因人制宜，采用不同方法加以治疗等问题。

一、知道明法，循法守度

本段原文指出，针刺时医者不仅要上知天文，下知地理，中通人事，知晓自然界和社会的变化规律，同时要根据一定的法则和方法，来衡量人体生理病理的逆顺，以指导临床针刺治疗。懂得了运用这些法则，就能了解事物本身固有的自然特性；灵活地运用这些法则，就能掌握事物正常和反常的变化规律。由此可见，要提高针刺的疗效，必须掌握针刺的法则，如能遵循针刺法则去治病，则可起到桴鼓之效，即使是顽疾也可治之。如果违背这些法则，其结果必然适得其反，难以取得良好的治疗效果。如原文所说："知用此者，固自然之物，易用之教，逆顺之常也。"

二、顺其自然，因势利导

顺应自然，因势利导是中医治疗疾病一大突出特色。本段原文以"临深决水""循掘决冲"为例，十分形象地说明了取法与顺应自然的意义所在。此句意谓如果到深潭决口放水，无须花费很大功夫，就能将水一泄而竭；顺着洞穴开挖隧道，不管其如何坚固，也能把路径开通。以决水通径的形象比喻，阐明针刺治疗，应当根据病人的体质、生理及病理特征，采取因势利导的针刺方法，才能获取事半功倍的治疗效应，这便是针道取法与顺应自然的基本内涵。具体如马莳所说："血清气滑者，疾泻之，而邪气遂竭，犹之临深渊以决放其水，不用功力而水可竭也……血浊气涩者，疾泻之，而经脉可通，犹之循其所掘之处，仍用力以并掘之，而水可通也。皆指泻法而言，而自然之妙，寓其中矣。"

三、临床诊治，因人制宜

人的体质有"白黑肥瘦小长"之区别，气行的滑涩、血液的清浊、肌肉的厚薄等均有不同。因此，在针刺治疗上也各有法度，应因人而异。身体强壮和肤色偏黑之人，形体魁梧，皮肤坚固，气血充盈，具有贪图便宜与乐善好施的双重性，但其气行滞涩缓慢，故治疗应采取深刺、多留针的方法，还应考虑气血黏滞的特点，增加针刺的针数和次数。瘦人的生理特征是皮薄肉削，血清气滑，容易导致气血耗损。故针刺瘦人时，应充分考虑其生理特征，采取浅刺和刺后即起针的手法，以免过则伤及气血。常人的形貌端正，不肥不瘦；性情敦厚，不偏不倚；气血和调，不失其常。因此，就其病变而言，一般说来较为轻微，故针刺之法不可超越或偏离常规的针刺标准。身体强壮，骨骼粗大坚实之人，若稳重不好动而"气涩血浊"，应深刺久留针，并增加针刺的次数；若刚急好动而"气滑血清"，应浅刺而迅速出针。小儿肌肉柔弱而血少气弱，故宜用毫针浅刺而快出，必要时还可 1 天针刺两次，切勿太过而致克伐伤损。

本段原文通过对患者形体的肥瘦、肤色的黑白、年龄的大小以及性格特点等方面的综合分析，结合血之清浊、气之滑涩等生理特征，采取相应的进针、起针、留针手法和针刺次数，充分体现了《黄帝内经》因人施治的思想。

【知识链接】

本段原文提出"愿闻自然奈何"的问题，也是《黄帝内经》中唯一讨论"自然"观念的一篇论文。自然作为一个哲学范畴不同于现代意义上的自然界，而是标志宇宙万物原理如此、应当如此、势当如此的内在规定，是一种不依赖人的意志的客观实在性。作为一个哲学范畴，自然一词最早见于《老子》。《老子·二十五章》曰："人法地，地法天，天法道，道法自然。"这里自然是形上层次对道的指称，"道法自然"，即是道以自身的本然状态为法则。

"道"作为对天地运行之轨迹和规律、世人所行之道路与准则的深刻领悟与哲学观照，又是天地万物的普遍规律，或者说是其恒常的运行形式，也是人类生活的根本准则。《管子·形势》曰："得天之道，其事若自然；失天之道，虽立不安。其道既得，莫知其为之；其功既成，莫知其释之。藏之无刑（形），天之道也。"《黄帝四经·经法》指出："物各〔合于道者〕，谓之理。理之所在，谓之顺。物有不合于道者，谓之失理。失理之所在，谓之逆。"因此，《黄老四经》提出了"执道""循理"的思想，即要认识和掌握客观事物的普遍规律，具体地"审知顺逆"，"顺逆各自命也，则存亡兴坏可知也"（《经法·论》）。"顺天者昌，逆天者亡。毋逆天道，则不失所守"（《十大经·姓争》），"顺则生，理则成，逆则死"（《经法·论约》）。只有顺应自然规律才能成功，否则，逆道而行，"是胃（谓）重央（殃），身危为僇（戮），国危破亡"（《经法·四度》）。《韩非子·解老》把"道"解释为"理"，指出："道者，万物之所然也，万理之所稽也。理者，成物之文也；道者，万物之所以成也……万物各异理，而道尽稽万物之理。"一切自然现象之所以能有次序地运动变化，就是由于受着"道"，即万物运动变化的规律的支配。

《黄帝内经》也广泛地运用了作为规律或原理的"道"的概念，来描述、揭示客观事物的变化过程和必然趋势，如"天地之道""阴阳之道""经脉之道""营气之道""卫气之道""持脉之道""针道""标本之道"等。《素问·征四失论》即指出："窈窈冥冥，孰知其道？道之大者，拟于天地，配于四海。"认为道是不能直观的，但它无处不在，大至天地、四海，小至万事万物，无不受其支配。人体的生理、病理现象也有其一定的变化之道，防治疾病也有其不易之道，所谓“有道以来，有道以去。审知其道，是谓身宝”(《灵枢·五乱》)，即把握了生理、病理变化之道，就意味着抓住了生命的根本。因此，顺应自然规律来养生防病与诊治疾病，也就成为《黄帝内经》的基本原则。如《灵枢·师传》明确指出：“夫治民与自治，治此与治彼，治小与治大，治国与治家，未有逆而治之也，夫惟顺而已矣。”《素问·阴阳应象大论篇》也说：“治不法天之纪，不用地之理，则灾害至矣。”《灵枢·顺逆肥瘦》则将治病之道比喻为“临深掘水，不用功力，而水可竭也；临掘决冲，而经可通也。此言气之滑涩，血之清浊，行之顺逆也。”认为治病之道要充分顺应与利用客观规律，如此才可达到事半功倍的效果。

【原文】

黄帝曰：脉行之逆顺〔1〕奈何？岐伯曰：手之三阴，从脏走手；手之三阳，从手走头。足之三阳，从头走足；足之三阴，从足走腹。

黄帝曰：少阴之脉独下行何也？岐伯曰：不然。夫冲脉者，五脏六腑之海也，五脏六腑皆禀焉〔2〕。其上者，出于颃颡〔3〕，渗诸阳，灌诸精〔4〕；其下者，注少阴之大络，出于气街〔5〕，循阴股内廉，入腘中，伏行骭骨〔6〕内，下至内踝之后属〔7〕而别；其下者，并于少阴之经，渗三阴；其前者，伏行出跗属〔8〕，下循跗〔9〕入大指间，渗诸络而温肌肉。故别络〔10〕结则跗上不动，不动则厥，厥则寒矣。

黄帝曰：何以明之？岐伯曰：以言〔11〕导之，切而验之，其非必动〔12〕，然后乃可明逆顺之行也。黄帝曰：窘〔13〕乎哉！圣人之为道也。明于日月，微于毫厘，其非夫子，孰能道〔14〕之也。

【校注】

〔1〕脉行之逆顺：杨上善：“脉从身出向四肢为顺，从四肢上身为逆也。”

〔2〕五脏六腑皆禀焉：五脏和六腑都从冲脉中禀受气血。焉，兼词，相当于“于之”。

〔3〕颃颡：指咽部上腭与鼻孔相通处。

〔4〕精：《甲乙经》卷二作“阴”。

〔5〕气街：指气冲穴所在部位，即腹股沟股动脉处。

〔6〕骭（gàn 干）骨：即胫骨，亦即小腿骨。

〔7〕属：杨上善：“胫骨与跗骨相连之处曰属也。”

〔8〕跗属：指踝关节部位。

〔9〕跗：足背，足面。

〔10〕别络：指冲脉的分支。杨上善：“故冲脉之络，结约不通，则跗上冲脉不动。”

〔11〕以言：周学海：“据经意当是‘循而’二字。”宜参。

〔12〕其非必动：谓若不是冲脉分支气血凝结，则足背动脉必然搏动。其，若，如果，表示假设。

〔13〕窘：重要。
〔14〕道：讲说。

【释义】

本节主要讨论经脉在人体的循行规律以及冲脉的循行路径问题。

一、十二经脉走行规律

本节论述了手足三阴三阳经脉的循行走向及其交接规律，并以此说明了气血在十二经脉中的流注亦有其逆顺的走行规律。具体而言手三阴经均起于胸中，从胸走向手指末端，交于手三阳经；手三阳经均起于手指末端，从手走向头，在头面交于足三阳经；足三阳经起于头面部，从头走向足趾末端，在足趾交于足三阴经；足三阴经均起于足趾，从足走向腹（并继续延伸至胸部），在胸部各与手三阴经交会（图 38-1）。

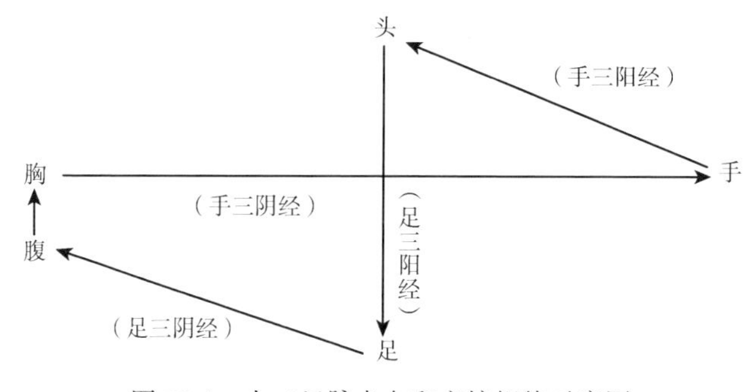

图 38-1 十二经脉走向和交接规律示意图

二、冲脉循行路线及其意义

上文已明确指出足三阴经脉，均由足上行入腹，今黄帝又有“少阴之脉独下行何也”之问，岐伯复以“不然”应对，主要是冲脉理论在演变过程中与足少阴脉关联度较高，故特设此问，以引出对冲脉的论述。本节较详细地讨论了冲脉的循行路线、生理功能及病邪瘀结于冲脉形成的病理现象，并说明了鉴别少阴之脉与冲脉的诊察方法。冲脉起于胞中，其上行者，“起于气街，并少阴（阳明）之经，侠脐上行，至胸中而散”（《素问·骨空论》），会于咽喉；其下行者，循阴股内侧入腘中，再下行循足背而至大趾。冲脉贯通全身上下，具有渗灌诸经脉络和温养肌肉等生理功能，故有冲脉为“十二经之海”“五脏六腑之海”之说。

冲脉功能正常与否，可从其下行支脉——足跗脉搏跳动情况加以判断。篇中所介绍的切按足跗脉动法有两方面的价值：一是区分少阴之脉和冲脉的鉴别方法之一，如杨上善谓：“欲知冲脉下行常动非少阴者，凡有二法：一则以言谈道冲脉、少阴有动不动；二则以手切按，上动者为冲脉，不动者为少阴。少阴逆而上行，冲脉顺而下行，则逆顺明也。”二是也可据其搏动的强度作为冲脉功能的诊察方法。倘若其脉搏减弱，则温养、渗灌功能必因邪结而受到影响，出现下肢厥冷等症状。据其厥逆的程度，还可进一步判断病邪盛衰和病势的逆顺。

【知识链接】

一、经脉循行方向与针刺补泻

张介宾在《类经》中总结了十二经脉逆顺与针刺治疗间的关系，指出："凡手之三阴，自脏走手为顺，自手而脏则逆；手之三阳，自手走头为顺，自头而手则逆；足之三阴，自足走腹为顺，自腹而足则逆；足之三阳自头走足为顺，自足而头则逆。此经之所以有逆顺，而刺之所以有迎随也。"《灵枢·九针十二原》说："往者为逆，来者为顺，明知逆顺，正行无问。逆而夺之，恶得无虚？追而济之，恶得无实？迎之随之，以意和之，针道毕矣。"本义是针对经气往来之"机"的时间性把握，建立在"候气"的基础之上，以经气来时为迎，经气去时为随。张介宾的解释，则将"迎随"之义从针对时间演变为针对时间与空间、从针刺之道演变为针刺补泻的具体操作方法。即临床根据"盛则泻之，虚则补之"的原则，以针尖顺其经脉循行方向刺入，"追而济之"，则为补法；反之，迎其循行方向而刺，"逆而夺之"，则为泻法。因此，掌握十二经脉循行逆顺规律，对针灸治疗具有重要的临床指导意义。

二、冲脉理论的发生及其意义

关于冲脉理论的发生及其意义，黄龙祥[①]研究的十分深入，特摘录其研究成果予以介绍。

冲脉理论的发生直接来源于对腹主动脉（"伏膂之脉"）搏动的感知及其意义的解释。首先，腹主动脉搏动大而有力，由此推知此处脉气最大，比"胸间动气"更强大，于是以此脐下"肾间动气"为气之源——原气，又名"三焦"，而视胸间动气为原气上冲所致；然后确认"气街动脉"为"伏膂之脉"的分支，同为"肾间动气"所动，于是冲脉循行向下"出于气街"，并足阳明之经，挟脐上行，至胸中而散。这样，原先归属于足阳明胃的气街、上巨虚、下巨虚就被视为冲脉脉气所动，五脏六腑之海和主宗筋的功能也被顺势"转移"至冲脉名下，并为之建立了相关脉的联系——冲脉下行与阳明合于宗筋，会于气街。

其次，基于伏膂之脉与肾位置上的关联——二者在纵坐标上皆在脐下，在矢坐标上皆在"脊内廉"，于是形成"后曰太冲，太冲之地，名曰少阴"（《素问·阴阳离合论》）的认识，并进而形成：①基于"肾有两脏也，其左为肾，右为命门。命门者，为精神之所舍也，男子以藏精，女子以系胞，其气与肾通"（《难经·三十九难》）的认识，既以冲脉生于"肾间动气"，遂将肾主胞胎、主藏精的功能"转移"至冲脉名下，并为之建立脉的联系，在女子"起于胞中""入系廷孔"；在男子与督脉"循茎下至篡"，与阳明"合于宗筋"，又与"肾之大络"出于气街下行至足；②随着对女子月经与胎孕关系的认识，冲脉除为血海之外，更为"经血之海"，主月

①黄龙祥. 经脉理论还原与重构大纲[M]. 北京：人民卫生出版社，2016：159-160.

事，与任脉共主胞胎，并为二者建立紧密的脉的联系：二脉皆起于胞中，冲脉循腹里上行，任脉循腹表上行，至咽喉与冲脉交会。由于二脉起点相同，行处相合，当时的人们已难以分辨，故二脉共享一络——任冲之别，成为十五络脉中唯一的特例。

第三，既然“胸间动气”为“肾间动气”上冲所致，原本属于胸中宗气分支之一的卫气的功能也被“转移”至此“伏膂之脉”，卫气沿风府而下至脊骶转沿此伏膂之脉上行，冲脉也就成了卫气运行的通道。邪气侵入之后，卫气能否沿此通道聚集与迁移，以及迁移的速度，决定着是否发病和发病的早晚（《素问·疟论》）。另外，还发挥着卫气“注溪谷”“渗孙脉”“温分肉”的作用，这些都超出了传统意义上“脉”的功能范围。

经过这样多层面多步骤的功能“转移”，最终使得“血海”与“气海”“原气”“卫气”“先天之本”与“后天之本”集于冲脉一身，不仅成为八脉之纲、十二脉之源，而且成为气血之本、生命之根。而为了与这些功能一一呼应，古人有针对性地构建出了一条条脉或脉的分支以提供理论支撑，从而使得冲脉衍生出许多分支，形成非常复杂的脉络。

冲脉的本体只是“伏冲之脉”，所谓“当知冲脉从动气生，上下行者为冲脉也”（《太素·冲脉》），当其与“肾间动气”发生关联后，便一步步充当了为构建命门学说辅路搭桥的角色，在这个过程中只因为替“肾命”行事，而被赋予种种“头衔”。如《难经集注·八难》云：“诸十二经脉者，皆系于生气之原。所谓生气之原者，谓十二经之根本也，谓肾间动气也，此五脏六腑之本、十二经脉之根、呼吸之门、三焦之原，一名守邪之神……吕曰：所谓生气之原者，为十二经本原也。夫气冲之脉者，起于两肾之间，主气，故言肾间动气。挟任脉上至喉咽，通喘息，故云呼吸之门。上系手三阴三阳为支，下系足三阴三阳为根，故圣人引树以设喻也。其三焦之原者，是三焦之府，宣行荣卫，邪不妄入，故曰守邪之神也。”

血络论第三十九

【导读】

血络，即体表可见的细小血管。本篇基于奇邪在络的理论，提出针刺血络的疗法，主要论述针刺血络的不同反应及其机理、观察血络的要点，首次阐述了针刺滞针现象与机理等。由于文中以刺络泻血为中心进行论述，因而以“血络论”名篇。马莳云：“内论邪在血络及刺法异应，故名篇。”

【原文】

黄帝曰：愿闻其奇邪[1]而不在经者[2]。岐伯曰：血络[3]是也。黄帝曰：刺血络而仆[4]者何也？血出而射者何也？血出[5]黑而浊者何也？血出清而半为汁[6]者何也？发针[7]而肿者何也？血出若[8]多若少而面色苍苍[9]者何也？发针而[10]面色不变而烦悗[11]者何也？多出血而不动摇者何也？愿闻其故。岐伯曰：脉气盛而血虚者，刺之则脱气，脱气则仆。血气俱盛而阴气多者[12]，其血滑，刺之则射；阳气畜积[13]，久留而不泻者，其血黑以浊，故不能射。新饮而液渗于络，而未合和于血[14]也，故血出而汁别焉；其不新饮者，身中有水，久则为肿。阴气积于阳，其气因于络[15]，故刺之血未出而气先行，故肿。阴阳之气[16]，其新相得[17]而未和合，因而泻之，则阴阳俱脱，表里相离，故脱色而[18]苍苍然。刺之血出多，色不变而烦悗者，刺络而虚经，虚经之属于阴者，阴脱[19]故烦悗。阴阳相得而合为痹[20]者，此为内溢于经，外注于络，如是者，阴阳俱有余[21]，虽多出血而弗能虚也。

黄帝曰：相[22]之奈何？岐伯曰：血脉者，盛[23]坚横以赤，上下无常处，小者如针，大者如筯[24]，刺[25]而泻之万全也，故无失数[26]矣，失数而反，各如其度。

黄帝曰：针入而肉著[27]者，何也？岐伯曰：热气因[28]于针则针热，热则肉著于针，故坚焉。

【校注】

〔1〕奇邪：指因侵袭络脉，部位不定，异于寻常的病邪。杨上善："邪在血络奇络之中，故曰奇邪也。"

〔2〕者：《甲乙经》卷一此下有"何也"2字，义胜。

〔3〕血络：指体表可见的细小血管。张志聪："血络者，外之络脉、孙脉，见于皮肤之间，血气有所留积，则失其外内出入之机。"

〔4〕仆：向前倒下。

〔5〕出：原作"少"，据《太素》卷二十三、《甲乙经》卷一改。

〔6〕血出清而半为汁：指血出清稀，一半为清稀淡薄的汁液。

〔7〕发针：即出针。

〔8〕若：或者。

〔9〕苍苍：《太素》卷二十三此下有"然"字，可从。苍苍，面色苍白。

〔10〕而：《太素》卷二十三无，疑为衍文。

〔11〕烦悗（mán 瞒）：心胸烦闷。悗，烦闷。

〔12〕阴气多者：张志聪："经脉为阴，皮肤为阳，俱盛者，经脉内外之血气俱盛也。如脉中之阴气多者，其血滑，故刺之则射。"

〔13〕畜积：即蓄积。畜，同"蓄"。张志聪："如皮肤之阳气蓄积，久留而不泻者，其血黑以浊，故不能射也。"

〔14〕未合和于血：张介宾："新饮入胃，未及变化而渗入于络，故血汁相半也。"

〔15〕其气因于络：马莳："阴气积于阳分，其气聚于血络之中。"因，居留。又，张志聪："此言阳分之气血，因于大络、孙络而出也。"

〔16〕阴阳之气：指经脉内外的营卫气血。

〔17〕得：逢，遇。

〔18〕而：《太素》卷二十三作"面"，按上文帝问作"而面"，此似脱一"面"字。

〔19〕阴脱：《甲乙经》卷一作"阴气脱"。

〔20〕阴阳相得而合为痹：指表里之邪相合而形成的痹证。

〔21〕阴阳俱有余：指经脉、络脉均邪盛有余。

〔22〕相：观察，诊察。

〔23〕血脉者，盛：《太素》卷二十三作"血脉盛者"，可参。

〔24〕筯：同"箸"，筷子。

〔25〕刺：原作"则"，据《甲乙经》卷一改。

〔26〕无失数：即针刺不要违背血脉气血多少之度数。无，通"毋"，不要。

〔27〕肉著（zhuó 着）：局部肌肉紧紧缠住针身而捻转拔出困难。张介宾："肉著，吸著于针也。"

〔28〕因：留滞。

【释义】

本篇主要论述了针刺血络的不同反应及其机理，观察血络的要点以及针刺滞针的机理等。

一、奇邪与血络的概念

本文开篇即提出奇邪不在经者，而在血络。那么，何谓奇邪及血络，就成为讨论其他问题的前提条件。奇邪，《黄帝内经》中出现 8 次，一是泛指四时不正之气。如《灵枢·根结》云："奇邪离经，不可胜数。"张介宾云："奇邪，弗常之邪也。"二是指留于大络之邪。如《素问·缪刺论》言："其病者在奇脉，奇邪之脉则缪刺之。"张介宾云："奇邪者，不入于经而病于络也。"《素问·气穴论》亦指出："孙络三百六十五穴会……以溢奇邪，以通荣卫。"本篇所言之奇邪，当指后者而言。

血络，《黄帝内经》共见 19 次，其中生理性概念只有 2 次，病理性概念则占绝大多数。大概受《素问·缪刺论》"有痛而经不病者缪刺之，因视其皮部有血络者尽取之"论述的影响，后世医家均注意到血络之浅表、可见的特点，如马莳注《灵枢·禁服》明确指出："血络者，病之可见者也。"然对其具体所指则认识不一，且多语焉不详，如释为"浮浅之络""皮肤络脉""外之络脉、孙络，见于皮肤之间"等。从概念的上下位关系而言，血络当属于"血脉"的下位概念，古人对此缺乏严格区分而常混用，如本篇论述"血络"诊察时，即用"血脉"代之。再如对于《素问·调经论》"视其血络，刺出其血，无令恶血得入于经"，杨上善注解为"刺去血脉，遂无令恶血入经中"。此也恰好说明了血络与血脉之间的内在联系。血脉，即行血之脉，所谓"夫脉者，血之府也"(《素问·脉要精微论》)，那么，血络则为行血之络，即体表可见的细小血管。从本篇所论刺血络出现"血出而射"的情况来言，血络还包括体表一些细小的动脉在内。

二、针刺血络的不同反应及其机理

本篇将刺络后的反应总结为"刺血络而仆""血出而射""血出黑而浊""血出清而半为汁""发针而肿""血出若多若少而面色苍苍""发针面色不变而烦悗""多出血而不动摇"等八种情况，涉及到患者体质与饮食、疾病性质、操作方法等多种因素，大致可归纳为针刺局部反应与全身反应两个方面。

（一）针刺局部反应

1. 局部出血

针刺血络出血本是其正常反应，但受患者体质强弱、进食情况、疾病性质等因素的影响，出血的质、量有明显差异。具体而言，有"血出而射"者，此因患者气血俱盛，血行滑利所致。从现代医学知识而言，则是刺中小动脉而致血喷射于外。"血出黑而浊"者，因阳气蓄积，气行不利，血行不畅，瘀血日久，故刺络泻血，血少而色黑稠厚。"血出清而半为汁"者，是因刚刚饮水，水津与血尚未和合所致。假若患者有水饮之病，刺络则血水同时外出，也可见半为汁液的情况。张志聪云："血乃水谷之津液所化，若不新饮而出为汁者，乃身中之水也。"故日久可发为水肿。

2. 局部肿胀

针刺起针后局部肿胀，原文认为是由于阴气积于阳分，其气聚于血络之中，刺络泻血时，气先行而血随之出，致出针时发生肿胀。此与医家刺络后出针的快慢、按压出针处的力量、时间、部位等操作有关。

（二）病人全身反应

刺络放血的全身反应，本文所述主要有四个方面：一是神色正常。邪气盛满于经络之中，正气旺盛未衰，刺之虽出血多，但属于正气祛邪外出的反应，不会伤及正气，故"多出血而不动摇"，表现为神色正常。二是神昏仆倒。马莳注说："正以脉有气盛而血虚者，必泻其气以补其血，故刺之则脱气，脱气则仆也。"由此可见患者素有气血不足，血虚而气无所依，就可能出现"脉气盛"的表现，如见芤脉浮大中空。这里所说的"气盛"仅是相对概念，其实质仍属虚而不足。若气血虚亏，针刺血络则血失于外，气必随之而脱，阴阳气血俱脱，故"刺络而仆"。此证与临床所见晕针反应较为相似，但晕针病人则多发生在体质虚弱，或饥饿、疲劳、精神紧张等情况下，二者有所不同。三是心胸烦闷。刺络出血多，致使经虚脏衰，心神失养，可见"面色不变而烦悗"。四是面色苍白。阴阳未调，气血不固，妄用刺血络法而使阴阳俱脱，气血耗散，可见"脱色面苍苍然"。

出现上述反应的原因，与以下四个方面的因素有关：一是病人体质的强弱。如"刺血络而仆"，多因体弱气血亏虚所致。"血出而射"，多因体强气血旺盛，血行流利而致。二是疾病轻重、病程长短。如"血出黑而浊"，多病程长而病情较重；"血出清而半为汁"，若非新饮，则多为"身中有水"所致。三是饮食质量及时间。如"出血清而半为汁"，多因新饮、多饮所致。四是刺络操作方法。如昏仆、面色苍白、心胸烦闷、局部血肿等反应，也常与操作不当有关。因此，针刺血络时应注意观察患者体质，明辨阴阳虚实，选择适当针刺方法，做到手法适宜，以免发生各种意外事故。对血虚体弱者，应当慎用。

三、观察血络的要点

本篇论述了临床观察血络的方法，所谓"血脉者，盛坚横以赤，上下无常处，小者如针，大者如筋，刺而泻之万全也"。即体表小血管瘀血，表现为充盈怒张色赤，且或上或下，无固定部位，瘀阻之形状小者如针或黍米，大者如筷子状，《黄帝内经》亦称之为"结络"或"结脉"，如《灵枢・阴阳二十五人》说："其结络者，脉结血不和，决之乃行。"掌握了上述刺络的标准，则"刺而泻之万全也"。反之，如张介宾所说："若失其数而反其法，则为仆、为脱、为虚、为肿等证，各如刺度以相应也。"

四、针刺滞针的机理

在针刺的过程中，可出现"针入而肉著"的现象，本文解释其机理谓："热气因于针则针热，热则肉著于针，故坚焉。”《灵枢·邪客》也有相关记载：“持针之道，欲端以正，安以静，先知虚实，而行疾徐，左手执骨，右手循之，无与肉果（裹）。”此是对滞针现象的最早阐述。所谓滞针，是指针刺后发生的针下滞涩而捻转提插不便等运针困难的现象。明代杨继洲《针灸大成》形象而又逼真地描述了滞针现象：“如针至深处，而进不能，退不能，其皮上四周起皱纹，其针如生在内，此气实之极也。”从现代生理学和组织学上分析，滞针的发生有两种可能：一是针刺时病人过度紧张，肌肉收缩而滞针；二是因针刺捻转时肌纤维缠绕针体引起滞针。

滞针，以往多被视为针刺的意外现象，可根据不同情况予以处理，如属肌肉紧张，应留针一段时间，然后再行捻转出针，或在所刺的部位上重掐，或再刺针，以缓解局部紧张状态，即可顺利退出。如为针身被肌纤维缠绕而不能退出的，应当或左或右地轻轻捻转，将缠绕的肌纤维回释，再轻度提插，待松弛后方可退出。现代也有学者认为滞针是一种特殊的针术，或者是针刺过程的现象，凡毫针治疗范围内的病症，基本都适用滞针术，对于那些对针刺反应迟钝、得气迟缓、冷痹玩麻等病症的治疗更有优势[①]。因为滞针的机械牵拉松解组织粘连的作用，能够有效改善局部血液循环，促进气血运行，达到“以松止痛”“通则不痛”的目的，广泛适用于全身各部软组织损伤性疾病，神经科病症之中风后肢体瘫痪或痉挛、中风后肩痛、头痛、偏头痛、颈性眩晕、小儿脑瘫、面神经麻痹、面肌痉挛，外科病症之手术后肠粘连、肠麻痹等，消化系统病症之胃下垂、胃肠神经官能症、呃逆等，妇科病症如痛经、经期发热、产后发热等，儿科如婴儿消化不良、小儿肺炎、腮腺炎、扁桃体炎之发热等。其与小针刀等较粗大的针具治疗相比，损伤更小，在对臀部等深层软伤的治疗时，损伤神经、血管的概率更低，风险更小[②]。

【知识链接】

一、《黄帝内经》论刺血络法

刺血络法，也称刺络放血法，是利用针具刺破人体浅表部位的血络，放出一定量血液以治疗疾病的一种方法。血络内连经脏，外通组织器官，是脏腑经脉气血营养脏腑组织的通道。张志聪注称之曰：“此总结血气之外内出入相得而和合者也。自外而内者，从皮肤渗于孙脉、络脉，而内溢于经。自内而外者，从脏腑之阴而出于经，从经脉而外注于络脉皮肤，外内之相得也。”“血络者，外之络脉、孙络，见于皮肤之间，血气有所留积，则失其出入之机矣。”刺络放血，首先可以刺去瘀血，疏通络道。瘀血阻滞络中，则络血不能正常渗灌，从而病变丛生。用刺络放血法，刺出其瘀血以达到治疗目的。二是祛除络邪，防邪传经。络与经相通，若有形之邪阻滞络中，则“势不能出于络外，故经盛入络，络盛返经，留连不已”（喻昌《医门法律·络脉论》）。此时，及时运用刺络放血法祛除络中之邪，就能使经络气血运行正常。故《素问·调经论》说：“帝曰：刺留血奈何？岐伯曰：视其血络，刺出其血，无令恶血得入于经，以成其疾。”由此，刺络放血法也成为针刺补泻手法实施的前提条件，如《素问·血气形志》所说：“凡治病，必先去其血（脉），乃去其所苦，伺之所欲，然后泻有余，补不足。”王冰注云：“谓

①黄亚林，黄超，李翰鹏，等. 苍龟探穴法合滞针术治疗梨状肌损伤101例[J]. 中国针灸，2016，36（9）：921-932.

②王尚臣，单文哲，孙淑芬. 滞针术[J]. 中国针灸，2011，31（3）：227-231.

见血脉盛满独异于常者乃去之，不谓常刺则先去其血也。”即凡见脉结血瘀，不论是疾病的原因，还是疾病的结果，治疗都是“先去其血脉”，泻血祛瘀通脉，脉通血气流畅以后，再补虚泻实，以平为期。

因血络积聚程度的不同，刺络又有刺“结络”和刺“盛络”的区别。“结络”为瘀血留积较久较甚，刺之以去瘀血。《素问·三部九候论》说：“上实下虚切而从之，索其结络脉，刺出其血，以见通之”。“盛络”为邪气初聚，瘀血留积较轻，刺之以去邪气。《灵枢·经脉》说：“故刺诸络脉者……甚血者，虽无结，急取之，以泻其邪而出其血。”也就是说，络脉虽粗实胀起异于正常，但其血聚不甚明显，乃病邪初聚，血结不甚所致，要急刺出血以泻其邪气。故《灵枢·根结》说：“此所谓十二经者，盛络皆当取之。”《灵枢·脉度》亦说：“盛而血者，疾诛之。”

刺血络的度数，《黄帝内经》以“必无留血”作为标准。要做到这一点，一是“盛络皆为取之”，勿使遗漏；二是“视其血络，尽出其血”，除邪务尽。所谓“尽出其血”，《素问·刺腰痛》认为是“血变而止”“见赤血而已”。可见，血色由暗转红，乃邪气已出的标志之一。以上原则，仍为今天临床所遵循。此外，临床上其刺络出血量的多少，还往往与病情轻重及所刺部位有关。如《素问·刺热》云：“肺热病者……刺手太阴、阳明，出血如大豆立已。”《灵枢·杂病》云：“顑痛，刺足阳明曲周动脉见血，立已。”即体现了《黄帝内经》既重视原则性又重视灵活性的辩证思想。

二、血络概念的发生、演变与临床运用

关于血络概念的发生、演变、诠释及临床运用，杨峰[①]曾予以较为系统的考察，这里结合其论述予以讨论。血络一词，在《黄帝内经》中常与血脉混用，如本篇在解释刺血络而产生的诸种情形后，黄帝紧接着的发问是“相之奈何”，即如何诊察血络，岐伯的回答是“血脉者，盛坚横以赤，上下无常处，小者如针，大者如筯，刺而泻之万全也”。显然此处“血络”“血脉”两个名词互指。类似的论述亦见于《灵枢·九针十二原》，该篇在阐述“持针之道”时，指出要“审视血脉”，方能“刺之无殆”，并特别对“血脉”作了解释：“血脉者，在腧横居，视之独澄，切之独坚。”这与本篇的诊察基本相同，有形态、质地、颜色的描述，而且还指出其分布在腧穴的部位，比《血络论》篇的“上下无常处”更为具体，在临床诊察中也易于探寻。然从概念发生与演化的角度而言，则血脉概念要早于血络，前者在早期非医文献中也较为常见，是早期描述人体组织的用语之一，而血络概念仅见于医学文献，且大多作为针刺部位。如《灵枢·热病》《癫狂》论述针刺治疗各种疾病，其所刺之血络，从部位而言，多位于下肢足经，以腘中为甚，这可能与特定疾病取穴有关联；从针刺要求而言，多要达到“出血”“去血络”，这是在临床针刺中所体现的血络的特点。

正是基于临床针刺治疗的需求，故《黄帝内经》中对诊察血络的方法有较多论述，除本篇提出诊察血络之颜色、质地、形态、位置外，《灵枢·论疾诊尺》指出：“鱼上白肉有青血脉者，胃中有寒……诊血脉者，多赤多热，多青多痛，多黑为久痹，多赤、多黑、多青皆见者，寒热身痛。”《灵枢·经脉》则云：“凡诊络脉，脉色青则寒且痛，赤则有热。胃中寒，手鱼之络多

---

①赵京生. 针灸关键概念术语考论[M]. 北京：人民卫生出版社，2012：96-103.

青矣；胃中有热，鱼际络赤；其暴黑者，留久痹也；其有赤有黑有青者，寒热气也；其青短者，少气也。凡刺寒热者皆多血络，必间日而一取之，血尽而止，乃调其虚实。”两相比较，所论内容基本相同，但《论疾诊尺》篇之“血脉”在《经脉》篇中变成“络脉”，同时《经脉》篇中还保留了“血络”的概念。由此可见，《经脉》篇在对经脉、络脉理论体系化的过程中，将原本观察到的血脉、血络在概念层次上进一步提升为经脉、络脉，但具体临床观察内容并未改变。如果说血脉是经脉概念形成的经验事实之一，那么，血络无疑是络脉概念形成的经验事实之一。只不过经脉、络脉概念又超越了原有的经验事实，而蕴含着经验事实之外的理论推演成分。血络不仅是血脉的下位概念，也是络脉的下位概念。络脉可以从其大小、形态、位置、颜色、高陷等不同角度加以划分，而有大络、小络与孙络、浮络、血络、横络、盛络、结络等不同名称，其中横络、盛络、结络大多又隶属于血络。

从临床应用的角度而言，后世对血络概念的发挥应用，最典型者莫过于清代医家叶天士“久病入络”之说。此处之“络”，从《临证指南医案》所载来看，即指“血络”而言，如“痛久入血络”（卷四《胸痹》），“湿热混处血络之中”（卷七《痹》），“百日久恙，血络必伤”（卷八《疝》），“久病已入血络”（卷八《胁痛》）等。然《黄帝内经》论外感疾病传变，络脉应当是疾病初期、病位较浅的阶段，而叶天士何以言“久病入络”？大致可以从两方面来理解。其一，叶氏宗前人经脉行气、络脉主血的认识，亦认为“经主气，络主血”（卷八《胃脘痛》），“初为气结在经，久则血伤入络”（卷四《积聚》），此处之“经”即是“经脉”，与“络（血络）”对举。从疾病传变次序来看，“气”指“气分”，“血”为“血分”，从气分到血分说明疾病深入。其二，叶氏重视“脏腑之络”，如“肝络凝瘀”（卷二《吐血》），“痛而纳食稍安，病在脾络”（卷三《脾胃》），“病在肾络”“悬饮流入胃络”（卷五《痰饮》）等。此处“络”已不在体表，而是深入脏腑之内。关于这一方面，《灵枢·百病始生》云：“阳络伤则血外溢，血外溢则衄血，阴络伤则血内溢，血内溢则后血，肠胃之络伤，则血溢于肠外。”大概受此启发，叶氏将之发扬推广至具体的脏络或腑络，并运用针对“血络”之药进行治疗。这与《黄帝内经》“血络”通常指称体表可见呈充血状态的，甚至可触及的血管显然不同；表明“血络”被运用、解释的范围越发广泛。现代吴以岭①等从气候变化异常-外感六淫、社会心理应激-内伤七情、环境污染影响-毒损脉络、饮食起居异常-劳逸失度、代谢产物蓄积-痰湿瘀毒等角度，探讨了脉络病变病因与发病机制，提出络病的基本病机有络气郁滞（或虚滞）、脉络瘀阻、脉络绌急、脉络瘀塞、络息成积、热毒滞络、脉络损伤、络虚不荣等八个方面，络病的病机特点为易滞易淤、易入难出、易积成形②。以脉络学说为指导，提出“微血管损伤”为急性心肌梗死、脑梗死、糖尿病微血管并发症这类重大疾病的共性核心病机，在“络以通为用”治疗总则指导下，揭示了“搜剔疏通”的用药规律及通络药物在微血管功能与结构完整性保护方面显示出独特的优势③。通过系统构建脉络学说辨证论治体系，为提高“脉络-血管系统疾病”这类严重危害人民生命健康重大疾病的临床疗效提供了理论指导。

---

①袁国强，吴以岭，贾振华，等. 脉络病变病因与发病机制探讨[J]. 中医杂志，2012，53（2）：91-94.

②吴以岭. 络病理论体系构建及其学科价值[J]. 前沿科学，2007，（2）：40-46.

③吴以岭. 脉络学说构建及其指导血管病变防治研究[A]. 全国中西医结合发展战略研讨会暨中国中西医结合学会成立三十周年纪念会论文汇编[C]. 2011.

阴阳清浊第四十

【导读】

在日常生活中，人们会观察到质地清轻的物体呈现上升的趋势，质地重浊的物体呈现下降的趋势。将此日常经验与气论相结合，即形成了气之清轻者上升而为天，气之重浊者下降而为地的宇宙演化理论。如《淮南子·天文训》说："道始于虚廓，虚廓生宇宙，宇宙生气。气有涯垠，清阳者薄靡而为天，重浊者凝滞而为地。"以此类推人体生命活动，则人体之气亦有清浊之分。本篇即分述了体内清浊之气的输注过程，提出清气上升，浊气下降，清气注五脏，浊气入六腑，并根据阴阳可分的道理，说明清中有浊，浊中有清，以及清浊之气的性质和特点。当清浊相干而病时，可根据这些特点而决定刺法。由于主要论述清浊之气内注脏腑，及其阴阳属性的特点等，所以篇名为"阴阳清浊"。

【原文】

黄帝曰：余闻十二经脉，以应十二经水〔1〕者，其五色各异，清浊不同，人之血气若一，应之奈何？岐伯曰：人之血气，苟能若一，则天下为一矣，恶〔2〕有乱者乎？黄帝曰：余问一人，非问天下之众。岐伯曰：夫一人者亦有乱气，天下之众亦有乱人，其合为一耳。

黄帝曰：愿闻人气之清浊。岐伯曰：受谷者浊，受气者清〔3〕。清者注阴，浊者注阳〔4〕。浊而清者，上出于咽；清而浊者，则下行〔5〕。清浊相干，命曰乱气。

黄帝曰：夫阴清而阳浊〔6〕，浊者有清，清者有浊，清浊〔7〕别之奈何？岐伯曰：气之大别〔8〕，清者上注于肺，浊者下走于胃。胃之清气，上出于口；肺之浊气，下注于经，内积于海〔9〕。

黄帝曰：诸阳皆浊，何阳独〔10〕甚乎？岐伯曰：手太阳独受阳之浊〔11〕，手太阴独受阴之清〔12〕，其清者上走空窍〔13〕，其浊者下行诸经。诸阴皆清，足太阴独受其浊〔14〕。

黄帝曰：治之奈何？岐伯曰：清者其气滑，浊者其气涩〔15〕，此气之常也。故刺阳者，深而留之[16]；刺阴者，浅而疾之[17]；清浊相干者，以数调之[18]也。

【校注】

〔1〕十二经水：指当时我国境内的清水、渭水、海水、湖水、汝水、渑水、淮水、漯水、江水、河水、济水、漳水等十二条大河流而言。《管子·水地篇》云："水者，地之血气，如筋脉之流通者也。"详见《灵枢·经水》。

〔2〕恶（wū 乌）：何也。

〔3〕受谷者浊，受气者清：杨上善："受谷之浊，胃气也；受气之清，肺气也。"

〔4〕清者注阴，浊者注阳：张介宾："喉主天气，故天之清气自喉而注阴，阴者五脏也。咽主地气，故谷之浊气，自咽而注阳，阳者六腑也。"

〔5〕则下行：《甲乙经》卷一作"下行于胃"，义胜。此下并有"清者上行，浊者下行"8 字。

〔6〕阴清而阳浊：谓五脏接受清气，六腑接受浊气。

〔7〕清浊：《太素》卷十二、《甲乙经》卷一均无，疑衍。

〔8〕大别：张介宾："大别，大概之分别也。"

〔9〕海：指膻中气海。

〔10〕独：原作"浊"，据《太素》卷十二、《甲乙经》卷一改。

〔11〕手太阳独受阳之浊：张介宾："手太阳，小肠也，小肠居胃之下承受胃中水谷，清浊未分，秽污所出，虽诸阳皆浊，而此其浊之浊者也，故曰独受阳之浊。"

〔12〕手太阴独受阴之清：杨上善："肺脉手太阴受于清气，其有二别。有清清之气，行于三百六十五络，皆上于面，精阳之气，上行目而为精，其别气走耳而为听，其宗气上出于鼻而为嗅，其浊气出于唇口为味，皆是手太阴清气行之故也。"

〔13〕空窍：即孔窍。空，通"孔"。

〔14〕足太阴独受其浊：张介宾："足太阴，脾也。胃司受纳水谷，而脾受其气以为运化，所以独受其浊，而为清中之浊也。"

〔15〕清者其气滑，浊者其气涩：谓轻清之气其性滑利，重浊之气其性涩滞。

〔16〕刺阳者，深而留之：刺阳，原作"刺阴"，据《太素》卷十二改。杨上善："人其气浊而涩者，刺深而留之。"

〔17〕刺阴者，浅而疾之：刺阴，原作"刺阳"，据《太素》卷十二改。杨上善："气清而滑利者，刺浅而疾之。"

〔18〕清浊相干者，以数调之：杨上善："阴阳清浊气并乱，以理调之，理数然也。"

【释义】

本篇主要讨论清浊之气的性质、特点和所注脏腑的分别，并提出针刺治疗当根据气之清浊不同，而采用不同刺法。

一、十二经脉气血之清浊不同

本篇开篇承《灵枢·经水》所论，提出人体十二经脉之气血，与自然界十二条经水相类似，其气血之清浊有一定的区别。如张志聪云："人之十二经脉，外合十二经水，内合五脏六腑，其五色各异，清浊不同。"在提出"血气清浊不同"的命题后，那么，何为气之清浊，各自输布、性质、特点等，就成为本篇所要讨论的核心问题。

二、清浊之气分布运行规律

何谓清浊？原文指出："受谷者浊，受气者清。"即人体由胃受纳的水谷有形之物谓之浊气，由肺吸入的天阳之气为清气。张介宾云："喉主天气，故天之清气，自喉而注阴，阴者五脏也。咽主地气，故谷之浊气，自咽而注阳，阳者六腑也。"根据阴阳的可分性原理，清浊之中又可以再分清浊，即浊中有清，清中有浊，如张志聪说："浊而清者，谓水谷所生之清气，上出于咽喉，以行呼吸。清而浊者，肺之浊气，下注于经，内注于海。"

清浊之气的输布规律为水谷浊气所化生的清阳之气，上升出于咽；天阳之气中的浊气则下降。若就脏腑而言，则清气上注于肺，浊气下走于胃；胃中之清气，复上出于口；肺中之浊气，则向下输注经脉之中，并内积于胸中之气海。张介宾解释说："浊中有清，故胃之清气上出于口，以通呼吸津液；清中有浊，故肺之浊气下注于经，以为血脉营卫。而其积气之所，乃在气海间也。"此论基本上体现了人体之气清升浊降，阳升阴降的总体规律。《素问·阴阳应象大论》论清浊之气的输布也说："清阳出上窍，浊阴出下窍，清阳发腠理，浊阴走五脏，清阳实四肢，浊阴归六腑。"如果清浊之气的升降输布失常，就是所谓的乱气。马莳云："惟阴与阳不升降，则清与浊始相犯，而气之所以有乱者也。"

三、论独受清浊之经脉

原文在指出诸阳经受浊气，诸阴经受清气的基础上，特别提出"手太阳独受阳之浊，手太阴独受阴之清""诸阴皆清，足太阴独受其浊"的观点。六腑之中，胃主受纳腐熟水谷，下传于小肠，小肠为受盛之腑，主化物而分别清浊，其精华部分营养全身，糟粕下传于大肠，因而手太阳小肠受浊气最多。五脏之中，肺为华盖居上焦，开窍于鼻，主诸气而司呼吸，肺吸入的自然界清气，是人体化生宗气的重要组成来源，"诸气者，皆属于肺"（《素问·五脏生成》），故手太阴肺受清气最多。至于"诸阴皆清，足太阴独受其浊"，张志聪解释说："脾为仓廪之官，主输运胃腑水谷之精汁，故诸阴皆清，而足太阴独受其浊。"这里所提到各经的"独受"，是强调指出各经在承接转运清浊之气方面的主要作用，不能理解为"唯一""只有"。清浊之气的转输代谢是各脏腑之间共同配合完成的，不同脏腑的生理特性，决定其在人体物质代谢过程中发挥的作用不同。因此，本篇对清浊之气输布的论述，也间接地说明了各脏腑在人体物质代谢过程中的生理作用。

四、清浊之气的特点与针刺治疗

研究气之清浊特点的意义在于指导临床实践，故篇末提出，清浊之气生理特点不同，清者其气滑利流畅，浊者其气涩滞不畅，因而对于清浊之气输布不匀的阴阳经脉，针刺治疗时，应采用不同的手法。清气滑利流畅，故针刺时必须浅刺，手法要快，少留或不留针；浊气涩滞不畅，故针刺时宜深刺并久留针。对于清浊之气相互干扰逆乱时的针法，则应依据其清浊之气多少的具体情况，而采取相应的针刺疗法。

关于气血之清浊、滑涩与针刺的关系，《灵枢·逆顺肥瘦》篇论述较多，如同样是体格强壮之人，“此人重则气涩血浊，刺此者，深而留之，多益其数；劲则气滑血清，刺此者，浅而疾之”。故宜与该篇相互参阅。

【知识链接】

一、关于阴阳刺法的诠释

本篇最后论清浊、滑涩、阴阳刺法曰：“刺阴者，深而留之；刺阳者，浅而疾之。”对此，后世注家解释多有不同：其一，认为原文有错简。如《太素》卷十二作“刺阳者，深而留之；刺阴者，浅而疾之”，杨上善注言：“诸经多以清者为阳，浊者为阴。此经皆以谷之悍气为浊为阳，谷之精气为清为阴，有此不同也。故人之气清而滑利者，刺浅而疾之；其气浊而涩者，刺深而留之。”其二，认为阴阳指表里。如张介宾云：“阴者在里，故宜深而留之。阳者在表，故宜浅而疾之。”但并未言及阴阳表里与清浊的关系。马莳也认为阴阳指表里而言，虽然“阴经必清，其气必滑”“阳经必浊，其气必涩，此乃气之常也”，但他又认为：“然阴者主里，既曰清而浊者则下行，又曰肺之浊气下行诸经，故凡刺阴经者，必深其针而久留之。阳者主表，既曰浊而清者，上出于咽，又曰胃之清气，上出于口，故凡刺阳经者，必浅其针而疾去之。”其三，指阴分阳分。如章楠云：“此言因清浊相干，而致病之治法也。阴所受，清气也，其经深，故当深刺，以其气滑而流走，故必久留其针，俟其气定，然后出针，方能去病也；阳所受，浊气也，其经浅，故当浅刺，以其气涩而钝迟，故针必速入速出，以宣动其气，方能去病也，此皆言其常气之治法耳。如清浊相干而为病者，其滑涩亦不定在阴阳之分别，当详审其病，随宜设法。”以上三说，似以《太素》所论较为合理，故丹波元简说：“《逆顺肥瘦篇》曰：血浊气涩者，深而留之，血清气滑者，浅而疾之。与本节之义不同。马、张以表里解之，似牵强焉，岂本节阴阳字互误耶？”按照《太素》校勘理解，可以保障全文阳浊、阴清概念的逻辑统一性。

二、《黄帝内经》论“清浊”的含义

《黄帝内经》中“清浊”一词共见 12 次，其含义可概括为以下四个方面：一是指清稀与稠

浊。如《灵枢·根结》曰："言人之骨节之小大……血之清浊，气之滑涩，脉之长短。"二是指人体之清气和浊气。清气具有向上向外运行，以及运行滑利的特征，属性为阳；浊气具有向内向下运行，以及运行相对迟滞的特性，属性为阴。如本篇之所论清浊，以及《灵枢·五乱》之"阴阳已和，清浊不相干，如是则顺之而治"等。三是指面色的明润与晦暗。如《素问·阴阳应象大论》曰："审清浊，而知部分。"吴崑注曰："色清而明，病在阳分；色浊而暗，病在阴分。"四指柔和与刚悍。如《灵枢·营卫生会》说："清者为营，浊者为卫。"清与浊在此分别指营气、卫气的性能而言，唐容川说："清浊以刚柔言，阴气柔和为清，阳气刚悍为浊。"张介宾说："谷气出于胃而气有清浊之分，清者水谷之精气也，浊者水谷之悍气也……清者属阴，其性精专，故化生血脉而周行于经隧之中，是为营气。浊者属阳，其性慓疾滑利，故不循经络而直达肌表，充实于皮毛分肉之间，是为卫气。"

三、阴阳清浊升降理论的临床意义

本篇提出人体阴阳经脉所受之气，有清浊不同，分布不一，基本规律是阴清阳浊，清中有浊，浊中有清。清浊之气在人体运行各异，总体为清升而浊降。人体气血中无论是清中之清，还是浊中之清，凡属清者皆向上濡养孔窍，如耳、目、口、鼻；同样不论是浊中之浊，还是清中之浊，凡属浊者皆向下灌注于经脉之中。阴阳清浊自身物质特性的不同，决定了其升、降、出、入运动方式的不同。只有阴阳清浊升降保持平衡，机体才能维持"阴平阳秘，精神乃治"的正常生理状态。否则，若清浊相干，即清浊之气升降失常而互相干扰，如《素问·阴阳应象大论》曰："清气在下，则生飧泄；浊气在上，则生䐜胀，此阴阳反作，病之逆从也。"就是清浊之气升降失常而出现的病理现象。

古人对人体正常生理活动的气血清浊与升降规律的认识,对后世气机升降学说的形成有着很大的影响，在中医治疗清浊升降失常所导致的病证中，有其积极的指导作用。如就脾胃之清浊升降而言，清气不升则脾气不健，浊气不降则胃气不和，而且脾不升则妨碍胃的受纳，胃不降则影响脾的上升，不升之甚则将下陷，不降之甚则将上逆。故治疗当针对脾之升清、胃之降浊的特点确定治法方药，如李东垣所制升阳益胃汤，是较典型的适于清浊相干之病的方剂，其作用就是令脾健而清气升，胃和而浊气降，清升浊降，以恢复其生理之常。

另外，李晓政①认为脾不升清，胃失和降是形成清浊相干，乱气乃生，淫邪内起的主要因素之一，由此而导致卫气失常，三焦气化障碍，津液转输出入异常及血气不和，从而形成皮、肉、脉、筋、骨病症，临床表现可见肤色黧暗，头重如裹，头痛身重，胸闷不畅，或胸痛牵引背部酸胀不适，肩项强，腹型肥胖，肢体远端关节疼痛或肿胀等，可见于代谢综合征不同代谢组分紊乱的渐进性临床过程，并表现为湿热、血瘀、虚实错杂的证候。治疗当以燮理气机立法，方用泻浊通络饮（生山药、麸炒苍术、陈皮、乌药、茯苓、砂仁、枇杷叶、红藤、生山楂、黄芩、赤芍、益母草、炒杜仲、地骨皮、麦冬、元参、夏枯草、怀牛膝），使脾气得以升清，胃气得以和降，从而达到源清而流自洁，营卫之气清而自行。

①李晓政.《内经》临床解读[M]. 北京：人民卫生出版社，2018：35-36.

阴阳系日月第四十一

【导读】

班固《汉书·食货志》曰："夫阴阳之感，物类相应，万事尽然。"感应是指古人认为世间万物存在着某种相互影响、相互作用的力量，犹如原始思维中的类比互渗，通过接触、转移、感应、远距离作用等造成联系。《灵枢·岁露论》云："人与天地相参也，与日月相应也。"日月与人体之间以气为中介而相互感应，故人体的生命活动要受到日月的制约，随着日月的运行，而表现出手足三阴三阳经脉之气的不同变化。本篇即以十天干代表太阳运行，分别与左右两手十经相配，十二地支代表月球运行，分别与左右两足十二经相配，并借日月运转的现象，来说明三阴三阳经脉之气盛衰消长的情况。这种认识既包含着时空统一、整体联系、天人相应的思想，同时又呈现出原始思维的特质。

【原文】

黄帝曰：余闻天为阳，地为阴，日为阳，月为阴，其合之于人奈何？岐伯曰：腰以上为天，腰以下为地，故天为阳，地为阴。故足之十二经脉[1]，以应十二月，月生于水[2]，故在下者为阴；手之十指，以应十日，日主火[3]，故在上者为阳。

黄帝曰：合之于脉奈何？岐伯曰：寅者，正月之生阳[4]也，主左足之少阳；未者六月，主右足之少阳。卯者二月，主左足之太阳；午者五月，主右足之太阳。辰者三月，主左足之阳明；巳者四月，主右足之阳明。此两阳合于前[5]，故曰阳明。申者，七月之生阴[6]也，主右足之少阴；丑者十二月，主左足之少阴。酉者八月，主右足之太阴；子者十一月，主左足之太阴。戌者九月，主右足之厥阴；亥者十月，主左足之厥阴。此两阴交尽，故曰厥阴[7]。

甲[8]主左手之少阳，己主右手之少阳。乙主左手之太阳，戊主右手之太阳。丙主左手之阳明，丁主右手之阳明。此两火并合[9]，故为阳明。庚主右手之少阴，癸主左手之少阴。辛主右手之太阴，壬主左手之太阴。

故足之阳者，阴中之少阳也；足之阴者，阴中之太阴也[10]。手之阳者，阳中之太阳也；手之阴者，阳中之少阴也[11]。腰以上者为阳，腰以下者为阴。其于五脏也，心为阳中之太阳，肺为阳[12]中之少阴，肝为阴中之少阳，脾为阴中之至阴，肾为阴中之太阴。

黄帝曰：以治之奈何？岐伯曰：正月、二月、三月，人气[13]在左，无刺左足之阳[14]；四月、五月、六月，人气在右，无刺右足之阳。七月、八月、九月，人气在右，无刺右足之阴[15]；十月、十一月、十二月，人气在左，无刺左足之阴。

黄帝曰：五行以东方为甲乙木王春[16]，春者苍色，主肝。肝者，足厥阴也。今乃以甲为左手之少阳，不合于数[17]何也？岐伯曰：此天地之阴阳也，非四时五行之以次行也[18]。且夫阴阳者，有名而无形，故数之可十，离[19]之可百，散[20]之可千，推之可万，此之谓也。

【校注】

〔1〕足之十二经脉：杨上善："腰下为地，故两足各有三阴三阳应十二月，故十二脉也。"

〔2〕月生于水：谓月亮为自然界的阴水之精凝结而生。杨上善："月为太阴之精，生水在地，故为阴也。"

〔3〕日主火：太阳为自然界的阳火之精抟聚而生。杨上善："日为太阳之精，生火在天，故为阳也。"

〔4〕生阳：谓阳气生发。张介宾："正、二、三为阳中之阳，阳之进也，故正月谓之生阳。"

〔5〕此两阳合于前：《素问·阴阳类论》王冰注引本书作"两阳合明"，以下文"此两阴交尽"句律之，作"两阳合明"为是。

〔6〕生阴：谓阴气生发。张介宾："七、八、九为阴中之阴，阴之进也，故七月谓之生阴。"

〔7〕厥阴：杨上善："九月、十月二阴交尽，故曰厥阴。厥，尽也。"

〔8〕甲：指十天干纪月之甲月。杨上善："甲己为少阳者，春气浮于正月，故曰少阳；己为夏阳将衰，故曰少阳。"一说指十天干纪日之甲日。张介宾："此言十干为阳，手亦为阳，故手经以应十日也。"下文己、乙、戊、丙、丁、庚、癸、辛、壬意同。

〔9〕两火并合：谓丙、丁均属火，两火相并，为阳气隆盛。

〔10〕故足之阳者……阴中之太阴也：张介宾："此即两仪四象之道，阴中无太阳，阳中无太阴。故足为阴，而阴中之阳惟少阳耳，阴中之阴则太阴也。"

〔11〕手之阴……阳中之少阴也：张介宾："手为阳，阳中之阴惟少阴耳，阳中之阳则太阳也。"

〔12〕阳：原作"阴"，据《太素》卷五改，与《九针十二原》亦合。

〔13〕人气：指人体的经脉之气。

〔14〕阳：指三阳经脉。

〔15〕阴：指三阴经脉。

〔16〕王春：谓旺于春。王，通"旺"，旺盛。

〔17〕不合于数：指本篇"甲主左手之少阳"等说法，与四时五行的一般顺序和规律不相符合。

〔18〕此天地……非四时五行之以次行也：杨上善："五行次第阴阳，以甲为厥阴，上下天地阴阳，以甲为阳者，良以阴阳之道，无形无状，裁成造化，理物无穷。"

〔19〕离：分别。与下文"散""推"，都有推演、演绎之义。《素问·阴阳离合论》作"推"。

〔20〕散：《素问·阴阳离合论》作"数"。

【释义】

本篇从天人相应的观念出发，讨论了日月运行与手足三阴三阳经脉的感应关系与针刺禁忌，以及"天地阴阳"与四时五行配属的区别，说明了阴阳学说的不同应用。

一、天地日月与手足经脉的阴阳配属

本篇首先以"天为阳，地为阴，日为阳，月为阴"与"腰以上者为阳，腰以下者为阴"为阴阳划分的原则，依据阴阳同气相应的思想，推论出足之十二经脉以应十二月，手之十条经脉以应十日，从而将手足阴阳经脉与日月的推移联系起来，说明人体手足阴阳经脉和自然界日月变化密切相关。卓廉士[①]认为，据本篇"腰以上为天，腰以下为地"的分界，可能彼时的足经尚无胸腹躯干的部分，这一点与马王堆《足臂十一脉灸经》《阴阳十一脉灸经》十分相似；另据"其于五脏也，心为阳中之太阳，肺为阳中之少阴，肝为阴中之少阳，脾为阴中之至阴，肾为阴中之太阴"，则彼时的经脉似尚未与脏腑发生直接的联系，如心与经脉联系之后称"少阴"而不称"太阳"，肺与经脉发生联系后称"太阴"而不称"少阴"等，据此可见本篇所陈述的经脉更为古老。廖育群[②]也认为，本篇讲述经脉，足部为三阴三阳，双侧合十二条经脉；手部则只有二阴三阳，双侧合十条经脉，没有手厥阴之脉。这与马王堆汉墓出土医书中的记载相合，说明是早期经脉学说的延续。王玉川[③]认为本篇是介乎马王堆两篇《灸经》与《灵枢·经脉》之间的过渡型之一。

二、足经与月份的配属关系

本篇原文从月属阴，腰以下也属阴的道理出发，将逐月的阴阳盛衰变化与人体足经三阴三阳的盛衰联系起来，推出足之十二脉以应十二月的结论。由于一岁之中上半年为阳，所以前六个月分主阳经，下半年为阴，所以后六个月分主阴经。上半年的正、二、三月阳气渐盛，为阳中之阳，而左为阳，右为阴，所以这三个月分主左足的阳经，四、五、六月阳气由盛而渐衰，为阳中之阴，所以这三个月分主右足的阳经。七、八、九月，阴气渐盛，为阴中之阴，故这三个月分主右足的阴经。十、十一、十二月，阴气渐退，阳气渐生，为阴中之阳，所以这三个月

①卓廉士. 中医感应、术数理论钩沉[M]. 北京：人民卫生出版社，2015：61.

②廖育群. 重构秦汉医学图像[M]. 上海：上海交通大学出版社，2012：279.

③王玉川. 运气探秘[M]. 北京：华夏出版社，1993：21.

主左足之阴经。“然则一岁之阳，会于上半年之辰巳两月，是为两阳合于前，故曰阳明。阳明者，言阳盛之极也……然则一岁之阴，会于下半年之戌亥两月，是为两阴交尽，故曰厥阴。厥者，尽也，阴极于是也”（张介宾《类经·经络类》）。如此，则展示了阴阳循环由弱到强、再到弱的变化规律（表41-1。）

表41-1 足十二经脉应十月表

	前半年属阳						后半年属阴					
地支	寅	卯	辰	巳	午	未	申	酉	戌	亥	子	丑
月建	正	二	三	四	五	六	七	八	九	十	十一	十二
经脉	左足少阳	左足太阳	左足阳明	右足阳明	右足太阳	右足少阳	右足少阴	右足太阴	右足厥阴	左足厥阴	左足太阴	左足少阴
次第	三阳	四阳	五阳	六阳	夏至一阴	二阴	三阴	四阴	五阴	六阴	冬至一阳	二阳
极点	两阳合明						两阴交尽					

三、手经与十天干的配属关系

历代医家大多认为本篇所论十天干与手阴阳经脉配属关系，是指一旬十天而言，如张介宾云：“此言十干为阳，手亦为阳，故手经以应十日也。十日之中，居前者木火土为阳，居后者金水为阴，阳以应阳经，阴以应阴经，亦如足之与月也。”故王玉川[①]将此称为三阴三阳旬周期，其中甲位于东方，像阳气之初升，故属少阳；乙位于东南，像阳气已盛，故属太阳；丙丁位于南，像阳气之极盛，“此两火并合，故为阳明”；戊位西南，阳气始降而其势尚盛，故为太阳；己位于西，为阳气衰少而阴气将生之方，故亦得属于少阳。因此，甲、乙、丙、丁、戊、己六个天干配于左右手之三阳，使之与阳气左升右降，升则由少而太，降则由太而少的规律相符。辛壬位于北方，为阴盛之极，故称为太阴；庚位于西北，为阴气之初盛，故称为少阴；癸位东北，为阴气已衰少而阳气将生之方，故亦得名少阴。因此，以庚、辛、壬、癸四干配于左右手之太少四经，使之与阴气之由生而长、由长而消的规律相符（见表41-2）。但这里将阴气始生与阴气衰少，均可称为少阴；阳气初生与阳气衰少，皆可名为少阳。这如同把朝阳与夕阳混为一谈一样不合理，也很不严密。

古代唯有杨上善《太素·阴阳合》从十天干与月份配属的角度加以阐述，他指出：“甲乙景丁戊己为手之阳也，庚辛壬癸为手之阴也。甲己为少阳者，春气浮于正月，故曰少阳；己为夏阳将衰，故曰少阳。甲在东方，故为左也；己在中宫，故为右也。乙戊为手太阳者，乙为二月，阳气已大，故曰太阳，戊夏阳盛，故为太阳。乙在东方，戊在中宫，故有左右也。景丁为阳明者，景为五月，丁为六月，皆是南方火也，二火合明，故曰阳明也（萧延平按：景，《灵枢》作丙，唐人避太祖讳丙为景，犹讳渊为泉也）。庚癸为少阴者，十二辰为地，十干为天，天中更有阴阳，故甲乙等六为阳，庚辛等四为阴。庚为七月申，阴气未大，故曰少阴；癸为十二月丑，阴气将终，故曰少阴。辛壬为太阴者，辛为八月酉，阴气已大，故曰太阴；壬为十一

①王玉川. 运气探秘[M]. 北京：华夏出版社，1993：21-22.

月子，阴气盛大，故曰太阴。心主厥阴之脉，非正心脉，于十干外，无所主也。”但仍然采用一年为十二个月，并没有说明何以选择十个月的原因，其解释并不完备，故后世常不采用。

20世纪80年代以来有关十月太阳历的研究[①②]，为此十天干配手之经脉提供了新的思路。从本篇所论内容上看，其时间以年为单位更符合逻辑的一致性，即十天干与十二地支所指的时间范围皆为一年，如此则“十日”与十二月一样，都是指月份，“十日”所指为十月太阳历的十个月。卓廉士[③]也认为“十日”应该是月份，即甲月、乙月、丙月、丁月等十个月份，其中时间对应空间，月份对应人体。他认为本篇将两种历法同用，或为其时信而好古的风气使然？而之所以分别让手经与“十日”、足经与十二月进行联系，可能是为了使人体经脉的阴阳之气趋于平衡和协调。此解则有牵强之嫌。

表41-2 手之十脉配十天干表

前六干（为木、火、土）属阳							后四干（为金、水）属阴			
天干	甲	乙	丙	丁	戊	己	庚	辛	壬	癸
月序	一	二	三	四	五	六	七	八	九	十
经脉	左手少阳	左手太阳	左手阳明	右手阳明	右手太阳	右手少阳	右手少阴	右手太阴	左手太阴	左手少阴
极点			两火并合							

四、阴阳系日月与针刺禁忌

人体经脉之气与日月相应，各经脉气血盛衰随日月时季的变化而有所不同，因此治疗疾病，亦当结合人体经脉气血衰旺的自然变化而因时制宜。本篇论述了足三阴三阳经脉的针刺禁忌问题，其基本原则是该月“人气”所在之处的经脉，即为针灸的禁忌之处（表41-3）。

表41-3 足三阴三阳经脉逐月刺禁表

四时季节	正、二、三月	四、五、六月	七、八、九月	十、十一、十二月
人气所在	在左	在右	在右	在左
禁刺之经脉	左足之阳经	右足之阳经	右足之阴经	左足之阴经

本文未言人气在手的刺禁，对此后世医家有不同的解释。张介宾认为：“本篇但言人气在足之刺忌而不言手者，盖言足之十二支，则手之十干可类推矣。故甲乙丙在左手之少阳、太阳、阳明，己戊丁在右手之少阳、太阳、阳明，庚辛在右手之少阴、太阴，癸壬在左手之少阴、太阴，皆不可以刺也。”卓廉士[④]从阴阳刑德的角度，认为“日为德，月为刑”，即太阳属阳，有生生之德，其中蕴藏了造化的生机，蕴藏了生命的力量和节律，人的生活起居与之同步可以保持健康，因此“以应十日”的手经，它们感应于太阳，则没有类似的禁忌。月亮属阴，有刑杀之威，故“人气”所在之处对应者是“月”，则始终作为针灸的禁忌。但根据异级同构的原理，

①陈久金. 天干十日考[J]. 自然科学史研究，1998，7（2）：119-127.

②陈久金. 论《夏小正》是十月太阳历[J]. 自然科学史研究，1982，1（4）：305-319.

③卓廉士. 中医感应、术数理论钩沉[M]. 北京：人民卫生出版社，2015：59-60.

④卓廉士. 中医感应、术数理论钩沉[M]. 北京：人民卫生出版社，2015：60.

后世将针刺禁忌的时间单位由月改为日，分别创立了十天干人神禁忌、十二支人神禁忌等，《黄帝虾蟆经》记载了以十天干为周期的10日禁忌循环，指出每个日天干均有相应的针灸禁忌部位；《千金方》记载了以12地支日循环为周期，每日均有相应的针灸禁忌部位。由此可见，以刑德理论解释本篇末言人气在手的刺禁问题，仍有难以自圆其说之处。

五、天地阴阳与四时五行不相符的问题

本篇最后一段指出："五行以东方为甲乙木王春，春者苍色，主肝。肝者，足厥阴也。今乃以甲为左手之少阳，不合于数何也？"即从五行学说的角度而言，肝在五行属木，当如《素问·金匮真言论》所说"东方青色，入通于肝，开窍于目，藏精于肝……其应四时，上为岁星，是以春气在头也，其音角，其数八"，经脉当为足厥阴肝经，十天干为甲乙。而此处称肝为"阴中之少阳""甲为左手之少阳"，很明显与五行配属不符。对此，岐伯回答说："此天地之阴阳也，非四时五行之以次行也。"也就是说，这里所讨论的不是五行术数，而是天地、手足阴阳的划分问题，其基本原理即开篇所述"天为阳，地为阴，日为阳，月为阴"以及"腰以上为天，腰以下为地"，与四时五行之阴阳无关。为了进一步说明阴阳作为方法论的灵活性与广泛性，本篇又提出了"阴阳者，有名而无形"的命题，即阴阳作为一个相对概念，已经从具体的事物中抽象出来，用来标示事物的属性特征和说明事物内部及事物之间的关系，其本质是一种关系的说明，而并不代表某种具体事物。故可根据划分前提的不同以及阴阳的可分性等，而有不同的乃至广泛的应用，诚如《素问·阴阳离合论》言："阴阳者，数之可十，推之可百；数之可千，推之可万，万之大，不可胜数，然其要一也。"

从手足经脉合论的角度来看，本篇讲述经脉足部为三阴三阳，手部则只有二阴三阳，合计有六条阳经、五条阴经，与马王堆出土帛书十一脉体系相同。此十一脉体系缺少手厥阴脉，但并不意味该脉或其他脉尚未发现，很可能与当时"天六地五"之"天道大数"的影响有关。对此，杨上善《太素·经脉》谓："天地变化之理谓之天道，人从天生，故人合天道。天道大数有二，谓五与六。故人亦应之，内有五脏，以应音、色、时、味、位等，主阴也；外有六腑，以应六律，主阳也。"故有阳脉六、阴脉五的十一脉体系。

【知识链接】

一、月建——地支纪月

地支纪月，一般认为是源于北斗七星之斗柄——摇光星所指方位而建立，即斗纲所建，后世因此也将地支纪月称为"月建"，如正月斗柄指寅，称为正月建寅。先秦之历有"三正"之别，即阴历以建寅之月为正月，商历以建丑之月为正月，周历以建子之月为正月。汉武帝太初历正式通用建寅制，即以建寅之月为正月，以此类推，二月为卯，三月为辰，四月为巳……十一月子，十二月丑。对此，张介宾《类经图翼·气数统论》作了阐释："朱子曰：冬至前四十五日属今年，后四十五日属明年。子时前四刻属今日，后四刻属明日……然而一岁之气始于子，

四季之春始于寅者何也？盖以建子之月，阳气虽始于黄钟，然犹潜伏于地下，未见发生之功，及其历丑转寅，三阳始备，于是和风至而万物生，萌芽动而蛰藏振，遍满寰区，无非生意。故阳虽始于子，而春必起于寅，是以寅卯辰为春，巳午未为夏，申酉戌为秋，亥子丑为冬，而各分其孟仲季焉。”根据阴阳消长转化的道理，阴阳可以互为消长转化，十一月为阴消阳长之始，即阴气开始消退，阳气开始发生，阳生于阴中，故以子为始。月建以寅为始，是因为阳气从子开始发生，而至寅乃臻完备，正月为三阳始备、纯阳主事之时，故正月建寅。

二、关于十天干配手之经脉

自本篇提出十天干以配手之十经，古今医家如张介宾、马莳、张志聪、张珍玉、郭霭春等大都认为此十天干乃一旬之十日，惟杨上善从月份论述，由此产生了十干主日与主月之争议。

何新[①]在《诸神的起源》一书中指出，上古时代可能实行过这样一种历法：把一年的周期，划分为十个等分，或者说划分为十个太阳“月”。然后每月用十干中的一个字为其命名，如甲月、乙月、丙月……癸月，十干轮完，即度过一年。一年三百六十五天，略分作十份，即每月三十六天，余五天作闰。然后周而复始。陈久金[②]认为通过对《汉书》《史记》《尔雅》和《说文解字》等对于十干字义的解释来看，甲乙丙丁戊己庚辛壬癸十字，原本并不是代表十个数字，而是每个字都有其本身含义的。十干的字义可概括如下：甲，植物破甲之月；乙，屈曲生长之月；丙，天气明亮之月；丁，丁壮之月；戊，丰茂之月；己，纪识之月；庚，成熟之月；辛，更新之月；壬，怀妊之月；癸，揆度之月。天干是十月太阳历的十个时节。十月太阳历以一个月三十六天，一年十个月，另加五至六天为过年日，其创始年代大约在从伏羲时代至夏这段时期内。

后世注家之所以释天干为一旬之十日，可能源出原文“手之十指，以应十日”之言。但在先秦文献中多将天干称为十日。如《左传·昭公五年》言：“日之数十。”《昭公七年》云：“天日有十。”《淮南子·天文训》云：“日之数十。”“凡日，甲刚，乙柔，丙刚，丁柔，以至于癸。”指出十日即十干，十干分刚柔，则与彝族十月历的木公、木母、火公、火母、土公、土母、铜公、铜母、水公、水母之意相同。《山海经·海外东经》曰：“汤谷上有扶桑，十日所浴，在黑齿北。居水中，有大木，九日居下枝，一日居上枝。”此虽属神话，但亦反映了远古人们对大自然的实际认识和想象。十日即十个太阳，此十个太阳轮流“值日”，正反映了一年十月太阳历与太阳运行的关系。以此推之，本篇中之“十日”，亦当指十干，代表十个月。根据日为阳，月为阴，上为阳，下为阴的观念，则手在上为阳，与反映太阳运行的十个月对应，足在下，则与反映月亮运行的十二个月相对应。

三、阳明、厥阴含义之渊源

黄龙祥[③]认为本篇所谓“两阳合明”“两火并合”，原来系直接取自《易经》“离”卦的卦

①何新. 诸神的起源——中国远古神话与历史[M]. 北京：生活·读书·新知三联书店，1986：171.

②陈久金. 天干十日考[J]. 自然科学史研究，1998，7（2）：119-127.

③黄龙祥. 中国针灸学术史大纲[M]. 北京：华夏出版社，2001：280-284.

象。离卦卦画为☲，取象于火、日。《象》曰：“明两作，离。”《说卦》曰：“离为火，为日。”“离也者，明也。”又因为离卦是由两个火卦重合而成，故曰“两火并合”“两阳合明”。离卦正与前方——南方相配，故曰“两阳合于前”。《素问·阴阳离合论》曰：“圣人南面而立，前曰广明，后曰太冲。”王冰注说：“广，大也。南方丙丁，火位主之，阳气盛明，故曰大明也。向明治物，故圣人南面而立。《易》曰：相见乎离。盖谓此也。然在人身中，则心脏在南，故谓前曰广明。”据此认为当时正是以阳明与“离”卦相配。至于厥阴之义，黄氏据《素问·四时刺逆从》和《诸病源候论》等，考证厥阴的本义与阴器有关，将止于前阴且主治前阴病的脉称作厥阴。

上述解释虽较前人而言有所深入，但无疑割裂了《黄帝内经》对阳明、厥阴释义之间的内在联系，而且六经名称惟有阳明一经取象于卦象，厥阴则直指前阴部位，从命名体系的角度而言，也似乎有些过于勉强。其实《灵枢·阴阳系日月》所论手、足三阴三阳与十日、十二月的配属关系，恰恰说明了阳明、厥阴名称的含义。左右两足三阴三阳经脉配十二月，无疑与易学中的十二消息卦有关。十二消息卦也称为十二月卦、十二辟卦等，由西汉孟喜所提出，有学者认为其来源甚古，最早见于《归藏》[①]。十二消息卦依阴阳消息的次序排列为复、临、泰、大壮、夬、乾、姤、遁、否、观、剥、坤，从复到乾，阳爻逐渐增加，从下往上增长，阴爻逐渐减少，表示阳气逐渐增强，阴气逐渐减弱，复卦象为一阳生，临为二阳生，泰为三阳生，大壮为四阳生，夬为五阳生，乾卦六爻皆阳，表示阳气极盛，为阳息阴消过程；从姤卦到坤卦，阴爻逐渐增加，从下往上增长，阳爻逐渐减少，表示阴气逐渐增强，阳气逐渐减弱，姤卦象为一阴生，遁为二阴生，否为三阴生，观为四阴生，剥为五阴生，坤六爻皆阴，表示阴气极盛，为阴息阳消的过程。孟喜以十二消息卦代表一年十二月，即复卦（䷗），配十一月（子月）；临卦（䷒），配十二月（丑月）；泰卦（䷊），配正月（寅月）；大壮卦（䷡），配二月（卯月）；夬卦（䷪），配三月（辰月）；乾卦（䷀），配四月（巳月）；姤卦（䷫），配五月（午月）；遁卦（䷠），配六月（未月）；否卦（䷋），配七月（申月）；观卦（䷓），配八月（酉月）；剥卦（䷖），配九月（戌月）；坤卦（䷁），配十月（亥月）。此十二卦代表一年中节气中的中气，十二卦共七十二爻，代表七十二候（见图41-1）。自西汉孟喜、京房提倡卦气说后，十二消息卦即颇为流行，东汉马融、郑玄、荀爽、虞翻，乃至后世学者研究《周易》，莫不采用十二消息卦之义为说，故尚秉和《周易尚氏学》指出：“后汉人注《易》，往往用月卦而不明言，以月卦人人皆知，不必揭出。其重要可知矣。”

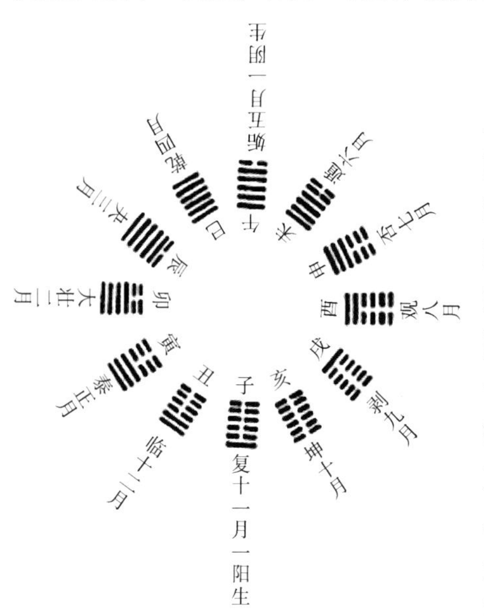

图41-1 十二消息卦气图

依据十二消息卦，十一月冬至一阳生，到了三月、四月阳气最盛而阴气将生，故“两阳合明”而为阳明；五月夏至一阴生，到九月、十月阴气最盛而阳气将生，由于阴气盛极而衰，故“两阴交尽”而为厥阴。阳明与厥阴，虽然一言最盛之

①张善文. 象数与义理[M]. 沈阳：辽宁教育出版社，1993：91-92.

时，一言盛极而衰，但都为阴阳双方盛极将衰之时。当然《黄帝内经》中以三阴三阳标示季节时间，并不完全统一，如《素问·脉解》以及运气学说中所论与《灵枢·阴阳系日月》之观点各不相同，可以看作不同学术流派思想之体现。

四、关于“天六地五”之数

“天六地五”，是春秋时期就已经出现的一对神秘数字。《左传·昭公元年》记载，公元前541年，晋侯求医于秦，秦伯派医和去给晋侯诊病，医和分析其病因时指出：“天有六气，降生五味，发为五色，征为五声。”《国语·周语下》则概括为：“天六地五，数之常也。”《汉书·律历志》进一步论述说：“传曰：天六地五，数之常也。天有六气，降生五味。夫五六者，天地之中合，而民所受以生也。故日有六甲，辰有五日，十一而天地之道毕，言终而复始也。”“天六地五”的神秘数字，可能从天干地支相配纪时而来，与当时的历法内容有关。天干有十，地支有十二。早在殷商时期已用于纪日，后又用于纪月、纪年，干支相配六十为一循环周期，其中天干只能循环六次，地支只能循环五次，而形成“天六地五”之数。这种神秘的数字观念，作为一种信念影响着医家对经脉学说的第一次整合，对他们而言，人化天数而成，其核心构造万不可不副天数，人体的经脉也应该是五条阴脉和六条阳脉。因此，他们以太少阴阳四条经脉为基础，加入阳明脉和厥阴脉，形成了一个五阴六阳的经脉体系。

“天六地五”的数字信念，不仅影响了经脉学说的建构，在中医理论的其他方面也有所反映。如经脉本输的数目，阴经各有井、荥、输、经、合五穴，而阳经于五输之外，另置一“原”穴凑成六穴。诚如《灵枢·九针十二原》所说：“五脏五腧，五五二十五腧；六腑六腧，六六三十六腧。”运气学说中也反映了“天六地五”的思想，《素问·天元纪大论》指出：“天以六为节，地以五为制。”

病传第四十二

【导读】

张岱年在《中国哲学大纲》中指出："中国哲学有一个根本的一致的倾向，即承认变易是宇宙中之一根本事实。变易是根本的，一切事物莫不在变易之中，而宇宙是一个变易不息的大流。"《黄帝内经》亦认为宇宙万物都处于永恒的运动之中，"动而不息"是自然界的根本规律。不仅人体的生命是一个生、长、壮、老、死的运动变化过程，而且疾病本身也处于不断的发展变化之中，表现出发展变化的阶段性与过程性，不同种类的疾病有不同的传变规律，把握疾病的传变规律，区别不同质的病证，了解不同质的病证的相互转化的过程，正是辨证论治的关键所在。因此，《黄帝内经》十分重视对疾病传变规律的认识，在《灵枢·百病始生》《素问·玉机真脏论》等多篇文章中均有论述，本篇可谓疾病传变的专篇论述，故以"病传"名篇。

【原文】

黄帝曰：余受九针〔1〕于夫子，而私览于诸方，或有导引行气、乔摩〔2〕、灸熨、刺焫〔3〕、饮药之一者，可独守耶，将尽行之乎？岐伯曰：诸方者，众人之方也，非一人之所尽行也。

黄帝曰：此乃所谓守一〔4〕勿失，万物毕者也。今余已闻阴阳之要，虚实之理，倾移之过〔5〕，可治之属，愿闻病之变化，淫传绝败〔6〕而不可治者，可得闻乎？岐伯曰：要乎哉问。道，昭〔7〕乎其如日醒，窘〔8〕乎其如夜瞑，能被而服之〔9〕，神与俱成，毕将服之〔10〕，神自得之，生神之理，可著于竹帛，不可传于子孙。黄帝曰：何谓日醒？岐伯曰：明于阴阳，如惑之解，如醉之醒。黄帝曰：何谓夜瞑？岐伯曰：瘖〔11〕乎其无声，漠〔12〕乎其无形，折毛发理〔13〕，正气横倾〔14〕，淫邪泮衍〔15〕，血脉传溜〔16〕，大气〔17〕入脏，腹痛下淫〔18〕，可以致死，不可以致生。

黄帝曰：大气入脏奈何？岐伯曰：病先发于心，一日而之〔19〕肺，三日而之肝，五日而之脾，三日不已，死，冬夜半，夏日中。病先发于肺，三日而之肝，一日而之脾，五日而之胃，十日不已，死，冬日入，夏日出。病先发于肝，三日而之脾，五日而之胃，三日而之肾，三日不已，死，冬日入，夏早食〔20〕。病先发于脾，一日而之胃，二日而之肾，三日而之膂膀胱〔21〕，十日不已，死，冬人定，夏晏食〔22〕。病先发于胃，五日而之肾，三日而之膂膀胱，五日而上之心，二日不已，死，冬夜半，夏日昳〔23〕。病先发于肾，三日而之膂膀胱，三日而上之心，三日而之小肠，三日不已，死，冬大晨，夏晏晡〔24〕。病先发于膀胱，五日而之肾，一日而之小肠，一日而之心，二日不已，死，冬鸡鸣，夏下晡〔25〕。诸病以次相传，如是者，皆有死期，不可刺也；间一脏及二三四脏者〔26〕，乃可刺也。

【校注】

〔1〕九针：九种针具。即镵针、员针、鍉针、锋针、铍针、员利针、毫针、长针、大针。详见《灵枢·九针十二原》。

〔2〕乔摩：《甲乙经》卷六“乔摩”作“按摩”。按“乔”通“跻”。乔摩，即按摩。

〔3〕焫（ruò 若）：烧灼。多指用艾火烧灼。

〔4〕守一：马莳：“守一之旨，在于守道以生神。”一，即道，此指治法原则、规律。

〔5〕倾移之过：气血偏盛偏衰的疾病。

〔6〕淫传绝败：张介宾：“淫邪传变，未必即危，正气绝败，则不可治矣。”

〔7〕昭：明白。

〔8〕窘：困惑，不明白。

〔9〕被而服之：领会、接受医学道理和治疗方法并加以运用。

〔10〕毕将服之：谓全部能够掌握并运用这些治疗方法。毕：尽也。

〔11〕瘖：失音，哑。

〔12〕漠：幽暗。

〔13〕折毛发理：毫毛干枯不荣，腠理开泄不固。

〔14〕横倾：谓散乱倾危。

〔15〕泮衍：蔓延，散溢。

〔16〕溜：通“流”。

〔17〕大气：大邪之气。

〔18〕下淫：谓病邪向下传变。

〔19〕之：到，到达。

〔20〕早食：指吃早饭的时间。

〔21〕膂膀胱：《甲乙经》卷六、《脉经》卷六均作“膀胱”，无“膂”字。宜从。下同。

〔22〕冬人定，夏晏食：人定，夜晚入睡人气安定之时，相当于“亥”时。晏食，早饭晚吃之时，相当于“辰”时。

〔23〕日昳（dié 迭）：指中午12点以后，相当于“未”时。

〔24〕冬大晨，夏晏晡：晏，原作“早”，据《素问·标本病传论》、《甲乙经》卷六改。大

晨，指天大亮之时，相当于“辰”时。晏晡，指近黄昏之时，相当于“戌”时。

〔25〕下晡：约下午 3-5 点，相当于“申”时。

〔26〕间一脏及二三四脏者：此指脏腑病邪在按五行相克规律传变的过程中，隔过一脏、二脏、三脏、四脏传变，即均非传其所胜之脏。

【释义】

本篇主要论述五脏受邪后，脏腑之间疾病传变，乃至发展成邪气淫胜、正气败绝而不可治的过程及其规律。但在具体论述病传之前，先概括地说明了诊治与病传的关系，以及医生掌握疾病传变规律的意义。

一、守一勿失而万物毕

本篇首先论述了多种治疗方法的正确应用问题，指出九种针具以及导引行气、按摩、灸熨、火针乃至汤药等，是治病的常规工具和一般方法，是为应于众人之病而设，非人之所尽行，临床应用时要具体病情分别对待，选择最适宜的治疗方法。如张志聪所说：“人之身体，有形层之浅深，有血气之虚实。是以针砭药灸，各守其一，非一人之所尽行也……故邪在皮毛者，宜砭而去之；在于脉肉筋骨者，宜针而泻之；邪入于中者，宜导引行气以出之；寒邪之入深者，宜熨而通之；邪在内而虚者，止可饮以甘药；实者，可用毒药以攻之；陷于下者，宜灸以启之。”“此章教人知病传之有浅深，如可治之属，即守一勿失，不使大邪入脏而成不救，利济万物之功，毕于此矣。”换言之，要正确运用各种治疗方法，必须先知脏腑病传的规律，掌握阴阳寒热之要，邪正虚实之机，只有如此，方可与“道”合一，达到神妙的境界，所谓“神自得之”。否则，不了解病传规律及其针对性的治疗方法，治疗无的放矢，反过来可导致“正气横倾，淫邪泮衍，血脉传溜，大气入脏”，促使疾病传变而加重。

二、明于阴阳，如惑之解

阴阳作为对自然界相关联的某些事物、现象及其属性对立双方的概括，成为中国古代哲学重要而独特的范畴，也是《黄帝内经》学术思想的重要基本范畴，该范畴促进了中医理论的建构，并成为中医理论体系的有机组成部分，用以说明人体的组织结构、生理功能及病理变化，指导对疾病的诊断、治疗及养生防病，阐释运气的变化，使阴阳学说贯穿于《黄帝内经》全书。阴阳理论作为哲学观和方法论，在中国古代医学理论中处于核心地位，《素问·阴阳应象大论》称其为“天地之道也，万物之纲纪，变化之父母，生杀之本始，神明之府”，是理解中医理论的一把钥匙，故本篇指出：“何谓日醒？曰：明于阴阳，如惑之解，如醉之醒。”因此，要分析疾病的传变，把握疾病的病机，也应首先掌握阴阳理论，“设能明彻阴阳，则医理虽玄，思过半矣”（《景岳全书·传忠录》）。

三、脏腑疾病的传变规律

本篇所论脏腑疾病的传变，以按五行相克模式传变为主，同时涉及到脏腑阴阳表里关系传变，以及病先发于六腑的传变规律。内容与《素问・标本病传论》基本一致，只是本篇指明了脏腑名称，而没有疾病的临床表现；后者描述了疾病的临床表现，但没有明确提及脏腑名称，二者可互参。具体内容参见《素问・标本病传论》篇。

【知识链接】

疾病的传变是一个较为复杂的问题，涉及到病情的轻重、患者体质状态、治疗是否及时得当、季节时间以及精神情志因素等诸多方面。《黄帝内经》从运动变化与整体观的角度看待疾病的传变，其所论传变方式可概括为以下几种类型。

一、脏腑病传规律

《黄帝内经》对脏腑病传的论述，主要涉及到阴阳与五行两种模式。就阴阳模式而言，表现为五脏与六腑疾病的表里相传，如《素问・咳论》所述五脏咳传于六腑等。五行模式的传变，是《黄帝内经》脏腑疾病传变的主要模式，可分为相生关系、相克关系的传变两种情况。

相克关系的传变，又可分为两类：一是“传其所胜”，如肝病传之脾，脾病传之肾，肾病传之心，心病传之肺，肺病传之肝等；二是“传其所不胜”，如肝病传之肺，肺病传之心，心病传之肾，肾病传之脾，脾病传之肝等。相生关系的传变，也分为两类：一是“母病及子”，如肝传于心，心传于脾，脾传于肺，肺传于肾，肾传于肝；二是“子病及母”，如肝传于肾，肾传于肺，肺传于脾，脾传于心，心传于肝。古人还认为在此传变中，“子病及母”“传其所不胜”，病情较重，故为逆传；“母病及子”“传其所胜”，病情较轻，故为顺传。以五行模式分析五脏之间的病理变化关系，虽然分而言之有上述四种类型，但任何一个脏有病，都可能同时传之于相生关系的母脏或子脏，也可能传之于相克关系的“所不胜”之脏和“所胜”之脏，当根据具体情况加以分析。脏腑疾病的五行模式传变，《素问・玉机真脏论》论述甚详，可参阅该篇。

《黄帝内经》借用五行生克关系解释五脏之间的病理变化，其意义在于既肯定了五脏病症不是静止不变的，而是动态可变的，还突显了各脏之间的病理变化过程表现为多途径和多层面的特征，从而提示五脏病理变化的复杂性和多样性。人们只有在认识和掌握了五脏病理变化的上述特征基础上，才能更为有效地加以防治疾病。然五行毕竟是一种模式推演，脏腑间疾病传变的复杂性远远超出了五行模式的范围，因此，临床对于疾病传变的判断，可以借用五行模式作为一种认识工具，但不能完全拘泥于此。

二、经脉传变规律

《黄帝内经》论经脉传变，主要有两种形式：一是外感热病的三阴三阳经脉传变，如《素问·热论》所论伤寒之太阳、阳明、少阳、太阴、少阴、厥阴传变；二是体表受邪传于所属的经脉，如《灵枢·邪气脏腑病形》曰：邪气“中于面则下阳明，中于项则下太阳，中于颊则下少阳，其中于膺背两胁亦中其经。”面、项、颊等分属于阳明、太阳、少阳，故其体表部受邪则循之而传本经。

三、表里传变规律

表里传变规律也可以分为两个方面：一是按表里层次而传。《黄帝内经》认为，外邪致病多是由表入里，《素问·皮部论》云：“是故百病之始生也，必先客于皮毛，邪中之则腠理开，开则入客于络脉，留而不去，传入于经，留而不去，传入于腑，廪于肠胃。”《素问·调经论》亦云：“风雨之伤人也，先客于皮肤，传入于孙脉，孙脉满则传入于络脉，络脉满则输于大经脉。”邪气依皮毛、孙脉、络脉、大经脉、腑、脏以次传入。二是由五体向五脏传变。五体与五脏生理关系密切，病理上亦相互影响。《素问·痹论》曰：“五脏皆有合，病久而不去者，内舍于其合也。故骨痹不已，复感于邪，内舍于肾；筋痹不已，复感于邪，内舍于肝；脉痹不已，复感于邪，内舍于心。”

四、上下传变规律

《素问·疟论》曰：“邪气客于风府，循膂而下，卫气一日一夜大会于风府，其明日日下一节……二十五日下至骶骨，二十六日入于脊内，注于伏膂之脉，其气上行，九日出于缺盆之中，其气日高。”认为疟邪由上至下再由下至上传变。

《黄帝内经》认为疾病传变虽有一定的规律，但也有特殊情况，如《素问·玉机真脏论》说：“然其卒发者，不必治于传，或其传化有不以次。”故临床对疾病传变的一般规律应灵活看待，需根据患者实际情况进行具体分析。

淫邪发梦第四十三

【导读】

《庄子·齐物论》载庄周梦蝶的故事谓："昔者庄周梦为胡蝶，栩栩然胡蝶也。自喻适志与，不知周也。俄然觉，则蘧蘧然周也。不知周之梦为胡蝶与？胡蝶之梦为周与？周与胡蝶，则必有分矣。此之谓物化。"梦，作为人类生命活动中一种特殊的精神现象，可以说与人类的历史一样悠久，因此，很早就受到人们的关注。《左传·成公十年》晋侯梦病入膏肓的故事，是较早有关梦与疾病的记载①。从远古至今，人们从宗教神学、哲学、心理学及医学等多方面加以探索，至今仍然没有完全破解梦之谜。本篇基于古代气论思想，从致病因素侵袭人体脏腑器官，导致脏腑之气偏盛偏衰，神魂不宁的角度以阐述做梦的机理，可谓中国古代第一篇分析梦的病理机制的专论。马莳曰："内有淫邪泮衍，使人卧不得安而发梦，故名篇。"

【原文】

黄帝曰：愿闻淫邪泮衍〔1〕奈何？岐伯曰：正邪〔2〕从外袭内，而未有定舍，反淫〔3〕于脏，不得定处，与营卫俱行，而与魂魄飞扬，使人卧不得安而喜梦。气淫于腑，则有余于外，不足于内〔4〕；气淫于脏，则有余于内，不足于外。

黄帝曰：有余不足有形乎？岐伯曰：阴气盛则梦涉大水而恐惧，阳气盛则梦大火而燔焫〔5〕，阴阳俱盛则梦相杀〔6〕。上盛则梦飞，下盛则梦堕，甚饥则梦取，甚饱则梦予。肝气盛则梦怒，肺气盛则梦恐惧、哭泣、飞扬，心气盛则梦善笑恐畏，脾气盛则梦歌乐，身体重不举，肾气盛

---

①《左传·成公十年》：晋侯梦大厉，被发及地，搏膺而踊，曰："杀余孙，不义。余得请于帝矣！"坏大门及寝门而入。公惧，入于室。又坏户。公觉，召桑田巫。巫言如梦。公曰："何如？"曰："不食新矣。"公疾病，求医于秦。秦伯使医缓为之。未至，公梦疾为二竖子，曰："彼，良医也。惧伤我，焉逃之？"其一曰："居肓之上，膏之下，若我何？"医至，曰："疾不可为也。在肓之上，膏之下，攻之不可，达之不及，药不至焉，不可为也。"公曰："良医也。"厚为之礼而归之。六月丙午，晋侯欲麦，使甸人献麦，馈人为之。召桑田巫，示而杀之。将食，张，如厕，陷而卒。

则梦腰脊两解不属〔7〕。凡此十二盛者，至而泻之〔8〕，立已。

厥气〔9〕客于心，则梦见丘山烟火。客于肺，则梦飞扬，见金铁之奇物。客于肝，则梦山林树木。客于脾，则梦见丘陵大泽，坏屋风雨。客于肾，则梦临渊，没居水中。客于膀胱，则梦游行。客于胃，则梦饮食。客于大肠，则梦田野。客于小肠，则梦聚邑冲衢〔10〕。客于胆，则梦斗讼自刳〔11〕。客于阴器，则梦接内〔12〕。客于项，则梦斩首。客于胫，则梦行走而不能前，及居深地窌苑〔13〕中。客于股肱〔14〕，则梦礼节拜起。客于胞脏〔15〕，则梦溲便。凡此十五不足者，至而补之，立已也。

【校注】

〔1〕淫邪泮（pàn 判）衍：比喻说明邪气从外刺激人体，人的精神犹如冰消水漫一样，出现各种变幻无方的梦象。淫邪，偏胜的病邪。泮衍，冰消水漫。

〔2〕正邪：张介宾：“正邪者，非正风之谓，凡阴阳劳逸之感于外，声色嗜欲之动于内，但有干于身心者，皆谓之正邪，亦无非从外袭内者也。”

〔3〕淫：侵害。

〔4〕有余于外，不足于内：谓在外之阳气有余，在内之阴气不足。

〔5〕燔焫（ruò 弱）：烧灼。

〔6〕相杀：此后《素问・脉要精微论》、《太素》卷十四、《甲乙经》卷六均有“毁伤”2字。

〔7〕腰脊两解不属：腰部与脊背有相互分离而不相属的感觉。

〔8〕至而泻之：马莳：“凡有梦至时，即知其邪之在何脏腑，遂用针以泻之。”

〔9〕厥气：厥逆之气。据本节后文“至而补之，立已也”观之，此“厥气”当指阴气不足，阳气上逆而言。

〔10〕聚邑冲衢：指人群聚居之处和交通要冲之道。邑，城镇。衢，街道。

〔11〕斗讼自刳（kū 枯）：斗殴争辩，剖腹自杀。刳，剖也。

〔12〕接内：指性交。

〔13〕窌（jiào 教）苑：指地窖和园林。

〔14〕股肱：大腿和肘臂。

〔15〕胞脏：膀胱和直肠。脏，直肠。又，马莳：“以膀胱为胞脏之室，而胞脏在膀胱之内。”

【释义】

本篇从疾病的角度阐述梦象，主要论述了有关病邪侵扰五脏六腑，以致魂魄不守而飞扬，卧睡不安而发梦的机理、梦象以及治疗。由于邪气侵扰人体不同部位，脏腑之气盛衰有别，而发生不同的梦象。此外，《素问・脉要精微论》和《素问・方盛衰论》也有关于梦的论述，可相互参阅。

一、梦的病因病机

本篇题目为“淫邪发梦”，很明确地告诉我们，淫邪——即偏胜的病邪，是发梦的主要原因。这里淫邪具体指的是“正邪从外袭内，未有定舍，反淫于脏”。关于什么是正邪，《素问·八正神明论》说：“正邪者，身形若用力，汗出腠理开，逢虚风，其中人也微，故莫知其情，莫见其形。”王冰解释说：“正邪者，不从虚之乡来也。以中人微，故莫知其情意，莫见其形状。”一般来说，正邪是人在正常的气候条件下，感受风寒暑湿燥火六气而发生轻微疾病的原因，所以常常“莫知其情，莫见其形”。但这里正邪作为发梦的病因，则泛指有碍于人身心健康的各种内外因素。所以张介宾说：“正邪者，非正风之谓，凡阴阳劳逸之感于外，声色嗜欲之动于内，但有干于身心者，皆谓之正邪，亦无非从外袭内者也。惟其变态恍惚，未有定舍，故内淫于脏，则于营卫魂魄，无所不乱，因令人随所感而为梦。”

病邪侵入人体发梦的病机，本篇认为是由于病邪“反淫于脏，不得定处，与营卫俱行，而与魂魄飞扬，使人卧不得安而喜梦”。即首先是人体营卫不和，魂魄飞扬而发梦。魂魄，《灵枢·本神》说：“两精相搏谓之神，随神往来者谓之魂，并精而出入者谓之魄。”《素问·宣明五气》言：“心藏神，肺藏魄，肝藏魂，脾藏意，肾藏志，是谓五脏所藏。”说明五脏都参与人的精神思维活动。当病邪侵入人体，不得定处，与营卫之气一起周流于全身内外，滋扰五脏，使魂魄不宁，故夜不能安卧，发为种种不同的梦象。其次是人体脏腑阴阳失调而发梦。邪气分别淫于脏腑，导致人体内外阴阳呈现有余和不足之病态，原文所谓“气淫于腑，则有余于外，不足于内；气淫于脏，则有余于内，不足于外”，就是说当邪气滋扰于六腑时，则阳气盛于外，阴气不足于内；邪气滋扰于五脏时，则阴气有余于内，而阳气不足于外。这样，便产生了文中叙述的“十二盛者”和“十五不足者”所形成的各种不同的梦象。

概而言之，首先睡眠过程中的外部刺激，是诱发梦象产生的条件，所谓“正邪从外袭内”；其次，干扰脏腑精气、营卫的正常运行，是梦象产生的病理基础；第三，梦象活动总是人的精神失去控制状态下的产物，所谓“魂魄飞扬”。

二、十二盛发梦与治疗

本篇采用取象比类的方法，论述了十二种实证所形成的不同梦象，以及盛则泻之的针刺疗法。大致可以划分为三种类型：一是阴阳之取象比类。如水为阴，故阴气盛则梦涉大水而恐惧；火为阳，故阳气盛则梦大火而烧灼；阴阳俱盛，水火相争，故梦相杀。这里阴阳取象比类论梦与《素问·脉要精微论》所论内容大同小异，只是本篇更关注阴阳气盛衰之本质，所谓“内在”；后者以“脉合阴阳”为据，更关注阴阳在脉之表现，即所谓“外见”。二是日常生活景象之取象比类。如上盛则梦飞，下盛则梦堕，甚饥则梦取，甚饱则梦予等。三是五行藏象之取象比类。如怒为肝之志，气盛有余，疏泄失常，故肝气盛则梦怒。肺在志为悲忧，在声为哭，五行属金而多梦刀兵之象，故梦恐惧、哭泣；肺位居上而主气，若气升而不降，则梦飞扬。心在志为喜，故心气盛则梦善笑；张元素《医学启源·五脏六腑脉证法》言：“心气盛则思虑多，思虑多则怵惕，怵惕则心伤，心伤则神失，神失则恐惧。”所以梦又多恐畏。脾主肌肉，其声为歌，故脾气盛则梦歌乐、身体重不举。腰乃肾之府，故肾气盛则梦腰与脊如散解，不相连属。

对于上述盛实之证，盛则泻之，即观其邪实之所在，用泻法以祛其盛实之邪气。

三、十五不足发梦与治疗

本篇论人体正气不足产生的十五种梦象，仍然采用了取象比类的方法，结合脏腑各自的生理功能来阐述。如从五脏配属五行的角度而言，认为客于心则梦火、客于肺则梦金、客于肝则梦木、客于脾则梦土之类，显然有附会的痕迹，但也与一定的经验事实有关，否则，早就被临床经验所否定，而不会为历代医家肯定与发挥。如张元素《医学启源·五脏六腑脉证法》说："邪气客于心，则梦烟火，心胀气短，夜卧不宁，懊侬，气逆往来，腹中热，喜水涎出。"即心火之病症多梦烟火。肺最易为燥邪所伤，临床症状多见干咳、咽痛，有时喉头、胸腔有撕裂之感，"金铁"之梦，很可能同这种症状有关，故张元素称肺病"梦刀兵恐惧"。张元素认为肝"虚梦花草茸茸，实梦山林茂盛"，似乎与肝病多头晕目眩有关。脾喜燥恶湿，《素问·至真要大论》云："诸湿肿满，皆属于脾。"故脾病多梦大丘陵大泽、坏屋风雨。肾主水，肾病水气不化，常见水肿之症，故肾病多梦临渊、水居之象。

邪客六腑的梦象，则与六腑的功能密切相关。对此，马莳解释说："邪气客于膀胱，则梦出游行，以膀胱经遍行头项、背腰、骺足也。邪气客于胃，则梦饮食，以胃主纳食也。邪气客于大肠，则梦田野，以大肠为传道之官，其曲折广大，似田野也。邪气客于小肠，则梦会聚之邑居，或冲要之道衢，以小肠为受盛之官，其物之所聚，似邑衢也。邪气客于胆，则梦斗讼自刭，以胆属木，脾主土与肉，木能克土，而肉伤也。""斩首"之梦，张志聪曰："三阳之气皆循项而上于头，故头为诸阳之首，客于项，则阳气不能上于头，故梦斩截其首也。"以下"接内""走不能前""礼拜""溲便"等等，显然同有关部位所受的外界刺激及这些部位各自的功能有联系。

以上十五种正气不足之梦象，治疗当观其虚在何脏腑经络，遂用针以补之。

【知识链接】

一、梦象形成的原因讨论

本篇黄帝所问为"淫邪发梦"，岐伯回答则为"正邪"，淫邪即邪气，正邪则包含着邪气，也包括"正风"，《灵枢·刺节真邪》曰："正气者，正风也。"即正常的气候变化。张介宾解释说："正邪者，非正风之谓。"似乎正常的气候不会使人生梦，如此则不大符合梦象发生的实际情况，也没有说明淫邪与正邪之间的关系。张志聪对上述概念的划分甚为合理，他认为黄帝讲的淫邪包括了虚邪、正邪，指出："此承上章论淫邪泮衍，而有虚邪、正邪之别也。虚邪者，虚乡不正之淫邪，中人多死。正邪者，风雨寒暑，天之正气也。夫虚邪之中人也，洒淅动形；正邪之中人也，微先见于色，不知于身，若有若无，若亡若存，有形无形，莫知其情。是以上章之淫邪泮衍，血脉传溜，大气入脏，不可以致生者，虚邪之中人也。此章论正邪从外袭内，若有若无，而未有定舍，与营卫俱行于外内肌腠募原之间，反淫于脏，不得定处，而与魂魄飞扬，使人卧不得安而喜梦。”也就是说，虚邪是一种强刺激，它不但可以使人致病，而且使人从睡眠状态醒来，因之虚邪难以使人发梦。正邪则是一种弱刺激，既能使人继续保持睡眠状态，又容易使人发梦。但虚邪也有强有弱，也可以使人发梦，此则为张志聪解释之不足。

二、认识梦象的临床指导意义

（一）据梦象辨证论治

本篇将不同的梦象与脏腑精气阴阳盛衰联系在一起，既有模式推演的成分，也具有一定的临床经验基础。梦象与藏象具有内在的联系，它既是藏象的一个组成部分，又是藏象的一种表现。因此，临床可通过梦象来了解疾病的病位，判断脏腑的虚实盛衰，从而为治疗提供依据。如孙思邈《备急千金要方·养性》记载了五脏疾病的梦象，以及用气功六字诀“嘘呵呼呬吹嘻”治疗邪客五脏所致五梦方法，提出心脏病者，梦中见人著赤衣，持赤刀杖火来怖人。疗法：用呼吹二气，呼疗冷，吹治热。肺脏病者，喜梦见美女美男，诈亲附人，共相抱持，或作父母、兄弟、妻子。疗法：用嘘气出。肝脏病者，梦见人著青衣，捉青刀杖，或狮子、虎狼来恐怖人。疗法：用呵气出。脾脏病者，梦或作小儿击历人、邪犹人，或如旋风团栾转。治法：用唏气出。肾脏病者，梦见黑衣及兽物捉刀杖相怖。用呬气出。张元素《医学启源》亦有相关论述，可参阅。现举据梦辨治案例数则如下。

病案 1 何传毅[①]治一青年男子，每梦必饱餐无度，腹胀欲死，犹难停箸。醒必齿齘不止，肢体乌青叠出，疲惫无神。按“甚饥则梦取，甚饱则梦予”“心中懊侬”例，用夏枯草、半夏、山栀、豆豉、拘桔李（代枳实）为治。此例亦梦证获治，诸恙向安，化验复常。

病案 2 王孟英《归砚录》记载一医案：“章御臣屡梦白人，持刀自割其头，至流血即惊醒，渐至闭目即梦，众医莫措。松江沈鲁珍治之，曰：寐而见白人者，肺虚也。以独参汤，每剂一两，服之而愈。”此案与《素问·方盛衰论》中“是以肺气虚则使人梦见白物，见人斩血藉藉”相关。

病案 3 张某某，女，30 岁。小学教员。1970 年来，患者悲哭不已，似有隐情难言。自诉：婚前多梦与人交，婚后与夫性交时，阴道干涩，疼痛难忍。久之，因畏痛拒绝与夫性交。但梦交时，淫液自遗。去医院作妇查，亦无异常发现，夫疑为思变，遂欲离婚。患者因此抑郁不乐，形体渐见消瘦，头晕目眩，心悸健忘，失眠多梦等症接踵而至。脉来芤革，此阴阳失调，心肾不交，治宜调和阴阳，潜镇固摄。处方：桂枝 15g，白芍 18g，龙骨 18g，牡蛎 18g，炙草 6g，生姜 3 片，大枣 3 枚，五剂。

复诊：梦交未发，但与夫性交时，仍无淫液，此肾阴亏损。治宜补肾固精。处方：西党参 18g，熟地 24g，枸杞 18g，当归 12g，枣皮 10g，淮山 15g，杜仲 15g，冬青子 18g，炙草 6g。服上方 10 剂后，梦交未见复发，与夫性交亦无痛苦。

---

①何传毅. 莫道梦纷无歇时——梦证别议[J]. 上海中医药杂志，1982，（10）：36-38.

按 本例婚前病有梦交，婚后与夫性交时，阴道干涩疼痛，但梦交如常，乃阴阳失调，心肾不交所致。以桂枝汤调和阴阳，加龙、牡潜镇固纳，阳能固，阴亦能守，阴阳调和，心肾交泰，则无梦交矣。继之投以大补元煎，滋肾益气，肾气旺，阴精足，则性生活如常矣[①]。

（二）安魂魄治疗多梦

本篇提出梦象发生的关键是多种因素导致“魂魄飞扬”，即肝魂不定、肺魄不平、魂魄失和无法归其舍而出现游离飞扬。肝藏血，血舍魂。肝血足则魂有所舍，不妄自浮动。肝血不足，魂失所舍而浮越分离出现不寐或多梦，梦以奇异险境、惊悚骇人、鬼神袭扰等噩梦、怪梦居多。肺藏气，气舍魄。肺气足则魄有所舍、所养。肺气不足，则魄无所舍，肺不肃降则魄无所依，肺不宣发则魄无所宁，梦多为哭泣、悲伤、打斗等。《血证论・卧寐》指出：“梦乃魂魄役物，恍有所见之故也。魂为病，则梦女子、花草、神仙、欢喜之事，酸枣仁汤治之。魄为病，则梦惊怪、鬼物、争斗之事，人参清肺汤加琥珀治之。梦中所见即是魂魄，魂善魄恶，故魂梦多善，魄梦多恶。然魂魄之所主者，神也。故安神为治梦要诀，益气安神汤治之。”陈宝宇等[②]提出“定魂平魄”的治疗法则以治疗多梦症，平肝定魂、益肺平魄，使得魂定于肝，魄平于肺。其中因情志失调所致肝气郁滞扰动肝魂，应疏肝解郁定魂，方用逍遥散加减；因情志不遂，郁而化火，导致肝火旺盛，应清泻肝火定魂，方用左金丸加减；因嗜食肥甘辛辣之品，日久助湿生热，致使肝胆湿热，应清利肝胆定魂，方用龙胆泻肝汤加减；因气血失和，脏腑功能虚损，导致肝血亏虚，应养血调肝定魂，方用养肝汤加减。定魂药物有龙骨、珍珠母、龙齿、龙眼肉。因脏腑功能虚损、气血失和所致肺气虚损，应补益肺气平魄，方用补肺汤加减；因痰浊之邪扰动肺魄，应祛痰化浊平魄，方用涤痰汤类加减；因过劳耗气、肾元亏虚不能纳气所致肺主之气虚损，应以益气补肾平魄，方用金匮肾气丸加减。常用平魄药物为山茱萸、山药、黄芪、五味子。既有定魂又有平魄功效的药物有朱砂、灵砂、玉泉、紫石英、白石英、琥珀、柏子仁、青礞石、磁石。

三、古今对梦与疾病关系的研究

梦象虽然受到古今广泛关注，然从医学角度的专论甚少。张介宾《类经・梦寐》提出“梦造于心”说，特录如下。

按 周礼六梦：一曰正梦，谓无所感而自梦也；二曰噩梦，有所惊愕而梦也；三曰思梦，因于思忆而梦也；四曰寤梦，因觉时所为而梦也；五曰喜梦，因所喜好而梦也；六曰惧梦，因于恐畏而梦也。关尹子曰：好仁者，多梦松柏桃李；好义者，多梦金刀兵铁；好礼者，多梦簠簋笾豆；好智者，多梦江湖川泽；好信者，多梦山岳原野。役于五行，未有不然者。是皆致梦之因也。至其变幻之多，则有如宋昭公之梦为鸟，庄周之梦为蝶，光武之梦乘赤龙而登天，陶侃之梦生八翼飞入天门之类，又皆何所因也？夫五行之化，本自无穷，而梦造于心，其原则一。盖心为君主之官，神之舍也。神动于心，则五脏之神皆应之，故心之所至即神也，神之所至即

①湖南省中医药研究所. 湖南省老中医医案选[M]. 第1辑. 长沙：湖南科学技术出版社，1980：184-185.

②陈宝宇，王丹，孙文军，等. 基于“魂魄飞扬”的多梦症病机探讨[J]. 北京中医药，2021，40（1）：69-72.

心也。第心帅乎神而梦者，因情有所着，心之障也。神帅乎心而梦者，能先兆于无形，神之灵也。夫人心之灵，无所不至，故梦象之奇，亦无所不见，诚有不可以言语形容者。惟圣人能御物以心，摄心以性，则心同造化，五行安得而役之？故至人无梦也。

另外，今人刘文英《梦的迷信与梦的探索》（中国社会科学出版社，1989 年）、柴文举等《中医释梦》（学苑出版社，2003 年），作为有关梦学的专著，阐述了梦的本质和特征、梦的原因与机制、梦的作用、梦的诊断以及常见与梦有关病症的诊治等，可供参考。

顺气一日分为四时第四十四

【导读】

异级同构是关于天地万物结构关系的一种认识，类似于系统论中的同构理论，它认为不同层次上的事物可以有相同的空间或时间结构形式，或者说，部分具有整体的结构形式。从时间的角度而言，《管子·四时》云："阴阳者，天地之大理也；四时者，阴阳之大经也。"《管子·乘马》则指出："春夏秋冬，阴阳之更移也；时之短长，阴阳之利用也。"说明春夏秋冬四时的更替是自然界阴阳变化最显著的体现。一年划分为四时，那么一日也可分为四个时间段，一日与一年具有相同的时间结构，并具有相似的阴阳盛衰节律变化。人与天地相参，生命活动及疾病变化也呈现出一日四时的节律变化，诊治疾病也须顺应一日四时的节律。

【原文】

黄帝曰：夫百病之所始生者，必起于燥湿寒暑风雨，阴阳〔1〕喜怒，饮食居处，气合而有形，得脏而有名〔2〕，余知其然也。夫百病者，多以旦慧〔3〕、昼安、夕加、夜甚，何也？岐伯曰：四时之气使然。黄帝曰：愿闻四时之气。岐伯曰：春生夏长，秋收冬藏，是气之常也，人亦应之。以一日分为四时，朝则为春，日中为夏，日入为秋，夜半为冬。朝则人气〔4〕始生，病气衰，故旦慧；日中人气长，长则胜邪，故安；夕则人气始衰，邪气始生，故加；夜半人气入脏，邪气独居于身，故甚也。黄帝曰：其时有反者〔5〕何也？岐伯曰：是不应四时之气，脏独主其病〔6〕者，是必以脏气之所不胜时者甚，以其所胜时者起〔7〕也。黄帝曰：治之奈何？岐伯曰：顺天之时，而病可与期〔8〕。顺者为工，逆者为粗。

黄帝曰：善。余闻刺有五变〔9〕，以主五输〔10〕，愿闻其数。岐伯曰：人有五脏，五脏有五变，五变有五输，故五五二十五输，以应五时〔11〕。黄帝曰：愿闻五变。岐伯曰：肝为牡脏〔12〕，其色青，其时春，其日甲乙〔13〕，其音角，其味酸。心为牡脏，其色赤，其时夏，其日丙丁，其音徵，其味苦。脾为牝脏〔14〕，其色黄，其时长夏，其日戊己，其音宫，其味甘。肺为牝脏，其色白，其时秋，其日庚辛[15]，其音商，其味辛。肾为牝脏，其色黑，其时冬，其日壬癸，其音羽，其味咸。是为五变。黄帝曰：以主五输奈何？岐伯曰：脏主冬，冬刺井；色主春，春刺荥；时主夏，夏刺输；音主长夏，长夏刺经；味主秋，秋刺合。是谓五变，以主五输。黄帝曰：诸原安合，以致六输[16]？岐伯曰：原独不应五时，以经合之[17]，以应其数，故六六三十六输。

黄帝曰：何谓脏主冬，时主夏，音主长夏，味主秋，色主春？愿闻其故。岐伯曰：病在脏者，取之井；病变于色者，取之荥；病时间时甚者，取之输；病变于音者，取之经；经满而血者[18]，病在胃及以饮食不节得病者，取之于合。故命曰味主合。是谓五变也。

【校注】

〔1〕阴阳：指房事。

〔2〕气合……得脏而有名：谓邪气与正气相搏结而有症状、体征反映于外，邪气侵犯不同脏腑而有不同病名。

〔3〕慧：精神清爽。

〔4〕人气：泛指人体正气，此指阳气。

〔5〕其时有反者：谓病情一日中的轻重变化不符合“旦慧、昼安、夕加、夜甚”的规律。

〔6〕脏独主其病：指脏气对病情的轻重变化起着决定性作用，而一日之内时气对病情的影响不明显。

〔7〕起：病情好转、向愈。

〔8〕顺天……病可与期：谓遵从天时之气对病情的影响予以相应的治疗，则疾病好转的时日是可预期的。与期，预先期待。

〔9〕刺有五变：谓针刺取穴及手法应根据疾病在五个方面的异常表现而确定。五变，指疾病在脏、色、时、音、味五个方面的变化。

〔10〕五输：指各经井、荥、输、经、合五穴。

〔11〕五时：指春、夏、长夏、秋、冬。

〔12〕牡脏：即阳脏。

〔13〕其日甲乙：此4字原在“其味酸”之后，与以下各脏次第不同，据《甲乙经》卷一移此。

〔14〕牝脏：即阴脏。

〔15〕其时秋……庚辛：此7字原在“其音商”之后，与前后各脏次第不同，据《甲乙经》卷一移此。

〔16〕诸原……以致六输：孙鼎宜：“六腑井、荥、输、经、合之外，尚有一原穴，故六六三十六输。帝疑诸原亦当分配五行，故曰‘安合’也。”

〔17〕以经合之：谓以原穴合于经穴中，即以经穴代替原穴。

〔18〕经满而血者：此句与上下文义不太相贯，且句式不合，疑衍。

【释义】

本篇基于天人合一的理念，分别依据四时阴阳与五行两种模式，提出人体的生理病理活动与自然界变化息息相关，并呈现出一定的时间节律性，故治疗疾病亦当因时选穴以刺治。

一、气合而有形，得脏而有名

《黄帝内经》认为，人体疾病之发生，大多缘于各种致病因素对人体的伤害，或得自风寒暑湿燥火六淫外感，或发自饮食、劳役、房室、忧思喜怒哀乐不节之内伤，正如本篇说："夫百病之所始生者，必起于燥湿寒暑风雨，阴阳喜怒，饮食居处。"故对病症的命名，《黄帝内经》常以病邪侵犯人体的部位为依据，即"得脏而有名"，《灵枢·百病始生》也指出："气有定舍，因处为名。"此为《黄帝内经》病症命名的基本规律之一。如《素问·痹论》对痹症的分类及命名，即循此法，根据风寒湿邪侵犯人体部位之不同，而有筋痹、脉痹、皮痹、肌痹、骨痹等五体痹，以及肺痹、心痹、脾痹、肝痹、肾痹、肠痹等脏腑痹之不同名称。张志聪注亦明确指出："阴阳喜怒，饮食居处，内因于人之失调，得之于脏而有病名。如伤喜则得之于心，而有心病矣。伤怒则得之于肝，而有肝病矣。伤悲则得之于肺，而有肺病矣。伤恐则得之于肾，而有肾病矣。伤于饮食，则得之脾胃，而有脾胃之病矣。""盖内因之病，得之于脏而病脏也。"

二、一日人气四时节律

太阳的周日视运行和周年视运行的规律性，使得昼夜变化、万物生长和寒暑变易都体现出有规律、有秩序的递变。由于"人以天地之气生，四时之法成"（《素问·宝命全形论》），因此，人体生命活动也呈现出与之相应的春生、夏长、秋收、冬藏的四时节律。按照异级同构的原理，即可推演出一日也有四个时间段的节律变化，具体表现为：平旦阳气始生，以应春（生）；日中阳气盛，以应夏（长）；日入阳气始衰，阴气始盛，以应秋（收）；夜半阴气盛，阳气内敛，以应冬（藏）。换言之，自然界的阳气，一日之中有昼夜消长盛衰的节律，人体为了维护生存，防止病邪的侵袭，顺应自然界阴阳的消长运动，也呈现出节律性变化。

疾病是邪正斗争的过程。由于人体阳气在一日中有消长盛衰之变化，因此，有些疾病的病情亦随着阳气的盛衰而表现出规律性变化。早上正气始盛，邪气始衰，所以病人轻爽；白天正气旺盛，正气盛则能胜邪气，故病人安静；傍晚正气渐衰，正气衰则邪气渐盛，所以病情加重；夜半阳气潜伏于内，邪气独盛于身，所以病情严重。

张介宾对一日四时节律阐述甚为精辟，指出："天地之交，四时之序，惟阴阳升降而尽之矣。自子之后，太阳从左而升，升则为阳；自午之后，太阳从右而降，降则为阴。大而一岁，小而一日，无不皆然，故一日亦分四时也。朝时太阳在寅卯，自下而上，在人应之，阳气正升，故病气衰而旦慧；日中太阳在巳午，自东而中，在人应之，阳气正盛，故能胜邪而昼安；夕时太阳在申酉，由中而昃，在人应之，阳气始衰，故邪气渐盛而暮加重；夜半太阳在戌亥，自上而降，在人应之，阳气伏藏，邪气正盛，故夜则甚。盖邪气之轻重，由于正气之盛衰。正气者，阳气也。升则从阳，从阳则生；降则从阴，从阴则死。天人之气，一而已矣。”

三、一日五脏主时节律

《黄帝内经》以阴阳五行学说作为其说理工具，根据阴阳学说，则有人气一日四时节律；而以五行学说言之，则有“不应四时之气，脏独主其病”的情况，其具体规律可概括为二个方面：一是在脏气所不胜之时病情加重，即五脏的五行属性被天时五行属性相克时病情加重。如肝病在金所主的申酉时病情加重，心病在水所主的亥子时病情加重，肺病在火所主的巳午时病情加重，脾病在木所主的寅卯时病情加重，肾病在土所主的辰戌丑未时病情加重。二是在脏气所胜之时病情减轻，即五脏的五行属性克制天时五行属性时病情减轻。如肝病在土所主的辰戌丑未时病情减轻，心病在金所主的申酉时病情减轻，脾病在水所主的亥子时病情减轻，肺病在木所主的寅卯时病情减轻，肾病在火所主的巳午时病情减轻。另外，若五脏的五行属性与天时五行属性一致，则病情好转。如心病多在巳午时好转等。

对此，《素问・脏气法时论》论之甚详，具体描述了每脏在昼夜之中“慧、静、甚”的时间变化，指出：“肝病者，平旦慧，下晡甚，夜半静”“心病者，日中慧，夜半甚，平旦静”“脾病者，日昳慧，日出甚，下晡静”“肺病者，下晡慧，日中甚，夜半静”“肾病者，夜半慧，四季甚，下晡静”。即五脏病情的昼夜变化，表现为脏气自旺之时病情轻浅爽慧，脏气受克之时病情转重，得相生之气病情平稳。具体参见该篇。

正由于疾病受时间因素影响而有一日四时或五时的节律变化，故治疗疾病也要顺应时气的盛衰，根据脏腑虚实采取适当的方法。所谓“顺天之时，而病可与期。顺者为工，逆者为粗。”

四、五脏阴阳属性及五行事物配属

本篇所论五脏与色、时、音、味、天干的配属关系，可归纳如下（表 44-1）。

表 44-1　五脏阴阳属性及五行事物配属表

五脏	阴阳属性	五色	五时	五音	五味	天干
肝	牡（阳）	青	春	角	酸	甲乙
心	牡（阳）	赤	夏	徵	苦	丙丁
脾	牝（阴）	黄	长夏	宫	甘	戊己
肺	牝（阴）	白	秋	商	辛	庚辛
肾	牝（阴）	黑	冬	羽	咸	壬癸

五、刺有五变，以主五输

本篇提出的五变有两种含义：一是与五行相应的五脏中各有脏、色、时、音、味五种变化；二是和脏、色、时、音、味相应的有刺井、刺荥、刺输、刺经、刺合五种刺法。所以说“五脏有五变，五变有五输，故五五二十五输，以应五时”。五脏二十五输穴归纳如下表（表 44-2）.

表 44-2 五脏五变应二十五输简表

五变	五时	五输	肝经	心经	脾经	肺经	肾经
脏	冬	井	大敦	少冲	隐白	少商	涌泉
色	春	荥	行间	少府	大都	鱼际	然谷
时	夏	输	太冲	神门	太白	太渊	太溪
音	长夏	经	中封	灵道	商丘	经渠	复溜
味	秋	合	曲泉	少海	阴陵泉	尺泽	阴谷

本节论述了五变主五输的具体情况，提出病在脏者取之井，病变于色者取之荥，病时间时甚者取之输，病变于音者取之经，经满而血者病在胃，及饮食不节得病者取之合等五种变化刺法。至于六腑各多一原穴，则提出“以经合之以应其数”，即将原穴和经穴一样看待，以应五时即可。这种五变五输刺应五时的针刺方法，无疑也是五行模式推演的结果。诚如张介宾《类经》卷二十所说：“五脏主藏，其气应冬，井之气深，亦应乎冬，故凡病之在脏者，当取各经之井穴也。五色蕃华，其气应春，荥穴气微，亦应乎春，故凡病见于色者，当取各经之荥也。五时长养，其气应夏，输穴气盛，亦应乎夏，故凡病之时作时止者，当取各经之输也。五音繁盛，气应长夏，经穴正盛，亦应长夏，故凡病在声音者，当取各经之经也。三味成熟，以养五脏，其气应秋，合穴气敛，亦应乎秋，故凡经满而血者、病在胃及因饮食内伤者，当取各经之合也。”

本篇五时之刺以应五输，谓冬刺井、春刺荥、夏刺输、长夏刺经、秋刺合，和《灵枢·本输》所谓“春取络脉诸荥”“夏取诸输”“秋取诸合”“冬取诸井”是相符的。而《难经·七十四难》却说：“《经》言春刺井，夏刺荥，季夏刺输，秋刺经，冬刺合。”张介宾认为“《难经》之误也，当以本经为正，不可不辨”，其实只是五行模式推演过程取象认识差异而已，冬刺井，取象于水从深处而出；春刺井，取象于水刚出地面。

六、原穴与五时的关系

文中提出：“诸原安合，以致六输？”孙鼎宜说：“六腑井、荥、输、经、合之外，尚有一原穴，故六六三十六输。帝疑诸原亦当分配五行，故曰‘安合’也。”岐伯答曰：“原独不应五时，以经合之。”认为原穴与五时是不相配合的。对此，张介宾解释说：“上文止言五脏五输以应五时，而不及六腑之原者，盖原合于经，不复应时，如长夏之刺经，则原在其中，应其数矣，是即六腑之六输也。按：《本输》篇所载六腑之原，在《九针十二原》篇即谓之输，故《六十六难》曰‘以输为原’也。后世针灸诸书宗之，皆言阳经之输即为原，故治输即所以治原。阴经之输并于原，故治原即所以治输。今此节云以经合之，以应其数，然则经、原、输三穴相邻，经亦可以代原矣。”

【知识链接】

一、四时针刺理论的发生演变

汤一介[①]指出："'天'与'人'是中国传统哲学中最基本的概念，'天人合一'是中国传统哲学的最基本的命题，在中国历史上许多哲学家都以讨论'天''人'关系为己任。"刘笑敢[②]提出天人合一在中国文化中是重要的理论预设、思想共识、共同信仰和思维模式。四时针刺理论的发生，即以"天人合一"的理念为前提，根据阴阳、五行说明"天人合一"的理论工具不同，而形成了四时阴阳与五行理论下四时针刺的不同方法。

在《黄帝内经》中，有多篇原文涉及到四时针刺的问题，根据其所论内容采用的理论模型以及演进过程，大致可归纳如表 44-3。

表 44-3 《黄帝内经》四时针刺内容归纳表

篇名	春	夏	长夏	秋	冬
灵枢・寒热病	络脉	分腠		气口	经输
灵枢・终始	毛	皮肤		分肉	筋骨
素问・通评虚实论	经络	经俞		六腑	用药而少针石
素问・诊要经终论	散俞	络俞		皮肤	俞窍
灵枢・四时气	经血脉分肉	盛经孙络、皮肤		经腧、合	井荥
素问・水热穴论	络脉分肉	盛经分腠		经腧、合	井荥
灵枢・本输	络脉、荥大经分肉	腧、孙络肌肉皮肤		合	井腧
素问・四时刺逆从论	经脉	孙络	肌肉	皮肤	骨髓
灵枢・顺气一日分为四时	荥	输	经	合	井

《灵枢・四时气》指出："四时之气，各有所在，灸刺之道，得气穴为定。"即人与自然相应，人气在不同季节有浅深分布部位之不同，故针刺的总原则是顺应人气季节不同的部位变化，而"各以其时为齐"(《灵枢・终始》)。然由于人类认识发展阶段不同，以及所采用的说理工具的差异，总括《黄帝内经》所论，大致有四时阴阳与五行配属两大类，其演变历经了从《灵枢》的《寒热病》《终始》《素问・四时刺逆从论》等只言躯体部位，到以《灵枢・四时气》《素问・水热穴论》作为代表的春夏言躯体部位，秋冬言五输穴，然后到以《灵枢・本输》作为代表的均以五输应四时，再到《灵枢・顺气一日分为四时》中的五输对应五时，可以看到《黄帝内经》中四时针刺理论的演化历程，针刺部位经历了由部位到五输穴的转变。

赵京生等[③]研究认为，《黄帝内经》论四时针刺，观念是天人合一，方法为因时制宜，体现于选取的针刺之处不同。对针刺之处的选择，决定于其层次深浅。《灵枢・寒热病》中的层

①汤一介. 我的哲学之路[M]. 北京：新华出版社，2006：8.

②刘笑敢. 天人合一：学术、学说和信仰——再论中国哲学之身份及研究取向的不同[J]. 南京大学学报（哲学・人文科学・社会科学），2011,（6）：67-85.

③赵京生，史欣德. 四时针刺与五输穴[J]. 中国针灸，2009，29（10）：835-836，839.

次深浅，实际包括部位与腧穴：皮肤（包括显现的络脉）、肌肉、筋脉等组织部位的深浅，与针刺深浅直观对应，用之于春夏；井荥等腧穴由其经脉与脏腑相联系而气属深层，与针刺深浅为无形层次相合，用之于秋冬。这是针刺深浅“各以时为齐”方法的原旨。有关的解释，主要从两个角度展开，一是《灵枢・四时气》为代表，春夏仍以部位对应，秋冬则以部分五输穴对应；一是《灵枢・本输》为代表，以五输穴对应四时，深浅皆以井荥输经合为主来体现。运用的理论虽然都是阴阳五行，但有偏重。两者初起都以阴阳理论为主，五行理论则是逐渐渗入。前者偏重从阴阳释深浅，仅《素问・水热穴论》有五行成分；而后者因突出以五输穴对应四时深浅，数目与五行密切，五行角度的解释在《灵枢・顺气一日分为四时》中已很明显，至《难经》则成为主导。此后对四时刺法，《针灸甲乙经》仅主要节选《灵枢・本输》《素问・诊要经终论》及《素问・水热穴论》，归入“针灸禁忌”类；《太素》则分置于输穴、病证等类中，二书均未专设类项。唐代《千金要方・针灸上》以五输穴为手足三阴三阳腧穴流注法，其中将“春取荥，夏取输，季夏取经，秋取合，冬取井”作为“灸刺大法”（见卷二十九），遵循的是《灵枢・顺气一日分为四时》；宋代《铜人腧穴针灸图经》卷下同样论及经络流注孔穴，却是选择《难经》五时刺五输之说。总体上，四时针刺提出之初的因时制宜主旨，由于解释的角度不同，深浅由层次为主转为腧穴（五输穴）为主，渐变为五输穴的选用原则。随着四时针刺法主旨的演变，其内容的主观成分在增加，实践经验含量在减少。因此，记载相关论述的不同文献，对今人认识刺法和输穴的理论及指导实践的价值并不一样，尚近四时针刺原义的较早文献是《灵枢・寒热病》，次为《灵枢・本输》与《灵枢・四时气》，而《灵枢・顺气一日分为四时》与《难经》等有关文献的论述已是扭曲状态。

二、关于合穴主治病症的讨论

根据原文“味主秋，秋刺合”之五行推演，当言病在于味者，取之合。然文中指出：“病在胃及以饮食不节得病者，取之于合。”对此，后世注家多未作解释，唯张志聪解释说：“肺与阳明，主秋金之令。饮入于胃，上输于肺，食气于胃，淫精于脉，脉气流经，经气归于肺，肺朝百脉，输精于皮毛，毛脉合精，行气于府，而通于四脏。是入胃之饮食，由肺气通调输布，而生此营卫血脉。故经满而血者，病在胃；饮食不节者，肺气不能转输而得病也。按《灵》《素》经中，凡论五脏，必兼论胃腑，以胃为五脏之生原也。肺与阳明，并主秋令。此章以腑合脏，而脏合于四时五行，味主秋，则秋令所主之脏腑，皆隐于中矣。”认为肺与阳明胃均主秋令，味亦主秋，故经脉盛满而有瘀血，及因饮食不节而病在胃者，皆可刺与秋令相应的合穴。丹波元简评价说：“以阳明配秋，盖出于运气，疑非经旨，此节马（莳）、张（介宾）不注，姑仍志注。”可谓一语中的。

出现上述现象的原因，恐与概念的混同误用有关。今人称之为下合穴的六个腧穴，首见于《灵枢・邪气脏腑病形》，其言曰：“黄帝曰：治内腑奈何？岐伯曰：取之于合。黄帝曰：合各有名乎？岐伯答曰：胃合于三里，大肠合入于巨虚上廉，小肠合入于巨虚下廉，三焦合入于委阳，膀胱合入于委中央，胆合入于阳陵泉。”这里对治疗六腑病症的六个腧穴以“合”称谓，与十二经脉五输穴之“合”穴很容易相混，以至于《甲乙经》卷四第二云：“按：大肠合于曲池，小肠合于小海，三焦合于天井，今此不同者，古之别法也。又，详巨虚上下廉，乃足阳明与大小肠相合之穴也，与胃合三里、膀胱合委中、胆合阳陵泉，以脉之所入为合不同。三焦合委阳，委阳者乃三焦下辅腧也，亦未见有为合之说。”五输穴之“合”，乃会聚、会合之义。“合治内腑”之“合”，乃相应、相合之义。而“病在胃及以饮食不节得病者，取之于合”，无疑是将六腑下腧的“合”穴与五输穴之“合”相混淆的结果。

三、一日四时节律研究及应用

对一日人气四时节律，现代亦有不少研究。该节律似乎与下丘脑-垂体-肾上腺皮质轴的昼夜节律相关，血中皮质激素浓度的昼夜变化，基本与人气一日四时节律相符，从清晨4时开始上升，6～8时达到峰值，白天逐渐下降，22时到深夜1时最低。现代分子生物学研究显示，人体血浆中cAMP与cGMP的浓度变化，也具有与昼夜阴阳消长相似的节律。cAMP浓度的昼夜变化是白天水平高，中午达到峰值，后半夜最低；cGMP的昼夜变化恰好相反，峰期在晚上8时至凌晨2时。一般来说，cAMP对细胞某些功能起加强或促进作用，与阳气相应；cGMP常产生减弱或抑制的作用，与阴气相应。有人在标准光照条件下，测定小鼠中枢和外周第一信使褪黑素（MT）、第二信使cAMP与cGMP的昼夜节律，结果在松果体和血清中，MT含量的昼夜节律峰值位于黑暗中期，而各组织中cAMP/cGMP比值的节律峰值却位于光照中期，呈现相互倒置的位相关系，提示二者在介导中枢与外周免疫节律信息的传递过程中，可能起着重要的联系作用[①]。有人对正常人昼夜脉图变化观察发现，从平旦到日中，主波幅度升高，主波w/t变小，脉象平滑有力；而日西至夜半，脉图主波高度逐渐降低，主波w/ t变宽，脉趋缓而沉[②]。

陈克进[③]对121例发热病人的观察分析认为，发热的昼夜变化趋势符合“旦慧、昼安、夕加、夜甚”的节律。疾病的时间规律性变化在类风湿性关节炎上表现的最为典型，患者的症状，随着体内肾上腺皮质素分泌水平的变化而出现周期性变化：凌晨4～6时，全身僵硬；早上6时以后，僵硬程度逐渐减轻；中午12时至下午4时左右，活动状态较好；下午4时以后，活动程度又逐渐下降；晚上8时左右疼痛症状和活动受限程度又逐渐加重；至凌晨4时以后僵硬达最高峰。这种规律性变化是由于肾上腺皮质分泌的水平是随时间变化而变化的。其变化规律是：凌晨4时分泌量最低，以后逐渐上升，到下午4时分泌水平最高，以后又逐渐下降，到夜间12～4时左右，又下降至最低水平。随着其分泌水平的变化，病人的症状也出现周期性变化。而在治疗时，则应针对这种变化而确定给药时间，也就是在肾上腺皮质分泌水平最低，症状最重的时候给药或者增大药物剂量，在分泌水平高的时候少给或不给药，这样既符合病理变化规律，达到了治疗目的，又可最大限度地减少药物的副作用。李冰星[④]对2015例五脏疾病死亡昼夜节律分析发现，鸡鸣至平旦和平旦至日中死亡比例较高，合夜至鸡鸣最低。统计结果也提示死亡高峰时间均在下半夜至黎明前，此时正是自然界阴气尚盛，阳气由升至旺，昼夜阴阳交

①童建，秦立强，朱金华. 松果体、中枢核团与淋巴细胞间信息传递的昼夜节律[J]. 中国神经免疫学和神经病学杂志，1999，6（1）：1-5.

②费兆馥. 平人昼夜脉象及“胃、神、根”的观察[J]. 上海中医药杂志，1981，（8）：47-49.

③陈克进. 121例发热患者的热势与旦慧、昼安、夕加、夜甚的关系[J]. 湖北中医杂志，1988，（2）：31-33.

④李冰星. 2015例五脏疾病死亡昼夜节律分析[J]. 湖南中医学院学报，1988，8（2）：13-15.

替之际。2015例病人均为久病五脏衰竭的患者，夜半阴气旺之时，阴得阴助，使得阳气更衰，当子后阳气升之时，人体阳气衰惫不能与之相应，当升不能升，阴阳各趋其极，导致“阴阳离决，精气乃绝”而死亡。

有关一日五时节律研究及应用，参见《素问·脏气法时论》，此不赘述。

四、“病时间时甚者，取之输”的临床应用

“病时间时甚者，取之输”，适用于特定时辰发病或加重的时间性病症，是中医学“天人合一”思想观念的具体体现。陈三三等[①]对其临床应用情况进行了较为全面的总结，郑佳昆等[②]报道治疗一男性患者，55岁，患者头痛、咳嗽20d，双下肢夜间抽搐3个月入院，查脑MRI：左侧额顶叶结节病灶伴周围重度水肿，结合肺癌病史，考虑脑多发转移瘤；左侧基底节区新腔梗灶，右侧额叶少许腔梗灶及缺血灶。予抗感染，降颅压等治疗。经20d治疗，患者头痛、咳嗽大减，唯有双下肢抽搐之夜间抽搐未见变化，遂请我科会诊。患者诉略有口干，心下痞，二便正常，舌质淡红，苔白腻，脉略弦。予健脾化湿，活血通络治疗3d未见改善。重新问诊，得知双下肢抽搐之症多在夜间7点到9点半发作，遂取右侧中诸、大陵，常规针刺，得气后施平补平泻手法。当夜抽搐未作，1个月后随访，未再抽搐。

按 据症状、舌脉，起初辨证为湿阻筋脉，气血不畅，筋脉失养而作抽搐，选胃经、脾经、肝经之穴健脾利湿，养血柔筋。后根据发作有明显时间规律，根据“病时间时甚者取之输”，夜间7点到9点半乃营气流注心包经与三焦经时刻，故取两经之输穴——大陵、中诸二穴，患者未见明显虚实之象，故用平补平泻手法。本病仅用两穴，却比多穴针刺效果更显著。

---

①陈三三，郭昉，吴彬，等.“病时间时甚者，取之输”在时间性病证中的应用[J]. 山东中医杂志，2018，37（6）：445-446.

②郑佳昆，陈瑞，张慧. 试论“病时间时甚者取之输”[J]. 河南中医，2019，39（11）：1657-1660.

外揣第四十五

【导读】

揣，估量、揣摩、推测之意。外揣，就是从身体外部所表现的症状和体征，以测知内脏的变化。中国古人很早就认识到自然界事物的外部表象与内在变化之间存在着有机关联。《管子·地数》云：“上有丹砂者，下有黄金；上有磁石者，下有铜金；上有陵石者，下有铅、锡、赤铜；上有赭者，下有铁。此山之见荣者也。”《灵枢·刺节真邪》云：“下有渐洳，上生苇蒲，此所以知形气之多少也。”本篇从日常生活经验推论出“内外相袭，若鼓之应桴，响之应声，影之似形”的结论，又基于“内外相袭”的整体观，提出了“司外揣内”“司内揣外”的认识方法，成为中医理论建构与临床疾病诊治的重要方法。同时，文中也论述了九针的原理与价值，提出了九针“合于天道人事四时之变”的命题。

【原文】

黄帝曰：余闻九针九篇[1]，余亲授其调[2]，颇得其意。夫九针者，始于一而终于九[3]，然未得其要道也。夫九针者，小之则无内，大之则无外，深不可为下，高不可为盖，恍惚[4]无穷，流溢无极，余知其合于天道人事四时之变也。然余愿杂[5]之毫毛，浑束为一[6]，可乎？岐伯曰：明乎哉问也！非独针道焉，夫治国亦然。

黄帝曰：余愿闻针道，非国事也。岐伯曰：夫治国者，夫惟道[7]焉。非道，何可小大深浅，杂合而为一乎？

黄帝曰：愿卒[8]闻之。岐伯曰：日与月焉，水与镜焉，鼓与响焉。夫日月之明，不失其影；水镜之察[9]，不失其形；鼓响之应，不后其声。动摇则应和，尽得其情。

黄帝曰：窘[10]乎哉！昭昭之明不可蔽[11]。其不可蔽[12]，不失阴阳也。合而察之，切而验之，见而得之，若清水明镜之不失其形也。五音不彰，五色不明，五脏波荡[13]，若是则内外相袭[14]，若鼓之应桴[15]，响之应声，影之似形。故远者司外揣内，近者司内揣外[16]，是谓阴阳之极[17]，天地之盖[18]，请藏之灵兰之室[19]，弗敢使泄也。

【校注】

〔1〕九针九篇：九针，古代针刺用的九种针具，即镵针、员针、鍉针、锋针、铍针、员利针、毫针、长针与大针，这里主要指针道。九篇，是指关于九针的九篇文章。

〔2〕亲授其调（diào 掉）：亲自领会它的意义。授，通“受”，接受。调，言辞，内容。又，张介宾：“调，法度也。”

〔3〕始于一而终于九：《系辞上》言天地之数即“天一、地二，天三、地四，天五、地六，天七、地八，天九、地十”，由于十是九与一相加之数，也是一的开始，故言“始于一而终于九”。九针与天地之数相应，《灵枢·九针论》曰：“一以法天，二以法地，三以法人，四以法时，五以法音，六以法律，七以法星，八以法风，九以法野。”

〔4〕恍惚：似有似无，难以捉摸。

〔5〕杂：集合，综合。《方言》卷三：“杂，集也。”

〔6〕浑束为一：把许多复杂的问题，概括归纳为一。张介宾：“一者，欲得其要也……必知乎道，乃可合万变而为一矣。”

〔7〕道：指法度与原则。

〔8〕卒：详尽。

〔9〕察：明晰，清楚。《尔雅·释言》：“察，清也。”邢昺疏：“察，明也。”

〔10〕窘（jiǒng 炯）：重要，切要。

〔11〕昭昭之明不可蔽：谓日月的光辉无法蒙蔽。

〔12〕蔽：此下《太素》卷十九有“者”字，义顺。

〔13〕五脏波荡：指五脏功能紊乱。

〔14〕内外相袭：指内外相互影响。

〔15〕桴（fú 浮）：鼓槌。

〔16〕故远者……近者司内揣外：张介宾：“揣，推测也。司，主也。远者主外，近者主内，察其远能知其近，察其内能知其外，病变虽多，莫能蔽吾之明矣。”

〔17〕阴阳之极：张介宾：“内外远近无所不知，以其明知之至也，阴阳之道尽于此矣。”杨上善：“是为阴内阳外，感应之极理，以是天地足盖，无外之大。”

〔18〕天地之盖：言天地之大，所包含的道理也尽在其中。

〔19〕灵兰之室：又称“灵台兰室”，相传是黄帝藏书的地方。

【释义】

本篇主要阐述了九针的原理与价值，基于“内外相袭”“动摇则应和”的原理，提出了“司外揣内”“司内揣外”的研究以及诊疗方法。

一、九针的原理与价值

本篇云："夫九针者，小之则无内，大之则无外，深不可为下，高不可为盖，恍惚无穷，流溢无极，余知其合于天道人事四时之变也。"指出九针之针道，精细到不能再精细，广博到不能再广博，深远到不能再深远，崇高到不能再崇高，奥妙无穷，包罗万象，与天道、人事、四季的变化相应。这是因为"九针"涵盖了所有针刺的技术，所以其针道与应用也就极其广泛了。

九针之所以能"合于天道人事四时之变"，从本篇所论而言，大致可以从两方面理解：一是象数原理。原文开篇即指出："夫九针者，始于一而终于九。"从"数"的角度而言，"九"也被古人视为神圣数与模式数，宇宙间很多事物和现象都可以"九"作为模式进行推演。九针的发明亦应与天地之数相应，诚如《灵枢·九针论》曰："夫圣人之起天地之数也，一而九之，故以立九野……以针应数也。"说明针具之有九种，主要是出于天人相应的观念，针数合于术数。从"象"的角度而言，九针则是取象于天、地、人、时、音、律、星、风、野的结果。《灵枢·九针论》明确指出："一以法天，二以法地，三以法人，四以法时，五以法音，六以法律，七以法星，八以法风，九以法野。"

二是阴阳哲学原理。《黄帝内经》认为阴阳是宇宙万物和人体生命活动的总规律，《素问·阴阳应象大论》说："阴阳者，天地之道也，万物之纲纪，变化之父母，生杀之本始，神明之府也。"把握了阴阳，也就掌握了认识人体生命活动的总钥匙，如《灵枢·病传》所说："何谓日醒？曰：明于阴阳，如惑之解，如醉之醒。"本篇也认为针道即阴阳之道，所谓"昭昭之明不可蔽……不失阴阳也"。马莳解释说："帝知伯之所言，不过至明以察阴阳而已，乃言人身之阴阳，虽昭昭小明，亦不可蔽，正以其不失阴阳之义也。惟合阴阳而察之，切阴阳而验之，见阴阳而得之，若清水明镜之不失其形，则据五音、五色而五脏尽明矣。"所以说"阴阳之极，天地之盖"，杨上善云："是为阴内阳外感应之极理，以是天地足盖，无外之大。"

二、"内外相袭"的整体观

早在《管子·地数》有云："上有丹砂者，下有黄金；上有磁石者，下有铜金；上有陵石者，下有铅、锡、赤铜；上有赭者，下有铁。此山之见荣者也。"指明了可见之地表征象与不可见之地下情况之间的内在联系。《灵枢·刺节真邪》云："下有渐洳，上生苇蒲，此所以知形气之多少也。"即自然界事物的外部表象与内在变化之间也存在着确定的相应关系，古人所谓"有诸内必形诸外"。本篇原文则从"日月之明，不失其影；水镜之察，不失其形；鼓响之应，不后其声"的自然现象，取象类推得出了万物之间"动摇则应和，尽得其情"的事理，而人体内在脏腑与外在表征之间也是如此，所谓"内外相袭，若鼓之应桴，响之应声，影之似形"。张介宾解释说："五音五色见于外，因脏气而彰明也。五脏之气藏于内，因形声而发露也。外之不彰不明者，知内之波荡也。即如鼓非桴也，得桴而后鸣；响非声也，得声而后应；影非形也，得形而后见，是皆内外相袭而然。"

《素问·阴阳应象大论》明确指出："在脏为肝，在色为苍，在音为角""在脏为心，在色为赤，在音为徵”“在脏为脾，在色为黄，在音为宫”“在脏为肺，在色为白，在音为商”“在脏为肾，在色为黑，在音为羽”。因此，内脏发生病变，必然要反映在外表的五音五色中。如果“五音不彰，五色不明”，就可以知道“五脏波荡”。正由于内脏与体表存在着相互感应的整体联系，有诸内者形诸外，因此，可以通过“司外揣内”“司内揣外”以研究人体生命活动。换言之，“内外相袭”的整体观是“司外揣内”“司内揣外”方法的原理所在。诚如马莳所言：“故必知内外，有相袭之妙，真若桴鼓、声响、形影之相合，则人身之音与色，是之谓远，可以言外也，而即外可以揣五脏之在内者；人身之五脏，是之谓近，可以言内也，而即内可以揣音与色之在外者。”

三、内外相揣的方法论

正是基于“内外相袭”的整体观，本篇提出了“司外揣内”“司内揣外”的方法，不仅是中医诊断学的重要思维方法，而且是研究人体生命活动的重要方法。

（一）司外揣内

司外揣内，是通过观察事物外在的表象，以揣测其内在变化的一种认识方法，又称为“以表知里”。中医学对人体生理病理的认识大多源于此法，藏象理论的形成便是一个例证。“藏象”，唐代王冰注云：“象，谓所见于外，可阅者也。”张介宾说得更清晰：“象，形象也。脏居于内，形见于外，故曰藏象。”可见“藏象”，就是由外在信息（表现于外的生理病理征象）推知内在变化（属于体内的脏腑经络生理病理状态）的医学理论。

司外揣内也是中医临床诊断的重要方法，《灵枢·本脏》说：“视其外应，以知其内脏，则知所病矣。”《素问·五脏生成》也说：“夫脉之大小滑涩浮沉，可以指别；五脏之象，可以类推；五脏相音，可以意识；五色微诊，可以目察。能合脉色，可以万全。”中医临床诊断疾病的过程，就是通过望、闻、问、切四诊收集症状和体征等外在表现，经过对四诊资料的辨识，以探求疾病发生的病因、病位、性质，认清内在的病理本质的过程。《丹溪心法·能合色脉可以万全》总结说：“欲知其内者，当以观乎外；诊于外者，斯以知其内。盖有诸内者形诸外。”

（二）司内揣外

从《黄帝内经》方法论的角度而言，更多强调与应用的是司外揣内的方法。司内揣外方法的提出，一方面是太极阴阳对称思维的必然结果，另一方面也是中医理论建构方法的重要一环。然对此现代学者大多忽略或语焉不详。首先，司外揣内认识人体生命活动，必须以对人体内在脏腑器官结构一定的认识为基础。《灵枢·经水》指出：“若夫八尺之士，皮肉在此，外可度量切循而得之，其死可解剖而视之。”认识形态依靠解剖，认识功能则主要依靠模型化推理，即想象性的思维。解剖对人体脏腑器官的粗浅认识，是脏腑、经脉乃至吸收代谢理论等许多重要理论形成的形体学基础，否则，司外揣内认识生命活动，也就成了空中楼阁而无法实现。《灵枢·本脏》“五脏皆小者，少病，苦燋心，大愁忧；五脏皆大者，缓于事，难使以忧。五脏皆高者，好高举措；五脏皆下者，好出人下。五脏皆坚者，无病；五脏皆脆者，不离于病。五脏皆端正者，和利得人心；五脏皆偏倾者，邪心而善盗，不可以为人平，反覆言语也”一段文字，从五脏之大小、高下、坚脆、偏正，推论人之个性特征以及病与不病，可谓司内揣外之典型描述。

其次，有学者认为司内揣外，是根据中医学已经总结和发现的生命规律（主要指内脏的生理病理活动与神、色、形态、五体、五官等的联系），揣测、推论反映于外在的生命表现，来分析和验证疾病的诊断及治疗，是根据中医藏象理论进行的推理活动[①]。也就是说掌握脏腑的生理病理变化，也可推测可能显现在外部的征候。另外，刘长林[②]认为医生利用机体对病邪、对药物会产生确定性反应的原理，主要（不是全部）借助对人身表征的观察，分析机体对外界刺激的各种不同反应，逐步推知人体内部构造，得出藏象经络理论；同时逐步推知病因、药性，得出中医病因学和药物学。前者属于“司外揣内”“由远及近”，后者属于“司内揣外”“由近及远”，鲜明地体现了“阴阳反照”，间接认识的特点。

【知识链接】

一、针刺的“合一之境”

黄龙祥[③]在《中国古代针灸学大纲》中提出针刺“合一之境”，包括与针合一、与病者合一、与天合一三个方面。本篇所言“夫九针者，小之则无内，大之则无外，深不可为下，高不可为盖，恍惚无穷，流溢无极，余知其合于天道人事四时之变也”，全面体现了针刺“合一之境”三方面的内容。首先，《管子·内业》云：“灵气在心，一来一逝，其细无内，其大无外。所以失之，以躁为害；心能执静，道将自定。”将此与本篇所论九针之道相比较，说明针刺的操作必须与细小到没有内容可包，广大到无边无际，可以一来一逝，出入人的心中的灵气相结合，即人针合一。诚如《素问·宝命全形论》所说：“凡刺之真，必先治神，五脏已定，九候已备，后乃存针；众脉不见，众凶弗闻，外内相得，无以形先，可玩往来，乃施于人。”其次，本篇提出针刺“合于天道人事四时之变”，即包含了与病者合一、与天合一两方面的内容。《素问·汤液醪醴论》指出：“病为本，工为标，标本不得，邪气不服。”张介宾解释说：“病必得医而后愈，故病为本，工为标。然必病与医相得，则情能相浃，才能胜任，庶乎得济而病无不愈。惟是用者未必良，良者未必用，是为标本不相得，不相得则邪气不能平服，而病之不愈者以此也。”即充分体现了与病者合一的思想。《素问·宝命全形论》“若夫法天则地，随应而动，和之者若响，随之者若影，道无鬼神，独来独往”，则可谓是与天合一的形象描述。

二、司外揣内方法的研究

任秀玲等[④]研究认为，“司外揣内”是决定中医学“现象-状态医学”本质特征的科学方法，

①周山. 中国传统类比推理系统研究[M]. 上海：上海辞书出版社，2011：64-65.

②刘长林. 中国系统思维——文化基因探视[M]. 北京：社会科学文献出版社，2008：244.

③黄龙祥. 中国古典针灸学大纲[M]. 北京：人民卫生出版社，2019：290-293.

④任秀玲，赵清树，程振芳. 司外揣内构筑“现象-状态医学”的方法[J]. 中国中医基础医学杂志，2005，11（3）：223-224.

它是中华民族在长期对人体生命运动及疾病的观察、探索过程中，积累大量医学经验知识的基础上，汲取、移植先秦哲学思想和逻辑思维规律及方法，形成的独特的医学科学方法，是为实现认识人体的“现象-状态”层面生命规律而采取的手段和思维途径。其中“外”即着眼于“现象”，通过望、闻、问、切四诊合参，充分启用了感知系统的潜能，最大限度地寻找并发现人体生命运动的生理病理现象与生命运动所处状态间的内在联系。“揣”，即揣测，推理。司外揣内方法，是将长期观察得到的现象与生命运动的规律性联系，形成概念并加以巩固、规范，然后进行归类判断和类比推理活动，此是一个以生命“现象”为认识的出发点，经过类推之“揣”，达到对生命本质的理解和把握的过程。包括“以形正名”，即在观察生命活动外在“象”的基础上，归纳、总结一组与生理、病理状态有固定联系的症状、体征，对这一组现象进行命名，形成概念；以及取象比类，即取人体生理、病理状态的外在征象（现象），与“以形正名”形成的中医理论概念（证候）相比较，作出类同或类异的判断等环节。“内”，是指通过对生命现象的观察、研究，经过理性思维（逻辑推理），把握了生命运动某一层面的本质规律。然而，所把握的生命和疾病的本质，不是脏腑组织结构与功能层面，也不是基因与遗传层面，而是人体的生理和病理状态，即人体“现象-状态”层面生命规律。

三、司外揣内与黑箱方法

所谓黑箱，又称黑系统，是指人们对其内部要素和结构尚不清楚的系统。许多系统的内部组成和结构我们无法理解，或不便于直接了解，这样的系统通常被称为黑箱。黑箱有两个特点：①我们只能通过信息输入和输出的变化对其考察，而不知其内部要素和结构。②黑箱是相对于一定的认识主体而言的。一个系统对于不同的人来说，可能是黑箱，也可能是灰箱（内部要素、构造和机制部分被认识的系统）。黑箱随着科学技术的进步和人们认识能力的提高，会逐步地在人们面前转化为灰箱和白箱。黑箱方法是指在不打开黑箱的条件下，利用外部观测、试验，通过考察黑系统的信息输入和输出的动态过程，研究其特性、功能或行为方式，以推测或探求系统内部结构和运动规律的科学方法。

司外揣内方法与现代控制论的“黑箱”方法有着本质的类同。对于内部有着复杂联系而又不便于打开逐项分析，或打开后有可能干扰破坏原有状态的研究对象，特别是生命体的活动过程和变化，控制论主张用“黑箱”方法加以探究，通过对“黑箱”输入某些已知信息，获得“黑箱”反馈出的各种信息，再就输入和输出信息进行比较研究，就可测知“黑箱”内部的大致联系，并把握其运动变化的规律。由于这一方法没有肢解对象，干扰和破坏对象本身固有的各种联系，被观察认识的是对象固有的特性和变化，因此，这一方法对于许多复杂现象，特别是生命过程之研究，具有许多其他方法所无法比拟的优越性。《黄帝内经》藏象理论的建构、对病因的认识、疾病的诊断与治疗，均涉及到黑箱方法。

系统论认为，复杂事物中除有因果联系、结构联系外，还有诸如系统联系、功能联系、起源联系等多种联系，联系的多样性决定了系统的多样性。人的内部联系也具有多层次、多通道、多环节等多样性特点。因此，借助司外揣内方法测得的联系，就远远多于肢解分析方法一般所只能获得的单纯的直线性因果链环。中医藏象理论之所以能包括许多超结构的联系，如“肾主骨”“肾开窍于耳”“肺主皮毛”等，原因就在于此。藏象理论是从一个特定的角度认识到人的系统联系的某些侧面，所以它尽管与建立在解剖分析基础上的生理系统差异较多，却同样能够自成一体。而且，随着认识的深化，“肾主骨”“肾开窍于耳”“肺主皮毛”等理论已能从钙的代谢、内耳与肾单位的微观同构和机体系统演化等角度，部分地打开“黑箱”予以阐明。故司外揣内方法具有坚实的科学基础，它在复杂系统的研究中有着十分重要的意义和广泛的应用前景。

黑箱方法只研究系统的功能和行为方式，进而推测内部的结构及机制，却不能真正理解其功能的结构基础。特别是由于系统的功能与系统的结构之间并非总是单值对应关系，还存在着“异构同功”的情况，因而，运用黑箱方法对系统的内部要素、结构和机制的推测结论具有或然性，其对对象内部细节的了解远远比不上“白箱”方法那样的精确，而细节的失之笼统又在很大程度上限制了对总体的深入认识。因此，司外揣内的“黑箱”方法也存在着局限性，随着科学技术水平的进步，也应该与“白箱”“灰箱”方法相结合。张希等[①]针对传统“司外揣内”让中医与现代科技相背离以及无法概括“无症状却隐藏着重大疾病”的现状，提出中医学者需秉承中医思维为主体，积极吸收总结西医观察到的生命现象“司内揣内”发展自身，无疑具有积极意义。

四、司外揣内与司内揣外关系研究

现代关于司外揣内与司内揣外关系的研究，大多局限于中医临床诊断学领域，并提出了“司揣内外”的概念。陆小左等[②]认为中医诊断的思维模式中有内反馈与外反馈之分，外反馈是指通过治疗结果检验诊断的准确性，而内反馈则是指在诊断过程中依据新的信息修正自己的诊断结果，而司揣内外正是这一特点的体现。司揣内外要求医生反复对自己的诊断结果进行检验。其中通过分析病人外在的症状和体征，来推测病人机体内部的相应的病理变化，作出初步的诊断，即司外揣内。在对机体内部的病理变化作出初步诊断的基础上，揣测机体外表可能出现的症状和体征，通过进一步的询问核对所作出诊断是否与病人的实际表现相符，即司内揣外。“近者，司内揣外”，是指根据诊断结果对患者疾病的发展趋势和预后作出推测；“远者，司外揣内”，是指根据既往的病史资料由远及近分析病情变化，分析以前医生诊断的得失，自己以前诊断的正确与否，利用前面的病史资料协助作出精确的诊断。赵铮[③]认为“司揣内外”包含了“司外揣内”和“司内揣外”两个层面的意义，是一个完整的中医诊断过程，构成了一个双重诊断体系：空间层面上的有机统一诊断体系，以及时间层面上的分段接续诊断体系。在空间层面上的有机统一诊断体系中，“望、闻”的“司外揣内”和“问、切”的“司内揣外”可以互为逆向验证过程，二者是相互补充、相互修正的有机统一体。在时间层面上的分段接续诊断体系中，“司外揣内”是既往病史、习惯等对当下病人的影响，而“司内揣外”则是当下病人的综合状况对未来疾病及健康的影响。相对于“司外揣内”来说，“司内揣外”应该是更高层次的中医诊断方法，即对人体状况和疾病的预测。林丽等[④]认为司外揣内是通过把握疾病外在的现象，

---

①张希，袁德培，周勇，等. 中医“司内揣内”概述[J]. 世界科学技术——中医药现代化，2021，23（4）：1262-1267.

②陆小左，赵松雪. “司揣内外”与中医诊断思维特点[J]. 天津中医学院学报，2003，22（2）：3-4.

③赵铮. “司揣内外”双重诊断体系刍议[J]. 辽宁中医杂志，2013，40（1）：45-46.

④林丽，卜文超，郑进，等. 论“司揣内外”的内涵及诊断学意义[J]. 北京中医药大学学报，2015，38（10）：661-664.

就可能推测出其内在的病理本质。司内揣外是指通过把握疾病内在的病理本质，以推测出疾病外在的症状和体征。那么，“司揣内外”的基本内涵可完整表述为：在认识疾病发生、发展和变化的过程中，可以通过把握疾病的症状和体征，推测其可能的内在病理本质；更可以通过把握疾病的本质，推测其可能的表现，从而获得关于疾病过去和现在的全面认识；并以此为基础，对其转归、预后及将来可能发生的有关疾病作出一定的预测，使之由表及里，由局部到整体，由初级到高级而达到完满认识。并提出“司揣内外”是中医诊断学基本原理之一。此则沿袭了《中医诊断学》规划教材误将方法当作原理的错误。

另外，马胜等①认为司内揣外辨证的基本涵义，大致有以下五种意思：即按部位、色脉、望闻诊和问切诊、天人关系、有形无形之意，分出“内”和“外”。司内辨证思维的侧重点不是“揣外”，而是“司内”，不应停留于病家的外在脉证和体征方面去考虑问题，而应聚焦于机体的内在因素。内在因素包括阴阳关系、脏腑关系、气血关系、六淫致病特点等人体内部的生理、病理变化规律，并以此作为判断病机，确立治法，处方用药的依据。此则明显是对本篇原文的一种错误诠释。

①马胜，扈培增，姜建国. 浅谈司内揣外辨证观[J]. 河南中医，2015，35（4）：671-672.

五变第四十六

【导读】

五变，即风厥、消瘅、寒热、痹、积聚等五种病变。本篇以刀斧砍伐树木，以及自然界风、霜、旱、雨气候变化，对质地不同的树木所造成的不同损害为喻，说明体质因素在发病和病变过程中的重要意义；通过对五种病变的外候及机理的讨论，说明了疾病的发生、变化与人体的骨节、肌肉、皮肤、腠理的坚固与否等体质因素的密切关系，并提出了“因形而生病”的体质发病学说，强调了体质在发病中的重要作用。由于这些理论是通过列举五种病变来说明的，所以篇名为“五变”。张志聪曰：“此章论因形而生病，乃感六气之化，有五变之纪也。”

【原文】

黄帝问于少俞曰：余闻百疾之始期〔1〕也，必生于风雨寒暑，循毫毛而入腠理，或复还〔2〕，或留止，或为风肿汗出，或为消瘅〔3〕，或为寒热，或为留痹，或为积聚，奇邪〔4〕淫溢，不可胜数，愿闻其故。夫同时得病，或病此，或病彼，意者〔5〕天之为人生风乎，何其异也？少俞曰：夫天之生风者，非以私〔6〕百姓也，其行公平正直，犯者得之，避者得无殆，非求人〔7〕而人自犯之。

黄帝曰：一时遇风，同时得病，其病各异，愿闻其故。少俞曰：善乎哉问！请论以比匠人。匠人磨斧斤〔8〕、砺刀削〔9〕，斲〔10〕材木。木之阴阳〔11〕，尚有坚脆，坚者不入，脆者皮弛〔12〕，至其交节，而缺〔13〕斤斧焉。夫一木之中，坚脆不同，坚者则刚，脆者易伤，况其材木之不同，皮之厚薄，汁之多少，而各异耶。夫木之早花先生叶者，遇春霜烈风，则花落而叶萎；久曝大旱，则脆木薄皮者，枝条汁少而叶萎；久阴淫雨，则薄皮多汁者，皮溃而漉〔14〕；卒风暴起，则刚脆〔15〕之木，枝折杌〔16〕伤；秋霜疾风，则刚脆之木，根摇而叶落。凡此五者，各有所伤，况于人乎！

黄帝曰：以人应木奈何？少俞答曰：木之所伤也，皆伤其枝，枝之刚脆而坚〔17〕，未成〔18〕

伤也。人之有常病也，亦因其骨节皮肤腠理之不坚固者，邪之所舍也，故常为病也。

【校注】

〔1〕始期：开始的时候。《广雅·释言》："期，时也。"

〔2〕复还：指病邪侵入而复出，人体不发生疾病。《灵枢·刺节真邪》说："正风者，其中人也浅，合而自去。"又，孙鼎宜："复还，谓传变。"

〔3〕消瘅：指因脏柔气刚，热气内郁而致肌肉消瘦的病症。

〔4〕奇邪：指四时不正之气。

〔5〕意者：表示测度。相当于大概，也许。

〔6〕私：偏爱。

〔7〕求人：侵犯人。

〔8〕斧斤：斧子。《说文·斤部》："斤，斫木也。"段玉裁注："凡用斫物者皆曰斧，斫木之斧，则谓之斤。"

〔9〕砺刀削：砺，磨。削，一种有柄而微弯的两刃小刀。

〔10〕斲（zhuó 茁）：砍伐。

〔11〕阴阳：指背阳面和向阳面。

〔12〕弛：同"弛"，毁坏。

〔13〕缺：破损，残缺。

〔14〕皮溃而漉：谓树皮溃烂，液汁渗下。漉，渗出。

〔15〕刚脆：坚硬而少韧性。

〔16〕杌（wù 务）：没有枝条的树干。张介宾："杌，音兀，木之无枝者也。"

〔17〕刚脆而坚：脆，疑蒙前文衍，当为"刚而坚"。

〔18〕成：必也，定也。

【释义】

本段原文以刀斧砍伐树木，以及自然界气候变化对质地不同的树木所造成的不同损害为喻，说明体质因素在发病和病变过程中的重要意义。

一、六淫为病，变化多端

《黄帝内经》认为人体疾病的发生，常以六淫外感为初始条件，继而可以引发诸多病变。本篇即言："余闻百疾之始期也，必生于风雨寒暑。"然根据病邪侵犯人体的部位以及患者体质差异等因素的影响，疾病表现可以多种多样，"或为风肿汗出，或为消瘅，或为寒热，或为留痹，或为积聚"。这里仅仅例举五种病症，是受五行推演模式的限制而已，实际发病则更加复杂。如《素问・风论》言风邪之致病云:"风之伤人也,或为寒热,或为热中,或为寒中,或为疠风,或为偏枯,或为风也,其病各异,其名不同。"故《素问・至真要大论》总结说:"夫百病之生也,皆生于风寒暑湿燥火,以之化之变也。"

二、外邪伤人,避者无殆

既然疾病的发生,多因于外邪侵犯人体所致,因此,避免邪气的侵袭,自然就成为预防疾病的重要一环。本篇即明确指出:"夫天之生风……犯者得之,避者得无殆,非求人而人自犯之。"基于邪正斗争的发病观,外避邪气以防病,可谓是《黄帝内经》的一贯思想,如《素问・上古天真论》云:"虚邪贼风,避之有时。"《灵枢・九宫八风》言:"谨候虚风而避之,故圣人日避虚邪之道,如避矢石然,邪弗能害。"然"邪之所凑,其气必虚"(《素问・评热病论》)"正气存内,邪不可干"(《素问・刺法论》),《灵枢・百病始生》指出:"必因虚邪之风,与其身形,两虚相得,乃客其形,两实相逢,众人肉坚。"说明外邪侵袭人体能否发病的关键,还在于人体内在正气的强弱与否,因此,防病的关键还在于通过养生,增强体质,提高抗病能力,从而达到更为积极有效的避邪。

三、体质不同,发病不一

本段先述树木质地有差异,其抗灾害能力不同的自然现象,而后"援物比类",以树喻人,形象地阐明了体质因素在发病中的作用。同一树木,由于部位的不同,质地有坚脆的差别,因而伤有难易;不同的树木,对风雨旱霜等气候变化,可以产生不同的反应。依此类推,认为人也会因体质的强弱不一,对外邪的侵袭有不病、易病、少病或病变不同的差别,回答了"同时得病,或病此,或病彼"的问题。张介宾说:"木有坚脆,所以伤有重轻,人有坚脆,所以病有微甚,故虽同时遇风,而有受有不受,此病之所以异也。"其后又以此为指导,分析善病风厥漉汗、消瘅、寒热、痹、肠中积聚患者的体质特点以求证,结论认为"人之有常病也,亦因其骨节、皮肤、腠理之不坚固者,邪之所舍也,故常为病也"。这一论点,在《黄帝内经》有关人的分类理论中,偏重于形质差异,故篇末有"因形而生病"的论断。

【知识链接】

一、体质的概念

体质一词,《黄帝内经》中并没有记载,直到明・张介宾才在《景岳全书・杂证谟》中明确提出了体质概念,大约明末清初,人们渐趋接受"体质"一词,普遍用它来表征个体的生理特性。

关于体质概念的界定,体质人类学、解剖学、医学人类学等不同学科所下定义不尽相同。即使在中医学领域,各家认识亦不完全一致。在中医学领域,对体质概念的界定,则明显地有两种不同的倾向：一是以匡调元[①]先生为代表的身体素质论，认为“人类体质是人群和人群中的个体在遗传的基础上，在环境的影响下，在其生长、发育和衰老过程中形成的代谢、功能与结构上相对稳定的特殊状态。这种特殊状态往往决定着它对某种致病因素的易感性和其所产生的病变类型的倾向性”。这一界定将体质既区别于气质，又区别于病证；既点明了群体体质，又突出了个体体质，既概括了体质的生理状态，又概括了体质的病理状态；既包含了病因学理论，又包含了病机学理论；在体质形成机理方面，既强调了先天遗传性的影响，又没有忽视后天环境因素的意义。身体素质论者强调属于生理学范畴的体质与属于心理学范畴的气质、性格等，是分属于现代不同学科的概念，不能混为一谈。二是以王琦[②]为代表的心身统一论，认为体质是个体生命过程中，在先天遗传和后天获得的基础上表现出的形态结构、生理功能和心理状态方面综合的、相对稳定的特质。并将心身构成论作为体质学说的四大基本原理之一，认为体质是由特定躯体素质与相关心理素质的综合体，构成体质的躯体素质和心理素质之间的联系是稳定性与变异性的统一，体质分型的标准或人群个体差异性的研究应当注意到躯体–心理的相关性。孙广仁[③]主编的全国统编教材《中医基础理论》也采纳了心身统一论的观点，认为体质由形态结构、生理功能和心理状态三个方面的差异性构成。由此可见心身统一论的影响之大。在上述认识的影响下，中医界对体质的概念界定缺乏统一的标准，并由此导致对体质内涵认识的进一步混乱。

上述对体质概念和内涵认识的分歧和混乱，首先导源于《黄帝内经》有关对人的分类的论述。由于《黄帝内经》基于“形神统一”的思想和当时科学发展水平的限制，对人的分类虽有体质与人格的偏倾，但大多采用了综合分类的方法。如《灵枢》的《通天》和《阴阳二十五人》等篇在论述五态人和阴阳二十五人分类时，既描述了其不同的形态特征，也说明了其气质、性格、处世态度等心理特征。显而易见，《黄帝内经》并没有将生理与心理、体质与人格机械地截然分开，而既有区别，又有联系，更有侧重。受《黄帝内经》上述认识的影响而先入为主，加之中国人特别在中医界固有的经典崇拜的学风，无疑很容易形成体质概念的心身统一论观点。虽然有时也认识到了《黄帝内经》中有关人的分类中涉及了心理学思想，但也不愿意将心理与生理问题分开研究，如王琦[④]所说：“《内经》在对体质的心理描述内容中，存在有相应的类似于心理学中的人格内容，但它无论是从概念上，还是从描述内容上，毕竟还是不能等同于现代心理学中人格内容。”如果要依此类推，是否也要说《黄帝内经》中存在着类似于体质学说的内容，但它无论是从概念上，还是从描述内容上，毕竟还是不能等同于现代体质学说的内容。其次，是方法论上存在的误区。对中医古典文献的诠释，是用古人的观点为今人做注释，还是用今人的观点诠释古人的思想。换言之，是以古释今，还是以今释古。对此问题，答案也是显而易见的，无疑任何诠释都不可能用古去释今，而只能是以今释古。当我们应用现代生理学、病理学和心理学等有关知识诠释《黄帝内经》理论时，发现《黄帝内经》对人的分类既考虑到体质因素，又涉及到人格因素，我们不能由此界定体质就包含着心理因素的内容。这就如同近代自然科学是从自然哲学中分化出来的，我们不能由此界定自然科学中的某一学科如数学

①匡调元. 中医病理学研究[M]. 第2版. 上海：上海科学技术出版社，1989：58.

②王琦. 中医体质学[M]. 北京：中国医药科技出版社，1995：1，26.

③孙广仁. 中医基础理论[M]. 北京：中国中医药出版社，2002：199.

④王琦. 中医体质学[M]. 北京：中国医药科技出版社，1995：9.

等也包含着自然哲学或其他分化学科的成分。因此，从现代科学水平而言，应该将属于心理学范畴的人格与属于生理学、病理学范畴的体质加以明确区别。科学在进步，在发展，我们不能也不应该一直停留在原始的朴素的水平上。

综上所述,体质和人格作为现代生理学和心理学的两个概念,具有比较明确的内涵和外延。因此，无论是哪一门学科，只要是对体质的研究，都应着眼于人的结构、功能与代谢等生理、病理方面，而不能将心理学的内容也纳入体质学之中，自然也就不会有所谓体质概念的广、狭义之分。否则，只能造成研究中的更多的混乱，以及与其他学科交流的困难，从而阻碍自身学科的发展。当然，至于人的体质与人格的关系，则是另外需要研究的问题，并不能包含在体质的概念之中。

二、体质与发病的关系

《灵枢・百病始生》论疾病的发生说："两虚相得，乃客其形。"说明疾病是致病因素作用于人体正气的结果，其发生、发展变化取决于邪正双方的力量对比。而体质就其构成要素来说，则是机体正气盛衰偏颇和影响发病及疾病转化的潜在因素的综合反映。因此，体质与发病的关系可以反映在以下几个方面。

（一）体质强弱决定着发病与否

《素问・评热病论》有一个著名的论点："邪之所凑，其气必虚。"此"气"指正气。而正气之盛衰偏颇决定着体质特征，体质特征则反映着正气之盛衰偏颇。一般而言，正气旺盛者，体质强健，抗病力强；正气虚弱者，体质羸弱，抵抗力差。因此，人体能否感受外邪而发病，主要取决于个体的体质状况。本篇即以斧斤伐木为喻，作了精辟形象的论述。《灵枢・论勇》亦认为："有人于此，并行而立，其年之长少等也，衣之厚薄均也，卒然遇烈风暴雨，或病或不病"，其原因即在于体质之强弱，即"黑色而皮厚肉坚，固不伤于四时之风"，薄皮弱肉者，则不胜四时之虚风。不仅外感病的发病如此，内伤杂病的发病亦与体质密切相关。正如《灵枢・本脏》所说："人之有不可病者，至尽天寿，虽有深忧大恐，怵惕之志，犹不能减也，甚寒大热，不能伤也；其有不离屏蔽室内，又无怵惕之恐，然不免于病。"关键即在于个体体质之差异。

（二）体质因素决定着对某些病邪的易感性与疾病的倾向性

本篇指出："肉不坚，腠理疏，则善病风""五脏皆柔弱者，善病消瘅""小骨弱肉者，善病寒热""粗理而肉不坚者，善病痹"。说明个体体质的特异性，常导致个体对某些致病因子有易感性，或对某些疾病有易罹性、倾向性。《素问・宣明五气》指出："精气并于心则喜，并于肺则悲，并于肝则忧，并于脾则畏，并于肾则恐。"脏气发生偏聚盈虚的体质改变，可使体内形成某种情感好发的潜在环境，使人对外界刺激的反应性增强，使七情的产生有一定的选择和倾向性。这些均说明体质因素在一定程度上决定对某些疾病的易罹性。临床上过敏体质的人，有些人对寒邪有易感受性，发为鼻炎、哮喘等；有些人对海鲜等敏感，易产生结肠炎、哮喘等疾病。气郁质的人，容易为生活中的些微事情而导致肝气郁滞，进而引起郁证、癫病等。痰湿质的人，容易感染某些外邪或者饮食不当而助痰生湿，衍生出种种病证。脾胃气虚体质的人，容易感染幽门螺杆菌，发为胃、十二指肠溃疡、胃炎等。

（三）体质因素决定某些疾病的证候类型

本篇提出同样感受风邪而得病，为什么“其病各异”？原因是“材木之不同，皮之厚薄，汁之多少，而各异耶”。由于体质的差异，邪之所入，随体质而变化，所以发病各异。《素问·风论》也指出：“风之伤人也，或为寒热，或为热中，或为寒中，或为疠风，或为偏枯，或为风也，其病各异。”而造成这种差异性的原因，乃是“因人而异”所致，如“其人肥，则风气不得外泄，则为热中而目黄；人瘦则外泄而寒，则为寒中而泣出”。《灵枢·百病始生》也说：虚邪之中人，“在肠胃之时，贲响腹胀，多寒则肠鸣飧泄，食不化；多热则溏出糜。”即阳盛之体，受邪后易热化，故出现大肠湿热下注证；阴盛体质者则易寒化，故见脾肾虚寒之飧泄。后世医家提出“从化”“类化”之说，如《医宗金鉴·伤寒心法要诀》云：“人感受邪气虽一，因其形脏不同，或从寒化，或从热化，或从虚化，或从实化，故多偏不齐也。”《医源》则指出：“六气伤人因人而化，阴虚体质最易化燥，燥因为燥，即湿亦化为燥；阳虚体质最易化湿，湿因为湿，即燥亦必夹湿。”再如新型冠状病毒感染肺炎，病因为感受疫戾之气，病位在太阴（手足），基本病机特点为“湿、毒、热、痰、瘀、虚”，轻型常常夹杂“寒湿和湿热”之六淫之气，临床有寒湿郁肺证和湿热蕴肺证两种基本状态。普通型临床表现为“湿毒郁阻于肺”，常有热化和寒化之别。重型患者多表现为“疫毒闭肺，气营两燔”。危重症多表现为“内闭外脱，邪热内闭神窍，正气不足抗邪而现亡脱之变”。临床表现轻重差异之所以大相径庭，证候类型也各不相同，究其实质，主要还是体质因素起到了重要作用。

（四）体质因素影响着疾病的传变和转归

疾病发生后是否传变以及传变的方向如何，除与感邪轻重、治疗是否得当有关外，还与患者的体质状况有密切关系。一般而言，体质强壮者，传变较少，病程较短；反之，邪气易于深入，病势较缓，传变多而病程缠绵。如《灵枢·邪气脏腑病形》云：“身之中于风也，不必动脏，故邪入于阴经，则其脏气实，邪气入而不能客，故还之于腑。”体质也是影响疾病预后、转归的重要因素，一般来说，体质强壮者，抗邪力强，病程短，预后好；体质弱者，抗病力差，病邪易乘虚内陷，疾病多难治愈，预后不良。诚如《素问·评热病论》论劳风病的预后说：“精者三日，中年者五日，不精者七日。”《灵枢·论痛》云：“同时而伤，其身多热者易已，多寒者难已。”均强调了体质因素在疾病预后、转归中的重要作用。

正由于体质的特殊性决定着发病后临床类型的倾向性以及疾病的转归与预后，故《黄帝内经》在疾病的诊治上亦特别重视体质因素。如《素问·经脉别论》说：“诊病之道，观人勇怯骨肉皮肤，能知其情，以为诊法也。”《素问·三部九候论》强调治疗疾病，“必先度其形之肥瘦，以调其气之虚实，实则泻之，虚则补之。”《灵枢·论痛》则专论不同体质对针刺艾灸、药物治疗的反应和耐受程度。《灵枢·行针》则说：“百姓之血气各不同形，或神动而气先针行，或气与针相逢，或针已出而气独行，或数刺乃知，或发针而气逆，或数刺病益剧，凡此六者，各不同形。”即针刺得气与否、得气的迟速，也与体质有关。故《灵枢·通天》说：“古之善用针艾者，视人五态乃治之。”因人制宜也就成了中医学的基本治则之一。

【原文】

黄帝曰：人之善病风厥漉汗〔1〕者，何以候之？少俞答曰：肉不坚，腠理踈，则善病风。黄帝曰：何以候肉之不坚也？少俞答曰：䐃肉〔2〕不坚而无分理者〔3〕，肉不坚〔4〕；粗理〔5〕而皮不致者，腠理踈。此言其浑然〔6〕者。

黄帝曰：人之善病消瘅者，何以候之？少俞答曰：五脏皆柔弱者，善病消瘅。黄帝曰：何以知五脏之柔弱也？少俞答曰：夫柔弱者，必有刚强〔7〕，刚强多怒，柔者易伤也。黄帝曰：何以候柔弱之与刚强？少俞答曰：此人薄皮肤而目坚固以深〔8〕者，长衡直扬〔9〕，其心刚，刚则多怒，怒则气上逆，胸中畜积，血气逆留，臗皮充肌〔10〕，血脉不行，转而为热，热则消肌肤，故为消瘅。此言其人暴刚而肌肉弱者也。

黄帝曰：人之善病寒热者，何以候之？少俞答曰：小骨弱肉〔11〕者，善病寒热。黄帝曰：何以候骨之小大，肉之坚脆，色之不一也。少俞答曰：颧骨者，骨之本〔12〕也。颧大则骨大，颧小则骨小。皮肤薄而其肉无䐃，其臂懦懦〔13〕然，其地色炲然〔14〕，不与其天〔15〕同色，污然〔16〕独异，此其候也。然臂薄〔17〕者，其髓不满，故善病寒热也。

黄帝曰：何以候人之善病痹者？少俞答曰：粗理而肉不坚者，善病痹。黄帝曰：痹之高下有处乎？少俞答曰：欲知其高下者，各视其部〔18〕。

黄帝曰：人之善病肠中积聚者，何以候之？少俞答曰：皮肤薄而不泽，肉不坚而淖泽〔19〕，如此则肠胃恶〔20〕，恶则邪气留止，积聚乃作〔21〕。脾胃之间，寒温不次〔22〕，邪气稍至〔23〕；稸积〔24〕留止，大聚乃起。

黄帝曰：余闻病形，已知之矣，愿闻其时。少俞答曰：先立其年，以知其时〔25〕，时高则起，时下则殆〔26〕，虽不陷下，当年有冲通，其病必起〔27〕，是谓因形而生病〔28〕，五变之纪也。

【校注】

〔1〕风厥漉汗：《甲乙经》卷十作“风，洒洒汗出”，宜从。本篇黄帝问语与少俞答语均未言及“风厥”，当为病风，汗出之症。又，张介宾：“风邪逆于腠理，而汗出漉漉不止者，病名风厥。”

〔2〕䐃肉：原作“䐃肉”，据《甲乙经》卷十改。丹波元简：“《甲乙》作‘䐃’为是。以䐃肉候通身之肌肉，见《本脏》等论，诸家以䐃释之，非也。”䐃肉，隆起的肌肉。

〔3〕分理者：者，原脱，据《甲乙经》卷十补。分理，指肌肉的纹理。

〔4〕肉不坚：原作“理者粗理”，文义晦涩，据《甲乙经》卷十改。

〔5〕粗理：《甲乙经》卷十作“肤粗”。粗，粗疏。

〔6〕浑然：大概，大致。

〔7〕柔弱者，必有刚强：张志聪："谓形质弱而性气刚也。"

〔8〕坚固以深：直视而运转不灵，且目睛突起。深，高突，指眼球高突。《礼记·觐礼》："为坛深四尺。"注："深，谓高也，从上曰深。"

〔9〕长衡直扬：衡，原作"冲"，据《甲乙经》卷十一改。长衡直扬，形容睁目竖眉，视直光露。衡，指眉毛，或指眉上部位。张介宾："直扬，视直而光露。"扬，眉毛及其上下部分。

〔10〕髋皮充肌：指肌肤胀满或肿胀。髋，同"宽"，扩展。

〔11〕小骨弱肉：据下文黄帝所问，疑脱"色不一"3字。

〔12〕本：标本，样本。张介宾："目下颊骨曰颧，周身骨骼大小，可验于此。"

〔13〕懦懦：柔弱无力貌。张介宾："懦懦然，柔弱貌。"

〔14〕地色炲然：炲，原作"殆"，形误，据《甲乙经》卷八改。地，指下颌部，又称地阁。炲，黑色。

〔15〕天：天庭，即额部。

〔16〕污然：混浊的样子。马莳："面有天、地、人三部，其地色殆然，不与其天同色，污然甚浊，独异于上、中二部。"

〔17〕然臂薄："然"字下原衍"后"字，据《甲乙经》卷八删。张志聪："臂薄者，股肱之大肉不丰也。"倪冲之："如臂薄者，通体之皮肉薄弱矣。皮肉薄弱，则津液竭少。故曰臂薄者，其髓不满。"

〔18〕知其高下者，各视其部：张志聪："夫皮、脉、肉、筋、骨，五脏之分部也……故各视其部，则知痹之高下。"高下，病位之浅深。

〔19〕淖泽：喻肌肉柔弱，按之如泥。

〔20〕肠胃恶：指肠胃功能低下或失调。

〔21〕作：原作"伤"，据《甲乙经》卷八、《千金要方》卷十一改。

〔22〕不次：不依正常次序，失常。

〔23〕稍至：《甲乙经》卷八作"乃至"。

〔24〕稸积：即蓄积，聚积。稸，同"蓄"。

〔25〕先立其年，以知其时：先确立代表年岁的干支，然后知道五运六气所主之时段。张介宾："先立其年，则五运六气各有所主，故知其时。"

〔26〕时高则起，时下则殆：谓人体有病而遇相生的气运，易于痊愈；遇相克的气运，易致危困。张介宾："凡病遇生旺，则时之高也，故可以起。起，言愈也。如逢衰克，则时之下也，病当危殆矣。"

〔27〕虽不陷下……其病必起：张介宾："虽非衰克陷下之时，而年有所冲，则气有所通，其病亦因而起。"此处之起，是发生之义，非病愈之谓。

〔28〕因形而生病：因形体的五行属性与岁纪的五行相克而发病。张介宾："水火相冲，火当畏水，金木相冲，木当畏金，然火胜则水亦病，木胜则金亦病。故有以金形之人而反病于丁壬年者，有以木形之人而反病于甲己年者，是谓因形而生病。"又，丹波元简："本节诸家并以运气家之言而解之，然运气之说，昉于唐以后，乃不可以彼解此，必别有义之所存，俟考。"

【释义】

本节在上文阐明体质因素在疾病发生过程中起着决定作用的基础上，通过对风厥、消瘅、寒热、痹、积聚五种病变机理的讨论，阐明了体质不同，病变各异的道理，进而说明不同的体质，各有其易感之邪和多发之病，而且病变所在，往往就是机体柔弱脆薄之处，如虚在皮肉筋骨则易病痹、风厥和寒热，虚在五脏六腑则易病消瘅、积聚。

一、体质与“五变”之病

䐃肉不坚，皮肤纹理粗疏的人，容易感受风邪而发为风病多汗；其病机为腠理疏松，卫阳不足，表虚不固，致风邪袭于腠理，故见自汗不止。五脏柔弱，肌肤消瘦，性情刚暴，横眉瞪眼，目睛突起之人，善病消瘅；其病机为多怒气逆，积而为热，乃至热盛伤津，消灼肌肉。骨小、肉弱、皮薄之体质脆弱的人，善病寒热；其病机如张志聪云：“夫在外者皮肤为阳，筋骨为阴，骨小皮薄，则阴阳两虚矣。阳虚则生寒，阴虚则发热，故其人骨小皮薄者，善病寒热也。”皮肤纹理粗疏、肌肉不坚实的人，容易感受风寒湿邪而患痹病，其身体最虚弱的部分也最容易患病。皮肤、肌肉状况不佳的人，其肠胃的功能亦差，再加上饮食寒温不节，容易使邪气留止而患积聚。这里提示积聚的发病有二：一是体质虚弱，即皮薄肉不坚，肠胃功能不健，易致外邪侵袭；二是饮食寒温失调，邪气容易蓄积留止。关于体质与“五变”之病的关系，归纳见表46-1。

表 46-1 “五变”病症与体质

五变	主症	体质	病机
风厥	漉汗	肌肉不坚，皮肤粗疏	腠理疏松，卫表不固
消瘅	肌肤瘦薄，易怒	皮薄肉弱，横眉瞪眼，性情刚暴	气血上逆，郁热灼津
寒热	发热怕冷	颧小皮薄肉弱，下颌色黑而浊	阴阳两虚
痹	关节疼痛	肌肉不坚，腠理疏松	腠理不固，风寒湿邪侵入
积聚	腹部包块	皮薄不泽，肉润不坚	肠胃不健，邪气留止

二、气候变化与发病

本节最后指出：“先立其年，以知其时，时高则起，时下则殆……当年有冲通，其病必起。”说明疾病的发生和变化，不仅与人的体质关系密切，而且与当年、当时的气候有关。总的来说，凡气候变化小或基本正常，则少发病或病较轻，或病易愈；凡气候变化剧烈（或太过，或不及），则易发病或病加重，或病难愈。所以要“先立其年，以知其时”，才能全面掌握病情。

“因形而生病，五变之纪也”，可以说是对全篇主题思想的概括，强调“五变”病症发生的根本在于体质之差异，再次突出了体质因素在人类疾病发生中的重要性。

【知识链接】

一、对“时高则起，时下则殆”的诠释

对于“时高则起，时下则殆”一段文字，后世医家解释虽然并不完全相同，但都着眼于运气学说，张介宾的解释较为原则且易于理解，他指出：“凡病遇生旺，则时之高也，故可以起。起，言愈也。如逢衰克，则时之下也，病当危殆矣。”运气七篇大论认为自然界一切气候现象，都是由“五运”和“六气”两个气象要素系统交错叠加，经过自然的综合而形成的。这种运气交错叠加有着相对的稳定性和变动性。如果运气和时序主岁大致相合则气候谐和，风调雨顺；反之则时序错乱导致灾变。故《素问·五运行大论》说：“上下相遘，寒暑相临，气相得则和，不相得则病……从其气则和，违其气则病。”《素问·六微旨大论》也指出：“至而至者和；至而不至，来气不及也；未至而至，来气有余也……应则顺，否则逆，逆则变生，变则病。”宋·沈括《梦溪笔谈》中诠释说：“大凡物理，有常有变。运气所主者，常也；异气所主者，皆变也。常则如本气，变则无所不至，而各有所占。故其候有从、逆、淫、郁、胜、复、太过、不及之变，其发皆不同。”“气相得则和，不相得则病”，概括地说明了自然界气运的谐调与否和气候、病候的常变密切相关。

从五运、六气之间的关系角度而言，若逢客气胜主气，是上胜下，为顺，标志当时气候变化较小或基本正常，有利于机体的正常活动，则发病轻缓或疾病易愈，此即所谓“时高则起”；病逢衰克之时，即主气胜客气，是下胜上，为逆，标志当时气候变化剧烈，则发病重急或病不易愈，此即“时下则殆”。气生运为顺化，气候变化平和。气克运为天刑，气候变化剧烈，发病亦重。运生气为小逆，虽为相生，但子居母上，仍至微病。运克气为不和，以下克上，故主病甚。运气相同为天符，发病急剧而危险。至于太乙天符之年，气候变化倍剧，发病也急暴而容易死亡。在客主加临中，“主胜逆，客胜从”，也就是主气胜客气为逆，客气胜主气为顺。“君位臣则顺，臣位君则逆”，这里的君是指君火，臣是指相火，如司天之气为少阴君火，主气三之气为少阳相火，这就是君位臣，主顺；司天右间为少阳相火，主气二之气为少阴君火，这就是臣位君，主逆。另外，客气在泉与岁运属性相同的还有同天符、岁会和同岁会。其中同天符与天符一样，气候变化剧烈，发病也重。岁会和同岁会气候变化都较小，发病也缓慢，病程也长。平气之年，气候变化也相对小些，对疾病的影响也较小。具体可参见《素问》有关运气学说的七篇大论。

另外，丹波元简认为：“本节诸家并以运气家之言而解之，然运气之说，昉于唐以后，乃不可以彼解此，必别有义之所存，俟考。”

二、《黄帝内经》对消瘅的论述

消瘅一词，《黄帝内经》凡见17次，后世医家大多视为消渴病。如张介宾注《素问·通评虚实论》曰：“消瘅者，三消之总称，谓内热消中而肌肤消瘦也。”《实用中医内科学》也说，消渴病在《黄帝内经》称“消瘅”，根据发病机制和临床表现的不同，而有“消渴”“膈消”“肺

消”“消中”等不同名称，并认为本篇所言消瘅也属于消渴病[①]。然纵观《黄帝内经》所论消瘅，大致可以分为两种情况：一是消渴类疾病，如《素问·通评虚实论》云：“消瘅……甘肥贵人，则膏粱之疾也。”二则类似于甲状腺功能亢进的突眼症，即本篇所论之消瘅。对此，武长春[②]考证甚详，结合《灵枢·师传》“夫中热消瘅则便寒……胃中热则消谷，令人县心善饥，脐以上皮热；肠中热则出黄如糜”之论，分析消瘅的特点有：其一，脏腑柔弱，气机刚强，内热消灼。其二，临床表现为性情急躁，刚强多怒（其心刚，刚则多怒），发热（血脉不行，转而为热），肌肉消瘦萎弱，皮肤消薄（此人薄皮肤……热则消肌肤……此言人暴刚而肌肉弱者也），多食，常有饥饿感（胃中热则消谷，令人悬心善饥），大便溏糜（肠中热则出黄如糜），胸中不舒，胸部皮肤充血（胸中血气逆留、髋皮充肌、血脉不行），目坚硬（坚）活动不灵活（固）而高起（深），横眉瞪目，直视露光（长衡直扬）。此与现代医学的“突眼性甲状腺功能亢进症”极相似。对本篇描述症状难以理解的是“目坚固以深”，以往注家多理解为目眶凹陷，然本篇所述“目坚固以深者，长衡直扬”，亦为《灵枢·论勇》所描述的勇士的特征，难以想象一个勇士在横眉瞪目的同时，又目眶凹陷，明显不符合中国人对勇士特征的认知，勇士应该如《三国演义》中张飞目睛微突的形象；况且从医学的角度而言，典型的糖尿病也没有“目眶高耸、眼珠凹陷”的表现。因此，本篇所论消瘅，是指因五脏柔弱，气机刚强而致身热消瘦，消谷善饥，刚躁易怒，眼球突出，目光闪露有神等症状的疾病。

现代对《黄帝内经》消瘅病的研究，往往对不同情况不加区分，视为一种病症加以讨论，且多等同于糖尿病。如《白话通解黄帝内经》认为，消瘅，即消渴病。综合《黄帝内经》所论，其成因有四：一是五脏柔弱，如本篇所论；二是肥甘太过，见《素问·通评虚实论》“消瘅……甘肥贵人，则膏粱之疾也”；三是内热消灼，见《灵枢·师传》“胃中热，则消谷，令人悬心善饥”；四是脏气虚寒，见《素问·气厥论》“心移寒于肺为肺消”[③]。宋军等[④]认为消瘅包括Ⅰ型糖尿病、起病时就以消瘦为主要表现的糖尿病（原发性消瘅）、由脾瘅演变而来的糖尿病（继发性消瘅）。多食善饥、肌肤消瘦为消瘅的临床共有特征，就糖尿病范畴内它十分近似于现代临床的瘦型糖尿病，脾瘅与消瘅是糖尿病的两种类型，前者以肥胖为临床特征，而后者则以消瘦为特征，临床需加以区分开来。王冉然等[⑤]从消瘅的文字涵义、四诊特点、病因病机、治疗原则、鉴别诊断等多个方面对其进行梳理和总结，认为消瘅强调的是气血津液的亏耗状态，即虚劳病的一种。消瘅可以是消渴病后期极度虚损的状态，但不能单纯的将其与消渴、消中等同，更不可将消渴病清热滋阴的治疗原则，机械套用于消瘅的治疗。从消瘅的病因病机言，先天脏腑柔脆是形成消瘅的重要体质因素，急躁易怒是易形成消瘅的性格因素，饮食过于肥甘厚味易导致脾气壅滞，郁而化热，诱发消瘅，其病机以虚为本，以热为标，兼见寒证。这里不仅将《黄帝内经》所论消瘅视为一体，同时又将《素问·气厥论》之肺消也纳入消瘅范围讨论，明显有悖逻辑，另外对虚劳病何以目睛突起也没有做出合理解释。徐凤凯等[⑥]研究认为，消瘅病是因

①王永炎，严世芸. 实用中医内科学[M]. 第2版. 上海：上海科学技术出版社，2009：511.

②武长春.《内经》消瘅病考[J]. 中医杂志，1988，(2)：66.

③张登本. 白话通解黄帝内经[M]. 第五卷. 西安：世界图书出版公司，2000：3260.

④宋军，仝小林. 消瘅考[J]. 中国中医基础医学杂志，2009，15(9)：652-653.

⑤王冉然，郑若韵，贺娟.《黄帝内经》消瘅思辨[J]. 中华中医药杂志，2019，34(11)：5351-5354.

⑥徐凤凯，陈晓.《内经》消瘅证治探[J]. 浙江中医药大学学报，2021，45(2)：139-141，149.

五脏气血衰少，津液消灼而成，易现喘息短气、手足清冷、皮肤消薄、肌肉消瘦等象。在治疗上，偏元阴不足，虚阳外发外走，而见性情刚强、烦躁多怒、胸闷不舒、目高横眉瞪眼等证者，可与《外台秘要方》肾沥汤，以补肺益肾，健脾养肝，宁心定志，强阴益精，养血止痛，清热生气；偏肥甘太过，内热炽生，消灼津液，而见喜冷肤热、消谷易饥、便黄如糜、善食而瘦等证者，可与《外台秘要方》宣补丸，以宣泄肠胃之内热，补益五脏之津气。消瘅之病，因气血衰少，津液消灼而成，病变日久，可现胸痹心痛病、腹满寒疝病、奔豚上气病、虚劳结气病、脚气冲心病等。本质上仍然将消瘅病完全等同于现代之糖尿病。

本脏第四十七

【导读】

本，谓根本。脏，指内脏，脏腑。本篇认为人之精神血气魂魄皆藏于五脏，而水谷津液皆化行于六腑，故人以脏腑为根本，脏腑正常则人常平；人体病变的产生，亦本乎脏腑，脏腑异常则病变丛生。基于这一认识，进而阐述了五脏之小大、高下、脆坚对人体影响的二十五种情况，以及从体表组织器官之形态，以测知五脏之小大、高下、脆坚与六腑之大小、厚薄、长短、结直、缓急等特点的方法。本篇可谓是《灵枢·外揣》“司外揣内”“司内揣外”方法综合应用的典范，并提出了“视其外应，以知其内脏，则知所病矣”的命题。马莳云：“内推本脏腑吉凶善恶，故名篇。”

【原文】

黄帝问于岐伯曰：人之血气精神者，所以奉生而周于性命[1]者也。经脉者，所以行血气而营[2]阴阳，濡筋骨，利关节者也。卫气者，所以温分肉[3]，充皮肤，肥腠理[4]，司开合[5]者也。志意[6]者，所以御[7]精神，收魂魄，适寒温，和喜怒者也。是故血和则经脉流行，营复阴阳[8]，筋骨劲强，关节清[9]利矣。卫气和则分肉解利[10]，皮肤调柔，腠理致密矣。志意和则精神专直[11]，魂魄不散，悔怒不起，五脏不受邪矣。寒温和则六腑化谷，风痹[12]不作，经脉通利，肢节得安矣。此人之常平也。五脏者，所以藏精神血气魂魄者也。六腑者，所以化水谷而行津液[13]者也。此人之所以具[14]受于天也，无愚智贤不肖[15]，无以相倚[16]也。然有其独尽天寿[17]，而无邪僻[18]之病，百年不衰，虽犯风雨卒寒大暑，犹有弗能害也；有其不离屏蔽[19]室内，无怵惕之恐，然犹不免于病，何也？愿闻其故。岐伯对曰：窘[20]乎哉问也！五脏者，所以参天地，副阴阳[21]，而连四时，化五节[22]者也。五脏者，固有小大、高下、坚脆、端正、偏倾者；六腑亦有小大、长短、厚薄、结直[23]、缓急。凡此二十五[24]者，各不同，或善或恶，或吉或凶，请言其方[25]。

【校注】

〔1〕奉生而周于性命：谓奉养身体并周全地维持生命活动。奉生，奉养生命。周，周全、保全。张介宾："奉，养也；周，给也。人身以血气为本，精神为用，合是四者以奉生，而性命周全矣。"

〔2〕营：运行。张介宾："营，运也。"

〔3〕分肉：肌肉相分或相会之处，即体表可见的两肉之间的凹陷。此泛指肌肉。

〔4〕肥腠理：使腠理丰盛。腠理，皮肤肌肉的纹理。

〔5〕开合：原作"关合"，据《素问·生气通天论》王冰注引本书及马注本、张注本改。张介宾："卫行脉外，故主表而司皮毛之开合。"

〔6〕志意：指神的调控作用。

〔7〕御：驾驭，统摄。张介宾："御，统御也。"

〔8〕营复阴阳：指往复运行于全身内外。营，营运。阴阳，此指内外。

〔9〕清：《太素》卷六作"滑"，义胜。

〔10〕解利：舒缓而滑利。

〔11〕精神专直：精神集中，专一不乱。张介宾："言其专一而正也。"

〔12〕风痹：泛指外邪伤人而致气机闭阻的多种病症。

〔13〕津液：泛指水谷精微。

〔14〕具：表示范围，相当于"都""全部"。也作"俱"。

〔15〕无愚智贤不肖：无，《太素》卷六无此字，宜删。不肖，不贤。

〔16〕倚：偏斜，偏侧。张介宾："倚，偏也，一曰当作异。"

〔17〕天寿：即天年，指人的自然寿命。

〔18〕邪僻：指乖戾不正之气。

〔19〕屏蔽：屏障。指遮蔽之物。

〔20〕窘：困迫，穷迫。张介宾："窘，言难也。"

〔21〕副阴阳：符合阴阳之变化规律。副，符合。

〔22〕连四时，化五节：谓五脏通于四时，顺五时而变化。杨上善："肝春、心夏、肺秋、肾冬，即连四时也。从五时而变，即化五节。节，时也。"

〔23〕结直：即曲直。《广雅·释诂一》："结，曲也。"

〔24〕二十五：《甲乙经》卷一此后有"变"字，宜从。杨上善："五脏各有五别□□六腑皆准五脏，亦有五别，故脏腑别言各有五别，五五二十五也。五脏既五，六腑亦五，三焦一腑属于膀胱，故唯有五。"

〔25〕方：道理。《广韵·阳韵》："方，道也。"

【释义】

本段总冠全篇，总论脏腑、经脉、血气、精神的生理功能，其中气血为基本营养物质，经脉为气血输布之通道，精神志意调控生命活动，五脏六腑化生并贮藏精神血气。以脏腑为核心，由此引出有关脏腑形态、位置、质地与人体生命活动的讨论。

一、脏腑、经脉、血气、精神的功能

（一）血气精神的功能

本段开篇即论述了血气精神在生命活动中的重要作用，所谓“人之血气精神者，所以奉生而周于性命者也”，指出血气与精神是人体生命必须具备的。血气是生命的物质基础，精神代表神气，是人体生命活动的主宰，两者功能密切配合，使生命功能蓬勃旺盛。

卫气的生理功能为“温分肉，充皮肤，肥腠理，司开合”。卫气乃水谷之悍气，其性慓疾滑利，不得入于脉中，故循行于皮肤之间，其气温热，故能温分肉、充皮肤、肥腠理，还有主司汗孔开合的作用。卫气调和，则分肉滑利而不滞涩，皮肤调柔，腠理致密。

志意，可理解为神的调控作用，隶属于精神范围。志意对生命活动的调控表现在四个方面：一是“御精神，收魂魄”，调节、控制人的精神意识、思维等活动；二是“和喜怒”，即调节人的情感、情绪，使之活动正常；三是“适寒温”，即调节机体对外界寒热变化的适应，如春夏时节天气暖和，人体经脉气血运行加速，并趋于外；秋冬季节，则气血运行减缓，趋于内，故以四时脉象的上下浮沉可以显现机体内神气的调节作用；四是防御作用，即基于上述三点，使人能适应自然、社会环境的变化而不发生疾病，所谓“魂魄不散，悔怒不起，五脏不受邪矣”。

（二）经脉的功能

经脉的生理功能是“行血气，营阴阳，濡筋骨，利关节”。此中关键是因为经脉为运行血气的通道，《素问·脉要精微论》说：“夫脉者，血之府也。”通过阴阳经脉的循环营运，而使血气得到平衡协调，全身的筋脉、骨节得到血气的濡养而能舒展屈伸自如。

（三）脏腑的功能

本节论脏腑的功能云：“五脏者，所以藏精神血气魂魄者也。六腑者，所以化水谷而行津液者也。”不仅非常简要地概括了五脏六腑的生理功能特点，而且说明了脏腑与血气精神的关系。

五脏藏精气，精气为精神活动的物质基础，故五脏又能藏精神魂魄，参与精神意识思维活动，所以又有“五神脏”之称。五脏各自的藏精主神的功能，在《灵枢·本神》中有论：“肝藏血，血舍魂”；“脾藏营，营舍意”；“心藏脉，脉舍神”；“肺藏气，气舍魄”；“肾藏精，精舍志”。六腑主要功能是腐熟消化转输水谷和水液。水谷精气在六腑中产生，通过脾的升清作用和肺的敷布功能将其向五脏传输，而五脏代谢后的产物又转入于六腑中，与水谷糟粕一起排出体外。所以六腑的功能与五脏不同，六腑本身不藏精气（除胆以外），着重转输水谷。然五脏与六腑之间又相互为用，正如张琦《素问释义》所说：“精气化于腑而藏于脏，非腑之化则精气竭，非脏之藏则精气泻。”张志聪进一步发挥说：“夫营卫血气，脏腑之所生也。脉肉筋骨，脏腑之外合也。精神魂魄，五脏之所藏也。水谷津液，六腑之所化也。”因此，血气精神等均以脏腑为根本。

二、脏腑与人体健康寿夭的关系

在对脏腑、经脉、血气、精神的功能及其关系论述的基础上，本节又讨论了脏腑与人体健康寿夭的关系，认为虽然人之脏腑、经脉、气血、精神禀受于自然，与聪明智慧无关，所谓“无愚智贤不肖，无以相倚也”，但却有着寿夭之别，又有病或不病之异。之所以如此，与人脏腑之形态、位置、性质之不同有关，五脏有小大、高下、坚脆、端正、偏倾，六腑有小大、长短、厚薄、结直、缓急，凡此诸种不同，则有“或善或恶，或吉或凶”之差异。同时，脏腑之气外合于天地，通于四时，应于五节，与自然界密切相关，脏腑之形态、位置、性质的差异，也会造成人体适应自然环境变化的不同，因此引发不同的疾病。所以，人有健康无病，独尽天寿者，也有“不离屏蔽室内，无怵惕之恐，然犹不免于病”者的区别。

【知识链接】

一、《黄帝内经》关于健康的理念

健康是生命的一种自然状态，《黄帝内经》称为“平人”“常人”等。本篇谓“此人之常平也”，其中突出一个“和”字，即“血和”“卫气和”“志意和”“寒温和”，可以总括为血气运行和畅、精神活动正常、人能适应外界寒温环境三个方面，从中我们可以领悟《黄帝内经》关于健康的标准有三条：一是人体功能活动正常，以气血运行和畅为标准，具体表现在“经脉流行，营复阴阳，筋骨劲强，关节清利”“分肉解利，皮肤调柔，腠理致密”；二是人的精神活动正常，即“志意和”，具体表现在“精神专直，魂魄不散，悔怒不起，五脏不受邪”；三是人体能适应外界的环境，即“寒温和”，具体表现在“六腑化谷，风痹不作，经脉通利，肢体得安”。要言之，健康的本质是“和”——气血和、心身和、天人和。健康就是人体的内环境以及人体与自然社会环境的一种和谐状态①。

世界卫生组织对健康的定义为：健康不仅指一个人身体有没有出现疾病或虚弱现象，而是指一个人生理上、心理上和社会上的完好状态。该定义包括生理、心理和社会适应性 3 个方面，与本篇所论有异曲同工之妙。不过中医学关于“和”的涵义及其文化价值更加深刻。中国的哲学智慧，集中体现在一个“和”字上。它不仅是中华民族的基本精神和基本特质，也是中国哲学和中华文化的最高价值标准。

---

①王庆其. 王庆其内经讲稿[M]. 北京：人民卫生出版社，2010：145.

二、关于“卫气”生理的认识

本篇主要着眼于卫气的生理功能阐述，指出：“卫气者，所以温分肉，充皮肤，肥腠理，司开合者也”“卫气和则分肉解利，皮肤调柔，腠理致密矣”。提示卫气具有三种功能：①护卫肌表，防御外邪；②温养皮毛、肌肉、脏腑；③调节腠理的开合。结合《灵枢·胀论》“卫气之在身也，常然并脉循分肉”，以及《素问·痹论》“卫者……循皮肤之中，分肉之间，熏于肓膜，散于胸腹”等论述，黄龙祥①总结卫气运行路径有三：主干道为表里之分的“分肉之间”；其二，皮下肌上的分腠之间；其三，从分肉之间这一卫气的主干道上又发出众多的细小通道外达于肌表，名曰“气穴”。气门、气穴、气道构成卫气运行的完整路径，同时也是邪气出入路径和住留之处，是古典针灸学中极为重要的概念。

三、卫气司开合的发挥

宋代医家杨士瀛在《仁斋直指方论·论崩中带下》中，发挥本篇卫气司开合之论，用于崩漏、带下的治疗，可谓别开思路，特摘录如下。

下部出血不止，谓之崩中；秽液常流，谓之带下。崩中失血，多因冲任虚损，荣道受伤得之；冷带杂下，多因下焦不固，内挟风冷得之，是固然尔。然崩中者，投以当归、川芎、香附诸黑药之属，血暂止而终不止；带下者，投以熟艾、余粮、牡蛎、海螵蛸之类，带暂歇而终不歇，其故何哉？经曰：卫气者，所以温分肉，充皮肤，肥腠理，司开阖。卫气若虚，则分肉不温，皮肤不充，腠理不肥，而开阖失其司耳。况胃为血海，水液会焉。胃者，中央之土，又所以主肌肉而约血水也。卫气与胃气俱虚则肌弱而肤空，血之与水不能约制，是以涓涓漏卮，休作无时而不暂停矣。然则封之止之，其可不加意于固卫厚脾之剂乎？此桂枝附子汤以之固卫，见《活人书》。而人参、白术、茯苓、草果、丁香、木香，以之厚脾，二者俱不可缺也。

【原文】

心小则安，邪弗能伤，易伤以忧[1]；心大则忧不能伤，易伤于邪[2]。心高则满于肺中，悗而善忘，难开以言[3]；心下则脏外[4]，易伤于寒，易恐以言。心坚则脏安守固；心脆则善病消瘅热中[5]。心端正则和利难伤；心偏倾则操持不一，无守司[6]也。

肺小则[7]少饮，不病喘喝；肺大则多饮，善病胸痹、喉痹、逆气[8]。肺高则上气肩息咳[9]；肺下则居贲迫肺[10]，善胁下痛。肺坚则不病咳上气；肺脆则苦病消瘅易伤。肺端正则和利难伤；肺偏倾则胸偏痛也。

肝小则脏安，无胁下之病；肝大则逼胃迫咽，迫咽则苦膈中[11]，且胁下痛。肝高则上支贲，切胁悗[12]，为息贲[13]；肝下则逼胃，胁下空，胁下空则易受邪。肝坚则脏安难伤；肝脆则善病消瘅易伤。肝端正则和利难伤；肝偏倾则胁下[14]痛也。

---

①黄龙祥. 中国古典针灸学大纲[M]. 北京：人民卫生出版社，2019：22-23.

脾小则脏安，难伤于邪也；脾大则苦凑胁而痛[15]，不能疾行。脾高则胁引季胁[16]而痛；脾下则下加于大肠，下加于大肠则脏苦受邪[17]。脾坚则脏安难伤；脾脆则善病消瘅易伤。脾端正则和利难伤；脾偏倾则善满善胀也。

肾小则脏安难伤；肾大则善病腰痛，不可以俯仰，易伤以邪。肾高则苦背膂[18]痛，不可以俯仰；肾下则腰尻[19]痛，不可以俯仰，为狐疝[20]。肾坚则不病腰背痛；肾脆则善病消瘅易伤。肾端正则和利难伤；肾偏倾则苦腰尻痛也。凡此二十五变者，人之所苦常病。

黄帝曰：何以知其然也？岐伯曰：赤色小理[21]者心小，粗理者心大。无髑骬[22]者心高，髑骬小短举者心下。髑骬长者心下坚，髑骬弱小以薄者心脆。髑骬直下不举者心端正，髑骬倚一方者心偏倾也。

白色小理者肺小，粗理者肺大。巨肩反膺陷喉[23]者肺高，合腋张胁[24]者肺下。好肩背厚者肺坚，肩背薄者肺脆。背膺厚者肺端正，胁偏踈[25]者肺偏倾也。

青色小理者肝小，粗理者肝大。广胸反骹[26]者肝高，合胁兔骹[27]者肝下。胸胁好者肝坚，胁骨弱者肝脆。膺腹好相得[28]者肝端正，胁骨偏举者肝偏倾也。

黄色小理者脾小，粗理者脾大。揭唇[29]者脾高，唇下纵者脾下。唇坚者脾坚，唇大而不坚者脾脆。唇上下好者脾端正，唇偏举者脾偏倾也。

黑色小理者肾小，粗理者肾大。高耳者肾高，耳后陷者肾下。耳坚者肾坚，耳薄不坚者肾脆。耳好前居牙车[30]者肾端正，耳偏高[31]者肾偏倾也。凡此诸变者，持则安，减则病[32]也。

帝曰：善。然非余之所问也。愿闻人之有不可病者，至尽天寿，虽有深忧大恐，怵惕之志，犹不能减[33]也，甚寒大热，不能伤也；其有不离屏蔽室内，又无怵惕之恐，然不免于病者，何也？愿闻其故。岐伯曰：五脏六腑，邪之舍也[34]，请言其故。五脏皆小者，少病，苦燋心[35]，大愁忧；五脏皆大者，缓于事，难使以忧。五脏皆高者，好高举措[36]；五脏皆下者，好出人下[37]。五脏皆坚者，无病；五脏皆脆者，不离于病。五脏皆端正者，和利得人心；五脏皆偏倾者，邪心而善盗，不可以为人平[38]，反复言语[39]也。

【校注】

〔1〕心小则安……易伤以忧：张志聪："心小则神气收藏，故邪弗能害，小心故易伤以忧也。"

〔2〕心大则忧不能伤，易伤于邪：张志聪："心大则神旺而忧不能伤，大则神气外弛，故易伤于邪也。"

〔3〕悗而善忘，难开以言：张志聪："在心主言，在肺主声，满则心肺之窍闭塞，故闷而善忘，难开以言也。"悗，同"闷"。

〔4〕心下则脏外：指心脏位置偏于低下，则心阳之气外散。

〔5〕消瘅热中：消瘅，即消渴类疾病。热中，即内热病症。

〔6〕无守司：谓神气不能内守而主司其事。

〔7〕肺小则：丹波元简："以前后文例推之，'肺小则'下恐脱'安'字。"宜从。

〔8〕逆气：气上逆也，指肺气上逆而产生咳喘等病症。

〔9〕肩息咳：张介宾："耸肩喘息而咳也。"

〔10〕居贲迫肺：《甲乙经》卷一"居"作"逼"，《太素》卷六"肺"作"肝"，宜从。意谓逼迫贲门和压迫肝脏，故常胁下痛。贲，贲门，胃之上口。

〔11〕膈中：即噎膈。临床主要表现为饮食咽下困难，或食入即吐。

〔12〕切胁悗：切，疑为"且"之讹。悗，同"闷"，烦闷。

〔13〕息贲：气急上奔，呼吸喘促的病症。

〔14〕胁下：此后《太素》卷六、《甲乙经》卷一均有"偏"字。

〔15〕凑胗而痛：谓胁下胀满而痛。凑，充聚。胗，胁下空软处。

〔16〕季胁：又名季肋、软肋。相当于侧胸第11、12肋软骨部分。

〔17〕脏苦受邪：指脾脏易被邪气所害。

〔18〕膂：张介宾："膂音吕，夹脊肉也。"

〔19〕尻：尾骶骨也。

〔20〕狐疝：张志聪："狐疝者，偏有大小，时时上下。狐乃阴兽，善变化而藏，睾丸上下，如狐之出入无时，此肾脏之疝也。"

〔21〕小理：杨上善："理者，肉之文理。"张志聪："小理者，肌肉之文理细密。"

〔22〕髑骬（hé yú 合于）：指胸骨剑突。

〔23〕反膺陷喉：张介宾："胸前两旁为膺，胸突而向外者是为反膺。肩高胸突，其喉必缩，是为陷喉。"

〔24〕合腋张胁：两腋紧敛，两胁开张。

〔25〕胁偏疎：指肋骨偏斜而稀疏。

〔26〕广胸反骹（qiāo 敲）：胸廓宽厚，肋骨高突。骹，肋骨与胸骨相交处。张介宾："反骹者，胁骨高而张也。"

〔27〕合胁兔骹：指胁部狭窄，肋骨隐伏。张介宾："兔骹者，胁骨低合如兔也。"

〔28〕膺腹好相得：指胸部与腹部相称。

〔29〕揭唇：口唇向上翻起。杨上善："揭，举也。"

〔30〕牙车：亦称颊车，即下颌角处。

〔31〕耳偏高：指一侧耳高。杨上善："一箱独高为偏。"

〔32〕持则安，减则病：张介宾："凡以上诸变，使能因其偏而善为持守，则可获安；若少有损减，则不免于病矣。"

〔33〕减：《太素》卷六、《甲乙经》卷一并作"感"。《广雅·释诂二》："感，伤也。"张介宾："减，损也。"

〔34〕五脏六腑，邪之舍也：谓五脏六腑若有偏差不调，则成为邪气滞留的处所。

〔35〕苦燋心：苦于焦心思虑。燋，同"焦"。

〔36〕好高举措：举止处事好高骛远。

〔37〕好出人下：甘心居于他人之下。

〔38〕不可以为人平：谓不可作为公正评议之人。平，通"评"，评议。

〔39〕反复言语：言语反复无常。

【释义】

本节从司内揣外的角度，分述五脏之小大、高下、坚脆、端正、偏倾之不同，而引起人之不同的生理特征和病理特点，统称二十五变。又从司外揣内的角度，阐述如何认识和判断五脏之小大、高下、坚脆、端正、偏倾，即五脏五变之外候特点，并总结了五脏五变和疾病及人之行为的关系，指出发病与否与五脏有关。

一、五脏五变的生理、病理特点及外候

根据原文所述，现将五脏五变的生理、病理及外候特点的内容归纳如下（表 47-1）。

表 47-1 五脏五变的生理、病理及外候特点

五脏	五变	体表外候特点	生理、病理特点
心	小	赤色小理	脏安，邪弗能伤，易伤以忧
	大	赤色粗理	忧不能伤，易伤于邪
	高	无髑骬	满于肺中，悗而善忘，难开以言
	下	髑骬小短举	脏外，易伤于寒，易恐以言
	坚	髑骬长	脏安守固
	脆	髑骬弱小以薄	善病消瘅热中
	端正	髑骬直下不举	和利难伤
	偏倾	髑骬倚一方	操持不一，无守司
肺	小	白色小理	少饮，不病喘喝
	大	白色粗理	多饮，善病胸痹、喉痹、逆气
	高	巨肩反膺陷喉	上气肩息、咳
	下	合腋张胁	居贲迫肺，善胁下痛
	坚	好肩背厚	不病咳、上气
	脆	肩背薄	苦病消瘅易伤
	端正	背膺厚	和利难伤
	偏倾	胁偏疏	胸偏痛
肝	小	青色小理	脏安，无胁下之病
	大	青色粗理	逼胃迫咽，迫咽则苦膈中，且胁下痛
	高	广胸反骹	上支贲切，胁悗，为息贲
	下	合胁兔骹	逼胃，胁下空，易受邪
	坚	胸胁好	脏安难伤
	脆	胁骨弱	善病消瘅易伤
	端正	膺腹好相得	和利难伤
	偏倾	胁骨偏举	胁下痛
脾	小	黄色小理	脏安，难伤于邪
	大	黄色粗理	苦凑眇而痛，不能疾行
	高	揭唇	眇引季胁而痛
	下	唇下纵	下加于大肠，脏苦受邪
	坚	唇坚	脏安难伤
	脆	唇大而不坚	善病消瘅易伤
	端正	唇上下好	和利难伤
	偏倾	唇偏举	善满善胀

续表

五脏	五变	体表外候特点	生理、病理特点
肾	小	黑色小理	脏安难伤
	大	黑色粗理	善病腰痛，不可以俯仰，易伤以邪
	高	高耳	苦背膂痛，不可以俯仰
	下	耳后陷	腰尻痛，不可以俯仰，为狐疝
	坚	耳坚	不病腰背痛
	脆	耳薄不坚	善病消瘅易伤
	端正	耳好前居牙车	和利难伤
	偏倾	耳偏高	苦腰尻痛

五脏形态、位置、质地对人体生理、病理的影响，总体而言，心脏小的人，神敛内藏，心神安定，外邪不易伤害，但是心小则神怯，易伤于忧愁；心脏大的人，神气旺，不伤于忧，但是心大则神不内守而外驰，易为外邪所伤。心位偏高的人，则上迫肺，使肺满，多致心中烦闷，善忘，遇事难以用言语开导；心位偏低的人，神不内守而外扬，易伤于寒邪，经不起言语的恐吓。心脏坚实的人，脏气与精神内守，心神安定；心脏脆弱的人，心火易动，津液被灼而容易病消瘅热中。心位端正的人，神气和谐，邪气难伤；心位偏斜不正的人，心神的操持不能一致，神气散荡，难以内守。

肺脏小的人，饮水少，不病喘息；肺脏大的人，饮水多，易病胸痹、喉痹及气逆喘咳等症。肺位偏高的人，肺叶伸张不利，气易上逆而抬肩喘咳；肺位偏低的人，肺体靠近胃上口，致肺的气血不通，常牵及胁下作痛。肺脏坚实的人，不易患上逆喘咳等症；肺脏脆弱的人，气化失调，津液亏乏，易病消瘅。肺脏端正，肺气调和通利，邪气难以伤害；肺位偏倾不正，气不宣畅，易出现一侧胸痛。

肝脏小的人，脏气安宁，无胁下疼痛等症；肝脏大的人，逼迫胃脘和食道，可形成饮食不入的膈中证，并且胁下疼痛。肝位高的人，向上支撑膈膜，紧贴着胁部，常形成息贲病；肝脏位置偏低的人，逼迫胃部，胁下空虚，容易为邪所侵；肝脏坚实的人，脏气安固，不易受外邪所伤；肝脏脆弱的人，相火易动，多病消瘅热中；肝脏端正的人，脏气和谐，不易受邪气所伤；肝脏偏倾的人，气不舒畅而胁下作痛。

脾脏小的人，脏气安定，不易为邪所伤；脾脏大的人，胁下软肉处结聚作痛，不能快步行走。脾脏位置高的人，胁下空软处牵引季胁疼痛；脾脏位置低的人，下迫大肠，易为邪气伤害。脾脏坚实的人，脏气安定，难以为外邪所伤；脾脏脆弱的人，不能转输津液，多病消瘅，并易受外邪所伤。脾脏端正的人，脏气平顺，邪气难以伤害；脾脏偏倾的人，脾气不利，易发生胀满病。

肾脏小的人，脏气安定，邪气难伤；肾脏大的人，多病腰痛，不能俯仰，且易为邪所伤。肾脏位置高的人，背膂作痛，不能前俯后仰；肾脏位置低的人，腰尻部疼痛而不能俯仰，易形成狐疝病。肾脏坚实的人，不会发生腰背疼痛之类的疾病；肾脏脆弱的人，水不制火，多病消瘅。肾脏端正的人，脏气和谐，元气充沛，邪不能伤；肾位偏斜的人，腰尻部经常作痛。

从上述五脏五变的生理病理特点及外候特征可以看出，五脏小、坚、端正者，多脏气安和不病；五脏大、高、下、脆、偏倾者，多致本脏及相应组织发生病理改变。尤其要强调的是五脏“脆”，均“善病消瘅易伤”，其机理为脏阴不足，虚火灼津。

二、五脏五变与心理行为

本节在论述五脏五变与疾病的关系时，也一并论述了五脏五变与人的心理行为的关系。本篇言“五脏者，所以藏精神血气魂魄者也”，因此，五脏的大小、高下、坚脆、偏倾端正等，也会对人的心理行为造成影响，具体归纳如表 47-2。

表 47-2 五脏五变与心理行为的关系

五脏五变	心理行为
小	少病，苦燋心，大愁忧
大	缓于事，难使以忧
高	好高举措
下	好出人下
坚	无病
脆	不离于病
端正	和利得人心
偏倾	邪心而善盗，不可以为人平，反复言语

古人认识到五脏位置、形态的差异，可以影响机体的生理功能，使人的阴阳气血活动呈现个体性差异，从而表现为各种不同的心理行为。这种把心理行为特点与脏腑气血活动统一起来的观点，有其一定的合理性，也是中国古代“形神亦恒相因”思想的体现。然本篇从社会思想意识和行为表现出发，以不同体质者体型特点、性格表现来区别和比附脏腑形态特征，则有推测和想象之嫌。

【知识链接】

一、消瘅的诠释

本篇言五脏“脆则善病消瘅”，《灵枢・邪气脏腑病形》言五脏脉“微小为消瘅”，对此大多数医家认为此消瘅即消渴病，然沈金鳌在《杂病源流犀烛》卷十七中指出：“消瘅，肝、心、肾三经之阴虚而生内热病也。即经所谓热中，与三消异。《灵枢经》言：五脏皆柔弱者，善病消瘅。夫皆柔弱者，天元形体不充也。其本大气不足，五脏气馁，阴虚生内热，自是内热不解，而外消肌肉，故五脏之脉，皆以微小者为消瘅，是五脏之气，不能充满于荣分，而内有郁热以烁之也。故法以脉实大者为顺，虽病可治。若脉悬小而坚，则精枯血槁，必不能耐久矣。是知消瘅之病，本起于不足，必以滋阴平肝清热为主也。宜生地黄饮子、玉泉丸。”王冉然等①也

①王冉然，郑若韵，贺娟.《黄帝内经》消瘅思辨[J]. 中华中医药杂志，2019，34（11）：5351-5354.

认为消瘅强调的是气血津液的亏耗状态，即虚劳病的一种，可以是消渴病后期极度虚损的状态。张怡等[1]较为系统的考释了早期文献中“瘅”字的含义，发现“瘅”在早期非医文献中的含义为“劳病”，意为因身心过用而导致疲惫或疾病，引申为枯竭、耗尽之义。又因与“亶”通假而具备厚、盛之义，与“惮”通假而兼有忌难、恶、怒等义，在某些情况下还可以表示疫鬼。“瘅”与“疸”通假，在假为“疸”时表示黄病。“瘅”在《黄帝内经》中亦有“劳病”“旱病”“热”“厚盛”等义，亦可假借为“疸”指“黄病”，并且出现了非医文献中未载的“热”义，而非医文献中“瘅”字的“难”“恶”“怒”义则没有明确体现。“瘅”释为“劳病”时不同于一般的劳病，它存在“热”的病机特点，兼有热势厚盛、耗损津液肌肉的病理表现，容易转归为消渴、热中等病症。提示临床对瘅病的治疗既需关注火热的标象，又需注重其五脏虚弱、津液亏耗的病本。说明消瘅的范围更广一些。

二、关于心脏病症的诠释

本节关于心脏功能与病症的描述，未见言及“心脏跳动”，亦没有涉及脉律与脉率的问题。对此，廖育群[2]研究认为，推测古人未能认识“心脏跳动”的原因可能有二：一是中国古代虽然确有基于医学研究目的而进行人体解剖活动的记载，但这种尸体解剖是观察不到心脏跳动的；其二则是由于“心之官则思”这种对于心脏“官能”的普遍认识，使人不可能想象这个“君主之官”会昼夜无休止地跳动。而只有当危险临身时，才会出现征兆性的“心动”。如《史记·高祖纪》：“高祖之东垣，过柏人，赵相贯高等谋弑高祖，高祖心动，因不留。”其中所言“心动”，显然与心跳的节律性运动不是一回事。同样，医家亦认为：“悲哀愁忧则心动，心动则五脏六腑皆摇”（《灵枢·邪客》）。古人虽然知道心前区的跳动现象，但却没有认识到这是心脏在跳动，而解释成“胃之大络”的跳动，所谓“胃之大络，名曰虚里，贯膈络肺，出于左乳下，其动应衣，脉宗气也”（《素问·平人气象论》）。

另外，本篇论心以外的其余四脏病症，均未涉及对“神”的影响。杨上善解释说：“心脏言神，有此八变。后之四脏，但言脏变，皆不言神变者，以神为魂魄意志之主，言其神变，则四种皆知，故略不言也。”

三、脏腑为本的发病观

本篇名为《本脏》，不但在生理功能上强调以脏腑为本，重视血气精神和脏腑的关系，同时在病理变化中也重视脏腑与发病的关系，强调疾病的发生以内因为主，以脏腑为本，脏腑的强弱盛衰，是病与不病的决定性因素。所以，文中说：“五脏皆坚者，无病；五脏皆脆者，不离于病。”说明脏腑坚实，正气充盛，体质强壮，“脏安难伤”。如果五脏脆弱，正气虚衰，易受邪气侵袭，必不免于病，所谓五脏脆弱皆“善病消瘅易伤”，即是其例。本节指出五脏之形态、位置、质地之不同，会不同程度地影响人的生理功能和抗病能力，因而易发某些病症，如

①张怡，李海峰. 释《黄帝内经》中的“瘅”[J]. 中国中医基础医学杂志，2020，26（5）：561-563，590.

②廖育群. 重构秦汉医学图像[M]. 上海：上海交通大学出版社，2012：259-260.

肾脏位置偏低，易发腰尻部疼痛和狐疝，肺脏位置高，易发“上气肩息咳”等，因此说“五脏六腑，邪之舍也”，脏腑虚弱，常成为邪气稽留的场所。五脏之形态、位置、质地的差异，虽多因先天禀赋，但也与后天调养有关，因此，人可以通过调养，改善脏腑的功能状态，以预防疾病的发生，所谓“持则安，减则病”，此亦是《黄帝内经》养生防病的一贯思想。

【原文】

黄帝曰：愿闻六腑之应。岐伯答曰：肺合大肠，大肠者，皮其应。心合小肠，小肠者，脉其应。肝合胆，胆者，筋其应。脾合胃，胃者，肉其应。肾合三焦膀胱，三焦膀胱者，腠理毫毛其应[1]。

黄帝曰：应之奈何？岐伯曰：肺应皮。皮厚者大肠厚，皮薄者大肠薄。皮缓腹裹[2]大者大肠大[3]而长，皮急者大肠急而短。皮滑者大肠直，皮肉不相离者大肠结[4]。

心应脉。皮厚者脉厚，脉厚者小肠厚；皮薄者脉薄，脉薄者小肠薄。皮缓者脉缓，脉缓者小肠大而长；皮薄而脉冲小[5]者，小肠小而短。诸阳经脉皆多纡屈者[6]，小肠结。

脾应肉。肉䐃坚大者胃厚，肉䐃么[7]者胃薄。肉䐃小而么者胃不坚；肉䐃不称身[8]者胃下，胃下者下管约不利[9]。肉䐃不坚者胃缓，肉䐃无小果累[10]者胃急。肉䐃多小[11]果累者胃结，胃结者上管[12]约不利也。

肝应爪。爪厚色黄者胆厚，爪薄色红者胆薄。爪坚色青者胆急，爪濡[13]色赤者胆缓。爪直色白无纹[14]者胆直，爪恶[15]色黑多纹者胆结[16]也。

肾应骨。密理厚皮者三焦膀胱厚，粗理薄皮者三焦膀胱薄。疏腠理[17]者三焦膀胱缓，皮急而无毫毛者三焦膀胱急。毫毛美而粗者三焦膀胱直，稀毫毛者三焦膀胱结也。

黄帝曰：厚薄美恶[18]皆有形，愿闻其所病。岐伯答曰：视其外应，以知其内脏，则知所病矣。

【校注】

〔1〕肾合三焦膀胱……腠理毫毛其应：张介宾：“肾本合骨，而此云三焦膀胱者，腠理毫毛其应何也？如《五癃津液别》篇曰：三焦出气，以温肌肉，充皮毛，此其所以应腠理毫毛也。”

〔2〕腹裹：“裹”原作“里”，《太素》卷六作“果”，《千金要方》卷十八作“裹”。按“果”与“裹”通，似是，故据改。腹裹，即肚囊。

〔3〕大：《甲乙经》卷一作“缓”，与后文“急”为对文，似是。

〔4〕皮肉不相离者大肠结：谓皮肉紧连在一起的大肠纡曲。结，纡曲。

〔5〕冲小：即虚小。张介宾：“冲，虚也。”

〔6〕诸阳经脉皆多纡屈者：张介宾：“诸阳经脉，言脉动之浮浅而外见者也。纡屈，盘曲不舒之谓。”

〔7〕么（yāo 夭）：微小之意。

〔8〕肉䐃不称身：指大肉瘦弱与身体不相称。

〔9〕下管约不利：指胃下口约束而不通利。

〔10〕小果累："果"原作"里"，据《太素》卷六改。下"里"字同改。小果累，即小颗粒。杨上善："果，音颗。谓肉䐃无小颗段连累。"

〔11〕小：原作"少"，据《太素》卷六、《甲乙经》卷一改。

〔12〕上管：指胃之上脘贲门部。

〔13〕濡（ruǎn 软）：软，柔软。

〔14〕无纹：原作"无约"，与下文"多纹"相对，"约"为"纹"之讹，故据改。

〔15〕爪恶：爪甲畸形。

〔16〕胆结：张介宾："结者，胆气不舒之谓。"

〔17〕踈腠理：《太素》卷六、《甲乙经》卷一作"腠理疏"。即腠理稀疏。

〔18〕美恶：指脏腑形质的好坏。

【释义】

一、察六腑外应以知六腑功能状态

本节提出六腑之外应，即肺合大肠，应皮；心合小肠，应脉；肝合胆，应筋；脾合胃，应肉；肾合三焦膀胱，应腠理毫毛等，认为五脏外合的体表组织，也能反映六腑的内在情况，因而通过观察体表组织器官的形态变化，可以推知六腑的大小、厚薄、长短、结直、缓急等特点及其功能情况。其中皮肤之厚薄、缓急、滑紧等反映大肠的状态，脉之厚薄、缓急、大小反映小肠的状态，肉的大小、坚软、结块等反映胃的状态，爪甲的颜色、厚薄、纹理等反映胆的状态，皮肤及纹理的疏密、厚薄、毫毛的有无粗细等反映膀胱的状态（表 47-3）。总之，诊察外在组织器官的变化，亦可推测出内在六腑的功能状态，此也为"司外揣内"应用之一。当然，本篇所论既有实践经验的内容，但也不乏想象揣测的成分。

表 47-3　六腑外应形态与六腑状态

六腑	外应组织	形态特征	六腑状态
小肠	脉	脉厚、皮厚	厚
		脉薄、皮薄	薄
		脉缓	大而长
		皮薄脉冲小	小而短
		诸阳经脉多迂屈	结
大肠	皮	皮厚	厚
		皮薄	薄
		皮缓、腹裹大	大而长
		皮急	急而短
		皮滑	直
		皮肉不相离	结

续表

六腑	外应组织	形态特征	六腑状态
胆	筋	爪厚色黄	厚
		爪薄色红	薄
		爪濡色赤	缓
		爪坚色青	急
		爪直色白无纹	直
		爪恶色黑多纹	结
胃	肉	肉䐃坚大	厚
		肉䐃么	薄
		肉䐃不坚	缓
		肉䐃无小果累	急
		肉䐃多小果累	结
		肉䐃不称身	下
		肉䐃小而么	不坚
三焦膀胱	腠理毫毛	密理厚皮	厚
		粗理薄皮	薄
		疏腠理	缓
		皮急无毫毛	急
		毫毛美而粗	直
		稀毫毛	结

二、视其外应，以知其内脏

本篇在用较大篇幅论述通过体表组织器官的形态变化，以测知内在五脏六腑状态的基础上，原文最后将其方法总结为："视其外应，以知其内脏，则知所病矣。""视其外应，以知其内脏"是以人体"脏腑相合，内外相应"的整体观为思想基础，《灵枢·外揣》称之为"司外揣内"，是一种通过观察事物外在的表象，以揣测其内在变化的一种认识方法，它是中医藏象学说建构的重要方法之一，也是中医临床诊断的重要方法。具体可参阅《灵枢·外揣》。

【知识链接】

脏腑相合是中医藏象学说中一个重要的组成部分，它反映了脏腑的有机联系。但在脏腑相合的关系中，一般都是一脏一腑表里相合，唯独三焦、膀胱和肾相合是二腑合一脏。《灵枢·本输》指出："三焦者，中渎之府也，水道出焉，属膀胱，是孤之腑也。"由于藏象学说依据"天六地五"即阳数为六、阴数为五的模式来建构，形成了五脏六腑以及十一经脉的格局，如此则三焦腑没有与之相配合的脏，而被称为孤腑。当十二经脉理论确立以后，则三焦手少阳与心包手厥阴经脉表里相合。本篇提出三焦、膀胱一同配属于肾，当主要着眼于三者之间的功能而言。就三焦与肾的关系而言，《素问·灵兰秘典论》曰："三焦者，决渎之官，水道出焉。"《灵枢·本输》亦称其为"中渎之府"。张介宾《灵枢·本输》注说："然三焦为中渎之府，膀胱为津液之府，肾以水脏而领水腑，理之当然，故肾得兼将两脏。”即二者在人体水液代谢方面密切相关，故三焦与肾相合。后世也有从相火、经脉角度解释者，如《难经·三十八难》指出，三焦为“原气之别焉，主持诸气”。原气发源于肾中，为命门所藏之先天真火所化生，通过三焦布散于全身，故三焦亦有相火，二者息息相通。又手少阳三焦之脉散于胸中，而肾脉亦上连于肺。三焦之下输“出于委阳，并太阳之正，入络膀胱，约下焦”（《灵枢·本输》），膀胱为肾之合，肾足少阴之脉亦络于膀胱，故二者相合。

“三焦膀胱者，腠理毫毛其应”，则是因为足太阳膀胱经行于背部阳分之地，为六经之藩篱，“为诸阳主气”（《素问·热论》），主一身之表，“三焦出气，以温肌肉，充皮肤”（《灵枢·五癃津液别》），二者均对腠理毫毛有温养作用。丹波元简云：“《本输》篇曰：三焦者，中渎之腑也，水道出焉，属膀胱……膀胱为太阳经，主周身之表，肾与膀胱合，所以应腠理也。”

禁服第四十八

【导读】

《素问·金匮真言论》曰："善为脉者……非其人勿教，非其真勿授，是谓得道。"古代对医学知识与技术的传承有着严格的要求，《黄帝内经》多篇均有所论述。本篇则具体阐述了相关传授过程及其规仪，要求时间为正阳吉日，场所为斋室，仪式过程分为斋戒三日、割臂歃血、对天盟誓、握手授书四个步骤，以致有学者认为这种近乎巫术仪式结合而成的师徒关系，应该认为即是秘密医学团体。严格传授规仪的目的，无非是要引起高度重视，一方面"此先师之所禁"，不可轻易外泄；另一方面，则要求对经脉、针刺等知识应"旦暮勤服之"。《灵枢·阴阳二十五人》亦言："得其人弗教，是谓重失，得而泄之，天将厌之。余愿得而明之，金柜藏之，不敢扬之。"故张志聪解释说："篇名禁服者，诫其佩服而禁其轻泄也。"黄元御则云："帝曰先师之所禁，雷公曰旦暮勤服之，此'禁服'之所由名也。"

【原文】

雷公[1]问于黄帝曰：细子[2]得受业，通于九针六十篇[3]，旦暮勤服[4]之，久者编绝，近者简垢[5]，然尚讽诵弗置[6]，未尽解于意矣。《外揣》言浑束为一[7]，未知所谓也。夫大则无外，小则无内[8]，大小无极，高下无度，束之奈何？士之才力，或有厚薄，智虑褊浅[9]，不能博大深奥，自强于学[10]若细子，细子恐其散于后世，绝于子孙，敢问约之奈何？黄帝曰：善乎哉问也！此先师之所禁，坐私传之[11]也，割臂歃血[12]之盟也，子若欲得之，何不斋[13]乎？雷公再拜而起曰：请闻命于是也[14]。乃斋宿[15]三日而请曰：敢问今日正阳[16]，细子愿以受盟。黄帝乃与俱入斋室，割臂歃血。黄帝亲祝曰：今日正阳，歃血传方，有敢背此言者，必[17]受其殃。雷公再拜曰：细子受之。黄帝乃左握其手，右授之书，曰：慎之慎之，吾为子言之。

凡刺之理，经脉为始，营其所行[18]，知其度量，内次[19]五脏，外别[20]六腑，审察卫气，为百病母[21]，调其虚实，虚实乃止[22]，泻其血络，血尽不殆矣。雷公曰：此皆细子之所以通，未知其所约也。黄帝曰：夫约方[23]者，犹约囊也，囊满而弗约，则输泄，方成弗约，则神弗与俱[24]。雷公曰：愿为下材[25]者，勿满而约之[26]。黄帝曰：未满而知约之以为工，不可以为天下师。

雷公曰：愿闻为工。黄帝曰：寸口主中[27]，人迎主外[28]，两者相应，俱往俱来，若引绳大小齐等。春夏人迎微大，秋冬寸口微大，如是者名曰平人。人迎大一倍于寸口，病在足少阳，一倍而躁[29]，在手少阳。人迎二倍，病在足太阳，二倍而躁，病在手太阳。人迎三倍，病在足阳明，三倍而躁，病在手阳明。盛则为热，虚则为寒，紧则为痛痹，代则乍甚乍间[30]。盛则泻之，虚则补之，紧痛则取之分肉，代则取血络且饮药，陷下则灸之，不盛不虚，以经取之，名曰经刺[31]。人迎四倍者，且大且数，名曰溢阳，溢阳为外格[32]，死不治。必审按其本末[33]，察其寒热，以验其脏腑之病。

寸口大于人迎一倍，病在足厥阴，一倍而躁，在手心主。寸口二倍，病在足少阴，二倍而躁，在手少阴。寸口三倍，病在足太阴，三倍而躁，在手太阴。盛则胀满、寒中、食不化，虚则热中、出糜[34]、少气、溺色变，紧则痛痹，代则乍痛乍止。盛则泻之，虚则补之，紧则先刺而后灸之，代则取血络而后调之，陷下则徒灸之。陷下者，脉血结于中，中有著血[35]，血寒，故宜灸之。不盛不虚，以经取之。寸口四倍者，名曰内关[36]，内关者，且大且数，死不治。必审察其本末之寒温，以验其脏腑之病。

通其荥输[37]，乃可传于大数[38]。大数曰：盛则徒泻之，虚则徒补之，紧则灸刺且饮药，陷下则徒灸之，不盛不虚，以经取之[39]。所谓经治者，饮药，亦曰灸刺，脉急则引[40]，脉代[41]以弱则欲安静，用力无劳也。

【校注】

〔1〕雷公：相传上古黄帝之臣，旧说黄帝与雷公论医药而创制医学。

〔2〕细子：犹言小子，乃雷公自谦之词。

〔3〕九针六十篇：指有关九针刺法的六十篇文字。张介宾："六十篇，古经数也，今失其传。"

〔4〕服：练习，熟悉。

〔5〕久者编……近者简垢：原作"近者编绝，久者简垢"，《太素》卷十四"久"作"远"，杨上善："其简之书，远年者编有断绝，其近年者简生尘垢。"据此，则"近""久"2字误倒，故据改。编，古代用以穿联竹简的皮条或绳子。简，古代用以书写的狭长木片。编绝、简垢，皆喻讽诵日久。

〔6〕置：放弃。

〔7〕浑束为一：将许多复杂的内容归纳为一个系统。杨上善："浑，合也；束，总要也。"

〔8〕大则……小则无内：杨上善："经脉之气，合天地之数，与道通洞，苞裹六合，故大无外也；气贯毫微，则小无内也。"

〔9〕智虑褊浅：谓见识狭隘短浅。褊，狭小。

〔10〕学:《太素》卷十四“学”下有“未”字。未若，不如。

〔11〕坐私传之：谓私传他人则有罪。坐，罪，由……而获罪。

〔12〕割臂歃血：用刀在胳膊上划割出血，涂在口旁，以示盟誓的决心。

〔13〕斋：斋戒。古人在祭祀或举行其他典礼前清心寡欲，净身洁食，以示庄敬。

〔14〕请闻命于是也:《太素》卷十四作“请闻命矣。于是”，义胜。

〔15〕斋宿：在祭祀或典礼前，先一日斋戒独宿，表示虔诚。又，俞曲园：“宿读曰肃。斋宿即斋肃。”斋肃，即斋戒。

〔16〕正阳：正午时分。

〔17〕必：原作“反”，据《太素》卷十四改。

〔18〕营其所行：谓探求经脉循行的规律。营，求，探求。

〔19〕次：原作“刺”，据《灵枢·经脉》《太素》卷十四改。

〔20〕外别：原作“外刺”，据《灵枢·经脉》改。《太素》卷十四作“别其”，义同。

〔21〕审察卫气……百病母：张介宾：“卫气者，阳气也，卫外而为固也。阳气不固，则卫气失常，而邪从卫入，乃生疾病，故为百病母。”

〔22〕虚实乃止：指虚实之病证得以消除。又，《太素》卷十四无“虚实”2 字，“乃止”连下读。杨上善：“实者乃止而泻之，先泻大小血络，血邪尽已，得无危殆也。”

〔23〕约方：归纳的方法。杨上善：“方，法也。”

〔24〕神弗与俱：原作“神与弗俱”，据《太素》卷十四改。谓归纳的方法不能发挥神妙的作用。

〔25〕下材：学识低下的人才。

〔26〕勿满而约之：谓没有具备丰富的学识而欲返约。

〔27〕寸口主中：杨上善：“五脏之气，循手太阴脉见于寸口，故寸口脉主于中也。”

〔28〕人迎主外：杨上善：“人迎胃脉，六腑之长，动在于外，候之知内，故曰主外。”

〔29〕一倍而躁：人迎脉大于寸口脉一倍而且躁动急疾。

〔30〕代则乍甚乍间：代，指有较长时间停歇的脉象。张志聪：“代则乍甚乍间，乍痛乍止者，病在血气之交，或在气，或在脉，有交相更代之义，故脉代也。”

〔31〕经刺：指针对轻症的不用补泻手法的常规刺法。

〔32〕溢阳为外格：杨上善：“其阳独盛，外拒于阴，阴气不行，故曰格阳。格，拒也。”

〔33〕审按其本末：谓审察标本诊法中十二脉之标本部位。按，察验。

〔34〕出糜：糜，原作“縻”，据《太素》卷十四、《甲乙经》卷四改。出糜，谓粪便如糜粥状。

〔35〕著血：即瘀血。著，同“着”，留着，滞留。

〔36〕内关：杨上善：“阴气独盛，内皆闭塞，阳不得入，故为内关。关，闭也。”

〔37〕荥输：原作“营输”，据《太素》卷十四、《甲乙经》卷四改。荥输，即腧穴，主要指肘膝以下的五输穴。马莳：“凡为医工者，固以明《经脉》篇为始，然必先明本经《本输》篇，如井荥输经合之义，则经脉始可明也，遂可传以大数。”

〔38〕大数：治疗大法。

〔39〕以经取之：黄元御：“以经常之法取之，谓之经治。”

〔40〕脉急则引：脉紧急则多痛痹，可兼用导引之法导气令和。

〔41〕代：原作“大”，据《太素》卷十四、《甲乙经》卷四改。

【释义】

本篇论述了医学知识传承的一些要求，重点阐述了针刺与人迎寸口脉诊的关系。

一、禁方与中医技术的传承

“禁方”一词，古籍主要见于《史记·扁鹊仓公列传》，该书记载扁鹊医术来自长桑君，扁鹊谨遇之，长桑君亦知扁鹊非常人。相识十余年，一日“乃呼扁鹊私坐，闲与语曰：‘我有禁方，年老，欲传与公，公毋泄。’扁鹊曰：‘敬诺。’乃出其怀中药予扁鹊：‘饮是以上池之水，三十日当知物矣。’乃悉取其禁方书尽与扁鹊。忽然不见，殆非人也。”对于“禁方”一词的含义，一般中医工具书多解释为秘方①。李建民②考证认为，“禁方”，从传授来看，或言其神秘；从验效来看，或言其神异。前者是指师徒关系而言，而后者则指“方”的特质，这两方面彼此又有关联。禁方主要是借由传授仪式、师受口诀等程序，对珍秘之方达到“禁”的目的。廖育群③认为，战国前无私人著书（《古史辨》罗根泽语）似属铁论，学在官府，“禁”字始终有指皇城或禁域之义。就此思之，长桑君的“禁方”，是否有可能是指正统、正宗医学而言？就其时代而言，是延续了官府之学流向民间之途的。再就其所授医书看，并非狭义“方书”（药方），而是广义之“方”（医学），包括诊法、经脉等，也可以说是“正宗”医学吧。

《黄帝内经》多篇论述了医学知识、技术的传授问题，如《素问·灵兰秘典论》云：“余闻精光之道，大圣之业，而宣明大道，非斋戒择吉日，不敢受也。黄帝乃择吉日良兆，而藏灵兰之室，以传保焉。”《素问·气交变大论》云：“乃择良兆而藏之灵室，每旦读之，命曰《气交变》，非斋戒不能发，慎传也。”《黄帝内经》的其他篇章也多有所涉及，而本篇可谓其代表之作，具体阐述了禁方传授过程及其规仪，仪式举行的时间为正阳吉日，场所为斋室，仪式过程分为斋戒三日、割臂歃血、对天盟誓、握手授书四个步骤。马伯英④评曰：“所用祝语颇令人想起巫术仪式……可见传授仪式相当神圣、神秘而严格。传一论一书尚且如此，最初结合为师徒时的仪式恐更庄重盛大。由这样一种近乎巫术仪式结合而成的师徒关系，应该认为即是秘密医学团体。”《黄帝内经》或由古代秘密医学团体所撰写，也可为其成书之一种观点。

另外，从师徒结盟之后，师乃授书，并“吾为子言之”来看，所传授的医学知识或技术，还需要由师解说文意，甚至亲自演练才能理解掌握。诚如《后汉书·郭玉传》所言：“医之为言意也，腠理至微，随气用巧，针石之间，毫芒即乖，神存于心手之际，可得解而不可得言也。”亦如《抱朴子·明本》云：“夫指深归远，虽得其书而不师受，犹仰不见首，俯不知跟，岂吾

①李经纬，余瀛鳌，蔡景峰，等. 中医大辞典[M]. 第2版. 北京：人民卫生出版社，2006：1819.

②李建民. 生命史学——从医疗看中国历史[M]. 上海：复旦大学出版社，2008：128，136.

③李建民. 生命史学——从医疗看中国历史[M]. 上海：复旦大学出版社，2008：153.

④马伯英. 中国医学文化史[M]. 上海：上海人民出版社，2010：213.

子所详悉哉？”故只得方书而无师受，恐怕只是枉然，而必得老师之演练与解说，方可代代相传。况且中医诊疗技术也有着经验基础上的直觉成分，犹如轮扁斫轮，“斫轮，徐则甘而不固，疾则苦而不入。不徐不疾，得之于手而应于心，口不能言，有数存焉于其间。臣不能以喻臣之子，臣之子亦不能受之于臣，是以行年七十而老斫轮”（《庄子·天道篇》)。这种意会知识就更不是文本所能表述的，所以才有“古之人与其不可传也死矣，然则君之所读者，古人之糟魄已夫”之叹。

二、医学知识的学习——浑束为一，由博返约

《素问·著至教论》指出，学医者须“上知天文，下知地理，中知人事”，如此方“可以长久，以教众庶，亦不疑殆”。孙思邈《千金要方·大医习业》更要求“凡欲为大医，必须谙《素问》《甲乙》《黄帝针经》《明堂流注》，十二经脉，三部九候，五脏六腑，表里孔穴，《本草》《药对》，张仲景、王叔和、阮河南、范东阳、张苗、靳邵等诸部经方，又须妙解阴阳禄命，诸家相法，及灼龟五兆，《周易》六壬，并须精熟，如此乃得为大医……次须熟读此方，寻思妙理，留意钻研，始可与言于医道者矣。又须涉猎群书，何者？若不读五经，不知有仁义之道；不读三史，不知有古今之事；不读诸子，睹事则不能默而识之；不读《内经》，则不知有慈悲喜舍之德；不读《庄》《老》，不能任真体运，则吉凶拘忌，触涂而生。至于五行休王，七耀天文，并须探赜。若能具而学之，则于医道无所滞碍，尽善尽美矣。”此主要就医生的知识结构而言。但就临床实践而言，又必须由博返约，掌握要领，执简御繁，所谓“治之极于一”(《素问·移精变气论》)。假若“未满而知约之……不可以为天下师”，而“囊满而弗约”，则不能提纲挈领，达到执简御繁之妙用。对此，张介宾《类经·针刺类》解释甚为精辟：“约方约囊，其道同也。囊满弗约则输泄而倾，方成弗约则不切于用，盖杂则不精也。《易》曰：精义入神，以致用也。不得其精，焉能入神？有方无约，即无神也，故曰神与弗俱。所谓约者，即前《外揣篇》‘浑束为一’之义。满言欲博，约言欲精，弗满而约之，谓亦有不由博学而可得其捷径者否也，故曰愿为下材。因满而约，约之善也。由搏而精，精之至也。未满而知约，何约之有？未博而言精，何精之有？若是者谓之为工，安足为天下师？是以言约者非满不可，言精者非博不可也。”总之，治学当先博后约，由博返约，博而不约或约而不博均不可取。

高世栻《素问直解》谓：“治之大要，研求其极，只有色脉一端，故治之极于一。”对于针刺治疗而言，通过对脉的色泽、形态、搏动等的细密观察，判断经脉气血的盛衰，以决定针刺之补泻，可谓其诊治之纲要。故原文提出针刺之理，首先要掌握经脉脏腑之循行，其次是审察经脉气血的盛衰，然后确定针刺补泻之法。

三、人迎寸口脉法

人迎寸口脉法是一种比较诊脉法，即比较“人迎”（颈动脉）与“寸口”（桡侧动脉）之大小，来判断疾病归属某一经脉的诊脉方法。这一方法比较集中的见于《灵枢》，除本篇外，《终始》《经脉》《四时气》《五色》《阴阳二十五人》等篇均有所论述，而在《素问》，则仅见于《六

节藏象论》《腹中论》。此脉法的要点可概括如下。

（一）寸口主中，人迎主外

由于人体内为阴，外为阳，所以实际上亦认为“气口候阴，人迎候阳”（《灵枢·四时气》）。故人迎脉动大（倍）于寸口脉为阳盛（相对阴虚），人迎脉动小于寸口脉为阳虚（相对阴盛）；寸口脉动大（倍）于人迎为阴盛（相对阳虚），寸口脉动小于人迎为阴虚（相对阳盛）。杨上善归纳为：“是以寸口人迎，随阴阳气而有倍数，候此二脉，知于阴阳气之盛也。其阴阳虚衰，寸口人迎反小，准此可知也”（《太素·经脉之一》）。

（二）平脉的特征

原文曰：“两者相应，俱往俱来，若引绳大小齐等，春夏人迎微大，秋冬寸口微大，如是者名曰平人。”人迎寸口脉法的平脉与三部九候法有相似之处，两者均是以“平衡”的基本观念为立足点，来看待人体是否健康。而人迎寸口脉法的抽象性、概括性较三部九候法更高。其原因正是由于两种脉法的基础不同，三部九候法以数术观念之“九”字为基础，故必须“九候若一”；而人迎寸口脉法以阴阳为基础，故只需“两者相应”。而且脉与四时相应，春夏阳气盛实，脉亦顺之，人迎微大为平；秋冬阴气盛实，脉亦顺之，寸口微大为平。

（三）十二经病脉

人迎寸口脉法以阴阳为基础，并从“量”的角度划分出一倍、二倍、三倍等阶段，根据一阳少阳，二阳太阳，三阳阳明，一阴厥阴，二阴少阴，三阴太阴的关系，以及躁动的状态划分手足（手为阳主动，足为阴主静），以推论病症所在的三阴、三阳十二经脉。如杨上善在《太素·经脉之一》中所言：“厥阴少阳，其气最少，故寸口阴气一盛，病在手足厥阴；人迎阳气一盛，病在手足少阳。少阴太阳，其气次多，故寸口阴气二盛，病在手足少阴；人迎阳气二盛，病在手足太阳。太阴阳明，其气最多，故寸口阴气三盛，病在手足太阴；人迎阳气三盛，病在手足阳明。所以厥阴少阳，气盛一倍为病；少阴太阳，二倍为病；太阴阳明，三倍为病。”然而在实际应用中，这种高度概括的阴阳理论，并不足以区分辨别十二经脉的具体病变。因此当哲学思想、概念与自然科学知识产生联系后，自然科学知识既有向理论跃进、升华的一面，也有被引向脱离实际、牵强附会的一面①。

（四）脉象主病

单纯以人迎寸口脉法比较两处动脉之大小，实际上难以确定病症所在的经脉脏腑、寒热虚实等病位与病性，故原文作为对于这种不足之补充，论述了相关脉象之主病，如人迎脉盛则为热，虚则为寒，紧则为痛痹，代则乍甚乍间；寸口脉盛则胀满、寒中、食不化，虚则热中、出糜、少气、溺色变，紧则痛痹，代则乍痛乍止。

人迎寸口四盛所致的“内关”“外格”及其预后，已在《灵枢·终始》篇有详细讨论，此

---

①廖育群. 岐黄医道[M]. 沈阳：辽宁教育出版社，1991：100-101.

不赘述。另外，廖育群[1]认为《灵枢·经脉》在各经脉病症之后，均载有相应的人迎寸口脉诊法，而这些文字并不见于其祖本——《阴阳十一脉灸经》，故大致可以推测此种脉法出现于《阴阳十一脉灸经》及湖北张家山出土的《脉书》之后。

四、十二脉标本诊法

本篇在重点阐述人迎寸口脉法的同时，又涉及到十二脉标本诊法的内容。所谓“必审按其本末，察其寒热，以验其脏腑之病”，以及“必审察其本末之寒温，以验其脏腑之病”，均系十二脉标本诊法，而不是人迎寸口脉法的内容。十二脉标本诊法，是以诊察十二经脉标本部位的脉动、脉形（坚、陷）、皮肤温度寒热异常以诊断疾病，如《灵枢·邪客》所言：“黄帝曰：持针纵舍奈何？岐伯曰：必先明知十二经脉之本末，皮肤之寒热，脉之盛衰滑涩。”《灵枢·经脉》亦言：“脉之卒然动者，皆邪气居之，留于本末；不动（寒）则热，不坚则陷且空，不与众同，是以知其何脉之动也。”《灵枢·邪气脏腑病形》正是通过观察经脉本末之寒热、坚实与陷空，以诊相应脏腑之病。关于十二脉标本诊法的具体内容，参见《灵枢·卫气》《灵枢·经脉》篇。

五、脉诊与针刺治疗原则

《灵枢·逆顺》曰：“脉之盛衰者，所以候血气之虚实有余不足。”《灵枢·小针解》从脉象论针刺之补泻曰：“所谓虚则实之者，气口虚而当补之也。满则泄之者，气口盛而当泻之也。”明确阐述了脉诊、虚实、针刺补泻之间的关系。本篇即基于人迎寸口脉法以论针刺的治疗原则，可概括为以下几个方面。

（一）脉之盛、虚针刺补泻治疗

原文云：“盛则泻之，虚则补之……不盛不虚，以经取之。”这是针灸治疗的最基本原则，故《素问·宝命全形》谓“此皆众工所共知也”。张家山汉简《脉书》所载“脉盈则洫之，虚而实之，诤（静）则侍（待）之”，可谓本篇盛虚针刺治疗原则之渊源。而据人迎寸口脉法的具体补泻方法，详载于《灵枢·终始》，主要为表里经补泻方法，通过阴阳表里经的补泻，达到调整脉气虚实的目的。具体参见《灵枢·终始》篇。

这里关键是对“不盛不虚，以经取之”的理解问题。本篇言“不盛不虚，以经取之，名曰经刺”，“所谓经治者，饮药，亦曰灸刺”，认为“经”乃常之义，“经法”即常法。如王冰注《素问·厥论》言：“不盛不虚，谓邪气未盛，真气未虚，如是则以穴俞、经法留呼多少而取之。”结合《素问·调经论》将人体血气失调分为三种状态：“有余”“不足”和“微”——邪气小而浅，血气未并，五脏安定，则所谓“不盛不虚”，正相当于《调经论》所言“微”的状态，针灸治疗也采用不补不泻的手法。《难经·六十九难》解释为“虚者补其母，实者泻其子，当先补之，然后泻之。不实不虚，以经取之者，是正经自生病，不中他邪也，当自取其经，故言以经取之”，指仅取所病之经脉（即手太阴经），而无须取相表里的经脉（即手阳脉经）。杨上善、

---

①廖育群. 岐黄医道[M]. 沈阳：辽宁教育出版社，1991：101.

马莳、张介宾等从此说。然《黄帝内经》中五输穴尚未与五行相配，更无泻子补母之说，此说难以成立。况且，将“以经取之”理解为“取本经穴治之”，从医理上也说不通，因为脉之“盛”“虚”“寒”“热”及“陷下”皆可取本经穴治之，不独“不盛不虚”一端也。

（二）脉之紧、代、陷下的针灸治疗

脉紧主风寒湿之邪留于分肉之痛痹，治疗当取分肉予以针刺与艾灸。如张介宾所言：“紧则为寒，故宜先刺后灸，欲其经易通，寒易去也。”脉代主血气不调，故当刺其血络，并饮调和之药。陷下指络脉之“陷空”，本篇认为其原因为“脉血结于中，中有著血，血寒”，宜用灸法治疗。对于这类“陷下”，《灵枢·官能》也载有相同的治则：“经陷下者，火则当之，结络坚紧，火所治之。”文中之“经”仍指体表粗大之络脉，与我们今天所理解的“经脉”的概念不同。

另外，《灵枢·经脉》于十二经脉病候下皆记有相同的一段治疗大法，即“为此诸病，盛则泻之，虚则补之，热则疾之，寒则留之，陷下则灸之，不盛不虚，以经取之”。很明显是从《本篇》改编而来。其中的盛、虚、陷下，皆指脉象；寒、热，也是切诊所得，包括脉象主病和察按肢体肌表，后又演变为病证。这一治则又简化为“盛则泻之，虚则补之，不盛不虚，以经取之”形式，见于《灵枢·通天》和《素问·厥论》，加之《难经·六十九难》也对此“经言”设问，故王冰《素问·脏气法时论》注说：“凡刺之道，虚则补之，实则泻之，不盛不虚，以经取之，是谓得道。”

【知识链接】

一、审察卫气，为百病母

本篇指出针刺治病除了熟知经脉走向、气血流注、脏腑生理之外，还须“审察卫气”，并且将“审察卫气”提升到了“为百病母”的高度，认为是治疗一切疾病的根本大事。对此，卓廉士[①]着眼于以下五个方面：①针刺“得气”关乎卫气；②日行于阳，夜行于阴——审动静之势；③卫气标本——察聚散之形；④卫气分布与针刺疗效；⑤卫气与时间疗法。研究认为针刺“得气”关乎卫气，在针疗过程中，受针刺激发的卫气能够通经脉，调气血，对疾病起到治疗作用。由于卫气具有防御邪气入侵的作用，所以，在人体卫气分布多的部位不易受邪，分布较少的部位邪气易于侵入。针刺治病的疗效与卫气的分布聚散之间存在正相关，卫气聚集较多的组织和部位容易得气，针刺疗效较好；反之，则针刺疗效较差。因此，《黄帝内经》将“审察卫气”视为治疗疾病的根本大事，非常重视。据其所载，“审察卫气”有以下内容：①审察针刺是否“得气”以及“气至病所”的情况；②审察卫气循行、分布情况，让针法动静得宜；③审察卫气在标本之间的聚散情况，明确治疗的主次关系；④审察卫气与天地四时的阴阳消长情况，“候气而治”；⑤分析具体病症与卫气有关的病机。此外，卫气失调在阳经可取原穴，阴经则视情况选取三阴经的腧穴。

---

①卓廉士. 针刺“审察卫气”论[J]. 中国针灸，2010，30（9）：763-767.

二、陷下则灸之的临床应用

本篇论及人迎寸口脉法时指出："陷下则徒灸之。"《灵枢·经脉》也云："陷下则灸之。"杨上善注曰："经络之中，血气减少，故脉陷下也。火气壮火，宣补经络，故宜灸也。"后世又被引申为阳气下陷出现的病症，适宜用单纯艾灸治疗。如《儒门事亲》卷二论口眼歪斜之症的治疗说："目之斜，灸以承泣；口之㖞，灸以地仓，俱效。苟不效者，当灸人迎。夫气虚风入而为偏，上不得出，下不得泄，真气为风邪所陷，故宜灸。《内经》曰陷下则灸之，正谓此也。"《普济方》卷四百一十专列"辨陷下则灸"之论，指出："针经云：陷下则灸之……今言陷下，阳气下陷，入阴血之中，是阴反居其上，而复其阳，脉证俱见。寒在外者则灸之……若表见寒证，身汗出，身常清，数栗而寒，不渴，欲覆厚衣裳，恶寒，手足厥，皮肤干枯，其脉必沉细而迟，但有一二证，皆宜灸之，阳虚下陷故也。"《针灸聚英》卷二论痢疾的治疗说："泻轻痢重，陷下则灸之。脾俞、关元、肾俞、复溜、腹哀、长强、太溪、大肠俞、三里、气舍、中脘。"另外，刘完素《素问病机气宜保命集·疮疡论》还扩展用于疮疡痈肿之阴证的治疗，指出"凡疮疡已觉微漫肿硬，皮血不变色，脉沉不痛者，当外灸之，引邪气出而方止……经曰：陷者灸之。如外微觉木硬而不痛者，当急灸之，是邪气深陷也。"

今人朱汝功治一无脉症，患者周某，女，27 岁。初诊：1973 年 6 月 24 日。双目暗黑，四肢无力，时欲跌倒 1 年又 5 个月。1972 年春开始有阵发性双目暗黑，经当地卫生院用维生素 B_{12} 及中药作贫血治疗，半年后症状加重，脉搏血压均不能测到。1973 年 5 月到上海市某医院神经科诊治，查脑血流图示"两侧血管充盈力差，脑血流量减少"，上肢未测出血压，两桡动脉未触及，确诊为"无脉症"，用烟酸、谷维素、维生素 B_1、维生素 B_6、维生素 C 等治疗，效果不佳。后辗转南京等地各大医院求治，诊断与治疗都基本相同。1973 年 6 月下旬症状更为严重，转来针灸治疗。

诊得面色苍白，形体消瘦，四肢软弱颤抖，两手不能持物，目眩眼花，行履须人扶持，胃纳不佳，口颊不易张开，寸口脉无，舌质淡，苔薄白。此脉绝不至，是脾肾不足，脉气下陷之故。《经》曰"陷下者则灸之"。拟补脾肾之阳，温经通脉为治。

处方：（1）灸穴；①大椎、身柱；②至阳、命门；③大杼双；④膏肓双；⑤膈俞双；⑥脾俞双；⑦胃俞双；⑧中脘、气海；⑨足三里双。每次轮流灸治 1 组穴，每穴中炷灸 7 壮，间日 1 次，9 次为 1 疗程。灸后外贴淡膏药促使化脓。化脓期每天调换膏药 1～2 次，保持灸疮周围清洁，大约隔 2～3 周，疮口结痂脱落，再按上穴灸第 2、3 疗程，（2）针穴：风府、百会、天柱双、风池双、合谷双、太冲双。项部穴位用银温针，每穴针尾燃小艾炷 7 壮。其余穴均补，用提插捻转补泻法。

一个疗程后，症状渐有改善，双目暗黑减轻，眩仆次数减少，四肢无力颤抖好转。灸治 2 个疗程后，四肢较前有力，眩仆继续好转，双目暗黑未现。治疗至同年 11 月，可以参加家务轻劳动。1974 年伏天又按上穴中炷灸 3 个疗程。11 月随访，病者已在田间劳动，按其腕部脉搏已有起伏，测左臂血压 85/65mmHg、右臂血压 90/75 mmHg[①]。

①陆焱垚，王佐良，吴绍德. 陆瘦燕朱汝功针灸学术经验选[M]. 上海：上海中医药大学出版社，1994：273-274.

三、方成弗约误治案

《罗谦甫治验案》卷下记载：丁巳冬十月，予从军回至汴梁。有伶人李人爱谓予曰：大儿自今岁七月间，因劳役渴饮凉茶，及食冷饭，觉心下痞。请医治之，医投药一服，下利数行，其证遂减。不数日，又伤冷物，心腹复痞满，添呕吐恶心，饮食无味，且不欲食，四肢困倦，懒于言语。复请前医诊视，曰：此病易为，更利几行即快矣。遂以无忧散对，加牵牛末，白汤服。至夕，腹中雷鸣而作阵痛，少焉既吐又泻，烦渴不止，饮冷无度，不复能禁，时发昏聩。再命前医视之，诊其脉不能措手而退。顷之，冷汗如洗，口鼻气渐冷而卒矣。小人悔恨无及，敢以为问。予曰：未尝亲见，不知所以然。既去。

或曰：予亲见之，果药之罪欤而非欤？对曰：此非药之罪，乃失其约量之过也。夫药用之无据，反为气贼。《内经》曰：约方犹约囊也。囊满弗约则输泄，方成弗约则神与气弗俱。故仲景以桂枝汤治外伤风邪，则曰若一服汗出病瘥，停后服，不必尽剂。大承气汤下大满大实，则曰得更衣，止后服，不必尽剂，其慎如此。此为大戒。盖得圣人约囊之旨也，治病必求其本。盖李人以俳优杂剧为戏，劳神损气而其中疢然。因时暑热，渴饮凉茶，脾胃气弱，不能运化而作痞满。以药下之，是重困也。加以不慎，又损其阳。虚而复伤，伤而复下，阴争于内，阳扰于外，魄汗未藏，四逆而起。此仲景所谓一逆尚引日，再逆促命期。如是，则非失约量之过而何！故《内经》戒云：上工平气，中工乱脉，下工绝气。危生下工，不可不慎也。

五色第四十九

【导读】

五色，即青、赤、黄、白、黑，此指反映于面部的色泽变化。本篇根据五色与五脏相应、五脏与五体相合等理论，说明面部五色的望诊可以诊察全身疾病。分别叙述了颜面部位的名称、脏腑肢节在颜面的望色部位及察色要点、五色主病，认为通过望色可以判断疾病的性质、部位、间甚、转归及生死预后，可谓望面色诊病之大纲，与现代生物学的“生物全息律”有许多相通之处，对后世影响非常深远。同时，本篇还讨论了寸口与人迎的脉诊，说明色诊应与脉诊相互参考、综合分析，才能得出正确的诊断。张志聪云：“此承三十七章之《五阅五使》，复辨明五脏之气见色于明堂，见脉于气口，察其色，切其脉，以知病之间甚，人之寿夭也。”

【原文】

雷公问于黄帝曰：五色独决于明堂[1]乎？小子[2]未知其所谓也。黄帝曰：明堂者鼻也，阙[3]者眉间也，庭者颜也[4]，蕃[5]者颊侧也，蔽[6]者耳门也，其间欲方大[7]，去之十步，皆见于外，如是者寿必中[8]百岁。

雷公曰：五官[9]之辨奈何？黄帝曰：明堂骨高以起，平以直[10]，五脏次于中央[11]，六腑挟其两侧[12]，首面上于阙庭[13]，王宫在于下极[14]，五脏安于胸中，真色[15]以致，病色不见，明堂润泽以清[16]，五官恶得无辨乎。雷公曰：其不[17]辨者，可得闻乎？黄帝曰：五色之见也，各出其[18]色部。部骨陷者[19]，必不免于病矣。其色部乘袭[20]者，虽病甚，不死矣。雷公曰：官五色[21]奈何？黄帝曰：青黑为痛，黄赤为热，白为寒，是谓五官。

雷公曰：病之益甚，与其方衰如何？黄帝曰：外内皆在[22]焉。切其脉口[23]，滑小紧以沉者，其[24]病益甚，在中[25]；人迎气大紧以浮者，其病益甚，在外[26]。其脉口浮滑者，病日进[27]；人迎沉而滑者，病日损。其脉口滑以沉者，病日进，在内；其人迎脉滑盛以浮者，其病日进，在外。脉之浮沉及人迎与寸口气小大等者[28]，病难已。病之在脏，沉而大者，易已，小为逆；病在腑，浮而大者，其病易已。人迎盛坚[29]者，伤于寒；气口盛坚者，伤于食。

雷公曰：以色言病之间甚[30]奈何？黄帝曰：其色粗以明者为间[31]，沉夭[32]者为甚，其色上行者病益甚，其色下行如云彻散者病方已[33]。五色各有脏部[34]，有外部，有内部[35]也。色从外部走内部者，其病从外走内；其色从内走外者，其病从内走外。病生于内者，先治其阴，后治其阳，反者益甚；其病生于阳者，先治其外，后治其内[36]，反者益甚。其脉滑大以代而长者，病从外来，目有所见[37]，志有所恶，此阳气之并[38]也，可变而已[39]。

雷公曰：小子闻风者，百病之始也；厥逆[40]者，寒湿之起[41]也，别之奈何？黄帝曰：常候阙中，薄泽[42]为风，冲浊[43]为痹，在地[44]为厥。此其常也，各以其色言其病。

雷公曰：人不病卒死[45]，何以知之？黄帝曰：大气[46]入于脏腑者，不病而卒死矣。雷公曰：病小愈而卒死者，何以知之？黄帝曰：赤色出两颧，大如母指者，病虽小愈，必卒死。黑色出于庭，大如母指，必不病而卒死。雷公再拜曰：善哉！其死有期乎？黄帝曰：察色以言其时。

【校注】

〔1〕明堂：古时帝王宣明政教的地方。此指鼻。

〔2〕小子：雷公自谦之词。

〔3〕阙：宫门外两侧的楼台，中间有道路。此指两眉之间。

〔4〕庭者颜也：庭，庭院，院子。此指前额部。颜，指额部，又称为天庭。

〔5〕蕃：通“藩”，院落四周的篱笆。此指两侧的脸颊。

〔6〕蔽：屏障。此指两耳。

〔7〕方大：端正、宽大、丰满。

〔8〕中：到，达到。

〔9〕五官：此指面部。

〔10〕平以直：平正端直。

〔11〕五脏次于中央：五脏的色诊部位依次排列在面部中央。

〔12〕六腑挟其两侧：指六腑的色诊部位挟附于鼻的两旁。

〔13〕首面上于阙庭：头面部各组织器官的病症反映于在上的两眉之间和前额。

〔14〕王宫在于下极：张介宾：“下极居两目之中，心之部也。心为君主，故曰王宫。”下极，即两目之间。

〔15〕真色：正常的五色。张介宾：“惟五脏和平而安于胸中，则其正色自致，病色不见。”

〔16〕清：清纯，洁净。

〔17〕不：助词。用来调整音节，无义。《玉篇·不部》：“不，词也。”又，张介宾：“不辨者，色失常度而变易难辨也。”

〔18〕其：原脱，据《甲乙经》卷一补。

〔19〕部骨陷者：某脏或某腑色诊部位的病色深重，似已陷入骨中。部，是指五脏所分布在面部的各个部位。骨陷，是指该部所出现的病色，有深陷入骨的征象。

〔20〕乘袭：此指母子相乘，即母部见子色，如心部见黄，肝部见赤等。

〔21〕官五色：面部五色所主的证候。官，主也。

〔22〕外内皆在：马莳："此言病之间甚内外，可切人迎脉口以知之也。"又，杨上善："外腑内脏，并有甚衰，故曰皆在。"

〔23〕脉口：又称气口、寸口，指手腕桡侧切脉部位。

〔24〕其：原脱，据《太素》卷十四补，以与下文例合。

〔25〕中：指五脏。张介宾："脉口者，太阴脏脉也，故曰在中而主五脏。"

〔26〕外：指六腑。张介宾："人迎者，阳明腑脉也，故曰在外而主六腑。"

〔27〕进：《太素》卷十四作"损"，可从。

〔28〕脉之浮沉及人迎与寸口气小大等者：谓寸口脉与人迎脉的浮沉大小相同。

〔29〕坚：《太素》卷十四、《甲乙经》卷四均作"紧"，宜参。下文"气口盛坚者"同。

〔30〕间甚：病势的轻重。间，病少愈。甚，病加重。

〔31〕色粗以明者为间："者为间"3字原脱，文义不明，据《甲乙经》卷一补。全句意谓病人的面色浮显而明润，为病势轻浅。粗，明显。

〔32〕沉夭：李中梓："沉夭者，晦滞之义。言色贵明爽，若晦滞者为病甚也。"

〔33〕彻散者病方已：谓病色散去的情况下疾病将要痊愈。彻散，犹散去。方，将，将要。

〔34〕脏部：张志聪："脏部，脏腑之分部也。"

〔35〕外部、内部：张介宾："外部言六腑之表，六脏挟其两侧也。内部言五脏之里，五脏次于中央也。"

〔36〕其病生于阳者……后治其内：《甲乙经》卷一作"其病生于外者，先治其阳，后治其阴"，与上文例合，可参。

〔37〕目有所见：指妄见。

〔38〕并：聚合，偏盛。

〔39〕其脉滑大……可变而已：此31字属脉论，《甲乙经》卷四在上节"气口盛坚者伤于食"之后，似是。可变而已，谓抑阳益阴，以变其阳并之盛，则病可愈。

〔40〕厥逆：四肢厥冷。据下文言风、痹、厥，此疑为厥痹之讹。

〔41〕寒湿之起也：日抄本"起"作"气"，宜从。

〔42〕薄泽：与"浮泽"同，指色浮浅而有光泽。

〔43〕冲浊：与"沉浊"同，指色深沉而晦浊。

〔44〕地：地阁，即面部下方。

〔45〕卒死：猝死，即突然死亡。卒，同"猝"。

〔46〕大气：张介宾："大气，大邪之气也。"

【释义】

《素问·五脏生成》认为诊断疾病，应以五脏色脉为观察之纲领，提出了"能合色脉，可以万全"的命题。本节原文则从色、脉两个方面论述有关疾病的诊断以及预后的判断等问题。

一、颜面部位名称及望诊意义

原文首先叙述了颜面部望诊的部位名称，以及在望诊中的临床意义，主要内容可概括为以下几个方面。

（一）面部候诊的名称

原文借用古代建筑学的相关术语，如明堂、阙、庭、蕃、蔽等以类比人体面部结构，其中明堂即鼻，阙为两眉之间的部位，庭指额部，蕃为两颊之外侧，蔽即耳门前的部位，下极指两目之间的部位（图 49-1）。

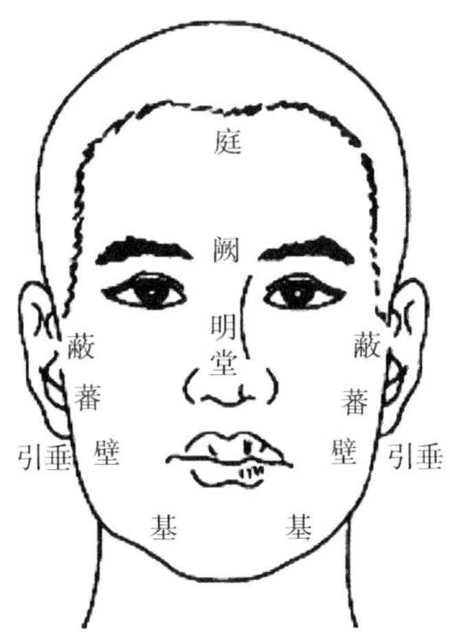

图 49-1　明堂蕃蔽示意图

（二）脏腑候诊的总部位

“五脏次于中央，六腑挟其两侧”，即五脏候诊的具体部位主要在从两眉间到鼻准头的面部中间，六腑则在鼻的两侧，其中肾的部位例外，据下文“挟大肠者肾也”，其位置当在两颊附近，具体参见下节图 49-2。

（三）明堂在色诊中的重要性

古人根据“有诸内，必形诸外”的道理，认为脏藏于内，而其气色荣于外，因而观察颜面各部的色泽变化，可以测知内在脏腑精气的盛衰变化。其中“明堂骨高以起，平以直，五脏次于中央”，说明明堂鼻是五脏候诊之处，“明堂润泽以清”，标志着五脏安和，气色正常；反之则为五脏功能失常之征。故在色诊中，诊察明堂的色泽变化可判断五脏功能之正常与否。

（四）颜面形态判断人之寿夭

本篇原文认为正常人体，其面部宽大丰满者，“寿必中百岁”。《灵枢・五阅五使》亦云：“五官已辨，阙庭必张，乃立明堂。明堂广大，蕃蔽见外，方壁高基，引垂居外，五色乃治，平博广大，寿中百岁。”对此，《灵枢・天年》亦有论述，可相互参阅。其实际意义，尚待从临证角度加以研究。

二、五色判断病性

原文指出：“青黑为痛，黄赤为热，白为寒。”提示了五色所主病证性质，临证诊断时，即可根据病人面部的色泽变化，以确定所患病证。

（一）青黑色属阴，主寒、主痛

青色是寒凝气滞，经脉瘀阻的表现，黑色为阴寒水盛之征，《素问・经络论》曰：“寒多则凝涩，凝涩则青黑。”说明寒性凝滞收引，寒盛则经脉拘急，脉络瘀阻，故色见青黑，瘀阻则血气不通，不通则痛，正如《素问·痹论》所言："痛者，寒气多也，有寒故痛也。"所以说"青黑为痛"。

（二）黄赤色属阳，主热

黄色属热者，主要是指湿热而引起的阳黄。若黄色晦暗，乃阴黄，当为寒湿证；若因脾胃气虚，营血不能上荣于面而见的萎黄，乃虚证，此二者均不属于热。

赤色主热证，由于热盛，气血随火热上充于面所致。正如《素问·经络论》说："热多则淖泽，淖泽则黄赤。"其中又有实热（面红目赤）和虚热（两颧潮红）之分。

（三）白色属阴，主寒，多为虚证

白色多为气血不足之候，其因于寒者，或阳虚阴寒内盛，或寒邪侵入经脉，寒凝血涩，经脉收缩，气血运行迟滞，而呈现白色。

三、五色辨疾病间甚及预后转归

五色的变化是人体精气盛衰及病邪轻重的反映，故诊察五色的变化，可作为判断疾病轻重及预后转归的依据。

（一）五色辨预后

1. 部骨陷者，必不免于病

一般而言，五脏的病色都会表现在面部所属的各有关的部位上，若该部的气色不正，有深陷入骨的征象，乃表明与该部对应的脏器功能失常，其精微物质不能上达营养于色部，标志着该脏即将发生疾病，所以说"部骨陷者，必不免于病矣"。

关于"部骨陷者"的理解，《千金要方·肝脏脉论》记载曰："凡人分部陷起者，必有病生……若色从外走内者，病从外生，部处起；若色从内出外者，病从内生，部处陷。"那么，"部骨陷者"，当指根据"色部"的凸起和凹陷诊断五脏之病，并且可具体诊病之虚实，色部凸起者为实证，色部凹陷者为虚证。这种诊虚实之法，乃从脉之"坚陷"诊虚实法直接移植而来。

2. 色部交错与疾病预后

本篇下文指出："以五色命脏，青为肝，赤为心，白为肺，黄为脾，黑为肾。"五脏六腑肢节在面部望色中各有其分属的区域，"五色之见也，各出其色部"。若五色所现部位与五脏分部不相应，即为色部交错，其中又有相生相克的善恶不同。相生为顺，原文所言的"色部乘袭"，即指子脏之气色，乘袭于母脏的色部，如心部（王宫）见黄色，乃属子盗母气之象；肝部见赤，肺部见黑，肾部见青等，均属色部相生，故"虽病甚，不死矣"。相克为逆，如下节原文所言"肾乘心，心先病，肾为应"，即黑色见于心所属的两目之间，为心先有病，肾病之色乘于心部，故病情较重。

（二）五色诊病之轻重

从五色判断疾病的轻重，主要体现在色泽和散抟等变化方面。

1. 色泽之明暗

五色显现于面部，若“色粗以明”，即病色略微显明，是气血未衰之征，故其为病轻；若色见沉夭，即晦暗无光泽，表明五脏之气不能上荣于面，乃精气衰亡之象，故其病较重。

2. 上下散抟变化

原文认为上行者为重，下行者病已。所谓“上行”与“其色下行如云彻散者病方已”相对而言，含有面色由浅淡转为深重之意，正如张介宾所言：“上行者浊气方升而色日增，日增者病日重；下行者滞气将散而色渐退，渐退者病将已。”若其病色散而不定，且无固定聚积之处，说明“其病散而气痛，聚未成也”。

（三）五色变化判断疾病发展趋势

脏腑肢节在颜面部都有其固定的色部，以明堂为中心，又可分为内、外两部分，鼻为内部，属阴，主脏主里。鼻旁为外部，属阳，主腑主表。若病色始于外部，向中央蔓延，表明病邪将由表入里，由浅入深；反之，病色始起于内，然后向四周两旁发展，标志着病邪将由里出表。

（四）望色辨死证

本节原文所述望色诊断死证的方法，有不病而猝死和小愈而猝死两种情况。

1. 不病而猝死

此又可分为两种情况：一是大气入于脏腑猝死。其原因一是“大气”侵袭，即邪气极其剧烈，不同于一般的虚邪贼风，超过机体常规的抵抗力；其二是元气大虚，张介宾云：“大邪之入者，未有不由元气大虚而后邪得袭之，故致卒死。”二是黑色出于庭，大如拇指者猝死。其原因主要是因为天庭乃颜面最高之处，若出现黑色，是肾气将绝的表现。另外，据《素问·刺热》篇所论，从颜面的上下左右中央与方位的五行相应关系配属五脏，则庭居上应南方，属火以配心，颐居下应北方，属水以配肾，左颊应东方，属木以配肝，右颊应西方，属金以配肺，鼻居中央，属土以配脾。若心之色部出现肾之黑色，乃肾水上凌心火，为色部交错中的相克现象，故猝死。从后世中医病理学来分析，肾虚的病人，水亏而导致肾之真色上凝于庭，团聚不散，乃是肾精衰竭之象现于面的结果，预后一般不良。

2. 小愈而猝死

原文指出：“赤色出两颧，大如母指，病虽小愈，必卒死。”两颧为肩的色部，在脏腑中属肺，若在两颧处出现大如拇指的红色，其色成块、成条，聚而不散，乃是火克金的表现，亦属于色部交错中的相克之象，故病虽有时减轻，但难免于猝然而亡。后世中医病理学认为，虚劳病人，午后潮热，常两颧独见红色，这乃是阴亏火旺之象，其病缠绵难愈。此外，肾阳外脱之戴阳证亦可见“赤色出两颧”，二者均属病情危笃，须积极救治。

另外，《素问·脉要精微论》指出：若色见晦暗外露而毫无光泽，“五色精微象见矣，其寿不久也”。《素问·三部九候论》亦云：“五脏已败，其色必夭，夭必死矣。”均属望色辨死证之例。

四、五色主病

（一）薄泽为风

“风者，百病之始也”，其侵袭人体先至皮毛，病位在表，故风邪发病在面部的颜色变化可见浅淡而有光泽。阙中为肺之色部，风邪犯于皮毛，皮毛乃肺之合，故可在肺之色部阙中以候风病。

（二）冲浊为痹

邪在皮毛，病位浅在，则色见浅淡有光泽，寒湿为痹，病及筋骨，病色亦渐加深，故色见深沉晦浊。

（三）在地为厥

这里只言及候诊的部位，而未谈色之清浊，痹厥皆为邪气深入肌肉筋骨之证，故厥证之色亦当同痹证而见“冲浊”之象。

五、寸口人迎脉象主病

基于色脉相通，“能合色脉，可以万全”（《素问·五脏生成》）的理念，本节又论述了寸口、人迎脉诊的临床意义，主要内容可概括为以下几个方面。

（一）辨病之表里内外

人迎脉属阳，主六腑及表，寸口脉属阴，主五脏及里。正如张介宾所言：“脉口者，太阴脏脉也，故曰在中主五脏；人迎脉者，阴明腑脉也，故曰在外而主六腑。”

（二）辨病之预后

以寸口人迎脉判断疾病的预后，总以病在脏脉沉而大为顺，病在腑脉浮而大为顺，否则为逆，预后不佳。张介宾曰：“病在脏者，在六阴也，阴本当沉而大为有神，有神者阴气充也，故易已；若沉而细小，则真阴衰而为逆矣。病在腑者，在六阳也，阳病得阳脉者为顺，故浮而大者病易已；若或浮小，亦逆候也。”以此推之，寸口脉滑小沉紧为阴分邪盛，人迎脉大紧而浮或滑盛以浮为阳分邪盛，均主病情加重。寸口脉浮滑，或人迎脉沉滑，主病情减轻。杨上善言：“滑浮皆阳，在于阴位而得二阳，其气以和，故病日日瘳损也。”张介宾言：“人迎为阳，沉滑者阳邪渐退，故病日损。”

一般而言，健康人体脉象与四时相应，“春夏人迎微大，秋冬寸口微大”（《灵枢·禁服》），且“脉口人迎应四时也，上下相应而俱往来”（《灵枢·终始》），即人迎与寸口脉动相协调但并不相等，而是有着浮沉大小的差别。如果寸口、人迎脉象浮沉大小均相等而无差别，往往表明人体脏腑俱病，阴阳调节能力的减退，所以其病较重，较难痊愈。张介宾云：“人迎寸口之脉，其浮沉大小相等者，非偏于阴，则偏于阳，故病难已。”

（三）辨病因

一般地说，人迎脉主表，脉见盛而坚者，多是伤于寒邪的外感病；寸口脉主里，脉见盛坚，多为内伤。正如张介宾所言："人迎主表，脉盛而坚者，寒伤三阳也，是为外感。气口主里，脉盛而坚者，食伤三阴也，是为内伤。"

另外，脉滑大兼代兼长者，为外来阳邪致病，阳并于阴，因而出现目有幻妄之见，意志有厌恶之感的表现，治疗上应灵活变通而施治。

【原文】

雷公曰：善乎！愿卒闻之。黄帝曰：庭者，首面也。阙上者，咽喉也。阙中者，肺也。下极者，心也。直下〔1〕者，肝也。肝左〔2〕者，胆也。下者〔3〕，脾也。方上〔4〕者，胃也。中央〔5〕者，大肠也。挟大肠〔6〕者，肾也。当肾〔7〕者，脐也。面王以上〔8〕者，小肠也。面王以下者，膀胱子处〔9〕也。颧者，肩也。颧后者，臂也。臂下者，手也。目内眦上者，膺乳也。挟绳而上〔10〕者，背也。循牙车以下〔11〕者，股也。中央〔12〕者，膝也。膝以下者，胫也。当胫以下者，足也。巨分〔13〕者，股里也。巨屈〔14〕者，膝膑也。此五脏六腑肢节之部也，各有部分〔15〕。用阴和阳，用阳和阴〔16〕，当明部分，万举万当，能别左右〔17〕，是谓大道，男女异位〔18〕，故曰阴阳，审察泽夭，谓之良工。

沉浊为内〔19〕，浮泽为外〔20〕，黄赤为风〔21〕，青黑为痛，白为寒，黄而膏润为脓〔22〕，赤甚者为血，痛甚为挛，寒甚为皮不仁〔23〕。五色各见其部，察其浮沉，以知浅深；察其泽夭，以观成败；察其散抟〔24〕，以知远近〔25〕；视色上下，以知病处；积神于心，以知往今。故相气不微〔26〕，不知是非，属意勿去，乃知新故〔27〕。色明不粗，沉夭为甚；不明不泽，其病不甚〔28〕。其色散，驹驹然〔29〕未有聚，其病散而气痛，聚未成也。

肾乘心，心先病，肾为应，色皆如是〔30〕。男子色在于面王，为小腹痛，下为卵痛〔31〕，其圜直为茎痛〔32〕，高为本，下为首〔33〕，狐疝㿉阴〔34〕之属也。女子在于面王，为膀胱子处之病，散为痛，抟为聚〔35〕，方员左右，各如其色形〔36〕。其随而下至胝为淫〔37〕，有润如膏状，为暴食不洁。

左为左，右为右，其色有邪，聚散而不端，面色所指者也〔38〕。色者，青黑赤白黄，皆端满有别乡〔39〕。别乡赤者，其色赤〔40〕大如榆荚，在面王为不月〔41〕。其色上锐〔42〕，首空上向〔43〕，下锐下向〔44〕，在左右如法〔45〕。

以五色命脏，青为肝，赤为心，白为肺，黄为脾，黑为肾。肝合筋，心合脉，肺合皮，脾合肉，肾合骨也。

【校注】

〔1〕直下：指下极之下，即鼻柱。

〔2〕肝左：指肝部的两侧。左，附近。张介宾："胆附于肝之短叶，故肝左应胆，而在年寿（鼻柱）之左右也。"

〔3〕下者：指鼻柱以下，即鼻准头。

〔4〕方上：指鼻准头两旁略上。

〔5〕中央：指两侧面颊中央。

〔6〕挟大肠：《甲乙经》卷一作"侠傍"，似是。指面颊中央之旁。

〔7〕当肾：指肾脏所属颊部的下方。

〔8〕面王以上：张介宾："面王，鼻准也。小肠为腑，应挟两侧，故面王之上，两颧之内，小肠之应也。"

〔9〕面王以下……膀胱子处：张介宾："面王以下者，人中也，是为膀胱子处之应。子处，子宫也。"

〔10〕挟绳而上：指两颊外侧耳前的部位。蒋示吉："绳，耳边也。耳边如绳突起，故曰绳……挟，近也。故近耳边直上之部分，所以候背之病。"

〔11〕牙车以下：牙车，下颌骨，俗称下牙床。下，《甲乙经》卷一作"上"，宜从。

〔12〕中央：张介宾："中央，两牙车之中央也。"

〔13〕巨分：指唇边大纹处。张介宾："巨分者，口旁大纹处。"

〔14〕巨屈：张介宾："巨屈，颊下曲骨也。"

〔15〕各有部分：指人体脏腑肢节在面部各有其分布的部位。此后原重"有部分"3 字，乃蒙上文误衍，故删。

〔16〕用阴和阳，用阳和阴：谓用寒剂助阴以调和其亢盛之阳，用热剂助阳以调和其偏盛之阴。前"阴""阳"二字指药剂的性质，后"阴""阳"二字指过盛的阴阳二气。

〔17〕能别左右：张介宾："阳从左，阴从右。左右者，阴阳之道路也。"

〔18〕男女异位：张介宾："男子左为逆右为从，女子右为逆左为从，故曰阴阳。"

〔19〕沉浊为内：面色沉浊晦暗主病在脏、在里。

〔20〕浮泽为外：面色浮浅有光泽主病在腑、在表。

〔21〕风：《难经本义》卷下引作"热"，前文亦曰"黄赤为热"。作"热"似是。

〔22〕黄而膏润为脓：指肤色黄如脂膏油润的是脓已成。

〔23〕痛甚……寒甚为皮不仁：面色青黑主痛证，而青黑过重主拘挛；面色白主寒证，而白色过甚主皮肤不知痛痒。痛、寒二字，分指前文"青黑""白"二色。

〔24〕散抟（tuán 团）：指病色的疏散或凝聚。

〔25〕远近：指病程的久远与短暂。

〔26〕相气不微：谓观察病人的气色不能细心入微。气，气色，亦即面色。

〔27〕属意勿去，乃知新故：张介宾："属意勿去，专而无贰也。新故，即往今之义。"

〔28〕色明不粗……其病不甚：上文云："其色粗以明者为间，沉夭者为甚。"与此有异。按文义，此 2 句似当作"色明不粗，其病不甚；不明不泽，沉夭为甚"。疑有错简。

〔29〕驹驹然：形容病色如驹无定，散而不聚的样子。

〔30〕肾乘心……色皆如是：张介宾："水邪克火，肾乘心也。肾邪乘心，心先病于中，而肾色则应于外，如以下极而见黑色者是也。不惟心肾，诸脏皆然。凡肝部见肺色，肺部见心色，

肾部见脾色，脾部见肝色，及六腑之相克者，其色皆如是也。”

〔31〕卵痛：睾丸疼痛。

〔32〕圜（yuán 元）直为茎痛：李中梓：“圜直，指人中水沟穴也，人中有边圜而直者，故人中色见，主阴茎作痛。”又，张介宾：“圜直者，色垂绕于面王之下也。茎，阴茎也。”

〔33〕高为本，下为首：指人中上半部为阴茎根痛，人中下半部为茎头痛。

〔34〕狐疝㿉（tuí 退）阴：狐疝，指阴囊时大时小，胀痛俱作，如狐之出没无常为特点的疾病。㿉阴，即阴㿉，指阴囊肿大之疝病。

〔35〕散为痛，抟为聚：马莳：“其气色散者，为痛而不至成聚，若气色抟聚不散，则成聚而不止于痛。”

〔36〕方员左右，各如其色形：言积聚的或方或圆，或左或右，和其显现在面部的病色形状相似。

〔37〕其随而下至胝为淫：胝，为唇之讹。张志聪：“胝者，面王之下部也。”《黄帝内经灵枢校注语译》：“‘胝’疑为‘脤’之误字。‘脤’则为‘唇’之借字。” 此言病色由面王而下至唇则主带下、遗精之类病症。

〔38〕面色所指者也：张介宾：“色见左者病在左，色见右者病在右。凡色有邪而聚散不端者，病之所在也。故但察面色所指之处，而病可知矣。”

〔39〕端满有别乡：端满，端正充润。别乡，犹言他乡，即其他部位。张介宾：“正色凡五，皆宜端满。端谓无邪，满谓充足。”

〔40〕赤：原作“亦”，据马注本、张注本改。《甲乙经》卷一作“亦赤”。

〔41〕不月：原作“不日”，义晦，据《甲乙经》卷一改。不月，即女子经闭。丹波元简：“今依《甲乙》‘不日’作‘不月’，连上文‘女子在于面王’之章，俱为女子之义，则似义稍通。”

〔42〕其色上锐：指病色的尖端指向上方。

〔43〕首空上向：谓头面部的正气空虚，邪气有向上发展的趋势。

〔44〕下锐下向：即病色的尖端指向下方，表明病邪有向下发展的趋势。

〔45〕左右如法：病色尖端在左、在右，亦可按上法推测病邪发展的趋势。

【释义】

本节主要论述了脏腑肢节在面部的望诊部位、望色诊病的要点以及一些特殊望诊的问题。

一、脏腑肢节在颜面的色部

本节原文以整体观念为指导，详细地叙述了五脏六腑和四肢关节在面部相应的望色部位，指出“五色之见也，各出其色部”，体现了“生物全息律”的思想。《灵枢·邪气脏腑病形》篇云：“十二经脉，三百六十五络，其血气皆上于面。”正由于经脉血气之联系，所以面部方可成为全身脏腑肢节的缩影，以反映脏腑肢节的病理变化，因而通过面部不同部位的色泽变化可以

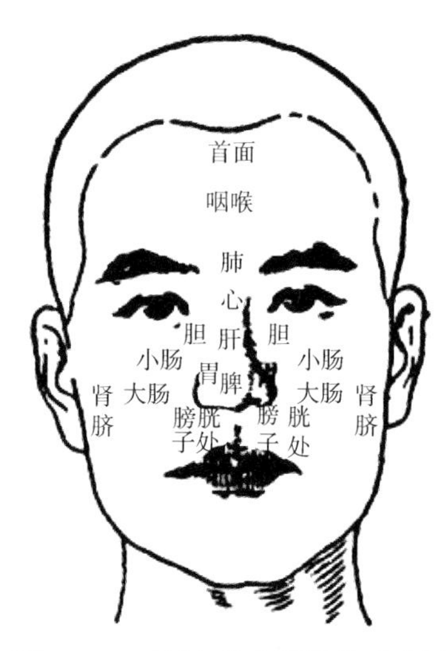

图 49-2 面部色诊分属部位示意图

诊断全身疾病（图 49-2）。

二、根据色部变化以调治疾病

原文曰："有部分，用阴和阳，用阳和阴，当明部分，万举万当。"说明调补阴阳当以色部为根据，或"壮水之主，以制阳光"，或"益火之源，以消阴翳"；不仅如此，治疗之标本先后缓急，亦应根据色部之变化，上节原文即明确指出："病生于内者，先治其阴，后治其阳，反者益甚；其病生于阳者，先治其外，后治其内，反者益甚。"张介宾云："故凡病色先起于外部而后及内部者，其病自表入里，是外为本而内为标，当先治其外，后治其内。若先起内部而后及外部者，其病自里出表，是阴为本而阳为标，故当先治其阴，后治其阳。"章楠云："若反之，则诛伐无过而伤正气，其邪在外者，反乘虚入内，邪在内者，正气既伤，病必变而更重。此阴阳表里，治之先后，不可错也。"

三、察色的要点

文中所论察色的要点主要有：其一，察色浮沉，辨病位的表里深浅。色浮于外者，主病轻浅而在表；色沉于内者，主病深重而在里。其二，察色泽夭，辨别疾病预后吉凶"成败"。色之润泽或枯夭是内脏精气盛衰的真实反映，所以由此可测知疾病的轻重顺逆及预后的良恶。其三，察色散抟，辨别病程长短"远近"。病色散在而不结聚者，发病时间较短，病尚轻浅，治之较易痊愈；病色抟聚不散者，发病时间较长，病较深重，较难于治愈。其四，察色见部位之"上下"左右，可知病在何处。从面部病色出现部位的或上或下，就可以测知疾病所在。其五，青赤黄白黑五色所主病证不同。具体见上文所论。

此外，医生在察色之时，尚须专心致志，"积神于心""属意勿去"，进行精细观察，如此"乃知新故"，否则"相气不微，不知是非"。

四、病色与性别

男女性别不同，病色之逆顺及所主病证有所差异，临证当详辨之。

（一）性别与病色之逆顺

文中指出："男女异位，故曰阴阳。"《素问·玉版论要》则明确指出："女子右为逆，左为从；男子左为逆，右为从。"说明男女性别不同，病色出现的左右逆顺有别，根据这一观点，通过对病色出现的左右先后的差异，可判断疾病的顺逆。男子面色从左而右为顺，反之为逆；女子面色从右而左为顺，反之为逆。

（二）性别与病色主病

同为病色在面王，男女主病不同，根据原文所述归纳如下。

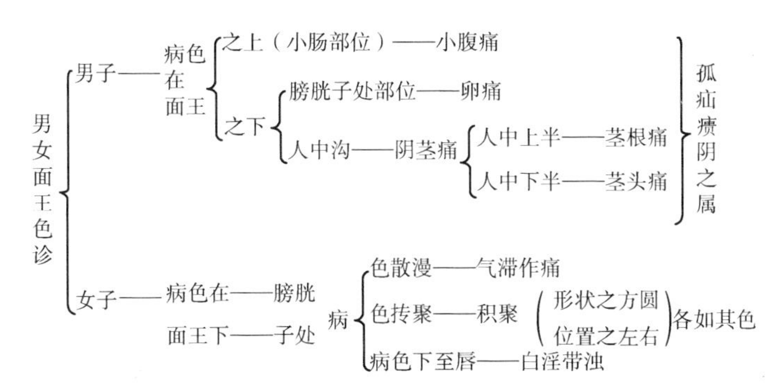

五、病色形态判断疾病发展趋势

本节原文认为，病色形态上尖端的变化，亦可表明病邪的发展趋向。凡是色之尖端所指，即是病邪发展的方向。正如文中所言：“其色上锐，首空上向，下锐下向，在左右如法。”张介宾注云：“凡邪随色见，各有所向，而尖锐之处，即其乘虚所进之方。故上锐者，以首面正气之空虚，而邪则乘之上向也。下锐亦然。其在左在右皆同此法。”

六、五色命脏

本篇末云：“以五色命脏，青为肝，赤为心，白为肺，黄为脾，黑为肾。”指出了脏与色的关系，说明通过五色变化，不仅可以诊断疾病性质的寒热虚实，而且可确定病位所在之五脏，也是对五色变化之所以能诊察全身疾病之原理的揭示。《素问·痿论》曰：“肺热者色白而毛败，心热者色赤而络脉溢，肝热者色苍而爪枯，脾热者色黄而肉蠕动，肾热者色黑而齿槁。”即根据五色变化不同以及五脏对应的五体、五华情况，以辨痿病所在之脏。

董廷瑶[①]对麻疹患儿的诊治，认为两颧青白者，左属肝，右属肺，肝主血，肺主气，两颧青白即为气血郁滞，乃疹透不畅的标志，从而选用王清任的解毒活血汤，使血运畅，邪毒解。此乃儿科面部望诊，在麻疹重症抢救中的创新。

【知识链接】

一、望色的机理及五色常变

本篇论望色诊病的机理，认为不同的颜色与相应的脏腑关联，如青色为肝之色，赤、白、

---

①王霞芳. 审于分部知病处——略论《内经》分部面诊及其在儿科的应用[J]. 上海中医药杂志，1984，(11)：33-35.

黄、黑依次为心、肺、脾、肾之色，同时，五脏六腑各有其对应的望色区域，依此有机联系，即可测知病变所在的脏腑部位。另外，《灵枢·邪气脏腑病形》篇说："十二经脉，三百六十五络，其血气皆上于面而走空窍。"《素问·脉要精微论》说："夫精明五色者，气之华也。"说明内在脏腑之精气通过经脉而荣于面，其色泽是五脏精气的外华，所以，面部色诊可以了解病人脏腑气血的盛衰状况，辨别疾病部位和善恶吉凶。

对于五色之常变，《素问·脉要精微论》指出："赤欲如白裹朱，不欲如赭；白欲如鹅羽，不欲如盐；青欲如苍璧之泽，不欲如蓝；黄欲如罗裹雄黄，不欲如黄土；黑欲如重漆色，不欲如地苍。"欲与不欲区别的关键，在于是否明润光泽，隐隐欲现，正常之色为鲜明含蓄不露，光亮润泽，否则即为病色。《黄帝内经》并认为正常之色随个体及季节因素而变化，《灵枢·阴阳二十五人》即提出五形之人其色亦有所不同。可相互参阅。

另外，审察泽夭的部位，《黄帝内经》所论除面部外，还涉及头发、皮肤、爪甲、唇、齿等部位。其临床意义，一是测知脏腑气血盛衰，推断疾病的预后。如本篇以及《素问·脉要精微论》所述。二是用于某些病症的鉴别诊断。如《灵枢·痈疽》提出痈与疽的鉴别曰："疽者，上之皮夭以坚，状如牛领之皮。痈者，其皮上薄以泽。"另外，肿胀由于水溢皮肤者，其色润泽；因于脾虚气滞而泛肿者，多色不泽。如《素问·脉要精微论》曰："脾脉……其耎而散色不泽者，当病足骱肿，若水状也。"马莳注："盖色润泽，乃水肿之候。今色不润泽，故若水状，而非真水也。"

二、面部色诊中的生物全息思想

本篇系统描述了五脏六腑、四肢百骸在面部的特定投射区域，说明《黄帝内经》已认识到机体每一组织器官的活动信息都能够按照自己在整体中的空间排布规律投射到面部的特定位区，使面部成为整体的一个缩影。此与现代生物全息思想有相通之处。生物全息律认为，生物体一个全息元上的各个部位，都分别在整体上或其他全息元上有各自的对应部位，一个全息元上的一个部位和相对于整体上或某一其他全息元上的非对应的部位，总是和其所对应的部位生物学特性相似程度较大，各部位在一全息元上的分布规律与各对应部位在整体上或其他全息元上的分布规律相同。这样，生物学特性不完全相同的各部位的分布结果使全息元在不同程度上成为整体的缩影，并且各全息元之间在不同程度上是相似的。生物全息律的本质是信息全息。即生物机体的任一部分都包含着整体的全部信息。从信息的角度言之，也可以说经络是人体信息的通道，气血是信息的载体，十二经脉之气血皆上于面，将整体的信息转输于面部，从而使面部成为透视整体的一面镜子。上海中医学院附属龙华医院曾根据《灵枢·五色》面诊区域分布规律针刺面部穴位，在整体的对应部位取得麻醉效果，从而进行针刺麻醉手术 1251 例，成功率为 96%[①]，可谓是对本篇色诊理论的推广应用。

①张颖清. 生物全息诊疗法[M]. 济南：山东大学出版社，1987：86-87.

三、有关原文诠释的问题

（一）“别乡”诠释

本篇指出：“色者，青黑赤白黄，皆端满有别乡。” 对于“别乡”，解释大致有四：一指其他部位。如李中梓注：“别乡，犹言他乡，即别部位也。如赤者心色，应见于两目之间，是其本乡。今见于面王，是别乡矣。”二指色诊的分部。如马莳注：“别者，异也。别乡者，即分部也。所谓色者，即青黑赤白黄之色，皆端正盈满，各有分部。”三指腑的色诊部位。如张志聪注：“别乡者，如小肠之部在面王，而面王者，乃心之别乡也。胆之部在肝左，胆部者，肝之别乡也。”四指方位。如张介宾注：“有别乡者，言方位时日各有所主之正向也……乡，向同。”诸注以李中梓注较合实际。全句言五色都端正充润，不但见于本部，亦散布于其他部位。

（二）“不日”诠释

本篇言：“其色赤大如榆荚，在面王为不日。”诸注不一：一指病程非止一日。如马莳注：“心色主赤，小肠亦赤，其色如榆荚之大，在于面王之部，则是小肠之病，非止于一日也。”二是认为赤色如榆荚，其意义有类于如拇指之状，亦为五脏之死色，故“不日”是指不终日而猝死。如张志聪注：“不日者，不终日而卒死也。”三是认为赤色见于面王土位，火土相生，故“不日”是指病不日将愈。如李中梓注：“不日者，不日而愈也。”四指病色出现失其常度。如张介宾注：“不当见而见者，非其时也，是为不日。不日者，失其常度之谓。”五是“不日”当为“不月”，指妇人月经闭止。丹波元简：“今依《甲乙》‘不日’作‘不月’，连上文‘女子在于面王’之章，俱为女子之义，则似义稍通。”今采纳此说。

四、“黑色出于庭”的临床意义

本篇言：“黑色出于庭，大如母指，必不病而卒死。”由于天庭属心的部位，黑色属肾，肾水早亏，心阳暴绝，水克火，故黑色出于庭，不病而猝死。此就暴病而言，然临床上慢性疾病亦可见“黑色出于庭”的情况：一是支饮，临床见面目黧黑，咳逆倚息，短气不得卧，其形如肿；二是酒疸，表现为面黑微黄，目青，心中如瞰蒜齑状，大便正黑，皮肤搔之不仁；三是女劳疸，表现为额上黑，身黄，膀胱急，少腹满，足下热等。临床应注意加以鉴别。

五、相学十三部与本篇颜面部位划分的关系

相学十三部是指以鼻子为中线，把人的面部自上到下划分、命名出十三个最重要的部位，即天中、天庭、司空、中正、印堂、山根、年上、寿上、准头、人中、天星、承浆、地阁。这

十三个部位又分别统领横向、一百多个子部。汤绣屏[①]《平园相学》认为相学中的十三部位之说源起于本篇最初对人面部的分类与命名，相学家在本篇将整个面部分别对应命名为“鼻-明堂、眉间-阙、额-庭、颊侧-藩”的基础上，先分出十三部，继分为五十部、一百一十部、一百二十部、一百三十五部等。此亦反映了《灵枢·五阅五使》所讨论的中医学对后世相人术的影响。

相术是以人的面貌、五官、身材、体态等外在因素来预测人之吉凶祸福的术数，又有相命、命相学等别称。《黄帝内经》与相术具有相同的文化背景，同是基于天人合一的哲学观念、阴阳五行的模式推理、“形与神俱”的生命观等古代哲学思想和思维方式，两者之间相互渗透融合，更多的是相术受《黄帝内经》理论及相关方法的影响而发展。二者的差异来自于不同的价值取向，《黄帝内经》以人为主体，通过对人体的观察来判断健康状况，侧重于辨别疾病；而相术通过观察人体来了解人的未来命运，以求趋利避害。

六、明堂建筑与望色诊病

明堂一词《黄帝内经》出现16次，不仅是黄帝与岐伯、雷公等人讨论医道的场所，而且是望色诊病的重要部位。那么，明堂本来所指为何？一般认为明堂的起源很早，其主要作用是为天子接见诸侯、颁布政令提供场所，又称布政之宫。明堂的形制历代多有变化，后代聚讼纷纭，以致王国维[②]著“明堂庙寝考”感叹曰：“古制中之聚讼不决者，未有如明堂之甚者也。”据《周礼·考工记》载：“夏后氏世室……殷人重屋……周人明堂，度九尺之筵，东西九筵，南北七筵，堂崇一筵。五室，凡室二筵。”《大戴礼记·明堂》记载：“明堂者，古有之也。凡九室，一室而有四户八牖，十六户，七十二牖。以茅盖屋，上圆下方。明堂者，所以明诸侯尊卑。外水曰辟雍。”此布局取法天地生成之数和洛书的方位，反映的是汉代人的认识。叶舒宪[③]考证认为，上圆下方且四面环水的明堂，是古人精心设计和建造的一个小宇宙模型，它的原型范本即是划分为阴间（水）、阳界（陆）和神界（空）的神话宇宙观，其发生的本质是太阳的观测与崇拜仪式。如汉儒恒谭《新论》所说：“王者造明堂，上圆下方，以象天地。为四面堂，各从其色，以仿四方。天称明，故曰明堂。”汉代佚名之《三辅黄图》也说：“明堂者，天道之堂也。所以顺四时，行月令，宗祀先王，祭五帝，故谓之明堂。”帝王居于明堂之中，以天道的名义，制作礼乐，宣扬教化，朝会诸侯，祭祀祖先或崇拜鬼神，而这些仪式无不象征着天地一体的观念。

《素问·五运行大论》说：“黄帝坐明堂，始正天纲，临观八极，考建五常。”即在汉人看来，黄帝坐在明堂之中，考察日月的运行，目睹四时五行的变化，周知天文、地理、人事，因而是讨论医道的理想场所。基于天人同构的思想，将明堂建筑与人体面部之象比拟，不仅借用了庭、阙、蕃蔽、墙基等概念，而且从明堂是宣布政令、解决医道疑惑的场所，类推面部为观察人体生命信息、诊断疾病及其预后的重要部位。《素问·移精变气论》曰：“色以应日，脉以

---

①（清）灵通道人. 神相金较剪（附《平园相学》）[M]. 陈明点校. 北京：中国文联出版社，2008：172-186.

②王国维. 王国维手定观堂集林[M]. 杭州：浙江教育出版社，2014：57.

③叶舒宪. 中国神话哲学[M]. 西安：陕西人民出版社，2005：157-164.

应月。”人体面部颜色与太阳相应，故《灵枢·五阅五使》说：“色见于明堂，五色更出，以应五时。”这里的明堂当指人体面部而言，上南下北对应心与肾，左东右西对应肝与肺，脾居中央鼻。这样，“五色之见也，各出其色部”，而且与四时相应，医生通过面部的色泽变化即可判断病位，察知脏腑虚实，并推测疾病的性质、预后。本篇则以鼻子为明堂，“五脏次于中央，六腑挟其两侧”，犹如明堂之议事决策，面部五色的善恶取决于鼻子的气色，所谓“五色独决于明堂”，“明堂润泽以清”，则病无大碍。《素问·疏五过论》也云：“揆度阴阳，奇恒五中，决以明堂，审于终始，可以横行。”

论勇第五十

【导读】

《黄帝内经》基于“形神一体”的观念，一方面对脏腑身形等形体问题进行了深入研究，另一方面对五神、五志等心理活动也有深入的探究，认为形体与精神，是不可分割的统一整体，相伴相随，俱生俱灭，只有形神相俱才能成为人。本篇则从形神两方面探讨人体的生命活动，一方面探讨体质与发病的关系，指出人有“或病，或不病，或皆病，或皆不病”的道理，在于肤色不同，内脏强弱有别，因而在每一季节中受病情况也不相同；另一方面阐述人性格勇怯的形成原因、外在特征以及与疼痛耐受性的关系，最后并论述了饮酒与勇怯的关系。由于文中有对勇怯的专题论述，故以“论勇”为篇名。马莳说：“内论勇怯之士，忍痛不忍痛，故名篇。”

【原文】

黄帝问于少俞曰：有人于此，并[1]行并立，其年之长少等也，衣之厚薄均也，卒然遇烈风暴雨，或病或不病，或皆病，或皆不病，其故何也？少俞曰：帝问何急[2]？黄帝曰：愿尽闻之。少俞曰：春温风[3]，夏阳风[4]，秋凉风，冬寒风。凡此四时之风者，其所病各不同形。

黄帝曰：四时之风，病人如何？少俞曰：黄色薄皮弱肉者，不胜春之虚风[5]；白色薄皮弱肉者，不胜夏之虚风；青色薄皮弱肉，不胜秋之虚风；赤色薄皮弱肉，不胜冬之虚风也。

黄帝曰：黑色不病乎？少俞曰：黑色而皮厚肉坚，固不伤于四时之风。其皮薄而肉不坚，色不一[6]者，长夏[7]至而有虚风者，病矣。其皮厚而肌肉坚者，长夏至而有虚风，不病矣。其皮厚而肌肉坚者，必重感于寒，外内皆然，乃病。黄帝曰：善。

黄帝曰：夫人之忍痛与不忍痛者，非勇怯之分也。夫勇士之不忍痛者，见难则前，见痛则止；夫怯士之忍痛者，闻难则恐，遇痛不动。夫勇士之忍痛者，见难不恐，遇痛不动；夫怯士之不忍痛者，见难与痛，目转面盼[8]，恐不能言，失气惊[9]，颜色变化，乍死乍生。余见其然也，不知其何由，愿闻其故。少俞曰：夫忍痛与不忍痛者，皮肤之薄厚，肌肉之坚脆缓急之分也，非勇怯之谓也。

黄帝曰：愿闻勇怯之所由然。少俞曰：勇士者，目深以固〔10〕，长衡直扬〔11〕，三焦理横〔12〕，其心端直，其肝大以坚，其胆满以傍〔13〕，怒则气盛而胸张，肝举而胆横，眦裂而目扬〔14〕，毛起而面苍，此勇士之由然者也。

黄帝曰：愿闻怯士之所由然。少俞曰：怯士者，目大而不减〔15〕，阴阳相失〔16〕，其〔17〕焦理纵，䯏骬〔18〕短而小，肝系缓，其胆不满而纵，肠胃挺〔19〕，胁下空，虽方大怒，气不能满其胸，肝肺虽举，气衰复下，故不能久怒，此怯士之所由然者也。

黄帝曰：怯士之得酒，怒不避勇士者，何脏使然？少俞曰：酒者，水谷之精，熟谷之液也，其气慓悍〔20〕，其入于胃中则胃胀，气上逆满于胸中，肝浮胆横〔21〕。当是之时，固比于勇士，气衰则悔。与勇士同类，不知避之，名曰酒悖〔22〕也。

【校注】

〔1〕并：同。

〔2〕急：犹先。张介宾："急，先也。"

〔3〕温风：原作"青风"，与下文阳风、凉风、寒风义不合，据《甲乙经》卷六改。

〔4〕阳风：夏属火，火属阳，故夏之热风称阳风。

〔5〕虚风：与"实风"相对，指时令所见反季节之风。如春应为东风反见西风，夏应为南风反见北风等。

〔6〕色不一：谓肤色经常变化而不固定。

〔7〕长夏：指农历六月。

〔8〕目转面盼：目珠转动，不敢正视。盼，通"眄（miàn）"。斜视貌。朱骏声《说文通训定声·屯部》："盼，假借为眄。"又，《类经》"盼"作"盻"。张介宾："怯而不忍痛者，见难与痛则目转眩旋，面盻惊顾。"丹波元简："盻，音系。《说文》：'恨视貌。'于义难叶，疑是眄讹。眄，音面，邪视也。"

〔9〕失气惊：此下《类经》卷四有"悸"字。失气，指呼吸紊乱。

〔10〕目深以固：直视而运转不灵，且目睛突起。深，高突，指眼球高突。

〔11〕长衡直扬：形容睁目竖眉，视直光露。衡，指眉毛，或指眉上部位。扬，眉毛及其上下部分。

〔12〕三焦理横：指皮肤肌肉纹理横行。张志聪："理者，肌肉之文理，乃三焦通会之处，三焦理横，少阳之气壮而胆横也。"

〔13〕胆满以傍：胆腑充盈而大。傍，同"旁"，大。《广雅·释诂一》："旁，大也。"张介宾："傍，即傍开之谓，过于人之常度也。"

〔14〕目扬：目光闪烁逼人。

〔15〕目大而不减：眼睛虽大，却不含神采。减，当作"缄"，封藏之意。张介宾："减当作缄，封藏之谓，目大不减者，神气不坚也。"

〔16〕阴阳相失：阴阳血气失于协调。

〔17〕其：周本作“三”，与上文“三焦理横”相对，似是。

〔18〕髑骬（hé yú 合于）：胸骨剑突。

〔19〕肠胃挺：指肠胃纵缓。张介宾：“肠胃挺者，曲折少也。”

〔20〕慓悍：急速而峻猛。

〔21〕肝浮胆横：肝气盛而浮动，胆气壮而横溢。

〔22〕酒悖：饮酒后出现妄作妄为的反常状态。张介宾：“是因酒之所使，而作为悖逆，故曰酒悖。”

【释义】

本篇主要讨论了体质强弱与发病、勇怯个性特征的形成及其外在表现等。

一、体质与发病

体质与发病的关系，是《黄帝内经》反复讨论的一个重要问题，《灵枢·五变》以斧斤伐木为喻进行了形象而深入的探讨，本篇又从以下两个方面予以进一步探讨。

（一）体质决定发病与否

本文开篇即提出一个问题：假如有这样一些人，他们的行为举止一样，共同行走或是站立，年龄大小一致，穿着衣服的厚薄也相同。可是，突然遇到狂风暴雨等异常气候变化，有人生病，有人不生病，这是为什么？少俞回答认为是由人的体质强弱所决定的。体质的强弱与正气的强弱二者之间有密切关系，“薄皮弱肉”而体质差者，其正气亦不足，故不胜四时之虚风，从而导致疾病的发生；“皮厚而肌肉坚”，即体质强者，其正气较为充盛，“固不伤于四时之风”，因而不会发生疾病。说明体质的强与弱，可以直接决定疾病的发生与不发生。

（二）体质决定发病类型

在解决了体质强弱决定发病与否的问题之后，继而又提出了第二个问题：四季不同的风邪分别侵袭人体，病人感受风邪会有何区别？这是因为不同体质的人，其某个脏气的偏衰不一，因此，对不同邪气的易感性也不相同，从而会产生各种不同的病状（表 50-1）。

表 50-1 体质类型与发病关系表

分型	五行属性	形 态	易感邪气
黄色	土	薄皮弱肉	不胜春之虚风
白色	金	薄皮弱肉	不胜夏之虚风
青色	木	薄皮弱肉	不胜秋之虚风
赤色	火	薄皮弱肉	不胜冬之虚风
黑色	水	皮厚肉坚	不伤于四时之风
色不一		薄皮弱肉	不胜长夏之虚风

其中面色黄、皮肤薄、肌肉柔弱的人，脾气不足，经受不住春季风邪的侵袭。面色白、皮肤薄、肌肉柔弱的人，肺气不足，经受不住夏季风邪的侵袭。面色青、皮肤薄，肌肉柔弱的人，肝气不足，经受不住秋季风邪的侵袭。面色赤、皮肤薄、肌肉柔弱的人，心气不足，经受不住冬季风邪的侵袭。面色黑而皮肤厚、肌肉坚实的人，肾气充盛，当然不会遭受风邪的侵袭。如果皮肤薄、肌肉不坚实、面色又不是始终保持黑色的人，到了长夏而感受风邪就会发生疾病。如果面色黑、皮肤厚、肌肉坚实者，即使在长夏遇到风邪，也不会发生疾病。面色黑、皮肤厚、肌肉坚实的人一定是寒邪已侵入体内，又感受风邪，外邪与内邪相结合才会生病。这里明显是以五行生克规律为依据的一种模式推演，以说明同样体质较弱，但由于五脏功能盛衰之不同，决定其在不同季节感受相应的邪气而发生不同病症。

二、体质与疼痛的耐受性

人对疼痛的感知，受生物、心理、社会文化等多种因素的影响。本篇通过对日常生活中勇士、怯士对疼痛的耐受性的分析，提出勇士和怯士都有忍痛与不忍痛的情况。张介宾解释说："夫勇士之气刚，而有不能忍痛者，见难虽不恐，而见痛则退矣。怯士之气馁，而有能忍痛者，闻难则恐，而遇痛不动也。又若勇而忍痛者，见难与痛皆不惧；怯而不忍痛者，见难与痛则目转眩旋，面盻惊顾，甚至失言变色，莫知死生。此四者之异，各有所由然也。"因此，人对疼痛的耐受性主要与体质特点有关，所谓"夫人之忍痛与不忍痛者，非勇怯之分也""夫忍痛与不忍痛者，皮肤之薄厚，肌肉之坚脆缓急之分也，非勇怯之谓也"。章楠概括曰："是忍痛与不忍痛，在皮肉厚薄坚脆不同；勇之与怯，在禀性刚正与懦弱之异也。"本篇关于人体对疼痛耐受性的认识，与《灵枢·论痛》观点基本一致，可相互参阅。

三、论勇士与怯士

勇敢是一个人在危险时刻，冒着生命危险，以献身精神排出困难险阻去实现目标的意志品质，相反的意志品质即为胆怯。本篇从人个性勇怯的角度，分别阐述了勇士、怯士的外在特征以及内在脏腑的功能状态（表 50-2）。

表 50-2 勇怯分类表

类型	生理特征	相关脏、窍功能状态
勇士	目深以固，长衡直扬，三焦理横	心端直，肝大以坚，胆满以傍，怒则气盛而胸张，肝举而胆横，眦裂而目扬，毛起而面苍
怯士	目大而不减，阴阳相失，其焦理纵，䯏骬短而小	肝系缓，胆不满而纵，肠胃挺，胁下空，虽方大怒，气不能满其胸，肝肺虽举，气衰复下，故不能久怒

从上表可见，勇士的外部特征是：目眶高耸，眼珠微突，视物牢固，目不转睛，眉毛竖起，皮肤肌肉纹理粗疏。与内在脏腑功能的关系是：这种人心脏正常，但肝大而坚实，胆汁充足，胆饱满得好像要向四旁扩张的样子，在恼怒时气盛于上而胸廓张大，肝气上举，胆气横溢，眼

睛睁得很大，眼眦像要裂开似的，目光四射，毛发竖起而面色发青。怯士的外部特征是：眼大而无神，眼球转动不灵活，阴阳之气失于调和，肌肉纹理纵而松弛，胸骨剑突的形态也短而且小。其与内脏功能的关系是：肝系松弛，胆汁不充满，但胆却长而下垂，肠胃直而少有曲折，胁下的肝气空虚，大怒发作的时候，愤懑之气也不能填塞胸膺，肝肺之气，即使因冲动而上举，但其气随即衰减下降，不能持久发怒。由此可见，《黄帝内经》十分重视内脏功能与个性心理特征的关系，说明勇怯有其生理基础，而且勇怯的变化可影响人的生理活动。但勇怯是针对人的性格而言，而不是体质分类。

另外，本篇所论"（三）焦理纵，髑骬短而小，肝系缓，其胆不满而纵，肠背挺，胁下空"一段文字，指出隔膜松弛在体表可见胸骨剑突短小，体内肝的筋膜松弛，疏泄无力则胆汁不满而虚，肠胃下垂，胁下空虚。现代医学知识告诉我们：①隔肌的正常舒缩对肝脏有直接的挤压作用，能促进胆汁从肝内胆管排泄入胆总管；失去膈肌的挤压则肝失疏泄，导致"胆不满而纵"。②隔肌位置下降是导致胃下垂的主要原因。隔肌活动力降低，腹腔压力降低，腹肌收缩力减弱，胃解韧带、胃肝韧带、胃脾韧带、胃结肠韧带过于松弛等，这些都可能导致隔肌位置下降，从而导致胃下垂，即"肠胃挺"。由此可见，构成空间的膜结构不仅是组织器官的组成部分，而且也是维持组织器官正常空间位置、发挥正常功能的结构①。膜结构异常导致的空间位置的改变，进而可引起机体的结构与功能的改变。

四、论酒悖

酒悖是指过量饮酒后，人所表现出的妄作妄为，不知避忌，违背常规的行为状态。本篇论述了酒悖发生的机理以及与勇士的区别。

《黄帝内经》认为酒性慓悍，辛散升浮，人饮酒后酒气先行皮肤络脉，加快气血运行，影响脏腑气机升降。一是扰乱脾胃气机，胃气不降则胃胀；二是使肺气上逆，"满于胸中"；三是肝随逆气上移，同时由于肝胆相连，"怯士"因胆汁"不满"而下垂的胆，亦受肝牵拉由"纵"变"横"，所谓"肝浮胆横"。由此导致"怯士之得酒，怒不避勇士""当是之时，固比于勇士"，即怯士发起怒来貌似勇士的情况。然此乃酒气所造成的一过性现象，这种状态不能持久，当酒气衰减之后，气机回转，脏腑复位，则怯态如故，反而懊悔自己不该那样冲动。对此，张介宾从酒性-气机-神相关的角度解释说："酒之性热气悍，故能胀胃浮肝，上气壮胆。方其醉也，则神为之惑，性为之乱，自比于勇而不知避，及其气散肝平，乃知自悔，是因酒之所使，而作为悖逆，故曰酒悖。"其说颇为合理。

【知识链接】

一、影响疼痛耐受性的因素

本篇将个体疼痛耐受性的不同归因于体质的差异，指出："夫忍痛与不忍痛者，皮肤之薄

① 黄龙祥. 新古典针灸学大纲[M]. 北京：人民卫生出版社，2022：107-108.

厚，肌肉之坚脆缓急之分也，非勇怯之谓也。”《灵枢·论痛》也持相似的观点。然人体对疼痛的感知，除生物因素外，还受心理、社会、文化、宗教等诸多因素的影响，将其单纯归因于体质因素，明显带有时代的局限性。

现代研究认为，影响痛觉的因素有学习、注意力、情绪、意志和信念、暗示、社会文化、人格特征等[①]。例如意志坚强者能沉着地忍受着剧烈疼痛，意志薄弱者便难以忍受。这种例子在临床上很常见。信念可以强有力地减轻或消除疼痛，这种情况最突出地表现在宗教仪式上。态度也是影响因素之一，战场上的伤员以欣慰态度对待伤口和疼痛，外科病人则以沮丧的态度对待伤口和疼痛，因此伤势严重程度与疼痛之间并无直接的对应关系。从人格特征而言，个性外向者对疼痛的耐受性强，内向者差；性格活跃、敏感的人，痛阈高；性格沉着、安静、严肃的人，痛阈低；遇事惯于夸张的人，对疼痛的耐受性均差，而坚毅、刚强和有自制力的人，耐受性显著增强。因此，对于临床疼痛的处理，应综合生物、心理、社会等多方面因素考虑，而不可局限于体质差异。

二、勇怯与发病的关系

本篇从性格差异的角度，将人分为勇士与怯士，《素问·经脉别论》则阐述了勇怯与人体发病的关系，指出：“人之居处动静勇怯，脉亦为之变乎？岐伯对曰：凡人之惊恐恚劳动静，皆为变也……当是之时，勇者气行则已，怯者则着而为病也。”一般而言，刚勇者胆气壮，脏气充盛，对外界刺激适应能力强，虽遇惊恐、疲劳等突然刺激，呈现一时性的生理反应，通过脏腑的自身调节，而不会发生疾病。性格怯弱者，脏气虚弱，自我调节能力较差，遇到不良刺激，则可能发生疾病。说明性格勇怯与疾病的发生密切相关，故诊察疾病也必须充分考虑患者的性格差异，所谓“诊病之道，观人勇怯、骨肉皮肤，能知其情，以为诊法也”(《素问·经脉别论》)。说明了这种性格勇怯的分类在诊断和治疗上的意义。

三、勇怯形成的原因

本篇不仅描述了勇士、怯士的外在特征，而且探讨了勇怯形成的脏腑形态、功能差异。观其所论，主要涉及的脏腑为肝胆与心，然以肝胆为主，如肝之小大坚脆、胆之盈虚均在“勇怯指标”之列，如果考虑到目为肝之外候，把目也包括在内，那么指标半数涉及肝胆。描述“勇士”“怯士”之怒，重点也是肝胆——“肝举而胆横”。涉及心者，仅言勇士者“其心端正”，怯士者“䯏骬短而小”，据《灵枢·本脏》“䯏骬小短举者心下”。由此很容易使人以为《灵枢·论勇》“勇怯”问题的关键是肝胆。如张介宾云：“怒则气盛而胸张，眦裂而目扬者，勇者之肝胆强，肝气上冲也；毛起者，肝血外溢也；面苍者，肝色外见也……勇怯之异，其由于肝胆者为多。”此亦与《黄帝内经》肝为“将军之官”，胆为“中正之官”，参与人决断活动的认识相吻合。

然原文通过对酒悖的讨论，说明肝胆强弱是决定“勇怯”的重要因素，但不是唯一因素。

①张理义，耿德勤. 临床心理学[M]. 第5版. 郑州：河南科学技术出版社，2018：140-142.

反之，以肝胆等若干脏腑的形态特征作为衡量“勇怯”的指标，也绝不意味着这些脏腑之外的人体状况与“勇怯”无关。决定“勇怯”的，不是某一个或某几个脏腑，而是以这些脏腑为代表的整个人体状态，其中心主神志也发挥着重要作用。正由于此，张介宾将人之勇分为血气之勇与礼仪之勇，且分属于肝与心，具有一定的理论价值。他指出：“然勇有二：曰血气之勇，曰礼义之勇。若临难不恐，遇痛不动，此其资禀过人；然随触而发，未必皆能中节也。若夫礼义之勇，固亦不恐不动，而其从容有度，自非血气之勇所可并言者。盖血气之勇出乎肝，礼义之勇出乎心。苟能守之以礼，制之以义，则血气之勇可自有而无；充之以学，扩之以见，则礼义之勇可自无而有。昔人谓勇可学者，在明理养性而已。然则勇与不勇虽由肝胆，而其为之主者，则仍在乎心耳。”说明勇怯性格的形成，亦与社会因素密切相关。

四、酒悖的现代认识

本篇所论酒悖，相当于现代医学急性酒精中毒兴奋期的表现。现代医学将急性酒精中毒症状分为三期：①兴奋期：血乙醇浓度达到 11mmol/L 时即感欣快、兴奋；＞16.5mmol/L 时健谈饶舌、情绪不稳定、自负、易激惹，可有粗鲁行为或攻击行动，也可能沉默、孤僻；达到 22mmol/L 时，驾车易发生车祸。②共济失调期：血乙醇浓度达到 33mmol/L，肌肉运动不协调、行动笨拙、言语含糊不清、眼球震颤、视物模糊、复视、步态不稳，出现明显共济失调；达到 44mmol/L 时出现恶心、呕吐、困倦。③昏迷期：血乙醇浓度升至 55mmol/L，患者进入昏迷期，表现昏睡、瞳孔散大、体温降低；＞88mmol/L，患者陷入深昏迷，心率快、血压下降、呼吸慢而有鼾音，可出现呼吸、循环麻痹而有生命危险。

乙醇可迅速透过脑神经细胞膜，作用于膜上的某些酶而影响细胞功能。小剂量出现兴奋作用，源于乙醇抑制 γ-氨基酸对脑的抑制作用。浓度增高作用于小脑，引起共济失调；作用于网状结构，引起昏睡和昏迷；极高浓度抑制延髓中枢引起呼吸循环功能衰竭[①]。

①中国协和医科大学出版社编. 中华医学百科全书 · 临床医学 · 急诊医学[M]. 北京：中国协和医科大学出版社，2018：270-271.

背腧第五十一

【导读】

背俞是躯干部最早成熟或成形的类穴，本来是客观地叙述了脊神经根与内脏的相应关系，在《黄帝内经》中尚没有与特定的经脉联系，后世将之归属于足太阳膀胱经，反而造成了理论解释的困境；而且在《黄帝内经》中背俞的所指也有分歧，由此可见相关针灸理论发生的过程及其本质的复杂性。本篇主要介绍了位于背部的五脏腧穴的位置、取穴与灸疗补泻的方法。由于主论五脏等背俞穴，故篇名“背腧”。其所论五脏等背俞穴，也成为后世的规范。

【原文】

黄帝问于岐伯曰：愿闻五脏之腧〔1〕，出于背者。岐伯曰：胸中大腧〔2〕在杼骨〔3〕之端，肺腧在三焦之间〔4〕，心腧在五焦之间，膈腧在七焦之间，肝腧在九焦之间，脾腧在十一焦之间，肾腧在十四焦〔5〕之间，皆挟脊相去三寸所〔6〕，则欲得而验之，按其处，应在中而痛解〔7〕，乃其腧也。灸之则可，刺之则不可。气盛则泻之，虚则补之。以火补者，毋吹其火，须自灭也。以火泻者，疾吹其火，传〔8〕其艾，须其火灭也。

【校注】

〔1〕五脏之腧：指五脏的背俞穴。古代腧、输、俞三字通用。现在将“腧”作为“腧穴”的统称；“输”作为“五输穴”专用；“俞”作为“背俞穴”专用。

〔2〕胸中大腧：指膻中气海之背俞，即大杼穴。杨上善：“是胸之膻中气之大输者也。”

〔3〕杼骨：第一胸椎骨。

〔4〕三焦之间：指第三胸椎棘突下旁开 1.5 寸处。焦，为“椎”之讹。《甲乙经》卷三、《太

素》卷十一“焦”作“椎”。焦之间,《甲乙经》卷三作“椎下两傍”,可参。下同。

〔5〕十四焦:即第二腰椎。

〔6〕挟脊相去三寸所:在脊椎两侧左右两穴相距约同身寸之三寸。所,左右,表示约数。

〔7〕应在中而痛解:谓用手按压腧穴,体内有所反应,疼痛得以缓解。

〔8〕传:移换。张介宾:“凡欲以火泻者,必疾吹其火,欲其迅速,即传易其艾,须其火之速灭可也。”又,《太素》卷十一“传”作“傅”。杨上善:“以手拥傅其艾,吹之使火气不散也。”

【释义】

本篇主要阐述了五脏背俞穴的位置、取穴方法以及灸治补泻方法。

一、背俞穴的位置

五脏背俞都位于脊背正中线的两侧,其中大杼穴在项后第一椎棘突下两旁,肺俞在第三椎下两旁,心俞在第五椎下两旁,膈俞在七椎下两旁,脾俞在第十一椎下两旁,肾俞在第十四椎下两旁,左右相去脊中各一寸五分许。

二、背俞穴取穴方法

确定腧穴的方法,只要用手指按压在该处,病人感到胀痛酸软,或者原来痛楚反而缓解,便是穴位的所在处。因为这些腧穴是脏气汇聚所在,内应五脏,五脏有病,必然会在腧穴处有反应。人体脏腑的位置、大小都不是绝对不变的,因此它的腧穴也绝不会像针灸模型那样在固定的一条线上、一个点上,所以在大约的位置上寻找反应点,是确定不同个体腧穴位置较为准确客观的方法。

三、背俞穴灸疗补泻方法

灸疗补泻原则是“气盛则泻之,虚则补之”。具体操作方法是:用艾灸来补的时候,艾炷燃着后,不可吹灭艾火,须等它慢慢地自灭;用艾灸来泻的时候,艾炷燃着后,必须吹旺其火,促使它迅速燃烧,待病人感觉皮肤上发烫时,加上艾炷再灸,最后使艾火很快地熄灭,以不伤皮肉为度。

【知识链接】

一、关于背俞穴可否针刺的问题

本篇提出背俞穴“灸之则可,刺之则不可”,对此应灵活看待。本篇只是告诫初学者,背俞的针刺应慎重，但不是绝对不可以刺。明·高武《针灸聚英》卷一讨论说：“或曰：《素问》论五脏俞，灸之则可，刺之则不可。故王焘亦以针能杀生人，不能起死人，取灸而不取针，盖亦有所据也。而《铜人》《明堂》《千金》诸书，于五脏俞穴针灸并载何如？曰：按《素问·血气形志论》及《遗篇》俱论脏俞刺法，以是知《素问》非成于一人之手也。如背俞止针三四分，《汉书》所载魏·樊阿得针法于华佗，其刺胸背深入二三寸，巨阙、脏俞乃五寸，而病皆瘳，是又不以绳墨拘也。”说明《黄帝内经》本为各家学说之汇总，故有不同观点并存的现象。如《素问·长刺节论》说：“刺侠脊两傍四椎间。”《灵枢·五邪》篇说：“邪在肺……背三节五节之傍，以手疾按之，快然，乃刺之。”故高武《针灸节要》云：“是知《素问》立言致谨之道，而明医纵横变化，不拘于常法，而卒与法会也。”

陆瘦燕采用背俞穴治疗水肿，针刺与艾灸并用，疗效明显，特录如下。

徐某，女，54岁。主诉：全身水肿。现病史：肿由下肢而起，渐延腹面水肿，神疲肢冷，脘闷腹胀，食欲缺乏，大便溏薄，小便短涩。检查：舌淡胖，苔白腻，脉沉细。诊断：水肿（脾肾阳虚）。治则：温阳健脾，行气利水。治疗：肺俞、脾俞、肾俞、气海、水分。水分用灸法，灸5～6分钟，余穴用补法。脾俞、肾俞提插捻转，温针灸；气海提插不留针。

二诊：遍身水肿已去其半，主症仍有便溏，小便清长，舌淡苔白，脉沉细。一诊方加阴陵泉。阴陵泉先补后泻，再温针灸。余穴用法同一诊。

三诊：遍身水肿基本消失，饮食好转，精神好转，腹胀消失，二便正常，舌质略淡，苔薄白。再温阳和土以巩固之。脾俞、肾俞、气海、足三里，均用补法，脾俞、肾俞不留针，余穴温针灸。

按语 本例患者，纳呆溲短，大便溏薄，脉沉细，舌淡胖，是脾肾阳虚之象。按脉证论是为阴水之候。取肺俞以补肺行气，脾俞运土以治水，肾俞益肾而温阳，加用气海补益真元，灸水分利小便而洁净府，故诊后小便增多，水肿消退。二诊加阴陵泉，土经之水穴，补之以扶土，泻之以利水，补泻兼施，故诊后小溲通利，水肿消失。三诊邪去正虚，增加培土之法巩固而愈（《针灸名家医案解读·陆瘦燕验案》）。

二、背俞穴理论的发生演变

古人患肩背腰部及胸腹内病痛时，在背部脊柱两旁常常出现反应点，按压时会有明显舒适或酸痛感，病痛会有所缓解。对这一现象的认识与经验积累，是发现背俞穴的实践基础。对此，《黄帝内经》有多处论述，如《素问·骨空论》云：“大风汗出，灸譩譆，譩譆在背下挟脊旁三寸所，厌之令病者呼譩譆，譩譆应手。”《灵枢·癫狂》曰：“厥逆腹胀满，肠鸣，胸满不得息，取之下胸二胁咳而动手者，与背腧以手按之立快者是也。”《素问·缪刺论》云：“邪客于足太阳之络，令人拘挛背急，引胁而痛，刺之，从项始数脊椎挟脊，疾按之应手如痛，刺之傍三痏，立已。”另外，《素问·举痛论》《灵枢·五邪》等篇也有相关论述。正是基于此类经验，本篇总结性地指出：“欲得而验之，按其处，应在中而痛解，乃其腧也。”

背俞穴是五脏六腑之气输注于背腰部的穴位，也称为“俞穴”，首见于本篇。然《黄帝内经》中“背俞”一词，虽然是一类腧穴的称谓，但主要指五脏背俞，尚未包含背部所有腧穴。故张介宾说：“背俞，即五脏之俞，以其在足太阳经而出于背，故总称为背俞。”（《类经·经络类》)《素问・气府论》云："挟背以下至尻尾二十一节，十五间各一，五脏之俞各五，六腑之俞各六。"有学者认为这里提到了六腑背俞穴，虽未列出穴名，但从文中理解，六腑背俞穴应在二十一节范围之内[①]。但此段文字具体所指并不明确，穴数也多于脏腑背俞，历代医家注释不一，故丹波元简指出："张（介宾）加大杼、膏肓二穴，为十五穴。马（莳）以五脏六腑之俞、中膂内俞、白环俞，为十五俞。志（张志聪）、高（世栻）同。然膏肓，晋以上无所见；而五脏六腑之俞乃出下文，故并不可从。"

晋代王叔和《脉经》明确了肺俞、肾俞、肝俞、心俞、脾俞、大肠俞、膀胱俞、胆俞、小肠俞、胃俞 10 个背俞穴的名称和位置，而且对背俞穴的主治、刺灸法等作了详尽描述，但未列三焦俞和厥阴俞。晋代皇甫谧《针灸甲乙经》在《灵枢・背俞》和《脉经》背俞穴的基础上，补充了三焦俞，在"第十三椎下两旁"。唐代孙思邈《千金要方》在前人的基础上引扁鹊言补充了厥阴俞（厥俞），在"第四椎下两旁"。至此，十二背俞穴方至完整。

在文献记载中，背俞穴也有不同的取法。华佗为三国时名医，对背俞穴有特殊的取法，不同于《黄帝内经》所言的背俞穴定位法。他从临床经验出发，对背俞穴定位作了变动，即从距脊柱正中 1.5 寸改为 1 寸，这种取穴法可避免伤及内脏，因为凡胸九椎以上的背俞穴，其内有重要脏器，深刺时易造成气胸，改动后的背俞穴针刺较安全。

三、背俞穴的相关针灸理论

关于背俞穴与经脉的关系，赵京生[②]研究认为，《黄帝内经》中未见"背俞"归属（足太阳）经脉的可靠论述，唯一将背俞与"脉"联系起来的是《素问・举痛论》所称"背俞之脉"。至《甲乙经》集录的《黄帝明堂经》，背部脊柱两侧腧穴始见归属足太阳经脉。五脏背俞缺少经脉联系的形式，以及手足阴脉也未出现胸腹部腧穴，说明此时躯干部治疗内脏病症的腧穴发现数量尚少，手足经脉特性的体现不明显。这一特点"转换"为手足经脉的循行，就是在躯干部不表现为体表特异性分区，而以体腔内的内脏联系为特点，明显区别于在四肢及头面的循行分布。从腧穴归经形式看，手足阴脉以腧穴体现的体表分布，只有四肢与头颈的两段，躯干部阙如，这一特点以具有内在关系的终始两端表示即经脉标本和根结。

在与《背腧》篇相邻的《卫气》篇中，阐述了背俞与标本、气街的关系，在经脉标本中，手少阴和足三阴脉之标皆在背俞，分别为心俞、肝俞、脾俞、肾俞。在气街理论中，胸之气和腹之气皆在背俞。头、胸、腹、胫之四气街认识的形成当基于这四处腧穴的局（近）部作用，也可看作是对其局部作用的理论解释。

背俞是躯干部的最早成熟/成形类穴，在一段时期内不与特定经脉关联。背俞与经脉联系的勉强，根本原因在于初始经脉建立在手足脉的远隔效应基础上，背俞与内脏间关系，难以契合这种认识的理论表达，相对而言属于一种"另类"的情况。究其实质，廖育群[③]认为背俞本来是客观地叙述了脊神经根与内脏的相应关系，脏器病变时，出现相应水平部位脊神经根的敏

①张永臣，贾春生. 针灸特定穴理论与实践[M]. 北京：中国中医药出版社，2014：123.

②赵京生. 针灸关键概念术语考论[M]. 北京：人民卫生出版社，2012：213-214.

③廖育群. 重构秦汉医学图像[M]. 上海：上海交通大学出版社，2012：350.

感反应是常见的，可以通过各种物理手段进行治疗，这是通过临床实践得来的经验总结，并不依赖经络学说。只不过由于这些部位恰在足太阳膀胱经的走行部位上，这些脏腑腧穴就全部划归了足太阳膀胱经。反过来再要从膀胱经的角度去解释各个脏器的病变，就令后学无法理解了，简简单单的事情被搞得玄而又玄。

从背俞穴在背腰部的分布来看，基本是按脏腑位置的高低分布的，特别是五脏背俞穴的分布与内脏的关系最为明显，其位置与相关内脏的所在部位是基本对应的。而这种分布规律，与内脏的脊神经分布规律有一定的关联性，可以与内脏器官的神经支配[①]联系研究。

①柏树令. 系统解剖学[M]. 第7版. 北京：人民卫生出版社，2008：406-408.

卫气第五十二

【导读】

隐喻是人类认识发生的重要方法与途径，知识的历史就是隐喻的历史。英国学者巴里·巴恩斯在《科学知识与社会理论》一书中指出："理论是人们创造出来的一种隐喻，创造它的目的，就是要根据我们所熟悉的、已得到完善处理的现有文化，或根据新创造的、我们现有的文化资源能使我们领会和把握的陈述或模型，来理解新的、令人困惑的或反常的现象……在科学变迁过程中，模型、隐喻和范例有着根本性的重要意义。"经脉标本理论即是以"树"为隐喻，在"天人合一"说的启示下，基于古人"诊-疗一体"的信念所建构的。为了进一步说明脉动与针刺的效应，将卫气与经脉标本理论相融合，借用经脉标本、气街等概念以说明卫气的输布以及相关针刺治疗的机理，故以"卫气"名篇。

【原文】

黄帝曰：五脏者，所以藏精神魂魄者也。六腑者，所以受水谷而行化物者也。其气内入[1]于五脏，而外络[2]肢节。其浮气[3]之不循经者为卫气，其精气[4]之行于经者为营气，阴阳相随[5]，外内相贯，如环之无端，亭亭淳淳[6]乎，孰能穷之。然其分别阴阳，皆有标本虚实[7]所离之处。能别阴阳十二经者，知病之所生；候虚实之所在者，能得病之高下；知六腑之气街[8]者，能知解结契绍于门户[9]；能知虚实[10]之坚软者，知补泻之所在；能知六经标本[11]者，可以无惑于天下。

岐伯曰：博哉圣帝之论！臣请尽意悉言之。足太阳之本在跟以上五寸中[12]，标在两络命门[13]。命门者，目也。足少阳之本在窍阴之间，标在窗笼之前[14]。窗笼者，耳也。足少阴之本在内踝下上三寸[15]中，标在背腧与舌下两脉[16]也。足厥阴之本在行间上五寸所[17]，标在背腧也。足阳明之本在厉兑，标在人迎颊挟颃颡[18]也。足太阴之本在中封前上四寸之中[19]，标在背腧与舌本也。手太阳之本在外踝之后[20]，标在命门之上一寸[21]也。手少阳之本在小指次指之间上二寸[22]，标在耳后上角、下外眦[23]也。手阳明之本在肘骨中[24]，上至别阳[25]，标在颜下合钳上[26]也。手太阴之本在寸口之中，标在腋内动脉[27]也。手少阴之本在锐骨之端[28]，标在背腧也。手心主之本在掌后两筋之间二寸中[29]，标在腋下下三寸[30]也。凡候此者，下[31]虚则厥，下盛则热；上[32]虚则眩，上盛则热痛。故实[33]者绝而止之，虚者引而起之[34]。

请言气街：胸气有街，腹气有街，头气有街，胫气有街。故气在头者，止之于脑。气在胸者，止之膺与背腧。气在腹者，止之背腧与冲脉于脐左右之动脉[35]者。气在胫者，止之于气街[36]与承山踝上下[37]。取此者用毫针，必先按而在久，应于手，乃刺而予之[38]。所治者，头痛眩仆，腹痛中满暴胀，及有新积。痛可移者，易已也；积不痛，难已也。

【校注】

〔1〕入：原脱，据《太素》卷十、《甲乙经》卷二补。

〔2〕络：网络。此有敷布之意。

〔3〕浮气：行于皮肤分肉等浅表部位的气。

〔4〕精气：水谷精微中精纯柔和之气。

〔5〕阴阳相随：营气为阴，卫气为阳，二者相伴而行。

〔6〕亭亭淳淳：往复流动不休貌。

〔7〕标本虚实：谓卫气聚于四肢之本部为实，散于胸腹之标部为虚。就人体部位而言，下部为本，上部为标。杨上善："夫阴阳之气在于身也，即有标有本，有虚有实，有所历之处也。"

〔8〕气街：指人体之气聚会运行的通路。街，四达之路，

〔9〕解结契绍于门户：比喻疏通结聚而畅达经脉腧穴。解结，解开绳结。契绍，割断缠绕。门户，指腧穴。

〔10〕实：原作"石"，据《太素》卷十、《甲乙经》卷二改。

〔11〕标本：指卫气在经脉聚集与散布之处。

〔12〕跟以上五寸中：指跗阳穴。跟，足跟。

〔13〕两络命门：指两目内眦的睛明穴。睛明穴左右各一，犹络之相连，故称。

〔14〕窗笼之前：指听宫穴。

〔15〕内踝下上三寸：指复溜穴。

〔16〕背腧与舌下两脉：足少阴肾经背腧指肾俞穴，舌下两脉指廉泉穴。

〔17〕行间上五寸所：指中封穴。

〔18〕颃颡：指咽部上腭与鼻孔相通处。

〔19〕中封前上四寸之中：指三阴交穴。

〔20〕外踝之后：指尺骨茎突上方的养老穴。

〔21〕命门之上一寸：张介宾："当是睛明穴上一寸。"

〔22〕小指次指之间上二寸：张介宾："手小指次指之间上二寸，当是液门穴也。"

〔23〕耳后上角、下外眦：指耳廓后上方的角孙穴和目外眦下方的丝竹空穴。

〔24〕肘骨中：指曲池穴。

〔25〕别阳：即臂臑穴。

〔26〕颜下合钳上：指头维穴。张介宾："钳上，即《根结》篇钳耳之义，谓脉由足阳明大迎之次，夹耳之两旁也。"钳，古刑具，束颈的铁圈，引申为夹持。

〔27〕腋内动脉：原脱"脉"字，据《甲乙经》卷二补。指天府穴。

〔28〕锐骨之端：指掌后尺侧高骨端的神门穴。

〔29〕掌后两筋之间二寸中：指内关穴。又杨上善："掌后两筋之间，间使上下二寸之中为根也。"

〔30〕腋下下三寸：指天池穴。《甲乙经》卷二作"腋下三寸"，可从。

〔31〕下：经脉之本部。

〔32〕上：经脉之标部。

〔33〕实者绝而止之：实，原作"石"，据《太素》卷十、《甲乙经》卷二改。张介宾："石，实也。绝而止之，谓实者可泻，当决绝其根而止其病也。"

〔34〕虚者引而起之：张介宾："谓虚者宜补，当导助其气而振其衰也。"

〔35〕背腧与冲脉于脐左右之动脉：张介宾："腹之背腧，谓自十一椎膈膜以下，太阳经诸脏之腧皆是也。其行于前者，则冲脉并少阴之经行于腹与脐之左右动脉，即肓腧、天枢等穴，皆为腹之气街也。"

〔36〕气街：指足阳明经的气冲穴。

〔37〕踝上下：原作"踝上以下"，据《太素》卷十删"以"字。

〔38〕刺而予之：谓刺而与之补泻。

【释义】

本篇主要从经脉标本、气街的角度，阐述了卫气的输布以及与针刺治疗的关系。

一、营卫的生成与运行

营卫的生成、运行以五脏六腑的功能活动为基础，"五脏者，所以藏精神魂魄者也"，杨上善注说："肾藏精也，心藏神也，肝藏魂也，肺藏魄也。脾藏意智为五脏本，所以不论也。""六腑者，所以受水谷而行化物者也"，杨上善注说："六腑谷气，化为血气，内即入于五脏，资其血气，外则行于分肉，经络肢节也。"即饮食入胃后，通过脏腑的运化，化生成水谷精微之气。此气又可一分为二，其中卫气浮散于经脉之外，营气循行于经脉之内，二者伴随而行，内外相互贯通，环周不休，布散全身。具体可参阅《灵枢》的《营卫生会》《营气》《五十营》等篇。

二、卫气之标本聚散

对于本篇以"卫气"之名来讨论经脉标本的问题，古今医家多有所不解。如马莳在《灵枢注证发微》中说："内所论不止卫气，止有'其浮气之不循经者为卫气'一句，今以名篇，揭卫气之为要耳。"郭霭春《黄帝内经灵枢校注语译》遵马莳之意，明确提出其篇名"似不切合"。殊不知本篇所讨论的正是卫气在经脉标本上下的分布以及卫气之街的生理状态。古人在"天人合一"说的启示下，基于临床诊疗实践经验，以"树"为隐喻构建了经脉标本理论。同时在《黄帝内经》中，卫气又是解释针灸现象与疗效的重要概念，《素问·痹论》言："卫者，水谷之悍气也，其气慓疾滑利，不能入于脉也，故循皮肤之中，分肉之间，熏于肓膜，散于胸腹。"所以，针具刺入肌肤组织产生效应等的表达，多与卫气相关，如《素问·五脏生成》说："人有大谷十二分，小溪三百五十四名，少十二俞，此皆卫气之所留止，邪气之所客也，针石缘而去之。"而临床针刺四肢肘膝关节以下的腧穴，容易得气，气感较强，且有较好的远治作用，说明其处的卫气聚集较多，气行范围较大；标部的腧穴针刺效应较弱，且主要用于治疗腧穴附近组织和器官的病症，说明其处卫气分布较少，或较为分散。卓廉士[①]认为，大约正是基于这种现象，使古人认识到十二经脉因卫气的聚于下而散于上，"皆有标本虚实所离之处"，于是在此基础上产生了卫气标本的理论，即卫气沿着经脉的上下呈纵向的聚散，聚者积于四肢肘膝以下，散者布于胸腹头面，聚于四肢者为本，散于头面胸腹者为标。卫气标本分布情况见表 52-1。

表 52-1　卫气经脉标本分布表

经脉	本		标	
	部位	相应穴	部位	相应穴
足太阳经	跟以上五寸中	跗阳	两络命门（目）	睛明
足少阳经	窍阴之间	足窍阴	窗笼之前	听宫
足阳明经	厉兑	厉兑	人迎颊下挟颃颡	人迎
足少阴经	内踝下上三寸中	复溜、交信	背俞、舌下两脉	肾俞、廉泉
足厥阴经	行间上五寸	行间、太冲	背俞	肝俞
足太阴经	中封前上四寸中	三阴交	背俞与舌本	脾俞、廉泉
手太阳经	外踝之后	养老、阳谷	命门上一寸	攒竹、鱼腰
手少阳经	小指次指之间上二寸	中渚、液门	耳后上角下外眦	角孙、丝竹空
手阳明经	肘骨中上至别阳	曲池、臂臑	颜下合钳上	人迎
手太阴经	寸口之中	经渠、太渊	腋内动脉	天府
手少阴经	锐骨之端	神门	背俞	心俞
手厥阴经	掌后两筋之间二寸中	内关、大陵	腋下三寸	天池

三、经脉标本诊法与刺治

掌握卫气经脉标本的分布与活动规律，对于指导疾病诊治有着重要的价值，所谓"能知六经标本者，可以无惑于天下"。标本之说不仅能使医生了解"得病之高下"，病患的部位在于何

①卓廉士. 营卫学说与针灸临床[M]. 北京：人民卫生出版社，2013：65-66.

处，而且还能借以了解病证之虚实，以“知补泻之所在”，利用卫气的聚散，或取标，或取本，或标本兼施加以治疗等。具体而言，下部“本”脉虚（陷下，或细小，或不动）则寒，下部“本”脉实而满则热；上部“标”脉虚则眩晕，上部“标”脉实而满则热痛。治疗当分别取其“本”与“标”脉动之处施以针灸、按跻等补泻措施。如《灵枢·厥病》云：“厥头痛，头痛甚，耳前后脉涌有热（一本云有动脉），泻出其血，后取足少阳。”本篇论足少阳脉标本云：“足少阳之本，在窍阴之间，标在窗笼之前。窗笼者，耳也。”《备急千金要方·肝脏脉论》曰：“窗笼者，耳前上下脉，以手按之动者是也。”可见“耳前上下动脉”乃足少阳之标脉。故《灵枢·厥病》所论针刺方法为：头痛而足少阳标脉盛，标脉处皮肤热者，则先刺标脉，后刺本脉——足少阳脉口。又如《素问·缪刺论》曰：“耳聋，刺手阳明，不已，刺其通脉出耳前者。齿龋，刺手阳明，不已，刺其脉入齿中，立已。”此则先取本脉之手阳明脉口，不愈再刺手阳明之标脉，为先本而后标之例。

四、卫气布散之气街

如果说卫气经脉标本分布是言卫气沿着经脉在纵向上的聚散情况，那么气街则说明了卫气在躯干四肢上存在的横向尤其是前后的联系。《灵枢·动输》云：“四街者，气之径路也。”本篇明确提出“胸气有街，腹气有街，头气有街，胫气有街”，张介宾注：“此四街者，乃胸腹头胫之气，所聚所行之道路，故谓之气街。”说明头、胸、腹、胫部有卫气聚集循行的横向通路。因为街是通达四方之路，故可联系、通达横向范围内的多处腧穴，从这个意义上说，“街”起着沟通所在部位整体空间区域内外联系的作用，故四街说明了头、胸、腹、胫四部的内外联系机制。具体言之，头部气街通达于脑，没有说明具体的腧穴或脉动部位，可参《灵枢·海论》所说：“脑为髓之海，其输上在于其盖，下在风府。”并根据胸腹气街腧穴前后对应的联系类推，其腧穴为天柱、风府、络却等。胸部气街通达于胸和背俞，其腧穴为胸椎两旁的背俞与胸前的募穴。腹部气街通达于背俞和脐左右动脉，其腧穴为腰椎左右的背俞穴、腹部天枢、肓俞等募穴。胫部气街通达于气街穴和承山穴踝部上下，其腧穴为气冲、膝以下腧穴等。气街在外邪侵袭时不仅维持人体内卫气环流不受障碍，而且五脏六腑的异常还可以在上述穴位反映出来，通过望诊、触诊揣外而知内。

由上可见，卫气布散之气街主要体现了躯干前后方面的联系，可能是由躯干前后的卫气感应所形成。故针刺气街腧穴，当“必先按而在久，应于手，乃刺而予之”，也就是说，医生在针刺时，一定要用手在胸腹前后的腧穴之间进行切压扪按，直到发现腧穴与病患部位之间存在某种感应才下针，感应的反应或为疼痛，或为酸胀，或按之症状得以缓解等。在确定感应之后，针刺也可采用前后对刺的方法，如《灵枢·官针》所言之“以手直心若背，直痛所，一刺前，一刺后”。临床上脏腑疾病的俞募配穴，如心病取心俞与巨阙，肝病取肝俞与期门，胆病取肝俞与日月等。此法也可用于头部以及四肢部位的前后配穴，以利用卫气在机体内外前后形成的感应来治疗疾病。

气街所属腧穴治疗的病症，主要有头痛、眩晕、昏仆、腹痛、中满暴胀以及积聚初起。若积聚疼痛且包块可以移动者，容易治疗；若积聚有形但不疼痛，则治疗较为困难。

另外，气街有头、胸、腹、胫四街，而不言上肢，对此，赵京生[①]认为并非无臂气之街，而是手足经脉相对而言，足脉的临床意义更为突出和重要。至于原文所以言“知六腑之气街者，能知解结契绍于门户”，是因为卫气属阳，行于脉外，四街非脉，乃头、胸、腹、胫之部，皆卫气径域；四街之穴，皆在阳脉，四街由此外达体表，故经文从六腑而言，实指阳气、阳脉。杨上善《太素·经脉标本》已有解释：“街，六腑气行要道也。门户，输穴也。六腑，阳也。能知六腑气行要道，即能挈继输穴门户解结者也。”

就《黄帝内经》而言，四街本身并不在经络理论范围，而与经脉是并列关系，本质上都是对腧穴主治作用不同规律的理论说明，经脉侧重表达四肢肘膝以下腧穴对头身部的纵向远隔作用，气街主要表达头、胸、腹范围腧穴的横向近部作用。针灸这四个横向部位的相应腧穴，通过气街而作用于相应脏器，产生治疗效应。如果以《黄帝内经》之后发展的胸腹部腧穴与经脉关系来衡量，四街属于过渡性质的一种理论形态，虽然有着历史性的重要理论结构位置，对说明背俞与脏腑的联系至今仍有理论价值，但在后来形成的经脉腧穴理论结构中，四街已无相应的独立位置[②]。

【知识链接】

一、经脉标本理论的发生与演变

标本，又称为“本末”，原指树木之根干与枝梢而言，如王阳明《大学问》所说：“夫木之干谓之本，木之梢谓之末，惟其一物也，是以谓之本末。”其后在直观经验的基础上，古人将对本末的认识上升到哲学的层面，衍生出根本与末节、主与次、轻与重、先与后等意义。如《礼记·大学》提出“物有本末，事有终始，知所先后，则近道矣”。《淮南子·天文训》言：“物类相感，本标相应。”大约在先秦两汉，本末说甚为流行，成了古人思维、论理的一种模式。中医引入本末论，以“树”为隐喻，建构了经脉标本理论。

关于经脉标本理论的发生与演变，黄龙祥[③]的考证甚为精详，他认为十二经标本原本是脉诊部位，古人在“天人相应”说的启示下，通过长期的医疗实践，发现人体头面颈部及四肢腕踝部某些脉动或脉象变化可以诊察疾病。随着经验的不断积累，又进一步发现手足腕踝部的脉不仅可以诊断局部病变，而且可以诊断远隔部位的病变。受此诊脉实践的启发，古人发现了人体上下特定的部位之间存在某种联系。而根据针灸“诊-疗一体”的理念，某处所诊之病即于该处针灸以治疗，通过针灸治疗可进一步验证下部本脉与上部标脉之间存在着内在联系，由此推论出上下标、本脉皆出于同一条脉，进而形成了“两点连一线”的最初的经脉循行线。将十二标本相连，并参照连线上的其他脉动处，就可以描绘出一幅与马王堆出土帛书经脉文献记载酷似的经脉循行图。当然，不同时期，或不同医家对于腕踝部脉、穴诊疗远隔部位病症的认识不可能完全相同，故“标”脉的部位也会因此有所不同。同时，标本既是诊脉部位，自然会有

①赵京生. 针灸关键概念术语考论[M]. 北京：人民卫生出版社，2012：158-159.

②赵京生. 针意[M]. 北京：人民卫生出版社，2019：96-97.

③黄龙祥. 中国针灸学术史大纲[M]. 北京：华夏出版社，2001：186-203.

一定的长度，由此造成标本部位多不是一个固定的点，而是给出一个大致范围。而《卫气》篇所载四脉之标中均有“背俞”，已不具有脉诊本义，可能是后人新增之文。赵京生[①]则从腧穴主治的角度探讨经脉标本所表达的意义，认为阳脉主外经病，其四肢腧穴主治头颈部病症，以经脉循行表达其规律，即阳脉由四肢至头颈，故其本在四肢，其标在头颈部。阴脉主内脏病，其四肢腧穴主治内脏及舌部病症，以经脉循行表达其规律，即阴脉由四肢循行至内脏，部分经脉循行至舌或腋，故其本在四肢，部分经脉的标在舌部或腋部，而背部亦有主治内脏病症的腧穴，故阴脉的标多在背部。早期经脉标本部位虽是一个大致的范围，但其后则演变为固定的点，即本输穴。

早在孙思邈《备急千金要方》中，对经脉标本本义已有较为清晰的认识，该书卷十一、十三、十五、十七、十九之五脏脉论，将经脉的标与本表达为“本在某”“应在某”，还特别在六脉标本下都指明“同会于手太阴”，以“肝脏脉论”为例，指出足“厥阴之本在行间上五寸，应在背俞，同会于手太阴”。明确表达出经脉标本是诊脉部位，是从“脉”而言上下关系问题，其“本”动于下则“标”应于上。

二、标本脉诊法的临床应用

本篇所载十二经标本内容是对不同时期标本脉诊内容的系统总结。标本脉诊法是根据上下标本皮肤之寒热，及脉之坚实与陷空来诊知有病之脉，此种诊法在《黄帝内经》等著作中仍保留了许多应用的实例，特举例如下[②]。

《灵枢・经脉》曰：“脉之卒然动者，皆邪气居之，留于本末。不动则热，不坚则陷且空，不与众同，是以知何脉之动也。”这里“不动则热”应作“不寒则热”，原文意为按循上下标本脉，若见脉处皮肤或寒或热，或脉之坚盛或虚陷等与其他脉不同的脉象，则知此脉变动，即为“有过之脉”。

《灵枢・邪气脏腑病形》曰：“胆病者，善太息，口苦……（候）在足少阳之本末，亦视其脉之陷下者灸之，其寒热者取阳陵泉。”《太素・腑病合输》“在足少阳之本末”前有“候”字，宜补。此条原文即诊察足少阳标本脉之寒、热、盛、陷以定治则，是对上条原文的具体说明，当参看。

黄龙祥认为《灵枢》所强调的“人迎寸口”比较诊脉法，实际上是十二经标本脉法的一个缩影，而从“人迎寸口”脉法变为“独取寸口”法，看起来好像仅仅是向前走了一步，但这一步却是迈过了“临界点”，走向了另一个世界，从此脉法发生了质的变化。

三、气街的含义与演变

关于气街一词的含义与演变，赵京生[③]考之甚详，现结合其考据简述如下。

---

①赵京生. 针灸关键概念术语考论[M]. 北京：人民卫生出版社，2012：151.

②黄龙祥. 中国针灸学术史大纲[M]. 北京：华夏出版社，2001：773-776.

③赵京生. 针灸关键概念术语考论[M]. 北京：人民卫生出版社，2012：158-161.

《黄帝内经》中气街有多义，除本篇所指卫气聚集循行的通路外，又可指气冲穴，如《素问·水热穴论》所言："气街、三里、巨虚上下廉，此八者以泻胃中之热也。"王冰注："气街在腹脐下，横骨两端，鼠溪上同身寸之一寸动脉应手，足阳明脉气所发。"同时又指气冲穴所在部位，即腹股沟股动脉处。如《素问·痿论》说："阴阳揔宗筋之会，会于气街，而阳明为之长。"王冰注："气街，则阴毛两傍脉动处也。"

作为腧穴及其所在部位之气街，马王堆帛书《足臂十一脉灸经》载足少阴脉出股，入腹，与"腹街"即下腹连股处相关。这里气街与足少阴脉相关，是因为由下肢内侧上入腹内的大血管属足少阴脉循行，其时只有阴脉入体腔。尽管这种关系至《灵枢·经脉》而不见，但在其他篇中仍有清楚体现，如《灵枢·逆顺肥瘦》云："夫冲脉者，五脏六腑之海也……其下者，注少阴之大络，出于气街，循阴股内廉。"冲脉概念的形成与对这条大血管（腹主动脉、股动脉）的认识直接相关，"其著于伏冲之脉者，揣之应手而动，发手则热气下于两股，如汤沃之状"（《灵枢·百病始生》）；因在腹部可触及脉动，而循行描述多始自腹部；冲脉与足少阴脉的密切关系也主要基于此，故常见二脉并论。如《灵枢·动输》云："黄帝曰：足少阴何因而动？岐伯曰：冲脉者，十二经之海也，与少阴之大络，起于肾下，出于气街，循阴股内廉，邪入腘中，循胫骨内廉，并少阴之经，下入内踝之后，入足下。"《素问·骨空论》说："冲脉者，起于气街，并少阴之经，挟脐上行，至胸中而散。"

《灵枢·经脉》载足少阴脉已不见"腹街"，腹部之"街"转而出现于足阳明、足少阳脉循行中，称之为"气街"。杨上善《太素·经脉连环》明确指出："街，衢道也。足阳明脉及足少阳脉气所行之道，故曰气街。"气街实际上犹如"气口"，指脉动部位，《素问·气府论》论"足阳明脉气所发者六十八穴"，其中"气街动脉各一"，王冰注："脉动应手，足阳明脉气所发。"《素问·刺禁论》论刺禁言："刺气街中脉，血不出为肿鼠仆"。王冰注："气街之中，胆胃脉也。"杨上善说："气街亦是足阳明动脉。"由此可见，与气街相关的经脉，原本足少阴脉一条，《黄帝内经》中增至多条，包括足阳明脉、冲脉、足少阴脉、足少阳脉。这一现象在《素问·痿论》得以集中体现，该篇原文指出："阳明者，五脏六腑之海，主润宗筋，宗筋主束骨而利机关也。冲脉者，经脉之海也，主渗灌溪谷，与阳明合于宗筋，阴阳揔宗筋之会，会于气街，而阳明为之长，皆属于带脉，而络于督脉。"但相比较而言，《灵枢》中更突出气街与足阳明脉的关系，而气街与冲脉的直接关系见于《素问》。

气街由部位到成为归属足阳明经的腧穴，其间的过程仍可从《黄帝内经》有关论述中得以体察。如《灵枢·海论》云："胃者水谷之海，其输上在气街，下至三里。"《素问·气府论》则将气街归属于阳明经脉，故《素问·水热穴论》将气街作为治热病五十九俞中的泻胃热之穴，所谓"气街，三里，巨虚上下廉，此八者，以泻胃中之热也"。自《难经》开始即常以"气冲（衝）"指代气街，《甲乙经》辑录《素问》《灵枢》内容中的气街常作"气冲"，《脉经》《备急千金要方》等亦如是。冲，繁体写作"衝"，从行，本义指交通要道，与"街"形似且义同，因而致误。气冲作为穴名，现存医籍中《甲乙经》首载其归经和定位，后经《备急千金要方》《铜人腧穴针灸图经》等转载，遂成习称，沿袭至今，气街却成为该穴别名。

四、气街与神经节段论

四街所在为形体的四个阶段，是头、胸、腹横向区域内腧穴的主治范围，四街作为这些区域的内外联系通路，是对腧穴近部作用原理的说明。而谷世喆[①]认为气街的划分与西医学神经节段的划分是极相似的。神经节段是在人类胚胎早期，胚胎由一系列均等排列的体节组成。每一体节分为三部分，躯体部形成未来的皮肤肌肉和骨骼，内脏部形成未来的内脏，神经节段即形成未来的神经系统。躯体和内脏的神经分布，保持原来的节段支配。相应的内脏和躯体，形成穴位-经络-内脏间的实质联系。从解剖学分析，俞、募穴与相应的内脏，即穴位所属神经节段与其主治内脏病的节段有相当的一致性。应用辣根过氧化酶（HRP）进行的直接观察表明，特定穴（俞、募穴等）与相应的脏腑，通过相同的神经节段发生联系。童晨光等[②]对胸腹气街的形态学基础研究发现，各俞募穴组及与脏腑位于同一神经节段的非穴点组，分别在脊神经节内出现双标细胞，说明脊神经节中存在可双重支配脏腑和体表的神经元，针刺穴位的感觉冲动是通过分支的传入轴突影响到内脏的功能和感觉，或对某些脏器的活动产生影响，为临床应用俞募穴治疗脏腑病，提供了形态学理论根据，也揭示了气街的现代生物学本质。

五、四街与四海的比较

《灵枢・海论》依据天人合一的理念，从自然界有四海，类推提出人体有髓海、气海、血海、水谷之海等四海，与四街相类似，也涉及头、胸、腹、下肢四个部位，也是各有两个腧穴。对此二者的关系，赵京生[③]研究认为，四海的侧重方面和腧穴，与四街有较大差异。四海突出的是功能及其组织基础，腧穴偏于上下，上下前后都围绕头、胸、腹，各是一个较大的空间范围；四街突出的是部位，表达的是一个横断范围，腧穴偏于前后，每一气街的腧穴都有两组或更多，主要是言腧穴的作用机制。但为什么部位相同而腧穴不同，所治病症却又大致相同？如胸腹部胀满的治疗穴位，四街为膺腧、背腧、脐左右动脉；四海为柱骨上下、人迎、大杼、气街、三里、巨虚上下廉。《灵枢・卫气失常》对积于胸腹“上下皆满”的治疗，取穴为人迎、天突、喉中、气街、三里、季胁下一寸，多数在上述范围。这些腧穴，一类是在胸背腹部，提示躯干部腧穴均能治疗其邻近的胸部或腹部疾病；一类是在颈和下肢部，提示颈穴可治疗胸部病，下肢穴能治疗腹部病。总之，四街、四海部位及其腧穴，提示了该部位为所在腧穴的近部主治范围。另外，胫气街的腧穴（气街、承山、踝上下），与水谷之海和血海的腧穴所在区域类似，因此，胫气街的意义应是指向腹部，本身实际并不具有独立气街的内涵，与另三个气街有别。

---

①谷世喆. 气街论及应用[J]. 北京中医药大学学报，1995，18（6）：19-21.

②童晨光，谷世喆，衣华强. 胸腹气街的形态学基础[J]. 针刺研究，2004，29（4）：270-273.

③赵京生. 针意[M]. 北京：人民卫生出版社，2019：90-95.

论痛第五十三

【导读】

疼痛作为机体对伤害性刺激（机械、电流、热及某些化学物质）的一种反应，是躯体疾病和外伤的常见症状，是人类和动物机体具有防卫性的复杂而完整的现象，受到古今人类的广泛关注与研究。疼痛是一种复杂的心理生物学过程，其发生受生物、心理、社会文化等多种因素的影响。本篇主要讨论了体质与疼痛耐受性的关系，提出不同体质的个体，对疼痛的耐受力亦不同，因此对针灸刺激量的适应程度也不同。同时还阐述了人的体质与疾病转归预后、药物耐受性的关系，提示临床用药必须因人制宜。因本篇重点讨论不同体质的人对针灸疼痛的耐受性各异的问题，故名"论痛"。马莳云："内有针石、火焫之痛耐与不耐等义，故名篇。"

【原文】

黄帝问于少俞曰：筋骨之强弱，肌肉之坚脆[1]，皮肤之厚薄，腠理之疏密，各不同，其于针石火焫[2]之痛何如？肠胃之厚薄、坚脆亦不等，其于毒药[3]何如？愿尽闻之。少俞曰：人之骨强、筋弱、肉缓[4]、皮肤厚者耐痛，其于针石之痛、火焫亦然。黄帝曰：其耐火焫者，何以知之？少俞答曰：加以黑色而美骨[5]者，耐火焫。黄帝曰：其不耐针石之痛者，何以知之？少俞曰：坚肉薄皮者，不耐针石之痛，于火焫亦然。

黄帝曰：人之病，或[6]同时而伤，或易已[7]，或难已，其故何如？少俞曰：同时而伤，其身多热者易已，多寒者难已。黄帝曰：人之胜毒[8]，何以知之？少俞曰：胃厚[9]、色黑、大骨及肥者，皆胜毒；故其瘦而薄胃[10]者，皆不胜毒也。

【校注】

〔1〕坚脆：坚实有力和脆弱无力。

〔2〕火焫（ruò若）：艾火烧灼。焫，同“爇”。焚烧。
〔3〕毒药：指药性峻烈或作用强的药物。
〔4〕筋弱肉缓：筋脉柔和，肌肉舒缓。
〔5〕美骨：骨骼发育坚固完美。
〔6〕或：疑涉下“或易”“或难”误衍。
〔7〕易已：指疾病容易痊愈。
〔8〕胜毒：指对药物的耐受性。
〔9〕胃厚：胃气强。
〔10〕瘦而薄胃：即形体消瘦而胃气薄弱。

【释义】

本篇以疼痛为例，重点阐述了体质因素在疾病中的意义。原文从体质与疼痛耐受性、体质与针灸治疗刺激量、体质与疾病转归，体质与药物耐受性等关系方面，突出了体质因素的作用。

一、体质与疼痛的耐受性

原文指出：“人之骨强、筋弱、肉缓、皮肤厚者耐痛”“坚肉薄皮者，不耐针石之痛。”说明人的体质不同，对疼痛的耐受性有别，其体质强者，对疼痛的耐受力亦强，反之则弱。这里所言人的外形特征虽不能与体质的强弱等同，但却常是判断体质强弱的重要标志。其所言疼痛虽指针刺或艾灸等治疗时对疼痛的耐受问题，但其他原因，如疾病过程中产生的疼痛，各种外伤所致的疼痛等，同样都存在着体质与疼痛耐受性的关系问题。

二、体质与针灸治疗刺激量

本篇原文虽重点论述体质与疼痛耐受性的关系，然其所言不同体质对针石、火焫之痛的耐受性不同，体质强健者耐痛，“其于针石之痛，火焫亦然”；体质较差者，“不耐针石之痛，于火焫亦然”，也说明了体质与针灸的治疗关系，即体质不同，其对针灸刺激量的适应也有所差异，提示临床当根据体质强弱决定针灸刺激量的大小，体强耐痛者，可予以强刺激；体弱不耐痛者，只能予以弱刺激。

三、体质与疾病转归

原文中指出：“同时而伤，其身多热者易已，多寒者难已。”说明个体体质不同，对病邪的反应亦不同，进而影响着疾病的转归。一般而言，体质强壮者，正气旺盛，患病后邪正交争剧烈，大多表现为热证、实证，治之亦易愈，外感病尤为如此。如《素问·热论》即有“热虽甚不死”之论。相反，体弱者，正气虚，无力与邪抗争，疾病过程中非但不发热，反见“多寒”

之象，其病难愈。由此可见体质之强弱，不仅关系到受邪后是否易于发病，并且影响着疾病的性质及其临床表现，也是决定疾病预后转归的重要因素。

四、体质与药物的耐受性

原文认为药物的耐受性也与体质有密切关系，“胃厚、色黑、大骨及肥者，皆胜毒；故其瘦而薄胃者，皆不胜毒也”。这里“毒药”虽然多指药性作用强，力量峻猛的药物，但亦说明体质不同，其对药物的耐受程度各异，体质强壮的人，对药物的耐受性强；体质弱者，对药物的耐受性差。其中重点强调了脾胃及肾之功能与药物耐受性的关系，因为脾主运化，药物进入人体，全赖脾胃以消化吸收，脾气健运药力才能得以发挥，因此，耐药与不耐药，首先要看脾胃功能的好坏，而且多数药物对胃都有一定的刺激性，胃的功能好，对这种刺激就容易接受和适应；反之，脾胃功能不好，对这种刺激就不容易适应，药物在体内的吸收和发挥作用就要受到影响。肾开窍于二阴，与药物的代谢密切相关，因此脾胃与肾的功能如何是决定个体药物耐受性强弱的关键所在。

【知识链接】

一、体质与治疗的临床应用

体质是个体生命过程中，在先天遗传和后天获得的基础上表现出的形态结构、生理功能方面综合的、相对稳定的特质。《黄帝内经》虽无体质的概念，但其所述内容已涉及了体质的形成和变化过程、不同年龄性别的体质特征、体质类型与分类方法、体质与后天饮食营养及地理气候环境的关系、体质与发病、辨证治疗的关系等，初步构成了中医体质理论的基本框架。《黄帝内经》对体质与治疗的关系，主要论述了针刺与药物的耐受性、反应性两个方面。

（一）体质与针刺治疗

形有肥瘦之分，体有强弱之别，其体内气血有多少盛衰之异，阴阳亦有偏颇不同，故各种体质对针刺的耐受性和反应性不同。《灵枢·行针》认为，体质偏于阳盛的人针感出现快，因阳主动，阳气滑利易行；体质偏于阴盛的人针感出现慢，因阴主静，其气沉滞难往；体质阴阳适中的人针感适时而至。《灵枢·逆顺肥瘦》亦指出：“年质壮大，血气充盈，肤革坚固，因加以邪，刺此者，深而留之”“广肩腋项，肉薄厚皮而黑色，唇临临然，其血黑以浊，其气涩以迟……刺此者，深而留之，多益其数”“瘦人者，皮薄色少，肉廉廉然，薄唇轻言，其血清气滑，易脱于气，易损于血，刺此者，浅而疾之”“婴儿者，其肉脆血少气弱，刺此者，以毫针，浅刺而疾发针，日再可也”。《灵枢·寿夭刚柔》曰：“刺布衣者，以火焠之；刺大人者，以药熨之。”提出了针对不同体质的具体刺治方法。在此基础上，进一步总结概括出“凡刺之法，必察形气”（《灵枢·终始》）、“善用针艾者，视人五态乃治之”（《灵枢·通天》）等命题。现代经络研究发现在正常人群中，经络感传显著程度的个体差异很大，少数经络敏感人的感传表现特别显著，其中体质的差异性可能起着重要的作用。针刺麻醉的研究也表明体质的差异与针刺的敏感性、反应性有一定的关系。

（二）体质与药物治疗

体质因素影响着临床治疗药物剂量的确定和药物种类的选择，自然也影响着对不同性味药物的宜忌。徐灵胎在《医学源流论》中论体质不同用药有别的原理，指出："天下有同此一病，而治此则效，治彼则不效，且不惟无效，而反有大害者，何也？则以病同而人异也。夫七情六淫之感不殊，而受感之人各殊。或气体有强弱，质性有阴阳，生长有南北，性情有刚柔，筋骨有坚脆，肢体有劳逸，年力有老少，奉养有膏粱藜藿之殊，心境有忧劳和乐之别，更天时有寒暖之不同，受病有深浅之各异，一概施治，则病情虽中，而于人之气体，迥乎相反，则利害亦相反矣。故医者必细审其人之种种不同，而后轻重缓急，大小先后之法，因之而定。"如《温疫论·老少异治论》言："凡年高之人，最忌剥削，设投承气，以一当十；设用参术，十不抵一。盖老年荣卫枯涩，几微之气血易耗而难复也。不比少年气血生机甚捷，其势勃然，但得邪气一除，正气随复。所以老年慎泻，少年慎补，何况误用耶？亦有年高禀厚，年少赋薄者，又当从权，勿以常论。"对体质与药物种类的选择，叶天士论之甚详，其在《临证指南医案》中明确指出："凡论病先论体质，形、色、脉象，以病乃外加于身也。"并根据临床见症，参合"肌柔色白""色苍形瘦""面长身瘦""形体丰溢""肌柔色暗"等形态特征推断素禀特点及其病机，从而确立诊断和治疗法则及其具体方药。章虚谷亦指出，以体质差异为处方用药之依据："面白阳虚之人，其体丰者，本多痰湿，若受寒湿之邪，非姜附参苓不能去，若湿热亦必黏滞难解，须通阳气以化湿，若过凉则湿闭而阳更困矣。面苍阴虚之人，其形瘦者，内火易动，湿从热化反伤津液，与阳虚治法正相反也。"体质阴阳强弱之偏，决定着治疗用药性味的宜忌，一般而言，以药物气味之偏纠正体质阴阳气血、痰湿之偏为其所宜；反之，以药物气味之偏从其体质阴阳气血、痰湿之偏为其所忌。如阴虚体质宜甘寒、咸寒清润，忌辛香温散，苦寒沉降，饮食又当避辛辣；阳虚体质宜益火温补，忌苦寒泻火；气郁体质宜调气疏肝，忌燥热滋补；湿热体质宜苦辛清泄，忌刚燥温热或甜腻柔润；气虚体质宜补气培元，忌耗散克伐；痰湿体质宜健脾化痰，忌阴柔滋补；血瘀体质宜疏通气血，忌固涩收敛等。吴达《医学求是》指出："膏粱之体，遇外感经病，宜用轻清解表，不得过用猛烈；若治内伤，宜寓扫除之法，脏腑柔脆，峻攻固所不宜，而浪投滋补，尤易误事。藜藿之体，遇外感经病，发表宜重宜猛，若用轻清，因循贻误；内伤病，消导攻伐之品，极宜慎用，遇宜补者，投以补剂，其效尤速。"

二、现代对疼痛心理因素的研究

国际疼痛研究协会将疼痛定义为"与实际或潜在组织损伤相关，或类似的令人不愉快的感觉和情感体验"[①]，说明疼痛是伴随现有的或潜在的组织损伤而产生的生理和心理等因素复杂

---

①Raja SN，Carr DB，Cohen M，et al. The revised International Association for the Study of Pain definition of pain：concepts，challenges，and compromises[J]. Pain，2020，161（9）：1976-1982.

结合的主观感受。本篇主要讨论体质与疼痛耐受性的关系问题。现代对疼痛的研究十分深入，除疼痛的解剖学、生理学等生物学机制外，疼痛的心理学研究也得以快速发展。疼痛的引起，除器质性病变外，患者的心理因素也是主要原因之一，主要包括过去的经验、产生疼痛情景的意义、注意和分心、暗示或催眠、情绪、人格、社会文化因素等。疼痛是一种复杂的知觉经验，它的性质和强度受个体独特的过去经历的影响，受他赋予产生疼痛情境的意义的影响，也受他当时的"精神状态"的影响。所有这些因素都上升到脑，并在脑内传导的神经冲动实际模式中起作用。心理因素对疼痛的性质、程度、时间空间感知、分辨和反应程度等方面均能产生影响，同样，疼痛在其信息传递的任何水平、环节上也可受到心理因素的影响。常见心理因素引起的疼痛主要有癔症性疼痛、焦虑性疼痛、抑郁性疼痛、疑病性疼痛、幻觉妄想性疼痛。

天年第五十四

【导读】

延年益寿是人类共同的企求，探讨人类寿命的极限自然就成为研究人体生命活动的重要议题之一。时至今日，人们从最高寿命相当于生长期的5～7倍，或是细胞分裂的次数与分裂周期的乘积，或相当于性成熟期的8～10倍等不同的方面进行测算，所得自然寿命的极限都在120岁以上，与《素问·上古天真论》王冰注引《尚书·洪范》“一曰寿，百二十岁也”，可谓极为巧合。本篇围绕人体寿夭的问题，从个体生命的形成机制着眼，讨论人体生命的演变过程与规律，以探讨长寿的机制与外在表征，并提出了“得神者昌，失神者亡”的重要观点。马莳云：“内以百岁为论，故名篇。”

【原文】

黄帝问于岐伯曰：愿闻人之始生，何气筑为基？何立而为楯？何失而死？何得而生？岐伯曰：以母为基，以父为楯〔1〕，失神者死，得神者生也。黄帝曰：何者为神？岐伯曰：血气已和，荣卫已通，五脏已成，神气舍心，魂魄毕具，乃成为人。

黄帝曰：人之寿夭各不同，或夭或〔2〕寿，或卒死〔3〕，或病久，愿闻其道。岐伯曰：五脏坚固，血脉和调，肌肉解利〔4〕，皮肤致密，营卫之行，不失其常，呼吸微徐，气以度行〔5〕，六腑化谷，津液布扬，各如其常，故能长久。

黄帝曰：人之寿百岁而死，何以致之？岐伯曰：使道隧以长〔6〕，基墙高以方〔7〕，通调营卫，三部三里起〔8〕，骨高肉满，百岁乃得终。

【校注】

〔1〕以母为基，以父为楯（shǔn 吮）：言人体胚胎发生，是以母之精血为基础，以父之

精所化阳气为护卫。张介宾："故以母为基，以父为楯，譬之稼穑者，必得其地，乃施以种。"楯，《说文》："阑槛也。"引申为护卫。

〔2〕或：原脱，据《太素》卷二补。

〔3〕卒（cù促）死：犹猝死。突然死亡。

〔4〕肌肉解（xiè谢）利：肌肉分理之间气行滑利通畅。解，通、达。

〔5〕气以度行：指气血运行与呼吸保持正常的规律。杨上善："呼吸定息，气行六寸，以循度数，日夜百刻。"

〔6〕使道隧以长：指鼻孔深而长。杨上善："使道，谓是鼻孔使气之道。"一说指人中沟。

〔7〕基墙高以方：基墙，《灵枢·寿夭刚柔》作"墙基"，宜从。张介宾："墙基者，面部四旁骨骼也。"高以方，高大端正之意。

〔8〕三部三里起：指人颜面上（额角）、中（鼻头）、下（下颌）三部分骨骼高起，肌肉丰满。三里，即三部。

【释义】

本段原文通过对人体生成的讨论，以说明人的寿夭与先天父母禀赋的关系，并强调了神在生命活动中的重要性。

一、人体的生成

人体的生与成，与先后天因素密切相关。先天因素，即原文所说的"以母为基，以父为楯"，人体胚胎的发生，全赖父精母血的结合，父母精气阴阳交感，和合生发，胚胎乃成。对此，《灵枢·经脉》谓："人始生，先成精。"《灵枢·决气》也说："两神相搏，合而成形，常先身生是谓精。"

父母阴阳两精，基楯相抱只是产生了人体最初的胎元，具备了成长为人的一切内在因素。但胚胎既生，要发育成长为一个健康的人，即从胎元在母体中发育，逐渐形成脏腑，魂魄毕具，心神产生，具备基本的生命能力，到脱离母体而独立生存，乃至整个生命过程的延续，全赖水谷精气的不断充养。父母体健，精血旺盛，胎元形成，加上母体脾胃运化的水谷精气的滋养，即胚胎期间的先后天配合，是生命产生和不断成长发育的前提条件。而人在出生后由自身脾胃所化生的水谷精气，则是维持生命活动的必要保障。由此可知，本段旨在强调先后天因素对寿夭的影响。

二、神的重要性

"何者为神"？原文说："血气已和，营卫已通，五脏已成，神气舍心，魂魄毕具，乃成为人。"说明神以形为物质基础，神随着形体的产生而产生，随着形体内脏器官的发育成熟而表现出意识、思维、情感等高级情志活动。同时，神作为生命存亡的重要标志，对形有着主宰的作用，因此，若神受损，机体调节功能失常，则会发生相应的病变，甚或死亡。所谓"失神者死，得神者生"，强调人要尽享天年，形神相俱是前提，是生命存在的基本特征，得神者寿，失神者夭，神的盛衰也是判断寿夭的标志。

神、魂、魄、意、志，这里只提及前三者，而未言及意、志，是因为"心有所忆谓之意，意之所存谓之志"(《灵枢·本神》)，意是认知过程中心对以往所反映事物的回想、联想；志是心所忆念事物映像的保持、贮存，相当于识记过程。二者是个体认知发展到一定程度的产物。说明古人早已认识到人的神、魂、魄、意、志，不是瞬息和同时获得的，而是随着形神发育的先后次序，逐渐完善成熟的。

三、寿夭的内在机制与外在特征

本段论述了人寿夭的内在机制，在于脏腑功能的强弱、营卫气血的盛衰与和调与否。而脏腑气血的功能状态，一方面与先天禀赋有关，先天禀赋决定了五脏六腑的发育状态及出生后的功能强弱；另一方面取决于后天水谷精气的充养状况。先后天因素相互配合，先天充足，后天得养，"五脏坚固"，则血气得以化生，精神魂魄得以生旺；"六腑化谷"，则水谷精气充盛，脏腑肢节得养；营卫气血运行和畅，腠理致密则抗病力强，外邪不易入侵。如此则体质强壮而可以长寿，反之则夭。

脏腑气血的盛衰是决定人之寿夭的根本因素，但脏居于内，象显于外，内脏的活动状况通过外部形体的特征而表现出来。经文指出通过观察面部特征，可以测知内脏功能的强弱，判断人之寿夭。其所论长寿的特征为"基墙高以方""三部三里起""骨高肉满"。其中，骨为肾所主，肾为先天之本；肉为脾所主，脾为后天之本，肉丰骨高提示先后天精气皆旺盛，所以人能长寿。"使道隧以长"，乃以鼻孔深长，反映肺能主治节，清浊之气能和畅吐纳。营卫通调，反映心能主血脉，与营卫生成、运行密切相关的脾、胃、肺、肝诸脏功能能够正常发挥。故具有上述特征，即可长寿。

【知识链接】

本段提出"失神者死，得神者生"的观点，对后世中医临床诊断具有重要的指导意义。中医临床诊治疾病，强调必先识神。神，直接反映了人体脏腑气血功能活动及人的精神活动情况，临床通过望神，可以对病人的精气盈亏、脏腑盛衰、病情轻重以及预后有一个初步的估计。病人有神气，表明体内的精、气、血、津液充盈，脏腑功能未衰，提示病情轻浅，正气未伤，预后良好；病人缺少神气，提示体内的精、气、血、津液耗损，脏腑功能衰退，提示病情较重，预后较差；病人神气消亡，说明体内精、气、血、津液耗竭，脏腑功能衰败，提示病情危重。

临床如何判断神之得失存亡？一般而言，得神，临床表现为面色荣润，两目有神，精神充沛，感觉反应灵敏，形体壮实，言语清亮，体态自如，二便正常，舌苔荣润，脉来有力，来去滑利柔和。失神，临床表现为面色晦暗，或鲜艳暴露，目暗睛迷，瞳神呆滞，感觉反应迟钝，精神萎靡或昏迷，撮空理线，循衣摸床，形体羸瘦，喘急倚息，泄泻不止，舌光剥如镜，或干红起刺，或苔厚腻黄燥，或舌体瘦小，转动不利，脉来微弱无力，或结代，或弦硬如石，或沉伏不应指，或细微如丝等。

【原文】

黄帝曰：其气之盛衰，以至其死，可得闻乎？岐伯曰：人生十岁，五脏始定，血气已通，其气在下〔1〕，故好走〔2〕。二十岁，血气始盛，肌肉方长，故好趋〔2〕。三十岁，五脏大定，肌肉坚固，血脉盛满，故好步〔2〕。四十岁，五脏六腑，十二经脉，皆大盛以平定，腠理始疏，荣华颓落〔3〕，发颇斑白〔4〕，平盛不摇〔5〕，故好坐。五十岁，肝气始衰，肝叶始薄，胆汁始减〔6〕，目始不明。六十岁，心气始衰，苦忧悲，血气懈惰，故好卧。七十岁，脾气虚，皮肤枯。八十岁，肺气衰，魄离，故言善误。九十岁，肾气焦〔7〕，四脏〔8〕经脉空虚。百岁，五脏皆虚，神气皆去，形骸独居而终矣。

黄帝曰：其不能终寿而死者，何如？岐伯曰：其五脏皆不坚，使道不长，空外以张〔9〕，喘息暴疾〔10〕，又卑基墙〔11〕，薄脉少血，其肉不实〔12〕，数中风寒，血气虚，脉不通，真邪相攻，乱而相引〔13〕，故中寿而尽也。

【校注】

〔1〕其气在下：言人体气盛于下部。马莳：“气盛于足之六经也。”

〔2〕好走、好趋、好步：《说文》段注：“《释名》曰：徐行曰步，疾行曰趋，疾趋曰走。”

〔3〕荣华颓落：言四十岁人体发育由盛转衰，气血开始虚弱，故面色始现衰老之象。

〔4〕发颇斑白：《太素》卷二作“发鬓颁白”。即头发花白。

〔5〕平盛不摇：平盛，谓发育到极限。摇，动也。

〔6〕减：原作“灭”，据《太素》卷二、《甲乙经》卷六改。

〔7〕肾气焦：肾脏精气枯竭。焦，枯竭也。

〔8〕四脏：指肝、心、脾、肺四脏。

〔9〕空外以张：鼻孔外张。空，同“孔”。

〔10〕喘息暴疾：呼吸急促。

〔11〕卑基墙：与前文“基墙高以方”相反，指面部瘦薄，骨肉塌陷。

〔12〕实：原作“石”，据《太素》卷二改。

〔13〕真邪相攻，乱而相引：指正邪相攻，气血紊乱，不能祛邪外出，反而引邪深入。

【释义】

本段论述了人体生长壮老已生命过程中，各阶段的脏气盛衰及外在表现，探讨了中寿而尽的原因与外在特征。

一、人体生命过程各阶段脏气盛衰及表现特征

从出生到十岁，是人体发育之始，五脏渐趋稳定，气血通达，尤其是肾气渐盛，勃然而发，故表现为活泼善动，走路时爱跑；二十岁，气血开始充盛，肌肉开始发育丰满，所以行动矫健，好快走；三十岁，五脏发育健全稳定，肌肉日益坚实有力，血脉旺盛充盈，故行动稳重，动作从容不迫；四十岁，脏腑经脉气血盛至极限，盛极则衰，因此，开始出现衰退征象，如腠理开始疏松，颜面华彩开始颓落，头发也日渐花白，性情变得喜静好坐；五十岁，肝气开始衰退，肝脏开始薄弱，胆汁分泌开始减少，眼睛开始昏花；六十岁，心的功能开始减退，心情悲苦忧愁，情绪不稳定，心气虚血行涩少，四肢得不到足够营养，因而倦怠好卧；七十岁，脾气虚衰，皮肤表现出枯槁不润泽；八十岁，肺气衰弱，魂魄相离失守，因此语言常常错误；九十岁，肾气衰败，肾阴枯竭，肝、心、脾、肺四脏枯萎，全身经脉都已空虚；百岁时，五脏之气均告枯竭，神气不藏，生命力消失，只剩下躯体存在，生命也就终止了。

二、生命过程的规律和特点

上述关于人体生命过程各阶段脏气盛衰及表现特征，具有如下几个特点：其一，人的生命过程以十岁为一个阶段，大致规律为：10～20岁是生长发育期，30～40岁是壮盛期，50～90岁是衰老期，100岁为生命衰老的尽期。其二，生命过程以脏腑气血的盛衰为基础，脏气的盛衰与形体、神志的表现呈正相关。即筋骨肌肉形体状态、感觉、运动以及性情、思维由幼稚到成熟，由盛壮到衰竭的过程，也是脏气逐渐充盛，然后由盛到衰的过程。其三，衰老过程中各脏功能以五行相生的次第衰退，说明各脏功能有别，故衰退有早晚。

三、中年夭亡的原因与外在特征

本段遥接前文，回答“或夭或寿”“或卒死，或病久”的原因，与前文所述“故能长久，百岁乃得终”相对。前文已论及脏腑气血与人之寿夭密切相关，可以通过面部特征进行观察。故本段叙述人未达天赋寿命而夭折的原因，主要为先天禀赋不足，后天调养失当，五脏怯弱，功能不健全。其在头面部的表现特征为：骨肉瘦薄甚至塌陷，面色枯萎无神，鼻孔外张，呼吸急促。此外，由于脏气虚弱，腠理不固，常致外邪入侵，更伤正气，致病患深重，也是“中寿而尽”的原因。故张志聪说：“此言人秉先天之气虚薄，而后天犹可资培，更能无犯贼风虚邪，亦可延年益寿。若秉气虚弱，而又不能调养，兼之数中风寒，以致中道夭，而不能尽其天年矣。”

【知识链接】

一、对生命阶段性认识的临床意义

本段原文所述生命过程阶段性的划分，对养生乃至临床诊治疾病，都具有重要的意义。由

于不同的年龄段，有其不同的内在生理状态，或生长发育，或衰退老化，都是自然规律。故掌握不同年龄阶段生理状态的自然规律，虽然不可逆转，但可做到顺应规律，从而达到预防疾病，延缓衰老的目的。正如《素问·阴阳应象大论》所说："智者察同，愚者察异""知之则强，不知则老""愚者不足，智者有余。有余则耳目聪明，身体轻强，老者复壮，壮者益治。"

其次，从临床诊治疾病的角度而言，本段所论又为临床各科确立基本诊治原则，奠定了理论基础。如从出生至十余岁，生机勃勃，发育迅速，而生理功能尚未完善，故儿科病证，除先天发育不良外，多外感、伤食，易虚易实，发展迅速，必须及时诊治，当泻则泻，当补则补，贵在切当。人生四十岁后，生长发育盛极而衰，乃生命过程中盛衰转折阶段，不仅生机开始衰退，而且以往所受的病理损伤也由隐伏而显现出来，新旧疾患，虚实夹杂，因此，内科病症的诊治，需要详查病因，细致辨证，分清主次，循序多法处理。五六十岁，人体生机进一步衰退，不仅表现为明显的老态，而且因虚生实，浊物积聚，形成虚实夹杂、标本互制状态，慢性病多，病程长，并易感外邪，故老年病症的诊治，以虚为本，攻邪不忘固本，补正不忘疏导，贵在调理，治养结合。如叶天士治一老年便闭患者，"二气自虚，长夏大气发泄，肝风鸱张，见症类中，投剂以来，诸恙皆减，所嫌旬日犹未更衣，仍是老人风秘。阅古人书，以半流丸为首方，今当采用之"(《临证指南医案·便秘》)。本案即着眼于老年人的病理特点，用半流丸温润以通之。

二、推算人体寿命的方法

人类寿命的极限到底是多少？科学家们一直在寻找答案。现在大致有以下几种计算方法：一是细胞分裂测算法。人类寿命是其细胞分裂次数与分裂周期的乘积。如小鼠细胞的分裂次数是 12 次，分裂周期为 3 个月，其寿命为 3 年。美国的海弗利克在 1961 年做实验发现胎儿的细胞分裂到 50 代时，细胞就全部衰老死亡。人体细胞从胚胎期开始分裂，每分裂 1 次的间隔是 2.4 年，这样推算人的寿命也应该在 120 岁左右。二是性成熟期测算法。哺乳动物的寿命一般是性成熟期的 8～10 倍。人的性成熟期为 14～15 岁，那么由此推算人的寿命应在 110～150 岁左右。三是生长期测算法。哺乳动物的寿命相当于它生长期的 5～7 倍。如狗的生长期为 2 年，它的寿命为 10～15 年；牛的生长期为 4 年，它的寿命为 20～30 年；马的生长期是 5 年，它的寿命是 30～40 年。由此推算人的生长期是 20～25 年，那么人的寿命应该是在 100～150 岁左右。

逆顺第五十五

【导读】

“逆顺”是《黄帝内经》理论体系中的重要范畴。其思想渊源与黄老学派密切相关,《黄帝四经》基于道家宇宙观，把“道”看作天地万物的总规律,“道”的根本性质是“虚同为一，恒一而正”(《道原》)。即众多事物中有根本之道，万物皆受一个总规律支配。“道”的运动具有客观必然性,《十大经·本伐》说:“道之行也，繇(由)不得已。”因此,《黄帝四经》提出要“审知顺逆”，也就是要认识和掌握客观事物的普遍规律，进而“执道”“循理”“审时”“守度”。“逆顺”范畴被引入《黄帝内经》之中，成为其论述人体生理，指导疾病诊治的重要思想,《素问·至真要大论》明确指出:“明知逆顺，正行无问……不知是者，不足以言诊，足以乱经。”本篇名曰“逆顺”，即反映了该范畴在《黄帝内经》中的应用。

【原文】

黄帝问于伯高曰：余闻气有逆顺，脉有盛衰，刺有大约〔1〕，可得闻乎？伯高曰：气之逆顺者，所以应天地阴阳、四时、五行也。脉之盛衰者，所以候血气之虚实有余不足。刺之大约者，必明知病之可刺，与其未可刺，与其已不可刺〔2〕也。

黄帝曰：候之奈何？伯高曰：《兵法》曰：无迎逢逢〔3〕之气，无击堂堂〔4〕之阵。《刺法》曰：无刺熇熇〔5〕之热，无刺漉漉〔6〕之汗，无刺浑浑〔7〕之脉，无刺病与脉相逆者。

黄帝曰：候其可刺奈何？伯高曰：上工，刺其未生者也；其次，刺其未盛者也；其次，刺其已衰者也。下工，刺其方袭者也，与其形之盛者也，与其病之与脉相逆者也。故曰：方其盛也，勿敢毁伤，刺其已衰，事必大昌。故曰：上工治未病，不治已病。此之谓也。

【校注】

〔1〕大约：此指主要法则。约，法也。
〔2〕已不可刺：病情危重，针不可以治。
〔3〕逢逢（péng 蓬）：盛大貌。马莳："逢逢之气，势来迫而盛甚者也。"
〔4〕堂堂：盛大貌。杨上善："堂堂，兵盛貌。"
〔5〕熇熇：火热炽盛貌。
〔6〕漉漉：湿貌。形容大汗不止。王冰："漉漉，言汗大出也。"
〔7〕浑浑：同"滚滚"。水流不绝貌。喻脉来急疾无绪。

【释义】

本篇论述人体气有顺逆，脉有盛衰，针刺应根据疾病的具体情况，把握时机，才能收到良好效果。诚如杨上善所云："一知逆顺，谓知四时五行逆顺之气，依而刺之；二知候脉，谓候寸口人迎血气虚实也；三知刺法，谓知此病可刺、此未可刺、此不可刺也。"

一、针刺须知气之逆顺

《黄帝内经》从人与天地相参，与日月相应的整体观念出发，认为人体之气随着自然界天地阴阳、四时、五行而变化，所谓"气之逆顺者，所以应天地阴阳、四时、五行也"。以昼夜阴阳而论，如《素问·生气通天论》谓："阳气者，一日而主外，平旦人气生，日中而阳气隆，日西而阳气已虚，气门乃闭。"以月相盈亏变化而论，如《灵枢·岁露论》指出："月满则海水西盛，人血气积，肌肉充，皮肤致，毛发坚，腠理郄（闭），烟垢著……至其月郭空，则海水东盛，人气血虚，其卫气去，形独居，肌肉减，皮肤纵，腠理开，毛发残，膲理薄，烟垢落。"以四时阴阳而论，如《素问·脉要精微论》说："天地之变，阴阳之应，彼春之暖，为夏之暑；彼秋之忿，为冬之怒。四变之动，脉与之上下。"以五行而论，随着春、夏、长夏、秋、冬的季节更替，五脏肝、心、脾、肺、肾更相主治，在各脏所通应、主治的时令，相应之脏表现为脏气旺盛，气化增强，即五脏之气随时令而呈现出盛衰变化。正由于此，故针刺必须掌握天地之气变化对人体的影响，以把握可刺、未可刺、不可刺的具体情况。

二、针刺必先诊脉

早期的脉诊实践与经络学说的形成直接相关，因而对于针灸临床实践的指导作用更大，《黄帝内经》时代，不仅对于刺灸部位的选择，以及刺与灸、不同刺法的选择，都要根据脉象而定，而且脉象还是判定针灸疗效的客观指标，即观察经过针刺治疗后，原本"盛""虚"以及上下脉象不相应等异常脉象是否趋于正常。故《灵枢·九针十二原》提出："凡将用针，必先诊脉。"

其诊脉的方法，主要有寸口、人迎比较法以及十二经脉标本脉诊法等，具体内容参见《灵枢·禁服》等。

三、针刺的法则

本篇概括针刺的法则为："刺之大约者，必明知病之可刺，与其未可刺，与其已不可刺也。"对此，张介宾注解甚为精当："若明知病之可刺者，以其实邪在经也，如《脉度》篇所谓盛者泻之，虚者饮药以补之是也。与其未可刺者，谓有所避忌也，如《终始》篇所谓新内新劳、已饱已饿、大惊大恐者勿刺，及《八正神明论》所谓天忌，《五禁》篇所谓五禁之类皆是也。与其已不可刺者，言败坏无及也，如《本神》篇所谓五者已伤，针不可以治之也。"而原文在具体阐述中，又以兵法类推刺法，并提出了上工治未病的观点。

（一）兵法与针刺

《孙子兵法·军争》曰："善用兵者，避其锐气，击其惰归，此治气者也……无邀正正之旗，勿击堂堂之阵，此治变者也。"《孙子兵法·虚实》云："兵之形，避实而击虚。"《刘子·兵术》也说："兵之势，避实而击虚，避强而攻弱，避治而取乱，避锐而击衰。"可见扬长避短，避实击虚，是兵家的基本战术原则之一。补虚泻实，扶正祛邪作为中医基本治则，与兵家之虚实攻守有着共性的规律。本篇即借此以阐释治则治法说："兵法曰：无迎逢逢之气，无击堂堂之阵……方其盛也，勿敢毁伤，刺其已衰，事必大昌。"故"《刺法》曰：无刺熇熇之热，无刺漉漉之汗，无刺浑浑之脉，无刺病与脉相逆者"。强调针刺时，要注意分析病势，选择合适的时机。当邪气盛正气衰的时候，应避其锐气，暂不采用针刺。高热炽盛，大汗淋漓，脉象纷乱不清，病势与脉象不符时，不可针刺，以免损伤正气。对此，后世医家亦多有发挥，如《医学源流论·用药如用兵论》说："病方进，则不治其太甚，固守元气所以老其师。病方衰，则必穷其所之，更益精锐，所以捣其穴。若夫虚邪之体，攻不可过，本和平之药而以峻药补之，衰敝之日不可穷民力也。实邪之伤，攻不可缓，用峻厉之药而以常药和之，富强之国可以振威武也。"

（二）兵法与治未病

《孙子兵法·谋攻》曰："故上兵伐谋，其次伐交，其次伐兵，其下攻城。攻城之法，为不得已……故善用兵者，屈人之兵而非战也，拔人之城而非攻也，毁人之国而非久也。必以全争于天下，故兵不顿而利可全，此谋攻之法也。"上兵伐谋的决策原则，体现于本篇中，认为"上工，刺其未生者也；其次，刺其未盛者也；其次，刺其已衰者也"，所谓"上工治未病，不治已病"。即针刺的最佳时机，一是疾病未发作，邪气尚浅之时；二是疾病虽发，邪气未盛之时；三是邪气已衰，正气欲复之时。张介宾解释说："未生者，治其几也。未盛者，治其萌也。已衰者，知其有隙可乘也。是皆可刺者也。"《素问·四气调神大论》也指出："圣人不治已病治未病，不治已乱治未乱……夫病已成而后药之，乱已成而后治之，譬犹渴而穿井，斗而铸锥，不亦晚乎！"这种上工治未病的思想，与兵家有备无患的战略思想可谓异曲同工。反之，若邪气正盛、外形强盛而实则内虚，或病情与脉象不符而相逆，"逆有微甚，微逆者防有所伤，未可刺也；甚逆者，阴阳相离，形气相失，已不可刺也”（《类经·针刺类》），刺则为逆治也。

《黄帝内经》有关“治未病”思想的系统阐述及临床应用，可参阅《素问·四气调神大论》。

【知识链接】

一、“逆顺”范畴在《黄帝内经》中的应用

“逆顺”是《黄帝内经》理论体系中的重要范畴，被应用于有关生理、病理机制的阐释，以及指导疾病的诊断、治疗等多个方面[①]。

（一）阐释生理变化

“逆顺”范畴在人体生理学上应用主要包括两个方面：一是在天人相合的基础上阐述自然变化对人体的影响。如《素问·六微旨大论》曰：“至而不至，未至而至如何……应则顺，否则逆，逆则变生，变则病。”这是言自然界运气对人体的影响。又如《灵枢·五乱》云：“经脉十二者……五行有序，四时有分，相顺则治，相逆则乱。”十二经脉上应“天道”，而有“时”的逆顺关系，“当其位而和者为顺，不当其位而乖者为逆”（《类经·刺法类》）。二是对人体脏腑经脉等生理状态的解释。如《灵枢·营气》论述营气生理说：“此营气之行，逆顺之常也。”杨上善注：“逆顺者，在手循阴而出，循阳而入；在足循阴而入，循阳而出，此为营气行逆顺常也。”《灵枢·逆顺肥瘦》云：“脉行之逆顺……手之三阴，从脏走手；手之三阳，从手走头；足之三阳，从头走足；足之三阴，从足走腹。”总述经脉走行规律。

（二）阐释病理与诊断

首先，“逆顺”范畴可用以表示正常与反常，当人体生理活动失常发生疾病，即为由顺转逆。如《灵枢·五癃津液别》曰：“此津液五别之逆顺也。”张介宾注：“阴阳和，则五液皆精而充实于内；阴阳不和，则五精皆液而流溢于外，此其所谓逆顺也。”其次，在疾病情况下，病情的发展演变有逆顺轻重之不同。《灵枢·玉版》明确提出“诸病皆有逆顺”，以痈疽为例，“其白眼青，黑眼小，是一逆也；内药而呕者，是二逆也；腹痛渴甚，是三逆也；肩项中不便，是四逆也；音嘶色脱，是五逆也。除此五者为顺矣。”《素问·五运行大论》记载：“从其气则和，违其气则病，不当其位者病，迭移其位者病，失守其位者危，尺寸反者死，阴阳交者死。先立其年，以知其气，左右应见，然后乃可以言死生之逆顺。”这是从运气的“逆顺”判断病情的吉凶。

（三）指导疾病的治疗

“逆顺”范畴用于治疗也可分为两个方面：一是指正治与反治。《素问·至真要大论》曰：“逆，正顺也；若顺，逆也。故曰知标与本，用之不殆，明知逆顺，正行无问，此之谓也。”张

---

①王鸿度.《内经》“逆顺”发微[J]. 中国中医基础医学杂志，2012，18（3）：242-243，246.

介宾云："病热而治以寒，病寒而治以热，于病似逆，于治为顺，故曰逆，正顺也。病热而治以热，病寒而治以寒，于病若顺，于治为反，故曰若顺，逆也。本论曰：逆者正治，从者反治。是亦此意。"二是指治疗的正确与失误。如《灵枢·阴阳二十五人》曰："审察其形气有余不足而调之，可以知逆顺矣。"马莳注："审察其形之有余不足，而盛则泻之，虚则补之，可以知当补而补，当泻而泻之为顺，而反此则为逆矣。"《灵枢·海论》也提出治疗要"审守其输，而调其虚实，无犯其害，顺者得复，逆者必败"。《灵枢·根结》还记录了"刺不知逆顺，真邪相搏"的严重后果。

二、"时"概念及其思想对针刺治疗的影响

本篇论述针刺的逆顺，重点强调了针刺时机的选择问题。其对"时"的重视，又与中国古代哲学有关"时"的认识密切相关。

"时"的本义指自然的时间节律变化，宇宙中的万事万物都在时间的节律中遵循一定的时序变化着，于是自然的节律时序成为世界变化的秩序象征。一切事物都在此时序节律的秩序框架中流转，致使此时序节律被视为是决定事物发展变化的外在性法则因素，由此产生与"时"相关的"命运"或"定数"一类概念，事业的成败完全由它们决定。

"时"在古代首先与历法天时相关，《书·尧典》载尧命羲和"历象日月星辰，敬授民时"，《周易·革·大象》曰"君子以制历明时"。由历法天时发展出生产农时与政令颁行之"时"，其义在法天象时而动。这样，"时"本为指导人事而发明出来，其本质在于为在此时间计量体系中标示出宜于人事成功的那个"点"或"度"。因此，"时"与人的活动存在密切关联，也因此使之被最大限度地社会人文化，导致时机、时运、时世、时会等概念的产生。

中国古代哲学以人、社会为主要研究对象，崇尚以整观和谐为特色的辩证方法，以生命的观点看待天地万物。而生命的演进具有时间性和方向性的特点，所谓"神转不回，回则不转，乃失其机"(《素问·玉机真脏论》)，由此也决定了中国古代重视时间的思维偏向，形成了以时间为统摄的时空观。"时"与"道"又相互渗透，相互包含。众所周知，"道"的基本涵义为道路，又作为表示规律、法则的概念，古人把规律与道路联系起来，意谓规律有如必须循蹈的道路，其作用的发挥是一个由此至彼的时间过程。《素问·天元纪大论》说："至数之机，迫迮以微，其来可见，其往可追。""至数之机"即指道或规律发挥的玄妙作用；"其来可见，其往可追"，则在肯定世界可以认识的同时，表明道或规律要通过一个有来有去的时间序列显示出来。由此可见，规律就意味着一定的时间序列；而时序又寓蕴着人们必须循蹈的法则。正由于如此，中国古代各家哲学都十分重视时间要素，强调要审时、趋时。如《孟子·万章下》谓："孔子，圣之时者也。"因为孔子"可以仕则仕，可以止则止，可以久则久，可以速则速"(《孟子·公孙丑上》)，意谓因时而行，故为圣人。顺时是《易传》中顺之最重要者，《丰·彖》说："日中则昃，月盈则食，天地盈虚，与时消息，而况于人乎！况于鬼神乎！"天地的变化也要顺从时序，至于各类人事动迁，阴阳屈伸更是如此，故"君子进德修业，欲及时也"(《乾·文言》)，"君子藏器于身，待时而动，何不利之有？"(《系辞下》)，《随·彖》说："大亨，贞，'无咎'，而天下随时，随时之义大矣哉！"王弼注言："为随而令大通利贞，得于时；得时则天下随之矣。随之所施，唯在于时也。时异而不随，否之道也。故随时之义大矣哉！"即顺其时则众人和万

物相随，故能大通利正而久。道家也反复强调要正确把握事物发展的契机，以处理各种顺逆矛盾，《黄帝四经》并明确提出了“审时”的思想，《十大经·姓争》说：“静作得时，天地与之；静作失时，天地夺之。”认为“时若可行，亟应勿言。(时)若未可，涂其门，勿见其端”(《称》)，“当天时，与之皆断，当断不断，反受其乱”(《十大经·观》)。《管子·宙合》亦云：“必周于德，审于时，时德之遇，事之会也。”“时而动，不时而静。”阴阳家则提出务时寄政说，强调政治活动、农事耕作及日常生活都要遵循春生、夏长、秋收、冬藏的时间规律。由此可见，突出“时”的要素，是中国古代哲学的共有特征。

《黄帝内经》十分重视对针刺时机的把握，如《灵枢·九针十二原》说：“知机之道者，不可挂以发；不知机道，叩之不发；知其往来，要与之期。”《灵枢·卫气行》也说：“谨候其时，病可与期；失时反候，百病不治。”具体方法可参阅《素问·四时刺逆从论》《灵枢·五变》等篇章。

五味第五十六

【导读】

五味，本指食物或药物的酸、苦、甘、辛、咸五种滋味，后用于食物或药物性味及其功效的划分。本篇基于五行归类模式，主要论述了五谷、五果、五畜、五菜等的五色、五味，对人体五脏的生理、病理、宜忌等所起的不同作用，成为后世饮食疗法的理论基础；同时也讨论了营气、卫气、宗气的生成及其运行问题。马莳曰："篇内详论五脏所用五味之义，故名篇。"

【原文】

黄帝曰：愿闻谷气有五味，其入五脏，分别奈何？伯高曰：胃者，五脏六腑之海也，水谷皆入于胃，五脏六腑皆禀气于胃。五味各走其所喜，谷味酸，先走肝；谷味苦，先走心；谷味甘，先走脾；谷味辛，先走肺；谷味咸，先走肾。谷气津液已行，营卫大通，乃化糟粕，以次传下。

黄帝曰：营卫之行奈何？伯高曰：谷始入于胃，其精微者，先出于胃之两焦〔1〕，以溉〔2〕五脏，别出两行〔3〕，营卫之道。其大气〔4〕之抟〔5〕而不行者，积于胸中，命曰气海，出于肺，循喉咽〔6〕，故呼则出，吸则入。天地之精气〔7〕，其大数常出三入一〔8〕，故谷不入，半日则气衰，一日则气少矣。

黄帝曰：谷之五味，可得闻乎？伯高曰：请尽言之。五谷：秔米〔9〕甘，麻〔10〕酸，大豆咸，麦苦，黄黍〔11〕辛。五果：枣甘，李酸，栗咸，杏苦，桃辛。五畜：牛甘，犬酸，猪咸，羊苦，鸡辛。五菜：葵〔12〕甘，韭酸，藿〔13〕咸，薤〔14〕苦，葱辛。

五色：黄色宜〔15〕甘，青色宜酸，黑色宜咸，赤色宜苦，白色宜辛。凡此五者，各有所宜。所言五宜〔16〕者，脾病者，宜食秔米饭、牛肉、枣、葵；心病者，宜食麦、羊肉、杏、薤；肾病者，宜食大豆黄卷〔17〕、猪肉、栗、藿；肝病者，宜食麻、犬肉、李、韭；肺病者，宜食黄黍、鸡肉、桃、葱。

五禁：肝病禁辛，心病禁咸，脾病禁酸，肾病禁甘，肺病禁苦。

肝色青，宜食甘，秔米饭、牛肉、枣、葵皆甘；心色赤，宜食酸，犬[18]肉、麻、李、韭皆酸；脾色黄，宜食咸，大豆、豕肉[19]、栗、藿皆咸。肺色白，宜食苦，麦、羊肉、杏、薤皆苦。肾色黑，宜食辛，黄黍、鸡肉、桃、葱皆辛。

【校注】

〔1〕先出于胃之两焦：谓水谷精微首先从胃到达上焦与中焦。之，至，到。

〔2〕溉：灌注。

〔3〕别出两行：张介宾："两行，言清者入营，营行脉中，浊者入卫，卫行脉外。故营主血而濡于内，卫主气而布于外，以分营卫之道。"

〔4〕大气：即宗气。

〔5〕抟（tuán 团）：聚集。

〔6〕喉咽：《太素》卷二、《甲乙经》卷六均作"喉咙"。《灵枢·邪客》曰："宗气积于胸中，出于喉咙，以贯心脉，而行呼吸焉。"宜作"喉咙"。

〔7〕天地之精气：指吸入的自然界清气和饮食摄入的水谷精气。

〔8〕出三入一：谓天地之精气分为营气、卫气与宗气。又，任谷庵："五谷入于胃也，其糟粕、津液、宗气分为三隧，故其大数常出三入一。盖所入者谷，而所出者乃化糟粕，以次传下，其津液溉五脏而生营卫，其宗气积于胸中以司呼吸。"

〔9〕秔（jīng 京）米：即粳米。

〔10〕麻：指芝麻。张介宾："麻，芝麻也。"

〔11〕黄黍：张介宾："黍，糯小米也，可以酿酒，北人呼为黄米，又曰黍子。"

〔12〕葵：即冬葵。

〔13〕藿：豆叶。

〔14〕薤（xiè 谢）：张介宾："薤，野蒜也。"

〔15〕宜：适合，相配。

〔16〕所言五宜：原作"五宜所言五色"，据《太素》卷二改，以与上下文义相合。

〔17〕大豆黄卷：《甲乙经》卷六无"黄卷"2字。又，张介宾："大豆黄卷，大豆芽也。"

〔18〕犬：原作"大"，形近致误，据《太素》卷二改。

〔19〕豕（shǐ 史）肉：即猪肉。

【释义】

本篇主要论述了饮食五味在人体的输布、代谢，食物中的谷、肉、果、菜等的五味划分，以及五味与人体脏腑疾病的关系等。

一、胃为五脏六腑之海

由于胃主受纳腐熟，与脾共同生化气血，以营养脏腑肢节，维持人体生命活动，故《黄帝内经》称胃为五脏六腑之海。本篇即明确指出："胃者，五脏六腑之海也，水谷皆入于胃，五脏六腑皆禀气于胃。"《灵枢·玉版》进一步论述说："人之所受气者，谷也。谷之所注者，胃也。胃者，水谷气血之海也。海之所行云气者，天下也。胃之所出气血者，经隧也。经隧者，五脏六腑之大络也。"由此也称胃为水谷之海、气血生化之源等。基于胃为气血之源的认识，古人构建了十二经脉循环的起始脉——手太阴肺脉必须"起于中焦"，目的在于"还循胃口"以取血气，然后再"上膈属肺"以为"脉宗气也"。

二、营卫与宗气的来源

营气、卫气与宗气都是来源于饮食水谷，为水谷精微所化。饮食水谷经胃的受纳腐熟、脾的运化生成水谷精气，其中"清者入营，营行脉中，浊者入卫，卫行脉外。故营主血而濡于内，卫主气而布于外，以分营卫之道"(《类经·气味类》)，循行全身，营养五脏六腑、四肢百骸。另外，布散于胸中的一部分气，与肺吸入的清气相合，积于膻中，成为宗气。《灵枢·邪客》篇也说："五谷入于胃也，其糟粕、津液、宗气分为三隧。故宗气积于胸中，出于喉咙，以贯心脉，而行呼吸焉。营气者，泌其津液，注之于脉，化以为血，以荣四末，内注五脏六腑，以应刻数焉。卫气者，出其悍气之慓疾，而先行于四末分肉、皮肤之间而不休者也。"

三、五味各走其所喜

本篇基于五行同气相求的观点，提出"五味各走其所喜"的命题，所谓"谷味酸，先走肝；谷味苦，先走心；谷味甘，先走脾；谷味辛，先走肺；谷味咸，先走肾"，说明五味在同等条件下，优先输布于所宜之脏。对此，《素问·宣明五气》《素问·至真要大论》等篇也有类似的论述，可相互参阅。"五味各走其所喜"的观点，成为后世药物归经的理论依据，对临床用药和饮食调养具有指导意义。

四、谷肉果菜的五味属性划分

《素问·脏气法时论》云："毒药攻邪，五果为助，五畜为益，五菜为充，气味合而服之，以补精益气。"为了进一步说明谷肉果菜的属性、作用，本篇分别选择了五种谷物、蔬菜、水果及肉类，赋予各自五味的特性，即秔米、枣、牛肉、冬葵味甘，芝麻、李、犬肉、韭菜味酸，大豆、栗、猪肉、豆叶味咸，麦、杏、羊肉、薤味苦，黄米、桃、鸡肉、葱味辛。很明显这里的五味属性划分，并不完全基于谷肉果菜所品尝到的滋味，如韭菜之味酸，大豆之味咸，牛肉、犬肉、猪肉、羊肉、鸡肉分别隶属于甘、酸、咸、苦、辛等，究其原因，是由于五味配属源于不同的方法，而且缺乏逻辑的统一性所致。总体而言，谷肉果菜的五味划分，至少有三种不同情况：一是实际品尝的滋味，如枣甘、葱辛等；二是从作用反推其味，如某种食物若具有治疗心病的作用，则反推其味为苦而入心；三是受古代文化的影响，先形成食物与五行的配属，然后推演出所具有的性味，如五畜之五味划分，应该是五畜先配属五行，然后再赋予相应的五味。正由于五味的划分标准缺乏逻辑的统一性，因此在《黄帝内经》不同篇章中，对谷肉果菜的五味记载也不完全一致。关于五谷、五畜与五行五味的配属关系，参见《素问·金匮真言论》。

尽管这种谷肉果菜的五味划分尚有商榷之处，然对后世之食疗、用药均有较大影响。杨上善即指出："五谷、五畜、五果、五菜，用之充饥则谓之食，以其疗病则谓之药。是以脾病宜食粳米，即其药也；用充饥虚，即为食也。故但是入口资身之物，例皆若是。此谷、畜、果、菜等二十物，乃是五行五性之味，脏腑血气之本也，充虚接气，莫大于兹，奉性养生，不可斯须离也。黄帝并依五行相配、相克、相生，各入脏腑，以为和性之道也。案神农及名医《本草》，左右不同，各依其本具录注之，冀其学者量而取用也。"

五、五味与五脏疾病的宜忌

谷肉果菜的五味划分，则为基于五行理论的实际使用奠定了基础。根据五味与五脏的五行关系，本篇最后论述了五味的宜忌问题。

（一）五脏疾病之所宜

本篇所论五脏疾病之所宜又包括两个方面：一是根据五行同气相求的理论，隶属于同一行的五味，可以滋养相应的五脏，即本味养本脏。如脾色黄，黄色宜甘，所以脾病者宜食甘味的粳米饭、牛肉、红枣、冬葵。心色赤，赤色宜苦，所以心病者宜食苦味的麦、羊肉、杏、薤。肾色黑，黑色宜咸，所以肾病者宜食大豆、猪肉、栗、豆叶。肝色青，青色宜酸，所以肝病者宜食芝麻、犬肉、李、韭。肺色白，白色宜辛，所以肺病者宜食黄黍、鸡肉、桃、葱。二是根据五脏各自特性，以"顺其性为补，逆其性为泻"的原则，确定五脏疾病的五味调理。对此，《素问·脏气法时论》有相同的论述，并具体阐明其机理说："肝苦急，急食甘以缓之""心苦缓，急食酸以收之""脾苦湿，急食苦以燥之""肺苦气上逆，急食苦以泄之""肾苦燥，急食辛以润之"。也就是说，肝病拘急之症，宜甘味缓急；心气涣散，宜酸味收敛；脾病湿困，宜苦味燥湿；肺气上逆，宜苦味降泄；肾病津液不布而燥，宜辛味宣通气机，推动津液输布而达润燥之功。其中唯脾之所宜性味有苦、咸之差异，对此张志聪解释说："盖脾为阴中之至阴，而主湿土之气，乃喜燥而恶寒湿者也，故宜食苦以燥之。然灌溉于四脏，土气润湿而后乃流行，故又宜食咸以润之。是以《玉机真脏论》曰：脾者土也，孤脏以灌四旁者也。其来如水之流者，此谓太过，病在外，故宜急食苦以燥之。如鸟之喙者，此谓不及，病在中，谓如黔喙之属，艮止而不行，是以食咸以滋其润湿而灌溉也。盖脾为土脏，位居中央，不得中和之气，则有太过不及之分，是以食味之有两宜也。"可资参考。

（二）五脏疾病之所禁

五禁，是指本脏病禁用相克之味，"肝病禁辛"，是因为辛属金，能克肝木，《素问·五脏生成》说："多食辛，则筋急而爪枯。""心病禁咸"，是因为咸味属水，能制心火，《素问·五脏生成》说："多食咸，则脉凝泣而变色。""脾病禁酸"，是因为酸味属木，能克脾土，《素问·五脏生成》说："多食酸，则肉胝䐢而唇揭。""肾病禁甘"，是因为甘味属土，能克肾水，《素问·五脏生成》说："多食甘，则骨痛而发落。""肺病禁苦"，是因为苦味属火，能克肺金，《素问·五脏生成》说："多食苦，则皮槁而毛拔。"

以上是五味宜忌的一般规律，但在临床上切不可死搬硬套，而应根据疾病的具体情况灵活应用。如肝脏不足，用酸味之品则可以补肝；若"肝苦急，急食甘以缓之"；还可以用咸味之品，因咸属水，水能生木；但不宜用辛味之品，因辛属金，金能克木，辛散容易耗气。若肝气郁滞有余，则宜用辛味之品以行气。

【知识链接】

一、关于"出三入一"的诠释

本篇言"天地之精气，其大数常出三入一"，对于"出三入一"，历代注家解释不一。①谷气呼出三份，空气吸入一份。如杨上善曰："气海之中，谷之精气，随呼吸出入也。人之呼也，谷之精气三分出已，及其吸也，一分还入，即须资食，充其肠胃之虚，以接不还之气。"张介宾说："然天地之气，从吸而入；谷食之气，从呼而出。总计出入大数，则出者三分，入止一分。惟其出多入少，故半日不食，则谷化之气衰。一日不食，则谷化之气少矣。"②"入一"为饮食水谷，"出三"为糟粕、津液、宗气。《黄帝内经灵枢集注》任谷庵曰："五谷入于胃也，其糟粕、津液、宗气分为三隧，故其大数常出三入一。盖所入者谷，而所出者乃化糟粕，以次传下，其津液溉五脏而生营卫，其宗气积于胸中以司呼吸，其所出有三者之隧道，故谷不入半日则气衰，一日则气少矣。"今人刘文龙等[①②]亦持此观点。③呼吸之出三入一。任应秋[③]认为"出三入一"皆指呼吸之气而言，吸入的空气中有一份为人体吸收利用，其他三份仍被呼出体外。④水谷精气化生为卫气、营气、宗气。张雪亮[④]认为所谓"出三入一"，无非是说明营气、卫气和宗气均源于水谷之精气而已。或认为"入一"者水谷、清气，"出三"者营气、卫气、宗气[⑤]。王敏[⑥]提出"出三入一"指人体在安静状态下，人之呼气与吸气在时间与气体容量两方面之比大约是三比一。⑤陈明[⑦]综合注家之说，认为"出三入一"乃天地精气之大数，在人体表现为两个物质转化过程，"谷化"过程是人体的物质基础，"气化"过程是人体的能量来源。地气出三入一，指饮食水谷转化为营血卫气、宗气、糟粕的过程；天气出三入一，指清气进入体内转化为营气、卫气、宗气的过程。以上各种解释均着眼于人体代谢的实际情况分析，然"出

①刘文龙."出三入一"辨析[J].陕西中医学院学报，1985，8（4）：7-8.

②李国臣，毋继海.再议"出三入一"[J].吉林中医药，1989，（3）：46.

③王永炎，鲁兆麟，任廷革.任应秋医学全集[M].卷三.北京：中国中医药出版社，2015：765.

④张雪亮.何谓"出三入一"[J].吉林中医药，1988，（1）：47.

⑤袁铁珍，张平军，姚改英.试论"出三入一"[J].中医研究，1999，12（2）：48-50.

⑥王敏.《内经》"出三入一"新释[J].中医药学报，1999，（6）：10.

⑦陈明."出三入一"别识——兼论营卫生成于肺[J].河南中医，1987，（4）：6-9.

三入一”之说，也可能受到古代文化思想的影响，《汉书·律历志》说：“太极元气，函三为一。极，中也；元，始也。”即宇宙的根本，是太极元气，在元气尚未分化的时候，天、地、人混合为一，所以说“函三为一”。就人体而言，则天地之精气为一，生成为营气、卫气与宗气为三，所谓一源而三歧。

二、五味学说的发生演变

五味即药食之酸、苦、甘、辛、咸五种基本味道，《黄帝内经》的作者们对五味的作用已有较为深刻的认识，并在五行与阴阳学说的指导下，建构起比较系统的五味学说。五味学说的建构，大致涉及以下几个方面。

（一）药食五味的确立

《孟子·告子》曰：“食、色，性也。”对于人类的生命活动而言，最重要者莫过于饮食。而饮食“水谷皆入于口，其味有五”（《灵枢·五癃津液别》）。因此，最初的五味无疑是指人类口尝的直观感觉，如甘草味甘，乌梅味酸，黄连味苦等等。相传神农尝百草，一日而遇七十毒，即是古代人民亲口尝试药物，认识药物实践过程的生动写照。后来，随着知识的积累，人们对药物的性质又有了较多的认识，便开始思索药物治病的道理。由于药物多由口服，因此古人很自然地首先将药物的滋味与作用联系起来，并用滋味解释和推论药物的作用，这就是最初的“滋味说”。《周礼·天官》所载“凡药以酸养骨，以辛养筋，以咸养脉，以苦养气，以甘养肉，以滑养窍”，即是当时具有代表性的论述。

通过长期的实践观察与反复验证，人们对不同味的药物作用的认识逐渐深入，并加以归纳总结，如《素问·脏气法时论》说：“辛散，酸收，甘缓，苦坚，咸耎。”即是古人对五味作用的最早认识。后世医家在此基础上，又加以补充和发挥，使之日臻完善。如吴仪洛《本草从新》说：“凡酸者能涩能收，苦者能泻能燥能坚，甘者能补能和能缓，辛者能散能润能横行，咸者能下能软坚……此五味之用也。”在此认识的不断深化过程中，人们又把从功能上具有五味不同效用的药物，分别归入相应的味，或认为其具有某一种味。如麻黄的滋味涩、微苦，《神农本草经》等均记载味苦，清·汪昂《本草备要》始因其发汗解表之功效而言其味辛；山药的滋味淡、微酸，因其补益作用而言其味甘。因此，五味不仅表明药物的实际味道，同时也是药物作用的标志。

（二）五味配属五行

由于滋味作为药物的性状之一，与药物的作用并无本质的联系，药物的滋味与作用并无严密的对应关系，用滋味不足以解释各种药物复杂、多样的作用。因此，在五行学说的影响下，原始的滋味说遂被改造为“五味说”。在《黄帝内经》中，按照五行的框架，五味与自然界众多的事物、属性联系起来了。首先，五味与脏腑相配属，本篇即提出了“五味各走其所喜”的命题，《素问》的《宣明五气》《至真要大论》等也有类似的论述。说明五味对于五脏各有所偏嗜，各有所喜归，即在同等条件下，药物优先分布于所宜的脏腑，然后再按相宜性大小顺次分布于其他脏腑。从量的角度而言，则所宜脏腑分布的药物浓度也大，反之则小。由此而形成药物在机体各脏腑配布的时间和量上的差异，以保证相宜性大的脏腑具有较高的药物浓度，以便发挥选择性治疗作用。后世的药物归经及引经报使理论，即是五味归藏理论的直接发展，进一步完善了药性理论。由于五脏与形体各部有特定的联系，因此五味与人体各部亦有相应的联系，如《灵枢·九针论》曰："五走：酸走筋，辛走气，苦走血，咸走骨，甘走肉，是谓五走也。"所以筋、气、血、骨、肉之病，也可运用五味的偏嗜来治疗。

五味通过五行的中介，又分别与五畜、五谷相联系，对此，本篇与《素问》的《金匮真言论》《五常政大论》《脏气法时论》等均有所论述，各篇论述也不尽然相同，反映了五行事物归属的主观臆断性[①]。

（三）五味划分阴阳

《黄帝内经》作者认为，五味分入五脏，各有阴阳偏性。《素问·至真要大论》说："辛甘发散为阳，酸苦涌泄为阴，咸味涌泄为阴，淡味渗泄为阳。"五味阴阳的划分是依据其性能功效来分类的，故高世栻《黄帝素问直解》云："气味辛甘，从中达外，主能发散，故为阳；气味酸苦，从中上下，主能涌泻，故为阴。"张仲景组方用药，擅长应用五味阴阳理论，如治外感风寒之太阳表实证或表虚证，以发汗为治疗手段创立了麻黄汤、桂枝汤、大小青龙汤等，组方原则以辛甘温药为主，辛以散邪，温可去寒，体现了"辛甘发散为阳"的配伍原则。治疗阳明腑实证，创立三承气汤以攻下，方中以大黄为主药，正是"酸苦涌泄为阴"的体现，而调胃承气汤、大承气汤用芒硝，又是取"咸味涌泄为阴"之意。治太阳蓄水证的五苓散与阴伤水热互结证的猪苓汤，方中以泽泻、茯苓、猪苓等以淡味为主药，以甘淡利湿，正合"淡味渗泄为阳"的配伍原则。治疗"大病瘥后，从腰以下有水气者"，创立牡蛎泽泻散，方中以牡蛎、泽泻、海藻等以咸淡味为主药，以泄水气，体现了"咸味涌泄为阴，淡味渗泄为阳"的配伍原则。

另外，《素问·阴阳应象大论》从气味阴阳的角度，指出："阳为气，阴为味……味厚者为阴，薄为阴之阳"，"味厚则泄，薄则通"。药物气味的阴阳，影响着药物的升降浮沉。如张元素《医学启源·用药备旨》说："麻黄苦，为地之阴，阴也，阴当下行，何谓发汗而升上？经曰：味之薄者，阴中之阳，所以麻黄发汗而升上，亦不离乎阴之体，故入手太阴也……大黄，味之厚者，乃阴中之阴，故经云泄下。"即将《黄帝内经》升降之理与药物气味理论紧密结合，以阐发药物功效作用，并与临床相结合。

（四）五味功效的认识

《黄帝内经》对于五味功效已有了较为全面的认识，但大多散在于五味的临床应用之中，仅《素问·脏气法时论》较为集中地论述到："辛散，酸收，甘缓，苦坚，咸耎……此五者，有辛酸甘苦咸，各有所利，或散或收，或缓或急，或坚或耎，四时五脏，病随五味所宜也。"归纳《黄帝内经》所述，辛味有发散、散郁、润燥的作用，所谓"肝欲散，急食辛以散之""肾苦燥，急食辛以润之"（《素问·脏气法时论》）。甘味有缓急、补益的作用，所谓"肝苦急，急

①王锡安. 从《内经》五谷五畜与五行比类论五行学说的局限性[J]. 安徽中医学院学报，1996，15（3）：2-4.

食甘以缓之”(《素问·脏气法时论》)“阴阳俱不足，补阳则阴竭，泻阴则阳脱，如是者可将以甘药”(《灵枢·终始》)。酸味有收敛固涩的作用,《灵枢·五味论》云:“酸入于胃，其气涩以收。”苦味有降气、泻下、燥湿、坚阴等作用，如《素问·脏气法时论》说:“肺苦气上逆，急食苦以泻之”“脾苦湿，急食苦以燥之”。咸味有催吐、泻下、软坚的作用,《素问·脏气法时论》说:“心欲耎，急食咸以耎之。”《素问·至真要大论》云:“咸味涌泄为阴，淡味渗泄为阳。”

（五）五味偏嗜伤人

《黄帝内经》明确认识到饮食五味对人体健康的双向影响,《素问·生气通天论》指出:“阴之所生，本在五味；阴之五宫，伤在五味。”《素问·至真要大论》亦云:“久而增气，物化之常也；气增而久，夭之由也。”说明饮食五味是化生阴精以养五脏的物质基础，是五脏精气之源；但若五味偏嗜，又可损伤该脏之气，或以五行相乘而克伐他脏，破坏五脏之间的相互关系以及阴阳平衡关系，导致疾病的发生。除本篇所论外,《素问·生气通天论》即根据五行理论，阐述了五味偏嗜伤人的病理变化。《素问·五脏生成》并根据五行相克原理，论述了五味太过伤及五体的情况,《灵枢·五味论》则对其机理进行了阐释。

《黄帝内经》对五味的认识和论述甚为丰富，但良莠并见，不可一概而论。其中最具实用价值的当是那些非五行论的部分,即五味的基本作用以及五脏苦欲补泻等内容,正如缪希雍《本草经疏》所说:“补泻系乎苦欲，苦欲因乎脏性，不属五行，未落阴阳，其神用之谓欤!”而纳入五行体系的五味说，则当根据临床实际以区别对待。

三、五味学说的临床应用

关于五味学说的临床应用,《黄帝内经》所述主要有以下几个方面。

（一）六淫为病治则

《素问·至真要大论》提出了五运、六气的正味与补泻，并针对不同的情况提出了诸多具体的药味制方之法，包括了在泉与司天之气主时、六气胜复、客主相胜、司天在泉之气不足而邪气反胜的治疗等，如《素问·至真要大论》论司天在泉之气所致病症的治疗说:“司天之气，风淫所胜，平以辛凉，佐以苦甘，以甘缓之，以酸泻之；热淫所胜，平以咸寒，佐以苦甘，以酸收之；湿淫所胜，平以苦热，佐以酸辛，以苦燥之，以淡泄之……燥淫所胜，平以苦湿，佐以酸辛，以苦下之；寒淫所胜，平以辛热，佐以甘苦，以咸泻之。”诸气在泉,“风淫于内，治以辛凉，佐以苦，以甘缓之，以辛散之。热淫于内，治以咸寒，佐以甘苦，以酸收之，以苦发之。湿淫于内，治以苦热，佐以酸淡，以苦燥之，以淡泄之。火淫于内，治以咸冷，佐以苦辛，以酸收之，以苦发之。燥淫于内，治以苦温，佐以甘辛，以苦下之。寒淫于内，治以甘热，佐以苦辛，以咸泻之，以辛润之，以苦坚之。”针对风、热、湿、火、燥、寒等病因，提出了很详细具体的五味调治方案。后世据此创立了一些有名的方剂,如治疗伤风之银翘散,其中荆芥、淡豆豉、薄荷均为辛凉之品，连翘、牛蒡子、桔梗苦以佐之，银花、竹叶、芦根、甘草甘以缓之，基本符合《黄帝内经》治疗风邪以“辛凉、苦、甘”的原则。又如治疗阳明燥实证的调胃承气汤，其中大黄性味苦寒，芒硝味咸苦，甘草味甘，正符合《黄帝内经》治疗热邪为病的五味调治原则。

运气学说关于六淫治则组方理论对后世医家的理论观点以及制药遣方产生了深远的影响。成无己在《伤寒明理药方论》中以此理论解释桂枝汤、麻黄汤、大承气汤、小柴胡汤、四逆汤等方的组方思路。张元素依此而悟制药遣方之理，创“风制法”“暑制法”“湿制法”等组方方法，对此理论加以发挥。李时珍依此理论而作《五运六淫用药式》。温病学派也多用此理论来指导制方。

（二）五脏苦欲补泻

《素问·脏气法时论》对五脏苦欲补泻的论治、配方规律有较为详细地论述，指出：“肝欲散，急食辛以散之，用辛补之，酸泻之”“心欲耎，急食咸以耎之，用咸补之，甘泻之”“脾欲缓，急食甘以缓之，用苦泻之，甘补之”“肺欲收，急食酸以收之，用酸补之，辛泻之”“肾欲坚，急食苦以坚之，用苦补之，咸泻之”。金·张元素在《医学启源》中并为此欲、补、泻一一补充了药物，之后又被李时珍收入《本草纲目·序例》中，命之为“五脏五味补泻”，现代也有学者对此进行过研究[①]。这里的“欲”是顺其性，“苦”是指易出现不利的情况，补泻是根据五味入五脏的理论，顺其性为补，反其性为泻。李祖伦[②]认为这里所说的补泻，也就是治疗作用与副作用的关系。如同样是辛散、酸收，药能对症即起治疗作用（补），反之则为副作用（泻）。这里包含着一条重要的原理，即药物的治疗作用与副作用是相对的。这种相对性与药物的使用目的直接相关，在一定条件下可以相互转化。临床用药应尽量发挥其治疗作用，避免其副作用。这便是该篇所谓“病随五味所宜”的精神实质。当然，五脏苦欲补泻的合理应用，也可以根据临床病证的实际情况，化害为利，取得整体的治疗效果。如小青龙汤治寒饮伤肺，以芍药味酸微寒，五味子味酸温为佐，以收敛肺之逆气；以干姜、细辛、半夏之辛，行水散结止呕咳，辛酸相合符合“肺欲收，急食酸以收之，用酸补之，辛泻之”的用药理论。一散一收，体现出肺的生理特点，全方不仅祛邪，更照顾肺的整体生理功能，以期取得更好治疗效果。

（三）五味配伍应用

上述六淫为病治则与五脏苦欲补泻中，实际已涉及到五味配伍应用的问题，从五味配伍应用的关系角度而言，大致可分为相辅相成与相反相成两种情况。如《素问·至真要大论》论五味之阴阳说：“辛甘发散为阳，酸苦涌泄为阴，咸味涌泄为阴，淡味渗泄为阳。”那么，选用阴阳属性相同的药物配伍，则属于相辅相成之例。如麻黄附子甘草汤，以麻黄、附子之辛热，与甘草之甘平相配；吴茱萸汤治阳明寒呕少阴下利，温中祛寒，以吴茱萸之辛热、生姜之辛温与大枣、人参之甘温相合。均属于辛甘热相合，为“辛甘发散为阳”的相辅相成配伍。关于相反相成的配伍，《素问·阴阳应象大论》根据五行相克规律指出：“辛胜酸”“咸胜苦”“酸胜甘”“苦胜辛”“甘胜咸”。五味相胜在后世的临床应用主要体现在两方面：一是指导临床药物的组方配伍，如根据“辛胜酸”的认识，在酸收之剂中配用辛散之品可防止酸涩之太过，如敛肺

---

①李俊哲. 从张元素学术角度浅析《内经》五脏五味补泻理论[J]. 中医研究，2004，17（6）：8-9.

②李祖伦.《黄帝内经》药学思想探析[J]. 成都中医药大学学报，1996，19（4）：1-3.

止咳的九仙散，在用五味子、乌梅、罂粟壳等酸涩之品的同时，配以桔梗辛开肺气，使肺气收中有宣，顺其生理，而不致收敛太过反致郁闭。又如通脉四逆加猪胆汁汤，在大辛大热之附子、干姜之中，加用苦寒之猪胆汁，以苦降佐辛散，以寒佐热，可防辛热之太过，并增强了该方预防性地减轻失血性休克后继发的内毒素血症的作用。二是有学者根据“酸胜甘”的理论治疗糖尿病，认为糖尿病的症结为甘浊内滞，用酸味药物可克制、消除体内的甘浊之邪；且木能克土，通过治肝来使肝的疏泄功能正常，扶助脾的运化功能。常用药物如五味子、山茱萸、金樱子、五倍子、乌梅、白芍等酸味药为主，辅以黄芪、山药、白术甘味药，共奏酸甘化阴、滋阴润燥、养肝健脾、益肾固摄之功。经临床验证对糖尿病患者有一定的降血糖作用，对减轻和消除临床症状也有较好的疗效[①]。当然，用“酸胜甘”法治疗糖尿病无疑是对《黄帝内经》理论的一种发挥，而五味相胜之说由于源自于五行推论，本身就有很大的机械性与局限性。

（四）饮食五味调养

《黄帝内经》对疾病的饮食调养也十分重视，《素问·五常政大论》曰：“谷肉果菜，食养尽之，无使过之，伤其正也。”说明病在大势已去，正气尚未恢复时，可用谷肉果菜等饮食予以调养，使病得以痊愈。《素问·脏气法时论》指出：“毒药攻邪，五谷为养，五果为助，五畜为益，五菜为充，气味和而服之，以补精益气。”并对五脏疾病的饮食调理做了示范性的说明，指出：“肝色青，宜食甘，粳米牛肉枣葵皆甘”，此即“肝苦急，急食甘以缓之”之意；“心色赤，宜食酸，小豆犬肉李韭皆酸”，此即“心苦缓，急食酸以收之”之意；“肺色白，宜食苦，麦羊肉杏薤皆苦”，此即“肺苦气上逆，急食苦以泄之”之意；“肾色黑，宜食辛，黄黍鸡肉桃葱皆辛”，此即“肾苦燥，急食辛以润之”之意。而“脾色黄，宜食咸，大豆豕肉栗藿皆咸”，则与“脾苦湿，急食苦以燥之”的原则不符，王冰认为“肾为胃关，脾与胃合，故假咸柔软以利其关”。总之，惟有“谨和五味”，才能“长有天命”（《素问·生气通天论》）。

四、精微先出于胃之两焦的发生学讨论

本篇指出：“谷始入于胃，其精微者，先出于胃之两焦，以溉五脏，别出两行，营卫之道。”对此，《灵枢·决气》解释为：“上焦开发，宣五谷味，熏肤，充身，泽毛，若雾露之溉，是谓气”“中焦受气取汁，变化而赤，是谓血”。《灵枢·营卫生会》亦云：“中焦亦并胃中，出上焦之后，此所受气者，泌糟粕，蒸津液，化其精微，上注于肺脉，乃化而为血，以奉生身，莫贵于此。”说明当时的确认为吸收功能是在胃部，并且明确指出是通过“胃之两焦”进行的。当时何以会产生这样的吸收理论呢？廖育群[②]认为这是因为在人或动物腹腔中，可以看到与胃联系密切的腹膜脏层形成了大小网膜，特别是在小网膜左部形成的肝胃韧带中，包裹着胃左右动脉、静脉、胃上淋巴结和神经等；右部形成的肝十二指肠韧带中，包裹着胆总管、肝固有动脉、

①朱德增，谷丽敏. 酸胜甘法治疗II型糖尿病 60 例[J]. 辽宁中医杂志，1998，25（1）：24.

②廖育群. 重构秦汉医学图像[M]. 上海：上海交通大学出版社，2012：249-250.

门静脉三个重要结构，以及淋巴和神经等，二者皆具备“膲”“渎”之性质。综合《素问》有关“胃之所出气血者，经隧也”和“食气入胃，散精于肝，淫气于筋”的说法，可以推知古人确将这些管道视为重要的吸收途径。而且正是基于这种并不正确的认识，才会有将胆从六腑中区别出来，认为其中贮藏“精汁”“藏而不泻”，而纳入“奇恒之腑”之理论产生。另外，“吸收”还有一条通路：“四肢各禀气于胃，而不得至经，必因于脾，乃得禀也。”这是因为“脾与胃，以膜相连耳，而能为之行其津液”（《素问·太阴阳明论》）。在人体内可以看到脾与胃同属腹膜内器官，均被腹膜脏层包裹而连为一体，正如上文所说“以膜相连”。这清楚地表明当时医家建立的所谓“气化”理论是以解剖所见为依据的——将客观所见的形态与主观推理结合在一起来解释人体功能、构筑理论体系。或者说中医有关代谢吸收的理论，是以形态学为基础，靠悟性上升成为体系化的理论。

水胀第五十七

【导读】

比较是指通过相关对象之间的对比，确定它们之间的差异点和共同点，并发现其共同规律和特殊规律的一种思维方法，也是中医临床实践中很重要的一种思维方法。《黄帝内经》作者在探察人体的生理、病理规律的过程中，自觉而普遍地采用了比较方法，其所论别异、比类、奇恒、从容等，都包含有比较同异的含义。如《素问·示从容论》说："别异、比类，犹未能十全，又安足以明之？""不引比类，是知不明也。"即强调了比较方法的重要性。本篇所论水胀、肤胀、鼓胀、肠覃、石瘕均有腹部肿大的症状，但其病因病机、具体特征及治疗又不尽相同，故将之集中论述以资鉴别。由于首论水胀，故篇名"水胀"。

【原文】

黄帝问于岐伯曰：水〔1〕与肤胀、鼓胀、肠覃〔2〕、石瘕、石水〔3〕，何以别之？岐伯答曰：水始起也，目窠〔4〕上微肿，如新卧起之状，其颈脉动〔5〕，时咳，阴股〔6〕间寒，足胫瘇〔7〕，腹乃大，其水已成矣。以手按其腹，随手而起，如裹水之状，此其候也。

黄帝曰：肤胀何以候之？岐伯曰：肤胀者，寒气客于皮肤之间，鼟鼟〔8〕然不坚，腹大，身尽肿，皮厚，按其腹，窅而不起〔9〕，腹色不变，此其候也。

鼓胀何如？岐伯曰：腹胀身皆大，大与肤胀等也，色苍黄，腹筋起〔10〕，此其候也。

【校注】

〔1〕水：水胀病。

〔2〕肠覃（xùn 训）：病名。生于肠外，形如菌状的肿物。丹波元简："肠中垢滓凝聚生

瘜肉，犹湿气郁蒸，生蕈于土木，故谓肠蕈。”蕈，通“蕈”，地菌。

〔3〕石水：病名。下文未见论及，疑原文有脱漏。《灵枢・邪气脏腑病形》曰：“肾脉……微大为石水，起脐已下至小腹腄腄然，上至胃脘，死不治。”可参。

〔4〕目窠（kē 科）:《脉经》卷八、《诸病源候论》卷二十一并作“裹”。宜从。目裹，即眼睑。

〔5〕颈脉动：谓足阳明胃经人迎脉搏动明显。

〔6〕阴股：大腿内侧。

〔7〕瘇：通“肿”。

〔8〕鼟鼟：鼓声。形容腹部胀气，叩击如鼓声。

〔9〕窅（yǎo 咬）而不起：谓深陷而不能起。窅，深陷也。

〔10〕腹筋起：谓腹壁有青筋脉络显露。筋，《太素》卷二十九作“脉”。

【释义】

本段原文主要讨论水胀、肤胀、鼓胀的症状特点及鉴别诊断。

一、水胀

水胀，是指阳气不达，津液代谢障碍，水湿内停所致，以浮肿、腹胀为主症的病症，病机重心在水停。杨上善总结其临床特点谓：“水病之状，候有六别：一者，目裹微肿；二者，足阳明人迎之脉，眂见其动，不待按之；三者，胀气循足少阴脉上冲于肺，故时有咳；四者，阴下阴股间冷；五者，脚胻肿起；六者，腹如囊盛水状，按之不坚，去手即起。此之六种，其病候也。”由于水饮上泛于目，使人目窠微肿；水气上逆阳明，故人迎脉搏动明显；水气逆于肺，而有咳嗽；阳气不达，故阴股间寒；水流于下，故足胫肿；水聚于腹，但皮下无水，故按之腹如裹水状，随手而起。

二、肤胀

肤胀，是指寒邪所伤，阻碍气机，气停腹中，聚于肌肤所致，以胀满、皮厚为主症的病症，病机中心在气滞。杨上善总结其临床特点谓：“肤胀，凡有五别：一者，寒气循于卫气，客于皮肤之间；二者，为肿不坚；三者，腹大身肿；四者，皮厚，按之不起；五者，腹色不变。肤胀所由与候，有斯五别也。”由于病在气分，气机郁滞于皮下，故腹胀大，空而不坚；气滞于腹腔，按之气散而不能猝聚，故按之“窅而不起”；气滞皮肤之间，故身肿而“腹色不变”。

三、鼓胀

鼓胀，是指水液内聚，出现腹胀身肿，肤色苍黄，腹部青筋暴露为特征的病症。杨上善云：

“鼓胀，凡有六别：所由及候，四种同于肤胀，五者腹色青黄，六者腹上络脉见出，鼓胀之候，有此六别也。”其病因病机，原文并未论及，但从“色苍黄”症状分析，因肝色青，脾色黄，二脏有病必然表现色苍黄之症状，故鼓胀的主要病机为肝脾不和，气滞湿阻，血行瘀滞。由于水浸肌肤，充斥腹腔，加之肝失条达，经气闭阻，血滞脉络，故出现腹胀，周身浮肿，肤色苍黄，腹部青筋暴起。

四、鉴别诊断

（一）水胀与肤胀的鉴别

从病机而言，水胀以水湿停聚为主，肤胀以气滞为主。从按诊而言，按之随手而起，如裹水之状，有波动感觉者为腹腔有水之水胀；按之凹陷不起，无波动感，叩之如鼓，腹色不变者为腹腔无水之肤胀。

本段对水胀、肤胀鉴别诊断的论述，也成为后世医家辨肿胀水、气之别的参考。但应结合临床实际予以综合判断，不可单纯以按之随手起与不起作为决定性依据。诚如张介宾所说：“以手按其腹，随手而起者属水，窅而不起者属气，此固然也。然按气囊者，亦随手而起，又水在肌肉之中，按而散之，猝不能聚，如按糟囊者，亦窅而不起，故未可以起与不起为水、气之的辨。但当察其皮厚色苍，或一身尽肿，或自上而下者，多属气；若皮薄色泽，或肿有分界，或自下而上者，多属水也。”

（二）水胀与鼓胀的鉴别

水胀与鼓胀都有腹大身肿，但水胀之皮肤薄而光泽，鼓胀之皮肤色苍而黄，并有腹壁脉络突起显露。水胀与鼓胀的病机虽然都有脾肾阳气失调，水液停聚，而鼓胀的重点是肝脾不和，气血瘀滞，瘀阻水停，故鼓胀的治疗亦重在行气活血利水，而水胀的治疗则重在调理阳气，利水消肿。

（三）肤胀与鼓胀的鉴别

肤胀与鼓胀均有腹大身肿，但肤胀以气滞为主，以腹色不变为特点；而鼓胀以血瘀为主，以腹色苍黄，腹壁青筋暴起为特点。李中梓《内经知要·病能》说：“鼓胀与肤胀，大同小异，只以色苍黄，腹筋起为别耳。”因此，肤胀的治疗重在行气，鼓胀的治疗重在活血。

【知识链接】

本篇对水胀、鼓胀、肤胀鉴别诊断的论述，开启了后世医家有关肿胀病机气、水、血之间关系的辨析。如陈修园《医学从众录》谓：“肿者，皮肤肿大。古人有气水之分，其实气滞则水不行，水不行则气愈滞，二者相因为病……景岳云：水气本为同类，治水者当兼理气，盖气化水自化也；治气者亦当兼行水，以气行而水亦行也。”喻昌《医门法律》则指出：“胀病亦不外水裹、气结、血凝。”故调气、利水、活血成为治疗肿胀的常用方法。李梴《医学入门》云：水肿除“阳水、阴水肿外，又有风肿、气肿、血肿……瘀血之肿如何识，皮间赤缕血痕儿。四物汤加桃仁、红花，或续断饮、加味八味丸。”活血化瘀法治疗水肿、鼓胀在现代更被广泛应用，如赵锡武认为，慢性肾炎病久后出现瘀血征象，与“水能病血，血能病水”的机制相关，用当归芍药散加味治疗。

刘渡舟治一鼓胀患者，“腹大如鼓，短气撑急，肠鸣辘辘，肢冷便溏，小便短少。舌质淡，苔薄白，脉沉细，诊为阳虚气滞，血瘀水停。疏方：桂枝 10g，生麻黄 6g，生姜 10g，甘草 6g，大枣 6 枚，细辛 6g，熟附子 10g，丹参 30g，白术 10g，三棱 6g。服药 30 剂，腹水消退，诸症随之而减，后以疏肝健脾之法，做丸善后”（《刘渡舟验案精选》），即以《金匮要略》桂枝去芍药加麻黄附子细辛汤温阳散寒，通利气机，宣散水饮，加丹参、三棱以活血化瘀，气、水、血并调而取效。

【原文】

肠覃何如？岐伯曰：寒气客于肠外，与卫气相搏，气不得荣，因有所系，癖而内著〔1〕，恶气〔2〕乃起，瘜肉〔3〕乃生。其始生也，大如鸡卵，稍以益大，至其成，如怀子之状，久者离岁〔4〕，按之则坚，推之则移，月事以时下，此其候也。

石瘕〔5〕何如？岐伯曰：石瘕生于胞中，寒气客于子门〔6〕，子门闭塞，气不得通，恶血当泻不泻，衃〔7〕以留止，日以益大，状如怀子，月事不以时下。皆生于女子，可导而下〔8〕。

黄帝曰：肤胀、鼓胀，可刺邪？岐伯曰：先泻其胀〔9〕之血络，后调其经，刺去其血络〔10〕也。

【校注】

〔1〕癖而内著（zhuó 着）：指寒邪聚积停留体内。癖，积也。著，留也。

〔2〕恶气：即病气。

〔3〕瘜肉：即寄生的恶肉。

〔4〕离岁：超过一年。杨上善：“离，历也。”

〔5〕石瘕：病名。指妇女经期，寒气入侵，恶血停积而成的肿块，质硬如石，故名石瘕。

〔6〕子门：即子宫口。

〔7〕衃（pēi 胚）：凝败之血。

〔8〕可导而下：指用破血逐瘀的方法治疗。导，疏导、通导。

〔9〕先泻其胀：《太素》卷二十九、《甲乙经》卷八均作“先刺其腹”。

〔10〕刺去其血络：《太素》卷二十九、《甲乙经》卷八均作“亦刺去其血脉”。

【释义】

本节论述肠覃、石瘕的病因病机、症状特点、鉴别要点及治疗方法。

一、肠覃的病因病机与病候

肠覃是因寒邪入侵肠外，与卫气相搏结，气机阻滞，血行瘀阻，日久而形成结块。临床表现为腹中肿块大如鸡蛋，病情发展缓慢，病程较长，后期腹部胀大如怀子之状，肿块按之坚硬，推之可移，月经按时来潮。杨上善概括为："肠覃凡有六别：一者，得之所由，谓寒客于肠外，与卫气合，瘕而为内；二者，所生形之大小；三者，成病久近……久者或可历于年岁；四者，按之坚鞕；五者，推之可移；六者，月经时下。肠覃所由与状，有斯六种也。"

二、石瘕的病因病机与病候

石瘕是因寒邪入侵子宫，闭塞子门，气血不通，恶血结块，留滞于宫内而成。临床表现为腹中肿块，病情发展较快，后期则见腹部胀大如怀子之状，由于病位在子宫，故有月经不调，甚或闭经等症。杨上善概括为："石瘕，凡有四别：一者瘕住所在；二者得之所由，谓寒气客子门之中，恶血凝聚不泻所致；三者，石瘕大小形；四者，月经不以时下。石瘕所由与状，有斯四种。"

三、肠覃与石瘕的鉴别要点

肠覃与石瘕都是腹部结块为主要特征的积病，均由气滞血瘀所致，可用破血逐瘀的方法进行治疗。但肠覃病发于肠外，男女均可发病，其在女性则月经不受影响而能按时来潮；石瘕病发于子宫，只见于女性，月经受其影响而不能按时来潮。因此，月经能否按时来潮，就成为二者的鉴别要点。

本段最后指出，肤胀与鼓胀均可用刺络放血的方法加以治疗。刺络放血既可祛逐瘀血，治疗瘀血阻滞的鼓胀，亦可通过活血以行气，以治疗以气滞为主的肤胀。

【知识链接】

一、肠覃、石瘕的治疗

本段论肠覃、石瘕的治疗，仅云"可导而下"，然其对肠覃、石瘕病机的论述，为临床辨治提供了理论依据，即行气活血为此类病症的基本治疗方法。根据《素问·至真要大论》之"坚者削之""留者攻下""结者散之"等治则，采用针刺、服药、坐药等方法治疗。骆龙吉《增补内经拾遗方论》提出肠覃可用《卫生宝鉴》晞露丸（三棱、广莪、川乌、硇砂、干漆、青皮、雄黄、炮山甲、茴香、轻粉、巴豆、麝香），或木香通气散（木香、戎盐、三棱、厚朴、枳实、甘草、干姜、蓬术），石瘕用《卫生宝鉴》见晛丸（三棱、附子、鬼箭羽、肉桂、紫石英、槟榔、泽泻、玄胡索、木香、血竭、水蛭、大黄、桃仁），或和血通经散（当归、三棱、广莪、熟地黄、肉桂、木香、苏木、红花、贯众、血竭），即着眼于行气活血化瘀。吴谦《医宗金鉴·妇科心法要诀》提出石瘕治以吴萸汤（当归、肉桂、吴茱萸、丹皮、制半夏、麦冬、防风、细辛、藁本、干姜、茯苓、木香、甘草），肠覃以香棱丸（木香、丁香、枳壳、三棱、莪术、茴香）治之。附案例如下。

肠覃案 1 王旭高治一患者，“少腹结块，渐大如盘，上攻则痛，下伏则安，此属肠覃，气血凝滞而成。拟两疏气血法。香附、丹参、红花、当归、泽兰、桃仁、延胡、广皮、砂仁、五灵脂。另大黄䗪虫丸，每服二十粒”[①]。本案虽两疏气血，但以活血化瘀为主，并兼服大黄䗪虫丸，乃遵本篇所论治疗肠覃、石瘕“可导而下”之法。

肠覃案 2 赵某，女，32 岁，1994 年 2 月 7 日初诊。患者因工作环境不遂，精神抑郁，头晕胸闷，腹胀腹坠，近 2 月经期迟后，量少有块，经前情绪暴躁，现值经后。B 超检查：左侧附件囊性肿物约 3.4cm×2.6cm×3.5cm。望诊舌质暗紫，有点状瘀斑，苔薄白，脉沉弦有力。辨证属气滞血瘀型，治宜活血行气、散结消痛。用《圣济总录》之三棱丸加减。三棱 15g，莪术 15g，槟榔 10g，青皮 9g，川楝子 15g，乌药 12g，桃仁 12g，丹参 12g，薏苡仁 12g。每日 1 剂，水煎服。服药后自觉症状好转，共服 50 剂，B 超复查，左附件肿物消失[②]。

石瘕案 黄某，女，28 岁，已婚，工人。初诊日期：1972 年 9 月 24 日。左下腹痛，月经紊乱，阴道不规则流血半年。近月来，左下腹剧痛如针扎，漏下增多，血色黑褐，夹有瘀块，腰膝酸软，疲乏无力，小便频数，经某医院妇科检查，诊断为“子宫肌瘤”。曾用丙酸睾丸酮及云南白药等治疗，效果不佳。诊视舌质淡紫，苔薄白，脉象沉弦，左下腹扪及一鸭蛋大包块，质硬，压痛，推之不移，脉症合参，属石瘕之病，乃瘀停胞宫，凝结而成。其血不止者，其病不去故也，当下其瘀，仿《金匮要略》桂枝茯苓丸主之。

桂枝、茯苓、丹皮、芍药、桃仁（去皮尖）各等分，共研细末，炼蜜为丸，如黄豆大，每日早、晚饭前各服 10g。

复诊：服药一周后，流血渐止，往某妇幼保健院检查，肿块变小，腰痛消失，月经正常。1974 年 5 月追访，诉停药后，病未复发[③]。

二、水胀、肤胀、鼓胀的治疗

水胀的治疗，本篇未有明确记载。张仲景在《金匮要略·水气病脉证并治》中提出了“诸有水者，腰以下肿，当利小便；腰以上肿，当发汗乃愈”的治疗原则。对风水表虚证用防己黄芪汤，有郁热者，用越婢汤；脉浮的用杏子汤；脉沉的用麻黄附子细辛汤。对于其他水胀病症，如溢饮，张仲景《金匮要略·痰饮咳嗽病脉证并治》应用大、小青龙汤发其汗，使水从汗解。

①柳宝诒评选. 柳选四家医案[M]. 盛燕江校注. 北京：中国中医药出版社，1997：228.

②于晓妹. 妇科肠覃病 90 例临床观察[J]. 北京中医，1997，(6)：35-36.

③湖南中医学院第二附属医院整理. 言庚孚医疗经验集[M]. 长沙：湖南科学技术出版社，1980：138-139.

石水应温补肾阳，化气利水，选用真武汤；涌水应温阳利水为主，方用肾气丸合五苓散。

肤胀与鼓胀的治疗，本篇云："先泻其胀之血络，后调其经，刺去其血络也。"主张采用刺络放血的方法加以治疗，如张介宾曰："谓无论虚实，凡有血络之外见者，必先泻之，而后因虚实以调其经也。"刺络放血和针刺行气疗法，能使经脉气血畅通，气行水行，促使体内瘀血、积饮等病理产物排除，恢复气血津液的正常输布运行，从而起到行气、活血、利水、除湿等作用，促使疾病尽快痊愈。肤胀的治疗，亦可参阅《灵枢·胀论》篇。

对于鼓胀的治疗，在《黄帝内经》理论指导下，分辨病程长短和证之虚实，加以辨证论治。鼓胀发病初期多肝脾失调，气滞湿阻。根据病情病机，分清气滞、血瘀、湿热和寒湿的偏盛，分别采用理气祛湿、行气活血、健脾利水等法，必要时亦可暂时用竣剂逐水。病程日久，或素体虚弱，病机出现脾肾阳虚或肝肾阴虚，治宜健脾温肾和滋养肝肾。本病系本虚标实，虚实夹杂之证，故治疗应注意攻补兼施，补虚不忘实，泻实不忘虚。气滞湿阻证，治以疏肝理气，利湿散满，方用柴胡疏肝汤或胃苓汤加减；寒湿困脾证，治宜温中健脾，行气利水，方用实脾饮；湿热蕴结证，治以清热利湿，攻下逐水，方用中满分消丸合茵陈蒿汤加减；肝脾血瘀证，治宜活血化瘀，行气利水，方用调营饮加减；脾肾阳虚证，治宜温补脾肾，化气行水，方用附子理中丸合五苓散；肝肾阴虚证，治以滋养肝肾，凉血化瘀，方用六味地黄丸或一贯煎合膈下逐瘀汤加减。本篇所论之鼓胀，属于肝脾血瘀证，即血鼓之证，多见于血吸虫病之腹大、肝硬化腹水等多种疾病中，治疗以活血化瘀为主。另外，《素问·腹中论》提出用鸡矢醴方治疗鼓胀，亦可参阅。

三、《黄帝内经》水肿病的分类

《黄帝内经》根据水肿的临床表现特点，将水肿划分为风水、溢饮、石水、涌水等。①风水。《素问·水热穴论》曰："勇而劳甚则肾汗出，逢于风，内不得入于脏腑，外不得越于皮肤，客于玄府，行于皮里，传为胕肿，本之于肾，名曰风水。"风水临床表现为初起头面目浮肿，小便不利，咳嗽，身体疼痛，恶风，脉浮，渐至四肢浮肿。②溢饮。《素问·脉要精微论》说："肝脉……其耎而散，色泽者，当病溢饮。溢饮者，渴暴多饮，而易入肌皮肠胃之外也。"溢饮乃由水饮内盛外溢所致，以四肢肿而无汗，身体疼痛为主症。③石水。《素问·阴阳别论》云："阴阳结斜，多阴少阳，曰石水，少腹肿。"《灵枢·邪气脏腑病形》说："肾脉……微大为石水，起脐已下至小腹腄腄然。"石水由肾阳衰微，气不化水，水停于下所致，以腹水，腹部胀满，脉沉为主症。张介宾："石水者，凝结少腹，沉坚在下也。"④涌水。《素问·气厥论》说："肺移寒于肾，为涌水。涌水者，按腹不坚，水气客于大肠，疾行则鸣濯濯，如囊裹浆，水之病也。"涌水为肺脏受邪，下传于肾，肾病则气化不行，水饮停聚，又自下上涌于肺，肺与大肠相表里，水客大肠而成。临床表现为咳嗽气喘，腹如水囊，四肢及全身浮肿等症状。

贼风第五十八

【导读】

原因与结果是一对重要的哲学范畴，因果关系是一种理解和预测事物变化发展的基本法则，是人们认识未知世界的重要途径，它广泛运用于人们的生产、生活和科学研究之中。中国古代墨家提出“故，所得而后成”（《墨经·经上》），故即因果之因。凡事有因而后有果，得因而后成果。中医学对疾病的认识也是如此，大凡疾病总有其发生的外在或内在原因。本篇即从气候变化、生活起居以及情绪心理等多方面探讨了疾病发生的原因，坚持了唯物主义的病因观，并提出了诊治疾病当“因知百病之胜，先知其病之所从生者”的观点。马莳云：“内有贼风，故名篇。”

【原文】

黄帝曰：夫子〔1〕言贼风〔2〕邪气之伤人也，令人病焉，今有其不离屏蔽〔3〕，不出空穴〔4〕之中，卒然病者，非不离贼风邪气，其故何也？岐伯曰：此皆尝有所伤于湿气，藏于血脉之中，分肉之间，久留而不去。若有所堕坠，恶血〔5〕在内而不去，卒然喜怒不节，饮食不适，寒温不时，腠理闭而不通。其开而遇风寒，则血气凝结，与故邪〔6〕相袭，则为寒痹。其有热则汗出，汗出则受风，虽不遇贼风邪气，必有因加而发〔7〕焉。

黄帝曰：今夫子之所言者，皆病人之所自知也。其毋所遇邪气，又毋怵惕〔8〕之〔9〕志，卒然而病者，其故何也？唯有因鬼神之事乎？岐伯曰：此亦有故邪留而未发，因而志有所恶，及有所慕，血气内乱，两气相搏。其所从来者微，视之不见，听而不闻，故似鬼神。

黄帝曰：其祝〔10〕而已者，其故何也？岐伯曰：先巫〔11〕者，因知百病之胜〔12〕，先知其病之所从生者，可祝而已也。

【校注】

〔1〕夫子：黄帝对岐伯的尊称。
〔2〕贼风：指四时不正之气。
〔3〕屏蔽：屏障，遮蔽之物。
〔4〕空穴：居住的洞穴。《太素》卷二十八、《甲乙经》卷六作“室穴”。
〔5〕恶血：瘀血。
〔6〕故邪：体内旧有的邪气。
〔7〕因加而发：张介宾：“谓因于故而加以新也，新故合邪，故病发矣。”
〔8〕怵惕：恐惧，惊惧。
〔9〕之：此下原衍“所”字，据《太素》卷二十八、《甲乙经》卷六删。
〔10〕祝：即祝由。古代用符咒和语言祈祷治病的方法。
〔11〕先巫：古代从事祈祷、占卜、星占，并兼用药物为人祈福、禳灾、治病的人。
〔12〕百病之胜：张介宾：“胜者，凡百病五行之道，必有所以胜之者。”

【释义】

本篇从唯物主义的病因观出发，提出大凡疾病的发生，总有其一定的原因，诊治疾病当“先知其病之所从生者”的重要思想。

一、疾病因果关系的探索

因果关系是关于事物的时间上演化发展的法则，本质上是时序与过程的关系，也即事物之引起与被引起、产生与被产生的关系，具有解释事物或预测变化的功用，即原因乃结果的解释与根据，结果则是原因的推演或转化。本篇对疾病原因的分析即贯穿了因果关系律，认为疾病的发生总是有其一定的原因，即或“不离屏蔽，不出空穴”“毋所遇邪气，又毋怵惕之志”，但其发病并非鬼神所为，乃“因加而发”，即原有故邪久留不去，伏藏于体内血脉分肉之间，再加以情绪变化，饮食失调，或者外感风寒等因素的诱导，新邪激发了伏邪的致病作用，或损伤了人体的正气，改变了正邪力量对比的局势，内外邪气相互作用引起发病。《灵枢·玉版》论痈疽的发病也指出：“夫痈疽之生，脓血之成也，不从天下，不从地出，积微之所生也。故圣人自治于未有形也，愚者遭其已成也。”因此，临床诊治疾病，必须认真分析疾病发生的原因，所谓“因知百病之胜，先知其病之所从生者”。

二、关于祝由疗法

本篇在对疾病病因分析的基础上，提出了针对病因以祝说病由、胜以治之的治疗方法。所谓“先巫者，因知百病之胜，先知其病之所从生者，可祝而已也”。对此，《素问·移精变气论》也有相关论述：“往古人居禽兽之间，动作以避寒，阴居以避暑，内无眷慕之累，外无伸宦之形，此恬惔之世，邪不能深入也……故可移精祝由而已。”假若邪已“内至五脏骨髓，外伤空窍肌肤……故祝由不能已也”。说明祝由疗法主要适用于一些精神情志因素引起的病症，或某些与情志因素变化有关的功能性疾病。

【知识链接】

一、祝由疗法的临床应用

张介宾在《类经·论治类》中专论祝由之法，具体分析了祝由治病的机理，并结合具体案例介绍了祝由治法的具体应用：一是去其所恶。如“王中阳治一妇，疑其夫有外好，因病失心狂惑，虽投药稍愈，终不脱然。乃阴令人佯言某妇暴死，殊为可怜，患者忻然，由是病愈”。二是去其所慕。如“韩世良治一女，母子甚是相爱，既嫁而母死，遂思念成疾，诸药罔效。韩曰：此病得之于思，药不易愈，当以术治之。乃贿一巫妇，授以秘语。一日夫谓其妻曰：汝之念母如此，不识彼在地下，亦念汝否？吾当他往，汝盍求巫妇卜之。妻忻诺，遂召巫至，焚香礼拜而母灵降矣。一言一默，宛然其母之生前也。女遂大泣。母叱之曰：勿泣！汝之生命克我，我遂早亡，我之死，皆汝之故。今在阴司，欲报汝仇，汝病恹恹，实我所为。我生则与尔母子，死则与尔寇仇矣。言讫，女改容大怒曰：我因母病，母反害我，我何乐而思之！自是而病愈矣。”三是以其所胜制之。如张氏“治一少年姻妇，以热邪乘胃，依附鬼神，殴詈惊狂，举家恐怖，欲召巫以治，谋之于余。余曰：不必，余能治之。因令人高声先导，首摄其气，余即整容，随而突入。病者亵衣不恭，瞠视相向。余施怒目胜之，面对良久，见其赧生神怯，忽尔潜遁，余益令人索之，惧不敢出。乃进以白虎汤一剂，诸邪悉退。此以威仪胜其亵渎，寒凉胜其邪火也。”四是知病所由，微言释之。如张氏“治一儒生，以伤寒后金水二脏不足，忽一日正午，对余叹曰：生平业儒，无所欺害，何有白须老者，素服持扇，守余不去者三日矣，意必宿冤所致也，奈之何哉？余笑曰：所持者非白纸扇耶？生惊曰：公亦见乎？余曰：非也。因对以《刺法论》人神失守，五鬼外干之义，且解之曰：君以肺气不足，眼多白花，故见白鬼；若肾水不足，眼多黑花，当见黑鬼矣。此皆正气不足，神魂不附于体，而外见本脏之色也，亦何冤之有哉？生大喜曰：有是哉妙理也。余之床侧，尚有一黑鬼在，余心虽不惧，而甚恶之，但不堪言耳，今得教可释然矣。遂连进金水两脏之药而愈。”最后，张氏对祝由治法评价曰：“使祝由家能因岐伯之言而推广其妙，则功无不奏，术无不神，无怪其列于十三科之一，又岂近代惑世诬民者流，所可同日语哉。”吴鞠通《医医病书》说：“吾谓凡治内伤者，必先祝由。详告以病之所由来，使病人知之，而不敢再犯。又必细体变风变雅，曲察劳人思妇之隐情，婉言以开导之，庄言以振惊之，危言以悚惧之，必使之心悦情服，而后可以奏效如神。余一生得力于此不少，有必不可治之病，如单腹胀、木乘土、干血痨、噎食、反胃、癫狂之类，不可枚举。”

《名医类案·诸虫》记载吴球诊治一男性，“一人，在姻家过饮，醉甚，送宿花轩。夜半酒渴，欲水不得，遂口吸石槽中水碗许。天明视之，槽中俱是小红虫，心陡然而惊，郁郁不散，心中如有蛆物，胃脘便觉闭塞，日想月疑，渐成痿隔，遍医不愈。吴球往视之，知其病生于疑也。用结线红色者，分开剪断如蛆状，用巴豆二粒，同饭捣烂，入红线丸十数丸，令病人暗室内服之，置宿盆内放水，须臾欲泻，令病人坐盆，泻出前物，荡漾如蛆，然后开窗令亲视之。其病从此解，调理半月而愈”。本案是一个设计得极为精巧的意疗方法，情节安排环环相扣，形象逼真，无懈可击，因而患者深信不疑，取效最捷。

后世已将祝由当作一种心理治疗措施来应用,现代学者尚认为祝由方法渗透着心理治疗的分析引导、疏泄劝慰、说服教育、支持保证、暗示转移等方法，也囊括了中医意疗法的意示入眠、语言开导、移情易性、暗示解惑等疗法。可以说是对祝由疗法的不断发挥和扩展。

二、故邪与当代伏邪学说的发展

伏邪概念萌芽于《黄帝内经》，如《素问・生气通天论》所言“冬伤于寒，春必温病”，以及本篇所谓“故邪”发病的记载,《素问・金匮真言论》论述更为具体，指出：“夫精者，身之本也，故藏于精者，春不病温。”把“伤寒”与“不藏精”作为引起伏邪的诱因，把“春必温病”作为伏邪的结果。后世医家对这种思想进行了说明、补充和发挥，形成了外感疾病发病的伏邪学说。

当代学者在以往外感伏邪学说的基础上，又提出了杂病伏邪、情志伏邪等新的认识。杂病伏邪主要是指人体内生、转化、先天遗传等邪气不立即发病，潜藏在人体随机而发的病邪。杂病伏邪主要包括内生伏邪、转化伏邪和先天伏邪等。内生伏邪主要是由于摄生不当，导致脏腑功能失常所致的伏邪；转化伏邪主要是由于对原有邪气的处理不当，使该邪气转而伏藏体内，经过一定时间的积累又可在外感或内伤诱发下复发；先天伏邪是邪气藏匿于父母体内，通过胞胎以精血相传，然后再伏藏于子女体内的邪气。任继学①指出，伏邪还包括内伤杂病所致的伏邪，如经过治疗的内伤疾病，病情得到控制，但邪气未除，病邪潜伏，可引发他病。或者某些内伤疾病经治疗达到了临床治愈，但未能彻底祛除发病原因，致使残余邪气潜伏下来，遇诱因则反复发作。或者某些患者因遗有父母先天之邪毒伏藏体内，逾时而诱发。再者由于先天禀赋各异，后天五脏功能失调，自气生毒，渐而伏聚，遇因而发等等。关于外感伏邪和杂病伏邪的区别，丁宝刚等②研究认为主要反映在两个方面：一是来源不同，前者邪自外入，后者邪由内生或秉承于父母；二是包含的内容不同，前者包括外感六淫之气和乖戾之气，后者包括自身摄生不当所致之伏邪、驱邪未尽所致之伏邪和秉承于父母之伏邪，显而易见，杂病伏邪所含内容更为丰富。

情志伏邪，又称为七情伏邪，隶属于杂病伏邪的范畴。刘英杰等③认为情志伏邪指七情所伤导致的伏于人体而不即发的邪气，此表现为平素不良的心理情绪而致的邪气潜伏于人体，当邪气尚未超越人体正气的自身调节范围时，则不立即发病，伏藏于内，因七情过激而被触动，

①任继学.“伏邪”探微（上）——外感伏邪[J]. 中国中医药现代远程教育，2003，(1)：12-14.

②丁宝刚，张安玲. 伏邪理论初探[J]. 山东中医药大学学报，2010，34（1）：38-40.

③刘英杰，齐向华. 从情志伏邪理论探讨失眠症的病因病机[J]. 湖南中医杂志，2014，30（10）：124-125.

再次发作，或进一步加重，引发疾病。魏盛等[①、②]对七情伏邪的研究较为深入，提出可将七情伏邪定义为：情志所伤，不即时发病，潜伏于内，遇有引发或诱发因素即行发作，且以情志异常表现为主的一类致病邪气，包含胎体伏邪，传及子代的先天伏邪和自身伏邪，遇感诱发的后天伏邪。七情伏邪学说即以探讨七情伏邪的发生发展规律，总结临证诊疗经验为主要内容的理论，主要观点包括：①七情伏邪发生或得之于遗传自父母先天胎毒，或得之于自身情志所伤后天感伏；②七情伏邪为病多见情志异常症状，多有先天或后天情志感伤病史；③七情伏邪为病病未起时无证可辨，一如常人，病起之时多表现原发病证；④七情伏邪伤人致病与否主要取决于正气是否充盛，正气充盛，邪伏日久而不病，正气不充则易遇感诱发；⑤七情伏邪为病治疗不遵循所谓的原因疗法，而是非特异性的系统干预，尤其关注疾病早期系统干预。并通过社会挫败范式母鼠模型的实验研究，初步验证先天伏邪影响子代发病机制假说，发现遭受慢性社会挫败应激后，肝疏泄不及母代可将焦虑和抑郁样行为改变及认知功能缺损等肝气郁样"症状表现"传递给子代，使得子代出现类似行为表型，而应用疏肝解郁对母代进行治疗，可改善并逆转母代和子代的上述异常行为变化。子代的行为异常表现，可能涉及体内的 HPA 轴调节激素、单胺类神经系统及 CREB、BDNF 等转录调控因子的级联传导通路的改变，且有证据表明遭受社会挫败应激母代也有同样的生理生化改变，展示出母代和子代行为表型及神经生化轮廓的同源性。

随着对伏邪认识的深入，概念外延的不断扩展，伏邪致病也被推演到临床各科的诸多疾病。如任继学[③、④]对伏邪与临床疾病关系的研究认为，涉及外感伏邪的疾病有非典型肺炎、急性肾小球肾炎、急性感染性神经根神经炎、支气管哮喘、风湿性心脏病；杂病伏邪的疾病有血管性痴呆、冠心病、肝硬化、慢性肾功能衰竭、短暂性脑缺血发作、中风与复中、原发性癫痫。赵进喜[⑤]认为现代疾病中如结缔组织病、牛皮癣、肾脏疾病、顽固性头痛、妇女痛经等均与伏邪致病有关。

①魏盛，王海军，乔明琦. 伏邪理论发挥——七情伏邪学说的提出及论证[J]. 世界科学技术——中医药现代化，2014，16（3）：469-472.

②魏盛. 七情伏邪学说的提出及初步验证——母鼠孕前肝疏泄不及对雄性子代行为及神经生化的影响[D]. 济南：山东中医药大学，2015.

③任继学. "伏邪"探微（上）——外感伏邪[J]. 中国中医药现代远程教育，2003，（1）：12-14.

④任继学. "伏邪"探微（下）——杂病伏邪[J]. 中国中医药现代远程教育，2003，（2）：8-9.

⑤赵进喜. 伏气发病学说对中医现代临床的重要启示[J]. 中国中医药现代远程教育，2006，4（7）：34-35.

卫气失常第五十九

【导读】

卫气是由水谷精微化生的一种慓悍滑疾之气，行于脉外，在内散于胸腹，温养脏腑；在外运行于皮肤分肉腠理之间，温养皮肤肌肉，司汗孔之开合，并抗御外邪。卫气的生理不仅受年龄因素的影响，而且与体质密切相关，其功能失常则可引发多种疾病。本篇主要论述卫气失常所引起的各种疾病及针刺治疗的方法、五体病的望诊以及针刺取穴方法，提出将人的生长发育过程分小、少、壮、老四个阶段，同时讨论了膏、脂、肉三种肥胖类型的特点及其与卫气的关系，其中隐含着寒、热、常体三分的思想。张志聪指出："此篇论卫气失常，以明卫气所出所循之常所，使后学知阴阳血气之生始出入，为治道之张本也。"故篇名"卫气失常"。

【原文】

黄帝曰：卫气之留于腹中，稸[1]积不行，苑蕴[2]不得常所，使人支胁[3]胃中满，喘呼逆息[4]者，何以去之？伯高曰：其气积于胸中者，上取之；积于腹中者，下取之；上下皆满者，傍取之。

黄帝曰：取之奈何？伯高对曰：积于上者[5]，泻人迎、天突、喉中[6]；积于下者，泻三里与气街；上下皆满者，上下取之，与季胁之下一寸[7]；重者，鸡足取之[8]。诊视其脉大而弦急，及绝不至者，及腹皮急甚[9]者，不可刺也。黄帝曰：善。

黄帝问于伯高曰：何以知皮肉、气血[10]、筋骨之病也？伯高曰：色起两眉薄泽[11]者，病在皮。唇色青黄赤白黑者，病在肌肉。营气濡然[12]者，病在血气。目色青黄赤白黑者，病在筋。耳焦枯受尘垢者[13]，病在骨。

黄帝曰：病形何如，取之奈何？伯高曰：夫百病变化，不可胜数，然皮有部[14]，肉有柱[15]，血气有输[16]，筋有结[17]，骨有属[18]。黄帝曰：愿闻其故。伯高曰：皮之部，输于四末[19]。肉之柱，在臂胫诸阳分肉之间，与足少阴分间[20]。血气之输，输于诸络，气血留居，则盛而起〔21〕。筋部无阴无阳，无左无右，候病所在。骨之属者，骨空之所以受液〔22〕而益脑髓者也。

黄帝曰：取之奈何？伯高曰：夫病变化，浮沉深浅，不可胜穷，各在其处〔23〕。病间者浅之，甚者深之；间者少〔24〕之，甚者众之，随变而调气，故曰上工。

【校注】

〔1〕稸：原作“搐”，据马注本、张注本改。《甲乙经》卷九“搐”作“畜”。“稸”“畜”“蓄”义同，积聚的意思。澀江抽斋：“原本‘稸’误‘搐’，坊本、古抄本及张氏《类经》同，今正。”

〔2〕苑（yùn 运）蕴：郁滞蕴结。苑，通“蕴”，郁结。

〔3〕支胁：谓两胁撑胀。

〔4〕喘呼逆息：即喘息气逆。

〔5〕者：原脱，据《甲乙经》卷九补。

〔6〕喉中：即廉泉穴。

〔7〕季胁之下一寸：原校云：“一本云：季胁之下深一寸。”《甲乙经》卷九同校语。此指章门穴，位于人体的侧腹部，当第 11 肋游离端的下方，属足厥阴肝经。

〔8〕鸡足取之：针刺取穴方法之一，见《灵枢・官针》。楼英：“鸡足取之者，正入一针，左右斜入二针，如鸡之足，三爪也。”

〔9〕腹皮急甚：指肚皮紧张。

〔10〕气血：指代血脉。

〔11〕色起两眉薄泽：《甲乙经》卷六“眉”下有“间”字，义顺。张志聪：“两眉间即阙中，乃肺之部。肺合于皮，故色起两眉薄泽，知卫气之病在皮也。”薄泽，浮浅而润泽。一说为少光泽。

〔12〕营气濡然：汗出湿润貌。张介宾：“濡，湿也。营本无形，若肤腠之汗，肌肉之胀，二便之泄利，皆濡然之谓。”

〔13〕耳焦枯受尘垢者：者，原脱，据《甲乙经》卷六补。耳焦枯受尘垢，指耳轮干枯不泽，如满积尘垢。

〔14〕皮有部：皮肤有其相应的分部，即皮部。

〔15〕柱：指肌肉丰满隆起部分。张介宾：“柱者，䐃之属也。”张志聪：“以臂胫之肉为主，犹屋宇之有四柱也。”

〔16〕输：指脉出入分会之处。张介宾：“病在血气，当治其输。输于诸络，谓诸经之络穴也。”

〔17〕筋有结：原脱，《千金翼方》卷二十五有“筋有结”3 字，按下文有“筋部无阴无阳”等句，相互呼应。且《素问・皮部论》作“皮有分部，脉有经纪，筋有结络，骨有度量”，故补。

〔18〕属：两骨相交的关节部位。丹波元简：“属者，跗属之属，两骨相交之处，十二关节皆是。”

〔19〕输于四末：《甲乙经》卷六作“俞在于四末”，义较明。指皮部的腧穴在四肢。四末，即四肢。

〔20〕足少阴分间：张介宾：“足少阴之经，自足心循内踝后，入足跟，以上腨内，出腘内廉，上股内后廉，会于尻臀，贯脊，其肉俱厚，故亦为肉之柱。”

〔21〕盛而起：指络脉壅盛隆起。

〔22〕液：原作“益”，涉下“益”字致误，据《甲乙经》卷六改。

〔23〕黄帝曰……各在其处：按此数句与上节文义重复，《千金翼方》卷二十五作“若取之者，必须候病间甚者也”，似是。

〔24〕少：原作“小”，据《甲乙经》卷六改。

【释义】

本段主要论述了卫气运行失常所导致的病变、刺法，以及皮肉、血脉、筋骨病症的诊断与针刺取穴方法。

一、卫气运行失常的病症和治疗

卫气是由水谷精微化生的一种慓悍滑疾之气，其行出于上焦，行于脉外，在内散于胸腹，温养脏腑；在外运行于皮肤分肉腠理之间，以“温分肉，充皮肤，肥腠理，司开合”（《灵枢·本脏》）。故《素问·痹论》言：“卫者，水谷之悍气也，其气慓疾滑利，不能入于脉也，故循皮肤之中，分肉之间，熏于肓膜，散于胸腹。”当外邪侵入人体，使卫气运行逆乱可产生多种病变。本篇主要论述了卫气运行失常，郁滞于胸腹，则致胁肋支撑胀满，喘息气逆等。针刺治疗，应首先分析卫气留滞于何部，然后根据病变的部位、虚实、轻重等选取适当的腧穴刺治。其中，若气积于胸中者，表现为喘息气逆，针刺取上部之人迎、天突、廉泉穴，以泄肺气之壅滞。气积于腹中者，表现为胁肋撑胀，胃胀满，应取下部足阳明胃经的气冲、足三里穴，以疏泄胃肠气滞。气积于胸腹，应上下皆取，但在具体运用时，应先刺其上，后刺其下，同时应根据“病在中者旁取之”的原则，选取章门穴，因章门为脏之会穴，泻之可疏泄五脏气机的壅塞。对于病情较重的，可用鸡足刺法。张介宾说：“病之重者，仍当鸡足取之，谓攒而刺之也，即《官针》篇合谷刺之谓。”所谓“合谷刺”，《灵枢·官针》载：“合谷刺者，左右鸡足，行于分肉之间。”目的在于通调中焦之气机，气机通畅，则蓄积可除而病自愈。

但若诊其脉大而弦急有力、脉绝不至及腹皮紧张者，则不可针刺。张介宾解释说：“脉大而弦急，阴虚而真脏见也。绝不至者，营气脱也。腹皮急甚者，中和气绝而脾元败也。不宜刺矣。”

二、五体病症的诊治

本节第二部分原文，论述了皮肉、血脉、筋骨等病症的诊断以及针刺取穴方法。张志聪云：“此承上文而言卫气行于皮肉筋骨之间，各有所主之部属也。”

（一）望诊判断五体病位

《黄帝内经》将人体视为以五脏为中心的五大系统，五脏、五体、五官等密切相关，《素问·痿论》指出："肺主身之皮毛，心主身之血脉，肝主身之筋膜，脾主身之肌肉，肾主身之骨髓。"因此，通过与五脏相应的五官、五色等即可诊断五体的病变，同时，五体的病症也是五脏病变的一种外在反应。根据原文所述，归纳如下（表 59-1）。

表 59-1 五体病症望诊表

五脏	望诊部位	病象	主病	机理
肺	两眉之间	薄泽	在皮	肺应阙中，外合皮毛
脾	口唇	青黄赤白黑	在肌肉	脾开窍于口，外合肌肉
心		汗出湿润	在血脉	心主血脉，汗为心液
肝	目	青黄赤白黑	在筋	肝主筋，开窍于目
肾	耳	耳焦枯受尘垢	在骨	肾主骨，开窍于耳

（二）五体病症的针刺治疗

原文首先论述了五体病症的针刺取穴问题，认为应根据病症所在部位，取其相应的腧穴。皮部病当取四肢部位的腧穴，张志聪云："卫气行于皮，输于四末，为所主之部。盖卫气出于阳，从头目而下注于手足之五指，故以四末为部也。"肉部病当取肉的支柱，因为肉之柱都是在臂腨和足胫部诸阳经分肉之间，以及足少阴肾经循行部位上的肌肉坚厚之处。血脉有病应当取脉出入分会之处，因为气血留滞，则络脉壅盛高起。筋的病症，当根据筋所在部位进行刺治，所谓"无阴无阳，无左无右，候病所在"，也就是没有内外、左右的区别，以病症为输。杨上善注《灵枢·经筋》"以痛为输"说："当此筋所过之处为痹，即是所行之筋为病也。"而不强调针刺"痛点"。骨的病症，当取骨所连缀之处的关节空隙，因为骨节的空隙是接受髓液以补益脑髓的地方。根据病位取穴，可谓《黄帝内经》针刺取穴的基本原则之一，如《素问·调经论》也说："病在脉，调之血；病在血，调之络，病在气，调之卫；病在肉，调之分肉；病在筋，调之筋；病在骨，调之骨。"因此，在临床上无论用药还是施针用灸，明确病变的具体部位是取得疗效的重要环节。

其次，原文论述了针刺的一些基本原则，概括而言，一是根据病情轻重确定针刺之浅深，所谓"病间者浅之，甚者深之"；二是根据病情轻重确定针刺之多少，所谓"间者少之，甚者众之"；三是根据病变的虚实、寒热等确定针刺的补泻调气等方法。

【知识链接】

一、卫气失常与发病

《灵枢·本脏》曰："卫气者，所以温分肉，充皮肤，肥腠理，司开合者也。"卫气循行于人体内外，温煦脏腑、腠理皮毛，司汗孔之开合，有保卫机体、抗御外邪的功能。无论邪气自外而入或情志内伤等因素伤及脏腑，都会导致卫气失常而发生多种疾病，根据《黄帝内经》所论，举凡发热恶寒、疟疾、风病、痈疽、痹证、麻风、肠覃、肉疴、胀病、酒醉、失眠、嗜睡、多梦、汗出、呵欠、瘙痒、疼痛等，都与卫气失常有着密切的关系。如《素问·调经论》曰："阳受气于上焦，以温皮肤分肉之间。今寒气在外，则上焦不通，上焦不通则寒气独留于外，故寒慄……上焦不通利，则皮肤致密，腠理闭塞，玄府不通，卫气不得泄越，故外热。"这是讲外感寒邪引起寒热，与卫气失其卫外之功能有关。《素问·风论》曰："风气与太阳俱入，行诸脉俞，散于分肉之间，与卫气相干，其道不利，故使肌肉愤䐜而有疡，卫气有所凝而不行，故其肉有不仁也。"这是讲疮疡是由于风邪与卫气相搏，阻滞经脉而形成的，肌肉不仁也是卫气被风邪凝滞，不能敷布透达而产生。《素问·逆调论》言："人之肉苛者，虽近衣絮，犹尚苛也，是谓何疾……荣气虚则不仁，卫气虚则不用，荣卫俱虚，则不仁且不用，肉如故也。"这是荣卫虚造成的肉苛。又《素问·痹论》曰："荣卫之气亦令人痹乎……逆其气则病，从其气则愈，不与风寒湿气合，故不为痹。"这是讲痹的形成与卫气有关系。他如《素问·疟论》论疟疾的发作，《灵枢·胀论》论胀的成因，《灵枢·水胀》论肠覃的发生，《灵枢·口问》及《大惑论》论睡眠障碍，都与卫气运行失常有关。本篇论人之脂、膏、肉的差异，也与卫气有关。因此，《灵枢·禁服》总结说："审察卫气，为百病母。"具体可与相关篇章参阅。

二、关于"血气之输"的诠释

本节原文指出："血气之输，输于诸络，气血留居，则盛而起。"黄龙祥[①]研究认为，"血气之输"有两类：其一，会于气穴者，即"孙络三百六十五穴会"，属于经俞；其二，不会于气穴者，即"孙络之脉别经者，其血盛而当泻者，亦三百六十五脉"（《素问·气穴论》），属于奇俞。血脉阻塞，血气不流行是"血气不和"的常见形式，在长期的诊疗实践中古人观察到，瘀血最常出现于脉之分叉或交会处曰"别""会"，遂成为针刺守经隧调血气的刺灸处"血气之输"，其中大络之别为"络输"，小络之别与"气穴"交会者归属于气穴，不与气穴交会者曰"血络"，归属于"奇俞"。可见，脉之出入分会之处皆为"输"。因此，古人观察脉，特别注重的是脉之出入以及脉之分会处，且表现出这样的规律：所会之脉越多，所主治病症越多。

【原文】

黄帝问于伯高曰：人之肥瘦、大小、寒温，有老壮少小，别之奈何？伯高对曰：人年五十已上为老，二十[1]已上为壮，十八已上为少，六岁已上为小。

黄帝曰：何以度知其肥瘦？伯高曰：人有肥[2]、有膏、有肉。黄帝曰：别此奈何？伯高曰：腘肉[3]坚，皮满者，肥[2]。腘肉[3]不坚，皮缓者，膏。皮肉不相离[4]者，肉。

---

①黄龙祥. 中国古典针灸学大纲[M]. 北京：人民卫生出版社，2019：127.

黄帝曰：身之寒温何如？伯高曰：膏者其肉淖[5]，而粗理者身寒，细理者身热。脂者其肉坚，细理者热，粗理者寒。

黄帝曰：其肥瘦大小奈何？伯高曰：膏者，多气而皮纵缓，故能纵腹垂腴[6]。肉者，身体容大[7]。脂者，其身收小[8]。

黄帝曰：三者之气血多少何如？伯高曰：膏者多气，多气者热，热者耐寒。肉者多血[9]则充形，充形则平[10]。脂者其血清，气滑少，故不能大。此别于众人[11]者也。

黄帝曰：众人奈何？伯高曰：众人皮肉脂膏不能相加[12]也，血与气不能相多，故其形不小不大，各自称其身，命曰众人。

黄帝曰：善。治之奈何？伯高曰：必先别其三形，血之多少，气之清浊，而后调之，治无失常经[13]。是故膏人者[14]，纵腹垂腴；肉人者，上下容大；脂人者，虽脂不能大[15]。

【校注】

〔1〕二十:《甲乙经》卷六作“三十”，宜从。

〔2〕肥:《甲乙经》卷六作“脂”，宜从。

〔3〕䐃肉：原作“䐃肉”，原校云：“一本云䐃肉。”《甲乙经》卷六作“䐃肉”，故据改。

〔4〕不相离：不相分离，谓皮肉坚实。张志聪：“皮肉不相离者，谓肉胜而连于皮，内无膏而外无肥，此亦卫气之盛于肉理者也。”

〔5〕肉淖（nào 闹）：指肌肉松弛、柔软。张介宾：“淖，柔而润也。”

〔6〕纵腹垂腴（yú 鱼）：谓腹壁松弛，肥肉下垂。腴，腹下的肥肉。

〔7〕容大：即宽大。容，宽也。张志聪：“肉者，身体容大，此卫气盛而满于分肉也。”

〔8〕其身收小：张志聪：“此卫气深沉不能充于分肉，以致脂膜相连，而肌肉紧充，故其身收小也。”

〔9〕多血：此下《甲乙经》卷六有“多血者”3字，与上文“多气”句式一致，似是。

〔10〕充形则平：张介宾：“血养形，故形充而气质平也。”平，指无偏热偏寒的平和状态。

〔11〕众人：即常人。张介宾：“众人者，言三者之外，众多之常人也。”

〔12〕皮肉脂膏不能相加：指皮肉、脂膏比较匀称，没有某一种偏多的现象。

〔13〕治无失常经：张介宾：“三形既定，血气既明，则宜补宜泻，自可勿失常经矣。”又，张志聪：“无失卫气之常经，期为平和之人矣。”

〔14〕者：原脱，据《甲乙经》卷六补。

〔15〕大：此下原衍“者”字，据《甲乙经》卷六删。

【释义】

本段主要论述了人的年龄划分、体质的形态分类及其在诊治中的意义。

一、生长发育的阶段划分

《黄帝内经》已明确认识到人类个体随着年龄的增长，体质逐渐发生变化，对疾病的易感性也不尽相同，治疗也有所差异。因此，多篇原文均探讨了人体生长发育的阶段划分及其生理、病理变化等问题。本节将人的生命过程划分为小、少、壮、老四个阶段，其中五十岁以上为老，三十岁以上为壮，十八岁以上为少，六岁以上为小。并没有论述相关年龄段的脏腑气血、外在特征等问题，可参阅《灵枢・天年》《素问・上古天真论》等篇的论述。

匡调元[1]提出将人的一生分为胎儿期（由受精卵、成胚到出生）、小儿期（自出生到青春期之前，男到 12 岁，女到 10 岁）、青春期（女 10 到 18 岁，男 12 到 20 岁）、成年期（女 18 到 42 岁，男 20 到 45 岁）、更年期（女 42 到 52 岁，男 45 到 55 岁）、老年期六个时期，并具体介绍了人类生命活动的成熟与增龄过程以及各年龄期体质学特征，值得参考。

二、体态肥胖三型的划分

本段将肥胖分为"膏人""脂人""肉人"三种类型，分别描述了三型的外在特征及生理特点（表 59-2）。

表 59-2　肥胖体质分类表

类型	形态特征	气血多少
膏人	肌肉不坚实而松软，纵腹垂腴	多气
脂人	肌肉坚实，皮满，其身收小	血清，气滑少
肉人	皮肉不相离，身体宽大	多血

由上可见，《黄帝内经》肥胖三型的划分是以脂膏分布作为诊断的主要原则，以人体形体大小及上下称身作为分型标准的，这与现代肥胖学从预后角度出发，以"脂肪分布"作为线索的研究热点相吻合。可以认为，《黄帝内经》肥胖三型应该是世界肥胖医学最早以"脂肪分布"为原则的分型方法[2]。

总体而言，脂人虽形体肥胖，但形体匀称，体形协调，皮肤饱满，质地中等，没有某一部位的比例特别过大。脂人介于膏人与肉人之间，总体肥胖度较膏人为大，体质较好，肥胖而皮肉紧致。脂人与西医学中的"均一性肥胖"相似，属于全身脂肪之肥。

肉人主要表现为体形宽大，肌肉满壮，皮肉结实，属于壮实体格；多见大骨架、虎背熊腰、肩宽背厚等外形特征。肉人肥胖并不是脂肪之肥，而是以肌肉之肥为主，其体重超标主要是体内肌肉发达所致，常见于重体力劳动者和运动员等。

膏人主要临床表现为形体肥胖，脂肪主要分布于腹部，常出现腹肌宽纵肉肥下垂的形态；且皮肤松缓，肌肉不坚，肌肤质地绵软，多有气虚的表现。膏人肥胖当属脂肪之肥，其身小腹大，脂膏集中于腹部，其腹部外形远远大于"脂人"。一般认为，膏人属西医学中的"腹型肥

①匡调元. 人体体质学——中医学个性化诊疗原理[M]. 上海：上海科学技术出版社，2003：58-75.
②仝小林. 脾瘅新论——代谢综合征的中医认识及治疗[M]. 北京：中国中医药出版社，2018：46-47.

胖”。也有人将膏、脂、肉分别对应为腹型肥胖、矮型肥胖和全身性肥胖，或者脂肪型、瘦肉型和水肿型肥胖。

三、肥胖三型与卫气的关系

上述肥胖的不同类型，同样是体内阴阳气血盛衰的反映。《灵枢·本脏》说：“卫气者，所以温分肉，充皮肤，肥腠理，司开合者也。”脂、膏、肉三型，主要是以皮肉的坚实与否来区别，所以与卫气有密切关系。《灵枢经集注》任谷庵说：“卫气盛则腠理肥，是以膏者多气而皮纵缓，故能纵腹垂腴……肉者身体容大，此卫气盛而满于分肉也。脂者其身收小，此卫气深沉，不能充于分肉，以致脂膜相连，而肌肉紧充，故其身收小也。”张志聪也指出：“盖卫气主于皮肉筋骨之间，浮沉浅深各在其处，若独充盛于皮肤分肉之间，而使纵腹垂腴，上下容大，或深沉于筋骨之间，以致脂不能大，皆卫气之失常也。”可见膏形不但多气，而且卫气独盛于腠理；脂形不但血清气滑少，而且卫气深沉，少充肌表；肉形不但多血，而且卫气独盛于分肉。这就是膏、脂、肉三型的病理所在。

不仅膏、脂、肉体型的形成与卫气有关，而且身体的寒热、虚实反应也基于卫气的变化。其中膏人、脂人又可分粗理、细理之不同，粗理者腠理疏松，卫气易于外泄，肌肤失于温煦，故畏风多寒；细理者腠理致密，卫气充盛，则不畏风寒而多热。而脂人血清气滑少，多提示气血不足，多见于虚证。肉人“多血则充形，充形则平”，其对寒热的反应属于常态，多以实证为主。从临床症状讲，易乏力、感冒、腹泻，进行饮食控制反而加重疲劳和倦怠感的，多属于虚性肥胖；相反，精力充沛，肌肉壮实，不易感冒，常便秘者，多是实性肥胖。

四、众人的特点

比较是划分的前提，故原文在论述肥胖划分的同时，阐述了肥胖与正常人的区别，指出众人即正常体型的人，皮肉、脂膏没有偏多的情况，血和气也没有偏盛、偏虚的情况，所以体型不大不小，皮肉、脂膏匀称，寒热偏差不明显。如《灵枢经集注》余伯荣云：“众人者，平常之大众也。不能相加者，谓血气和平，则皮肉脂膏不能相加于肥大也，血气之浮沉浅深各有常所，不能相多于肌肉间也，皮肉筋骨各自称其身，故其形不大不小也。”即众人是一种体重正常，脂肪、肌肉均达标但不超标的健康状态。

【知识链接】

一、肥胖三型的外在体形特征

仝小林[①]经过临床对大量肥胖病例的观察和长期的经验积累，初步拟定了膏人、脂人、肉

①仝小林. 脾瘅新论——代谢综合征的中医认识及治疗[M]. 北京：中国中医药出版社，2018：57-58.

人的体形特征：①膏人：脂肪主要集中在腹部，腹部突出较大，四肢、臀部均相对较细小。体形呈蜘蛛状，多见于老年人，预后不良。②脂人：全身脂肪均一分布，肩小，四肢匀称，骨骼较小，手小足小，皮肤细腻致密，男性胡须、腋毛、汗毛等体毛较稀疏。体形呈上窄下宽的梯形，脑力劳动者多见，预后一般。③肉人：肌肉较发达，脂肪较少，肩宽背厚，臀大腿粗，骨骼偏大，手大足大，皮肤较粗糙，男性胡须、腋毛、汗毛等体毛较为浓密，女性有部分第二性征偏男性化的表现。体形呈倒三角，体力劳动者多见，预后较好。

另外，仝小林等[①]以 1267 份北京地区汉族肥胖成人病例资料为研究对象，从人体各相关测量指标入手，探寻《黄帝内经》膏人、脂人、肉人的定量判别标准。结果显示：膏人影响显著的指标有腰围、腰臀比、腰围身高比、上臂围腰围比、腰围大腿围比和腰围小腿围比（$P<0.01$），切点分别为 110.0、1.0、0.6、44.0、2.0 和 3.0。腰围、腰臀比、腰围大腿围比、腰围小腿围比、腰围身高比 5 个指标，膏人取各切点以上值为判别标准；上臂围腰围比这一指标，膏人取切点以下值为判别标准。脂人和肉人影响显著的指标有手长身高比、手宽手长比和肩宽臀宽比（$P<0.01$），切点分别为 12.7、52.5 和 1.4。手宽手长比这一指标，脂人取切点以下值为判别标准，肉人取切点以上值为判别标准；余则脂人取切点以上值为判别标准，肉人取切点以下值为判别标准。同时研究发现，糖尿病及其前期、冠心病的患病率随着上臂围腰围比切点取值的减小而增加；糖尿病及其前期、冠心病、脑血管病的患病率随着腰围大腿围比切点取值的增大、肩宽臀宽比切点取值的减小而增加，进而从一定程度和角度印证了上臂围腰围比、腰围大腿围比对判别膏人，肩宽臀宽比对判别脂人和肉人的贡献度。

二、肥胖三型分类的意义

首先，不同类型的肥胖，反映了体内气血阴阳盛衰之差异，提示我们对肥胖的诊断、治疗及研究，应着眼于人体气血阴阳的偏盛偏衰，辨别不同三种类型的肥胖，掌握其血之多少，气之清浊，卫气之盛衰等情况，然后根据寒热虚实，进行适当的调治，以提高治疗效果。如张志聪所说："三者，人之有肥大之太过，瘦小之不及，故当审其血之多少，气之清浊，而后调之，无失卫气之常经，斯为和平之人矣……此篇论卫气失常，以明卫气所出所循之常所，使后学知阴阳血气之生始出入，为治道之张本也。"例如，现代对 1267 例肥胖的调查结果发现，膏人、脂人、肉人中符合脾肾气虚、气滞痰阻、脾虚痰湿三个证型的人数分别占被调查人群的 92.7%、80.6%和 77.1%；膏人以脾虚痰湿、脾肾气虚为多，脂人、肉人以脾虚痰湿多见。肥胖早期多表现为脂人和肉人类型，多为邪实或虚实夹杂；后期发展为膏人，则归于正虚，且常为因实致虚，形成虚实夹杂的病机变化[②]。此无疑为肥胖的临床辨证论治有着重要的指导价值。

其次，肥胖其实就是体内脂膏过多，而《黄帝内经》肥胖三型的划分，恰恰始终是以脂膏分布作为诊断的主要原则，以人体形体大小及上下称身作为分型标准，这与现代肥胖从预后角度出发，以脂肪分布作为线索的研究热点相吻合。目前一般认为膏人属西医学中的"腹型

①段娟，仝小林，冀博文，等.《内经》肥胖三型判别标准的探索与研究[J]. 中国中医基础医学杂志，2010，16（5）：401-404.

②段娟，仝小林.《内经》肥胖三型的中医证候特点[J]. 药品评价，2009，6（12）：486-488.

肥胖”，运动量减少是脂肪在腹部积蓄的主要原因。脂人与西医学中的“腹型肥胖”相似属于全身脂肪之肥。肉人肥大而体格魁伟壮大，虽然不尽然为病态，但是与“均一性肥胖”确有相似之处，其体重超标主要是体内肌肉发达所致，常见于重体力劳动者和运动员等。由此可见，《黄帝内经》肥胖三型的划分涵盖了现代肥胖发生的饮食、运动等主要病因，集中突出了目前肥胖出现的主要体征，与西医学中强调脂肪分布差异对肥胖有重大影响的观点相一致，带有肥胖辨证分型和治疗的特殊含义，是一种分型与辨证相结合、疗效与预后相统一的科学分型方法，对肥胖的预后具有前瞻性的价值，能够为中医预防、治疗肥胖起到很好的桥梁作用，同时对于西医学肥胖的分型也是一种有益的科学的补充、细化和发展[①]。

三、阴阳寒热三分法的讨论

本节在讨论肥胖分型的同时，从阴阳寒热的角度，将人划分为寒体、热体和众人三类，认为无论膏、脂何种类型，凡肌肉纹理粗疏者多偏寒，肌肉纹理细密者多偏热。偏热的内在机理是气偏盛，反之，偏寒的内在机理是气偏虚。众人即一般体型的人，皮肉、脂膏没有偏多的情况，血和气也没有偏盛、偏虚的情况，所以体型不大不小，皮肉、脂膏匀称，寒热偏差不明显。在此基础上，现代医家提出个体阴阳寒热之偏差，将人的体质分为以下三类。

阴阳平和质：此类体质者身体强壮，肥瘦适度，面色与肤色可能有五色之偏，但都明润含蓄；目光有神，性格开朗、随和，食量适中，二便通调；舌红润，脉象缓匀有神；睡眠良好，精力充沛，反应灵活，思维敏捷，工作潜力大，自身调节和对外适应能力强。

偏阳质：即阳气偏盛之热体，具有亢奋、偏热、多动等特点。形体适中或强壮或偏瘦，较结实；口唇、舌质偏红，苔薄易黄。性格外向，喜动好强，性情急躁，自制力较差，说话声高气粗；平素容易口渴，且喜欢喝冷饮；面色多略偏红或微苍黑，或呈油性皮肤，且皮肤纹理细密，故常易流汗；食量较大，消化吸收功能较强，大便易干燥，小便易黄赤；精力充沛，动作敏捷，反应较快，性欲偏强。偏阳质人对风、暑、热等阳邪的易感性较强，但一般不易患病，一经感邪发病后多表现为实证、热证，并易化燥伤阴。若患内伤杂病则多见火旺、阳亢或兼阴虚之证，临床多易患心悸、失眠、抑郁、眩晕、月经提前及出血等。

偏阴质：即阴气偏盛之寒体。此类体质者形体适中或偏胖，素质较弱，容易疲劳；畏寒喜热，或体温偏低；面色偏白而欠华，四肢容易冰冷，对气候转凉特别敏感；很少口渴，喜欢喝热饮；性格内向，喜静少动，或胆小易惊；食量较小，消化吸收功能一般；精力较弱，动作迟缓，反应较慢，性欲偏弱。临床表现为：对寒、湿等阴邪的易感性较强，易受寒冷、潮湿伤害，引起关节、肌肉等组织的疾病；感邪发病后多表现为寒证、虚证，表证易传里或直中内脏，因此偏阴质人容易感冒而且反复不愈；内伤杂病多见阴盛、阳虚之证，容易发生湿滞、水肿、痰饮、瘀血等病证；生殖系统功能减退，白带比较多，月经经常推迟而且多有血块，易导致不孕、不育等。

---

①仝小林，段娟，李敏，等.《内经》肥胖三型的科学价值及应用研究的思路与方法[J]. 江苏中医药，2009，41（2）：1-3.

四、寒体、热体的现代研究

张伟荣等[①]观察了 Wistar 雄性大鼠寒体与热体在能量代谢与内分泌激素方面的差异，结果表明寒体组大鼠肝细胞酶（ADK）活性及细胞能荷、肝脏 Na^{+}-K^{+}-ATP 酶活性比热体大鼠低，另外 T_3、T_4、孕酮和睾酮含量也比热体大鼠低。丁镛发等[②]以 Wistar 大鼠观察热体、寒体和常体脾淋巴细胞的体外增殖能力、外周淋巴细胞 DNA 损伤后的复制合成能力，结果表明，热体比寒体大鼠具有更高水平，而常体大鼠居中。匡调元等[③]对寒热体大鼠微量元素测定，在肾脏组织中，寒体大鼠的 K、Ca、Co 含量均较常体为高，Br 则低，均有统计学差异（$P<0.05$）；热体大鼠肾组织中的 K、Ca、Co、Fe、Cu、Zn、Ge、Se 均较常体为低，亦有统计学差异（$P<0.05$）；在热体肾组织中的 K、Fe、Cu、Zn 含量均较寒体为低，Br 则高，均有统计学差异（$P<0.05$）。免疫功能方面，总补体、白细胞介素Ⅱ及脾脏淋巴细胞转化率测定结果显示，寒体组和热体组的免疫反应均高于常体组，经统计学处理均显示有显著性差异（$P<0.05$）。还研究了寒性食物冰淇淋及热性食物五香粉对体质的调整作用，结果显示寒体调整组大鼠的肝细胞能荷值明显上升，肝 Na^{+}-K^{+}-ATP 酶活性，血清 P、T_3、T_4 含量升到正常对照组水平；热体调整组大鼠的肝 Na^{+}-K^{+}-ATP 酶活性，血清 T_3、T_4 含量降到正常对照组水平。周志东等[④]通过测定 3 月龄 SD 雄性青年大鼠掌温，将大鼠分为“热体”“寒体”和对照组三组，研究发现“热体”有较高的呼吸控制率（RCR）、磷氧比（P/O）、氧化磷酸化效率（OPR）和琥珀酸氧化酶、Na^{+}-K^{+}-ATP 酶活性，“热体”鼠主要是通过加快Ⅲ耗氧，降低Ⅳ态耗氧而提高 RCR。“热体”线粒体内游离钙较高，与“热体”线粒体功能微观调控有关，但热体鼠有较高的 MDA 水平。提示“热体”能量生成与消耗较“寒体”鼠旺盛，“热体”由于代谢旺盛需承受较大的氧化压力。韩巍等[⑤]观察体温筛选寒热体鼠自然模型的可靠性及对子代的影响，发现热体鼠血糖、尿儿茶酚胺含量均高于寒体鼠，热体组子代肛温、尿儿茶酚胺、血糖及丙二醛含量均高于寒体组。说明体温筛选寒热体鼠自然模型可靠，寒热体鼠体温、血糖呈遗传态势，热体鼠氧化过激反应显著。叶福媛等[⑥]研究也显示，寒热体质大鼠中微量元素具有差异性，寒体动物肾脏 Fe、Zn、Cu 含量明显高于热体，肾脏 Br 元素却未能检出，揭示机体对 Br 的排出降低，体内相应含量升高。

魏蓓蓓等[⑦⑧]应用全基因组芯片技术筛选出寒热体大鼠表达差异基因 31 条，其中表达上调的基因 26 条，表达下调的基因 5 条，其中特征性基因 2 条，证实寒热体大鼠在基因水平和基

---

①张伟荣，薛惠娟，赵伟康，等. 寒体和热体的实验研究（Ⅰ）[J]. 中西医结合杂志，1991，11（8）：477-480.

②丁镛发，钱汝红，匡调元，等. 寒体和热体的实验研究（Ⅱ）[J]. 中西医结合杂志，1991，11（9）：550-552.

③匡调元，张伟荣，丁镛发，等. 寒体与热体的研究[J]. 中医杂志，1995，36（9）：553-555.

④周志东，王学敏，缪明勇，等. “寒体”“热体”大鼠肝线粒体能量代谢的研究[J]. 上海中医药大学学报，2000，14（2）：34-37.

⑤韩巍，毕晶珠，蒋文跃. 体温筛选寒热体鼠自然模型的可靠性及对子代的影响[J]. 中国中医基础医学杂志，2005，11（6）：443-445.

⑥叶福媛，宋莉君，孙爱贞. 中医体质的实验研究——寒体和热体大鼠多元素多因子分析[J]. 广东微量元素科学，2000，7（2）：16-18.

⑦魏蓓蓓，张伟妃，张瑞义，等. 中医寒体与热体特征性基因筛选的研究[J]. 中国中医基础医学杂志，2010，16（7）：607-609.

⑧魏蓓蓓，张伟妃，张瑞义，等. 中医寒体与热体基因差异性表达的 RT-PCR 分析[J]. 上海中医药大学学报，2011，25（3）：68-70.

因表达水平上存在显著差异。同时对筛选出的特征性基因 H^+-ATP 酶(Atp6n1)和胰岛素 2(Ins2)以及差异性基因乙酰胆碱酯酶（AChE）和硫氧还蛋白还原酶 1（Txnrdl）进行实时聚合酶链式反应（RT-PCR）验证，结果表明，与热体组比较，寒体组中基因 AChE、Atp6n1、Ins2 表达上调，基因 Txnrdl 表达下调。张伟妃等[①]利用双向凝胶电泳技术对中医寒、热体大鼠进行蛋白质组表达谱研究，经过筛选和质谱技术共获得 10 个具有统计学意义的蛋白表达差异点：氨甲酰磷酸合成酶、二硫键异构酶、过氧化氢酶、过氧化氢异构酶、细胞质氨肽酶、谷氨酸脱氢酶、3-羟基-3-甲基戊二酰辅酶、热休克蛋白前体、同型半胱氨酸、葡萄糖调节蛋白前体。结果说明中医寒、热体大鼠在蛋白质组表达方面存在一定的差异性，酶类蛋白代谢异常可能是寒热体形成的物质基础之一。殷玉婷等[②]研究寒热体质大鼠 TRPV1 通道表达，结果显示：热体组大鼠热痛甩尾潜伏期时间显著低于常体组和寒体组（$P<0.01$）；热体组大鼠大脑皮质 TRPV1 通道 mRNA 相对表达量显著高于常体和寒体组（$P<0.01$）；热体组大鼠大脑皮质 TRPV1 通道蛋白相对表达量高于寒体组（$P<0.05$）。说明寒、热体质大鼠大脑皮质中 TRPVl 通道 mRNA、蛋白表达及热痛阈均存在差异。陈芳[③]研究寒、热体质大鼠的代谢特征，结果显示：①常体、寒体和热体体质大鼠在热痛阈存在显著差异，热痛阈与大鼠掌温呈负相关；下丘脑 TRPV1、TRPV4 通道表达差异性可能是寒、热体质大鼠掌温和热痛感知差异的分子生物学基础。②常体、寒体和热体体质大鼠三组间存在差异性代谢物和代谢通路，涉及的主要差异性代谢物有 Epi、NE、Tyr、VMA，富集出的差异代谢通路结合文献分析结果为儿茶酚胺代谢通路。③常体、寒体和热体体质大鼠三组间，儿茶酚胺代谢通路存在差异。在自然状况下，热体组大鼠的儿茶酚胺代谢通路激活水平高于常体组大鼠，寒体组大鼠的儿茶酚胺通路激活水平低于常体体质大鼠。

苏励等[④]研究发现自发性狼疮鼠（NZB/WF1）存在常体质、寒体质、热体质的差别，且与病情有相关性。MRL/lpr 狼疮鼠不同体质小鼠的发病程度及卵巢 E_2 水平存在差别[⑤]。曲环汝等[⑥]观察不同体质 MRL/lpr 狼疮鼠病情程度及细胞因子水平的差异，结果显示：16 周龄时，寒体组 MRL/lpr 狼疮鼠 24h 尿蛋白定量高于常体组和热体组（$P<0.05$），寒体组肾脏组织病理表现相对严重；寒体组 IL-6、TGF-β_1 表达水平高于常体组和热体组（$P<0.01$），IL-10 表达低于常体组和热体组（$P<0.01$），热体组 IL-23 表达水平高于常体组和寒体组（$P<0.01$），各组间 IL-17 表达差异无统计学意义（$P>0.05$）。说明 MRL/lpr 狼疮鼠存在体质差异，寒体组肾脏病变程度在 3 组中最为严重，不同体质狼疮鼠血清细胞因子水平存在差异。

---

①张伟妃，李福凤，孙祝美，等. 基于双向凝胶电泳技术的中医寒、热体大鼠蛋白质组表达谱研究[J]. 世界科学技术——中医药现代化，2015，17（10）：2044-2048.

②殷玉婷，董杨，宋海燕，等. 寒热体质大鼠 TRPV1 通道表达的研究[J]. 中华中医药杂志，2012，27（8）：2019-2022.

③陈芳. 寒、热体质大鼠代谢特征及中药调体作用的研究[D]. 南昌：江西中医药大学，2020.

④苏励，曲环汝，杨亚馗，等. 狼疮鼠体质研究初探[J]. 中国中医基础医学杂志，2008，14（1）：36-38.

⑤王东建，曲环汝，王骁，等. 不同体质 MRL/lpr 狼疮鼠病情程度及卵巢激素水平的变化[J]. 上海中医药大学学报，2015，29（4）：63-67.

⑥曲环汝，曹左媛，王东建，等. 不同体质 MRL/lpr 狼疮鼠病情程度及 Treg/Th17 相关细胞因子表达[J]. 上海中医药大学学报，2016，30（3）：77-81.

玉版第六十

【导读】

玉版，即以玉石作为简牍，将重要文献镌刻于上，以示珍贵，也便于永久保存。本篇围绕痈疽发病的原因、诊断、治疗及其预后等问题的讨论，阐述了针刺治疗疾病的方法及价值，提出了“人为天地之镇”、疾病乃“积微之所生”以及“治于未有形”等观点。同时将针刺的作用与兵器相比较，以说明针刺运用得当，可以救治病人；若妄用针刺，也可以致人命亡，告诫人们在临床应用时必须审慎从事，正确掌握。古人认为本篇内容很重要，必须“著之于玉版，传之后世”，故名“玉版”。

【原文】

黄帝曰：余以小针[1]为细物[2]也，夫子乃言上合之于天，下合之于地，中合之于人，余以为过针之意[3]矣，愿闻其故。岐伯曰：何物大于针者[4]乎？夫大于针者，惟五兵[5]者焉。五兵者，死之备[6]也，非生之具。且夫人者，天地之镇[7]也，其不可不参乎[8]？夫治民者，亦唯针焉。夫针之与五兵，其孰小乎？

黄帝曰：病之生时，有喜怒不测[9]，饮食不节，阴气不足，阳气有余，营气不行，乃发为痈疽[10]。阴阳不通[11]，两热相搏，乃化为脓，小针能取之乎？岐伯曰：圣人不能使化者，为之邪不可留也。故两军相当[12]，旗帜相望，白刃陈于中野[13]者，此非一日之谋也。能使其民令行禁止，士卒无白刃之难者，非一日之教也，须臾之得也[14]。夫至使身被[15]痈疽之病，脓血之聚者，不亦离道远乎。夫痈疽之生，脓血之成也，不从天下，不从地出，积微[16]之所生也。故圣人自治于未有形也[17]，愚者遭其已成也。

黄帝曰：其已形，不予遭[18]，脓已成，不予见[19]，为之奈何？岐伯曰：脓已成，十死一生，故圣人弗使已成，而明为良方，著之竹帛[20]，使能者踵[21]而传之后世，无有终时者，为其不予遭也。

黄帝曰：其已有脓血而后遭乎，不导之以小针治乎[22]？岐伯曰：以小治小者其功小，以大治大者多害[23]，故其已成脓血者，其唯砭石、铍锋[24]之所取也。

黄帝曰：多害者其不可全[25]乎？岐伯曰：其在逆顺[26]焉。黄帝曰：愿闻逆顺。岐伯曰：以为伤者，其白眼青黑，眼小，是一逆也；内[27]药而呕者，是二逆也；腹痛渴甚[28]，是三逆也；肩项中不便[29]，是四逆也；音嘶色脱[30]，是五逆也。除此五者为顺矣。

黄帝曰：诸病皆有逆顺，可得闻乎？岐伯曰：腹胀，身热，脉小[31]，是一逆也；腹鸣而满，四肢清[32]，泄，其脉大，是二逆也；衄而不止，脉大，是三逆也；咳且溲血脱形，其脉小劲[33]，是四逆也；咳，脱形身热，脉小以疾，是谓五逆也。如是者，不过十五日而死[34]矣。其腹大胀，四末清，脱形，泄甚，是一逆也；腹胀便血，其脉大时绝[35]，是二逆也；咳溲血，形肉脱，脉搏[36]，是三逆也；呕血，胸满引背，脉小而疾，是四逆也；咳呕腹胀，且飧泄，其脉绝，是五逆也。如是者，不及一时[37]而死矣。工不察此者而刺之，是谓逆治。

黄帝曰：夫子之言针甚骏[38]，以配天地，上数天文，下度地纪[39]，内别五脏，外次六腑，经脉二十八会[40]，尽有周纪，能杀生人，不能起死者，子能反[41]之乎？岐伯曰：能杀生人，不能起死者也。黄帝曰：余闻之则为不仁，然愿闻其道，弗行于人。岐伯曰：是明道也，其必然也，其如刀剑之可以杀人，如饮酒使人醉也，虽勿诊，犹可知矣。

黄帝曰：愿卒闻之。岐伯曰：人之所受气者，谷也。谷之所注者，胃也。胃者，水谷气血之海也。海之所行云气者，天下也。胃之所出气血者，经隧也。经隧者，五脏六腑之大络[42]也，迎而夺之[43]而已矣。黄帝曰：上下有数[44]乎？岐伯曰：迎之五里[45]，中道而止[46]，五至而已，五往而脏之气尽矣[47]，故五五二十五而竭其输矣，此所谓夺其天气[48]者也，非能绝其命而倾[49]其寿者也。黄帝曰：愿卒闻之。岐伯曰：阈门而刺[50]之者，死于家中；入门而刺[51]之者，死于堂上。黄帝曰：善乎方，明哉道[52]，请著之玉版[53]，以为重宝，传之后世，以为刺禁，令民勿敢犯也。

【校注】

〔1〕小针：针具的统称。

〔2〕细物：即细小的物品，言其微不足道。

〔3〕过针之意：夸大了针的作用。杨上善："九针微细之道，以合三才之大，余恐太过也。"

〔4〕针者：原作"天"，据《太素》卷二十三改，以合于下文"夫大于针者"之意。

〔5〕五兵：五种兵器。所指不一。《周礼·夏官·司兵》："掌五兵五盾。"郑玄："五兵者，戈、殳、戟、酋矛、夷矛。"杨上善："兵有五者，一弓，二殳，三矛，四戈，五戟。"张介宾："五兵，即五刃，刀、剑、矛、戟、矢也。"这里亦可泛指兵器。

〔6〕备：指兵器。《左传·昭公二十一年》："齐致死莫如去备。"杜预注："备，长兵也。"

〔7〕天地之镇：喻指人在天地间的重要作用。张介宾："夫天地之间，唯人最重，故为天地之镇。"镇，镇圭，即古代举行朝仪时天子所执的玉制礼器。

〔8〕可不参乎：原作"不可不参乎"，义不顺，据《太素》卷二十三改。参，参合。

〔9〕不测：无常。

〔10〕痈疽：泛指化脓性疾病。

〔11〕阴阳不通，即气血营卫壅塞不通。

〔12〕相当：相遇，相逢。

〔13〕中野：旷野之中。

〔14〕须臾之得也：《太素》卷二十三作“须久之方得也”，义胜。须臾，片刻。

〔15〕被：遭受。

〔16〕积微：指微小的有害因素日渐积累。

〔17〕圣人自治于未有形也：《太素》卷二十三作“圣人之治，自于未有形也”，义胜。

〔18〕不予遭：指不能预先诊察。遭，逢遇。

〔19〕不予见：指不能预先发现。见，发现。

〔20〕竹帛：竹简和白绢。古代用以记载文字。

〔21〕踵：继承。

〔22〕其已有脓血……不导之以小针治乎：《甲乙经》卷十一作“其已成，有脓血，可以小针治乎”，文义更明。

〔23〕多害：《甲乙经》卷十一作“其功大”，此下并有“以小治大者多害大”8字，文义甚明，疑本书有脱误。

〔24〕砭石、铍（pi 音皮）锋：砭石，古代用以治病的石针。铍，铍针，针长而扁宽，头如剑锋，专用于痈疽排脓。锋，指锋针，长1寸6分，其端锋利，用以治疗顽疾或痈脓。

〔25〕全：痊愈，治愈。

〔26〕逆顺：杨上善：“逆者多伤至死，顺者出脓得生也。”凡痈疽疮疡，邪毒外透者为顺，邪毒内陷者为逆。

〔27〕内：同“纳”，服用之意。

〔28〕腹痛渴甚：指火毒内陷，脾气欲绝故腹痛，脾不行津故渴甚。

〔29〕肩项中不便：肩项背等活动不灵便。

〔30〕音嘶色脱：指声音嘶哑，面无血色。

〔31〕脉小：《甲乙经》卷四下原校云：“一作小。”按腹胀、身热，脉大为顺，脉小为逆，故作“小”为是，故改。又，张介宾：“身热脉大而加以腹胀，表里之邪俱盛也。”

〔32〕四肢清：四肢冷。

〔33〕脉小劲：脉小而刚劲有力。

〔34〕不过十五日而死：张介宾：“一节之更，时移气易，客强主弱，则不能胜，故不过十五日而死。”

〔35〕时绝：时有歇止。

〔36〕脉搏：谓脉来搏指有力。

〔37〕一时：指一日。马莳：“一时者，一周时也，乃一日之意。”

〔38〕骏：大。

〔39〕地纪：即地理，指土地、山川等环境形势。

〔40〕经脉二十八会：马莳：“二十八会者，手足十二经，左右相同，共有二十四脉，加以两跻、督、任，共为二十八会也。”

〔41〕反：颠倒，纠正。

〔42〕大络：此指经脉。马莳："是经隧者，诚五脏六腑之大脉络耳。"

〔43〕迎而夺之：针刺泻法之一，指针刺逆经行方向而刺的方法。

〔44〕上下有数：谓手足经脉各有刺禁之部位。数，指范围。

〔45〕五里：穴名。属手阳明大肠经。屈肘，当肘横纹外端上3寸处。《甲乙经》卷三："五里在肘上三寸，行向里大脉中央，禁不可刺。"

〔46〕中道而止：指五脏之气行至中途而停止。

〔47〕五至……五往而脏之气尽矣：至，是迎脏气之至；往，是追脏气之行。张志聪："至者，迎其气之至也；往者，追其气之行也。故五至而迎其五脏之气至即已。若五往而追之，则五脏之气尽泄于外矣。"

〔48〕天气：指人体天真之气。

〔49〕倾：倾危。

〔50〕阙门而刺：比喻浅刺。阙，同"窥"，窥伺。张介宾："窥门而刺，言犹浅也，浅者害迟，故死于家中。"

〔51〕入门而刺：犹进入室门而刺，比喻深刺。张介宾："入门而刺，言其深也，深者害速，故死于堂上。"

〔52〕善乎方，明哉道：谓方法已很完善，道理已经明悉。

〔53〕玉版：古代用以刻字的玉片。

【释义】

本篇围绕痈疽发病的原因、诊断、治疗及其预后等问题的讨论，阐述了针刺治疗疾病的方法及价值。

一、针刺治疗的价值

本篇开始以针与五兵相比较，一为生之具，一为死之备。针体虽小而能治人疾病，有起死回生之功效，所谓"夫治民者，亦唯针焉"，充分肯定了针刺是治疗疾病的重要方法。天地之间，最可宝贵的是人，正由于针能疗疾保民，保全人的生命，故其作用之大，是兵器无法比拟的。如张介宾说："盖针之为用，从阳则上合乎天，从阴则下合乎地，从中则变化其间而动合乎人，此针道之所以合乎三才，功非小补，较之五兵，其孰大孰小为可知矣。"

二、人为天地之镇

本篇指出："且夫人者，无地之镇也。"镇，镇圭，指古代举行朝仪时天子所执的玉制礼器，这里喻指人在自然界的重要性。《素问·宝命全形论》也说："天覆地载，万物悉备，莫贵于人。"说明在天地万物之中，人是最宝贵的，人类较其他生物具有更高级、更复杂的生命活动，人区别于其他生物的关键在于精神、意识与思维，人不仅具有对外部世界的意识，而且还有自我意识，使之能认识和掌握自然规律。因此，人类不仅能够适应自然，而且具有改造自然的能力，以维持人与自然的协调和人体内环境的平衡，从而保持身体健康。如《素问·上古天真论》说："上古有真人者，提挈天地，把握阴阳，呼吸精气，独立守神，肌肉若一，故能寿敝天地，无有终时。"另一方面，既然人为"天地之镇"，故在医疗工作中，一切要为人着想，在诊疗疾病时，必须认真仔细，不仅着眼于疾病，而且要参合自然界的变化，注意人与自然的关系，以提高疗效。

三、痈疽之发，"积微之生"

本篇论痈疽的病因与发病，指出痈疽乃因喜怒不节，饮食无度，导致阴虚阳盛，邪热结聚，肉腐成脓，而发为痈疽。原文并以战争的发生为喻，认为"故两军相当，旗帜相望，白刃陈于中野者，此非一日之谋也"，推论出"夫痈疽之生，脓血之成也，不从天下，不从地出，积微之所生也"。不仅痈疽如此，人类大多数疾病都是"积微之所生"，有一个渐进发展的过程。这一观点的提出，为疾病的预防与早期诊治提供了理论依据。

四、早期诊治，防微杜渐

如上所述，疾病发生"积微之所生"的观点，提示疾病的发生发展是一个由浅入深，始轻后重的过程，因此，早期发现，早期诊断，早期治疗，防止疾病蔓延、扩散和复杂传变，就成为防治疾病的重要原则，也是贯穿于《黄帝内经》全书的一个基本思想。本篇论痈疽的诊治，提出"故圣人自治于未有形也，愚者遭其已成也""故圣人弗使已成，而明为良方，著之竹帛"等，这种防微杜渐的思想和《素问·八正神明论》"上工救其萌芽，下工治其已成"是一脉相承的。防治结合，预防为主是卫生工作的基本方针，作者认为至关重要，故"著之玉版，以为重宝，传之后世"。

五、痈疽之五逆证

痈疽的发展演变有顺逆之不同，张志聪云："夫皮脉肉筋骨，五脏之外合也，痈发于皮肉筋骨之间，其气外行者为顺，若反逆于内，则逆伤其脏矣。"即毒邪外透者为顺，毒邪内陷者为逆。本篇将毒邪内陷的表现概括为五个方面：一是白眼青，黑眼小，是肺、肝、肾三脏气绝之征；二是服药而吐，乃脾胃败伤之象；三是腹痛渴甚，为火盛伤阴之征；四是肩项活动不便，是太阳督脉之气衰竭之兆；五是音嘶色脱，为心肺之气衰竭之征。有此五逆者预后不良，除此五者则为顺。

六、诸病之五逆证

在痈疽五逆证的基础上，原文又进一步阐述了一般疾病的逆证问题，并根据严重程度不同，分为不满十五日而死与不及一时而死两类情况。

（一）诸病不满十五日而死的五逆证

一是腹胀，身热，脉小。腹胀而兼身热，乃阳明热病，实热内结，大便燥结不解，腑气不通之象；脉小，乃邪盛正虚。二是腹鸣而满，四肢清，泄，脉大。腹鸣而泄，四肢清冷，是脾肾阳虚，温运失司；腹满乃阴盛寒凝，中气失于升降之故；脉本应微细而反大，是邪盛之象。三是衄而不止，脉大。衄血不止，阴血亏虚，反见脉大，为邪热亢盛或孤阳外浮之征。四是咳嗽，尿血，形体消瘦，脉小劲。咳嗽，尿血多热伤肺肾，阴液亏虚；形体消瘦，乃气血亏虚而失荣；脉小为正虚，劲急为邪实。五是咳嗽，形体消瘦，身热，脉小以疾。此与上证相似，唯无尿血症状，多肺肾阴虚，真阴大亏，虚火亢盛之象。综上可见，五逆均表现为脉证相反，其病机乃邪盛正虚，正不胜邪。

（二）诸病不及一时而死的五逆证

一是腹大胀，四末清，脱形，泄甚，此为脾肾阳虚之甚。二是腹胀便血，脉大时绝，此乃脾虚血脱，脉芤而绝，心气亦衰。三是咳嗽，尿血，形肉脱，脉搏指有力，此为热伤肺肾，火盛水亏，邪盛正虚。四是呕血，胸满引背，脉小而疾，此乃火迫血妄行，肺气壅滞，正虚邪盛。五是咳嗽，呕吐腹胀，飧泄，脉绝，此乃肺脾气衰，真气竭绝。对此，张介宾解释说："此下言五逆之急证也。腹大胀者，最忌中虚，若见四肢清冷，而脱形泄甚者，脾元败而阳气去也，故为一逆。腹胀便血，阴病也。脉大时绝，孤阳将脱也，故为二逆。咳而溲血者，气血俱病，形肉脱者，败在脾，脉搏者真脏也，败在胃气，故为三逆。呕血胸满引于背者，脏气连乎背也；脉见细小疾数，则真元大亏矣，故为四逆。上为咳呕，中为胀满，下为飧泄，三焦俱病，而脉至于绝者，有邪无正也，故为五逆。"总之，亦不外乎邪盛正虚，或真元大亏，或阴脱阳亡，或脾胃伤败等。此可与《素问》的《玉机真脏论》《诊要经终论》等参阅。

当然，上述各种逆证及其预后是在当时条件下观察和总结出来的，限于当时的医疗水平，认为凡上述逆证均预后不良，对此不能脱离当时的环境、条件和社会背景看待。

七、针刺的法度

本篇从针刺的原则、具体病症以及刺禁等多方面讨论了有关针刺的法度。

一是针刺应考虑天、地、人多方面情况，三因制宜。原文云："夫子之言针甚骏，以配天地，上数天文，下度地纪，内别五脏，外次六腑，经脉二十八会，尽有周纪。"与篇首小针"上合之于天，下合之于地，中合之于人"相呼应，张志聪解释说："此言小针者，上合于天，下合于地，中合于人，通其经脉，调其血气，营其顺逆出入之会，可传于后世，无有终时者。若不察此三才之大道，反逆伤其旋转之机，又胜五兵之杀人矣。"故针刺当在外法天则地，顺应自然变化，在内调阴和阳，掌握脏腑虚实变化。

二是根据病症轻重，选择针具以及刺灸量的大小。如《甲乙经》卷十一云："以小治小者其功小，以大治大者其功大，以小治大者多害大。"即针具与病情不符者多有危害。若脓血已成者，则应以砭石、铍针、锋针而刺其出脓血。

三是对于危重之逆证，针刺应谨慎。若"工不察此者而刺之，是谓逆治"，对此《灵枢·五禁》也有所论述。

四是要掌握相关针刺禁忌。如在大络要害之处行泻法，夺人正气，则可致血气衰竭而死，并举手五里为例，说明误刺可造成严重后果。张介宾云："此节指手之五里，即经隧之要害，若迎而夺之，则脏气败绝，必致中道而止。且一脏之气，大约五至而已。针凡五往以迎之，则一脏之气已尽；若夺至二十五至，则五脏之输气皆竭，乃杀生人，此所谓夺其天真之气也。《气穴论》曰：大禁二十五，在天府下五寸。即此之谓。"所谓"五五二十五而竭其输"，则又陷入了五行模式的套路。有关《黄帝内经》刺禁的论述，具体参见《素问·刺禁论》。

【知识链接】

一、后世对痈疽逆证认识的发挥

本篇叙述了痈疽病，因治疗不当而形成逆证的五种表现，后世在本文启发下，通过临床实践，又有所发展和提高。如《太平圣惠方》卷六十一对疮疡预后的判断，总结为"五善""七恶"："动息自宁，饮食知味，一善也；便利调匀，二善也；脓溃肿消，脓色鲜而不臭，三善也；神采精明，语声清朗，四善也；体气和平，五善也。""烦躁时嗽，腹痛渴甚，或泄利无度，或小便如淋，一恶也；脓血大泄，肿焮尤甚，脓血败臭，痛不可近，二恶也；喘粗短气，恍惚嗜睡，三恶也；目视不正，黑睛紧小，白睛青赤，瞳子上视者，四恶也；肩项不便，四肢沉重，五恶也；不能下食，服药而呕，食不知味，六恶也；声嘶色脱，唇鼻青赤，面目四肢浮肿，七恶也。"此外，陈自明《外科精要》亦有五善七恶之论，他指出："饮食如常，一善也；实热而大小便涩，二善也；内外病相应，三善也；肌肉好恶分明，四善也；用药如所料，五善也。渴发而喘，精明眼角向鼻，大小便反滑，一恶也；气绵绵而脉濡，与病相反，二恶也；目中不了了，精明陷，三恶也；未溃肉黑而陷，四恶也；已溃青黑，腐筋骨黑，五恶也；发痰，六恶也；发吐，七恶也。"陈实功《外科正宗·痈疽门》另有七恶歌云："一恶神昏愦，心烦舌上干，疮形多紫黑，言语自呢喃。二恶腰身强，双睛邪视人，疮头流血水，惊悸是肝逆。三恶形消瘦，脓清臭秽生，疮形多软陷，脾败不知疼。四恶皮肤槁，声嘶韵不长，痰多兼喘急，鼻动肺将亡。五恶成消渴，随饮即随干，形容多惨黑，囊缩肾家端。六恶身浮肿，肠鸣呕呃频，大肠多滑泄，脏腑并将倾。七恶疮倒陷，形如剥鳝同，四肢多冷逆，污水自流通。"以上各家所述七恶内容虽不尽相同，但都是非常宝贵的经验，特录此供参考。

二、关于"胃之所出气血者，经隧也"的讨论

本篇指出："人之所受气者，谷也。谷之所注者，胃也。胃者，水谷气血之海也。海之所行云气者，天下也；胃之所出气血者，经隧也。经隧者，五脏六腑之大络也。"《灵枢·五味》亦指出："谷始入胃，其精微者，先出于胃之两焦，以溉五脏，别出两行，营卫之道。"这里明显认为胃为气血之源头，并借助海之行云气于天下，推论胃之所出气血通过经隧而布散五脏六腑。而十二经脉首尾衔接的气血循环，则如《灵枢·经脉》所论，始于中焦，由肺手太阴之脉

起，循十二经脉流注次序，而最后复归于肺，形成气血的循环圈。如此，终而复始，与天地同纪。后世提出胃的支脉络于心，大概也与此有关。如徐彬《金匮要略论注》曰：中风“至入腑，腑邪必归于胃，胃为六腑之总司也。于是风入胃中，胃热必盛，蒸其津液，结为痰涎，气壅隧道，胃之支脉络心者，才有壅塞，即堵其神气出入之窍，故不识人。试观俗做陈搏，按住颈间两人迎脉，气即壅逆不识人。人迎者，胃脉也，则不识人之由胃气壅，不信然哉！”这里也借助象的联系来论证疾病状态下病机的变化。

正由于以胃为气血之源头，构筑起以胃为中心的循环体系，设想心脏与脉搏搏动的动力来源在胃，是胃的消化吸收功能所获得的力。如《灵枢·动输》说：“胃为五脏六腑之海，其清气上注于肺，肺气从太阴而行之，其行也，以息往来，故人一呼脉再动，一吸脉亦再动，呼吸不已，故动而不止……足之阳明，何因而动？岐伯曰：胃气上注于肺……此胃气别走于阳明者也。”《素问·平人气象论》更明确地指出：“胃之大络，名曰虚里，贯膈络肺，出于左乳下，其动应衣，脉宗气也。”位于“左乳下”“其动应衣”的心尖搏动，被解释成为“胃之大络”的跳动。因而虽然在五行配属上为“心主血脉”，但在实际的病理学解释上常可看到与胃的密切关联。因此，《素问·玉机真脏论》则指出：“五脏者，皆禀气于胃。胃者，五脏之本也。脏气者，不能自致于手太阴，必因于胃气，乃至于手太阴也。”因此形成了脉以胃气为本的观念。有趣的是王东生等通过桡动脉、人迎、趺阳处血流能量、供氧能力、调整能力等血流动力学指标的分析，认为脉之“胃气”是血流满足全身需要，使代谢活动得以维持的能力①。

①王东生，袁肇凯、王小茹. 从血流动力学看中医脉诊“胃气”实质[J]. 南京中医药大学学报，2003，19（6）：332-333.

五禁第六十一

【导读】

五禁，即针刺的五种禁忌证。针灸禁忌的内容主要包括三个方面：一是禁刺灸的腧穴，二是针灸前后的饮食、行为禁忌，三是时、日、月忌。前两种均有相应的实践基础，后者则受术数思想的影响。术数是古人运用一些数理机制推断人事吉凶、解说自然现象、测定国运兴衰等的方术，其基础是阴阳五行、天干地支、河图洛书等。《汉书·艺文志》将天文、历谱、五行、蓍龟、杂占、形法等六方面列入术数范围。本篇即以五行划分为基础，同时结合术数中择日术，分别论述了五禁、五夺、五逆等内容。《灵枢经集注》余伯荣云："此承上章，复论刺有五禁、五夺、五过、五逆以为刺禁，令民勿犯者也。"

【原文】

黄帝问于岐伯曰：余闻刺有五禁，何谓五禁[1]？岐伯曰：禁其不可刺也。黄帝曰：余闻刺有五夺。岐伯曰：无泻其不可夺者也。黄帝曰：余闻刺有五过[2]。岐伯曰：补泻无过其度。黄帝曰：余闻刺有五逆。岐伯曰：病与脉相逆，命曰五逆。黄帝曰：余闻刺有九宜[3]。岐伯曰：明知九针之论，是谓九宜。

黄帝曰：何谓五禁？愿闻其不可刺之时。岐伯曰：甲乙日自乘[4]，无刺头，无发蒙[5]于耳内。丙丁日自乘，无振埃[6]于肩喉廉泉。戊己日自乘四季[7]，无刺腹去爪[8]泻水。庚辛日自乘，无刺关节于股膝。壬癸日自乘，无刺足胫。是谓五禁。

黄帝曰：何谓五夺[9]？岐伯曰：形肉已夺，是一夺也；大夺血之后，是二夺也；大汗出之后，是三夺也；大泄之后，是四夺也；新产及大血之后，是五夺也。此皆不可泻。

黄帝曰：何谓五逆？岐伯曰：热病脉静，汗已出，脉盛躁，是一逆也；病泄，脉洪大，是二逆也；著痹[10]不移，䐃肉破[11]，身热，脉偏绝[12]，是三逆也；淫而夺形[13]，身热，色夭然白[14]，及后下血衃[15]，血衃笃重，是谓四逆也；寒热夺形，脉坚搏[16]，是谓五逆也。

【校注】

〔1〕何谓五禁：此4字疑衍，以下余闻，四例律之可证，盖涉下致误。

〔2〕五过：指针刺补泻超过限度的五种情况。张介宾："补之太过，资其邪气；泻之过度，竭其正气，是五过也。"本篇后无释文，疑有脱误。

〔3〕九宜：指九针所适应的病症。本篇后无释文，疑有脱误。本书有"九针论"篇，可参。

〔4〕日自乘：指日干遇上与其五行属性相同的季节，如"甲乙日自乘"，即甲乙日又逢春季，即春季之甲日、乙日，余仿此。黄元御："自乘者，日之乘时当令也。"又，张介宾："天干之合人身者，甲乙应头，丙丁应肩喉，戊己及四季应腹与四肢，庚辛应关节股膝，壬癸应足胫。日自乘者，言其日之所值也。"

〔5〕发蒙：刺法名。针刺听宫治疗耳疾的方法。详见《灵枢·刺节真邪》。

〔6〕振埃：刺法名。针刺天容、廉泉等穴治疗阳气上逆病症的方法。详见《灵枢·刺节真邪》。

〔7〕戊己日自乘四季：指日干戊、己属土，遇上农历四个季月，即三、六、九、十二月的戊日、己日。四季，农历四个季月的总称，即季春（三月），季夏（六月），季秋（九月），季冬（十二月）。

〔8〕去爪：疑为"去瓜"之讹。刺法名，指针刺治疗阴囊水肿的方法。详见《灵枢·刺节真邪》。

〔9〕夺：指精气脱失大虚的病症。

〔10〕著痹：指风寒湿邪侵犯肢节肌肉，以湿邪为甚所致的痹证，症见肌肤顽麻不仁等。

〔11〕䐃肉破：谓肌肉瘦削。䐃肉，肌肉突起的部分。破，消损。

〔12〕脉偏绝：马莳："盖偏则一手全无，绝则二手全无。"

〔13〕淫而夺形：阴精淫佚流失而身形消瘦。周学海："淫，旧注房室过度也，窃谓肠澼、沃沫、精遗、淋沥、盗汗之类，皆是谓津气荡泆而不收者也。"

〔14〕色夭然白：面色晦暗苍白。

〔15〕后下血衃（pēi 胚）：大便有黑色血块。血衃，瘀血、血块。

〔16〕脉坚搏：脉坚实有力。

【释义】

本篇以讨论针刺的宜忌为中心，涉及五禁、五夺、五过、五逆、九宜等问题。

一、总论相关概念的含义

原文开篇首先介绍了五禁、五夺、五过、五逆、九宜等概念的含义。五禁，即逢到禁日，应禁刺某些部位。五夺，即精亏阴竭的五种病症。五逆，即五种脉证相反的病症。五过、九宜，原文未言及具体内容，疑有脱简。从本篇所论而言，五过，即针刺补泻过度的五种过失。张介宾云："补之太过，资其邪气；泻之太过，竭其正气，是五过也。"九宜，指对九针理论要精通。《灵枢经集注》余伯荣云："九宜者，九针之论，各有所宜，神而明之，是为九宜。"

二、论五禁

所谓五禁，是指运用针刺治疗时，须注意人体五部的禁刺之日。此是以天人相应思想为基础，认为十天干纪日分别对应人体不同部位，按从上到下的顺序排列，即是甲乙对应头部，丙丁对应肩部、喉部，戊己对应腹部，庚辛对应膝股部，最后壬癸对应足胫部，逢该天干值日，则人体相应部位气血旺盛。因此，逢天干值日之时，对人体相应部位应该禁针，以免伤人旺气。具体而言，春季凡甲、乙日不可用发蒙法针刺听宫，夏季凡丙、丁日不可用振埃法刺天容、廉泉穴，四季（二、六、九、十二月）月凡戊、己日不可刺阴囊放水，秋季凡庚、辛日不可刺关节股膝，冬季凡壬、癸日不可刺足胫。由此可见，五禁所要告诫的是：针刺应当避开人身与天地相应之五行王气各日所在的部位。

天地五行之气顺次王于春、夏、四季月、秋、冬之甲、乙、丙、丁、戊、己、庚、辛、壬、癸十干日，人身五行之气依序王于头面、肩颈、腰腹、股膝、足胫；人身五行之气与天地五行之气相应，故随着季节及其十干日的推移，天地五行之气递相休王，而人身五行之气应之而起各主其部位。这是本篇四时十日针刺禁忌法的理论基础。关于文中所言"振埃""发蒙""去爪"等刺法，参见《灵枢·刺节真邪》。

三、论五夺

《素问·通评虚实论》言："精气夺则虚。"五夺，即患者身体肌肉极度消瘦、大出血、汗大出、泄泻、产后等亡血伤津的情况。此时精、气、血、津液被夺，正气虚极，当补不当泻，故言"皆不可泻"。目的在于提醒医生注意，在运用针刺方法治疗疾病时，切勿犯虚虚之弊，气血极度虚弱，应禁止使用泻法。

四、论五逆

本篇阐述了五种脉症相反的逆证，表示疾病向更严重的方向发展变化，或是疾病处于严重阶段，治疗当慎重处理，慎用针刺。其一，热病本当脉洪大，若反见"脉静"，是阳证得阴脉；汗出邪祛，应当脉象平静，反见躁动不安，是热邪灼阴，真阴衰竭。其二，泄泻日久，脾胃虚弱，气随津脱，气津两伤，脉宜沉弱，反见洪大之脉，为阴竭阳越之象。《灵枢经集注》余伯荣云："病泄者，脉宜沉弱，凡洪大者，阴泄于下，阳盛于上，阴阳上下之相离也。"其三，着痹日久不愈，身体沉重，麻木疼痛，行动不便，臂股等处大的肌肉消瘦，身体发热，半身无脉，是元气将脱之象。章楠云："着痹不移，则气血不活，䐃肉破，身热，土败而阴涸也，故其脉偏绝，气血不周矣。"其四，淫欲过度，精夺阴亏，身形消瘦，体虚身热，肤色苍白，大便下凝血块，病情很严重，为元阴竭绝之象。其五，久患寒热，阴亏血败，形体消瘦异常，脉应细弱，反见坚实有力，为无胃气之真脏脉，乃脾胃大伤。对于上述脉症相逆的危重症，临证时必须辨明脉症的真假以决定取舍，或舍脉从症或舍症从脉，同时注意慎用针刺治疗。

综上所述，从针刺禁忌的角度而言，本篇所论包括了时间刺禁、病症刺禁、补泻刺法刺禁等内容。

【知识链接】

一、《黄帝内经》人气所在刺灸避忌法

人气（人神）所在刺灸避忌法，是指在针刺（包括外科刺破痈疽）和火灸时，根据当时（年、月或季节、日、时）患者人身之气或神所在的部位，而避开或禁忌刺灸该部位[①]。《黄帝内经》论人气所在刺灸避忌法，除本篇所论十日人气所在禁刺法外，尚见于《灵枢·阴阳系日月》及《九针论》中，所采用的方法也不相同。

《灵枢·阴阳系日月》受天人合一观与象数学的影响，以十二月配足三阴三阳经脉，认为四时十二月天地阴阳之气的消长运行，与四时十二月人身阴阳之气的消长运行之间具有对应一致的关系，而且人身阴阳之气的消长运行在其各个阶段（月份），分别居于或到达一定的足三阴三阳经脉，比如正月人身的“生阳”（初生之阳气）在左足少阳胆经，余仿此。由此提出针刺应避开四时十二月人气所在的足三阴三阳经脉，所谓“正月、二月、三月，人气在左，无刺左足之阳；四月、五月、六月，人气在右，无刺右足之阳。七月、八月、九月，人气在右，无刺右足之阴；十月、十一月、十二月，人气在左，无刺左足之阴”。这种十二月分别在足十二经脉的“人气”显然不是营卫之气，也不是经脉之气血，而是人身与天地相应的阴阳之气。这种阴阳之气，在天地支配四时十二月万物之生、长、收、藏，在人身则支配四时十二月人体的功能活动。因此，这种针刺禁忌法可称为“十二月人气所在禁刺法”。

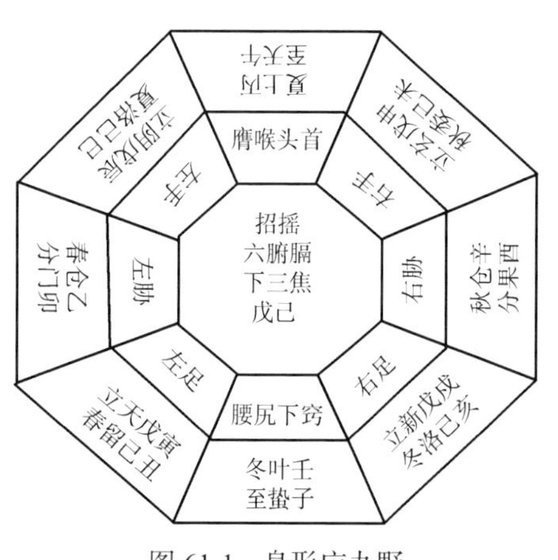

图 61-1　身形应九野

《灵枢·九针论》则论述了一种根据太一移九宫而定的痈肿禁刺法。该篇紧承《灵枢·九宫八风》篇，以天人相应思想为基础，将人之身形分九部以应九野，躯干对应四正之宫和中宫，四肢对应四维之宫，躯干和四肢九部与九宫按左东、右西、上南、下北、中中的关系一一对应，人体相当于天的缩影（图 61-1）。

上图中用干支注出的日子也是人体各部禁刺日。以日支而论，子、午、卯、酉正当四正之宫，寅申、丑未、辰戌、已亥两两相对居四维之宫；以日干而论，壬、丙、乙、辛正当四正之宫，戊、己居四维之宫。显然日干支

①鄢良. 人身小天地——中国象数医学源流·时间医学卷[M]. 北京：华艺出版社，1993：75.

在各宫的分布是依干支的五行属性而定的，并且与汉以前用干支表示24方位的方法相同。所以，从五行而论，这些日子都是各节中的王日。如果从丛辰的角度看，这些日子都是各节所当月份的建日（即“月建”），月建为月中贵神，不可触犯，故人身相应部位在月建所在之日亦不可针刺[①]。具体参见《灵枢·九针论》。

二、人气所在刺灸避忌法的机理

人气所在刺灸避忌法的产生，是以天人相应理论、阴阳五行学说以及象数推演方法为依据，其中干支符号的时空多元转换起着关键的中介作用。

中医学与中国古代哲学都认为精、气、神是构成人体生命的基本要素，《素问·八正神明论》曰：“血气者，人之神。”《灵枢·小针解》言：“神者，正气也。”《灵枢·平人绝谷》曰：“故神者，水谷之精气也。”正由于作为人体生命物质的气就是人身之神，所以《黄帝内经》中常有“神气”“精神”之称谓。故人气所在刺灸避忌，后世也常称为人神针灸避忌。如《医宗金鉴·刺灸心法要诀》云：“四季人神所在之处，谓人之神气初动之处，同乎天之流行也，禁针灸者恐伤生气也。人神常在心，春在左胁者肝主升也，秋在右胁者肺主降也，冬在腰者肾主藏也，夏在脐者脾主化也。”很明显，这里的人神即人身之生气，四季人神即是四时五脏所主之气。

《灵枢·岁露论》指出：“人与天地相参，与日月相应也。”古人认为，这种人与天地相应又是以气为中介，遵循着阴阳消长、五行配位及生克规律，并呈现出一定的时序变化。按照天人相应的理论，人体的生命活动与自然界相应，天区的划分方法有九分法（即九野，或九天）、十二分法（黄道十二次）、五分法（四方及中央），九野以九宫表示之，十二次以十二支（辰）表示之，五区以十干表示之（或径以东、西、南、北、中央表示）。于是，天神之游移有循九宫者，有循十二辰者，有循十干者，有循四方或五方者，天神的游移方式还有时间的差异，即有每年一移的年神，每时（三个月）一移的时神，每月一移的月神，每日一移的日神，每时辰一移的时神等。与此相应，在人气（人神）游移理论中，人神也按人体的部位划分而区分为九部、十二部、五部（或四部）、十部，还有三十部、六十部人神，又按其每移一部的时间区分为行年人神、四时（季节）人神、逐日人神和逐时人神（天逐月人神）等。在象数学的神煞宜忌论中，太岁、月建、日建等一岁、一月、一日的主神和青龙、白虎、朱雀、玄武、钩陈等天之大神是不可逆犯的，它们都是处于主导地位的神。人神人气针灸禁刺论中的人神人气是在人的生命功能活动中居主导地位的神气，故亦不可伤犯。这种针灸避忌人神人气的思想当是演承了神煞论中和主神、大神禁忌思想。

在《黄帝内经》及后世针灸著作中，存在着两种截然对立的治疗思想：一种是针灸当得气、得神，也就是选择气血或神所在之处进行针灸。另一种是针灸当避气、避神，也就是禁忌在人气或人神所在之处进行针灸。为什么会有这种自相矛盾的治疗原则呢？这两种治疗原则的不同乃是由于它们的来源不同。针灸得气得神的原则是来自于临床实践经验的总结，而针灸避忌人神人气的原则则是来自于象数学中的神煞避忌的观念，它的产生虽然与针灸临床有关（例如晕

①鄢良．人身小天地——中国象数医学源流·时间医学卷[M]．北京：华艺出版社，1993：75-81.

针、针后感染等），但并不是从临床经验中总结出来[1]。

在人气所在刺灸避忌法中，干支符号的阴阳五行、时间与空间多元转换，又是其推演的关键。《五行大义・论配干支》较为全面的论述了干支配阴阳五行、空间方位、时间年、月、日，以及人体之人身、五脏、五体等。其中论干支配人身说："甲乙为头，丙丁为胸胁，戊己为心腹，庚辛为股，壬癸为手足。则子为头，丑亥为胸臂，寅戌为手，卯酉为腰胁，辰申为尻肱，巳未为胫，午为足。此皆初为首，末为足。"这里不仅说明了干支配人身的基本规律，即以干支顺序分别从上到下，依次配属人体不同部位，所谓"初为首，末为足"。同时，由于干支符号兼具时间性与空间部位的特点，则由此可以推出针刺乃至用药的年、季节、月、日乃至十二时辰等多种宜忌。由此可见，包括后世的子午流注针法等在内，中医时间针灸的部分内容主要源自于术数推演，与象数学的天人相应论、干支甲子论、阴阳五行论等密切相关，而非临床实际经验的总结。诚如朝鲜・金礼蒙《针灸择日编集・序》云："人生天地之中，禀阴阳之气。甲胆乙肝，脏腑自分于十干；春井夏荥，经络皆通于四时，则时日干支与人身而运焉，吉凶悔吝随人事而应焉。故《针经》云：得时针之必除其病，失时刺之难愈其病，则针灸之道尤莫重于择日也。"对此我们应该有较为清醒的认识，不可将之视为纯粹的天人相应的时间生理学理论。

三、人气所在刺灸避忌法对后世的影响

《黄帝内经》中上述三种禁刺法，是既知最早的人气和人神所在针刺避忌法，可以说开后世人气人神针灸避忌法系统之先河。《黄帝内经》之后，大约成书于汉代的《黄帝虾蟆经》，是既知最早的一部关于丛辰和人气人神针灸服药宜忌法的专著，此书不仅详备地叙述了年、季、日、时各种人神人气灸刺避忌的具体内容，而且还提出了违反灸刺避忌法可能导致的危害。其中，年神避忌是指根据人神逐年所在的部位，而在针灸时避开该部位的针灸避忌法，认为人神岁居身体九部之一部，九年一循环，周而复始，当其神之所在，不可灸刺。四时五节王气避忌，即四时五节五行之气内藏于人之五脏，在各节七十二日不可灸刺该节气王主时的脏腑经脉。《黄帝虾蟆经》不仅主张灸刺应避开四时王气所在之脏腑经脉，而且主张灸刺还应避开四时五行死气所在的五脏经脉。《黄帝虾蟆经》中有关逐日人气人神所在灸刺避忌法的内容最多，计有每月三十日人气（附人神）所在灸刺避忌法、六十甲子日人神所在灸刺避忌法、十二建人神所在灸刺避忌法和四时十干日五脏王气所在灸刺避忌法等。其中三十日人气所在灸刺避忌法为其主题内容，以 30 日为一个朔望月（太阴月）的日数，具体叙述了一个朔望月中各日人气所在的经脉或部位，提出凡人气所在之处均"不可灸刺伤之"，并且指出了灸刺人气所在之处会导致的有害结果。同时它还注出了各日人神所在的部位。

两晋至隋代间的《医心方》《刘涓子鬼遗方》，均收录了人神禁刺法的文献，说明人神禁刺法在此期间也有一定的影响。唐代几部综合性医书及针灸专著，如《千金要方》《千金翼方》《外台秘要》《黄帝明堂灸经》《灸经明堂》《新集急备灸经》等均收载有人神禁刺法的内容，部分内容为其新增，新增加的人神针灸禁忌法主要有行年十二部人神、行年九宫尻神和十干（日）

---

[1] 鄢良. 人身小天地——中国象数医学源流・时间医学卷[M]. 北京：华艺出版社，1993：96-101.

人神针灸避忌法。与本篇关系较为密切的十干人神针灸避忌法，各书对各日人神所在部位的记述不尽相同，不过各书所述十干日人神的游移大体上都是从上（头）至下（足），与本篇十干日禁刺法的精神基本相同。今选取《千金要方》《外台秘要》《新集备急灸经》三书中的相关内容列表如表 61-1。

表 61-1　十干人神部位

日干 书名	甲	乙	丙	丁	戊	己	庚	辛	壬	癸
千金要方	头	项	肩臂	胸胁	腹	背	肺	脚	肾	足
外台秘要	头	项	肩臂	胸胁	腹颔颈	背	膝髀腰	脾心肺	肾手	足
新集备急灸经	头		眉		腹		心		足	
千金要方	头		耳		发		（缺）		足	

经过唐代医家的整理厘定，人神针灸避忌法趋于定型化，直接为后世所宗。宋金元明清时期的人神针灸避忌法基本上都是沿袭唐代之说。明代的《针灸择日编集》和《针灸大成》均集人神针灸避忌法之大成。总体而言，这种基于术数思想的人气人神所在刺灸避忌法，上至《黄帝内经》，下抵晚清，既知现存的历代大多数较重要的针灸治疗学著作及含有针灸学内容的综合性医著，都或多或少地收载有这方面的内容[①]。

①鄢良. 人身小天地——中国象数医学源流・时间医学卷[M]. 北京：华艺出版社，1993：82-96.

动输第六十二

【导读】

一部世界史已经表明：人类文明最初是在不同的地区却大致相同的时间发生的，并经历了大致相同的童年期或幼年期，而且越是在早期或拙朴期，这种相似性越大。人类对自身生命活动的认识，大致也是如此。古希腊的希波克拉底（约公元前460～前377年）就认为动脉输送气，静脉输送血。埃拉西斯特拉图斯（约公元前310～前250年）也猜想动脉中只含有元气。古罗马时期的盖伦（约公元130～200年）认为灵气是生命的要素，共有三种："动物灵气"位于脑，是感觉和动作的中心；"生命灵气"在心内与血液相混合，是血液循环的中心，并且是身体内调节热的中心；"自然灵气"从肝到血液中，是营养和新陈代谢的中心①。《黄帝内经》将体表可触及的脉称作动脉，由于此脉又是针灸部位即腧穴，故称之为"动输（腧）"，认为经与络分而言之，经脉行气，络脉行血，而脉之动力是气，本篇即从气的角度探讨脉动不休的机理及其动力源泉。

【原文】

黄帝曰：经脉十二，而手太阴、足少阴、阳明独动不休〔1〕，何也？岐伯曰：足阳明〔2〕，胃脉也。胃为五脏六腑之海，其清气〔3〕上注于肺，肺气从太阴而行之，其行也，以息往来〔4〕，故人一呼脉再动，一吸脉亦再动，呼吸不已，故动而不止。

黄帝曰：气之过于寸口〔5〕也，上十焉息？下八焉伏〔6〕？何道从还？不知其极〔7〕。岐伯曰：气之离脏也，卒然如弓弩之发，如水之下岸，上于鱼以反衰〔8〕，其余气衰散以逆上，故其行微。

黄帝曰：足之阳明何因而动？岐伯曰：胃气上注于肺，其悍气〔9〕上冲头者，循咽，上走

①〔意大利〕阿尔图罗·卡斯蒂廖尼. 医学史[M]. 程之范，甄橙译. 南京：译林出版社，2014：217.

空窍[10]，循眼系[11]，入络脑，出顑[12]，下客主人[13]，循牙车[14]，合阳明，并下人迎，此胃气别走于阳明[15]者也。故阴阳上下，其动也若一[16]。故阳病而阳脉小者为逆[17]，阴病而阴脉大者为逆[18]。故阴阳俱静俱动，若引绳相倾者病[19]。

黄帝曰：足少阴何因而动？岐伯曰：冲脉者，十二经之海也，与少阴之大络起于肾下，出于气街[20]，循阴股内廉，邪[21]入腘中，循胫骨内廉，并少阴之经，下入内踝之后，入足下；其别者，邪入踝，出属跗上[22]，入大指之间，注诸络，以温足胫，此脉之常动者也。

黄帝曰：营卫之行也，上下相贯，如环之无端，今有其卒然遇邪气，及逢大寒，手足懈惰[23]，其脉阴阳之道，相输之会[24]，行相失也，气何由还？岐伯曰：夫四末阴阳之会[25]者，此气之大络也。四街[26]者，气之径路也。故络绝则径通，四末解则气从合[27]，相输如环。黄帝曰：善。此所谓如环无端，莫知其纪，终而复始，此之谓也。

【校注】

〔1〕经脉十二……独动不休：张介宾："手足之脉共十二经，然惟手太阴、足少阴、足阳明三经多动脉，而三经之脉，则手太阴之太渊，足少阴之太溪，足阳明上则人迎，下则冲阳，皆动之尤甚者也。"

〔2〕足阳明：原作"是明"，据《太素》卷九、《甲乙经》卷二改。

〔3〕清气：水谷精微之气。

〔4〕以息往来：谓脉气随呼吸而往来运行。息，一呼一吸谓之一息。

〔5〕寸口：腕后桡动脉搏动处。

〔6〕上十……下八焉伏：张介宾："上、下，言进退之势也。十、八，喻盛衰之形也。焉，何也。息，生长也。上十焉息，言脉之进也其气盛，何所来而生也？下八焉伏，言脉之退也其气衰，何所去而伏也？此其往还之道，真若有难穷其极者。"又，《甲乙经》卷二作"上出焉息，下入焉伏"。

〔7〕不知其极：谓不知道气往还之究竟。

〔8〕上于鱼以反衰：脉气从寸口上鱼际后，出现由盛转衰的现象。鱼，指手大鱼际处。

〔9〕悍气：廖平《三部九候篇·三部诊法补正》："其本经所行为悍。'悍'读为'干'，与'支'对文。"

〔10〕空窍：指七窍。空，通"孔"。

〔11〕眼系：又称"目系"，指眼球内连于脑的脉络。

〔12〕顑（kǎn 坎）：指额角后发鬓中颔厌穴处。

〔13〕客主人：穴名。又名上关。属足少阳胆经。位于面部，颧弓上缘，距耳郭前缘约 1 寸处。

〔14〕牙车：下颌骨。张介宾："牙车即曲牙，当是颊车也。"

〔15〕胃气别走于阳明：胃气别行于阳明经的另外一条路径。

〔16〕阴阳……其动也若一：杨上善："人迎寸口之动，上下相应俱来，譬之引绳，故若一也。"阴、下，指手太阴寸口；阳、上，指足阳明人迎。

〔17〕阳病而阳脉小者为逆：阳病时阳气盛于外，人迎脉当大，若反小即为逆。阳脉，指人迎脉。

〔18〕阴病而阴脉大者为逆：阴病时气衰于内，寸口脉当小，若反大则为逆。阴脉，指寸口脉。

〔19〕阴阳俱静……若引绳相倾者病：指寸口与人迎脉应大小相等，保持平衡，像牵引绳索一样均匀。若某一方偏盛偏衰，失于平衡，即为相倾，就要发生疾病。

〔20〕气街：即气冲穴。

〔21〕邪：通“斜”。下“邪”字同。

〔22〕跗上：指足背。

〔23〕懈惰：倦怠无力。

〔24〕相输之会：十二经脉气血相互输注贯通与会合。

〔25〕四末阴阳之会：四肢为阴阳经脉起止会合处。四末，即四肢。

〔26〕四街：指胸、腹、头、胫四气街。

〔27〕四末解则气从合：杨上善：“邪气大寒客于四末，先客络脉，络脉虽壅，内经尚通，故气相输如环，寒邪解已，复得通也。”

【释义】

本篇从气的角度探讨了十二经脉中手太阴、足阳明、足少阴经脉分别在太渊、人迎、太溪穴处搏动不休的机理，以及经脉与气血输注的关系。

一、胸间动气与脉动

左胸部心尖搏动是人容易看到或明显感觉到的生命现象，基于对呼吸、饮食、心跳、脉搏之间相关关系的认识，《黄帝内经》将胸中宗气视为动气之源。如《灵枢·邪客》说：“宗气积于胸中，出于喉咙，以贯心脉，而行呼吸焉。”《灵枢·刺节真邪》曰：“宗气留于海，其下者注于气街，其上者走于息道。故厥在于足，宗气不下，脉中之血，凝而留止。”杨上善注：“谷入于胃，其气清者上注于肺……肺之宗气留积气海，乃胸间动气也。”《素问·平人气象论》篇论宗气的诊候谓：“胃之大络，名曰虚里，贯膈络肺，出于左乳下，其动应衣，脉宗气也。”本篇对手太阴、足阳明脉动机理的阐述，正是基于胸间动气的理论构想，设想心脏与脉搏搏动的动力来源在胃，是胃的消化吸收功能所获得的力。如本篇所说：“胃为五脏六腑之海，其清气上注于肺，肺气从太阴而行之，其行也，以息往来，故人一呼脉再动，一吸脉亦再动，呼吸不已，故动而不止……足之阳明，何因而动？岐伯曰：胃气上注于肺……此胃气别走于阳明者也。”张介宾曰：“人迎之动脉，此内为胃气之所发，而外为阳明之动也。”《灵枢·玉版》并借海之行云气于天下，推论胃之所出气血通过经隧而布散五脏六腑，指出：“人之所受气者，谷也。谷之所注者，胃也。胃者，水谷气血之海也。海之所行云气者，天下也；胃之所出气血者，经隧也。经隧者，五脏六腑之大络也。”由于气血之源在胃，故古人构建的“十二经脉循环”的起始脉——手太阴肺脉要“起于中焦”，目的在于“还循胃口”以取气血，然后再“上膈属肺”以为“脉宗气也”。另一方面，由于足阳明脉动之处大迎、人迎、气街、冲阳，特别是人迎与气街之脉动，明显较其他脉的脉动为大为强，故《灵枢·经水》曰：“足阳明，五脏六腑之海也，其脉大血多，气盛热壮。”

二、肾间动气与脉动

本篇认为足少阴之脉动与冲脉有关，而冲脉之本体为“伏冲之脉”，起于“肾间动气”[①]。古人对腹主动脉搏动的认识，可谓冲脉与“肾间动气”概念形成之源头。《灵枢·百病始生》记载了一个著名的实验：“其著孙络之脉而成积者，其积往来上下……其著于伏冲之脉者，揣之应手而动，发手则热气下于两股，如汤沃之状。”《素问·举痛论》解释“揣之应手而动”的机理说：“寒气客于冲脉，冲脉起于关元，随腹直上，寒气客则脉不通，脉不通则气因之，故喘动应手矣。”《难经·八难》说：“诸十二经脉者，皆系于生气之原。所谓生气之原者，谓十二经之根本也，谓肾间动气也。此五脏六腑之本、十二经脉之根、呼吸之门、三焦之原，一名守邪之神。”吕广注说：“十二经皆系于生气之原。所谓生气之原者，为十二经之本原也。夫气冲之脉者，起于两肾之间，主气，故言肾间动气。挟任脉上至喉咽，通喘息，故云呼吸之门。上系手三阴三阳为支，下系足三阴三阳为根，故圣人引树以设喻也。其三焦之原者，是三焦之府，宣行荣卫，邪不妄入，故曰守邪之神也。”由此则视“肾间动气”为动气之源，在此理论构想下，“冲脉者，起于气冲，并足阳明之经，挟脐上行，至胸中而散也”（《难经·二十八难》），“出于颃颡”；“其下者，注少阴之大络，出于气街，循阴股内廉，入腘中，伏行骭骨内，下至内踝之后属而别；其下者，并于少阴之经，渗三阴；其前者，伏行出跗属，下循跗入大指间，渗诸络而温肌肉。”（《灵枢·逆顺肥瘦》）。即冲脉与肾络同起于肾下，下行出于气街，并沿下肢内侧一起下行，故足少阴脉直接受到冲脉搏动之影响，而表现出足踝部太溪脉搏动不休。由此可见，足少阴脉搏动之源在于“肾间动气”。

在“肾间动气”作为脉动之源的理论构想影响下，原本属于足阳明胃脉之气街、巨虚上廉、巨虚下廉，以及下肢脉动处如太溪、太冲、冲阳等，都被视为冲脉之气所动；原本属于胃与足阳明功能的“血海”“五脏六腑之海”和主宗筋的功能，也被顺势转移至冲脉名下，并为之建立了相关脉的联系——冲脉下行于阳明合于宗筋，会于气街；原本属于“宗气不下，脉中之血，凝而留止”导致的“厥在于足”，也成为因冲脉之气不能下达以“渗诸络而温肌肉”，而导致足寒不温[②]。

三、关于营卫气血之运行

脉之搏动与气血运行密切相关，故本篇亦讨论了有关营卫气血运行的问题。

---

①黄龙祥. 经脉理论还原与重构大纲[M]. 北京：人民卫生出版社，2016：149.

②黄龙祥. 经脉理论还原与重构大纲[M]. 北京：人民卫生出版社，2016：138-142.

（一）寸口脉与气血的潮汐运动

本篇讨论了脉动之气表现于寸口部位，来盛去衰的机理。张介宾解释说："凡脉气之内发于脏，外达于经，其卒然如弓弩之发，如水之下岸，言其劲锐之气不可遏也。然强弩之末，其力必柔，急流之末，其势必缓。故脉由寸口以上鱼际，盛而反衰，其余气以衰散之势而逆上，故其行微。"说明脉气之动，气血之来，犹如潮水之涌动，故表现于脉象为"上焉息，下焉伏"（《太素·脉行同异》）。关于气血潮汐运动，《素问·五脏生成》亦曰："诸血者皆属于心，诸气者皆属于肺，此四肢八溪之朝夕也。"张介宾注："朝夕，即潮汐之义。言人身血气往来，如海潮之消长。"

（二）营卫之气运行与四街的关系

关于营卫之气的运行，《灵枢》的《营卫生会》《营气》《卫气》《卫气行》等篇已有详细的论述，本篇则在"营卫之行也，上下相贯，如环之无端"的基本认识基础上，提出了"络绝则径通"的问题，认为如果某一经脉因寒邪或其他原因而阻塞不通，则营卫之气可以通过气街横向沟通而暂时改道，即所谓的络绝而径通，保持如环无端环流不息。气街保证了人体在异常情况下营卫之气的正常运行，完成生理功能，实际上揭示了机体本身的代偿功能，犹如现代医学中的侧支循环。

气街作为卫气聚集循行的横向通路，包括头、胸、腹、胫四个部位，故称四街。具体参见《灵枢·卫气》篇。

四、人迎与寸口相参诊脉法

《黄帝内经》多次论及足阳明人迎与手太阴寸口脉相互比较以诊断疾病的问题，通过二者强弱的比较，可以判断人体是否患病、预测疾病预后，甚至确定所谓"关格"病以及决定针灸补泻的多少等。本篇即指出人迎属胃腑为阳，以候阳气；寸口属肺脏为阴，以候阴气。然二脉一源二歧，息息相关，胃为五脏六腑之海，五谷入胃，经消化吸收，生成宗气等，宗气上注于肺，从肺中出而分为两支，一是"从太阴而行之"，即走肺经，突出表现于寸口脉；另一支"别走于阳明"，即入胃经，突出表现于人迎脉，所以"故阴阳上下，其动也若一"。这即是产生人迎寸口诊法的内在机理。

如果人迎与寸口"俱动俱静""其动也若一"，说明人体阴阳协调无病。否则，如果人迎与寸口不协调，任何一方出现偏盛偏衰，即为病态。其中阴病则阴脉宜小，而反大者为逆；阳病则阳脉宜大，而反小者为逆。正是基于人迎、寸口脉比较诊断的重要价值，杨上善曾指出："诊病之要，必须上察人迎，下诊寸口，适为脉候。"

【知识链接】

一、人迎、寸口、太溪脉诊的意义

古人对脉动部位的认识及其机理的探讨，往往与疾病的诊断、治疗密切相关，同时也是中医经脉理论建构的经验基础。本篇对手太阴、足少阴、足阳明“动腧”的探讨，首先与疾病的诊断密切相关，人迎、寸口、太溪脉动本身也是《素问・三部九候论》所讨论的脉诊部位。

寸口脉在切脉中占有特殊地位，《黄帝内经》对其诊病原理及价值有充分阐述，如《素问・五脏别论》说：“帝曰：气口何以独为五脏主？岐伯曰：胃者，水谷之海，六腑之大源也。五味入口，藏于胃，以养五脏气，气口亦太阴也。是以五脏六腑之气味，皆出于胃，变见于气口。”《难经・一难》明确提出“十二经皆有动脉，独取寸口，以决五脏六腑死生吉凶之法。”即通过切按寸口脉，可以察知全身各脏腑气血阴阳的盛衰变化，亦可推知疾病的转归和预后，故被后世广泛应用。

人迎为足阳明胃经的动脉，胃为水谷之海，胃气上注于肺，直抵头部，再与面部的足阳明经汇合，下行达于颈部的人迎穴。诚如张介宾所说：“人迎之动脉，此内为胃气之所发，而外为阳明之动也。”故人迎脉最能反映胃气之盛衰，而成为古代脉诊的主要部位之一。

足少阴肾经的足踝部动脉，主要指太溪穴部位，因其与冲脉相合而行，而冲脉与肾络同起于肾下，二者结合在一起，最能反映肾精的强弱盛衰，因此也是古代三部九候脉诊的主要部位之一。后世论三部九候诊法时，多以趺阳脉为切脉点，而趺阳部位是足少阴经与冲脉相并而行，“其别者，邪入踝，出属跗上”，同时又是足阳明经循行部位，因此，趺阳脉可以反映后天之胃气、先天之肾气的盛衰，因而具有较大的诊断价值。

二、冲脉理论与腹主动脉之关系

犹如面对相同的人体，在中西方文化不同背景下形成了两种医学体系，面对同样的腹主动脉（伏膂之脉）搏动的经验事实，中医学建构了冲脉理论，而西医学形成了腹主动脉的系统认识。腹主动脉从胸主动脉分出，沿腰椎前方下降，至第4腰椎体下缘处分为左、右髂总动脉，沿腰大肌内侧下行至骶髂关节处分为髂内动脉和髂外动脉。髂内动脉壁支的闭孔动脉沿骨盆侧壁行向前下，穿闭孔膜至大腿内侧，分支至大腿内侧群肌和髋关节。髂外动脉沿腰大肌内侧缘下降，经腹股沟韧带中点的深面至股前部，移行为股动脉，股动脉在股三角内下行，至腘窝移行为腘动脉。腘动脉在腘肌下缘分为胫前动脉和胫后动脉。胫后动脉沿小腿后面下行，经内踝后方转至足底。胫前动脉穿小腿骨间膜至小腿前面，在小腿前群肌之间下行，至踝关节前方移行为足背动脉。足背动脉位置浅表，在踝关节的前方、内外踝前方连线的中点、拇长伸肌腱的外侧可触知其搏动。冲脉的主要循行路线为起于胞中，下出会阴后，从气街部起与足少阴肾经相并，挟脐上行，散布于胸中。其一条分支从少腹输注于肾下，浅出气街，沿大腿内侧进入腘窝，再沿胫骨内缘，下行到足底；又一支脉从内踝后分出，向前斜入足背，进入足大趾。另一分支从胞中分出，向后与督脉相通，上行于脊柱内。可见腹主动脉主要分支与冲脉的循行分布十分近似（图62-1、图62-2）。

相同的经验事实之所以形成了不同的理论认识，可以借助于科学哲学家汉森“观察渗透着理论”的观点加以解释。根据该观点，科学观察不仅是接受信息的过程，同时也是加工信息的过程。科学家在观察过程中，不仅仅要“看到”事实和现象，同时也要对“看到”的事实和现象进行理解和估价，这必然会涉及对外界的信息进行评价、选择、加工和翻译。这就与人的理论知识背景有关，不同的知识背景，不同的理论指导，甚至不同的生活经历，对同一现象或事

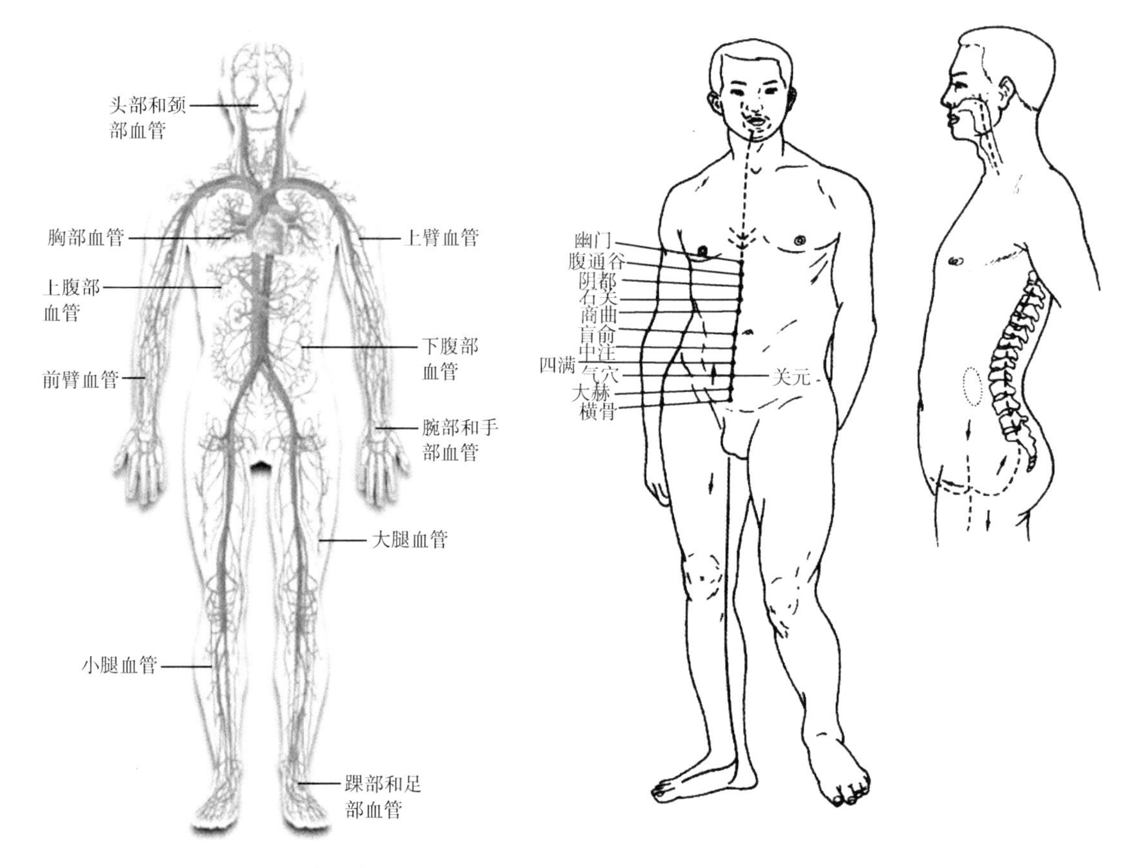

图 62-1 腹主动脉分布图

图 62-2 冲脉循行分布图

物会做出不同的观察陈述。如古代中国和西方对天象的观测能力相差不大，观测的经验也基本相似，但是由于不同的文化背景使得占主导地位的天文理论相差很大，所以对观测经验的解读就有天壤之别。中国古人更多地将日食、彗星、超新星爆发等“奇异”天象与灾祸联系在一起，更多关注偶然性的天象变化，所以彗星、超新星爆发、流星和流星雨以及太阳黑子的记录方面远远走在西方前面。而西方亚里士多德–托勒密体系关于太阳是完美无缺、不可能有瑕疵的偏见则大大地阻碍了太阳黑子的发现。而西方古代的几何学传统则帮助西方人在构建宇宙模型的理论方面远远领先于中国，注重行星运动和黄道的视角，则使西方在岁差的认识上领先于中国。由此可见，认识活动中经验和理论是相互依存、相互补充、相互渗透、相互转化的，共同构成了认识活动的整体。蒋劲松[①]认为依时间顺序，在认识活动中理论对经验有三种作用，即理论对经验的先行激发作用、理论对经验的共时建构作用以及理论对经验的事后解释作用。除此之外，理论还可通过理想实验来构造“虚拟经验”。在认识的任何一个环节中，只要有经验出现的地方，理论都发挥着重要的作用。当然，我们强调理论对观察经验中的意义，并不是否定经验事实的基础价值，反之，如果过分强调理论的作用，甚或完全脱离了经验事实，那么理论也就失去了应有的价值。黄龙祥[②]即指

①蒋劲松. 理论对于经验的主导作用与整体主义[J]. 自然辩证法研究，2003，19（11）：44-47.

②黄龙祥. 经脉理论还原与重构大纲[M]. 北京：人民卫生出版社，2016：160.

出：冲脉理论的发生，本是立足于坚实的经验之上，而在一步步推进的过程中，便有意无意地超越了经验的边界，这实际也是古典中医针灸理论所共有的特性——理论生长于经验之上，而其发展又不受经验的约束。从某种角度而言，这恐怕也是整个中医理论发生、演变的共有特点。

中国传统思维方式重关系而轻实体、重整体而轻局部、重直觉而轻理性、重形象而轻抽象、重实用而轻理论等特点，无疑也是从腹主动脉搏动而引发冲脉理论的重要原因。而西方实验、逻辑、数学方法的使用，则是正确认识腹主动脉分布及其功能的重要前提。

五味论第六十三

【导读】

五味，本指食物或药物的酸、苦、甘、辛、咸五种滋味，后用于食物或药物性味及其功效的划分。本篇在《灵枢·五味》"五味各走其所喜"观点的基础上，进一步提出五味偏嗜"各有所病"的命题，并阐述了五味偏嗜引起相关病症的机理。相较《五味》而言，更偏重于机理的探讨，故名"五味论"。

【原文】

黄帝问于少俞曰：五味入于口也，各有所走[1]，各有所病。酸走筋，多食之，令人癃[2]；咸走血，多食之，令人渴；辛走气，多食之，令人洞心[3]；苦走骨，多食之，令人变呕；甘走肉，多食之，令人悗心[4]。余知其然也，不知其何由，愿闻其故。

少俞答曰：酸入于胃，其气涩以收，上之两焦[5]，弗能出入也，不出即留于胃中，胃中和温，则下注膀胱，膀胱之胞薄以懦[6]，得酸则缩绻[7]，约而不通，水道不行，故癃。阴者，积筋之所终[8]也，故酸入而走筋矣。

黄帝曰：咸走血[9]，多食之，令人渴，何也？少俞曰：咸入于胃，其气上走中焦，注于脉，则血气走之，血与咸相得则凝，凝则胃中汁注之，注之则胃中竭，竭则咽路[10]焦，故舌[11]干而善渴。血脉者，中焦之道[12]也，故咸入而走血矣。

黄帝曰：辛走气，多食之，令人洞心，何也？少俞曰：辛入于胃，其气走于上焦，上焦者，受气而营诸阳[13]者也，姜韭之气熏之，营卫之气不时受之，久留心下，故洞心。辛与气俱行，故辛入而与汗俱出。

黄帝曰：苦走骨[14]，多食之，令人变呕，何也？少俞曰：苦入于胃，五谷之气，皆不能胜苦，苦入下脘，三焦之道皆闭而不通，故变呕。齿者，骨之所终[15]也，故苦入而走骨，故入而复出[16]，知其走骨也。

黄帝曰：甘走肉，多食之，令人悗心，何也？少俞曰：甘入于胃，其气弱小[17]，不能上至于上焦，而与谷留于胃中，甘者[18]，令人柔润者也，胃柔则缓，缓则虫动，虫动则令人悗心。其气外通于肉，故甘走肉。

【校注】

〔1〕各有所走：谓各有所喜入之五脏。

〔2〕癃（lóng 隆）：小便不通。

〔3〕洞心：心中空虚感。张介宾："洞心，透心若空也。"

〔4〕悗（mán 瞒）心：心中烦闷。张介宾："悗，闷也。"

〔5〕上之两焦：谓在上的上焦与中焦。又，杨上善："酸味性为涩收，故上行两焦，不能与营俱出而行。"

〔6〕胞薄以懦：懦，《太素》卷二作"濡"，《甲乙经》卷六作"耎"。杨上善："膀胱皮薄而又耎，故得酸则缩约不通……胞，苞盛尿也。"胞，即膀胱，俗称脬。

〔7〕缩绻：收缩，卷曲。

〔8〕阴者，积筋之所终：前阴是众多筋脉汇聚之处。

〔9〕咸走血：张介宾："血为水化，咸亦属水，咸与血相得，故走注血脉。"

〔10〕咽路：即咽喉。杨上善："咽为下食，又通于涎，故为路也。"

〔11〕舌：此后原有"本"字，据《太素》卷二及《甲乙经》卷六删。

〔12〕血脉者，中焦之道：气血化生于中焦，十二经起始于中焦，故血脉为中焦之道。杨上善："血脉从中焦而起，以通血气。"

〔13〕受气而营诸阳：杨上善："上焦卫气行于脉外，营腠理诸阳。"

〔14〕苦走骨：任谷庵："夫肾主骨，肾为寒水之脏，苦性寒，故走骨，同气相感也。"张介宾："苦味性坚而沉，故走骨。"

〔15〕齿者，骨之所终：骨，原作"胃"，据《太素》卷二、《甲乙经》卷六改。齿为骨之余，故骨终尽于此。

〔16〕入而复出：此下《甲乙经》卷六有"必黧疏"3字，《千金要方》卷二十六作"齿必黧疏"，宜从。

〔17〕小：《太素》卷二、《甲乙经》卷六均作"少"，似是。

〔18〕甘者：原脱"甘"字，"者"连上句读，据《太素》卷二、《甲乙经》卷六补"甘"字。

【释义】

本篇主要阐述五味偏嗜伤人引起的病症及其机理，提出了五味偏嗜，"各有所病"的命题。

一、五味入口，各有所走

饮食五味进入人体，由于“嗜欲不同，各有所通”（《素问·六节藏象论》），而各有其先入之脏或部位，本篇提出酸走筋、咸走血、辛走气、苦走骨、甘走肉，这与五味入五脏是同一个道理，犹如《素问·至真要大论》所言：“酸先入肝，苦先入心，甘先入脾，辛先入肺，咸先入肾。”这里所言五味入口，各有所走，并非只走某脏，而不入他脏，只不过是“先走”与“所喜”罢了。正如张介宾所说：“五脏嗜欲不同，各有所喜，故五味之走，亦各有先。然既有所先，必有所后，而生克佐使，五脏皆有相涉矣。”

至于本篇言“苦走骨”“咸走血”，与五行理论推演之“咸走骨”“苦走血”并不一致，《素问·宣明五气》也有相似论述曰：“咸走血，血病无多食咸；苦走骨，骨病无多食苦。”张介宾解释说：“血得咸则凝结不流也……苦性沉降，阴也；骨属肾，亦阴也。骨得苦，则沉阴益甚，骨重难举矣，故骨病者禁苦。”而从本篇所论而言，似乎咸走血当源于生活与临床经验，如此则将原来五行推演的结论加以对调，而有“苦走骨”之说。杨上善对本篇“苦走骨”之说，也试图从生活经验的角度加以解释，指出：“齿为骨余，以杨枝苦物资齿，则齿鲜好，故知苦走骨。”可为一说。

二、五味偏嗜，各有所病

由于饮食习惯不良，长期喜食某种食物，必然会导致某味偏盛，从而使相应内脏功能失常，破坏五脏之间的协调以及阴阳的平衡，最终导致疾病发生。《素问·至真要大论》概括说：“久而增气，物化之常也；气增而久，夭之由也。”对于五味偏嗜，各有所病，《黄帝内经》论述颇多，本篇总结为多食酸使人癃闭，多食咸令人口渴，多食辛令人心气虚，多食苦使人呕吐，多食甘使人心中烦闷。

三、五味所伤致病的机理

本篇在提出五味偏嗜导致人体发生相关病症后，以主要篇幅阐述了五味所伤致病的机理。其中酸味之性收涩，入胃后不能出入于中上二焦，滞留于胃中，胃中和温则下注膀胱。因膀胱薄而软，故得酸而收缩，使其气化不利，水道不行，故病癃闭。咸入胃后，注入血脉中，所谓“咸入而走血”，与血相合，血凝涩而燥，须胃中水液去渗注滋润，胃中水分消耗过度，不能上润，而致咽干舌燥口渴。辛味入胃，其气味发散而走入上焦，熏蒸耗散营卫之气，同时辛散开泄腠理，发散则汗出而气泄，心气内虚而致心中有空虚感。张介宾云：“辛味属阳，故走上焦之气分。过于辛则开窍而散，故为洞心，为汗出。”过食苦味，胃中饮食之气不能任苦味之坚燥；苦味下走，五谷之气受到阻遏，三焦道路则闭塞不通，胃气不降，上逆作呕。齿为骨之余，苦入骨，先走于骨，走骨必走齿。因此，已入胃的苦味，如重复从口齿中吐出，则知苦味已走骨。甘味入胃之后，因其性柔缓，其气弱少，不能达于上焦，与饮食同留胃中，使胃气弛缓，气行缓慢，引起肠胃中寄生虫扰动不安，虫动则扰心，使人烦闷不宁。

【知识链接】

一、“五味入口，各有所走”的意义

本篇提出“五味入口，各有所走”，《素问・六节藏象论》概括为“嗜欲不同，各有所通”，认为药食五味对五脏具有特殊的亲和性和选择性，由于脏腑各有其相应的经脉，有的药物能起到向导的作用，将其他药物导向特定的脏腑和经络而发挥其功能，故“五味入口，各有所走”为脏腑用药，“药物归经”及“引经报使”的理论奠定了重要基础。

归经即药物对于人体某些脏腑和经络有着特殊的作用。疾病的性质有寒热虚实等不同，用药也必须有温清补泻等区分。但是脏腑经络发病又是不一致的，如热性病又有肺热、胃热、心火、肝火等不同，虽然都根据“热者寒之”的原则，选用寒凉药物，但还应考虑脏腑经络的差异。如鱼腥草可清肺热，竹叶可清胃热，莲子心可清心火，夏枯草可清肝火，就是由于它们的归经不同。后世很多医家在归经上颇有发挥，尤其是金元时期的张洁古所著的《脏腑虚实标本用药式》，对药物归经有着比较完整的论述。李东垣又提出了“引经报使”理论，总结了引经药物。这些在临床上有着重要的实用价值。

二、“辛入而与汗俱出”的启迪

本篇论姜、韭之类的辛辣食物，提出“辛与气俱行，故辛入而与汗俱出”的观点。此乃基于日常生活中，食用辛辣刺激之品后，身体开始发热、流汗的体验。现代研究认为辛辣味具有促进人体激素分泌、分解体内脂肪、促进消化液的分泌及食欲等功能。古人则从气的角度加以解释，认为辛味具有发散行气的功能。由此联想到具有辛味的酒的代谢，《黄帝内经》认为是水谷之精、熟谷之液，其气慓悍滑利，一方面“饮酒者，卫气先行皮肤，先充络脉”（《灵枢・经脉》），可以出现面红、汗出等现象；另一方面，由于“酒者熟谷之液也，其气悍以清（滑），故后谷而入，先谷而液出”（《灵枢・营卫生会》）。正是基于对于饮酒后上述现象的概括，《素问・经脉别论》提出水液的代谢过程为：“饮入于胃，游溢精气，上输于脾，脾气散精，上归于肺，通调水道，下输膀胱。”对于此段文字，廖育群[①]研究认为，现代学者根据这段文字，将水液代谢途径解释为饮入于胃，经脾到肺，然后再到膀胱，这不仅把问题推到玄而又玄之境地，而且也无人可懂，有悖原意。应该注意到，被“饮”之物并非只是 H_2O，还有酒、药、液体食物等各种，其中如含有醇、挥发油、芳香烃等物质，可由胃壁直接吸收，迅速发生反应，这才是“游溢精气”的本意。这种说法无疑是来自人体自身感受，且人人都可自行加以验证；但饮中的 H_2O 并未上归于肺，而是循三焦水道下输膀胱了。只是“通调水道，下输膀胱”八字不能与上文连读，则文义自明。其实，大概正是由于古人不了解泌尿系统的解剖生理细节，又由于古代酒为稠酒一类的低度酒，从饮酒出汗、多尿的现象，借助于想象性思维，很容易得出《素问・经脉别论》的结论，因此不好说现代人对原文的诠释不符合原意。

---

①廖育群. 重构秦汉医学图像[M]. 上海：上海交通大学出版社，2012：252.

阴阳二十五人第六十四

【导读】

众所周知，人类的认识总是在不断发展和深入，科学的发展则导致学科的不断分化，从而形成了门类众多的学科，生理学和心理学即是这众多门类中研究人体功能的两大学科。在《黄帝内经》时代，由于受“形神统一”的整体观的影响，更重要的是由于科学发展的局限，不可能对人体的生理功能与心理活动及其关系有十分明晰的认识，更不可能创建出现代生理学和心理学，而常常是二者不分地综合加以认识，并据此对人进行分类。本篇以五行特性为依据，结合人体的肤色、形态、举止、性格等生理和心理特征以及与四时气候的适应性等特点，将人先划分为木形、火形、土形、金形、水形五种类型；又结合五音太少、阴阳属性以及手足三阳经的左右上下、气血多少之差异，将每一基本类型再推演为五种亚型，于是将人分为二十五种类型；同时阐述了不同类型人的特征以及针刺时的原则与方法等。马莳云：“内有阴阳二十五人之别，故名篇。”

【原文】

黄帝曰：余闻阴阳之人何如？伯高曰：天地之间，六合〔1〕之内，不离于五，人亦应之。故五五二十五人之形〔2〕，而阴阳之人不与焉，其态又不合于众者五〔3〕，余已知之矣。愿闻二十五人之形，血气之所生，别而以候，从外知内何如？岐伯曰：悉乎哉问也！此先师之秘也，虽伯高犹不能明之也。黄帝避席遵循而却〔4〕曰：余闻之，得其人弗教，是谓重失〔5〕，得而泄之，天将厌之。余愿得而明之，金柜藏之，不敢扬之。岐伯曰：先立五形金木水火土，别其五色，异其五形之人〔6〕，而二十五人具矣。黄帝曰：愿卒闻之。岐伯曰：慎之慎之，臣请言之。

木形之人，比于上角〔7〕，似于苍帝〔8〕。其为人苍色，小头长面，大肩背，直身，小手足，有才，好〔9〕劳心，少力，多忧劳于事。能〔10〕春夏不能秋冬，秋冬〔11〕感而病生，足厥阴佗佗〔12〕然。大角〔13〕之人，比于左足少阳，少阳之上遗遗〔14〕然。右角〔15〕之人，比于右足少阳，少阳之下随随〔16〕然。钛角〔17〕之人，比于右足少阳，少阳之上推推〔18〕然。判角〔19〕

之人，比于左足少阳，少阳之下栝栝[20]然。

火形之人，比于上徵[21]，似于赤帝[22]。其为人赤色，广剧[23]，锐面小头，好肩背髀腹，小手足，行安地[24]，疾心[25]，行摇，肩背肉满，有气轻财，少信，多虑，见事明，好颜，急心，不寿暴死。能春夏不能秋冬，秋冬感而病生，手少阴核核[26]然。质徵之人，比于左手太阳，太阳之上肌肌[27]然。少徵之人，比于右手太阳，太阳之下慆慆[28]然。右徵之人，比于右手太阳，太阳之上鲛鲛[29]然。质判[30]之人，比于左手太阳，太阳之下支支颐颐[31]然。

土形之人，比于上宫[32]，似于上古黄帝[33]。其为人黄色，圆面大头，美肩背，大腹，美股胫，小手足，多肉，上下相称，行安地，举足浮[34]，安心，好利人，不喜权势，善附人也。能秋冬不能春夏，春夏感而病生，足太阴敦敦[35]然。太宫之人，比于左足阳明，阳明之上婉婉[36]然。加宫之人[37]，比于左足阳明，阳明之下坎坎[38]然。少宫之人，比于右足阳明，阳明之上枢枢[39]然。左宫之人[40]，比于右足阳明，阳明之下兀兀[41]然。

金形之人，比于上商[42]，似于白帝[43]。其为人白色，方面[44]小头，小肩背，小腹，小手足，如骨发踵外[45]，骨轻，身清廉，急心，静悍，善为吏。能秋冬不能春夏，春夏感而病生，手太阴敦敦[46]然。钛商[47]之人，比于左手阳明，阳明之上廉廉[48]然。左[49]商之人，比于左手阳明，阳明之下脱脱[50]然。右商之人，比于右手阳明，阳明之上监监[51]然。少商之人，比于右手阳明，阳明之下严严[52]然。

水形之人，比于上羽[53]，似于黑帝[54]。其为人黑色，面不平，大头，廉颐[55]，小肩，大腹，动手足，发行摇身，下尻[56]长，背延延[57]然，不敬畏，善欺绐[58]人，戮死。能秋冬不能春夏，春夏感而病生，足少阴汗汗[59]然。大羽之人，比于右足太阳，太阳之上颊颊[60]然。少羽之人，比于左足太阳，太阳之下纡纡[61]然。众之为人[62]，比于右足太阳，太阳之下洁洁[63]然。桎之为人[64]，比于左足太阳，太阳之上安安[65]然。是故五形之人二十五变者，众之所以相欺者是也。

黄帝曰：得其形，不得其色何如？岐伯曰：形胜色，色胜形[66]者，至其胜时年加[67]，感则病行，失则忧矣[68]。形色相得[69]者，富贵大乐。黄帝曰：其形色相胜之时，年加可知乎？岐伯曰：凡年忌下上之人[70]，大忌常加九岁[71]。七岁，十六岁，二十五岁，三十四岁，四十三岁，五十二岁，六十一岁，皆人之大忌，不可不自安也，感则病行，失则忧矣。当此之时，无为奸事[72]，是谓年忌[73]。

【校注】

〔1〕六合：指四季。《淮南子·时则训》：“六合，孟春与孟秋为合，仲春与仲秋为合，季春与季秋为合，孟夏与孟冬为合，仲夏与仲冬为合，季夏与季冬为合。”一说指空间概念，即四方上下。

〔2〕形：原作“政”，据《甲乙经》卷一改，以与下文问句一致。

〔3〕阴阳……又不合于众者五：谓《灵枢·通天》所说太阴、少阴、太阳、少阳、阴阳平和五种形态的人不在其中，其形态与此亦不相合。

〔4〕避席遵循而却：离开座位而后退几步，以示恭敬。遵循，同“逡巡”，退却貌。却，

退却。

〔5〕重失：重大的损失。

〔6〕五形之人：《甲乙经》卷一作“五声”，义胜。

〔7〕比于上角：比，比类。角为五音之一，五行属木。角音又可分为上角、大角、左角、钛角、判角五种类型。马莳：“此言木形人有五，有全偏之分也……比者，拟议之谓。盖以人而拟角，故谓之比。”其他四型之人类此。

〔8〕苍帝：传说为主东方的青帝神，掌春事。《史记·天官书》：“苍帝行德，天门为之开。”张守节正义：“苍帝，东方灵威仰之帝也。”

〔9〕好：原在“有才”前，据《千金要方》卷十一移此。

〔10〕能（nài奈）：通“耐”。

〔11〕秋冬：原脱，据《千金要方》卷十一补，以与各节文例相合。

〔12〕佗佗：体态优美貌。张志聪：“佗佗，美也。如木之美材也。”又，张介宾：“佗佗，筋柔迟重之貌。”

〔13〕大角：《甲乙经》卷一校语作“左角”。张介宾：“禀五行之偏者各四，曰左之上下，右之上下。而此言木形之左上者，是谓大角之人也。”

〔14〕遗遗（wèi位）：张介宾：“遗遗，柔退貌。”形容迟迟不前的样子。

〔15〕右角：原作“左角”，据《甲乙经》卷一改，以与后文相应。又，原校语云：“一曰少角。”

〔16〕随随：随顺貌。张介宾：“随随，从顺貌。”

〔17〕钛（dì弟）角：原校云：“一曰右角。”

〔18〕推推：进取貌。张志聪：“推推，上进之态，如枝叶之上达也。”

〔19〕判角：张介宾：“判，半也。应在大角之下者，是为判角之人。”

〔20〕栝栝（kuò扩）：正直大方貌。张志聪：“栝栝，正直之态，如木体之挺直也。”张介宾：“栝栝，方正貌。”

〔21〕上徵（zhǐ纸）：徵为五音之一，五行属火。徵音又可分为上徵、质徵、少徵、右徵、质判五种类型。

〔22〕赤帝：五天帝之一，指南方之神。《淮南子·时则训》：“南方之极……赤帝，祝融之所司者，万二千里。”

〔23〕广朋（yǐn引）：朋，周本作“矧”，指齿根。此言齿根宽露。

〔24〕行安地：步履稳重。

〔25〕疾心：《千金要方》卷十三无“心”字，“疾”连下“行摇肩背”为句，似是。否则，与下文“急心”重复。

〔26〕核核：诚实可信貌。张志聪：“核核，真实之义，如火之神明正直也。”又，《甲乙经》卷一作“窍窍”，谦虚之义。

〔27〕肌肌：疑为“脁脁”之讹。脁脁，月明貌。喻火形之人，光明磊落。

〔28〕慆慆（tāo滔）：喜悦貌。张志聪：“慆慆，喜悦之态。”又，张介宾：“慆慆，不反貌，又多疑也。”

〔29〕鲛鲛（jiāo交）：活跃貌。张介宾：“鲛鲛，踊跃貌。”

〔30〕质判:《甲乙经》卷一作“判徵”。

〔31〕支支颐颐：乐观自得貌。张介宾：“支支，枝离貌。颐颐，自得貌。”

〔32〕上宫：宫为五音之一，五行属土。宫音又可分为上宫、大宫、少宫、加宫、左宫五种类型。

〔33〕黄帝：五天帝之一，为中央之神。

〔34〕举足浮：指动作轻。又，“浮”为“孚”之讹，“孚”有“信”义。举足孚，言行事足以取信于人。

〔35〕敦敦：诚实忠厚貌。张志聪：“敦敦然者，有敦厚之道也。”

〔36〕婉婉：和顺貌。张志聪：“婉婉，和顺之态，土之德也。”

〔37〕加宫之人：原校云：“一曰众之人。”按“加宫”似当作“左宫”。

〔38〕坎坎：端庄持重貌。马莳：“坎坎者，亦持重之义。”

〔39〕枢枢：言行圆润婉转貌。张介宾：“枢枢，圆转貌。”

〔40〕左宫之人：原校云：“一曰众之人，一曰阳明之上。”张介宾：“详此义，当是右宫之人，故属于右足阳明之下。”

〔41〕兀兀（wù务）：勤奋貌。又，张介宾：“兀兀，独立不动貌。”

〔42〕上商：商为五音之一，五行属金。商音又可分为上商、钛商、左商、右商、少商五种类型。

〔43〕白帝：五天帝之一，指西方之神。

〔44〕方面：此2字原在上文“白色”之前，依其他四型之人文例移此。

〔45〕骨发踵外：跟骨发达坚实。踵，跟骨。

〔46〕敦敦：坚定貌。张介宾：“敦敦，坚实貌。手足太阴，皆曰敦敦，而义稍有不同，金坚土重也。”

〔47〕钛商：张介宾：“钛亦大也。左右之上，俱可言钛。”

〔48〕廉廉：廉洁貌。张志聪：“廉廉，如金石之洁而不污。”又，张介宾：“廉廉，棱角貌。”

〔49〕左：原作“右”，观前文之意应为左，故改之。

〔50〕脱脱（tuì退）：张介宾：“脱脱，潇洒貌。”

〔51〕监监：明鉴详察貌。张志聪：“监监，如金之鉴而明察也。”张介宾：“监监，多察貌。”

〔52〕严严：庄重严肃貌。张介宾：“严严，庄重貌。”

〔53〕上羽：羽为五音之一，五行属水。羽音又可分为上羽、大羽、少羽、左羽、右羽五种类型。

〔54〕黑帝：五天帝之一，指北方之神。

〔55〕廉颐：《甲乙经》卷一、《千金要方》卷十九并作“广颐”，谓腮部宽大。

〔56〕尻（kāo考）：尾骶部。

〔57〕延延：长貌。马莳：“背延延然者，亦长意也。”

〔58〕欺绐（dài代）：即欺骗。绐，欺哄。

〔59〕汙汙：“汙”，周本、熊本并作“汗”，《甲乙经》卷一作“污”。作“汙”似是。汙汙，卑下貌。张志聪：“汙汙然者，卑下之态，如川泽之纳污也。”

〔60〕颊颊：得意貌。张介宾：“颊颊，得色貌。”

〔61〕纡纡：迂回周旋貌。马莳：“纡纡然者，有周旋之义也。”张志聪：“纡纡，纡回之态，如水之回旋也。”

〔62〕众之为人：即右羽之人。

〔63〕洁洁：操守清白貌。张志聪：“洁洁，如水之清洁也。”

〔64〕桎之为人：即左羽之人。倪仲宣：“不曰左羽、右羽，而曰众之为人、桎之为人，此即以众桎而为左右也。”

〔65〕安安：安和宁静貌。张介宾：“安安，定静貌。”

〔66〕形胜色，色胜形：张介宾：“形胜色者，如以木形人而色见黄也。色胜形者，如以木形人而色见白也。”

〔67〕胜时年加：指形色相胜之时而又遇年忌所加。张介宾：“此言形色之相胜者，复有年忌之当知也。”

〔68〕失则忧矣：谓疏漏则有性命之忧。失，过失。

〔69〕形色相得：即形与色一致，如木形人色苍等。

〔70〕凡年忌下上之人：《甲乙经》卷一作“凡人之”，连下读。义胜。

〔71〕九岁：原无此 2 字，据《甲乙经》卷一补。

〔72〕奸事：指不正当的事。

〔73〕年忌：指应有所禁忌以躲避疾患的年龄。张介宾：“年忌者，忌有常数，所以示人之避患也。”

【释义】

本段原文主要论述了阴阳二十五人的分类以及形色相胜与年忌等问题。

一、阴阳二十五人的分类

（一）阴阳二十五人的划分规律

五行学说作为中医理论的说理工具，常用于对自然界的事物和现象及人体的生命活动现象进行归类，也是《黄帝内经》对人进行分类的重要方法之一。本篇作为五行分类法的代表篇章，以五行的特性为依据，结合人体的肤色、形态、举止、性格等生理和心理特征以及与四时气候的适应性等特点，将人先划分为木形、火形、土形、金形、水形五种类型。以此为基础，又结合五音太少、阴阳属性以及手足三阳经的左右上下、气血多少之差异，将每一基本类型再推演为五种亚型，即五五二十五种体质人格类型。正如原文所说：“先立五形金、木、水、火、土，别其五色，异其五形之人，而二十五人具矣。”这种分类方法既概括了人体生理、心理的特征差异规律，又归纳了人的外在体貌和人与地域、时令的关系，是《黄帝内经》中具有代表性的体质人格分类方法。

本篇五行与五音相配，将人分为二十五类。因各类型的人与经脉阴阳密切相关，同时，每一类型中（即每一行）由于禀受本行之气有偏全之分，因而就构成了各类型的生理、心理等特殊表现。在分析这些特征时用经脉上下区别之。凡得一行中气全的人，就名之为“上”，而属于本行所属阴经；得一行之气偏的人，就名之为太、少，而属于与本行所属阴经相表里的阳经，并根据太少分属上下，太皆属上，少皆属下。此是二十五人划分的一般规律。

至于何以如此划分，古今注家并未论及，同时期或早期其他古籍亦未见记载。其中气全为“上”属阴经，似乎与五脏为主有关；相应地气偏分太少、左右属阳经，则与六腑有关。如张介宾所说：“本篇首言五形者，以脏为主而言其禀；此言六阳者，以腑为表而言其形。禀质相合，象变斯具矣，此所以有左右上下之分也。”具体机理尚待进一步探讨。

（二）阴阳二十五人的特征

本节系统论述了二十五种人的肤色、形态、举止、性格等生理和心理特征，对自然界适应能力等诸方面的特点（表 64-1）。

表 64-1　阴阳二十五人分类表

基本类型特点（五型分类）							亚型特点（二十五型分类）	
类型	肤色	形态特征	举止	心理特征	时令适应能力	五音	阴阳上下属性	性格
木形	苍色	小头长面，大肩背，直身，小手足（身材修长俊秀）	少力	有才，好劳心，多忧，劳于事	能春夏不能秋冬	上角	足厥阴	佗佗然（体态优美貌）
						大角	左足少阳之上	遗遗然（迟迟不前貌）
						右角	右足少阳之下	随随然（柔顺随和貌）
						钛角	右足少阳之上	推推然（勇于进取貌）
						判角	左足少阳之下	栝栝然（正直大方貌）
火形	赤色	广朋，锐面小头，好肩背髀腹，小手足（身材不高，面尖，肩背肌肉丰满）	行安地，疾心，行摇	有气轻财，少信多虑，见事明，好颜，急心	能春夏不能秋冬	上徵	手少阴	核核然（诚实可信貌）
						质徵	左手太阳之上	肌肌然（光明磊落貌）
						少徵	右手太阳之下	慆慆然（喜悦貌）
						右徵	右手太阳之上	鲛鲛然（活跃貌）
						质判	左手太阳之下	支支颐颐然（乐观自得貌）
土形	黄色	圆面大头，美肩背，大腹，美股胫，小手足，多肉、上下相称（肥胖丰满，上下匀称）	行安地，举足浮	安心，好利人，不喜权势，善附人	能秋冬不能春夏	上宫	足太阴	敦敦然（诚实忠厚貌）
						太宫	左足阳明之上	婉婉然（和顺貌）
						加宫	左足阳明之下	坎坎然（端庄持重貌）
						少宫	右足阳明之上	枢枢然（圆润婉转貌）
						左宫	右足阳明之下	兀兀然（勤奋貌）
金形	白色	方面小头，小肩背，小腹，小手足，如骨发踵外	骨轻（动作轻快）	身清廉，急心，静悍、善为吏	能秋冬不能春夏	上商	手太阴	敦敦然（坚定貌）
						钛商	左手阳明之上	廉廉然（廉洁貌）
						左商	左手阳明之下	脱脱然（潇洒貌）
						右商	右手阳明之上	监监然（明鉴详察貌）
						少商	右手阳明之下	严严然（庄重严肃貌）
水形	黑色	面不平，大头，廉颐、小肩，大腹、下尻长，背延延然（面背皆瘦，腹大而尻背修长）	动手足，发行摇身	不敬畏，善欺绐人，戮死	能秋冬不能春夏	上羽	足少阴	汗汗然（卑下貌）
						大羽	右足太阳之上	颊颊然（得意貌）
						少羽	左足太阳之下	纡纡然（迂回周旋貌）
						众羽	右足太阳之下	洁洁然（操守清白貌）
						桎羽	左足太阳之上	安安然（安和宁静貌）

张介宾指出："此以木、火、土、金、水五行之人，而复分其左右上下，是于各形之中，而又悉其太少之义耳。总皆发明禀赋之异，而示人以变化之不同也。"本节以五行原理推演人的分类，加之阴阳二十五人推演繁琐，有些陈述令人费解，相较于《灵枢·通天》五态人分类，牵强附会内容甚多，难以指导临床实践，因而在后世医学中逐渐被人们扬弃，各家学说对此极少发挥。

二、二十五人之形色关系

五行之人各有其特征性的肤色，如木形之人偏青色，火形之人偏赤色，土形之人偏黄色，金形之人偏白色，水形之人偏黑色。这种五行分类与肤色一致，即为"形色相得"，是气血调和之健康人的生理表现，所谓"形色相得者，富贵大乐"。

在病理情况下，则表现出"得其形不得其色"，即形体类型与肤色不一致。按照五行相克的规律，形体的五行属性克肤色者为"形胜色"，如木形之人面现黄色，火形之人面现白色，土形之人面现黑色，金形之人画现青色，水形之人面现赤色；肤色的五行属性克形体者为"色胜形"，如木形之人面现白色，火形之人面现黑色，土形之人面现青色，金形之人面现赤色，水形之人面现黄色。这些均属于病理表现，再遇到胜时年加的情况，若有所感，就会发生疾病，甚则危及生命。

三、阴阳二十五人之年忌规律

年忌，指应有所禁忌以躲避疾患的年龄。张介宾说："年忌者，忌有常数，所以示人之避患也。"本节提出年忌的计算从 7 岁开始，以后依次相加 9 岁，至 61 岁止。对此，张介宾解释说："年忌始于七岁，以至六十一岁，皆递加九年者，盖以七为阳之少，九为阳之老，阳数极于九而极必变，故自七岁以后，凡遇九年，皆为年忌。"

另外，《素问·三部九候论》曰："天地之至数，始于一，终于九焉。"故九在人体也是一个周期之数，即一个周期结束，下一个周期开始。由于两个周期之间存在气的交换，气交之时可能出现变乱，所以古人将人生逢九之年视为"年忌"，每当这个时候，生命似将通过一道关隘，才会进入下一周期。在大忌之年，人们易患疾病，或发生意外事故，故应少事劳作，注意安心静气，调养形神。年忌止于六十一岁，大约与古人普遍寿命不长，人生七十古来稀有关，或是由于满足了一个甲子周期循环的要求。

【知识链接】

一、关于古人对人分类的认识

当代学者由于受体质学说的影响，将《黄帝内经》对于人的分类的认识，往往全部纳入体质学说的范围，误将本篇所论人的生理、心理混同不分的分类方法，理解为单纯的体质分类，进而造成认识上的困惑，如任应秋[①]所说："以五行的性质来归纳人的体质尚可以成说，惟将轻财、少信、好利、善附和、清廉等以区分人之体制，殊无关于医学实质，故不足取也。"甚或受《黄帝内经》理论认识的限制，以此来框定现代科学体系中体质的概念，如以王琦[②]为代表的心身统一论，认为体质是个体生命过程中，在先天遗传和后天获得的基础上表现出的形态结构、生理功能和心理状态方面综合的、相对稳定的特质。并将心身构成论作为体质学说的四大基本原理之一，认为体质是由特定躯体素质与相关心理素质的综合体，构成体质的躯体素质和心理素质之间的联系是稳定性与变异性的统一，体质分型的标准或人群个体差异性的研究应当注意到躯体-心理的相关性。孙广仁[③]主编的全国统编教材《中医基础理论》也采纳了心身统一论的观点，认为体质由形态结构、生理功能和心理状态三个方面的差异性构成。由此可见心身统一论的影响之大。在上述认识的影响下，中医界对体质的概念界定缺乏统一的标准，并由此导致对体质内涵认识的进一步混乱。

人体生理上的特性可简称为体质，心理上的特性即个性心理特征，是指个人身上经常表现出来的本质的、稳定的心理特征。对于个体心理特征，中国古代文献常用"性""禀性""气性""气质"等词表述。如古代儒家孟子的性善说、荀子的性恶说及告子的生无善恶的观点，以"性"说明人的个性差异。宋·张载、朱熹等用"气质""气质之性"以阐述个性问题，将人生而具有的本性，即"人的生物质性"称为"天地之性"；个体出生后，随着躯体的发育和生理的成熟逐渐发展起来的心理特性，称为"气质"或"气质之性。"张载强调说："形而后有气质之性"（《正蒙·诚明》）。从宋始，医家们也逐渐用"气质"一词来讨论个性差异，如宋·陈自明《妇人大全良方·胎教门》专列"气质生成章"，明代的医著中也频频出现"气质"一词，清代石寿棠《医原》更强调："欲诊其人之病，须先辨其人气质阴阳。"但中医学"气质"一词的含义，并不等同于现代心理学中的气质概念，而与人格概念更为接近。一般认为人格是个体在行为上的内部倾向性，它表现为个体适应环境时在能力、情绪、需要、动机、兴趣、态度、价值观、气质、性格和体质等方面的整合，是具有动力一致性和连续性的自我，是个体在社会化的过程中形成的给人以特色的心身组织。其中，与《黄帝内经》理论关系最为密切的是个性心理特征中的气质与性格等。气质是指人在进行心理活动时或在行为方式上表现出来的强度、速度、稳定性、指向性和灵活性等动态性的人格心理特征。既表现在情绪产生的快慢、情绪体验的强弱、情绪状态的稳定性及情绪变化的幅度上，也表现在行为动作和言语的速度与灵活性上。性格是指一个人对现实的稳定态度和习惯化了的行为方式，是一个人的遗传、生长发育、环境影响、学习教育、自我锻炼、身心健康等多种先天生物因素与后天因素相互结合作用的结果，其内容包括对现实态度的性格特征、性格的意志特征、性格的情感特征以及性格的理智性，一般分为外倾型和内倾型两大类。相对而言，气质是先天性素质特征，主要是以高级神经活动类型为生理基础的心理特征，不易受后天因素影响，即使有影响，变化亦相当缓慢。而性格是先天与后天因素综合的结果，主要受后天习惯因素作用，易变化。气质无好坏优劣之分，性格则与之相反。同一气质类型，可具有不同的性格。当然，性格与气质又相关联，个人的性格表现总是染上一定气质类型的色彩，而

①任廷革. 任应秋讲《黄帝内经》灵枢经[M]. 北京：中国中医药出版社，2014：209.

②王琦. 中医体质学[M]. 北京：中国医药科技出版社，1995：1，26.

③孙广仁. 中医基础理论[M]. 北京：中国中医药出版社，2002：199.

且气质对性格的情绪性和速率有明显影响。人格的特征及其与发病的关系，参见《灵枢·通天》篇，此不赘述。

体质和人格作为现代生理学和心理学的两个概念，具有比较明确的内涵和外延。因此，当我们运用现代科学知识来认识有关《黄帝内经》理论时，就必须借用现代科学知识的概念来分析《黄帝内经》的有关论述，绝不能反其道而行之，以《黄帝内经》的认识改变现代科学中的相关概念。

二、关于二十五音的认识

高也陶①对二十五音的研究，根据本篇阴阳二十五人“先立五形金木水火土”后，均先比于上宫、上商、上角、上徵、上羽，因此，五个主体音阶的正音，或中间的主音则是上宫、上商、上角、上徵、上羽。确定了五个音阶的中间之音后，根据中国传统文化左、右地位差异以及太少文字的区别等，可以得出五音再分出五音时，其音高由低到高应该是：少→左→上→右→大。二十五音音高位置的排列，每一音相差一度，由低到高的排列顺序如下。

少宫、左宫、上宫、加宫、大宫、少徵、右〔左〕徵、上徵、判徵、质徵、少商、左商、上商、右商、钛商、少羽、桎羽、上羽、众羽、大羽、右〔少〕角、钛角、上角、判角、大角

以上名称以《灵枢·五音五味》为准，两个括号内的名称是建议采用名称，以符合音高、五行形态及经络上下的规律。

高也陶还以国际标准音 a^1（小字 1 组 a）=440Hz 时，五声音阶所相对的频率和音分，同时以二十五音平均相分，于是得出二十五音的频率（见表 64-2），并发明了二十五音分析仪。具体研究成果参见《五脏相音——〈黄帝内经〉失传 2000 多年的理论和技术的现代研究》一书。

表 64-2 五五二十五音的音分与频率

五音	二十五音	音分	频率（Hz）
宫	少宫	0	261.63
	左宫	40	267.75
	上宫	80	274.00
	加宫	120	280.41
	大宫	160	286.96
商	少商	200	293.67
	左商	240	300.53
	上商	280	307.56
	右商	320	314.75
	钛商	360	322.10

①高也陶. 五脏相音——《黄帝内经》失传 2000 多年的理论和技术的现代研究[M]. 北京：中医古籍出版社，2007：171-181.

续表

五音	二十五音	音分	频率（Hz）
角	右〔少〕角	400	329.63
	钛角	460	341.26
	上角	520	353.29
	判角	580	365.54
	大角	640	378.65
微	少微	700	392.00
	右〔左〕微	740	401.17
	上微	780	410.54
	判微	820	420.14
	质微	860	429.96
羽	少羽	900	440.01
	桎羽	960	455.52
	上羽	1020	471.59
	众羽	1080	488.22
	大羽	1140	505.44

【原文】

黄帝曰：夫子之言，脉之上下，血气之候，以知形气奈何？岐伯曰：足阳明之上，血气盛则髯〔1〕美长；血多气少〔2〕则髯短；气多血少〔3〕则髯少；血气皆少则无髯，两吻多画〔4〕。足阳明之下，血气盛则下毛美长至胸；血多气少则下毛〔5〕美短至脐，行则善高举足，足指少肉，足善寒；血少气多则肉而善瘃〔6〕；血气皆少则无毛，有则稀枯悴，善痿厥〔7〕足痹。

足少阳之上，气血盛则通髯〔8〕美长；血多气少则通髯美短；血少气多则少髯；血气皆少则无髯〔9〕，感于寒湿则善痹，骨痛爪枯也。足少阳之下，血气盛则胫毛美长，外踝肥；血多气少则胫毛美短，外踝皮坚而厚；血少气多则胻〔10〕毛少，外踝皮薄而软；血气皆少则无毛，外踝瘦无肉。

足太阳之上，血气盛则美眉，眉有毫毛〔11〕；血多气少则恶眉〔12〕，面多小理〔13〕；血少气多则面多肉；血气和则美色。足太阳〔14〕之下，血气盛则跟肉满，踵坚；气少血多则瘦，跟空〔15〕；血气皆少则喜转筋，踵下痛。

手阳明之上，血气盛则髭〔16〕美；血少气多则髭恶；血气皆少则无髭。手阳明之下，血气盛则腋下毛美，手鱼〔17〕肉以温；气血皆少则手瘦以寒。

手少阳之上，血气盛则眉美以长，耳色美；血气皆少则耳焦恶色。手少阳之下，血气盛则手卷〔18〕多肉以温；血气皆少则寒以瘦；气少血多则瘦以多脉〔19〕。

手太阳之上，血气盛则有多须，面多肉以平；血气皆少则面瘦恶色。手太阳之下，血气盛则掌肉充满；血气皆少则掌瘦以寒。

【校注】

〔1〕髯:《甲乙经》卷一作“须”。下同。张介宾:“在唇曰须，在颊曰髯。”按足阳明循颐后下缘，故作“须”似是。

〔2〕血多气少：原作“血少气多”，据《甲乙经》卷一改，以与下文论体毛之短、少血气多少一致。

〔3〕气多血少：原作“气少血多”，且多前有“故”字，今据《甲乙经》卷一删改。

〔4〕两吻多画：口角旁多皱纹。吻，即口角。画，指皱纹。

〔5〕下毛：指阴毛。

〔6〕瘃（zhú竹）：即冻疮。

〔7〕痿厥：以四肢痿弱寒冷为主症的疾病。

〔8〕通髯：即连鬓胡须。马莳：“所谓通髯者，乃连鬓而生者也。”

〔9〕髯：原作“须”，据《甲乙经》卷一及上文例改。

〔10〕胻：即胫。

〔11〕毫毛：指细长的眉毛。张志聪：“毫毛者，眉中之长毛，因血气盛而生长。”

〔12〕恶眉：眉毛枯焦无泽。张志聪：“恶眉者，无华彩而枯瘁也。”

〔13〕小理：原作“少理”，据《甲乙经》卷一改。张志聪：“面多小理者，多细小之纹理，盖气少而不能充润皮肤也。”

〔14〕太阳：原作“太阴”，据马注本、张注本改。

〔15〕跟空：谓足跟瘦而无肉。

〔16〕髭（zī资）：嘴上边的胡子。

〔17〕手鱼：即手鱼际部位。

〔18〕手卷:《甲乙经》卷一作“手拳”。此指手腕部。

〔19〕多脉：指因皮肉瘦削而脉络显露。

【释义】

本段根据气血理论与经脉循行理论，探索研究二十五种人的外在特征与经脉气血多少的关系。文中主要阐述了体毛、肌肉的发育状态与经脉气血的关系，基于阳主外，阴主内的原理，体毛、肌肉的发育状态与阳经的关系更为密切，故原文所讨论的内容，只涉及到手足三阳经脉气血盛衰的表现。

人的眉毛、胡须、阴毛、腋毛、胫毛等多少的差异，是人类普遍存在的现象，古人认为是手足三阳经脉气血多少的反映，所谓“脉之上下，血气之候，以知形气”。因此，经脉的循行分布部位及气血多少，即决定了不同部位体毛的发育状态。以足阳明经脉为例，如张介宾云：“足阳明胃经之脉行于上体者，循鼻外挟口环唇，故此经气血之盛衰，皆形见于口傍之髯也……足阳明之脉行于下体者，由归来至气街，阴阳总宗筋之会，会于气街，而阳明为之长，故形见于下毛，而或有至胸至脐也。”其他经脉仿此。从气血盛衰的角度而言，其基本规律为：血气盛者体毛美长，血多气少者短，血少气多者稀少，血气皆少者无毛。

另外，肌肉也依赖经脉气血的濡养，故经脉气血的盛衰变化，亦可反映于肌肉的发育状态。若经脉气血旺盛，则相应部位肌肉丰满；否则，经脉气血不足，则相应部位肌肉消瘦，甚或发生痿、厥、痹等病症。如足太阳经脉行于下部时，血气充盛则足跟肌肉劲实，跟骨强健；气少血多的则足跟肌肉消瘦，空软无力；血气皆少的则易发痉挛转筋，跟骨疼痛。

【知识链接】

《素问·调经论》云：“人之所有者，血与气耳。”因此，气血的多少偏颇以及和与不和，自然就成为人的外形特征、气质、寿夭的决定因素，故本篇开篇即指出：“二十五人之形，血气之所生。”若血气和调，则其人之身形“不小不大，各自称其身，命曰众人”（《灵枢·卫气失常》），且“气血正平，长有天命”（《素问·至真要大论》）。本篇下文也提出血气有余则其人肥而泽；气有余而血不足，则肥而不泽；气血俱不足，则瘦而无泽。既然人之身形的差异是由气血多少所决定，那么根据人的外形特点就可对其内在的气血有余不足、平与不平的状态做出判断，所谓“别而以候，从外知内”。本节所论也可以说是这一方法运用的一个方面，即通过体毛、肌肉的发育状态，以判断人体气血的盛衰状态。

【原文】

黄帝曰：二十五人者，刺之有约〔1〕乎？岐伯曰：美眉者，足太阳之脉气血多；恶眉者，血气少；其肥而泽者，血气有余；肥而不泽者，气有余，血不足；瘦而无泽者，气血俱不足。审察其形气有余不足而调之，可以知逆顺矣。

黄帝曰：刺其诸阴阳奈何？岐伯曰：按其寸口人迎，以调阴阳〔2〕。切循其经络之凝涩，结而不通者，此于身皆为痛痹，甚则不行，故凝涩。凝涩者，致气以温之〔3〕，血和乃止。其结络者，脉结血不行〔4〕，决之乃行〔5〕。故曰：气有余于上者，导而下之；气不足于上者，推而往〔6〕之；其稽留不至者，因而迎之〔7〕；必明于经隧〔8〕，乃能持之。寒与热争者，导而行之；其宛陈血不结〔9〕者，则而予之〔10〕。必先明知二十五人，则血气之所在，左右上下，刺约毕也。

【校注】

〔1〕约：规则，法度。张介宾：“约，度也。”

〔2〕以调阴阳：谓以审察阴阳之盛衰。调，辨，审。

〔3〕致气以温之：致使阳气温通经络，以消除血行凝涩。张介宾：“血脉凝涩，气不至也。故当留针以补，而致其气以温之。致，使之至也。”

〔4〕行：原作“和”，据《甲乙经》卷一及马注本、张注本改。

〔5〕决之乃行：用开泄的方法疏通经络，使血气运行正常。张介宾：“决者，开泄之谓。”

〔6〕往：原作“休”，据《甲乙经》卷一改。本书《官能》云：“上气不足，推而扬之。”又，马莳：“留针休息，候其气至。”

〔7〕稽留不至者，因而迎之：气滞留而不至者，用针刺以迎气至。张介宾：“稽留不至，言气至之迟滞者，接之引之而使其必来也。”

〔8〕经隧：即经脉。

〔9〕宛陈血不结：谓虽有郁积而血尚未凝结。又，“不”字疑衍。

〔10〕则而予之：谓根据不同情况而给予治疗。张介宾：“则，度也。予，与同。”

【释义】

本段在对阴阳二十五人分类以及气血多少偏颇特征认识的基础上，重点讨论了有关针刺治疗的原则。

一、察外形以知经脉血气之盛衰

本段以足太阳经为例，论述观察体表特征以判断人体气血的盛衰状态。如眉目清秀者，是太阳经气血充盈；眉毛枯萎不泽者，说明其血气皆少；体胖而肤色润泽，是血气有余；肥胖而皮肤不润泽，是气有余而血不足；体瘦而皮肤不润泽，是气血两虚。如此从体表的特征去审察形气的有余不足，根据补虚泻实的原则去调治之，就可以知其逆顺情况，从而避免误治。

二、按寸口人迎，以调阴阳

寸口属太阴，人迎属阳明，故寸口主内而候阴，人迎主外而候阳。在正常的情况下，两者保持相对平衡。如果机体发生病变，则会出现偏盛偏衰的不平衡状态。如张介宾云：“寸口在手，太阴脉也。人迎在头，阳明脉也。太阴行气于三阴，阳明行气于三阳，故按其寸口、人迎而可以调阴阳也。”临证时，可以根据人迎、寸口脉象之盛衰变化，以辨别阴阳之盛衰，据此进行补泻，以平调阴阳。关于人迎寸口比较诊法，具体参见《灵枢》的《终始》《禁服》《经脉》篇内容。

三、必明于经隧，乃能持之

《素问·调经论》提出由于“人之所有者，血与气耳”→“血气不和，百病乃变化而生”→脉为气血之府→“凡将用针，必先诊脉”→“必先知经脉，然后知病脉”→“经脉者，所以决死生，处百病，调虚实，不可不通也”→“以微针通其经脉，调其血气”→“是故守经隧”。本节在经脉气血理论的基础上，提出针刺治疗的方法也可分为两个大的方面。首先，“脉结血不行，决之乃行”，即刺血通脉，在脉通无阻的前提下，再用毫针以行补泻之法。对此，《黄帝内经》曾反复论述，如《素问·三部九候论》所说：“必先去其血脉而后调之，无问其病，以平为期。”《素问·血气形志》云：“凡治病必先去其血（脉），乃去其所苦，伺之所欲，然后泻有余，补不足。”其次是针刺补泻，如邪气郁积于上部的，根据病在上求之下的原则，可取其下部的腧穴，引邪下行。若有正气不足的征象表现于上部的，应取其上部的腧穴，进针后留针候气；若有因邪气阻滞而使经气稽留不至者，可用针迎之引导气至；若有寒热交争的现象，则根据阴阳的偏盛偏衰而针刺，导引阴阳使其平调。

总之，针刺以调和气血为主，运用针刺治疗疾病时，必须先明确二十五种类型人的血气脉理，形体特征所表现的左右上下，详细辨别其邪正虚实，正确地进行辨证施治，因人制宜，以取得良好治疗效果。所谓“必先明二十五人，则气血之所在，左右上下，刺约毕矣”。

【知识链接】

一、人的分类与诊断治疗的关系

本篇最后总结性地指出：“必先明知二十五人，则血气之所在，左右上下，刺约毕也。”阐明了研究人的分类的目的意义，即在于指导对疾病的诊断与治疗。关于人的体质、心理分类及其与诊治的关系，《黄帝内经》有大量的论述，如就诊法而言，《素问·经脉别论》曰：“诊病之道，观人勇怯骨肉皮肤，能知其情，以为诊法也。”《素问·脉要精微论》指出：诊病要“观五脏有余不足，六腑强弱，形之盛衰。”《素问·疏五过论》强调诊病须“问年少长，勇怯之理，审于分部，知病本始”。《素问·征四失论》云：“不适贫富贵贱之居，坐之薄厚，形之寒温，不适饮食之宜，不别人之勇怯……此治之三失也。”因此，《素问·三部九候论》强调：“必先度其形之肥瘦，以调其气之虚实。”《灵枢·大惑论》曰：“盛者泻之，虚者补之，必先明知其形志之苦乐，定乃取之”。本篇则指出：“审察其形气有余不足而调之，可以知逆顺矣。”这种辨体诊病的思想对后世影响很大，《临证指南医案·湿》华岫云按说：“治法总宜辨体质阴阳，斯可以知寒热虚实之治。若其人色苍赤而瘦，肌肉坚结者，其体属阳，此外感湿邪，必易于化热；若内生湿热，多因膏粱酒醴，必患湿热湿火之症。若其人色白而肥，肌肉柔软者，其体属阴，若外感湿邪不易化热；若内生之湿，多因茶汤生冷太过，必患寒湿之症。”这是叶天士临证从体质辨证的深刻体会。

从治疗的角度而言，《黄帝内经》认为同一治疗方法，由于人的类型的差异，其对治疗措施的反应性、耐受性也不同。如《灵枢·论痛》曰：“胃厚、色黑、大骨及肥者，皆胜毒；故其瘦而薄胃者，皆不胜毒也。”《素问·五常政大论》指出：“胜毒者以厚药，不胜毒者以薄药。”《灵枢·通天》曰：“善用针艾者，视人五态乃治之。”《灵枢·根结》则云：“刺布衣者深而留之，刺大人者微以徐之。”《灵枢·逆顺肥瘦》具体阐述了人的体质有“白黑肥瘦小长”之区别，气行的滑涩、血液的清浊、肌肉的厚薄等均有不同，因此在针刺治疗上也各有法度，应因人而异。对此，清代徐灵胎在《医学源流论·病同人异论》中有精辟阐发：“天下有同此一病，而治此则效，治彼则不效，且不惟无效而反有大害者，何也？则以病同而人异也。夫七情六淫之感不殊，而受感之人各殊，或气体有强弱，质性有阴阳，生长有南北，性情有刚柔，筋骨有坚脆，肢体有劳逸，年力有老少，奉养有膏粱藜藿之殊，心境有忧劳和乐之别，更加天时有寒暖之不同，受病有深浅之各异。一概施治，则病情虽中，而于人之气体迥乎相反，则利益亦相反矣。故医者必细审其人之种种不同，而后轻重、缓急、大小、先后之法因之而定。"

二、相人术与中医的关系

一个人的形态气息，可能是吉凶福祸的表现，亦可能是某种疾病的征兆。前者是相术的预测，后者是医家的诊断。相人术是指相人者通过观察分析被相者生命体的外观表征（形体、外貌、声音）、显示生命力特点与状况的内在符码（精神、气色）、生命活动和交流的信号（举止、情态）等有机符号体系来评判人的德性、预测人的功业及福泽寿数等的一套数术知识系统[①]。相人术和中医的理论依据和观察方法非常相似，如天人合一说可谓医相共同的思想源泉，阴阳五行说是医家和相人术的理论架构。但二者的目的或者说出发点则截然不同：相人术是为了判断贫富、贵贱、寿夭、福禄等命运的好坏，而医术却是为了判断病情，治病救人。所以随着时间的推移，相人术越来越趋向于玄虚和神秘，而中医却越来越趋向于实证和科学。不过由于相人术搬用了许多中医的理论，所以相术又是在一定的范围内暗合医学原理的。

本篇根据人的禀赋的不同，归纳出木、火、土、金、水五种类型，并详细地指出其肤色、体型、才能以及对时令的适应方面的差异。这里除了对人形貌的观察与总结，还有诸如"轻财""善为吏""戮死"之类的吉凶预测，无疑也带有相士之"相"的色彩了。另一方面，后来的相人术将人分成木、火、土、金、水五种类型，大致即渊源于此。中医和相人术在五行形相方面的观察和评论非常相似（见表64-3）。譬如金形人，《麻衣相法》说："金形轮小而尖，方而正，形短为之不足，内坚谓之有余。"《水镜集》云："金形人取面方耳正，眉目清秀，唇齿得配，手端小而方，腰腹圆正，色白气清。"金形人面额、手足方正轻小，骨坚肉实，肤色洁白等，与本篇所论金形之人的特征多雷同之处。

表64-3 正五行形相比较表[②]

五行		金	木	水	火	土
正色		白	青	黑	红	黄
正音		宏亮	清脆	悠润	燥烈	沉促
正形	面	方满	瘦长	肥圆	上尖下阔	厚
	掌	端方	纹多细润	圆肥	尖露	厚
体态所宜		清小秀丽、骨肉相称	瘦直修长、毛发滋茂	圆肥背巍、腹垂	毛发稀疏、骨肉不平	龟背丰腰
骨肉所宜		肉厚坚实	骨多肉少	肉丰润、不露	肉黑红骨峥嵘	骨肉厚实、不流不滞
精神性情		器宇轩昂、坐久而静	举止温柔、忠正爽直	行为宽容、性敏而稳	动止轻捷、精神焕发	性慈而信、胸怀城府

①王立杰. 观人与人观：中国古代相人术的人类学研究[M]. 北京：中国社会科学出版社，2017：81-82.

②王立杰. 观人与人观：中国古代相人术的人类学研究[M]. 北京：中国社会科学出版社，2017：184-185.

续表

五行	金	木	水	火	土
动静常态	循规蹈矩	行徐身直	行如水、止如山	眼光锐敏	坐卧安详
正五行所主	刚毅正义清贵寿永	仁慈、理智、厚福、多寿	智虑远、富而贵	威烈守礼、果敢有为	任重致远、富贵备美
各行所喜	骨肉重实，是土生金	色玄气静，是水生木	色白气清，是金生水	形瘦发清，是木生火	气色鲜艳，是火生土
各行所忌	头鼻尖赤，是火克金	色白气清，是金克木	色黄而滞，是土克水，又忌四水泛滥	肉肥气静，是水克火，又忌四渎阔大	发浓乱，是木克土，固露肉薄，亦不宜

再如，本篇认为眉毛的秀美与枯焦主要与人体的气血是否调和有关，而在相人术中，秀丽、修长、细平的“美眉”，是聪慧、长寿、尊贵之相，而逆、乱、短的“恶眉”则是愚笨、凶顽、横死之相。在实际生活中，气血不足的人也确实往往体弱多病，从这一点看，相人术也并非毫无依据的胡乱猜测。相士观察人的疾病生死的秘诀，大部分是借鉴中医的望诊经验的，此在《神相铁关刀·相疾病生死秘诀》《神相金较剪》等书中，有较多记载。

王立杰①对相人术思维的研究认为：第一，“关联思维”是相学知识意义域得以构成的基础。构筑相人术知识意义域的“关联思维”有两层意指：一指在知识陈述中，语言单位通过推移、转换、递进、延展等方式构设出的意义关联；二指各种概念之间的多重组合与关联，并共同构筑出一定的意义空间。这种关联，显然是一种意义的比附，并与必然性的因果逻辑无关。第二，“喻象思维”是相学知识意义域得以构成的基本方式。“喻象思维”是中国传统知识中一种重要的、以喻示的方式确立命题，并展开论述的知识建构方式。喻象往往没有明确的意义本体，因此，对其所陈之“意”的把握，也就很难以分析性的逻辑直陈或还原性的论说来达成。从分类的角度而言，相人术知识构建中，包含了一种质性杂糅的非同质分类特性，分类并没有将“纯粹逻辑性的差异区分”作为其目标的根本，而是将分类中的次序建构与向“道”本身的通达联系起来。所以，在中国传统情境中，分类经常会呈现出多维度、多层面的，甚至有时可能是相互交叉或抵牾的特性。而这恰恰是因为中国式的非同质分类并不以“建构体系”“概括全貌”为旨归，而是尝试通过“巡游各处”、多向度的分类视角，去关注和序次多维、生成、变化中的事象本身。总之，相人术知识的构建表现出四点特性：①逻辑定位极具流动性、生成性与开放性；②逻辑层次具有含混整体性；③理论视角与知识陈述极具自由度；④分类系统具有质性杂糅的非同质特性。《黄帝内经》中的关联性思维、象思维及其特性，无疑也与此有许多相似之处。

①王立杰. 观人与人观：中国古代相人术的人类学研究[M]. 北京：中国社会科学出版社，2017：182-188.

五音五味第六十五

【导读】

本篇承上篇《阴阳二十五人》，进一步阐述阴阳二十五人的经脉调治，列举了五谷、五畜、五果和五味配合五色、五时，对于不同类型的人各有所宜。同时讨论了妇女和宦者无须的原因，最后指出十二经脉气血的多少，作为针刺补泻的根据。张志聪云："此承上章谓五音之人血气不足者，当调之以五谷、五畜之五味也。"因此，篇名"五音五味"。然本篇与《阴阳二十五人》又多有不同，特别是五行配五音的变化，数目不定，前后不统一，历代医家对此也多疑义。

【原文】

右徵[1]与少徵，调右手太阳上。左商[2]与左徵，调左手阳明上。少徵与大宫[3]，调左手阳明上。右角[4]与大角，调右足少阳下。大徵与少徵，调左手太阳上。众羽[5]与少羽，调右足太阳下。少商与右商，调右手太阳下。桎羽与众羽，调右足太阳下。少宫与大宫，调右足阳明下。判角与少角，调右足少阳下。钛商与上商，调右足阳明下。钛商与上角，调左足太阳下。

上徵与右徵同[6]，谷麦，畜羊，果杏，手少阴，脏心，色赤，味苦，时夏。上羽与大羽同，谷大豆，畜彘[7]，果栗，足少阴，脏肾，色黑，味咸，时冬。上宫与大宫同，谷稷，畜牛，果枣，足太阴，脏脾，色黄，味甘，时季夏[8]。上商与右商同，谷黍，畜鸡，果桃，手太阴，脏肺，色白，味辛，时秋。上角与大角同，谷麻，畜犬，果李，足厥阴，脏肝，色青，味酸，时春。

大宫与上角同，右足阳明上。左角与大角同，左足阳明上。少羽与大羽同，右足太阳下。左商与右商同，左手阳明上。加宫与大宫同，左足少阳上。质判[9]与大宫同，左手太阳下。判角与大角同，左足少阳下。大羽与大角同，右足太阳上。大角与大宫同，右足少阳上。

右徵、少徵、质徵、上徵、判徵。左角、钛角、上角、大角、判角。右商、少商、钛商、上商、左商。少宫、上宫、大宫、加宫、左角[11]宫。众羽、桎羽、上羽、大羽、少羽[11]。

【校注】

〔1〕右徵：指右徵之人，为五行分类中火形人之一。徵为五音之一，五行属火。徵音又可分为上徵、左徵、右徵、太徵、少徵，分别指代五种不同类型的人。

〔2〕左商：指左商之人，为五行分类中金形人之一。商为五音之一，五行属金。商音又可分为上商、右商、左商、钛商、少商，分别指代五种不同类型的人。

〔3〕大宫：指大宫之人，为五行分类中土形人之一。宫为五音之一，五行属土。宫音又可分为上宫、大宫、少宫、加宫、左宫，分别指代五种不同类型的人。

〔4〕右角：指右角之人，为五行分类中木形人之一。角为五音之一，五行属木。角音又可分为上角、大角、左角、钛角、判角，分别指代五种不同类型的人。

〔5〕众羽：指众羽之人，为五行分类中水形人之一。羽为五音之一，五行属水。羽音又可分为上羽、大羽、少羽、众羽、桎羽，分别指代五种不同类型的人。

〔6〕上徵与右徵同：张介宾："此下五条，言五脏之里，以合四时、五色、五味也。"

〔7〕彘（zhì 雉）：即猪。

〔8〕季夏：指夏季的最后一个月，农历六月。

〔9〕质判：《甲乙经》卷一作"判徵"。为五行分类中火形人之一。

〔10〕角：马注本无此字，疑衍。

〔11〕右徵……少羽：张介宾："此上五条，结上文而总记五音之目也。五音各五，是为二十五人之数。"

【释义】

本段主要论述阴阳二十五人的经脉调治和五味宜忌等。提出不同五音之人患病时，应当调治不同的经脉脏腑，采用不同性味的食物进行调治。如属于火音中右徵和少徵类人，应当调治右手太阳小肠经脉的上部，太阳小肠属火，火型人调火位，治当其所；木音中判角、少角、右角和大角类人，当调治右足少阳经的下部，由于肝属木，胆与肝相表里，故调胆即调肝之意；水音中桎羽、众羽和少羽类人，当调治属水的足太阳膀胱经的下部等。同时文中还指出对不同五行分类的人，也可按照五行生克乘侮的联系规律，调治同一经脉。如金音中左商类人和火音中左徵类人，皆可调治左手阳明经的上部；金音中钛商与木音中上角类人，应当调治左足太阳的下部；大宫属于土音，上角为木音，大宫与上角之人，皆可调治右足阳明的上部，因足阳明为胃土，故可调足阳明胃之经脉以补大宫之气不足，上角在经脉为足厥阴，角音补胃土，是因胃为水谷之海，化生气血，以滋养肝木，故上角类人可以调补足阳明等。

至于五音之人的饮食调养，则按照五行"嗜欲不同，各有所通"的理论，分别选用所属五行的五畜、五谷、五果等。如火音中上徵和右徵类人，宜选用属于火类的麦、羊、杏等，运用苦味的食物调养。其他类型的人调治方法仿此。关于人体五脏与五味宜忌，以及《黄帝内经》有关五味的理论内容，详见《灵枢·五味》篇，此不赘述。

【知识链接】

一、有关原文疑点的讨论

本段原文对于五音和经脉所属的五行论述并不一致，且较为复杂，例如“左角与大角同，左足阳明上”，角为木音，宜调于木，这里却调治属土的足阳明胃经。又如“加宫与大宫同，左足少阳上”，宫为土音，宜调于土，这里却调治属木的足少阳胆经。其他如二十五音的命名、前后文五音之数不一致等问题甚多，对此，张介宾曾提出质疑说：“此篇乃承前篇《阴阳二十五人》而详明其五行相属之义。但前节言调者十二条，后节言同者九条。总计言角者十二，徵者六，宫者八，商者八，羽者七。有重者，如左手阳明上，右足太阳下，右足阳明下，右足少阳下。有缺者，如左手阳明下，右手阳明上，右手阳明下，左足太阳上，左足阳明下。且有以别音互入，而复不合于表里左右五行之序者。此或以古文深讳，向无明注，读者不明，录者不慎，而左右上下大少五音之间，极易差错，愈传愈谬，是以义多难晓。不敢强解，姑存其文，以俟后之君子再正。”张志聪也指出：“按此节论调手足之三阳，有左右上下之相通者，有手太阳而调之手阳明者，有手阳明而调之手太阳者，有手阳明而调之足阳明者，有足厥阴而调之足太阳者。阴阳之血气各有分部，而调治错综，抑经气之交通，或鲁鱼之舛误，姑从臆见笺疏，以俟后贤参正。”

二、五音序列与人体脉搏波的关系

本篇宏观上提出五音之人应调治各自相应的经脉，对此后世甚少研究。刘文权等①溯源到古代音律，对五音进行了物理学分析，得出五音序列。根据琴弦振动理论和音律学理论对五音序列进行物理学分析，得出五音的频率排列顺序。参考脉搏波的频谱，假设五音五脏在频率上的映射关系，提出人体能量变化参数（J），并进行小样本的睡眠干预实验验证。结果：计算五音的映射频率值（0.98-1.95、1.99-3.47、3.51-4.48、4.51-5.46、5.48-6.98）Hz 与人体脉搏波的前 5 次谐波基本吻合，实验证明 J 可以作为表征人体能量变化的 1 个参数。说明五音序列与人体脉搏波前 5 次谐波具有确定的对应关系。人体能量变化参数 J 可能为五音疗法提供了 1 个实现个性化、定量化的新方法。

【原文】

黄帝曰：妇人无须者，无血气乎？岐伯曰：冲脉、任脉，皆起于胞[1]中，上循脊[2]里，为经络之海。其浮而外者，循腹[3]上行，会于咽喉，别而络唇口。血气盛则充肤热肉[4]，血独盛则澹渗[5]皮肤，生毫毛。今妇人之生，有余于气，不足于血，以其数脱血也[6]，冲任之脉，不荣口唇，胡须不生焉。

①刘文权，汪震，于文龙，等. 五音序列与人体脉搏波关系的研究[J]. 中华中医药杂志，2010，25（12）：2006-2009.

黄帝曰：士人有伤于阴，阴气[7]绝而不起，阴不用，然其须不去，其故何也？宦者[8]独去何也？愿闻其故。岐伯曰：宦者去其宗筋[9]，伤其冲脉，血泻不复，皮肤内结，唇口不荣，故须不生。

黄帝曰：其有天宦[10]者，未尝被伤，不脱于血，然其须不生，其故何也？岐伯曰：此天[11]之所不足也，其任冲不盛，宗筋不成，有气无血，唇口不荣，故须不生。

黄帝曰：善乎哉！圣人之通万物也，若日月之光影，音声[12]鼓响，闻其声而知其形，其非夫子，孰能明万物之精。是故圣人视其颜色，黄赤者多热气，青白者少热气，黑色者多血少气。美眉者太阳多血，通髯极须[13]者少阳多血，美须者阳明多血，此其时然[14]也。

夫人之常数，太阳常多血少气，少阳常多气少血，阳明常多血多气，厥阴常多气少血，少阴常多血少气，太阴常多血少气，此天之常数[15]也。

【校注】

〔1〕胞：指女子子宫，男子精室。

〔2〕脊：原作“背”，据《太素》卷十、《甲乙经》卷二改。

〔3〕腹：此后原衍“右”字，据《太素》卷十、《甲乙经》卷二删。

〔4〕充肤热肉：《素问·骨空论》王注引《针经》作“皮肤热”。

〔5〕澹渗：《甲乙经》卷二、《素问·骨空论》王注引《针经》并作“渗灌”，义胜。

〔6〕以其数脱血也：《甲乙经》卷二作“以其月水下，数脱血，任冲并伤故也。”于义较明。

〔7〕阴气：为“阴器”之讹，指男子外生殖器。马莳：“士人有伤于阴器，而阴器绝而不起。”

〔8〕宦者：即太监。

〔9〕宗筋：指睾丸。

〔10〕天宦：指男子先天性生殖器官发育不全。

〔11〕天：指先天。

〔12〕声：此下《太素》卷十有“之”字，义顺。

〔13〕通髯极须：即髯满两腮，胡须极长。

〔14〕此其时然：这是常见的现象。时，常也。

〔15〕天：《黄帝内经灵枢校注语译》：“疑当作‘人’字，与上‘人之常数’相应。”又，指先天禀赋。杨上善：“此又授人血气多少之常数也。”

【释义】

本段主要论述了人体胡须的发育状态与经脉气血盛衰的关系，以及十二经脉气血多少的问题。

一、冲脉气血盛衰与胡须的发育

本段原文虽言："冲脉、任脉，皆起于胞中，上循脊里，为经络之海。"但"其浮而外者，循腹上行，会于咽喉，别而络唇口"则为冲脉，冲脉"血气盛则充肤热肉，血独盛者澹渗皮肤，生毫毛"。因此，冲脉气血的盛衰决定胡须的有无。

古人认为妇人由于每月排出经血，冲为血海，致使冲脉之血不足，不能上荣于口唇，故不能生须。宦者是因为冲脉受损，血泻不复，不能上荣于口唇，故不生须。天宦不能生须，主要是因为生理上的缺陷，冲脉不盛，宗筋功能不健全，虽具生气，而血却不能上荣口唇，故不生胡须。原文通过对妇人、宦者和天宦不生胡须机理的讨论，强调了冲脉气血与胡须生长的密切关系。

从理论发生的角度而言，首先古人观察到妇人无须、有月事等生理现象，又观察到月事与胞胎的关系，联系到冲脉在下腹部的明显搏动，所以，很容易将女性生理与冲脉的功能联系起来。其次，由妇人生理推及男子，将宦者去其须，亦认为是冲脉所伤。

二、望面色与须眉判断气血盛衰

本段通过日月与光影、音声与鼓响的关系，类推提出通过观察人体外在面色、眉毛、胡须的状态，以测知人体内在气血的多少。诚如张介宾所说："日月有光，见影可识；音声有应，闻响可知。惟圣人者，能明物理之精，故因此可以知彼，因外可以知内也。"如面色黄赤者为阳，主内多热气；面色青白者为阴，主内少热气。面见黑色者，血多气少。眉目清秀者，是太阳经血气丰多；须髯相连的是少阳经多血；须色华美者，是阳明经多血。

三、三阴三阳经脉气血之多少

原文在讨论了不同人体生理差异的基础上，进一步指出不但不同个体的气血多少不同，就是同一个体，其不同经脉中气血多少也各异，这是人体正常的生理现象。关于三阴三阳经脉气血之多少的论述，又见于《素问·血气形志》《灵枢·九针论》，而且三篇所论并不完全相同。根据历代医家考证，大多认为以《素问·血气形志》的记载最为正确。如马莳说："此又见《素问·血气形志》篇、本经《九针论》，但厥阴常多血少气，太阴常多气少血，有不同耳，大义当以《素问》为的。"有关三阴三阳经脉气血之多少的具体表述以及机理、意义等，参见《素问·血气形志》篇，此不赘述。

【知识链接】

一、冲脉为"经络之海"

本篇认为"冲脉、任脉皆起于胞中，上循脊里，为经络之海"，这里虽冲脉与任脉并提，但主要说的是冲脉。而之所以与任脉相提并论，是因为“冲为血海”(《灵枢·海论》)，又为女子的“经血之海”，冲脉的这一属性使其与任脉紧密联系在一起，共主胞胎，并最终使得任脉不能脱离冲脉而独立存在。

冲脉为“经络之海”，《灵枢·动输》又云：“冲脉者，十二经之海也。”之所以如此，李鼎[①]认为，首先，冲脉主禀受和输布先、后天之精气。先天之精气来源于肾，冲脉与“少阴之大络起于肾下”(《灵枢·动输》)，又与足少阴经并行于腹部和下肢部；后天之精气来源于胃，冲脉与足阳明胃经在下腹部合于宗筋，会于气街(《素问·痿论》)，又出于下肢部的上下巨虚。这样由水谷之精所化生的气血，加上肾脏的精气，都汇聚于冲脉，故称冲脉为经络之海。冲脉关系到生殖功能，本篇认为“宦者去其宗筋，伤其冲脉”，或“天宦者……其任冲不盛，宗筋不成……唇口不荣，故须不生”。女子“月事以时下”也是由于“天癸至，任脉通，太冲脉盛”(《素问·上古天真论》)的结果。可见冲脉禀受肾脏精气，在生殖功能方面起了重要的作用。

其次，冲脉主通行十二经血气并渗灌诸络。《灵枢·逆顺肥瘦》论冲脉的分布：“其上者，出于颃颡，渗诸阳，灌诸精；其下者，注少阴之大络，出于气街，循阴股内廉，入腘中，伏行骭骨内，下至内踝之后属而别；其下者，并于少阴之经，渗三阴；其前者，伏行出跗属，下循跗入大指间，渗诸络而温肌肉。”所涉及的范围甚广，其上渗灌于头面各阳经，其下渗灌于下肢各阴经，其功能四通八达，输送血气于全身。故张介宾概括冲脉的分布说：“其上自头，下自足，后自背，前自腹，内自溪谷，外自肌肉，阴阳表里无所不涉。”(《类经·经络类》)正由于冲脉联络诸多经脉，蓄溢先、后天的精气，蓄溢全身经脉的气血，而被称为“经络之海”“十二经脉之海”。

另外，本篇用较大篇幅论述冲脉气血盛衰与胡须关系的同时，紧接着又言“美须者阳明多血”，可见冲脉为“经络之海”“血海”理论，与“胃者，水谷气血之海也”(《灵枢·玉版》)的理论在这里同时存在，新旧理论并行不悖。

二、妇人“有余于气，不足于血”的指导意义

本篇提出“妇人之生，有余于气，不足于血”，揭示了妇人以血为本的生理特性和容易发生气有余、血不足的病理特点。《妇科玉尺》提出“女子以血为主，男子以精为主”的观点，后世亦有“女子以肝为先天，男子以肾为先天”之说。中医认为，肝藏血，主疏泄，性喜条达，恶抑郁。故人之气血调节与肝的生理功能关系密切。从临床实践看，女性特有心理特点尤其容易产生肝气郁滞，进而波及血分，影响血行，产生诸多妇科病症。如情志失调，肝气郁结，气滞血瘀，冲任不畅，可发生月经先后无定期、痛经、经行乳房胀痛、闭经、妊娠腹痛、不孕症等；肝郁化火，扰乱冲任血海，迫血妄行，可致月经先期、月经过多、崩漏、胎漏等；气火上炎，可发生经行头痛、吐衄、情志异常等；肝郁犯胃，可发生经前呕吐、妊娠呕吐等。妇人之经、带、胎、产过程中，又极易耗血，而致肝血不足。故在治疗中，疏肝以理气，养肝以理血，则是妇科常用大法。

---

①李鼎. 针灸学释难（增订本）[M]. 上海：上海中医药大学出版社，1998：77-78.

三、关于天宦的讨论

天宦是指外生殖器的先天发育不全或睾丸缺陷及第二性征发育不全的一类疾病,是不育的因素之一。包括了西医学之先天性生殖器官发育不全、男性发育延迟症、隐睾等病。其病主要与肝肾有关，机理主要是禀赋不足，外肾失养。治以培补先天肾精和补养肝气为总则。

本篇首次记载该病名，张志聪解释说："天宦者，谓之天阉，不生前阴，即有而小缩，不挺不长，不能与阴交而生子，此先天所生之不足也。"绝大多数古籍中，将天宦并入"五不男"中一并讨论。清代卢若腾《岛居随笔》说："人有五不男：天、犍、漏、怯、变也。天者，阳痿不用，古云天阉是也。"本病除表现为显著的阴茎短小外，多有性功能障碍，阴毛稀少，性欲减退或无性欲，精神不振，腰酸膝软，乏力，舌淡苔薄，脉细弱。治疗应以补肾固精，培元固本为主要原则，注意阴阳互调以及血肉有情、健脾补气之品的合理应用。方以补天育麟丹合斑龙丸加减。

百病始生第六十六

【导读】

人类的医学史也是一部人类探索各种疾病病因的发展史，大致经历了唯心主义病因观、朴素唯物主义病因观、生物学的单一病因观、生态学的多病因观等不同历史时期。本篇作为《黄帝内经》论述发病的专篇，着眼于气候变化、生活环境以及情绪心理等探讨人类疾病发生的原因，并从邪气与正气相互作用的辩证关系分析疾病发生的机理，无疑与现代生态学的多病因观有相通之处。文中所论内外阴阳及“三部之气，所伤异类”的邪气分类方法，以人体正气为本，“两虚相得，乃客其形”的发病观和外感病传变规律等理论，已成为中医学病因病机理论的重要内容。由于全篇重点讨论多种疾病发生的原因及发病机制，故篇名“百病始生”。

【原文】

黄帝问于岐伯曰：夫百病之始生也，皆生于风雨寒暑，清湿〔1〕喜怒。喜怒不节则伤脏，风雨则伤上，清湿则伤下。三部之气〔2〕，所伤异类，愿闻其会〔3〕。岐伯曰：三部之气各不同，或起于阴，或起于阳，请言其方〔4〕。喜怒不节则伤脏，脏伤则病起于阴也；清湿袭虚〔5〕，则病起于下；风雨袭虚，则病起于上，是谓三部。至于其淫泆〔6〕，不可胜数。

黄帝曰：余固不能数〔7〕，故问先师，愿卒〔8〕闻其道。岐伯曰：风雨寒热，不得虚邪〔9〕，不能独伤人。卒然〔10〕逢疾风暴雨而不病者，盖无虚，故邪不能独伤人。此必因虚邪之风，与其身形，两虚相得〔11〕，乃客其形；两实相逢〔12〕，众人肉坚。其中于虚邪也，因于天时，与其身形，参以虚实〔13〕，大病乃成。气有定舍，因处为名〔14〕，上下中外，分为三员〔15〕。

【校注】

〔1〕清湿：指寒湿邪气。清，同“凊”，寒也。

〔2〕三部之气：即伤于上部的风雨，伤于下部的清湿与伤于五脏的喜怒等三类邪气。

〔3〕会：指会聚的部位。

〔4〕方：道理，规律。

〔5〕袭虚：乘虚侵袭。

〔6〕淫泆：浸淫传变。泆，同“溢”，即扩散、散布。

〔7〕固不能数：确实不能一一了解。

〔8〕卒（zú足）：详尽。

〔9〕虚邪：又称虚邪之风，泛指不正常的气候。

〔10〕卒然：突然。卒，同“猝”。

〔11〕两虚相得：指虚邪之风与人体正气虚弱两者相合。

〔12〕两实相逢：指正常气候与人体正气充实相遇。

〔13〕虚实：杨上善：“虚者，形虚也；实者，邪气盛实也。”

〔14〕气有定舍，因处为名：谓邪气伤人有一定的部位，根据不同的部位确定病名。

〔15〕三员：即三部。马莳：“盖人身大体自纵而言之，则以上中下为三部；自横而言之，则以在表、在里、半表半里为三部，故谓之上下中外之三员也。”

【释义】

本节主要论述病因分类及其与发病部位的关系，以及外感病的发病机理，突出了虚邪与正气在人体发病过程中的辩证关系。

一、病因分类

原文开篇即指出，引起人体发病的原因，“皆生于风雨寒暑，清湿喜怒”。继而将病因与发病途径结合起来，从两个不同的角度对病因进行了分类。一是根据病因的性质，按其伤人部位的特异性将其分为三类：即风雨寒暑等六淫病邪，易伤人体的上部；居住环境的寒冷潮湿之气，易伤人体的下部；喜怒不节等情志因素，易伤人体内脏。所谓“三部之气，所伤异类”，即邪气不同，伤害人体的途径也不同。二是根据病因始发途径的内外，将其分为阴阳两大类：即七情伤人，直接引起在内的五脏之气发生异常变化，或脏气虚损，或气机失调，故曰病起于阴；风雨寒暑清湿等天地自然之气伤人，从在外之肌肤而入，故曰病起于阳。《素问·调经论》也指出：“夫邪之生也，或生于阴，或生于阳。其生于阳者，得之风雨寒暑；其生于阴者，得之饮食居处，阴阳喜怒。”上述两种病因分类法又有着内在联系。如在起于阳的天地邪气中，又有伤于上、伤于下的不同，其中“上”有上部、外部之义，因天阳主动，故风雨邪气伤人，疾病初起多有上半身症状突出的表证；所谓“下”有下部、在里之义，因地阴主静，寒湿邪气伤人，多无明显的表证，多停留于肌肉筋脉，传变较慢。概括这两种病因分类方法，原文称之为“上下中外，分为三员”。

二、发病原理

本篇所论是《黄帝内经》有关发病原理的典型阐述。《黄帝内经》认为，疾病发生发展的过程，就是正气与邪气斗争的过程，一方面外邪是外感病发病的必要条件，无邪则无患，所谓“风雨寒热，不得虚邪，不能独伤人”，即风雨寒热等六气，如果不是虚邪，则不能伤人致病，强调了虚邪在人体发病中的作用。另一方面，正气在发病过程中居于主导地位，“卒然逢疾风暴雨而不病者，盖无虚，故邪不能独伤人”，就指出即便有虚邪贼风，只要正气不虚，外邪也无法侵犯人体而致病，由此也说明正气不足是疾病发生的内在根据，致病因素只是发病的条件，不是发病的决定因素。所以当人体正气亏虚，又有虚邪入侵，内外条件具备的情况下，“两虚相得，乃客其形”，必然导致疾病的发生。

这种重视内因，强调邪正辩证关系的发病观，亦见于《黄帝内经》其他篇章之中，如《素问·刺法沦》曰：“正气存内，邪不可干。”《素问·评热病论》说：“邪之所凑，其气必虚。”都突出了正气在发病中的主导作用。

三、病症命名

“气有定舍，因处为名”，是《黄帝内经》病症命名的重要原则与方法之一，《灵枢·顺气一日分为四时》也指出：“气合而有形，得脏而有名。”即邪气伤人有一定的部位，“三部之气，所伤异类”，那么，不同部位发病，其病症表现也就不同，因此，可依据发病的部位对病症进行命名。如《素问·咳论》中的“五脏咳”“六腑咳”，《素问·风论》中的“五脏风”以及胃风、肠风、脑风、首风、目风，《素问·热论》中邪客六经的太阳病、阳明病、少阳病及太阴病、少阴病、厥阴病等病症名称，无不遵循着这一原则和方法。

【知识链接】

一、《黄帝内经》论病因的范围

病因，即引起疾病发生的各种原因。《黄帝内经》对病因的认识内容丰富，范围广泛，凡影响人体生存的内外环境中各种不利因素，基本都包含其中。大致可分为以下几个方面：①外感时邪。如《素问·至真要大论》说：“夫百病之生也，皆生于风寒暑湿燥火，以之化之变也。”说明大多数疾病的发生与六淫邪气有关。《素问·阴阳应象大论》则对六淫的致病特点有所阐述，指出；“风胜则动，热胜则肿，寒胜则浮，湿胜则濡泻。”运气七篇大论中对疫疠之气的致病也有所认识，如《素问·六元正纪大论》说：“疠大至，民善暴死。”“温疠大行，远近咸若。”②七情太过。如《素问·阴阳应象大论》说：“喜怒不节，寒暑过度，生乃不固。”并认为怒伤肝，喜伤心，思伤脾，悲伤肺，恐伤肾。《灵枢·口问》则指出：“大惊卒恐，则血气分离，阴阳破败，经络厥绝，脉道不通，阴阳相逆，正气稽留，经脉空虚，血气不次，乃失其常。”③饮食不节。如《素问·痹论》说：“饮食自倍，肠胃乃伤。”《素问·生气通天论》则云：“因而饱食，筋脉横解，肠澼为痔；因而大饮，则气逆。”又如《素问·奇病论》论脾瘅的发病，认为“此肥美之所发也，此人必数食甘美而多肥也，肥者令人内热，甘者令人中满，故其气上溢，转为消渴”。④劳逸过度。如《素问·宣明五气》说：“久视伤血，久卧伤气，久坐伤肉，久立伤骨，久行伤筋，是谓五劳所伤。”⑤先天病传。如《素问·奇病论》所论“人生而有病颠疾者”，“病名为胎病，此得之在母腹中时，其母有所大惊，气上而不下，精气并居，故令子发为颠疾也”。即在出生前母体感受致病因素而发病。另外，《黄帝内经》对外力损伤、起居无节等致病因素也有所论述。

二、病因三因说的源流演变

病因三因说的提出，受到中国古代三才模式的影响。一般认为，天地人三才模式形成于《周易》，《易传·系辞下》说：“《易》之为书也，广大悉备，有天道焉，有人道焉，有地道焉，兼三材而两之，故六。六者非它也，三材之道也。”从哲学宇宙观的角度而言，《左传·昭公三十二年》注引服虔曰：“三者，天地人之数。”《说文解字》也说：“三，天地人之道也。”同时，“三”又具有矛盾对立统一的意蕴。如此，则使“三”成为集体意识中的模式数字，形成了对世界进行宏观三分的宇宙观。这一思维模式作为中国古人认识世界的重要方法之一，对中医病因学说的形成也有所影响。

本篇较早提出了病因的三部分类法，根据病因的性质，按其伤人部位的特异性将其分为三类：即风雨寒暑等六淫病邪，易伤人体的上部；居住环境的寒冷潮湿之气，易伤人体的下部；喜怒不节等情志因素，易伤人体内脏。所谓“三部之气，所伤异类”“上下中外，分为三员”，即邪气不同，伤害人体的途径也不同。《素问·阴阳应象大论》也说：“天之邪气，感则害人五脏；水谷之寒热，感则害于六腑；地之湿气，感则害皮肉筋脉。”《灵枢·小针解》则明确以上、中、下三部归纳不同属性的病因，“邪气在上者，言邪气之中人也高，故邪气在上也。浊气在中者，言水谷皆入于胃，其精气上注于肺，浊溜于肠胃，言寒温不适，饮食不节，而病生于肠胃，故命曰浊气在中也。清气在下者，言清湿地气之中人也，必从足始，故曰清气在下也”。东汉张仲景在三部分类法的基础上，依据不同病因的致病途径、发病特征和传变规律，将其归纳为内所因、外皮肤所中、其他等三类，即《金匮要略·脏腑经络先后病脉证》所说：“千般疢难，不越三条：一者，经络受邪入脏腑，为内所因也；二者，四肢九窍，血脉相传，壅塞不通，为外皮肤所中也；三者，房室、金刃、虫兽所伤。以此详之，病由都尽。”其病因归类体系，已初步形成了中医病因学说的框架，为后世“三因学说”的形成奠定了基础。晋代陶弘景在《肘后百一方》中提出“三因论”，即“一为内疾，二为外发，三为它犯”。宋代陈无择在前人对病因分类研究的基础上，把病因与发病途径结合起来，创立了“三因学说”。其在《三因极一病证方论·三因论》中说：“六淫，天之常气，冒之则先自经络流入，内合于脏腑，为外所因；七情，人之常性，动之则先自脏腑郁发，外形于肢体，为内所因；其如饮食饥饱，叫呼伤气，尽神度量，疲极筋力，阴阳违逆，乃至虎狼毒虫，金疮踒折，疰忤附着，畏压溺等，有背常理，为不内外因。”陈氏将病因分为内因、外因、不内外因，并认为这三种致病因素，既可以单独致病，又能相兼为病，彼此并非完全割裂。“三因学说”使中医病因学理论更趋完善，对后世影响较大。

另外，《灵枢·口问》根据病因三部致病的特点，论述了人体上、中、下三部邪气侵袭、精气不足所产生的病症及机理，指出："邪之所在，皆为不足。故上气不足，脑为之不满，耳为之苦鸣，头为之苦倾，目为之眩；中气不足，溲便为之变，肠为之苦鸣；下气不足，则乃为痿厥心悗。"

病因三因说着眼于天、人、地三方面的自然因素划分病因，将致病因素与发病途径、特点等有机结合，为临床审因论治提供了依据。相较于病因的阴阳分类而言，较为深入地把握了病因的致病规律，因而分类更为稳定，逻辑性更强。朱现平①认为阴阳分类是以病因致病部位的显著特征为标准，三部分类是以病因来源的本质属性为标准。因此三部分类代表了病因本质的分类，阴阳分类代表了病因非本质的一般划分。从思维方式上看，三部分类以三才整体思维为框架，阴阳分类以阴阳辨证思维为框架，前者反映了病因本质认识上的思维深度，后者体现了病因致病规律的合理度。

三、邪正在发病中的辩证关系

正邪是错综复杂的疾病发生的两个必备条件，一般来说人体正气的强弱是发病与否的先决条件，是疾病过程中矛盾的主要方面。故正气充盛，抗病力强盛，虽有致病因素存在也未必发病。如本篇说："卒然逢疾风暴雨而不病者，盖无虚。"这种重视人体正气的发病学观点非只本篇所述，而是贯穿于整个《黄帝内经》之中。如《素问·刺法论》说："正气存内，邪不可干。"《素问·评热病论》说："邪之所凑，其气必虚。"《素问·金匮真言论》则云："夫精者，身之本也。故藏于精者，春不病温。"均强调疾病的发生是以正气不足为基础的。故朱丹溪《格致余论·张子和攻击注论》说："夫邪所客，必因正气之虚，然后邪得而客之。苟正气实，邪无自入之理。"这种外因决定于内因的思想，不但体现于外感病的发病，也体现在内伤疾病的发生上。以情志致病为例，《素问·举痛论》曰："怒则气上，喜则气缓，悲则气消，恐则气下……惊则气乱……思则气结。"《医宗金鉴·伤寒杂病心法要诀》解释云："凡此九气丛生之病，壮者得之气行而愈，弱者得之气着为病也。"显然人体的正气在情志发病中也具有重要意义。其他如饮食、起居、劳倦、房室等因素致病，也均以正气的虚弱为前提。

另一方面，《黄帝内经》也十分重视邪气在发病中的作用，不仅认为邪气是发病的必要条件，而且在某些特定条件下，病邪也可成为矛盾的主要方面而支配着发病或某一病理阶段。如《素问·金匮真言论》说："八风发邪，以为经风，触五脏，邪气发病。"《素问·刺法论》则云："五疫之至，皆相染易，无问大小，症状相似。"吴又可《温疫论》也说："此气之来，无论老少强弱，触之者即病。"因此要"避其毒气"，加强防治。宋代医家许叔微在《伤寒九十论》中指出："古人称'邪之所凑，其气必虚'，留而不去，其病则实。盖邪之入也，始因虚，及邪居中反为实矣。"说明疾病的发生固因于虚，但邪气入内留而不去乃发病，可见邪气留滞是发病的重要依据。本篇提出"两虚相得，乃客其形"，既强调正气为主导，机体自身条件是基础，又不排除外来致病邪气的重要作用，辩证地看待发病中内外因素的相互关系，是《黄帝内经》

①朱现平.《内经》病因"三部分类"及其思维框架[J]. 中医药学报，1990，(5)：2-5.

辩证思想在发病学方面的体现，也是对发病原理的高度概括。

四、邪正斗争发病论的临床指导意义

本篇以邪正斗争论发病，既论述了邪气伤人在发病中的重要性，更强调了正气抗邪的主导作用，这一具有辩证法思想的发病学观点，在一定程度上揭示了疾病发生的客观规律，所以为历代医家所尊崇，并有效地指导着中医的临床实践。如就养生防病而言，要求人们首先应重视正气，“正气存内，邪不可干”，所以，当疫病流行时要多注意休息，适当锻炼身体，必要时还可以通过食补或药补来扶助正气，以确保身体健康；同时要注意避其毒气，防患于未然，如 SARS 病毒、新型冠状病毒、艾滋病病毒等，都需要避而远之。当疾病发生后，则要审察邪正之间的盛衰消长关系，正确运用扶正祛邪，补虚泻实的治疗方法。如《名医类案·伤寒》载朱丹溪一验案曰：“一人年近五十，大便下血，脉来沉迟涩，面黄神倦者二年矣。九月间因劳倦发热，已自服参苏饮两帖，热退。续早起过劳遇寒，两手背与面紫黑，昏仆，少顷复醒，大发热妄语，口渴身痛，至不可眠。脉之，三部不调，微带数，重取虚豁，左大于右。朱以人参二钱五分，带节麻黄、黄芪各一钱，白术二钱，当归身五分，与五帖得睡，醒来大汗如雨，遂安。”此案属体虚感寒，从邪正两方面详审病机，治以参、芪、归、术扶正，兼以麻黄疏散风寒，扶正为主，兼顾祛邪而取效。由此亦可见邪正发病观指导临床分析病机，确定治则治法的重要价值，说明邪正斗争的发病观，为扶正祛邪治则的确立奠定了理论基础。

【原文】

是故虚邪之中人也，始于皮肤，皮肤缓〔1〕则腠理开，开则邪从毛发入，入则抵深，深则毛发立，毛发立则淅然〔2〕，故皮肤痛。留而不去，则传舍于络脉，在络之时，痛于肌肉，其痛之时息〔3〕，大经乃代〔4〕。留而不去，传舍于经，在经之时，洒淅喜惊〔5〕。留而不去，传舍于输〔6〕，在输之时，六经不通，四肢则肢节痛，腰脊乃强。留而不去，传舍于伏冲之脉〔7〕，在伏冲之时，体重身痛。留而不去，传舍于肠胃，在肠胃之时，贲响〔8〕腹胀，多寒则肠鸣飧泄，食不化；多热则溏出糜〔9〕。留而不去，传舍于肠胃之外，募原〔10〕之间，留著于脉，稽留而不去，息而成积〔11〕。或著孙脉，或著络脉，或著经脉，或著输脉，或著于伏冲之脉，或著于膂筋〔12〕，或著于肠胃之募原，上连于缓筋〔13〕，邪气淫泆，不可胜论。

【校注】

〔1〕皮肤缓：指皮肤腠理疏松。张介宾：“表虚则皮肤缓，故邪得乘之。”

〔2〕淅然：形容怕冷的样子。

〔3〕其痛之时息：指疼痛时作时止。《甲乙经》卷八作“其病时痛时息”。

〔4〕大经乃代：谓邪气由络脉深入经脉，经脉代替络脉受邪。

〔5〕洒（xiǎn 鲜）淅喜惊：谓寒栗而不能自控，好像受到惊吓一样。

〔6〕输：即下文的“输脉”，指足太阳膀胱经。杨上善：“输脉者，足太阳脉，以管五脏六腑之输，故曰输脉。”

〔7〕伏冲之脉：即冲脉，指冲脉深行靠近脊柱里面的分支。

〔8〕贲响：气攻冲而鸣响。贲，同“奔”。

〔9〕溏出麋：指大便稀溏糜烂。溏，大便稀溏。又，丹波元简：“麋、糜，古通用，乃糜烂也。溏出麋，盖谓肠垢赤白滞下之属。”即今之热性泻痢。

〔10〕募原：又称膜原。张志聪：“募原者，肠胃外之膏膜。”

〔11〕息而成积：逐渐长成积块肿物。息，生长。

〔12〕膂筋：附于脊膂的筋脉。膂，指脊骨。杨上善：“膂筋，谓肠后脊膂之筋也。”

〔13〕缓筋：谓循行于腹内的足阳明筋脉。张志聪：“缓筋者，循于腹内之筋也。”

【释义】

本段原文论述了外感病的一般传变规律，提示了早期治疗，预防内传的重要性。

一、外感病的传变规律

百病始生，可分三部，然其传变，不可胜数，但仍有一定的规律可循。虚邪伤人，一般是先客皮肤→络脉→经脉→输脉→冲脉→肠胃→肠胃之外，募原之间，血脉之中。此即外感邪气致病由表入里、由浅入深、由轻至重的一般规律。邪气留连，不仅会发生上述病位的转移，而且可随着人体阴阳盛衰的不同而发生性质的转化，所谓“多寒则肠鸣飧泄，食不化；多热则溏出麋”，正反映了邪随体质阴阳盛衰而发生寒热转化的情况。当然，病邪传变并不是固定不变的，“邪气淫溢，不可胜数”，故临证还要根据证候表现具体分析。

二、疾病发展的渐进性与阶段性

虚邪伤人的传变规律为由表入里，由浅入深的渐次内传，在传舍过程中，“气有定舍，因处为名”，因邪气停留部位不同，会表现出不同的症状特征（图 66-1）。此反映了疾病发展渐进性与阶段性的统一，而中医学正是着眼于疾病发展的阶段性，临床上根据疾病表现出的不同证候，予以相应的治疗。正如《素问·调经论》所言：“五脏者，故得六腑与为表里，经络肢节，各生虚实，其病所居，随而调之。”

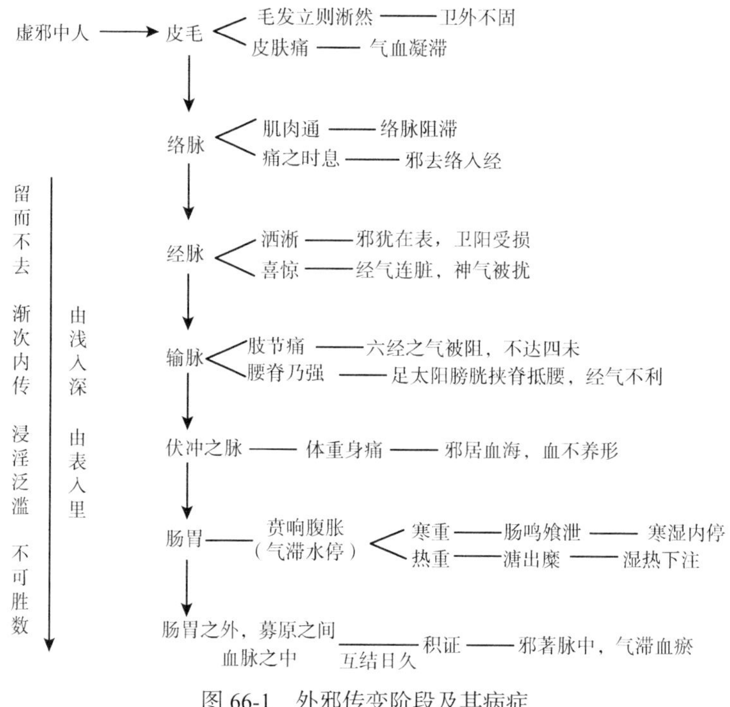

图 66-1 外邪传变阶段及其病症

【知识链接】

本段原文所揭示的外感病传变的一般规律，对于外感病的辨证施治，控制病变的发展，推测疾病的预后，均有着重要的指导意义。它提示临床对于外感疾病应早期诊断与治疗，防微杜渐，及时有效地阻止病邪深入与病情发展；否则一旦“邪气淫泆”，则治疗困难，且效果不佳。正如《素问·阴阳应象大论》所说：“故邪风之至，疾如风雨，故善治者治皮毛，其次治肌肤，其次治筋脉，其次治六腑，其次治五脏。治五脏者，半死半生也。”汉代张仲景讲究“见肝之病，知肝传脾，当先实脾”，可谓这一思想的具体印证。唐代孙思邈《千金要方》更是将疾病分为“未病”“欲病”“已病”三个层次，提出“上医医未病之病，中医医欲病之病，下医医已病之病”，并告诫人们要“消未起之患，治未病之疾，医之于无事之前”。金元朱震亨在《格致余论》也说：“与其求疗于有病之后，不若摄养于无疾之先；盖疾成而后药者，徒劳而已。是故已病而不治，所以为医家之怯；未病而先治，所以明摄生之理。”清代叶天士在《温热论》中提出“务在先安未受邪之地”，以及现代学者治疗外感病“截断扭转”等论述，均是对《黄帝内经》理论的发挥。

【原文】

黄帝曰：愿尽闻其所由然。岐伯曰：其著孙络之脉而成积者，其积往来上下，臂手[1]孙络之居也，浮而缓，不能句[2]积而止之，故往来移行肠胃之间，水凑渗注灌[3]，濯濯[4]有音，有寒则腹䐜满雷引[5]，故时切痛。其著于阳明之经，则挟脐而居，饱食则益大，饥则益小。其著于缓筋也，似阳明之积，饱食则痛，饥则安。其著于肠胃之募原也，痛而外连于缓筋，饱食则安，饥则痛。其著于伏冲之脉者，揣之应手而动，发手则热气下于两股，如汤沃[6]之状。其著于膂筋，在肠后者，饥则积见，饱则积不见，按之不得。其著于输之脉者，闭塞不通，津液不下，孔窍干壅[7]。此邪气之从外入内，从上下也。

黄帝曰：积之始生，至其已成，奈何？岐伯曰：积之始生，得寒乃生，厥乃成积[8]也。黄帝曰：其成积奈何？岐伯曰：厥气生足悗[9]，悗生胫寒，胫寒则血脉凝涩，血脉凝涩则寒气上入于肠胃，入于肠胃则䐜胀，䐜胀则肠外之汁沫[10]迫聚不得散，日以成积。卒然多食饮则肠满，起居不节，用力过度，则络脉伤。阳络[11]伤则血外溢，血外溢则衄血[12]，阴络[13]伤则血内溢，血内溢则后血[14]，肠胃[15]之络伤，则血溢于肠外，肠外有寒，汁沫与血相抟，则并合凝聚不得散，而积成矣。卒然外中于寒，若内伤于忧怒，则气上逆，气上逆则六输[16]不通，温气[17]不行，凝血蕴里[18]而不散，津液涩渗，著而不去，而积皆成矣。

【校注】

〔1〕臂手：《甲乙经》卷八作“擘乎”，宜从。擘，通“辟”。辟，聚也。乎，于也。

〔2〕句：《甲乙经》卷八作“拘”，宜从。拘，即约束使之固定。

〔3〕凑渗注灌：指水液汇聚渗流灌注。凑，聚也。

〔4〕濯濯（zhuó 浊）：水声。

〔5〕腹䐜满雷引：腹䐜，原作“䐜䐜”，据《甲乙经》卷八改。此指腹部胀满，肠鸣如雷，牵引挛急。

〔6〕汤沃：热水浇灌。

〔7〕孔窍干壅：谓皮毛孔窍干燥壅塞。

〔8〕厥乃成积：谓寒气上逆，气机郁滞，气血津液凝滞，而渐成积块。

〔9〕足悗：指足部痠困疼痛不舒、行动不便。悗，同“闷”。

〔10〕汁沫：指津液。

〔11〕阳络：指在上、在表的络脉。

〔12〕衄血：泛指肌肤、鼻、齿、耳等处出血。

〔13〕阴络：指在下、在里的络脉。

〔14〕后血：即大便出血。此泛指前后二阴出血。

〔15〕肠胃：《太素》卷二十七作“肠外”。宜从。

〔16〕六输：指六经。

〔17〕温气：即脉气。温，当作“温”，即《足臂十一脉灸经》之“脉”字。

〔18〕凝血蕴里：里，《太素》卷二十七、《甲乙经》卷八并作“裹”，宜从。谓凝结之血聚积包裹而不能消散。蕴，蓄积也。

【释义】

本段主要讨论了不同部位积证的临床表现，以及积证形成的病因与病机。

一、不同部位积证的临床表现

积证以腹内结块，或胀或痛为主要临床特征。本段原文承接上文，阐述了不同部位积证的临床表现（表66-1），进一步说明了“气有定舍，因处为名”的发病学思想。原文指出，对于积证的辨识，可以从积块所在部位、大小形态、活动程度、应手的感觉，以及饮食前后的变化与各种兼症等方面，加以分析鉴别，才能准确辨证治疗。上述论述，为临床对积证的分类与辨证提供了参考，也丰富了中医腹诊的内容。

表66-1 不同部位积证临床表现与病机

邪留部位	积证名称	临床表现	病机
肠间孙络	孙络之积	肿块上下移动，腹部胀满，肠鸣腹痛	孙络浮浅松弛，不能约束积块，寒邪入脉，收引凝滞，滞液灌渗，液聚而不散
阳明之经	阳明之积	挟脐而居，饱食则益大，饥则益小	足阳明经夹脐下行，属胃，受水谷之气，饱则托积外见，饥则积块下隐
缓筋	缓筋之积	积形同上，饱则痛，饥则安	足阳明经筋循腹布脐，饱则气壅，饥则气消
肠胃之募原	募原之积	痛连缓筋，饱则安，饥则痛	饱则肠胃充，津液渗，其膏膜得润，故安；饥则肠胃空，津液枯，膏膜干燥失润，故痛
伏冲之脉	伏冲之积	揣之应手而动，放手则自觉有热气下流于股，如汤沃之状	冲脉其下行者，循阴股内廉入腘中，邪盛有热，故见是症
膂筋	膂筋之积	饥则积见，饱则饥不见，按之不得	膂筋附于脊背，饥则肠胃空积现，饱则肠胃满而蔽之，故不见
输脉	输脉之积	孔窍干涩，不通	邪著输脉，脉道闭塞，津液不能布散于孔窍

《黄帝内经》中根据积的临床特征不同而有多种名称，如血瘕、石瘕、肠瘤、肠覃等，而且对积、聚也未作详细区分。《难经·五十五难》始对积、聚加以区别：“病有积有聚，何以别之……故积者，五脏所生；聚者，六腑所成也。积者阴气也，其始发有常处，其痛不离其部，上下有所终始，左右有所穷处。聚者阳气也，其始发无根本，上下无所留止，其痛无常处，谓之聚。”张仲景《金匮要略·五脏风寒积聚脉证并治》也指出：“积者，脏病也，终不移；聚者，腑病也，发作有时，展转痛移，为可治。”

二、积证的病因病机

积证的病因主要为寒邪，即所谓“得寒乃生，厥乃成积也”。但不同原因引起的积证，其病理过程不同，本篇将其概括为三个方面：一为外感寒邪。清湿之气伤下，寒起于足，血脉凝涩，胫寒足悗，寒邪循脉上犯肠胃，肠胃寒凝气厥膜胀，迫使肠外汁沫聚结，日久成积。二为饮食居处失节，劳力过度致肠胃络伤出血，血溢遇寒，寒汁与血相搏，凝聚成积。三为忧思情志太过，导致气机紊乱，气血凝滞，津液输布失常，寒邪与水、瘀相互搏结而形成积证。以上积证形成的三种病因病机，提示积证的主因是寒邪，但饮食起居失宜、劳倦过度、七情过激等致病因素均可影响津液、血脉运行而久见积证。其病机不外乎寒凝、气滞、血瘀、津停四个方面，四者常常又互为因果，加之“留而不去”，经久以致“息而成积”。可见，积证的形成是一个慢性变化过程。正如尤怡《金匮翼·积聚》说：“积聚之病，非独痰食气血，即风寒外感，亦能成之。然痰食气血，非得风寒，未必成积。风寒之邪，不遇痰食气血，亦未必成积。”

【知识链接】

一、关于“积”的概念与范围

从病症的角度而言，《黄帝内经》中“积”主要指腹内积块坚硬不移，痛有定处的一类疾病。又有“瘤”“瘕”“息肉”“覃”等称谓，且积与聚并未严格区分。《难经》对积与聚加以分别对待，如《难经·五十五难》说：“积者，阴气也，其始发有常处，其痛不离其部，上下有所终始，左右有所穷处；聚者，阳气也，其始发无根本，上下无所留止，其痛无常处。”同时《难经·五十六难》载五脏之积曰：“肝之积名曰肥气，心之积名曰伏梁，脾之积名曰痞气，肺之积名曰息贲，肾之积名曰贲豚。”后世称为五积。详观五积，可发现至此积的概念发生了变化，不仅有形的包块，无形之积也算在内，病位也扩展到了胸部，如贲豚、息贲等。《中藏经·积聚癥瘕杂虫论》指出：“积者系于脏也，聚者系于腑也，癥者系于气也，瘕者系于血也……故积有五，聚有六，癥有十二，瘕有八。”明确了“积有心、肝、脾、肺、肾之五名也，聚有大肠、小肠、胆、胃、膀胱、三焦之六名也”。金元大家张从正《儒门事亲·五积六聚治同郁断》云：“食积，酸心腹满，大黄、牵牛之类，甚者礞石、巴豆。酒积，目黄口干，葛根、麦蘖之类，甚者甘遂、牵牛。气积，噫气痞塞，木香、槟榔之类，甚者枳壳、牵牛。涎积，咽如拽锯，朱砂、腻粉之类，甚者瓜蒂、甘遂。痰积，涕唾稠黏，半夏、南星之类，甚者瓜蒂、藜芦。癖积，两胁刺痛，三棱、莪术之类，甚者甘遂、蝎稍。水积，足胫胀满，郁李、商陆之类，甚者甘遂、芫花。血积，打扑肭瘀，产后不月，桃仁、地榆之类，甚者虻虫、水蛭。肉积，瘿瘤核疠，腻粉、白丁香，砭刺出血，甚者硇砂、信石。”在明确“五积”概念的基础上，又扩展为九种，并将外科肿块也包含其中，提出了相应的治疗药物。清代沈金鳌《杂病源流犀烛·积聚癥瘕痃癖痞源流》将瘕定义为聚散无常之物：“瘕者假也，假血成形，腹中虽硬，其实聚散无常也，亦往往见于脐下。”至此癥、瘕、积、聚的概念基本明晰，也为现代所遵从。然纵观《黄帝内经》所论“积”症，大致包括以下几种病症。

（一）伏梁

《素问·腹中论》说：“病有少腹盛，上下左右皆有根，此为何病……病名曰伏梁……裹大脓血，居肠胃之外，不可治。”《素问·奇病论》与《灵枢·邪气脏腑病形》对此也有所论述。《难经·五十六难》称此为心之积，指出：“心之积，名曰伏梁，起脐上，大如臂，上至心下，久不愈，令人心烦。”相当于腹部脓性包块或肿瘤性疾病。

（二）息贲

《灵枢・邪气脏腑病形》云：“（肺脉）滑甚为息贲上气。”《灵枢・经筋》认为手太阴之筋其病甚成息贲，胁急吐血。《难经・五十六难》认为息贲为肺之积，指出：“肺之积，名曰息贲，在右胁下，覆大如杯，久不已，令人洒淅寒热，喘咳，发为肺壅。”相当于上腹部肿瘤性疾病。

（三）肥气

《灵枢・邪气脏腑病形》云：“肝脉……微急为肥气，在胁下若覆杯。”《难经・五十六难》认为此为肝之积，指出：“肝之积，名曰肥气，在左胁下，如覆杯，有头足，久不愈，令人发咳逆、痎疟，连岁不已。”类似于肝脾肿大之病。

（四）肠覃

《灵枢・水胀》云：“肠覃何如……寒气客于肠外，与卫气相搏，气不得荣，因有所系，癖而内著，恶气乃起，息肉乃生。其始生也，大如鸡卵，稍以益大，至其成，如怀子之状，久者离岁，按之则坚，推之则移，月事以时下，此其候也。”指肿物初起时如鸡蛋，渐渐长大，形似怀孕，经年之后，肿物按之硬，但推之能移，月经按期来潮。类似于肠道肿瘤或卵巢囊肿之类疾病。

（五）石瘕

《灵枢・ 水胀》云：“石瘕生于胞中，寒气客于子门，子门闭塞，气不得通，恶血当泻不泻，衃以留止，日以益大，状如怀子，月事不以时下。”说明石瘕是子宫内肿物，逐渐长大，形如妊娠，月经不正常。类似于子宫肌瘤、宫腔积血等病症。

（六）肠瘤

《灵枢・刺节真邪》说：“有所结，气归之，卫气留之不得反，津液久留，合而为肠瘤。久者数岁乃成，以手按之柔。已有所结，气归之，津液留之，邪气中之，凝结日以易甚，连以聚居，为昔瘤，以手按之坚。”可见肠瘤主要指腹腔肠道的肿瘤，乃气血瘀滞于肠所致，根据病程发展阶段的不同，其临床表现按之柔软或坚硬。

二、积证病机论述的临床应用

本段提出积证乃因寒凝、气滞、血瘀、津停相互交织而成，这一认识对后世关于肿瘤病理及治则治法的研究，颇有启迪。它提示治疗积证起码要考虑到温散、行气、活血、化痰、软坚散结等几个基本方面，至于邪气淫泆，或化为热，或蕴郁成毒，或耗损正气，则又要根据具体情况加以分析。一般体壮或疾病初起，当以活血化瘀，行气消积为主，兼化痰养血；体虚或疾病后期，则当养血活血，攻补兼施。陈静恒[①]统计分析历代治疗癥瘕的方药，发现历代用药主要以活血化瘀、补虚为原则，其次配合温里、理气、泻下、清热、化痰等药物。结果说明历代医家最重视瘀血凝滞及体虚的病因，治疗癥瘕的聚类药物组合常以活血、理气、补虚、温里、化痰药物为主，以鳖甲煎丸、桂枝茯苓丸、香陵丸、散聚汤、膈下逐瘀汤、理冲汤的化裁方最为常见。可见《黄帝内经》有关积聚的病机、治法思想，在后世临床中的应用情况。特举临床案例一则如下。

李德衔曾治一女性，“一年以来，患者右下腹疼痛，隐隐而作，按之益甚，少腹坠胀，近日夜寐多梦，纳差便溏，月事大致正常，经来量少，三日而净，带下显多，色白黏稠（曾在某医院作超声波检查，报告右下腹可见一 3.4cm×4.1cm×4cm 肿物），舌苔白腻浮黄，质淡，脉沉弦滑。辨证肝郁血滞，脏腑失调，痰湿凝滞，久成癥瘕。需理气活血，化痰消癥。方用桂枝 15g，桃仁 10g，赤芍 10g，丹皮 10g，茯苓 15g，鳖甲 15g，水蛭 6g，香附 10g，郁金 10g，陈皮 10g，蒲公英 15g。以后七诊，均以桂枝茯苓丸为基础，随证加减，共服药三十二剂，历时五十余日，其后欣然来告，昨日复查，肿物消失”[②]。

本案即着眼于气滞、血瘀、痰凝的积证病机，遵循《黄帝内经》“坚者消之，留者攻之”的治疗原则，用桂枝茯苓丸加减行气活血，化痰消癥而取效。

【原文】

黄帝曰：其生于阴[1]者奈何？岐伯曰：忧思伤心；重寒伤肺；忿怒伤肝；醉以入房，汗出当风伤脾；用力过度，若入房汗出浴，则伤肾。此内外三部之所生病者也。黄帝曰：善。治之奈何？岐伯答曰：察其所痛，以知其应[2]，有余不足，当补则补，当泻则泻，毋逆天时，是谓至治。

【校注】

〔1〕生于阴：指病发于内在的五脏。张介宾：“凡伤脏者，皆病生于阴也。”

〔2〕察其所痛，以知其应：审察疾病外在症状，就可了解其内在相应脏腑病变。

【释义】

本节照应前文“病起于阴”，论述了五脏病的常见病因，以及内外三部病证的治疗原则。

---

①陈静恒. 癥瘕历代文献及方药证治规律研究[D]. 广州：广州中医药大学，2014.

②《名老中医经验全编》编委会. 名老中医经验全编（下）[M]. 北京：北京出版社，1994：602-603.

一、五脏病的常见病因

本段论述五脏病的常见病因，与篇首“喜怒不节则伤脏，风雨则伤上，清湿则伤下，三部之气，所伤异类”相呼应，前面通过对虚邪发病的传变和积证病因病机的论述，已分别就上部之气和下部之气做了进一步阐述，本段是对中部之气的再讨论，因此总结说：“此内外三部之所生病者也。”可见“喜怒不节则伤脏”只是五脏所伤的一个例证，五脏所伤的病因，除情志外，尚有饮食、起居、房事、劳倦等，均为人为的生活因素。本段原文与《灵枢·邪气脏腑病形》“愁忧恐惧则伤心。形寒寒饮则伤肺，以其两寒相感，中外皆伤，故气逆而上行。有所堕坠，恶血留内，若有所大怒，气上而不下，积于胁下，则伤肝。有所击仆，若醉入房，汗出当风，则伤脾。有所用力举重，若入房过度，汗出浴水，则伤肾”等论述大同小异，互相发明，说明五脏疾病的致病原因各有特点，如心肝多见情志所伤，肺多伤于外内寒邪，脾多伤于饮食不节，肾多伤于劳倦或房劳。

二、内外三部疾病的诊治原则

内外三部病的诊治原则有三：一是“察其所痛，以知其应”，即根据疾病的临床表现，了解疾病病因以及所在的脏腑病位。二是“有余不足，当补则补，当泻则泻”，即根据疾病的邪正虚实，适时予以补泻。三是要考虑天人相参的关系，“毋逆天时”，顺应自然，根据时令季节确定治法。概括起来就是要辨证论治，因时制宜，故称之为“至治”。

【知识链接】

本段所论五脏疾病的致病特点以及相关治则，也为后世脏腑辨证以及临床治疗提供了理论指导。如文中提出“重寒伤肺”的论点，《灵枢·邪气脏腑病形》称之为“形寒寒饮则伤肺”，认为由皮毛而入于肺的外寒，复加由寒饮入胃而伤于肺，内外交加，肺失宣降，上逆而咳，是引起咳嗽的重要病机。因此，对于咳嗽的治疗，既要注意宣降肺气，散除表邪；同时也要高度重视脾胃的调理。洪广祥通过对慢性咳喘病的深入研究，认为咳喘病机虽繁，证候虽多，但病位不离肺，病因不远寒，病理不离痰饮，受张仲景“病痰饮者当以温药和之”观点的启发，提出“治肺不远温”的观点，并以温散、温化、温补、温通等为主要治法①。特举周济安治疗“重寒伤肺”案例②如下。

陈某，男性，48岁。素有烟酒嗜好，患慢性支气管炎10余年。2日前误食生冷瓜果，当夜脘腹不适，时欲呕吐，频频咳嗽，次日加之气候骤变，受凉而诸症加重，更见恶寒发热，体温39.2℃，喘息不能平卧，喉中痰鸣。西医检查诊断为“慢性支气管炎急性发作”，经青霉素、链霉素等治疗，病情未见明显好转，故改用中药。察其舌淡，苔白而滑，脉浮紧。此乃寒伤肺

①单书健，陈子华. 古今名医临证金鉴·咳喘肺胀卷（下）[M]. 北京：中国中医药出版社，1999：31-34.
②周天寒，李永兵，邓玉霞. 周天寒医论精选[M]. 中国中医药出版社，2017：141.

胃，肺气失宣，胃气失降，表卫失和之证，系内外合邪之故也。治法：散寒解表，宣肺和胃。处方：麻姜二陈汤加减。麻黄 10g，细辛 3g，半夏 12g，陈皮 10g，杏仁 12g，桔梗 12g，生姜 3 片，大枣 6 枚，甘草 3g。

二诊：上方服 2 剂，1 剂汗出，体温降至 38℃，2 剂后咳喘大减，已能平卧。唯现口渴，心烦，舌脉均见热象。此寒郁化热之证，继用原方去细辛、生姜，加石膏 18g，瓜壳 10g。

三诊：2 剂后诸症悉平，体温降至正常。继以六君子汤补肺益气，调理善后。

此案发病与本篇所论“重寒伤肺”相合，治用麻姜二陈汤散寒解表，宣肺和胃而收效。

行针第六十七

【导读】

行针，即用针，指一般针刺操作而言。本篇主要讨论了由于人的体质不同，阴阳之气有盛有衰，其形态表现各异，对针刺治疗的反应有适时、先行、后至、难至、气逆、病剧等差异。因而针刺治疗要因人而异，采取不同的针刺方法。否则，不明白人体形气的情况，不能因人施治，会直接影响医疗效果。指出针刺治疗的过失，多由于医生的诊疗技术水平较低所致，而与病人阴阳之气的盛衰浮沉无关。在论述针刺操作问题的同时，也反映了对人体体质的分类，即根据人体阴阳之偏颇，分为重阳、阳多阴少、阴多阳少、阴阳和调四种类型。由于本篇重点论述有关用针的问题，故篇名“行针”。

【原文】

黄帝问于岐伯曰：余闻九针于夫子，而行之于百姓，百姓之血气各不同形，或神动而气先针行〔1〕，或气与针相逢〔2〕，或针已出气独行〔3〕，或数刺乃知，或发针而气逆〔4〕，或数刺病益剧，凡此六者，各不同形，愿闻其方〔5〕。

岐伯曰：重阳之人〔6〕，其神易动，其气易往〔7〕也。黄帝曰：何谓重阳之人？岐伯曰：重阳之人，熇熇蒿蒿〔8〕，言语善疾，举足善高，心肺之脏气有余〔9〕，阳气滑盛而扬〔10〕，故神动而气先行。黄帝曰：重阳之人而神不先行者，何也？岐伯曰：此人颇〔11〕有阴者也。黄帝曰：何以知其颇有阴也？岐伯曰：多阳者多喜，多阴者多怒，数怒者易解〔12〕，故曰颇有阴，其阴阳之离合难〔13〕，故其神不能先行也。

黄帝曰：其气与针相逢奈何？岐伯曰：阴阳和调而血气淖泽〔14〕滑利，故针入而气出，疾而相逢也。

黄帝曰：针已出而气独行者，何气使然？岐伯曰：其阴气多而阳气少，阴气沉而阳气浮，沉〔15〕者内藏，故针已出，气乃随其后，故独行也。

黄帝曰：数刺乃知，何气使然？岐伯曰：此人[16]多阴而少阳，其气沉而气往难，故数刺乃知也。

黄帝曰：针入而气逆者[17]，何气使然？岐伯曰：其气逆与其数刺病益甚者，非阴阳之气，浮沉之势[18]也，此皆粗之所败，工[19]之所失，其形气无过焉。

【校注】

〔1〕气先针行：谓针刚刺入便产生针刺反应。气，指经气活动所表现的针刺感应。

〔2〕气与针相逢：指针刺与感应适时而至。

〔3〕气独行：指出针后开始产生针刺感应。又，指出针后还保持得气感应。

〔4〕发针而气逆：指针刺后发生不良反应。发针，下针。

〔5〕方：道理。

〔6〕重阳之人：指阳气偏盛的人。

〔7〕往：即至。

〔8〕熇熇蒿蒿：蒿蒿，原作"高高"，据《太素》卷二十三、《甲乙经》卷一改。熇熇蒿蒿，阳气旺盛貌。又，张介宾："熇熇，明盛貌。高高，不屈之谓。"

〔9〕心肺之脏气有余：指心神壮盛，肺气充沛，故神气易于激动，针刺较为敏感。

〔10〕扬：宣散。

〔11〕颇：略微。

〔12〕数怒者易解：指这种人容易发怒，但又容易消除。

〔13〕阴阳之离合难：指阳中有阴，阴阳平衡失调，气血运行受影响，故针刺的敏感性较差。张介宾："阳中有阴，未免阳为阴累，故其离合难而神不能先行也。"

〔14〕淖泽：湿润。

〔15〕沉：原脱，据《太素》卷二十三及马注本、张注本补。

〔16〕人：此后原有"之"字，据《太素》卷二十三删。

〔17〕者：丹波元简："推上下文例，'者'下似脱'其数刺病益甚者'七字。"

〔18〕非阴阳之气，浮沉之势：指不是阴阳之气的盛衰浮沉所导致的。张介宾："凡若此者，乃医之所败所失，非阴阳表里形气之过也。"

〔19〕工：原作"上"，据《太素》卷二十三、《甲乙经》卷一改。

【释义】

本篇主要论述针刺时所出现的六种不同反应及其原理，说明体质与针刺反应的关系，指出针后产生不良反应或数刺后病情反而加重，乃医工之错误所致。

一、阴阳气血偏颇决定体质差异

原文指出："百姓之血气各不同形"，从阴阳的角度而言，有重阳之人、多阳少阴之人、多阴少阳之人和阴阳和调之人，说明阴阳气血的偏颇，是形成体质差异的决定性因素之一。正如《灵枢·通天》所言："盖有太阴之人，少阴之人，太阳之人，少阳之人，阴阳和平之人。凡五人者，其态不同，其筋骨气血各不等。"

二、体质差异决定针刺的反应

本篇着重讨论针刺感应与体质的关系，由于体质有阴阳气血偏颇的差异，故针刺后有四种不同的感应情况：一是重阳之人，其心肺两脏之气有余，阳气滑盛易行，神动而气先行，对针刺的反应最为敏感，针后即刻有感应。二是多阳少阴之人，其阳为阴滞，阴阳之离合难，故神不先行，针刺的反应较重阳之人缓慢。如马莳所说；"盖以阳中有阴，则阳为阴滞，初虽针入与阳合，又因阴滞而复相离，其神气不能易动而先针以行也以此。"三是阴阳和调之人，其气血充盛滑利，"针入而气出，疾而相逢"，针刺与得气犹如桴鼓相应，适时而至。四是阴多阳少之人，其阴气盛而阳气沉潜敛藏，因阳主动，阳气滑利易行，阴主静，阴气沉滞难往，所以针刺时反应迟缓，导致出针后始有针感，或数刺而知等现象（表 67-1）。因此，在治疗疾病时，不能单纯去论病，因为疾病是发生在不同类型的人身上，这样就必须结合病人的体质加以分析。

表 67-1 人体阴阳太少与针刺反应

体质类型	阴阳含量	针刺反应
重阳之人	阳气旺盛	其神易动，其气易往，针刺时反应快。
重阳有阴之人	阳多阴少	阴阳之离合难，故其神不能先行，较重阳之人反应迟。
阴多阳少之人	阴多阳少	阴气沉而阳气浮，气往难，针刺反应迟缓。
阴阳和调之人	阴阳平和	血气淖泽滑利，针入而气出，疾而相逢，针刺反应适中。

三、针刺方法得当与否决定疗效

针刺固然是治疗疾病的重要方法之一，但在针刺治疗时，若不注意操作手法，不分虚实，不知针刺的浅深和不考虑病人的年龄、体质及时间等因素，不但不会使病情减轻，反而会出现不良反应或使病情加重。如原文所说："其气逆与其数刺病益甚者，非阴阳之气，浮沉之势也，此皆粗之所败，工之所失，其形气无过焉。"说明针刺后产生不良反应和屡经针刺病情反而加重者，乃由于医生技术不精而造成治疗上的错误，与病人的形气体质毫无关系，强调了医生技术因素在治疗中的作用，提示我们作为一个医生，必须精通医术，方不致发生医疗事故。

【知识链接】

一、“百姓之血气，各不同形”与体质分类

体质是人体正气盛衰偏颇和影响发病及疾病转化的潜在因素的综合反映,阴阳气血均属于正气的范畴，其盛衰偏颇是决定人体体质重要因素之一，所谓“百姓之血气，各不同形”，对我们进一步研究阴阳气血与体质分类有一定的启发作用。现代对体质类型的划分，也主要是以人体生命活动的物质基础——阴、阳、气、血、津液的盛衰虚实变化为主进行分类，如匡调元[①]即以阴阳、气血、津液的生理、病理特征为依据，将体质分为六大类型，即正常质、晦涩质（气血易阻者）、腻滞质（痰湿易盛者）、燥红质（阴易亏者）、迟冷质（阳易衰者）、倦㿠质（气血易虚者）。王琦[②]则将体质划分为平和质、气虚质、阳虚质、阴虚质、痰湿质、湿热质、血瘀质、气郁质、特禀质等九类。虽然分类有所不同，但均主要从人体气血阴阳角度划分，则是其共同点。

二、“神”“气”与针刺疗效的关系

本文指出针灸治疗作用的优劣有无，与针刺时能否形成“神动”“气行”有直接的因果关系，所谓“或神动而气先针行，或气与针相逢，或针已出气独行”等，由此造成针刺感应不同，疗效自有差异。对此，《黄帝内经》可谓十分重视并反复强调，如《素问·汤液醪醴论》即明确指出：“针石，道也。精神不进，志意不治，故病不可愈。”杨上善解释说：“针石道者，行针石者须有道也。有道者，神不驰越，志不异求，意不妄思，神清内使。”张介宾《类经·论治类》指出：“凡治病之道，攻邪在乎针药，行药在乎神气。故施治于外，则神应于中，使之升则升，使之降则降，是其神之可使也。若以药剂治其内而脏气不应，针艾治其外而经气不应，此其神气已去，而无可使矣。虽竭力治之，终成虚废已尔，是即所谓不使也。”特别是针刺治疗，调节医生与患者之神，通过神调控气的运行以增强疗效，可谓针刺的最高境界。如《素问·针解》言：“必正其神者，欲瞻病人目，制其神，令气易行也。”即以意引气，以医者之神，摄制患者之神，通过暗示的心理影响，引导病人注意于施术部位，使经气易于运行，而产生针刺反应。正由于此，《黄帝内经》提出了针刺治疗“守神”“守气”“守机”的要求，具体参见《灵枢·九针十二原》篇。

三、掌握体质与针刺关系的临床意义

《黄帝内经》视体质为影响针刺反应、决定针刺方法和效应的重要因素之一。从针具选择、进针深度、补泻手法到留针时间、针刺次数等，都要充分考虑患者的体质情况。可以说能否把握经气盛衰滑涩的个体差异而行针刺，是针刺能否获效的要诀之一，是针灸精髓的一部分，诚

①匡调元. 中医体质病理学[M]. 上海：上海科学普及出版社，1996：88.

②王琦. 中医体质学研究与应用[M]. 北京：中国中医药出版社，2012：45-51.

如张志聪《黄帝内经素问集注·八正神明论》所说："能知形之肥瘦，气之盛衰，则针不妄用，而神得其养矣。"

体质与针刺的关系，以本篇与《灵枢·逆顺肥瘦》论述较为集中。本篇重点论述了体质与针感的关系，认为针感出现的快慢，与人体阴阳之气的多少有关，阳气盛的人，由于阳主动，阳气滑利易行，故针感出现的快；阴阳平调之人，针感能适时而至；多阴少阳的人，由于阴主静，其气沉滞难行，故针感出现慢。因此，临床针刺治疗要重视患者的体质差异，针对每种人的不同情况，而采取不同的针刺方法。《灵枢·通天》言："古人善用针艾者，视人五态乃治之，盛者泻之，虚者补之。"提示在不同体质条件下，针刺补泻也是相对的，即对此人施用的"补法"，在彼人可能就成为"泻法"，也就是说，同一刺法（所产生的刺激强度与刺激量），对不同的人所起的作用并不一定相同。因此，根据病证虚实情况而施针刺补泻时，还当结合体质状况，掌握好一定的"度"，因人而异，方能达到实际的补泻效应。所谓"用针之浅深疾徐，刺法之多少补泻，皆以针合人而导之和平"（《黄帝内经灵枢集注·逆顺肥瘦》）。

《灵枢·逆顺肥瘦》并具体指出：肥壮的人"气涩血浊"，经气运行迟缓，针刺宜"深而留之，多益其数"。力强的人"气滑血清"，针刺宜"浅而疾之"。形瘦者，"易脱于气，易损于血，刺此者，浅而疾之"，深刺久留反伤气血。对形体适中的"常人"，一般以常法刺之，但也不可一概而论，而要"视其白黑，各为调之"，即根据其肤色浅深而区别刺法。肤色过深（黑）者，反映血质浓浊，气行亦较为迟涩，故刺法同体胖者；肤色过浅（白）者，反映血质清稀，气行较为滑利，故刺法同形瘦者。肤色受遗传、气候环境及生活条件等因素的影响，反映一定的体质特点，以肤色浅深作为刺法的一个体质参考因素，有其一定的理论依据。婴儿"其肉脆血少气弱，刺此者，以毫针，浅刺而疾发针，日再可也"，提出对小儿刺法，至少要从四个方面考虑其体质特点：①针具，小儿肌肤娇嫩，故选用毫针；②针刺深度，因其血少气弱，经脉未盛，而应浅刺；③留针，小儿形体未充，然而又脏气清灵，反应敏捷稍加触动即可，且活泼好动故不予留针；④针刺次数，由于刺激量微小，加之小儿病情变化较快，故可以一日针两次。

此外，《灵枢·根结》还指出："王公大人，血食之君，身体柔脆，肌肉软弱，血气慓悍滑利……刺大人者微以徐之""刺布衣者，深以留之"。这些论述的意义在于针灸临床上还应注意因饮食、劳逸等生活条件的不同而形成的体质差别。嗜食膏粱厚味，很少体力劳动或缺乏运动锻炼的人，肌肉软弱，血气滑利，易于耗伤，对针灸刺激的耐受性较差，针刺时进退针及提插捻转手法宜轻缓，当浅刺短暂留针。而饮食较为粗糙，长年从事体力劳动者，一般形质粗壮，气血涩浊，耐受性也较强，宜深刺久留针。总之，针刺方法，必须根据各人的经气盛衰滑涩的特点而定，《灵枢·根结》归纳为"气滑即出疾，其气涩则出迟，气悍则针小而入浅，气涩则针大而入深，深则欲留，浅则欲疾"。掌握这一总的针刺原则，临证才能对各种不同体质的患者，应变自如。针灸治疗中对体质把握的程度，取决于有否认真的观察、细心的体会和长期的经验积累[①]。

---

①赵京生. 针灸经典理论阐释[M]. 修订本. 上海：上海中医药大学出版社，2003：126-129.

上膈第六十八

【导读】

膈，同“隔”，隔塞不通之意。《黄帝内经》将饮食咽下困难，或食入即吐的病症称之为“膈”，并有上膈、膈中、下膈之分。本篇从鉴别诊断的角度，阐述了上膈、下膈的区别，提出“气为上膈”“虫为下膈”，其中上膈指上脘部隔塞不通，食入即出的病症；下膈指虫壅所致的下脘部隔塞不通的疾患。虽然本篇主要论述了邪气结聚下脘发生虫壅而致膈症的病机和证治，但因原文始以“气为上膈”作其引文，因而篇名“上膈”。马莳云：“此言膈证有上下之分，而又详下膈之义也。膈者，膈膜也。前齐鸠尾，后齐十一椎，所以遮隔浊气，不使上熏心肺也。然有为膈上之病者，乃气使然，食饮一入，即时还出。有为膈下之证者，乃虫使然，食饮周时，始复外出。但帝明于上膈而昧于下膈。”

【原文】

黄帝曰：气为上膈〔1〕者，食饮入而还出，余已知之矣。虫为下膈〔2〕，下膈者，食晬时〔3〕乃出，余未得其意，愿卒闻之。岐伯曰：喜怒不适，食饮不节，寒温不时，则寒汁流于肠中，流于肠中则虫寒，虫寒则积聚守于下管〔4〕，则肠胃充郭〔5〕，卫气不营〔6〕，邪气居之。人食则虫上食，虫上食则下管虚，下管虚则邪气胜之，积聚以留，留则痈成〔7〕，痈成则下管约〔8〕。其痈在管内者，即〔9〕而痛深；其痈在外者，则痈外而痛浮〔10〕，痈上皮热。

黄帝曰：刺之奈何？岐伯曰：微按其痈，视气所行〔11〕，先浅刺其傍，稍内益深〔12〕，还〔13〕而刺之，毋过三行，察其沉浮，以为深浅。已刺必熨，令热入中，日使热内〔14〕，邪气益衰，大痈乃溃〔15〕。伍以参禁〔16〕，以除其内，恬憺〔17〕无为，乃能行气，后以咸苦〔18〕，化谷乃下矣。

【校注】

〔1〕上膈：病名。即食后即吐的噎膈病。

〔2〕下膈：病名。指因虫积所致进食后，过一段时间吐出食物的病症。

〔3〕晬（zuì 醉）时：即周时，指一昼夜的时间。

〔4〕管：《甲乙经》卷十一作“脘”。按“管”通“脘”。

〔5〕充郭：郭，通“廓”。此谓充满。

〔6〕卫气不营：卫气，《甲乙经》卷十一作“胃气”，义胜。张介宾：“卫气，脾气也。脾气不能营运，故邪得聚而居之。”

〔7〕留则痈成：马莳：“痈，壅同……邪气入于下脘，而积聚已留矣，由是壅成而下脘约也。”痈，通“壅”，壅塞。后文“痈”同此。

〔8〕约：束也，即紧束不通。

〔9〕即：《太素》卷二十六、《甲乙经》卷十一均作“则沉”，宜从。

〔10〕痈外而痈浮：杨上善：“若管外，其痈则浮。”疑“痈”字疑蒙上衍，言疼痛部位表浅。

〔11〕视气所行：指观察其气行方向。杨上善：“以手轻按痈上，以候其气，取知痈气所行有三：一欲知其痈气之盛衰，二欲知其痈之浅深，三欲知其刺处之要，故按以视也。”

〔12〕稍内益深：指慢慢进针逐渐深入。

〔13〕还：即重复。杨上善：“还，复也。如此更复刺，不得过于三行也。”

〔14〕热内：即热入。

〔15〕溃：溃破。

〔16〕伍以参禁：《太素》卷二十六作“以参伍禁”，义胜。张介宾：“三相参为参，五相伍为伍。凡食息起居，必参伍宜否，守其禁以除内之再伤。”伍，即配伍，是相互之意。参，即参合。禁，为禁忌。

〔17〕恬憺（tián dàn 甜淡）：意谓安闲清静。

〔18〕后以咸苦：《太素》卷二十六、《甲乙经》卷十一均作“后服酸苦”。张介宾：“咸从水化，可以润下软坚；苦从火化，可以温胃，故皆能下谷也。”

【释义】

本篇从鉴别诊断的角度，阐述了上膈、下膈的区别，重点论述了下膈的病因、病机、临床表现及其治疗。

一、膈病的含义与分类

膈，作为病症名，其含义同“隔”，即隔塞不通之意。《黄帝内经》将饮食咽下困难，或食入即吐的病症称之为“膈”，如丹波元简所说：“上膈、下膈，即隔食证也。”本篇提出“气为上膈者，食饮入而还出”“虫为下膈，下膈者，食晬时乃出”，即上膈、下膈同为消化道隔塞不通的病症，但上膈病机为气滞，病位在上脘；下膈病机为虫阻，病位在下脘。虽然主症均为呕吐，上膈则表现为食入即吐，下膈表现为进食后间隔较长时间呕吐，故可以从患者进食后呕吐发生间隔时间的长短加以区别。正由于呕吐与进食间隔时间不同，故黄元御云：“上膈即噎隔，下膈即反胃也。”上膈大致相当于今之食管癌、贲门癌、贲门痉挛、食管憩室、食管神经官能症等病。

二、下膈的病因病机

本篇对下膈的病因病机有较为详尽的阐述，杨上善总结其病因病机说：“虫痈之病，所由有三：一因喜怒伤神，不得和适；二因纵欲，饮食不节；三因随情寒温，不以时受。此三因中随有一种乖和，则寒邪汁下流于肠中，令肠内虫寒，聚满下管，致使卫气不得有营，邪气居之。又因于食，虫亦上食，下管遂虚，邪气积以成痈。”核心是各种内外因素，导致肠道寄生虫阻塞于胃肠交接的下脘处或肠道，腑气不通，“要约不行，故食入晬时复出也”（《类经》卷二十二）。而且随着病位的深浅，疼痛也有深在与浮浅之别，痈处表浅者可伴有局部发热。本病类似于现代蛔虫性肠梗阻。

三、下膈的刺灸与药物治疗

下膈的治疗以针灸为主，以手按其壅塞之处，诊察病症的病位、轻重、浅深，先在壅塞部位旁侧浅刺，然后再逐渐深刺，这样反复针刺，但不得超过3次；针刺的深度，必须根据壅塞的深浅所表现邪气的浮沉，沉者深刺，浮者浅刺。针刺之后要用温熨，以温通气血，扶助阳气，以达到溃壅除膈、祛邪扶正的治疗目的。

另外，应配合饮食起居的合理调养，遵守各种禁忌，以除其内伤，同时要心情舒畅，气血才能调畅，然后再内服咸苦的药物消积，使壅滞之物从大便排出，则病可向愈。

【知识链接】

一、《黄帝内经》有关膈病的认识

“膈”作为病名，《黄帝内经》也用“隔”字，主要指消化道阻隔不通的病症。临床表现以进食困难，食入而吐为主症，或伴有大便困难。对此，《黄帝内经》有多篇原文论及，如《素问·阴阳别论》曰：“一阳发病……其传为心掣，其传为隔……三阳结谓之隔。”《素问·气厥论》曰：“膀胱移热于小肠，鬲肠不便。”总括《黄帝内经》所论，大致可概括为以下几个方面。

（一）膈病的病因病机

膈病的病因病机主要分为三个方面：①情志过极。如《素问·通评虚实论》说：“隔塞闭绝，上下不通，则暴忧之病也。”即因情志所伤，气机郁结不畅，痰瘀内阻所致。②食饮中伤。如《灵枢·四时气》指出：“饮食不下，膈塞不通，邪在胃脘。”即饮食不节，或酒色过度，痰食中阻，隔塞不通。③虫积上窜。本篇言下膈的发病，即与虫积有关。上述因素每致气滞、血瘀、食滞、痰饮、虫积，郁积则化热而致阳郁热结。故《素问·阴阳别论》王冰注云：“三焦内结，中热故膈塞不便……三阳结，谓小肠膀胱热结也。”说明热邪为患也是其主要病机。其病位则以胃脘为主，如《素问·评热病论》曰：“食不下者，胃脘隔也。”本篇所论上膈、下膈，也以胃脘为中心划分上下。

（二）膈病的分类与临床表现

根据消化道阻塞部位的不同，《黄帝内经》将膈病分为上膈、膈中、下膈三种。上膈，即气郁胸膈，气不行而津不化，痰气交阻，故吞咽困难，有梗阻感，甚则食入反出，水饮难下。下膈，即因寄生虫壅滞肠道而致的饮食隔夜吐出的病症。

膈中，本篇没有论及。《灵枢·邪气脏腑病形》言：“脾脉……微急为膈中，食饮入而还出，后沃沫。”《素问·气厥论》云：“肝移寒于心，狂，隔中。”《灵枢·本脏》则云：“肝大则逼胃迫咽，迫咽则苦膈中。”可见膈中多因邪气在胃，气滞郁阻，或阴血不足，胃津枯涸，或中焦阳虚火衰，或胃旁脏器病变压迫所致，临床表现为饮食不下，食入一段时间后，复又吐出，脘胀闷痛等。

二、后世对膈病的发挥

《黄帝内经》中膈病以进食困难，食入而吐为主症。《诸病源候论·痞噎病诸候》首先提出“噎”的命名，指出：“噎者，噎塞不通也。”总由“阴阳不和，则三焦隔绝，三焦隔绝，则津液不利，故令气塞不调理也，是以成噎”。并将噎分为五：“夫五噎，谓一曰气噎，二曰忧噎，三曰食噎，四曰劳噎，五曰思噎。”分别论述了各自的病机与临床表现。《诸病源候论·五鬲气候》又提出“五鬲气”之说：“五鬲气者，谓忧鬲、恚鬲、气鬲、寒鬲、热鬲也。”宋以前“噎”“膈”均分开论述，宋代严用和《济生方》首次提出“噎膈”病名。金元医家张子和《儒门事亲·斥十膈五噎浪分支派疏》对将噎膈拆分提出异议，指出：“病派之分，自巢氏始也；病失其本，亦自巢氏始也……且俗谓噎食一证，在《内经》苦无多语，惟曰：三阳结，谓之膈。三阳者，谓大肠、小肠、膀胱也。结，谓结热也。小肠热结则血脉燥，大肠热结则后不圊，膀胱热结则津液涸。三阳既结，则前后闭塞。下既不通，必反上行，此所以噎食不下，纵下而复出也……后世强分为五噎，谓气、忧、食、思、劳也。后又分为十膈五噎。其派既多，其惑滋甚。”故金元以后则噎膈并称。

从本篇论述而言，上膈相当于现代所说噎膈，大致包括西医学的食管癌、贲门癌，以及贲门痉挛、食管憩室、食管炎、弥漫性食管痉挛等病。下膈相当于现代所言反胃，包括西医学的胃、十二指肠溃疡病，胃、十二指肠憩室，胃黏膜脱垂症，十二指肠郁积症，胃部肿瘤，胃神经症等，凡并发胃幽门部痉挛、水肿、狭窄，或胃动力紊乱引起胃排空障碍，在临床均可见脘腹痞胀，宿食不化，朝食暮吐，暮食朝吐等症状。

三、膈病临床证治验案

（一）上膈验案

《医宗必读·反胃噎塞》载："邑宰张孟端夫人，忧怒之余，得食辄噎，胸中隐隐痛。余诊之曰：脉紧且滑，痰在上脘，用二陈加姜汁、竹沥。长公伯元曰：半夏燥乎？余曰：湿痰满中，非此不治。遂用四剂，病尚不减，改大半夏汤，服四帖，胸痛乃止。又四帖，而噎亦减，服二十剂而安。若泥半夏为燥，而以他药代之，岂能愈乎？惟痰不盛，形不肥者，不宜与服也。"

按 本例膈证，由情志忧怒致气结不舒，气不行而津不化，津不化而聚湿成痰，痰气郁结胸膈而成气膈。气膈治疗，吴鞠通有"食膈宜下，痰膈宜导，血膈宜通络，气膈宜宣肝"（《吴鞠通医案·噎》）之论，临床一般采用开郁理气化痰法，方选五磨饮子。此证脉紧且滑，实为痰盛之证，故以二陈汤、大半夏汤加减，使痰化则气行，气行则膈消。

（二）下膈验案

《张振晖针法》报道治疗一下膈病患者，男，4岁，1955年9月21日就诊。主诉：（其母代述）腹痛、呕吐10天，加重5天。

病史：腹痛，呕吐，有时呕出粪臭样物，间有蛔虫，经多方治疗无效。于5天前又外感风寒，复食寒凉之品，以致诸症加剧。急往某大医院诊视，该院确诊为蛔虫性肠梗阻。家属拒绝手术而返回家中邀笔者诊治。

现症："形肉已夺"，骨瘦如柴，若令其闭上眼睛，看上去好像一具尸体，皮肤干燥，腹部膨隆，脐周有一包块，大如鸡卵，大便不通，不得矢气，腹剧烈阵痛。呕吐，初为食物，继为粪臭样物，间有死蛔虫。舌苔白厚腻，脉弦滞。

辨证：寒邪内积，蛔虫内扰，聚而成团，阻塞肠道，气机不畅，发为疼痛，浊气上逆，呕吐频繁。

治则：通调腑气，散结止痛。

治法：针刺双足三里，双手轻轻平补平泻，将针下气机调匀后，再针天枢（先右后左）留针1小时，每隔10多分钟轻轻行针1次，意即加强肠蠕动，促进粪便迅速排出。

翌日二诊，家属诉起针半小时后，孩子腹痛逐渐加剧，并有排便感，随即排出干粪蛋数十枚，继则为死蛔虫团10余个，共计青紫色虫24条，嗣后胀除痛止，安然入睡一宿。为善其后，嘱灸中脘、足三里，每日1次，连灸3天（艾卷烟卷均可）。

三诊：诸症悉除，时时要吃要喝。嘱其家属节制饮食，多食素淡之品，未3个月体壮似小老虎[①]。

按 本案乃寒邪为患，虫动而聚，阻塞肠道。论其治法，当以疏导壅塞为要。天枢为胃经腧穴，大肠募穴，穴近横结肠之位，此即病所取穴也。盖肠道壅塞者，宜顺蠕动而刺，先刺右侧，后刺左侧。若中气虚陷，大便滑泄者，宜逆蠕动而刺，先刺左侧，后刺右侧。足三里为足阳明胃经腧穴、下合穴，按"合治内腑"刺此穴，具有调理肠胃、疏通壅滞、攻邪散结、扶正

①张振晖，张维夯. 张振晖针法[M]. 北京：人民军医出版社，2012：331-332.

祛邪之功。

另外，张介宾《类经·上膈下膈虫痈之刺》记载："余尝治一中年之妇患此证者，因怒因劳，皆能举发，发时必在黄昏，既痛且吐，先吐清涎，乃及午食，午食尽，乃及早食，循次而尽，方得稍息，日日如是，百药不效。乃相延视，则脉弦而大。余曰：此下膈证也。夫弦为中虚，大为阴不足。盖其命门气衰，则食至下焦，不能传化，故直至日夕阳衰之时，则逆而还出耳。乃用八味参杞之属，大补阴中之阳，随手而应。自后随触随发，用辄随效，乃嘱其加意慎重，调至年余始愈。"通过此案，张介宾提出："下膈一证，有食入周日复出而不止晬时者，有不因虫痈而下焦不通者矣。此篇特言虫痈者，盖亦下膈之一证耳，学者当因是而推广之。"

四、"恬憺无为，乃能行气"新诠

对于本篇所言"恬憺无为，乃能行气"，古代医家多从患者的角度论述，如张介宾说："又必恬憺无为，以养其气，则正气乃行，而邪气庶乎可散。"杨上善云："夫情有所在则气有所并，气有所并则不能营卫，故忘情恬惔无为，则气将自营也。"今人黄龙祥①结合《素问·汤液醪醴论》"针石，道也"杨上善注曰："针石道者，行针石者须有道也。有道者神不驰越，志不异求，意不妄思，神清内使。"以及《老子·十六章》"致虚极，守静笃"等论述，将"恬憺无为，乃能行气"，引申到针刺过程中针刺操作者的状态，认为针者只有虚至"极"，静至"笃"，身体才能进入"气自营"的随应而动的"天人合一"状态，只有在这种状态下，引弓发矢、挥毫泼墨才能"得心应手不期然而然"；挥刀解牛才能"以神遇而不以目视，官知止而神欲行"；持针纵舍才能"耳不闻，目明心开而志先；慧然独悟，口弗能言，俱视独见；适若昏，昭然独明，若风吹云"。古人发现静极而动所致"气行"是一种更高的层次——"气自营"，此乃进入"身心合一""天人合一"的标志。而导引行气实为虚静气行所做的必要准备，犹如刺结络以达脉通血和，以及刺筋急以至血气流行，乃为毫针调气所做的准备一样。

当然，从患者的角度而言，《素问·至真要大论》曰："夫阴阳之气，清静则生化治，动则苛疾起。"《素问·生气通天论》说："故风者，百病之始也，清静则肉腠闭拒，虽有大风苛毒，弗之能害。"只有虚静，正气才能流行而邪气无从住留；只有虚静，神才能守其舍，神守舍则邪不能侵入，如此则病无从生，或虽病而易愈。从人类进化的角度来看，人成为万物之灵的代价之一，是其防病抗病能力远不及大脑进化程度不高的其他动物；从人自身来看，成人不及婴儿，正常人不及意识障碍的病人，这本身也表明意识发育和主控的程度与抗病力之间呈现反相关，而通过调节身心进入虚静状态，是古人发现的一种最安全和有效的释放无意识的方法，是一个尚未被人们充分认识的伟大发现。所谓"致虚极，守静笃"，在道家那里是基本的、原初的生存，是人与天地万物契合为一、与日月星辰共同运动的最本原的生活状态。这种原初的东西极易被搅扰、被遮蔽，因而需要人抛弃后天获得的机巧心智、成见私欲，回归于"如婴儿之未孩"（《老子·二十章》）"含德之厚，比于赤子"（《老子·五十五章》）的状态。这好比把意识之门的控制按钮在一个适当的区间，从"开"这一端推移，由意识主控模式进入到无意识主控模式，进入一种无知无欲、极为放松的状态。

---

①黄龙祥. 中国古典针灸学大纲[M]. 北京：人民卫生出版社，2019：294-295.

忧恚无言第六十九

【导读】

忧恚，即忧愁和忿怒。无言，即失音，中医称为“瘖”，指声音不扬，甚或嘶哑不能出声的病症。本篇介绍了人体与发音有关的器官名称与作用，论述了造成失音的内因为忧恚无言，外因为“寒气客于咽”，以及失音的针刺治疗方法。马莳云：“人有忧与怒，以致无言，盖有其由，故名篇。”

【原文】

黄帝问于少师曰：人之卒然忧恚〔1〕而言无音者，何道之塞，何气不〔2〕行，使音不彰？愿闻其方〔3〕。少师答曰：咽喉〔4〕者，水谷之道也。喉咙者，气之所以上下者也。会厌〔5〕者，音声之户也。口唇者，音声之扇也。舌者，音声之机也。悬雍垂〔6〕者，音声之关也。颃颡〔7〕者，分气之所泄也。横骨〔8〕者，神气所使，主发舌者也。故人之鼻洞〔9〕涕出不收者，颃颡不开，分气失也。是故厌小而薄〔10〕，则发气疾，其开阖利，其出气易；其厌大而厚，则开阖难，其出气〔11〕迟，故重言〔12〕也。人卒然无音者，寒气客于厌，则厌不能发，发不能下，至其开阖不利〔13〕，故无音。

黄帝曰：刺之奈何？岐伯曰：足之少阴，上系于舌，络于横骨，终于会厌。两泻其血脉〔14〕，浊气乃辟〔15〕。会厌之脉，上络任脉，取〔16〕之天突，其厌乃发也。

【校注】

〔1〕忧恚（huì 会）：即忧愁和忿怒。

〔2〕不：原作“出”，据《甲乙经》卷十二改。

〔3〕方：即道理。

〔4〕咽喉：据下文所释“水谷之道”，则不当有“喉”字，疑衍。张介宾：“人有二喉，一软一硬。软者居后，是谓咽喉，乃水谷之道，通于六腑者也。硬者居前，是谓喉咙，为宗气出入之道，所以行呼吸，通于五脏者也。”

〔5〕会厌：又称吸门。由会厌软骨和黏膜组成的喉头上前部的树叶状的结构。说话或呼吸时，会厌向上，使喉腔开放；咽东西时，会厌则向下，盖住气管，使食物或水不至于进气管之内。张介宾：“会厌者，喉间之薄膜也，周围会合，上连悬雍，咽喉食息之道得以不乱者，赖其遮厌，故谓之会厌，能开能合，声由以出，故谓之户。”

〔6〕悬雍垂：俗称“小舌”，指口腔内软腭游离缘向下突出的部分。张介宾：“悬雍垂者，悬而下垂，俗谓之小舌，当气道之冲，为喉间要会，故谓之关。”

〔7〕颃颡（háng sǎng 杭嗓）：咽部上腭与鼻孔相通处。

〔8〕横骨：指舌根部的舌骨。张介宾：“横骨，即喉上之软骨也。”

〔9〕鼻洞：指外鼻道。又，丹波元简：“鼻洞，即鼻渊。”张介宾：“鼻洞者，涕液流泄于鼻也。”

〔10〕小而薄：原作“小而疾薄”，《甲乙经》卷十二无“疾”字，与下文“大而厚”为对文，故据删。

〔11〕出气：原作“气出”，据《甲乙经》卷十二乙正，与上文“其出气易”成对文。

〔12〕重言：即口吃。张志聪：“重言者，口吃而期期也。”

〔13〕开阖不利：“利”原作“致”，据《甲乙经》卷十二改。张介宾：“寒气客于会厌，则气道不利，既不能发扬而高，又不能低抑而下，开阖俱有不便，故卒然失音。”

〔14〕两泻其血脉：指两次针刺足少阴舌下脉络放血。又，章楠：“故用针泻少阴、任脉两处之血脉。”

〔15〕浊气乃辟：张志聪：“浊气者，寒水之浊气也。辟，除也。”

〔16〕取：此上《甲乙经》卷十二有“复”字。

【释义】

本篇主要论述人体声音产生的机理，以及失音发生的病机与针刺治疗方法。

一、声音产生的机理

人所以能发出声音，是由诸多器官协同作用的结果，语音的主要发音体按声学原理确认：声带是振源，肺和气管呼出的气息是发音的动力，共鸣腔为口腔、鼻腔、咽腔、头腔、胸腔。在整个吐字发声过程中，气息动力的大小、轻重变化又是受大脑思想情感这个原动力的支配。

本篇原文基于当时的认识，首先介绍了与发声有关的器官及其作用，其中喉咙是呼吸气体上下出入的通道。气管与食管交会之处的会厌，能开能合，相当于发声之门户。口唇张合类似窗户开闭，声音可于此发扬于外。舌的活动是形成语言声音的机要部位。悬雍垂位于冲要部位，是声音发出的关隘。颃颡为呼吸出入分气之路，与声音的共鸣有密切关系。舌骨可受意识支配以形成语言。语言与声音受意识的支配，属于神活动的范围。在神的统帅下，通过经络系统的联络沟通，各个器官密切合作而产生。正由于此，会厌的大小厚薄，口唇的闭合，舌的长短大小厚薄，悬雍垂的位置，舌骨的活动，以及软腭后鼻道是否通畅，皆是影响声音大小、声调高低强弱的因素。如会厌小而薄则出气快，开合便利，呼吸较易，声带振动而发音；会厌大而厚则开合不利，呼吸迟缓，可致言语不利之口吃。

二、失音的病因病机

本文从两方面阐述了失音的病因病机：一是突然的精神刺激，超越人体自身的调节能力，可以产生失音，所谓“人之卒然忧恚而言无音者……使音不彰”。二是外感寒邪，肺失宣降，气道不畅，会厌开阖失度而失音，所谓“寒气客于厌，则厌不能发，发不能下，至其开阖不利，故无音”。二者均属于后世所言急喉瘖的范围。

三、失音的针刺治疗

本篇所论失音乃突发之实证，根据“实则泻之”的治疗原则，可取足少阴舌下脉络刺络放血，以泻其邪气。又由于足少阴肾经，上系于舌，络于横骨，终于会厌，而会厌之脉，上络任脉，故治疗可选天突穴。

关于文中所言“两泻其血脉”，后世注家注释不一，且具体部位不甚明确。如张介宾云：“两泻者，两足俱刺也。足少阴之血脉，当是所注之腧穴，即太溪也。”张志聪则云：“两泻其血脉者，谓脉道有两歧，一通气于舌本，一通精液于廉泉玉英。”章楠认为：“故用针泻少阴、任脉两处之血脉。”然据《素问·刺疟》有“刺舌下两脉出血”的记载，并明确指出：“舌下两脉者，廉泉也。”丹波元简注曰：“诸家为任脉之廉泉非也。任脉廉泉只一穴，不宜言两脉，此言足少阴廉泉也。《气府论》云：足少阴舌下各一。王注：足少阴舌下二穴，在人迎前陷中动脉前，是曰舌本，左右二也。《根结篇》云：少阴根于涌泉，结于廉泉。可以互证。”

【知识链接】

一、音声与五脏的关系

关于音声与五脏的关系，张志聪《黄帝内经灵枢集注》论述较早，指出：“音声者，五音之声，嘹亮而有高下者也。语言者，分别清浊字面，发言而有语句也。在肺主声，心主言，肝主语，然由足少阴肾气之所发。又曰：五者，音也，音主长夏，是音声之道，本于五脏之气全备，而后能音声响亮，语句清明。故善治者，审其有音声而语言不清者，当责之心肝；能语言而无音声者，当责之脾肺；不能语言而无音声者，此肾气之逆也。夫忧则伤肺，肺伤则无声矣。

恚怒伤肝，肝伤则语言不清矣。”干祖望[1]著“音声论”一文，较为详细地讨论了音声与五脏的关系，从无形之功用的角度而言，心为音声之主，肺为音声之门，脾为音声之本，肾为音声之根。心称君主之官，所以人的发音高低和音韵，以及语言的组织、措词的逻辑，都由心来主宰。肺主气，声门部位的声带全赖肺气的冲击而发出声音，故称门。脾为后天之本，肾为先天之根，肺之气赖脾的宗气和肾的纳气而能完成其工作。从有形之质的角度而言，声带属肝，得肺气而能振颤；室带属脾，得气血之养而能活跃；会厌披裂属阳明，环杓关节隶乎肝肾。《素问・阴阳应象大论》谓：“肝生筋。”中医所谓的筋，是指白色、具有强有力的弹性和韧性，硬中有软，软中有硬的纤维组织，如韧带一型扁平薄而且长者，故声带应属于肝。但无肺气的冲激鼓动，则声带亦不能出声。肌肉结构的室带，当然以“脾主肌肉”而属脾，它的生成就是靠气血来荣养。会厌、披裂为足阳明经循行之处。环杓关节的荣养和活动，离不开肾液和筋样物的存在。另外，音调属足厥阴，凭高低以衡肝之刚怯；音量属手太阴，别大小以权肺之强弱；音色属足少阴，察润枯以测肾之盛衰；音域属足太阴，析宽窄以蠡脾之盈亏。肝刚、肺强、肾盛、脾盈，则丹田之气沛然而金鸣高亢矣。

二、《黄帝内经》对失音的认识

失音，中医称为“瘖”，又称喑，指声音嘶哑或喑哑无声的病症。《黄帝内经》对失音的论述，从病因学的角度大致可分为以下几类。

（一）外感失音

如本篇所论，外感失音多为风寒之邪侵袭人体，致腠理闭塞，外束内郁，肺气不利，嗽而声哑，亦可因寒邪郁而化热，或风热之邪侵袭人体，致痰热壅肺，窒塞肺金，古人称为“金实不鸣”。

（二）内伤失音

内伤失音多因情志所伤，每因暴怒、暴忧所致。本篇所言“忧恚无言”，即因忧怒伤肝，气机不调或情志不舒，肝失调达导致音哑。《素问・大奇论》也说：“肝脉骛暴，有所惊骇，脉不至若瘖，不治自已。”指出由于突然受到惊骇，神志受扰，可导致一时性的失语。此类失音，与现代医学的癔病性失语相符合。

此外，《素问・脉解》曰：“内夺而厥，则为瘖俳，此肾虚也。”此为劳伤过度，内耗阴精肾气，下元衰疲，精气不得上承舌本或无以充养肢体，遂成喑痱症。

（三）妊娠失音

《素问・奇病论》曰：“人有重身，九月而瘖，此为何也？岐伯对曰：胞之络脉绝也。帝曰：何以言之？岐伯曰：胞络者系于肾，少阴之脉，贯肾系舌本，故不能言。帝曰：治之奈何？岐伯曰：无治也，当十月复。”此是对妊娠失音的最早论述，认为其发病的原因在于胞宫之络脉

---

[1] 干祖望. 干祖望医话[M]. 陈国丰，徐轩，干千整理. 北京：人民卫生出版社，2012：204-205.

系于肾，肾之经脉贯肾系舌本，妊娠时，胎气阻塞，胞脉受阻，则肾阴不能上荣于舌而瘖。具体参见该篇，此不赘述。

从脏腑的角度而言，失音的发病与肺、肾、肝、心等脏都有关系，然尤与肺、肾关系密切。因喉属肺系，肺脉通于会厌，肾脉上系于舌，络于横骨，终于会厌。肺主气，声由气而发，肾藏精，精足则能化气，精气充足，自可上承于会厌，鼓动声道而发音。若客邪闭肺，或肺肾阴气耗损，会厌受病，声道不利，皆可导致失音。

现代认为失音主要见于各种原因引起的急性喉炎、慢性喉炎、喉头结核、声带创伤、声带小结、声带息肉等，也见于癔症性失音。一般将失音划分为虚实两类，实证包括外感风寒、痰热蕴肺、肝肺气郁，虚证包括肺燥津伤、肺肾阴虚。

三、临床应用案例

干祖望[①]曾治一急性喉炎患者，女，4岁。1985年7月5日初诊。起病3天，声音嘶哑，伴以寒热，多痰，烦躁，不进食，不大便，小便少而赤。

检查：直接喉镜下，声带充血，水肿。体温37.8℃，舌质淡，苔腻，脉未诊。

辨证：时邪束伏于太阴经，纵然发现3天，似乎已逾多天，宜以轻清宣肺为宜。

处方：蝉蜕3g，射干3g，甘草3g，薄荷6g，桂枝3g。5剂煎服。

二诊：1985年7月11日。药进5剂后，发音基本正常，痰已不多，烦躁消失。大便已解，小便已多，且能稍稍进食。

检查：体温已正常，喉头未检查，舌薄苔，脉未诊。

辨证：邪从宣泄而撤，喉亦不嘶而鸣，乘胜追击，以策巩固。

处方：蝉蜕3g，桔梗6g，木蝴蝶3g，莱菔子10g，甘草3g。5剂煎服。

按 急性喉炎起病急，发展快，以咽喉疼痛、声音嘶哑为特征，并伴有全身症状。干老认为本病因风寒或风热侵袭肺卫，致肺气不宣，声门开合不利，即所谓“金实不鸣”。风邪犯肺，极易化热，风热循经，蕴结咽喉，炼液成痰，风、热、痰三者搏结咽喉而致喉瘖者，临床最为常见。本案患儿初起以声嘶、寒热、多痰、烦躁为主症，由于风邪外袭，体内正气外走肌表腠理，协助卫气以抗邪，故内中亏虚，脏腑之气皆弱，脾气不健则停食，腑气不通则便秘，此时补虚则怕恋邪，通腑又恐戕正，两难之际，干老主张围魏救赵，索性二者一概不管，专于疏散手太阴肺经之伏邪，外寇一除，大军自然班师，如此不但急喉瘖得解，食也可进，便亦可通。既是幼儿，病又初起，干老取轻宣肺卫，全方药重18g，蝉蜕、薄荷、桂枝疏风解表；射干清热化痰；甘草调和诸药。药进5剂，邪气从宣泄而撤，匈奴既败，玉门关得固，干老又遣轻骑追击胡虏，扫荡余邪，仍是以轻清之剂收功。

四、关于足少阴脉循行的讨论

本篇提出足之少阴“络于横骨，终于会厌”“会厌之脉，上络任脉”。然传世与出土文献中，

①严道南，黄俭仪，陈小宁. 医案中的辨证思维——百岁名医干祖望医案品析[M]. 北京：人民军医出版社，2011：225-226.

均无此描述。如《灵枢・经脉》仅有肾足少阴之脉“其直者，从肾上贯肝膈，入肺中，循喉咙，挟舌本”的记载。黄龙祥[①]认为，这里之所以出现新的循行分布，不是因为发现了新的循经感传，也不是通过“返观内视”看到了新的路线，而仅仅是为了给这首治疗失音的针方一个理论解释而已。又如治疗失音的特效穴“哑门”属于督脉，本与舌本或会厌没有直接联系，古人为了解释其治疗失音的作用，特设一脉“入系舌本”（见《黄帝明堂经》）。由此可见，在经脉理论定型规范化之前，“脉”“络”随解释需要而生，诊疗经验指向哪就通到哪，解释需要到哪，脉络便通到哪，简言之则“腧穴主治所及，经脉络脉所至”。换言之，对单个穴远隔诊治作用的理论说明，是构建联系之脉的主要目的，其构建方式很简单——其循行路线即起于穴位所在，终于该穴主治所及。在经脉理论定型规范化之前，它们的数目可以随时增加，路线可以随时改变，其性质就是一条指示关联部位及相互关系的示意线。而在经脉理论定型规范化后，这些联系之脉大多被淘汰了。

①黄龙祥. 经脉理论还原与重构大纲[M]. 北京：人民卫生出版社，2016：28-31.

寒热第七十

【导读】

本篇专门讨论瘰疬的病因病机、临床表现、治法原则及其判断预后的方法。由于瘰疬是因寒热毒气所致，临床又有恶寒发热的表现，所以篇名为“寒热”。正如马莳说：“凡有瘰疬者，其病必发寒热，故名篇。”

【原文】

黄帝问于岐伯曰：寒热瘰疬〔1〕在于颈腋者，皆何气使生？岐伯曰：此皆鼠瘘〔2〕寒热之毒气也，留于脉而不去者也。

黄帝曰：去之奈何？岐伯曰：鼠瘘之本，皆在于脏〔3〕，其末上出于颈腋之间，其浮于脉中〔4〕，而未内著于肌肉，而外为脓血者，易去也。

黄帝曰：去之奈何？岐伯曰：请从其本引其末〔5〕，可使衰去而绝其寒热。审按其道〔6〕以予之，徐往徐来〔7〕以去之，其小如麦者，一刺知〔8〕，三刺而已。

黄帝曰：决其生死奈何？岐伯曰：反〔9〕其目视之，其中有赤脉，上下贯瞳子〔10〕，见一脉，一岁死；见一脉半，一岁半死；见二脉，二岁死；见二脉半，二岁半死；见三脉，三岁而死。见赤脉不下贯瞳子，可治也。

【校注】

〔1〕瘰疬：病名。指颈项或腋窝的淋巴结结核。张介宾：“瘰疬者，其状累然而历贯上下也，故于颈腋之间皆能有之。因其形如鼠穴，塞其一，复穿其一，故又名鼠瘘。盖以寒热之毒，留于经脉，所以联络不止。”丹波元简：“瘰疬者，未溃之称；鼠瘘者，已溃之名。”

〔2〕鼠瘘：指瘰疬溃破后所形成的经久不愈的瘘管。

〔3〕鼠瘘之本，皆在于脏：即鼠瘘的病根都在内脏。张介宾："大抵因郁气之积，食味之厚，或风热之毒，结聚而成，故其所致之本皆出于脏，而标则见乎颈腋之间也。"

〔4〕其浮于脉中：谓寒热毒气尚在经脉，未深着于肌肉。杨上善："在脉中未在肌肉，言其浅也。"

〔5〕从其本引其末：即对其发病的脏腑进行治疗，而外发之瘰疬即可消散。本，指内脏；末，指瘰疬处也。

〔6〕审按其道：审察并循经脉所发的道路取穴针刺。

〔7〕徐往徐来：即用徐缓进针，徐缓出针的补泻手法。杨上善："徐往来者，动针法也。"

〔8〕知：指见效，病有起色。

〔9〕反：翻开。

〔10〕其中有赤脉，上下贯瞳子：《太素》卷二十六"上"前有"从"字。张介宾："目者，宗脉之所聚也。瞳子者，骨之精也。赤脉下贯瞳子，以邪毒之焰深贼阴分而然，死之征也。"

【释义】

本篇是有关瘰疬的专论，涉及其病名、病因病机、临床表现、治法原则及其预后判断多个方面。

一、瘰疬病名

瘰疬是指颈项或腋窝的淋巴结结核，患处发生硬块，大小连累，推之不移，小者如枣核为"瘰"，大者如梅李为"疬"。溃烂后流脓，经久不愈，多伴有寒热，故又称为寒热瘰疬。因其易溃破流脓，形如鼠穴，此起彼伏，故又称鼠瘘。

二、病因病机

本篇认为瘰疬发生的病因乃寒热毒气，虽以"气"论病因，然言"毒气"又称毒邪，是一类致病作用强烈、具有传染性的致病因素，当与一般六淫邪气有异。故丹波元简说："此云毒气，亦以邪恶之气为言，后世寒毒、风毒之类，毒字皆本此。"《诸病源候论·瘰疬瘘候》亦指出："此由风邪毒气，客于肌肉，随虚处而停结为瘰疬，或如梅、李、枣核等大小，两三相连在皮间，而时发寒热是也。久则变脓，溃成瘘也。"

寒热毒邪侵犯人体，损伤脏腑，循着经脉而上，留于颈项、腋下之经络，使气血壅滞，血瘀痰凝，结聚而成瘰疬结核；毒盛热炽，肉腐血败而化脓；溃破流脓，状如鼠穴，即为鼠瘘。在此明确指出，瘰疬鼠瘘的临床表现症状虽然在颈项、腋下等体表，但疾病的根源却在内部脏腑。后世多认为与肝、脾、肺、肾诸脏有关。如肝气久郁，化火内燔；脾气不运，积湿生痰，以致痰火交凝结于颈项、腋下，故成此病。或因肺肾阴虚，水亏火旺，灼津为痰，耗伤气血，转为虚损，寒热之毒气得以乘虚侵入，循经脉而上，留于脉络之中而成本病。

三、临床表现

瘰疬发病缓慢，初起在耳后、颈项部、腋下等处，发现结核状如豆粒，单个或多个散在，不红不痛，推之可动；后结块逐渐增大，数目增多，结连三五个，累累如串珠，不易推动，且疼痛渐增，或伴寒热等。瘰疬日久，溃破皮肤，流出脓液，清稀如同痰水，或如豆汁，夹有败絮状物，疮口灰白，久不收敛；或此愈彼溃，形成窦道或瘘管，此称为鼠瘘。常伴寒热盗汗，疲乏消瘦等症状。

四、治法

本篇论瘰疬的治疗，涉及治疗原则与针刺治疗方法两个方面。

（一）治疗原则

前已指出，瘰疬鼠瘘之病根在内脏，颈项、腋下属局部病变，故内脏为本，局部病变为标。“治病必求于本”，所以该病的治疗必须“从其本引其末”，即以治脏为根本，调理其脏腑功能，使其正气充盛，邪气逐渐衰退，消除寒热的发作。同时针刺以治疗局部病变。

（二）针刺治法

针刺治疗要审察瘰疬鼠瘘所在部位，根据所病脏腑经脉而取穴，给予适当的针刺调治。具体针法可采用缓慢进针、缓慢出针的手法，所谓“审按其道以予之，徐往徐来以去之”。瘰疬初起，较小如麦粒，即给予治疗，则针刺一次就可以见效，针刺三次就能彻底治愈。这里强调指出，该病宜早期施治，可望获得彻底治愈之佳效。否则，已成串珠累累，或已溃脓成瘘者，邪毒深、病势重，虽治之也收效甚微。

另外，《素问 · 骨空论》记载：“鼠瘘寒热，还刺寒府，寒府在附膝外解营。”即针刺足少阳胆经阳关穴。目前临床上针灸治疗，对本病之小而未溃者，用燔针刺其核二三次即可痊愈。其大者，更可酌取手少阳三焦经的天井和足少阳经的阳陵泉及膝阳关，亦有较好的效果。

五、预后判断

本篇指出通过观察患者眼球上有无赤脉下贯瞳仁，来判断瘰疬鼠瘘的顺逆预后，《灵枢 · 论疾诊尺》也有相同论述。患者眼球上虽有红色脉络，但未向下贯穿瞳仁，则邪气较浅，病势较轻，为可治之证，预后较好。相反，若有红色脉络上下贯穿瞳孔者，则邪毒较深，病势较重，预后较差。

文中认为赤脉贯穿瞳仁的数目越多，病人的生存时间越长，相对预后较好；赤脉贯穿瞳仁的数目越少，病人的生存时间越短，相对预后较差。对此，张介宾解释说：“目者，宗脉之所聚也。瞳子者，骨之精也。赤脉下贯瞳子，以邪毒之焰深贼阴分而然，死之征也。然脉见二三者，其气散而缓，脉聚为一者，其毒锐而专，此又死期迟速之有异也。”莫枚士《研经言·鼠瘘解》则解释云：“赤脉贯瞳，当是已成之疬串诊法，非初起之瘰疬诊法。何以言之？经以赤脉多则死期远，少则近，则见赤脉非凶兆明矣。大抵血虚之人，目皮里面必白，血主脉，故以脉见之多少，验血虚之微甚。”莫氏认为，见赤脉贯瞳已属瘰疬之中后期，此时气血已大耗，通过观察眼睛赤脉的多少，可以了解其阴血的存亡。赤脉多者血虽虚而尚存，故死期远；赤脉少者，阴血已虚竭，故死期近。章楠也言：“赤脉多，其血气盛，故死期延迟。”丹波元简则指出：“陈言《三因方》云：虽有此说，验之病者，少有此证，亦难考据。”此条仅作参考。

【知识链接】

本篇提出通过局部针刺治疗瘰疬，《灵枢·经筋》还提出“寒热在颈者，治在燔针劫刺之，以知为数，以痛为输”，后世发展为火针疗法。如王金祥等[①]报道以循经取穴为主，配合病灶局部直接针刺，治疗瘰疬273例，总有效率达86.8%。病灶局部针刺方法：①肿块结节型，选其最早出现或结节肿块最大的，在上中下各刺一针，快刺疾出，刺入核心。②如肿大淋巴结已软化形成化脓尚未溃破者，用粗柄火针直刺病灶中心，使脓液尽快排净。③已溃破的瘰疬，在溃破口周边0.5cm处用火针浅围刺。④有窦道渗出形成瘘管时，以适当长的火针直接刺入管腔，以达祛腐生新，促其收敛。梁秀瑛等[②]报道用火针治疗27例，治愈24例，有效率为100%。方法为患者取坐或侧卧位，核体皮肤及周围用碘酒、酒精常规消毒。术者以左手拇食指固定核体，右手持火针（长6～8cm，直径2mm）或三棱针在点燃的酒精灯火上烧红至白亮，对准核体中央呈90°角迅速刺入。深度以核体高度三分之二或四分之三为宜，到达深度后迅速退针。无论核体大小只刺1针。术后针孔部位敷以无菌纱布块，胶布固定，局部24小时内不粘水湿。如针后针孔处溢出少量渗出物，可用无菌棉球擦拭净。1周后遵前法在核体侧缘呈45°角再行火针刺治。如此每隔1周从核体上下左右各刺1次。多核者每次每个核体各刺1针。一般经三至五次治疗，核体逐渐萎小。

现代多根据病变阶段，结合病因病机而辨证施治，采取内外兼治法。一般初期治宜疏肝养血，解郁化痰，方用逍遥散合二陈汤化裁，或消瘰丸加味；中期治宜托毒透脓，上方加生黄芪、皂角刺等；后期治宜滋肾补肺，补养气血，以六味地黄汤加减或香贝养营汤化裁。同时配合外治，未溃之前，可用阳和解凝膏外敷局部；已溃者，可外用丹药、红油膏、生肌拔毒膏、生肌玉红膏等；形成瘘管者，可用化管药条祛腐生肌。

---

①王金祥，郑学良，范毓贤，等. 火针治疗瘰疬273例临床疗效观察[J]. 黑龙江中医药，1984，(4)：27，44.

②梁秀瑛，于晓竹. 火针治疗瘰疬27例[J]. 中国针灸，1994，(增刊)：327-328.

邪客第七十一

【导读】

本篇所论内容是《黄帝内经》中关联度较低的篇章之一。首先，通过对邪气侵犯人体导致失眠病机的讨论，论述了卫气、营气、宗气的作用、循行及其与失眠的关系；其次，论述了天人相应的情况，类似于董仲舒《春秋繁露》之论；第三，介绍了手太阴、少阴脉循行的出入行止及手少阴无腧的道理，提出了心为五脏六腑之大主的命题；第四，介绍了“持针之数，内针之理”等针刺的具体方法和要求；最后讨论了人体有“八虚”的问题。由于本文以讨论邪气侵犯于人体而致失眠开篇，故篇名为“邪客”。马莳云：“客者，感也。首节论邪之所感，故名篇。”

【原文】

黄帝问于伯高曰：夫邪气之客人也，或令人目不瞑不卧出[1]者，何气使然？伯高曰：五谷入于胃也，其糟粕、津液、宗气分为三隧[2]。故宗气积于胸中，出于喉咙，以贯心脉[3]，而行呼吸焉。营气者，泌[4]其津液，注之于脉，化以为血，以荣四末[5]，内注五脏六腑，以应刻数[6]焉。卫气者，出其悍气之慓疾，而先行于四末分肉皮肤之间，而不休者也，昼日行于阳，夜行于阴[7]，常从足少阴之分间，行于五脏六腑。今厥气[8]客于五脏六腑，则卫气独卫其外，行于阳，不得入于阴。行于阳则阳气盛，阳气盛则阳跻满[9]；不得入于阴，阴虚，故目不瞑。

黄帝曰：善。治之奈何？伯高曰：补其不足，泻其有余，调其虚实，以通其道[10]而去其邪，饮以半夏汤一剂，阴阳已通，其卧立至。

黄帝曰：善。此所谓决渎壅塞[11]，经络大通，阴阳得和[12]者也。愿闻其方。伯高曰：其汤方，以流水千里[13]以外者八升，扬之万遍[14]，取其清五升煮之，炊以苇薪火[15]，沸置秫米[16]一升，治半夏[17]五合[18]，徐炊，令竭为一升半，去其滓，饮汁一小杯，日三稍益，以知为度。故[19]其病新发者，复杯则卧[20]，汗出则已矣。久者，三饮而已也。

【校注】

〔1〕目不瞑不卧出:《甲乙经》卷十二作“目不得眠”，无“不卧出”3字，似是。目不瞑，即失眠。瞑，通“眠”。《玉篇·目部》:“瞑，寐也。”

〔2〕三隧：张介宾：“隧，道也。糟粕之道出于下焦，津液之道出于中焦，宗气之道出于上焦，故分为三隧。”

〔3〕心脉:《太素》卷十二、《甲乙经》卷十二并作“心肺”，宜从。

〔4〕泌其津液：分别水谷精微中津液。杨上善：“营气起于中焦，泌五谷津液，注于肺脉手太阴中，化而为血。”

〔5〕四末：即四肢。

〔6〕刻数：指滴水计时之数。古代以漏壶计时，一昼夜为一百刻，营气运行五十周次。

〔7〕夜行于阴：此后《太素》卷十二、《甲乙经》卷十二均有“其入于阴也”5字，于义较明。

〔8〕厥气:《甲乙经》卷十二作“邪气”。杨上善：“厥气，邪气也。”

〔9〕满：原作“陷”，据《太素》卷十二、《甲乙经》卷十二改。本书《大惑论》:“阳气满则阳跻盛。”

〔10〕通其道：疏通营卫之气运行的道路。

〔11〕决渎壅塞：即疏通淤滞。决，即疏导。渎，小水渠。

〔12〕得和：原作“和得”，据《甲乙经》卷十二乙正。

〔13〕流水千里：李中梓：“千里流水，取其流长源远，有疏通下达之义也。”

〔14〕扬之万遍：李中梓：“扬之万遍，令水珠盈溢，为甘澜水，可以调和阴阳。”

〔15〕火:《太素》卷十二作“大”，连下读为“大沸”。

〔16〕秫（shú 熟）米：即黄黏米。张介宾：“秫米，糯小米也，即黍米之类而粒小于黍，可以作酒，北人呼为小黄米，其性味甘黏微凉，能养营补阴。”

〔17〕治半夏：即炮制过的半夏。

〔18〕合（gě 葛）：古代容量单位，一升的十分之一。

〔19〕故：犹“若”。

〔20〕复杯则卧：杨上善：“饮汤覆杯即卧，汗出病已者，言病愈速也。”

【释义】

本段主要通过对邪气侵犯人体导致失眠病机的讨论，论述了卫气、营气、宗气的作用、循行与失眠的关系，提出了治疗不眠的理法和方药。

一、宗气、营气、卫气的运行与作用

本段原文指出，饮食物进入人体后，经过脾胃等脏腑的腐熟、运化，有糟粕、津液与气三

条代谢途径。其中气可分为宗气、营气与卫气，其生成均与饮食水谷密切相关。如《灵枢·五味》说："谷始入于胃，其精微者，先出于胃之两焦，以溉五脏，别出两行，营卫之道，其大气之抟而不行者，积于胸中，命曰气海，出于肺，循喉咽，故呼则出，吸则入。"

宗气由水谷精微之气与肺吸入的大气总合而成，聚积于胸中，成为胸中之大气，故胸中也被称为气海。宗气具有走息道推动呼吸，下贯心脉以行血气，以及维持嗅觉等功能，是连接心脏搏动和肺脏呼吸的中心环节。本篇言"宗气积于胸中，出于喉咙，以贯心脉而行呼吸焉"，《灵枢·邪气脏腑病形》则云："其宗气上出于鼻而为臭。"因此，凡呼吸、声音的强弱，以及心血的运行等都与宗气有关。故《灵枢·刺节真邪》说："宗气不下，脉中之血，凝而留止。"

营气来源于水谷之精气，渗注入于脉中，变化为血液，外则以营养四肢，内而灌注于五脏六腑。营气的运行循十四经之道，昼夜不息，如环无端，始于手太阴肺，按照十二经脉次序，终于足厥阴肝，通过任、督二脉，从肝复注于肺，一昼夜行五十周次，与昼夜百刻之数相应，所谓"气行五十营于身，水下百刻"(《灵枢·五十营》)。

卫气是中焦脾胃所化生的水谷精微的一部分，《素问·痹论》说："卫者，水谷之悍气也，其气慓疾滑利，不能入于脉也，故循皮肤之中，分肉之间，熏于肓膜，散于胸腹。"具有"温分肉，充皮肤，肥腠理，司开阖"(《灵枢·本脏》)的功能。卫气的循行，白天行于阳经，每至夜间则从足少阴肾经开始，以次行于五脏，故与人体寤寐有关。

二、失眠的病机与治疗

《黄帝内经》认为，卫气昼日行于阳，夜行于阴，是人体寤寐的内在基础。如《灵枢·口问》曰："卫气昼日行于阳，夜则行于阴。阴者主夜，夜者卧……阳气尽，阴气盛，则目瞑；阴气尽而阳气盛，则寤矣。"若卫气受邪气侵扰，运行失序，卫气行于阳而不得入于阴，则阳气盛而阴气虚，故令人不得眠。《灵枢·大惑论》也指出："卫气不得入于阴，常留于阳，留于阳则阳气满，阳气满则阳跻盛，不得入于阴则阴气虚，故目不瞑矣。"

对此卫气运行失常导致的失眠，治疗当"补其不足，泻其有余，调其虚实，以通其道而去其邪"，即补阴之不足，泻阳之有余，调其虚实，通利经脉，祛除邪气。方选半夏汤，药用制半夏五合，秫米一升组成。煎药时先取千里长流水八升，反复搅拌万遍，使之成甘澜水，沉淀后取五升；以苇薪作燃料，先把水烧开，然后放入秫米、半夏两味药，慢火久煎，煮取一升半药液，去掉药渣。每次喝一小杯，每天服三次，也可逐渐增加服药量，以见效为标准。这里针对阴阳之气不通所导致的失眠，用秫米与半夏，因其能熬出黏滑的汤汁；炊以苇薪火，取苇是管状空心之物，具有"通"的性质；用千里以外的流水，取其具有流动的性质。这些性质的集合，使半夏汤具有了纠正体内阴阳之气不通的效能，故本节原文断言："饮以半夏汤一剂，阴阳已通，其卧立至。"

【知识链接】

半夏汤，又称半夏秫米汤，其方立意在于通经络，和阴阳，调脾胃，临床适用于湿痰壅滞，营卫失调的失眠证。张锡纯《医学衷中参西录》分析此方时指出："观此方之义，其用半夏，并非为其利痰，诚以半夏生当夏半，乃阴阳交换之时，实为由阳入阴之候，故能通阴阳和表里，使心中之阳渐渐潜藏于阴，而入睡乡也。秫米……取其汁浆稠润甘缓，以调和半夏之辛烈也。水用长流水，更扬之万遍，名曰劳水，取其甘缓能滋养也。薪用苇薪，取其能畅发肾气上升，以接引心气下降，而交其阴阳也。"后世医家演绎经旨，用半夏秫米汤化裁，治不眠之证而奏效者甚众。《千金要方》引《集验方》的半夏千里流水汤，治虚烦闷不得眠，即本方的化裁。清代张璐《千金方衍义》曰："实则邪气之凑，热则阳气之并。《千金》半夏千里流水汤本乎《灵枢》，治阳气盛满不得入于阴，阴虚则目不瞑，故用半夏涤除痰涎，秫米滋培气化，加宿姜、茯苓佐上二味洁净胆腑，生地黄滋水壮阳，枣仁敛津化热，黄芩外疏风木，远志内通壮火，逐流水以下趋，是可无借苇薪之炊矣。"《外台秘要》载《肘后方》用千里水煎半夏、秫米、茯苓，以治伤寒虚烦不得眠。《集验方》温胆汤方用半夏、竹茹、枳实、陈皮等药治惊悸失眠，亦获可喜疗效。《温病条辨》云："温病愈后，嗽稀痰而不咳，彻夜不寐者，半夏汤主之。"以半夏八钱，秫米二两为方，无秫米可代以薏苡仁，半夏逐痰饮和胃，秫米秉燥金之气而成，故能补阳明燥气之不足，而渗其饮，饮退则胃和，寐可立至。又如《冷庐医话》引手抄本《医学秘旨》，内有治不睡方，云："余尝治一人患不睡，心肾兼补之药，遍尝不效。诊其脉，知为阴阳违和，二气不交。以半夏三钱，夏枯草三钱，浓煎服之，即得安睡，仍投补心等药而愈。盖半夏得阴而生，夏枯草得至阳而长，是阴阳配合之妙也。"目前此方仍在临床广泛运用，如胡珂等[①]用半夏秫米汤合温胆汤清热化痰，和胃安神，治疗痰热内扰、清阳不升之失眠，取得良效。张广修[②]用半夏秫米汤化裁的"和中交泰汤"治疗顽固性失眠 54 例，有效率为 87.1%。李金环等[③]用半夏秫米汤加味（法半夏 15g，秫米 60g，天麻 15g，苍术 10g）治疗眩晕疗效确切，值得推广运用。

孟景春治疗一失眠患者，男，56 岁。夜寐不安半年余，入睡难，且有烦躁感，需服用安眠药帮助睡眠，但醒后头昏，精神不振，平时口腻不思食，或有口苦，大便 1～2 日 1 行，便时不畅，有白色黏液，舌苔白腻微黄，脉弦滑。辨证：痰湿中阻，胃气不和。治法：健脾化痰，和胃安神。自拟和胃安神汤加减为治。

处方：法半夏 15g，夏枯草 10g，炙远志 6g，焦神曲 12g，陈皮 10g，朱茯神 12g，炒酸枣仁 20g（打），明天麻 10g，广木香 5g，夜交藤 20g，炒麦芽 20g，炒谷芽 20g。

服用 7 剂后，纳谷渐佳，口腻减轻，大便黏液已无，夜寐有改善，苔腻减少，口不渴。此为痰湿渐化，胃气得和，再诊时原方去明天麻，加柏子仁 10g、北秫米 10g，继用 7 剂。

三诊：夜寐已恢复正常，纳谷增加，苔厚腻全无，嘱其以六君子丸服用半月以善后[④]。

本案患者痰湿中阻、胃气失于和降的表现十分明显，故以半夏汤首选加减治疗。同时又兼有口苦、苔微黄的症状，实为肝火内郁，故以夏枯草与法半夏相配。余药则配以化痰、和胃、安神之品。临证中如遇脾虚明显的患者以党参、苍术、白术、茯苓、甘草、薏苡仁健脾，再配合半夏、陈皮、厚朴等降气化痰之品多能见效。

---

①胡珂，纪云西. 半夏秫米汤合温胆汤治疗失眠体会[J]. 江西中医药，2005，36（2）：51.

②张广修. 和中交泰汤治疗顽固性失眠 54 例[J]. 湖北中医杂志，1992，14（6）：17.

③李金环，吕炳禄，赵建东. 半夏秫米汤加味治疗眩晕 120 例疗效观察[J]. 河北中医，2009，31（7）：1054.

④骆殊，邵佳，刘舟，等. 孟景春从脏腑论治失眠经验[J]. 上海中医药杂志，2012，46（11）：1-3.

【原文】

黄帝问于伯高曰：愿闻人之肢节，以应天地奈何？伯高答曰：天圆地方，人头圆足方以应之。天有日月，人有两目。地有九州[1]，人有九窍。天有风雨，人有喜怒。天有雷电，人有音声。天有四时，人有四肢。天有五音，人有五脏。天有六律[2]，人有六腑。天有冬夏，人有寒热。天有十日[3]，人有手十指。辰有十二[4]，人有足十指、茎、垂[5]以应之，女子不足二节，以抱人形[6]。天有阴阳，人有夫妻。岁有三百六十五日，人有三百六十五节[7]。地有高山，人有肩膝。地有深谷，人有腋腘。地有十二经水，人有十二经脉。地有泉脉，人有卫气。地有草蓂[8]，人有毫毛。天有昼夜，人有卧起。天有列星，人有牙齿。地有小山，人有小节。地有山石，人有高骨。地有林木，人有募筋[9]。地有聚邑[10]，人有䐃肉[11]。岁有十二月，人有十二节[12]。地有四时不生草，人有无子。此人与天地相应者也。

【校注】

〔1〕九州：古代的地区划分名称，即冀、兖、青、徐、扬、荆、豫、梁、雍等九州。

〔2〕六律：古代乐音标准名。相传黄帝时伶伦截竹为管，以管的长短分别声音的高低清浊，乐器的音调皆以此为准。乐律有十二，阴阳各六，阳为律，阴为吕。六律即黄钟、大蔟、姑洗、蕤宾、夷则、无射。

〔3〕十日：指十天干日，即甲、乙、丙、丁、戊、己、庚、辛、壬、癸。

〔4〕辰有十二：指十二时辰，即子、丑、寅、卯、辰、巳、午、未、申、酉、戌、亥。

〔5〕茎、垂：指男子阴茎和睾丸。

〔6〕以抱人形：指女子怀胎受孕。

〔7〕三百六十五节：原脱“五”字，据《太素》卷五补。节，指腧穴。

〔8〕草蓂（mì 觅）：丛生的野草。丹波元简：“草蓂，乃对下文林木，谓地上众草也。”

〔9〕募筋：即筋膜。《太素》卷五作“幕筋”。杨上善：“幕当为膜，亦幕覆也。膜筋，十二经筋及十二经筋之外裹膜分肉者，名膜筋也。”

〔10〕聚邑：指人们聚居的地方。丹波元简：“聚邑者，聚落邑里也。”

〔11〕䐃肉：即人体隆起的肌肉。

〔12〕十二节：指人体四肢十二个大关节。

【释义】

本段基于天人相应的理念，结合早期天圆地方的宇宙结构理论、历法、音律、气象、地理、生物等自然知识，采用取类比象的方法，以说明人体形态结构和情志、声音等变化与自然现象有着对应的关系。此当隶属于董仲舒“人副天数”一类的思想，并无任何实际意义。然也有学者误将此与“天人合一”的哲学理念相混淆，认为这里用取象比类的方法，将人体与自然界进行广泛的联系，借以说明人与自然界息息相关。此无疑是一种遵古不泥、概念不清的误读。

【知识链接】

“人与天地相参也，与日月相应也”（《灵枢・岁露论》）的天人合一观，主要强调人与天地自然同源于“气”，具有相同的阴阳、三才、五行等结构，遵循着相同的自然规律，简言之云同源、同构、同道。人副天数的天人相应论，以董仲舒《春秋繁露・人副天数》为代表，他认为天与人是同类的，人副天数，天人一致；天与人同类相感、同类相动。天地生人和万物，人比万物更尊贵，其原因在于其他生物得天地之气少，而人得天地之气多。所以人无论是从类的角度（副类），还是从数的角度（副数），都和天是一致的。如从类的角度看，人头圆象天，足方象地，头发象星辰，耳目象日月，鼻口呼吸象风和气。从数的角度看，人有小关节三百六十节，和一年的日数相当；大关节十二节，和一年的月数相当；人身体内有五脏，和五行数相当；外有四肢，和四季数相当。眼睛一开一闭，和昼夜相当；性情有时刚强，有时柔和，和冬季、夏季相当；有时悲哀，有时快乐，和阴阳之气相当。《春秋繁露・为人者天》又说：“人之血气，化天志而仁；人之德行，化天理而义；人之好恶，化天之暖清；人之喜怒，化天之寒暑；人之受命，化天之四时；人生有喜怒哀乐之答，春夏秋冬之类也。”这种说法是把人独有的情感赋予天和自然来论证天人同类。这里董仲舒主要采用了公羊春秋的“五其比，偶其类”（《玉环》）的主观类比法，说明天与人是同类的，它们之间可以互相感应、互相触动。本节天人同类的相关论述，无疑与董仲舒“人副天数”的思想有着渊源关系。因此，那种认为“天人相应观是《内经》理论体系的基本观点之一，是在充分吸取中国古代哲学和天文历算等自然科学积极成果的基础上，比较科学地阐述人体的功能、结构和疾病现象，从而确立相应的治疗原则和养生措施”①的认识，就值得商榷了。

这种以自然物类比人体的方法，也被后世相术家所采纳，如《太清神鉴》云：“夫人之生也，禀阴阳冲和之气，肖天地之形，受五行中正之质，为万物之灵者也。故头象天，足象地，眼象日月，声音象雷霆，血脉象江河，骨节象金石，鼻额象山岳，毫发象草木。天欲高远，地欲方厚，日月欲光明，雷霆欲震响，江河欲润，金石欲坚，山岳欲峻，草木欲秀，此皆大概也。”此说将人定位为秉承、融合“阴阳之气”“天地之形”“五行之质”而生的“万物之灵”，因此，人的形体外貌可与自然万物进行类比，并兼具这些自然物的特有属性。

【原文】

黄帝问于岐伯曰：余愿闻持针之数[1]，内针[2]之理，纵舍[3]之意，扞皮[4]开腠理，奈何？脉之屈折，出入之处，焉至而出，焉至而止，焉至而徐，焉至而疾，焉至而入[5]？六腑

①王洪图. 内经[M]. 北京：人民卫生出版社，2000：803.

之输于身者，余愿尽闻其[6]序。别离之处，离而入阴，别而入阳，此何道而从行？愿尽闻其方。岐伯曰：帝之所问，针道毕矣。

黄帝曰：愿卒闻之。岐伯曰：手太阴之脉，出于大指之端，内屈循白肉际[7]，至本节[8]之后太渊留以澹[9]，外屈上于本节下，内屈与诸阴[10]络会于鱼际，数脉并注[11]，其气滑利，伏行壅骨[12]之下，外屈出于寸口而行，上至于肘内廉，入于大筋之下，内屈上行臑阴[13]，入腋下，内屈走肺，此顺行逆数[14]之屈折也。心主之脉[15]，出于中指之端[16]，内屈循中指内廉，以上留于掌中[17]，伏行两骨之间，外屈出两筋之间[18]，骨肉之际，其气滑利，上二寸[19]，外屈出行两筋之间，上至肘内廉，入于小筋之下，留两骨之会[20]，上入于胸中，内络于心脉。

黄帝曰：手少阴之脉独无腧[21]，何也？岐伯曰：少阴，心脉也。心者，五脏六腑之大主也，精神之所舍也，其脏坚固，邪弗能容[22]也。容之则心伤，心伤则神去，神去则死矣。故诸邪之在于心者，皆在于心之包络。包络者，心主之脉也，故独无腧焉。

黄帝曰：少阴独无腧者，不病乎？岐伯曰：其外经病[23]而脏不病，故独取其经于掌后锐骨之端[24]。其余脉出入屈折，其行之徐疾，皆如手少阴[25]、心主之脉行也。故本腧者，皆因其气之虚实疾徐以取之，是谓因冲[26]而泻，因衰而补，如是者，邪气得去，真气坚固，是谓因天之序[27]。

黄帝曰：持针纵舍奈何？岐伯曰：必先明知十二经脉之本末[28]，皮肤之寒热，脉之盛衰滑涩。其脉滑而盛者，病日进；虚而细者，久以持；大以涩者，为痛痹；阴阳如一[29]者，病难治。其本末尚热者[30]，病尚在；其热已衰者，其病亦去矣。持其尺[31]，察其肉之坚脆、大小、滑涩、寒温、燥湿。因视目之五色，以知五脏而决死生。视其血脉，察其色，以知其寒热痛痹。

黄帝曰：持针纵舍，余未得其意也。岐伯曰：持针之道，欲端以正，安以静，先知虚实，而行疾徐，左手执骨，右手循之，无与肉果[32]，泻欲端以正[33]，补必闭肤，辅[34]针导气，邪得淫泆[35]，真气得居。黄帝曰：扞皮开腠理奈何？岐伯曰：因[36]其分肉，左别其肤，微内而徐端之[37]，适神不散，邪气得去。

黄帝问于岐伯曰：人有八虚[38]，各何以候？岐伯答曰：以候五脏。黄帝曰：候之奈何？岐伯曰：肺心有邪，其气留于两肘；肝有邪，其气流于两腋；脾有邪，其气留于两髀[39]；肾有邪，其气留于两腘。凡此八虚者，皆机关之室[40]，真气之所过，血络之所游，邪气恶血，固不得住留，住留则伤筋络骨节，机关不得屈伸，故痀[41]挛也。

【校注】

〔1〕数：技术。

〔2〕内针：即进针。内，同“纳”。

〔3〕纵舍：指针刺补泻的方法，即迎随补泻法。张志聪：“纵舍者，迎随也。”又，张介宾：“纵言从缓，舍言弗用。”

〔4〕扞（gǎn 赶）皮：即用手伸展开皮肤。扞，同“擀”，用手展物。

〔5〕焉至而出……焉至而入：谓脉气循行出入、快慢、行止的部位何在。张志聪：“谓血气之行于经脉外内，有至止出入之处。而内针之理，何以为之至止疾徐也。”出，指体表诊脉处，其他部位则为“入”行。

〔6〕其：原作“少”，据《太素》卷九改。

〔7〕白肉际：又称赤白肉际。指手足掌面与背面的分界处。张介宾：“凡人身经脉阴阳，以紫白肉际为界，紫者在外属阳分，白者在内属阴分。”

〔8〕本节：指手拇指掌指关节。

〔9〕留以澹：指脉气流至太渊处而动，形成寸口脉搏动状态。张介宾：“澹，水摇貌。脉至太渊而动，故曰留以澹也。”澹，水动貌。

〔10〕诸阴：原作“阴诸”，据《甲乙经》卷三改。

〔11〕数脉并注：指手太阴、手少阴、手心主三条经脉会聚流注于手鱼际。

〔12〕壅骨：指第一掌骨。杨上善：“壅骨，谓手鱼骨也。”

〔13〕臑（nào 闹）阴：指上臂内侧。臑，指肩、肘之间的部位。

〔14〕顺行逆数：手太阴肺经从胸走手为顺行，从手走肺的次序为逆数。杨上善：“其屈折从手向身，故曰逆数也。”

〔15〕心主之脉：即手厥阴心包经脉。马莳：“心主之脉，即手厥阴心包络之脉也。手少阴心经，本为君主之官，而此以心包络为心主者，正以其脉之所行悉代君主，而遂谓之心主之脉也。”

〔16〕中指指端：指中冲穴，为手厥阴心包经之井穴。

〔17〕掌中：指劳宫穴，为手厥阴心包经之荥穴。

〔18〕两筋之间：指大陵穴，为手厥阴心包经之输穴。

〔19〕上二寸：《太素》卷九作“上行三寸”，指间使穴，为手厥阴心包经之经穴。

〔20〕两骨之会：指曲泽穴，为手厥阴心包经之合穴。

〔21〕独无腧：腧，指五输穴，即在四肢膝、肘关节以下的井、荥、输、经、合五个特定穴。十二经脉本应各有特定的五输穴，但据前《灵枢·本输》中记载，心经的五输穴，实际是心包经之所属，所以有“手少阴之脉独无腧”的提问。

〔22〕容：《太素》卷九、《脉经》卷六并作“客”，宜从。

〔23〕外经病：指心脉循行于外的部位发生病症。

〔24〕掌后锐骨之端：指手少阴心经的神门穴。

〔25〕太阴：原作“少阴”，据《太素》卷九改，以与上文例举手太阴、心主二脉之循行相呼应。

〔26〕冲：杨上善：“冲，盛也。”

〔27〕因天之序：谓符合自然规律。天，天然，自然。

〔28〕本末：即经脉循行的起止点。杨上善：“起处为本，出处为末。”

〔29〕阴阳如一：指气口脉与人迎脉大小齐等如一。气口脉属阴，人迎脉属阳，正常情况下，春夏人迎脉微大，秋冬气口脉微大。马莳：“人迎、气口若一，则脉为关格，病当难治。”又，张介宾：“表里俱伤，血气皆败者，是为阴阳如一，刺之必反甚，当舍而勿针也。”

〔30〕其本末尚热者：《甲乙经》卷五作“察其本末上下有热者”，《太素》卷二十二“尚”

作“上”。此言经脉循行部位有热。又，马莳：“胸腹为本，四肢为末。”

〔31〕尺：指尺肤。即腕、肘关节之间的皮肤。

〔32〕无与肉果：指针刺时不可用力过猛，以防止肌肉突然收缩，将针缠裹。果，同“裹”。

〔33〕泻欲端以正：指直入直出的泻法。杨上善：“直入直出，故曰端正。”

〔34〕辅：《太素》卷二十二、《甲乙经》卷五作“转”，义胜。张介宾：“以手辅针，导引其气。”

〔35〕邪得淫泆：《甲乙经》卷五作“邪气不得淫泆”，义胜。指邪气不能扩散。

〔36〕因：顺，顺着。

〔37〕微内而徐端之：即轻微的浅刺针法。马莳：“右手微纳其针，而徐徐端正其针以入之。”

〔38〕八虚：指邪气侵袭后容易留止的左右肘、腋、髀、腘等八个部位。

〔39〕髀：指髋关节。

〔40〕机关之室：谓运动之枢纽，气血之要会。张介宾：“枢，枢机也。关，要会处也。”

〔41〕痀（jū 居）：《甲乙经》卷十作“拘”。痀，同“拘”。

【释义】

本段主要论述了有关经脉的循行、腧穴分布以及针刺治疗的理论与方法等。

一、手太阴、手厥阴经脉的循行

本段首先提出了三个问题：一是针刺的操作方法问题；二是经脉的循行路径问题；三是“六腑之输于身者……别离之处，离而入阴，别而入阳，此何道而从行”的问题。本篇对于前两个问题已有详细解答，然第三个问题则未见答案。黄龙祥[①]认为《灵枢·经别》可谓是对本篇第三个问题的解答。至于本篇论经脉的循行，何以只谈及手太阴与手厥阴经脉，张介宾解释说：“本篇于十二经之屈折，独言手太阴、心主二经者，盖欲引正下文少阴无腧之义，故单以膈上二经为言耳。诸经屈折详义，已具《经脉》《本输》等篇，故此不必再详也。”然本篇所论与《灵枢·经脉》的内容并不完全相同。

（一）手太阴肺脉的循行

手太阴之脉，出于大拇指之端（少商穴），由此屈向内行，循内侧白肉际（鱼际穴），至本节后寸口部的太渊穴，脉至此有搏动现象；然后再屈向外行，上于本节的下方，又屈而向内与诸阴经会于鱼际部，因为诸阴经都输注于此，所以，脉气运行滑利，开始伏行于第一掌骨之下，再由此屈而向外浮出于寸口，循经上行于肘内侧的大筋之下，又向内弯曲上行上臂内侧，进入腋下，又继续屈向内行，入于肺中。

①黄龙祥. 经脉理论还原与重构大纲[M]. 北京：人民卫生出版社，2016：350.

（二）手厥阴心包脉的循行

心主手厥阴心包经之脉，出于手中指尖端（中冲穴），由此屈而向内，循中指内侧，上行入掌中（劳宫穴），此后伏行于两骨之间，屈而向外浮出前臂掌侧两筋之间，腕关节骨肉之际（大陵穴），其气滑利，去腕上行三寸（间使穴）后，又向外弯曲行到两筋之间，再向上到达肘内侧，进入于小筋之下方，留于两骨的会合之处（曲泽穴），然后沿上臂内侧上行入胸中，内络于心经之脉。

总体而言，手太阴肺经和手厥阴心包络经之屈折逆行，是从井、俞出，气血输注逐渐旺盛而入脏。

二、手少阴心经无“腧”的机理

《灵枢・本输》记载了十一条经脉在肘膝以下的五输穴，其中经脉以“心”“手少阴”为名，所举腧穴却属于手厥阴心包经。故本篇提出“手少阴之脉独无腧”的问题予以讨论。现今所见的手少阴经的完整腧穴，始载于《针灸甲乙经》。

本篇认为手少阴之脉之所以独无五输穴，是由于“心”的特殊地位决定的。手少阴是心脉，心是五脏六腑之主，“君主之官”（《素问・灵兰秘典论》），主藏神，其脏坚固，邪不能伤害。如邪气伤了心脏，则心伤而神空，神去则死。而心包络是心的外围组织，为“臣使之官”，生理情况下可代心行令，病理情况下可代心受邪。因此，凡邪气犯心，一般都先客于心之包络，所谓“故诸邪之在于心者，皆在于心之包络”，故凡治病，但取包络之腧，就可以治心病，所以五脏六腑十二经脉中，只有手少阴心经没有五输穴。诚如马莳《灵枢・本输》注所说：“盖心为五脏六腑之大主，不可受病，而心包络与心经相通，代君主以行事者也。凡刺穴者，刺心包络而已。故此诸穴，本系心包络经，而遂以手少阴心经名之也。”阐明了以手少阴心经为名而用手厥阴心包经穴的道理。

但心的本脏不受邪并不表明心经不受邪，如影响到心经，即“外经病而脏不病”，如《灵枢・经脉》心手少阴之脉“是主心所生病”，所列病症有“目黄胁痛，臑臂内后廉痛厥，掌中热痛”等外经病，未载“心痛”等脏病，在手厥阴心包经的所主病下则有“烦心，心痛”等病候。由此可见，治心脏病要以心包经为主，而心经穴则以治其经病为主。故本篇言对于心经病症，当“独取其经于掌后兑骨之端”，即神门穴治疗，应当根据病证的虚实，脉气的快慢而决定治法原则。

当然，心经腧穴可不可以治心脏病，在《黄帝内经》中有不同看法。《灵枢・五邪》中论述邪客于心时，不但有自己的病症，而且还可以调其输，即“邪在心，则病心痛喜悲，时眩仆，视有余不足而调之其输也”。《素问・刺热》中论述心热病时也说“刺手少阴、太阳”。出现这些差异，应属于不同学术源流之故。

三、针刺前的知识要求

本段具体论述了针刺前需要具备的一些基本知识，概括起来有以下两个方面。

（一）明晓经脉的循行

原文指出："必先明知十二经脉之本末。"即作为针灸医生，在施针之前必须明晓十二经脉以及奇经八脉的循行，了解经脉的起止屈折、离合出入，特别是经脉的本与标所在部位，进而明辨疾病所在之经脉脏腑，根据"经络所通，主治所及"的原则，决定针刺配穴处方。

（二）明辨病证性质及预后

通过观察经脉标本部位"皮肤之寒热，脉之盛衰滑涩"，视其血脉，察其五色变化，全面了解病情，综合分析，以明辨疾病种类、病证的寒热虚实性质、发展趋势及预后吉凶等，以确定用针的时机以及温清补泻的具体治法。如通过切脉以判断病势的进退，"其脉滑而盛者，病日进"，即脉来盛大滑利，提示邪势亢盛，病势日趋加剧；"虚而细者，久以持"，即脉来虚而细者，是正气虚弱，抗邪无力，病情多迁延难愈。通过察看经脉标本部位是否还有发热，可判断病邪的去留，仍发热者，病邪尚在；已无发热者，为病邪已退。诊尺肤之缓急、小大、滑涩，以判断病证之寒热、虚实，对此《灵枢·论疾诊尺》有具体阐述。《灵枢·大惑论》说："目者，五脏六腑之精也。"故观察目之神色形态，可了解五脏气血盛衰，以推断病情的吉凶。视血脉之陷下与否以及五色变化，可以知其寒热痛痹等。若"人迎、气口若一，则脉为关格，病当难治"(《黄帝内经灵枢注证发微》)。

以上关于诊尺肤、视目之五色以知五脏之病、视血脉五色以知寒热痛痹的具体方法，《灵枢·论疾诊尺》篇有详细论述，参见该篇。

四、针刺操作的具体方法

在论述了经脉循行、针刺知识要求之后，原文介绍了一些针刺操作的具体方法与要求。首先，医者须端正态度，平心静气，全神贯注地把注意力集中在施针上，认真负责，切勿粗心大意，如《素问·针解》所说："静志观病人，无左右视也。"其次，左右两手（押手与刺手）要紧密配合，一般是右手执针，左手辅助。左手把握骨骼的部位，找准穴位，右手持针，循着穴位刺入，注意避免出现滞针。第三，根据虚实，以施行补泻手法。具体操作时，泻法要直刺，捻转的辐度大、频率快，出针后不必闭合针孔；补法进出针都较慢，捻转的辐度小，频率慢，出针后按闭针孔。同时运用辅助手法使针处肌肉放松或减轻疼痛，引导正气，最终使邪气消散，真气内守。

五、八虚与五脏病症的诊治

本篇最后一段论述了人体左右肘、腋、髀、腘等八个部位与五脏的关系，认为这八个部位是全身筋骨集合及全身气血往来的聚会之处，是人身之枢纽要会。肺、心与两肘关节相应，肝与两腋相应，脾与两髀关节相应，肾与两膝关节腘窝相应。如邪气乘虚侵入，气血受伤，经络受阻，拘挛等病症则主要从这八个部位表现出来，故称之为"八虚"。对八虚与五脏的关系，张介宾解释说："人之五脏，惟肺与心居于膈上，其经属手，脾肝肾俱在膈下，其经属足。故肺心有邪，乘虚而聚，其气必留于两肘，在肺则尺泽，在心则少海之次。肝与胆合，其经至足而上，皆行胁腋之间，故肝邪乘虚而聚者，其气当留于两腋，即期门、渊液等穴之次。脾与胃合，其脉皆自胫股上出冲门、气冲之间，故邪气留于髀胯间者，知为脾经之病。肾与膀胱为表里，其经皆出膝后阴谷、委中之间，故邪气留于两腘者，知为肾经之病。”因此，从八虚可以察五脏，也可以针刺八虚部位的穴位以调治五脏病症，或从五脏的角度辨证选用药物治疗八虚的病症，如肩肘痛选入肺经之桑枝、入心经之桂枝，腋下及胁肋胀痛选入肝胆经之柴胡、郁金，髀胯重痛选入脾经之生苡仁，膝腘痛而无力选入肾经之牛膝等。

【知识链接】

一、手太阴、手心主之脉循行与《经脉》篇之异同

本篇所论手太阴、心主之脉的循行路线，与《灵枢·经脉》比较而言，首先，二者的走行方向相反，本篇所论与马王堆汉墓出土帛书中《足臂十一脉灸经》所描述的循行方向相同，但循行部位也不尽相同，后者两条手阴脉在上臂部的走行显然并为一脉。其次，黄龙祥[①]研究认为，本篇所论二脉走行分布，其“出”“入”节点都依据表面解剖学实验确定，二脉在上臂部的走行尚未并行；而十二经脉体表循行虽然最初也依据触诊经验，但到了《经脉》篇，其“出”“入”的初始意义已经模糊不清了，最大的改变在于《经脉》描述的手三阴脉循行在上臂部表现为三条并行路线，已经明显突破了依据表面解剖学的方法确定脉行路线的限制。另外，与《灵枢·本输》比较而言，《本输》主要是说明十二经脉在肘膝以下之出、溜、注、行、入，以表达经气在不同部位的流注情况，并未提及经脉循行的屈折，与本篇所指二经唯一相同的一点是循行方向的一致，二者所言非一事。可见，《黄帝内经》中关于经脉循行也有多种观点或流派。

二、手心主称谓的历史演变

本篇所讨论“手少阴之脉独无腧”的机理，明显是采用取象比类的方法，以封建社会君臣官僚等级制度为比拟对象，以说明人体脏腑器官的作用及其之间的相互关系。这一认识对后世温病学也有所影响，后世医家常将外感热病中出现的神昏、谵语等症，称为“热入心包”；或将痰热、痰浊蒙蔽所致的精神错乱，称为“痰热蒙蔽心包”或“痰浊蒙蔽心包”，究其实质，是指心主神明功能失常的热证、实证。

然对于之所以会产生“手少阴之脉独无腧”的问题，从学术史的角度加以考察，则又另当别论。考察手心主、心主的称谓，早期指心，而不是心包络。如《灵枢·胀论》曰：“膻中者，心主之宫城也。”黄龙祥[②]考证认为，与我们熟悉的“手少阴与心相关”之说不同的是，早期文献中更多反映的是手心主（手厥阴）与心的联系。如《灵枢·九针十二原》云：“阳中之太

①黄龙祥. 经脉理论还原与重构大纲[M]. 北京：人民卫生出版社，2016：168.

②黄龙祥. 中国针灸学术史大纲[M]. 北京：华夏出版社，2001：285-286.

阳，心也，其原出于大陵。"《太素·本输》卷十一说："心出中冲……溜于劳宫……注于大陵……行于间使……入于曲泽。曲泽者，肘内廉下陷者之中也，屈而得之，为合，手心主经也。"《难经·六十六难》云："心之原出于大陵……少阴之原出于兑骨。"《医心方》卷二十二言："心主（脉）者，内属于心。"《脉经·心手少阴经病证》卷六、古宋本《千金要方·心脏脉论》卷十三均只记有"手心主脉之循行与病候"，而未载"手少阴脉"文字。至于心之病候的治疗取"手心主"或手心主经五输穴，更是多不胜举。从字义上分析，"心主"指君主，本篇言："心者，五脏六腑之大主也。"《灵枢·口问》言："心者，五脏六腑之主也。"《灵枢·师传》也说："五脏六腑，心为之主。"《素问·灵兰秘典论》称心为"君主之官"。所以，"心主"一词在早期只能指"心脏"而言，而不可能指"心包"或"心包络"。

厥阴的本义与阴器有关，古人将止于前阴且主治前阴病的脉称作"厥阴"。由于"厥阴"一词的特定含义，因而当手六经比照足六经采用三阴三阳命名时，惟独行手少阴、手太阴之间的脉无法名曰"手厥阴"，而只得称作"手心主"或"心主"。"心包络"一词出现并与三焦相配是比较晚的事，《素问》中不见有"心包"一词，"手厥阴"一词出现也较晚。后来为使五脏与六阴经一一相配，心脏一分为二成"心"与"心包"。可能由于上肢内下侧之脉较晚建立，除了有代表穴"手少阴"（相当于神门穴）外，也别无他穴。而作为五脏之主的心不容受邪，故将心与此手少阴脉相配，而将原先与心相关的心主脉属之于心包。本篇所论，正是这一演变过程的反映。

三、关于"人有八虚，以候五脏"的诠释

王玉川[①]根据《灵枢·终始》"阴者主脏，阳者主腑，阳受气于四末，阴受气于五脏"之论，提出了阳入阴出的气血循环理论，即阳经中的气血，源始于四肢之末端，由四肢流向六腑而终于五脏；阴经中的气血，则源始于五脏，由五脏流向躯干，终于四肢末端而与阳经交接。本篇论述手太阴、手心主之脉的循行，其方向为从手走向于胸部，而本篇最后"肺心有邪，其气留于两肘；肝有邪，其气留于两腋；脾有邪，其气留于两髀；肾有邪，其气留于两腘"，所谓"人有八虚，以候五脏"之论，很显然与"阴受气于五脏"，阴经主出的主张是分不开的。这是两种截然不同学说，也可以认为后者是对前者的一种修正说明。王玉川认为"阴出阳入"的气血循环学说，不但在《黄帝内经》许多篇章有广泛论述，而且在《史记·扁鹊仓公列传》里扁鹊论虢太子尸厥证，和《千金要方》卷八"风懿"篇里所说的"阳脉下坠、阴脉上争"导致"气闭"而成"尸厥"的病理，即是建立在这种"阴出阳入"的气血循环学说之上的。如果否认这种气血循环学说的存在，而企图用现代通行的经脉循环理论的观点去解释扁鹊所讲"尸厥"的病理，那是永远无法解通的。

---

①王玉川. 运气探秘[M]. 北京：华夏出版社，1993：69-71.

通天第七十二

【导读】

人与人很少相同，两个完全相同的人在世界上是找不到的。每一个人不仅有其体质上的特征，而且也具有心理活动的特征。在人类的轴心时代，当古希腊希波克拉底从人体体液的角度，将人的气质概括为多血质、黏液质、胆汁质、抑郁质四大类型时，《黄帝内经》则从阴阳、气血的角度将人分为阴阳“五态人”。本篇用阴阳五行理论，根据人体阴阳气血的多少，将人划分为太阴、少阴、太阳、少阳、阴阳和平等五种类型，这五类人各有不同的特点，都是由于天赋所禀的不同，因此，对不同气质类型的人，当分别采用不同的治疗方法。马莳云：“内言人有五等，皆禀气于天，故名篇。”本篇可谓中医学最早的关于人的气质分类的专论。

【原文】

黄帝问于少师曰：余尝闻人有阴阳，何谓阴人？何谓阳人？少师曰：天地之间，六合之内，不离于五〔1〕，人亦应之，非徒一阴一阳而已也，而略言耳，口弗能遍明也。

黄帝曰：愿略闻其意，有贤人圣人，心能备而行之乎〔2〕？少师曰：盖有太阴之人、少阴之人、太阳之人、少阳之人、阴阳和平之人。凡五人者，其态不同，其筋骨气血各不等。黄帝曰：其不等者，可得闻乎？少师曰：太阴之人，贪而不仁，下齐湛湛〔3〕，好内而恶出〔4〕，心抑〔5〕而不发，不务于时，动而后之〔6〕，此太阴之人也。少阴之人，小贪而贼心〔7〕，见人有亡〔8〕，常若有得，好伤好害，见人有荣，乃反愠怒，心疾〔9〕而无恩，此少阴之人也。太阳之人，居处于于〔10〕，好言大事，无能而虚说，志发于四野〔11〕，举措不顾是非，为事如常自用〔12〕，事虽败而常无悔，此太阳之人也。少阳之人，諟谛〔13〕好自贵，有小小官，则高自宜〔14〕，好为外交，而不内附，此少阳之人也。阴阳和平之人，居处安静，无为惧惧〔15〕，无为欣欣〔16〕，婉然从物〔17〕，或与不争，与时变化，尊则谦谦〔18〕，卑而不谄〔19〕，是谓至治。古之善用针艾者，视人五态乃治之，盛者泻之，虚者补之。

黄帝曰：治人之五态奈何？少师曰：太阴之人，多阴而无阳，其阴血浊，其卫气涩，阴阳不和，缓筋而厚皮，不之疾泻[20]，不能移之。少阴之人，多阴少阳，小胃而大肠，六腑不调，其阳明脉小而太阳脉大，必审调之，其血易脱，其气易败也。太阳之人，多阳而少阴，必谨调之，无脱其阴，而泻其阳，阳重脱者易狂[21]，阴阳皆脱者，暴死不知人也。少阳之人，多阳少阴，经小而络大，血在中而气在[22]外，实阴而虚阳，独泻其络脉则强，气脱而疾，中气[23]不足，病不起也。阴阳和平之人，其阴阳之气和，血脉调，谨诊其阴阳，视其邪正，安其容仪[24]，审有余不足，盛则泻之，虚则补之，不盛不虚，以经取之。此所以调阴阳，别五态之人者也。

黄帝曰：夫五态之人者，相与毋故[25]，卒然新会，未知其行也，何以别之？少师答曰：众人[26]之属，不如五态之人者，故五五二十五人，而五态之人不与焉。五态之人，尤不合于众者也。黄帝曰：别五态之人奈何？少师曰：太阴之人，其状黮黮[27]然黑色，念然下意[28]，临临然[29]长大，䐃然未偻[30]，此太阴之人也。少阴之人，其状清然窃然[31]，固以阴贼，立而躁崄[32]，行而似伏，此少阴之人也。太阳之人，其状轩轩储储[33]，反身折䐃[34]，此太阳之人也。少阳之人，其状立则好仰，行则好摇[35]，其两臂两肘则常出于背[36]，此少阳之人也。阴阳和平之人，其状委委然[37]，随随然[38]，颙颙然[39]，愉愉然[40]，暶暶然[41]，豆豆然[42]，众人皆曰君子，此阴阳和平之人也。

【校注】

〔1〕六合之内，不离于五：指宇宙间的一切事物都可以用五行归纳。六合，指四季。《淮南子·时则训》："六合，孟春与孟秋为合，仲春与仲秋为合，季春与季秋为合，孟夏与孟冬为合，仲夏与仲冬为合，季夏与季冬为合。"一说指空间概念，即四方上下。五，即五行。

〔2〕心能备而行之乎：疑"心"为"必"之讹，"行"为"衡"之误。此言贤人、圣人是否必能兼备阴阳平衡之体。张介宾："谓贤圣之心本异于人，其有能兼备阴阳者否也？"

〔3〕下齐湛湛：谓外表谦恭周正，内心深藏机谋。马莳："下齐湛湛者，内存阴险，外假谦虚，貌似下抑整齐。"下齐，谦下整齐的意思。湛湛，深藏不露的意思。

〔4〕好内而恶（wù 误）出：谓贪求获取，厌恶付出。内，同"纳"，此指人之所得。马莳："好内而恶出者，有所得则喜，有所费则怒也。"

〔5〕抑：原作"和"，据《甲乙经》卷一改。丹波元简："贪而不仁，焉得有和。《甲乙》为是。"言心情多抑制而不外露。

〔6〕动而后之：指一切动作，都要随人之后，以观利害。

〔7〕贼心：害人之心。

〔8〕亡：损失。

〔9〕心疾：心性嫉妒。疾，嫉妒。张介宾："心存嫉妒，故无恩也。"

〔10〕于于：自足貌。

〔11〕志发于四野：好高骛远的意思。四野，四方的原野，此指四方。

〔12〕为事如常自用：指做事平常，却刚愎自用，自以为是。

〔13〕谡谛（shì dì 是帝）：即审慎。张介宾："谡谛，审而又审也。"

〔14〕宜：《甲乙经》卷一"宜"作"宣"，似是。

〔15〕无为惧惧：没有或不觉得恐惧。惧惧，恐惧貌。

〔16〕无为欣欣：没有或不觉得欣喜。欣欣，欣喜貌。马莳："无为惧惧、欣欣者，不因物感而遽有喜怒也。"

〔17〕婉然从物：指能顺从时势的变化。婉然，和顺貌。

〔18〕谦谦：《甲乙经》卷一作"谦让"。谦逊貌。

〔19〕卑而不谄：原作"谭而不治"，据《甲乙经》卷一改。言地位低下，而不谄媚取宠。又，谭而不治，谓善于说服而非压制。谭，通"谈"。

〔20〕不之疾泻：谓不采用急泻的方法。之，用也。

〔21〕阳重（zhòng 众）脱者易狂：谓阳气大脱则虚阳浮越，易发狂躁，乃阳气欲脱之兆。

〔22〕在：原脱，据《甲乙经》卷一补。

〔23〕中气：《甲乙经》卷一此下有"重"字。此指人体正气。

〔24〕安其容仪：其，原脱，据《甲乙经》卷一补。此言观察其容貌与仪表。安，观察。

〔25〕相与毋故：谓素不相识。

〔26〕众人：指阴阳二十五态人。张介宾："众人者，即阴阳二十五人之谓，与五态之人不同，故不合于众也。"

〔27〕黮黮（dǎn 胆）：黑貌。张介宾："黮黮，色黑不明也。"

〔28〕念然下意：即意念不扬，心多机谋而外表谦恭。马莳："念然下意，即上文'下齐湛湛'之意也。"张介宾："念然下意，意念不扬也。"。

〔29〕临临然：高大貌。马莳："临临然，长大之貌也。"

〔30〕腘然未偻：谓故作卑躬屈膝，而并非佝偻病。张介宾："腘然未偻，言膝腘若曲，而实非佝偻之疾也。"

〔31〕清然窃然：貌似清高而行为鬼祟。马莳："清然者，言貌似清也。"张介宾："清然者，言似清也。窃然者，行如鼠雀也。"

〔32〕躁崄（xiǎn 险）：指躁动不安，行为怪僻。崄，同"险"，指行为怪僻。

〔33〕轩轩储储：高傲自得，仪态轩昂貌。张介宾："轩轩，高大貌，犹俗谓轩昂也。储储，畜积貌，盈盈自得也。"

〔34〕反身折腘：挺胸凸腹，身躯向后反张，膝关节随之弯曲的样子。张介宾："言仰腰挺腹，其腘似折也，是皆妄自尊大之状。"

〔35〕立则好仰，行则好摇：张介宾："立则好仰，志务高也。行则好摇，性多动也。"

〔36〕两臂两肘则常出于背：赵庭霞："谓常挽其手于背，此皆轻倨傲慢之状，无叉手掬恭之貌也。"

〔37〕委委然：从容自得貌。张介宾："委委，雍容自得也。"

〔38〕随随然：随和从顺貌。张介宾："随随，从顺貌。"

〔39〕颙颙（yóng 喁）然：肃敬貌。张介宾："颙颙，尊严敬慎也。"

〔40〕愉愉然：心情和悦貌。张介宾："愉愉，悦乐也。"

〔41〕暶暶（xuán 旋）然：目光和善貌。

〔42〕豆豆然：举止端庄貌。张介宾："豆豆，磊落不乱也。"

【释义】

本篇主要阐述了人的心理特征分类及其与治疗的关系。

一、阴阳五态人分类

《黄帝内经》认为人是形与神，即生理与心理的统一体。人有着脏腑经络、气血津液等相同的形质和功能活动，也有着神、魂、魄、意、志以及怒、喜、思、悲、恐等相同的心理活动。不同的个体在生理、心理上又存在着各自的特殊性。生理上的特性可简称为体质；心理上的特性即个性心理特征，是指个人身上经常表现出来的本质的、稳定的心理特征，主要包括能力、气质、性格等，在《黄帝内经》中涉及最多者为气质与性格。本篇即根据人体阴阳气血的多少，将人划分为太阴、少阴、太阳、少阳、阴阳和平等五种类型。太阴之人多阴而无阳，少阴之人多阴而少阳，太阳之人多阳而无阴，少阳之人多阳而少阴，阴阳平和之人"阴阳之气和，血脉调"。这里的"多"与"少"是相对而言的，"无"形容极少，非绝对没有。此分类强调由于个体内阴阳多少、气血状态的差异，导致了个体行为、性格、气质等心理特征方面的差异（表 72-1）。

表 72-1　人体心理特征阴阳五分表

气质类型	阴阳多少	生理特征	心理特征	行为特征
太阴之人	多阴无阳	阴血浊，卫气涩，阴阳不和，缓筋而厚皮	贪而不仁，下齐湛湛，好内而恶出，心抑而不发，不务于时，动而后之	黮黮然黑色，念然下意，临临然长大，腘然未偻
少阴之人	多阴少阳	小胃而大肠，六腑不调，阳明脉小而太阳脉大	小贪而贼心，见人有亡，常若有得，好伤好害，见人有荣，乃反愠怒，心疾而无恩	清然窃然，固以阴贼，立而躁崄，行而似伏
太阳之人	多阳少阴		居处于于，好言大事，无能而虚说，志发于四野，举措不顾是非，为事如常自用，事虽败而常无悔	轩轩储储，反身折腘
少阳之人	多阳少阴	经小而络大，血在中而气在外，实阴而虚阳	禔谛好自贵，有小小官，则高自宣，好为外交而不内附	立则好仰，行则好摇，其两臂两肘则常出于背
阴阳平和之人	阴阳气和	血脉调	居处安静，无为惧惧，无为欣欣，婉然从物，或与不争，与时变化，尊则谦谦，卑而不谄	委委然，随随然，颙颙然，愉愉然，暶暶然，豆豆然，众人皆曰君子

（一）太阴之人

此类型的人，阴气多阳气少，阴多则血浓浊，卫气运行不畅，阴阳不调和，形体显现出筋脉弛缓而皮厚的特征。其心理特征是：贪婪而不讲道德，外表谦恭周正，内心深藏机谋，贪求获取，厌恶付出，喜怒不形于色，不合于时务，行动往往落在人后，坐看别人的成败，然后决定自己的动向。行为特征为：外表色黑无光泽，意念不扬，心多机谋而外表谦恭，身形高大，却卑躬屈膝故作姿态，膝盖弯曲着好像不能直立，但却并非真有佝偻病。

（二）少阴之人

此类型的人，阴气多而阳气少，胃小而肠大，胃小则藏纳水谷少，肠大则传送水谷快，所以，六腑的功能不协调，胃小故阳明脉小，而手太阳小肠脉偏大。其心理特征是：贪图小利，常存害人的贼心，见到别人遭受损失，好像自己得到什么似地感到满足，好伤害别人，看到别人有了荣誉，反而感到气愤，心性嫉妒，对人没有情义。其行为特征是：貌似清高而行为鬼祟，怀有阴险害人之贼心，时多躁动不安，行为怪僻，出没无常。

（三）太阳之人

此类型的人，阳气多而阴气少。其心理特征是：平时自鸣得意，爱好谈论大事，自己本无能而言过其实，好高骛远，举止行动粗鲁，不顾是非，做事平常，却刚愎自用，自以为是，事情虽遭到失败，亦不知反悔。行为特征是：外貌洋洋自得，骄傲自满，走起路来仰腰挺胸，表现出妄自尊大姿态。

（四）少阳之人

此类型的人，阳气多而阴气少，经脉相对细小，络脉相对粗大，阴血弱于内而阳气盛于外。其心理特征是：为人处事谨慎小心，很有自尊心，爱慕虚荣，喜欢自己抬高自己，有了小小的官职，就高傲自得，喜欢对外交际，而不善于团结内部的人。行为特征是：站立时好仰头，行走时身体摇摆，两臂、两肘常反挽在背后，呈现出轻倨傲慢之状。

（五）阴阳和平之人

此类型的人，阴阳之气平衡调和，血脉和调。其心理特征是：举止行动都很安静，能正确地对待名利地位及得失，因此，得之不喜，失之不惧，能适应客观事物发展规律，不与人争执，同时能顺从时势的变化，地位虽高却很谦让，地位低下也不谄媚取宠，具有较好的治理才能。行为特征是：从容稳重，举止大方，性格和顺，心情和悦，态度温雅恭敬，目光慈祥和蔼，举止端庄，大家称之为君子。

这里在以阴阳分类的基础上，也涉及到五行分类的问题，所谓“六合之内，不离于五，人亦应之”。对此，张志聪解释说：“一阴一阳者，始生两仪，应阴阳和平之人也。太阴少阴，太阳少阳，应所生之四象也。人秉天地之气而生成此形气，是以《阴阳二十五人》章论地之五行以生此形，故论五音之形。此论人合天之阴阳四象，故篇名《通天》，而论人之态也。”

二、阴阳五态人与疾病诊治

《黄帝内经》有关人分类研究的目的，总是服务于临床疾病的诊治与预防，本篇在辨别五态人的基础上，也提出了相应的治疗方法，所谓“古之善用针艾者，视人五态乃治之，盛者泻之，虚者补之”。

具体而言，太阴之人，多阴而无阳，阴血重浊，卫气涩滞，阴阳不和。因此，治疗时必须采取疾泻的针法，以祛除阴浊，通导血脉。少阴之人多阴少阳，阳明脉小而太阳脉大，治疗时一定要审慎调治，以防止其血脱气败。太阳之人，应当谨慎地调治，不能耗脱其阴，只能微泻其阳，但又不可大泻其阳，若阳气过多耗脱，不能养神，就容易造成狂乱；若阴阳俱脱，往往暴死，或不知人事。少阳之人，阳气多而阴气少，治疗时当实其在内的阴经，而泻其在外的阳络；但若过度泻其阳络，阳气耗脱太快，使体内正气不足，则导致疾病难愈。阴阳和平之人，“阴阳之气和，血脉调”，在有病治疗时，应仔细辨别阴阳变化，观察容貌仪表，审察其正气盛衰，采用“盛则泻之，虚则补之，不盛不虚，以经取之”的原则施治。

【知识链接】

一、关于人格、气质的概念

人格是什么，不同的学科各有其所指的意义，而不同的心理学则赋予不同的概念。我国心理学家黄希庭[①]提出了一个整合性的定义：“人格是个体在行为上的内部倾向性，它表现为个体适应环境时在能力、情绪、需要、动机、兴趣、态度、价值观、气质、性格和体质等方面的整合，是具有动力一致性和连续性的自我，是个体在社会化的过程中形成的给人以特色的心身组织。”该定义强调了人格的四个方面：整体的人、稳定的自我、独特的个人，以及具有心身组织的社会化的对象。一般认为人格可分为三个方面：①人格倾向，指人对社会环境的态度和行为动力特征，包括需要、动机、兴趣、理想、信念、价值观等；②心理特征，主要指能力、气质、性格等；③心理调节，如自我评价、自我感受与自我控制。可见，人格是由多种心理成分构成的一种多水平、多层次的完整系统，它们彼此紧密联系并相互影响。其中，与《黄帝内经》理论关系最为密切的是个性心理特征中的气质与性格等。

心理学中的气质，是指人在进行心理活动时或在行为方式上表现出来的强度、速度、稳定性、指向性和灵活性等动态性的人格心理特征。既表现在情绪产生的快慢、情绪体验的强弱、情绪状态的稳定性及情绪变化的幅度上，也表现在行为动作和言语的速度与灵活性上。气质类型的测度指标一般包括感受性、耐受性、灵敏性、兴奋性、倾向性和可塑性。这些心理特性的不同结合，就构成不同的气质类型。

二、中外人格、气质分类比较

关于气质分类，国外比较有影响的一是希波克拉底的体液说。他认为人体含有血液、黏液、黄胆汁和黑胆汁四种不同的液体，机体的状况取决于四种液体的正确配合。在体液的混合比例中，血液占优势的人属于多血质，黏液占优势的属于黏液质，黄胆汁占优势的人属于胆汁质，

---

①黄希庭. 人格心理学[M]. 杭州：浙江教育出版社，2002：8.

黑胆汁占优势的人属于抑郁质。二是巴甫洛夫的神经类型说。他根据人的高级神经活动的强度、平衡性和灵活性等三种基本特性，分为活泼、安静、兴奋、抑制四种类型。余展飞等①对上述分类做了比较研究（表 72-2）。

表 72-2 气质综合分类表

气质类型	神经活动过程特征				气质特征						优点	弱点
	高级神经活动类型	强度	均衡性	灵活性	感受性	耐受性	敏捷性	情绪兴奋性	可塑性	倾向性		
多血质	活泼型	强	均衡	灵活	低	高	快	高而不强	可塑	外倾	情感丰富，活跃好动，敏感，精力充沛，好交往，反应快，思维迅速，外倾性格	注意力易涣散，情感易变换，不稳定，精力易分散，举动多变不易持久
黏液质	安静型	强	均衡	不灵活	低	高	迟缓	低而体验强烈	稳定	内倾	文静、沉着、稳重，注重力集中，情感稳定，善于忍耐，好思考。内倾性格	情感反应缓慢，冷淡，不轻易表露情感，沉默少言，不合群，注意力难以转移
胆汁质	兴奋型	强	不均衡	灵活	低	高	快	高而强抑制差	不稳定	明显外倾	精力充沛，坚强刚毅，动作快而猛烈，富有爆发性，直率。外倾性格	性情急躁，易激动发怒，情绪爆发，冲动时不易自控
抑郁质	抑制型	弱	不均衡	不灵活	高	低	慢	高而体验深	刻板	严重内倾	情感细腻深沉，稳定，不易表露，敏感、多思善感，善于观察细小事物。内倾性格	懦弱，易伤感，忧郁，动作缓慢，不易合群，谨小慎微，情绪缓慢而持久

将上述分类与本篇所论阴阳五态人进行比较，可以发现《黄帝内经》中的阴阳与巴甫洛夫的兴奋和抑制有某些相似，如太阳、少阳、少阴、太阴之人分别与高级神经类型的强不平衡型（兴奋型）、强平衡灵活型（活泼型）、强平衡惰性型（安静型）、弱型有一定类似之处。将阴阳五态人与四液说比较，可见太阳、少阳之人与胆汁质和多血质相似，太阴、少阴之人与黏液质和抑郁质相似，阴阳平和之人属均衡气质类型。

另外，王米渠等②认为，阴阳人格体质说，与瑞士心理学家荣格的内、外倾学说，具有一定的相似模式和思维方法，中医认为外为阳，内为阴，两者都是常以二歧分类来研究解释心理现象。有人认为中医学的人格学说是一种阴阳水火四象人格模式，将之与英国心理学家艾森克的人格特征维度图相比较，可发现其对性格因子的研究有惊人的相似之处，其思维方式亦十分相似（图 72-1）。

①余展飞，杨新发，林香玲，等. 现代心理卫生科学理论与实践[M]. 北京：世界图书出版公司，2000：125.

②王米渠，黄信勇. 中医心理学计量与比较研究[M]. 上海：上海中医学院出版社，1993：232.

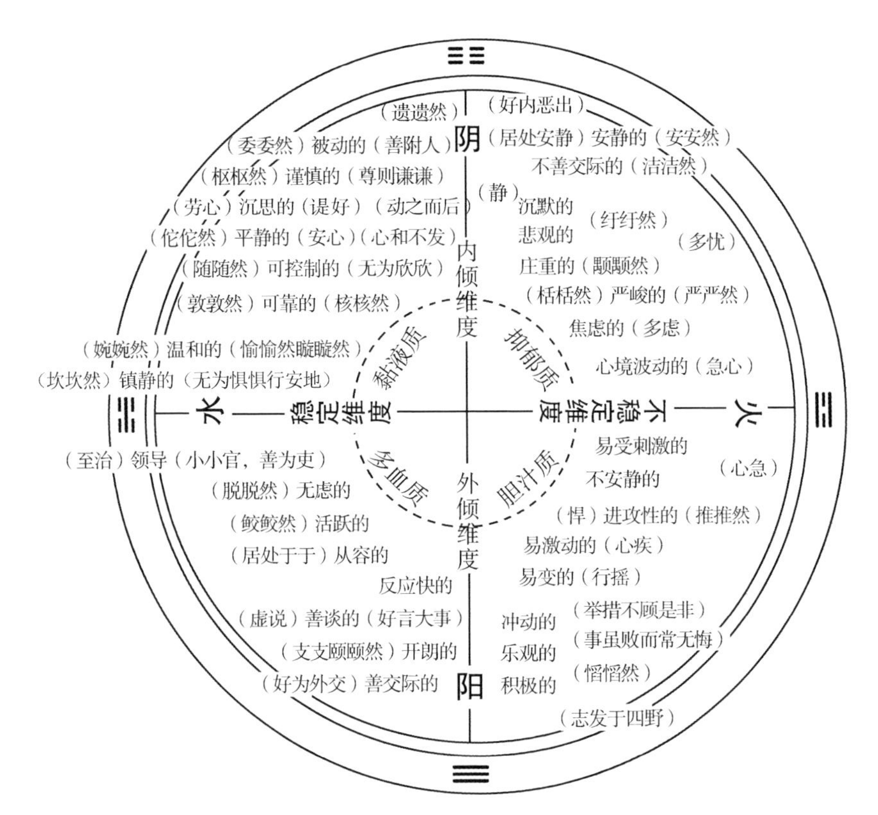

图 72-1 《黄帝内经》阴阳水火四象与艾森克人格维度比较图

三、中医人格理论的现代研究

中医体质学已经成为中医学的一门分支学科，得到中医界的广泛关注与深入研究。但中医有关人格的理论研究较少，这里仅就中医学对人格理论的研究予以概述。

（一）人格类型研究

关于人格类型的研究，大多数学者以《灵枢·通天》与《灵枢·阴阳二十五人》所论述的“五态人”与“五行人”为基础。薛崇成等①制定了五态性格测验表（1988 年制订，2008 年修订）。杨秋莉等②归纳五态人之个性特征如下：太阳之人傲慢，自用，主观，冲动，有野心，有魄力，任性而不顾是非，暴躁易怒，不怕打击，刚毅勇敢，激昂，有进取心，敢坚持自己观点，敢顶撞等。少阳之人好社交，善交际，开朗，敏捷乐观，轻浮易变，机智，动作多，随和，漫不经心，喜欢谈笑，不愿静而愿动，朋友多，喜文娱活动，做事不易坚持等。太阴之人外貌谦虚，内怀疑虑，考虑多，悲观失望，胆小，阴柔寡断，与人保持一定距离，内省孤独，不愿接触人，不喜欢兴奋的事，不合时尚，保守，自私，先看他人之成败而定自己的动向，不肯带头行事等。少阴之人冷淡沉静，心有深思而不外露，善辨是非，能自制，警惕性高，有嫉妒心，柔弱，做事有计划，不乱说，不轻举妄动，谨慎，细心，稳健，有持久能力，耐受性好等。阴

①薛崇成，杨秋莉. 五态人格测验[M]. 北京：中国中医研究院针灸研究所，1988.

②杨秋莉，薛崇成. 中医学心理学的个性学说与五态人格测验[J]. 中国中医基础医学杂志，2006，12（10）：777-779.

阳平和之人态度从容，尊严而又谦谨，有品而不乱，喜怒不形于色，居处安静，不受物惑，无私无畏，不患得患失，不沾沾自喜，忘乎所以，能顺应事物发展规律等，是一种有高度平衡能力的性格。薛崇成①对我国正常人群五态人分布进行调查，结果显示：太阳型得分，60 岁以前随年龄增长而增高，60 岁以后则随年龄增长而降低；少阳型得分，随年龄增长而降低；阴阳和平型得分，50 岁以后呈增高趋势，与 50 岁以前各年龄段相比有显著差异；少阴型得分，50 岁以前各年龄阶段间差异显著，其后则差异不显著；太阴型得分，60 岁以后呈减少趋势。全国总体调查及各地区调查都显示出少阴得分高而太阴得分低的结果，说明我国人民的性格主流是谨慎、细心、稳健、有节制等。李黎等②主要从五态人格的内在实质与外在特征两方面论述其与五行的配属关系，得出少阳之人对应木，太阳之人对应火，阴阳平和之人对应土，少阴之人对应金，太阴之人对应水的结论。孙乡等③探索多种语音特征与中医五态人格的相关性，发现五态人格各自与多个语音特征相关，用 34 个语音参数的多元线性回归能建立一个有效模型、预测 38 位女性受试者的五态人格参数，五态人格决定系数 $R^2>0.77$，模型 $P\leqslant0.03$。提示通过语音参数预测人格特征的闻诊技术有很大的发展空间。

丁铁岭等④用中医气质阴阳学说量表（DY 量表）对五态人不同地域分布调查显示，太阳型人格在江浙一带男女得分较低，而北方则明显增高。对五态性格与 A 型行为的相关性研究，说明肝癌及癌症患者 A 型行为与太阳、少阳性格呈高度正相关，并认为它们的亢奋冲动表现有相似的生理基础，即面对环境刺激而出现的超常应激，表现出交感—肾上腺髓质和心血管系统的高度反应。

（二）人格与体质关系研究

王昊等⑤⑥以 2008 年同时完成五态人格测验和五五体质检测的全国常模中的 9606 份有效样本数据与 2009 年同时完成五态人格测验、五五体质检测、症状自评量表 3 份问卷的 989 份大学生样本数据为研究对象，从多层面分析人格与体质的相关性。结果显示：分析典型人格组体质特征发现，典型太阳人的平人质、阳热质、偏风质高于全国水平，而阳虚质、气虚质、气滞质低于全国水平；典型少阳人的平人质、阳热质高于全国水平，而气滞质低于全国水平；典型阴阳和平人的平人质、阳热质、偏风质高于全国水平，而阳虚质、阴虚质、偏湿质、偏燥质、气虚质、气滞质、血虚质、血瘀质低于全国水平；典型少阴人的偏风质高于全国水平；典型太阴人的阴寒质、阳虚质、气滞质、血瘀质高于全国水平，而平人质、多痰质、偏风质低于全国水平。五态人格与体质 4 因子的相关分析发现，大学生的太阳人格与非偏体质、偏热体质呈正相关，与瘀滞体质呈负相关；少阳人格与非偏体质、偏热体质呈正相关，与瘀滞体质呈负相关，也与寒湿体质呈负相关；阴阳和平人格与非偏体质呈正相关，与瘀滞体质呈负相关；少阴人格与偏热体质呈负相关；太阴人格与瘀滞体质、寒湿体质呈正相关，与非偏体质呈负相关。以上

---

①薛崇成. 中医气质学说阴阳分型在我国人群中的分布情况的初步分析[J]. 中医杂志，1986，(1)：24-26.

②李黎，杜渐，王昊，等. 中医五态人格的五行配属关系探讨[J]. 世界中医药，2014，9(7)：871-873.

③孙乡，杨学智，李海燕，等. 成人语音特征与中医五态人格的相关性研究[J]. 北京中医药大学学报，2012，35(4)：251-254，260.

④丁铁岭，林平，程万里，等. A 型行为与五态性格的相关性[J]. 河南中医，1992，12(3)：121-122.

⑤王昊. 基于五态人格测验与五五体质检测探讨中医人格与体质关系的研究[D]. 北京：中国中医科学院，2013.

⑥王昊，杜渐，邵祺腾，等. 中医“五态人”体质特征分析[J]. 中医杂志，2013，54(23)：2003-2005.

结果均具有统计学意义。董国杰等[①]对中医体质与人格特质关系的研究认为，体质与性格特质之间存在显著的相关关系，多因变量回归分析发现：神经质＝0.647×气郁质（$\triangle R^2$＝41.7%），外向性＝–0.332×气郁质–0.167×气虚质（$\triangle R^2$＝19.6%），随和性＝－0.346×痰湿质－0.179×特禀质+0.160×气郁质（$\triangle R^2$＝13.5%），谨慎性＝－0.266×气郁质－0.132×瘀血质（$\triangle R^2$＝11.6%）。提示中医体质对人格特质有重要的预测作用。楚更正等[②]在对冠心病与消化性溃疡病患者的个性研究中，探讨了个性与体质的相关关系，结果显示：敌意、攻击（QD）与虚弱质呈负相关，与形盛质呈正相关；焦虑（QJ）、抑郁（QY）与形盛质呈负相关，与其他体质均呈正相关；外向（QN）与形盛质呈正相关，与虚弱质、虚寒质、虚热质、气滞质呈负相关；忍让、压抑（QR）与形盛质、气滞质、紧张质呈负相关；时间紧迫感（QS）与形盛质、阳热质、紧张质呈正相关；指责别人（QZ）与7类体质均呈正相关。王慧如[③]对A型行为2型糖尿病患者三阴三阳体质分布规律进行研究，探讨三阴三阳体质类型的行为特征，发现在T2DM患者中A型行为类型与三阴三阳体质类型有相关性，且与厥阴体质关联性最大，其次是少阳体质。与厥阴体质比较，CH分数越高，少阴体质出现的概率越低，即少阴体质更不容易倾向于竞争性、缺乏耐性和敌意情绪。

另外，王莉等[④]研究了性别与气质，以及气质与体质的关系，结果显示男子外向分值、敌意与竞争分值、忍让分值明显高于女性，抑郁分值及情绪不稳定、焦虑分值女性明显高于男性。在体质与气质的关系上，敌意与竞争，在男性更多地表现为与偏热质相关，并似有偏燥质趋势；忍让与紧张过敏（紧张后脸色变红）在男子呈正相关，女子呈负相关；情绪不稳定与紧张过敏之间男女呈高度正相关。

（三）人格与疾病的关系研究

人格与发病的关系，是中医学研究的重点。研究主要涉及肝病、心理疾病、脑血管疾病等。

1. 中医肝病与人格的关系

黄柄山等[⑤]采用A型性格问卷，对中医肝病证型与A型性格的关系进行研究，发现肝郁气滞证A型性格占82%，肝火上炎证A型性格占89.5%，与健康人对照组（占60%、55.3%）有非常显著的差异。崔向阳等[⑥]对肝阳上亢证40例、肝火上炎证20例、肝肾阴虚证20例进行A型性格调查，并以30例健康人组对照，结果：肝阳上亢证A型性格35人（87.5%）、肝火上炎证17人（85%）、肝肾阴虚证9例（45%），分别与健康人组比较，差异有显著意义。上述研究结果说明肝病证候与A型性格有密切关系。刘湘华等[⑦]采用A型行为（TAB）问卷、焦虑状态/特性询问表（ST-AT）、抑郁自评量表（SDS）对肝阳上亢证及相关证患者进行心理

---

①董国杰，赵燕平，陈灿锐，等. 中医体质与人格特质关系[J]. 中华中医药学刊，2013，31（4）：746-748.

②楚更正，李平，何裕民，等. 冠心病与消化性溃疡病易患者的个性研究[J]. 浙江中医杂志，1997，（5）：195-196.

③王慧如. A型行为的2型糖尿病患者三阴三阳体质分布规律研究[D]. 北京：北京中医药大学，2015.

④王莉，何裕民. 男女体质特点及其异同的研究——附2967例流调资料的模糊识别分析[J]. 中国中医基础医学杂志，1998，4（2）：7-9.

⑤黄柄山，李爱中，谢宁，等. 肝郁气滞证与A型性格[J]. 黑龙江中医药，1989，（5）：24-25.

⑥崔向阳，郝刚. 中医肝火证与A型性格关系探讨[J]. 空军总医院学报，1989，5（3）：154-155.

⑦刘湘华，胡随瑜. 肝阳上亢证患者个性、情绪特征及血浆精氨酸加压素水平的初步研究[J]. 湖南医科大学学报，1998，23（1）：31-34.

测试，并同步检测血浆精氨酸加压素（AVP）含量。结果表明：①肝阳上亢证患者TAB、S-AI和T-AT积分、血浆AVP含量呈规律性增高，且同证异病变化一致，支持肝阳上亢证患者的个性特征以A型行为为主，情绪障碍以焦虑为主，患者处于心理应激水平增高状态；②肝阳上亢证与肝火上炎证有相同的个性特征，情绪障碍类型，两证可能存在某些相同的病理学变化环节。朱双罗等[①]运用龚氏修订的艾森克个性问卷（EPQ）对照观察中医肝病五个证型（肝阳上亢证、肝气郁结证、肝火上炎证、肝阳化风证及肝血虚证），并与健康人进行对照研究，结果发现中医肝病五个证型患者的人格特征明显不同于健康人，且不同证型患者表现出不同特点和人格，这对从人格特点提高认识疾病的能力有重要作用。艾森克个性测验是多层次、多侧面个性特征的量表，涉及精神质、内-外向个性、情绪稳定性、掩饰程度四个维度及不同类型的人格，从EPQ各维度粗分均值比较肝病五证型，N粗分值均高于正常，尤以肝火上炎证和肝气郁结证为甚；提示这类病人有情绪不稳，喜怒无常，遇事易冲动，多愁善感，容易失眠等临床特征。肝火上炎证，肝火为内生实火，肝阳上亢是由于阴虚不能制阳，使肝阳上亢，肝阳上亢进一步发展而成为肝阳化风证。这类患者的E分和N分增高，表明具有情绪不稳定和性格外向型的特点。肝病五证型与健康人组之间，四种异常人格类型分布有明显差异（$P<0.01$），健康人组以中间型居多，符合正态分布，胆质型以肝阳上亢证和肝阳化风证居多，这类患者多具有易激惹、冲动、多变、好攻击、不安和敏感等特点，在病理生理上常表现为阳多阴少，易阴液亏损，致肝阳上亢，风动上扰而致卒中之变。这些特征与上述证型的中医病因病机是完全一致的，符合中医理论。抑郁质以肝气郁结证居多，这类患者属于内倾情绪不稳定型个性（E量表分偏低，N量表分偏高），提示这些患者具有沉静、不好交往、沉默寡言、悲观、忧心忡忡和喜怒无常等特点。这与肝气郁结临床表现相符。王继红等[②]对73例肝脏疾病与气质类型及血瘀相关性的研究结果表明，肝脏疾病的发生发展与人的气质类型及血瘀有密切关系，太阴之人与太阳之人是肝脏病的高发气质，且存在严重血瘀，其血液流变学测定结果，除血浆黏度外，血液黏度、红细胞电泳时间、细胞压积均较正常人及少阴之人、少阳之人为高。从辨证分型来看，肝胆湿热主要见于太阴和太阳之人，其余各型见于各型气质，但以太阴与太阳之人为多。提示情志的亢奋和抑郁及血瘀的存在是肝病的重要病因之一。王茂云[③]对101例乙肝代偿期肝硬化患者五态人格各维度得分与全国常模相比较，发现乙肝代偿期肝硬化患者在少阴维度得分高于正常人，阴阳平和得分低于正常人，差异具有统计学意义；肝肾阴虚证和瘀血阻络证及女性在太阴维度高于常模组，其余与总维度一致。

蔡燕峰[④]对功能性胃肠疾病（包括功能性消化不良、肠易激综合征等）患者的人格类型以艾森克个性量表进行测定，观察肝郁证型与其他证型患者人格类型的差异，探求人格类型与中医肝郁证型之间相关性。结果显示：功能性胃肠疾病患者肝郁证型与其他证型之间比较，神经质性格维度具有显著差异。说明肝郁证患者明显具有情绪稳定性差的特点，较易焦虑、紧张、易怒，对各种生理心理刺激呈较高反应状态，处理事情时易缺乏理智。男性较女性神经质性格

---

①朱双罗，李家邦，田永立，等. 中医肝病不同证型患者个性特征的研究[J]. 当代医师杂志，1997，2（3）：15-17.

②王继红，刘素蓉. 肝病与气质类型及血瘀相关性的初步探讨[J]. 中医研究，1995，8（6）：28-31.

③王茂云. 101例乙肝代偿期肝硬化患者中医证候、心理健康及五态人格初探[D]. 北京：北京中医药大学，2015.

④蔡燕峰. 功能性胃肠疾病患者人格类型与中医肝郁证型相关性的研究[D]. 南京：南京中医药大学，2007.

维度得分高，情绪不稳定个性方面具有男女性别差异。

2. 心理疾病与人格的关系

樊荣等[①]使用五态人格测验对31例神经症患者进行测评，其太阴性格得分显著高于正常人，表明其趋近性大，性格内向明显。其太阳、少阳及阴阳平和性格得分均低于正常人，说明其强度、灵活性及平衡性均较正常人差。李雯[②]将118例神经症患者分为强迫、恐怖、抑郁、焦虑四组，发现其少阳得分均明显低于正常人群，太阳、太阴和少阴得分与常人有差异。韩小燕[③]运用中医五态人格量表以及艺术心理测量与评估中具有代表性的HTP绘画人格投射测验对神经症患者的人格特征进行测量和评估，研究认为“阴有余而阳不足”的以“太阴”人格为主的人格特征是神经症患者的主要人格素质或人格基础；HTP绘画测验能从情绪、思维、自我意识、人际知觉、态度、观念等多个层面和角度反映神经症患者的心理特质，且这些心理特征与神经症患者的五态人格特征在一定程度上具有较大的一致性。

郑开梅等[④]从五态人格探讨抑郁症，发现危险人格因素为阴性性格偏高而阳性性格偏低，即抑郁症为阴证，从而提示在抑郁症的中医临床治疗中振奋阳气是不可忽视的治疗原则。杨秋莉[⑤]等通过分析10664份全国常模样本，按体质和证型相对应，间接分析抑郁症与五态人格的相关性，认为抑郁状态与太阴分呈正相关，与阴阳和平分呈负相关。

张建[⑥]发现太阴型性格是绝经过渡期女性的主流性格，她们都存在情绪不稳定的人格特征，可以通过测查人格来反映心理健康水平。邵祺腾等[⑦]对778名更年期妇女进行测验，发现更年期妇女以太阳、少阴、太阴人格特征显著高于全国女性常模。

张伯华等[⑧⑨]使用五态人格测验、症状自评量表（SCL-90）和应对方式问卷，对汶川地震灾后部分受灾群众进行调研，发现其太阳人格与强迫和人际敏感得分呈显著负相关，少阳人格与抑郁和焦虑因子呈显著负相关，阴阳平和人格与恐怖因子呈负相关，太阴人格与除躯体化、强迫外的七个因子均呈显著正相关，而应对方式各维度均与太阳存在显著正相关。

3. 脑血管疾病与人格的关系

伍世林等[⑩]对高血压患者的中医证型与其性格类型关系的研究显示，痰湿阻滞患者A型性格占73.91%，显著高于正常人组，提示痰湿阻滞高血压与A型性格密切相关。对阴阳人格与老年病关系的调查显示，患心脑血管病、高血压、中风等老年病，以太阳型为首位，其次为太

①樊荣，朱金富. 神经症患者的性格测验[J]. 中国民康医学，2006，18（8）：609.

②李雯. 118例神经症患者中医五态性格分析[J]. 中医杂志，2001，42（2）：107.

③韩小燕. 神经症HTP测验与五态人格相关性的研究[D]. 广州：广州中医药大学，2011.

④郑开梅，薛蕾. 甄红暄，等. 抑郁症的五态人格研究[J]. 天津中医药大学学报，2007，26（2）：61-62.

⑤杨秋莉，徐蕊，于迎，等. 五态人格体质类型与抑郁症的中医证型的关系探讨[J]. 中医杂志，2010，51（7）：655-657.

⑥张建. 绝经过渡期女性艾森克人格特征与心理健康状况的相关性分析[J]. 医学信息，2011，24（7）：4373-4374.

⑦邵祺腾，杜渐，李黎，等. 更年期妇女中医人格、体质特征分析[J]. 中医杂志，2013，54（17）：1466-1468.

⑧张伯华，胡霜，张德秀，等. 汶川地震后一年半绵阳、北川受灾群众心理卫生状况及其与五态人格的关系[J]. 山东大学学报（医学版），2011，49（5）：132-139.

⑨张伯华，刘羽曦，宋婧杰. 汶川地震重灾区群众五态性格变化及其与心身状况、应对方式关系的研究[J]. 中国全科医学，2011，14（9A）：2937-2939.

⑩伍世林，姜国峰，谢雄姿，等. 185例阴阳人格气质与老年病关系的调查[J]. 浙江中医杂志，1990，（10）：464-465.

阴型，说明阴阳人格与老年疾病关系密切。刘辉艳[①]对高血压患者进行中医五态人格分析显示，高血压组与正常组在太阳型人、少阳型人、少阴型人差异有统计学意义，太阴型人、阴阳平和人无统计学意义；多因素分析发现少阳型人患高血压的危险性最大。

李常度等[②]运用龚氏修订艾森克个性问卷（EPQ）对193例中风病人和200例正常人进行了心理学测试。发现中风病人具有情绪不稳定，性格外向的特点，不同的证型与不同的临床表现，也有不同的人格特征。他们发现从EPQ各维度粗分均值比较中可以看出中风病人N分明显高于正常，L分则明显低于正常。N分增高提示中风患者情绪极不稳定，喜怒无常，遇事冲动，情感反应强烈。L分的高低与掩饰动机有关，它受不同测试场合的影响，他们发现中风组L分明显低于正常对照组，提示中风患者掩饰动机不明显，可能与中风患者身患残疾，求医心切的测试环境有关。阴虚风动和肝阳暴亢、风火上扰，实际上是阴虚阳亢不同程度的临床证型。这类患者N分和E分增高，具有情绪不稳定和性格外向的特点，表现为胆汁质人格。这类患者多愁善感，喜怒无常，行为冲动，情绪失控，对外界刺激反应强烈，适应能力差，易产生抑郁，罹患心身疾病。这种人阳多阴少，易阴液亏损，肝阳暴亢，风动上扰而致卒中之变。另一方面，风痰瘀血、痹阻脉络型和气虚血瘀型患者N分增高E分降低，具有情绪不稳定和性格内向的特点，表现为抑郁质人格。这类患者性格孤僻，感情压抑，遇情感刺激既易激动，又易抑郁，适应能力差，易罹患心身疾病。这种人阴阳不调，易气机逆乱，导致癫狂及猝死之症，同时由于性格孤僻，情感压抑，中风后又极易转为重度抑郁症。刘向哲等[③]调查100例脑梗死患者（病例组）的五态人类型，并与全国总体常模作对照，发现太阳分偏低而太阴分偏高是脑梗死患者的主要危险因素，说明五态人特征与脑梗死发病具有明显相关性。齐斯文等[④]采用五态人格量表、医学应对问卷、情感平衡量表、一般自我效能感量表及脑卒中专用生活质量量表对79例脑卒中患者进行评定，结果生活质量与太阴、屈服、负性情感呈显著负相关，与一般自我效能感、情感平衡呈显著正相关（$P<0.01$），其中屈服、太阴、负性情感、一般自我效能感对生活质量有显著的预测作用（$P<0.05$）。

4. 肝癌与人格的关系

卢岳华等[⑤]采用艾森克（成人）人格问卷表（EPQ），研究原发性肝癌肝郁证患者人格特征，结果显示，肝癌肝郁证与肺癌患者的N（代表情绪稳定度）分较高，与正常组比较，差异有高度显著性，提示两者有相似的人格特征。根据艾森克研究的结果，N分高，提示情绪不稳定，易于激惹、焦虑、紧张、急躁易怒，往往又兼有抑郁，对各种刺激反应过于强烈，情绪激发后难于平复。汤小京等[⑥]以Logistic回归模型，首次筛选出影响肝癌发生发展的心理因素为抑郁，精神分裂症型人格，阴阳不平衡型性格。并以先进的测试手段、定量的方法测定了肝癌病人的阴阳五态性格和人格特征，其结果揭示：肝癌病人的阴阳五态性格异于常人，人格特征较正常

---

①刘辉艳. 基于社区人群高血压病的危险因素与中医五态人格研究[D]. 北京：中国中医科学院，2014.

②李常度，黄泳，李应昆，等. 中风病不同证型患者人格特征的研究[J]. 陕西中医函授，1993，（4）：8-10.

③刘向哲，王新志，王永炎. 基于禀赋概念的“五态人”与中风发病相关性初步研究[J]. 中国中医基础医学杂志，2011，17（8）：910-911.

④齐斯文，张伯华. 脑卒中偏瘫患者心理行为特征与生活质量的相关性研究[J]. 中外医疗，2010，1（16）：51-52.

⑤卢岳华，易建纯，陈大舜. 原发性肝癌肝郁证患者人格特征的研究[J]. 中国医药学报，1988，3（2）：62-63.

⑥汤小京，申杰，林平. 原发性肝癌病人的阴阳五态性格与MMPI的相关性[J]. 河南中医，1994，14（1）：17-19.

人有明显的缺陷。为了进一步探讨肝癌病人的阴阳五态性格与人格特征的相关性，揭示其内在的必然联系，找出一种肝癌易感的个性类型，他们对 67 例原发性肝癌病人的五态性格测验表（简称 DY 量表）和明尼苏达多相人格测验表（简称 MMPI 量表）进行了相关分析，发现原发性肝癌患者的性格特征趋向于阴、阳两极型，即以太阴、太阳型性格为主要外显行为模式，正是《黄帝内经》中所谓"阴不平，阳不秘"的现象。

5. 其他类疾病与人格的关系

冯明清等[①]研究了脱发与人格的关系，对 660 例患者做流行病学的调查，其结果提示，脱发患者的人格特征以太阴和太阳为主，趋于两极化分布。朱林等[②]测试了 58 例青年肺结核患者，发现太阴性格得分量值高于正常健康人常模（$P<0.05$），提示该性格与青年肺结核的发病有一定联系。

另外，朱文峰等[③]研究了中医气质量表的制定。王瑞泰等[④]对气质与病证相关性的研究显示，虚证病人属黏液质气质类型为多，占 68.75%，实证病人仅占 31.25%。对情志致病与阴阳性格关系的研究，结果显示情志致病以偏阴型性格为主，非情志致病以偏阳型性格为主，两组间差异显著。

①冯明清，林平，徐丹慧. 脱发与阴阳五态性格关系的探讨[J]. 中国中医基础医学杂志，1998，4（9）：46-48.

②朱林，李拯民，范若兰，等. 心理社会因素与青年肺结核发病关系的调查研究[J]. 中国防痨杂志，1996，18（2）：61 -63.

③王丹芬. 中医气质学说及中医气质量表（TCM-QZS）的初步研究[D]. 湖南中医学院，2004.

④王瑞泰，侯宗德. 气质与病证相关性研究 100 例[J]. 山东中医药大学学报，1998，22（5）：353-354.

官能第七十三

【导读】

《论语·先进》中记载：子路问："闻斯行诸？"子曰："有父兄在，如之何其闻斯行之？"冉有问："闻斯行诸？"子曰："闻斯行之！"公西华曰："由也问闻斯行诸，子曰'有父兄在'；求也问闻斯行诸，子曰'闻斯行之'。赤也惑，敢问。"子曰："求也退，故进之。由也兼人，故退之。"程颐将孔子的这一教育经验概括为"孔子教人，各因其材"（《二程遗书》卷十八）。本篇主要讨论针灸相关理论，涉及人体脏腑、经络、腧穴、气血等生理知识，阴阳、表里、寒热、虚实的病症变化，以及补泻、轻重、深浅、疾徐等具体的针刺技术等。特别强调针灸理论与技术的传承，"得其人乃传，非其人勿言""各得其人，任之其能，故能明其事"。《黄帝内经灵枢集注》闵士先言："官之为言司也。言各因其能而分任之，以司其事，故曰官能。"即官，任也；能，技能。也就是说，要根据各人不同的禀赋、能力、性格和特长等，选拔人才，方可委以针灸之任以疗众疾。

【原文】

黄帝问于岐伯曰：余闻九针于夫子，众多矣，不可胜数，余推而论之，以为一纪[1]。余司诵之[2]，子听其理，非则语余，请其正道[3]，令可久传，后世无患，得其人乃传，非其人勿言。岐伯稽首[4]再拜曰：请听圣王之道。

黄帝曰：用针之理，必知形气之所在[5]，左右上下[6]，阴阳表里，血气多少[7]，行之逆顺[8]，出入之合[9]，谋伐有过[10]。知解结[11]，知补虚泻实，上下气门[12]，明通于四海[13]，审其所在，寒热淋露[14]，以输异处，审于调气，明于经隧，左右肢络[15]，尽知其会[16]。

寒与热争，能合而调之；虚与实邻，知决而通之[17]；左右不调，把而行之[18]；明于逆顺，乃知可治。阴阳不奇，故知起时[19]，审于本末[20]，察其寒热，得邪所在，万刺不殆，知官九针[21]，刺道毕矣。

明于五输，徐疾[22]所在，屈伸出入[23]，皆有条理。言阴与阳，合于五行，五脏六腑，亦有所藏，四时八风，尽有阴阳，各得其位，合于明堂[24]，各处色部[25]，五脏六腑，察其所痛，左右上下，知其寒温，何经所在。审尺肤[26]之寒温滑涩，知其所苦。膈有上下，知其气所在[27]。先得其道，稀而踈之[28]，稍深以留，故能徐入之。大热在上，推而下之；从下上者，引而去之[29]；视前痛者，常先取之。大寒在外，留而补之；入于中者，从合[30]泻之。针所不为，灸之所宜。上气不足，推而扬之[31]；下气不足，积而从之[32]；阴阳皆虚，火自当之[33]。厥而寒甚，骨廉陷下，寒过于膝，下陵三里[34]。阴络所过，得之留止，寒入于中，推而行之；经陷下者，火则当之；结络坚紧，火所治之。不知所苦，两跻之下[35]，男阴女阳，良工所禁[36]，针论毕矣。

用针之服[37]，必有法则，上视天光，下司八正[38]，以辟奇邪[39]，而观[40]百姓，审于虚实，无犯其邪。是得天之露，遇岁之虚[41]，救而不胜，反受其殃。故曰：必知天忌[42]，乃言针意。法于往古，验于来今，观于窈冥[43]，通于无穷，粗之所不见，良工之所贵，莫知其形，若神髣髴[44]。

邪气[45]之中人也，洒淅动形[46]。正邪[47]之中人也微，先见于色，不知于[48]身，若有若无，若亡若存，有形无形，莫知其情。是故上工之取气[49]，乃救其萌芽；下工守其已成，因败其形。是故工之用针也，知气之所在，而守其门户，明于调气，补泻所在，徐疾之意，所取之处。

泻必用员[50]，切[51]而转之，其气乃行，疾入徐出[52]，邪气乃出，伸而迎之，遥[53]大其穴，气出乃疾。补必用方[54]，外引其皮，令当其门，左引其枢[55]，右推其肤，微旋而徐推之，必端以正，安以静，坚心无解[56]，欲微以留，气下而疾出之，推其皮，盖其外门，真气乃存。用针之要，无忘其[57]神。

雷公问于黄帝曰：《针论》曰：得其人乃传，非其人勿言。何以知其可传？黄帝曰：各得其人，任之其能，故能明其事。雷公曰：愿闻官能[58]奈何？黄帝曰：明目者，可使视色。聪耳者，可使听音。捷疾辞语者，可使传论[59]。语徐而安静，手巧而心审谛[60]者，可使行针艾，理血气而调诸逆顺，察阴阳而兼诸方。缓节柔筋而心和调者，可使导引行气。疾毒言语轻人[61]者，可使唾痈咒病。爪苦手毒[62]，为事善伤者，可使按积抑痹。各得其能，方乃可行，其名乃彰。不得其人，其功不成，其师无名。故曰：得其人乃言，非其人勿传，此之谓也。手毒者，可使试按龟，置龟于器下而按其上，五十日而死矣；手甘[63]者，复生如故也。

【校注】

〔1〕以为一纪：指把九针的内容汇集成纲。纪，纲领。

〔2〕余司诵之：谓我来读它。诵，朗读。

〔3〕请其正道：道藏本、马注本作“请正其道”，义顺。

〔4〕稽（qǐ 起）首：古时一种跪拜礼，叩头至地。

〔5〕形气之所在：杨上善：“形之所在肥瘦，气之所在虚实。”

〔6〕左右上下：杨上善：“肝生于左，肺藏于右，心部于表，肾居其里，男左女右，阴阳上下，并得知之。”

〔7〕血气多少：指十二经脉的血气有多有少。《素问·血气形志》："太阳常多血少气，少阴常少血多气，阳明常多气多血。"

〔8〕行之逆顺：指十二经脉顺行和逆行的走向。如手三阳从手走头，足三阳从头走足等为顺，反之为逆。

〔9〕出入之合：经气由里达外为出，由表至里为入。合，会合之处，也是腧穴所在之处。

〔10〕谋伐有过：谋，《太素》卷十九作"诛"，甚是。杨上善："诛伐邪气恶血。"

〔11〕解结：即疏通郁结，调达经气。结，经气为邪所阻滞，结聚不通。

〔12〕气门：即腧穴。

〔13〕四海：指人身四海．膻中为气海、冲脉为血海、胃为水谷之海、脑为髓海。

〔14〕淋露：张介宾："淋于雨，露于风，邪感异处，当审其经也。"又，丹波元简："盖淋露与淋沥同义，谓如淋下露滴，病经久不止。"莫枚士："淋露，即羸露，古者以为疲困之称。"

〔15〕肢络：《太素》卷十九"肢"作"支"。肢，通"支"。肢络，即支络，络脉。马莳："肢络，即前《经脉》篇所谓其支、其别者是也。"

〔16〕尽知其会：指要明确经络气血交会之处。杨上善："皆知小络所归，大络会处。"

〔17〕虚与实邻，知决而通之：谓经脉气血阻滞，则气血壅滞之实与亏少之虚常伴随出现，治疗宜先疏通气血之阻滞。又，张介宾："邻，近也。近则易疑，疑则以似为是，冰炭相反矣，故当知决而通之。"

〔18〕把而行之：持左右阴阳而调其不和，施以缪刺之法。杨上善："把，持也。人身左右脉不调者，可持左右寸口人迎，诊而行之，了知气之逆顺，乃可疗之。"

〔19〕阴阳不奇（yǐ 倚），故知起时：即阴阳无所偏颇，就可知病愈之时。奇，通"倚"，偏颇。起，病愈。

〔20〕本末：张介宾："本末，标本。"

〔21〕知官九针：张介宾："官，任也。九针不同，各有所宜，能知以上之法而任用之，则刺道毕矣。"

〔22〕徐疾：指针刺徐疾补泻手法。《灵枢·小针解》："徐而疾则实，疾而徐则虚。"

〔23〕屈伸出入：指经脉循行的状况。张介宾："屈伸出入，经脉往来也。"又，杨上善："行针之时，须屈须伸，针之入出条数，并具知之。"

〔24〕明堂：指鼻部。

〔25〕色部：脏腑及肢体分布于面部的色诊部位。

〔26〕尺肤：原作"皮肤"，据《太素》卷十九改。杨上善："言能审候尺之皮肤。"

〔27〕膈有上下，知其气所在：《太素》卷十九无"其"字，似是。张介宾："膈之上，膻中也，为上气海，心肺所居。膈之下，肝脾肾所居，丹田为下气海也。"

〔28〕稀而踈之，稍深以留：即取穴要少而精，针刺时宜先浅刺，而后再逐渐深刺并留针。张介宾："稀而疏之，贵精少也。稍深以留，欲徐入也。"

〔29〕从下上者，引而去之：马莳："热从下而上，则当引针而去其邪，所谓外者发之也。"又，张介宾："引而去之，泄于下也。"

〔30〕合：指合穴。

〔31〕推而扬之：张介宾："推而扬之，引致其气以补上也。"

〔32〕积而从之：张介宾："积而从之，留针随气以实下也。"

〔33〕火自当之：张介宾："火自当之，宜于灸也。"

〔34〕下陵三里：即足阳明胃经的三里穴。

〔35〕两跻之下：指阴跻脉所出的照海穴和阳跻脉所出的申脉穴。

〔36〕男阴女阳，良工所禁：谓男子禁取阴跻，女子禁取阳跻。马莳："男子以阳跻为经，阴跻为络；女子以阴跻为经，阳跻为络。故男子忌取阴跻，女子忌取阳跻，乃良工所禁。"

〔37〕服：事。

〔38〕上视天光，下司八正：谓上则效法日月星辰，下则了解八节正气。司，通"伺"，探察，观察。八正，指立春、立夏、立秋、立冬、春分、秋分、夏至、冬至八个节气。

〔39〕以辟奇邪：谓避开虚邪贼风的侵袭。

〔40〕观：昭示，告诉。

〔41〕得天之露，遇岁之虚：张介宾："天之风雨不时者，皆谓之露……岁之虚者，乘年之衰，逢月之空，失时之和，因为贼风所伤，是谓三虚。"

〔42〕天忌：即天时的宜忌。

〔43〕窈冥：深远渺茫貌。

〔44〕髣髴：同"仿佛"，隐约，依稀。

〔45〕邪气：本书《邪气脏腑病形》《素问·八正神明论》均作"虚邪"。张介宾："邪气，言虚邪也。"

〔46〕洒（xiǎn 显）淅动形：指恶寒战栗。洒淅，寒栗貌。

〔47〕正邪：指八方之正风，如春之东风、夏之南风等。

〔48〕于：此下原有"其"字，据《灵枢·邪气脏腑病形》《太素》卷十九删。

〔49〕取气：诊察脉气的细微变化。

〔50〕泻必用员：即泻法操作效法天圆而动，以动为特点。杨上善："员谓之规，法天而动，泻气者也。"又，张介宾："员，流利也……用针员活而迎夺之，则气出乃疾，故可以泻。"

〔51〕切：张介宾："切，直迫病所也。"

〔52〕疾入徐出：原作"疾而徐出"据《太素》卷十九、《甲乙经》卷五改。此言快速进针而徐缓出针。

〔53〕遥：《太素》卷十九、《甲乙经》卷五均作"摇"。张介宾："遥，摇同。"

〔54〕补必用方：即补法操作效法地方而静，以静为特点。杨上善："方谓之矩，法地而静，补气者也。"又，张介宾："方，即端正安静之谓。"

〔55〕枢：谓经脉之枢会，即腧穴。又，杨上善："枢，谓针动也。"

〔56〕解：通"懈"，懈怠，松懈。张志聪："其针必端以正，安静以候气至，坚心而无懈惰。"

〔57〕其：《太素》卷十九、《甲乙经》卷五均作"养"。

〔58〕官能：闵士先："官之为言司也，言各因其所能而分任之，以司其事，故曰官能。"

〔59〕捷疾辞语者，可使传论：即语言流利，口齿清楚的人，可以使他传达言论。张介宾："如开导劝戒解疑辩正之属，皆所谓传论也。"

〔60〕审谛：缜密，精细。张介宾："心审谛者，精思详察无遗。"

〔61〕疾毒言语轻人：杨上善："心嫉毒，言好轻人，有此二恶，物所畏之，故可使之唾祝。"疾，同"嫉"，妒忌。

〔62〕爪苦手毒：谓出手狠辣。

〔63〕手甘：谓出手轻柔。马莳："盖遇人之手，有凶有善，犹用味之甘苦，故即以甘毒名之。"

【释义】

本篇较为系统地阐述了针灸的基本理论、方法、要求，以及因能任人等问题。

一、针灸的基本理论

针灸的基本理论，包括中医对人体脏腑、经络、腧穴、气血等生理认识，以及阴阳、表里、寒热、虚实等中医病机、诊法理论等。根据原文所论，可概括以下几个方面。

（一）脏腑气血理论

原文曰："用针之理，必知形气之所在，左右上下，阴阳表里，血气多少。"也就是说，用针治病，必须知道形气的盛衰，脏腑的左右上下，阴阳表里的配合，血气的多少。如杨上善分析说："形之所在肥瘦，气之所在虚实，一也。肝生于左，肺藏于右，心部于表，肾治于里，男左女右，阴阳上下，并得知之，二也。五脏为阴居里，六腑为阳居表，三也。三阴三阳之脉，知其血气之多少，四也。"马莳解释说："凡用针之道，必知人之形气有余不足，或形盛气衰，或气盛形衰，或形气皆盛，或形气皆衰。病之在左在右，在上在下，在阴在阳，在表在里。或血多气少，或血少气多，或血气皆多，或血气皆少。"如此，方可确定针刺之部位、虚实之补泻以及表里阴阳的配伍等。

（二）经脉腧穴理论

经脉循行的逆顺、出入交会的部位、腧穴之所在，是针灸治疗最为关键的理论。故针灸当熟悉经脉"行之逆顺，出入之合，谋伐有过"以及"明于经隧，左右肢络，尽知其会"。马莳云："其脉之所行，有逆有顺，如手太阴经，自中府而出于少商者为顺，至少商而到于中府者为逆。有出有入，如自表而之里为入，自里而之表为出。然后即其犯病而为有过者，则谋伐之。"同时，须明知"上下气门，明通于四海，审其所在"，即熟知十二经脉之腧穴部位、主治病症，了解气海、血海、髓海、水谷之海的盈虚与刺治腧穴（参见《灵枢·海论》），明确十二经脉的井、荥、输、经、合等五输穴的部位、功效主治等。"明于五输，徐疾所在"，说明《黄帝内经》大量论述补泻刺法并非用于任意腧穴，而是在五输穴上实施，五输乃"徐疾所在"，"徐疾"实乃"补泻"的代名词。

（三）针刺解结与补泻理论

经脉气血病理变化，无非壅阻不通与有无虚实，两者也常同时出现，当某一处经脉阻滞不通时，必然伴随着一处气血壅滞之实，而另一处气血亏少之虚，所谓“虚与实邻”。如《素问·三部九候论》说：“上实下虚，切而从之，索其结络脉，刺出其血，以见通之。”《灵枢·刺节真邪》也指出：“一经上实下虚而不通者，此必有横络盛加于大经，令之不通，视而泻之，此所谓解结也。”即诊三部九候之脉，若见“上实下虚”者，多有结络、结脉、横络等，须先刺血解结通脉，“决而通之”，则有可能虚实乃平。若气血未平，然后再用毫针补虚泻实，以恢复脏腑气血的平衡。

（四）经脉标本理论

经脉标本，是将古代哲学本末论引入中医学，以“树”为隐喻，所构建的一种集经脉、诊法、刺治于一体的针灸理论。本篇指出：“审于本末，察其寒热，得邪所在，万刺不殆。”即根据经脉上下标本皮肤之寒热、脉之坚实与陷空，以诊知有病之脉及其寒热、虚实变化。如《灵枢·邪气脏腑病形》曰：“面热者足阳明病……两跗之上脉竖（坚）陷者足阳明病，此胃脉也。”面部、足背趺阳脉正是足阳明之标、本脉位，故根据面热、趺阳脉坚实或虚陷可以诊足阳明病。根据经脉标本诊法，确定了病证之所在与寒热、虚实，就可以选取相应经脉的标本部位针刺治疗，其基本原则如《灵枢·经脉》所言：“为此诸病，盛则泻之，虚则补之，热则疾之，寒则留之，陷下则灸之，不盛不虚，以经取之。”其中刺脉之坚实者谓之“解结”，刺脉之陷下者谓之“引而上之”。关于经脉标本理论的具体论述，可参阅《灵枢·卫气》篇。

（五）诊法辨证理论

针灸治疗必须掌握面部色诊和皮肤的触诊。根据皮部理论和经络分布，五脏六腑在面部各有分部，其病在面部一定部位反映为颜色的变化，故望面色可诊察病在何脏何腑、痛在左右上下、病属虚实寒热、属何经络受病等内容，所谓“五脏六腑……合于明堂，各处色部”。尺肤诊法通过观察、触按尺肤皮肉的大小、缓急、滑涩、坚脆及寒温变化，以了解疾病的寒热、虚实、表里及脏腑身形的病变，尤其是津液的盈亏，所谓“审尺肤之寒温滑涩，知其所苦”。

分析诊法所收集资料，目的在于辨明疾病的阴阳表里、虚实寒热、左右上下、病势顺逆等，进而确定治则治法。寒者温之，热者清之，寒热交争乃是阴阳之气不和，调其阴阳使之协调。左右不协调的疾病，则用左病刺右，右病刺左的缪刺法治疗。明确疾病的顺逆特点，才能掌握病势，再结合具体病症的特点采取相应的治法，所谓“明于逆顺，乃知可治”。如果阴阳没有明显偏盛偏衰的，就可以知道其病将要痊愈。

（六）病因发病理论

《黄帝内经》对病因的认识，大多着眼于人与环境的关系，将外感病因又区分为正邪与虚邪，其中风与四时方位相应者为正邪，与四时方位相反者为虚邪。如《灵枢·九宫八风》说：“风从其所居之乡来为实风，主生，长养万物。从其冲后来为虚风，伤人者也，主杀主害者。”本篇则认为虚邪侵袭人体，则有洒淅寒战的表现；而正邪伤人，发病轻微，开始只是面色有些改变，身体没有什么感觉，这种似有若无的情况，往往被人忽略。对此，《素问·八正神明论》也说："正邪者，身形若用力，汗出腠理开，逢虚风，其中人也微，故莫知其情，莫见其形。"正由于疾病的发生与四时八方之风邪有关，故必须"下司八正"，以明"四时八风"之不同。关于四时八风及其对人体的影响，具体参见《灵枢·九宫八风》篇。

二、针灸治疗的方法

《黄帝内经》对疾病的治疗以针刺为主，特别是《灵枢》中对针刺方法的论述繁多，就本篇原文所论而言，主要涉及以下几个方面。

（一）先得其道，稀而疏之

张介宾曰："此下兼言针灸法也。先得其经络之道，然后可以用针。稀而疏之，贵精少也。"古今医家大都理解为针刺取穴要少而精。结合《灵枢·邪客》"扞皮开腠理奈何？岐伯曰：因其分肉，左别其肤，微内而徐端之，适神不散，邪气得去"等论述，黄龙祥①认为这里的"稀"意为"开"；"疏"意为"通"。"先得其道，稀而疏之，稍深以留，故能徐入之"，是对针游于刺道过程的生动描述，即先用押手按寻得刺道口，再按压撑大其道，针行一定深度，若遇明显的阻碍感，须稍停针，机体会自动让开一条道，故能徐缓游行至应针的深度——如停针"道"未开，则需稍改变方向寻找针下疏松之虚空感。循刺道刺气穴要点有三：一是通过押手的按压撑开刺道的入口；二是徐缓进针始终保持针游行于刺道，勿越道至肉；三是泻法出针时摇大针孔，补法则闭合针孔。如此诠释富有新意，更符合临床操作实际。

（二）寒热病证刺法

热证的治疗，若大热在上，当用推而下之的针法，使热邪下行；若病邪从下向上发展，亦当泄之于下，引邪外出；同时又要审察其开始疼痛的部位，通常应先在该处刺之，以治其本。"推而下之"是指治疗实火而言，"引而去之"多指治疗虚火而言。如胃火上冲面口而致面热、齿痛等症，常取足阳明胃经的荥穴"内庭"泻之，以疏泄阳明胃火。另外，马莳认为："热从下而上，则当引针而去其邪，所谓外者发之也。"即发散热邪，亦为临床治法之一。

寒证的治疗，若寒邪在表，宜留针补之，以助阳胜寒；若寒气入里，可泻各经的合穴来泄除病邪。若不适合针刺的，当用灸法治之。

（三）虚证的针刺治法

本篇论虚证的刺治，分为三种情况：一是清阳之气不能上荣的上气不足证，当引导其气以补上；二是下焦元气不足之证，应当留针随气以补其下；三是上下俱虚者，不可用针刺，当用灸法。如气虚血亏所致的头晕头痛，临床上往往取在巅顶部的"百会"穴，施以补法，灸之，以升提清阳之气。

---

①黄龙祥. 中国古典针灸学大纲[M]. 北京：人民卫生出版社，2019：139-140.

（四）寒气厥逆的治法

阳气大虚，寒气厥而上逆，表现为骨侧的肌肉下陷，或寒冷已过膝，都应当灸足阳明经的三里穴，以温经散寒，助阳救逆。若寒邪深入体内，侵入内脏，可用推拿按摩的方法使阴寒消散；如果寒凝脉络，体表粗大之络脉陷下者，可以用灸法温通阳气；如果脉络壅塞有结节坚硬者，也用灸法治疗，以温通血脉。

（五）针刺跻脉，男女之别

原文指出，若病不知痛苦之所在，当灸两跻之下，即阳跻之申脉穴和阴跻所通之照海穴。《素问·调经论》也说："病不知所痛，两跻为上。"只不过男子以阳跻为经，女子以阴跻为经，若误用了男阴女阳，其作用适得其反，良医当禁忌。此禁忌之说，不过是一种理论推演，钱熙祚《黄帝内经素问校勘记》提出另一说云："按八卷《脉度》篇论跻脉云：男子数其阳，女子数其阴，当数者为经，不当数者为络。故结络坚紧而以火治之者，男子必取阴跻，女子必取阳跻，若误施之，是病在络而反取其经，诛伐无过矣。"《太素》卷十九、《甲乙经》卷五均作"男阳女阴"。

三、针灸治疗的要求

原文明确指出："用针之服，必有法则。"根据原文所论，主要涉及以下几个方面。

（一）上视天光，下司八正

基于"天人合一"的理念，本篇提出针灸治疗的要求之一，就是要观察日月星辰之运转，掌握立春、立夏、立秋、立冬、春分、秋分、夏至、冬至等八个节气的气候变化，以避免四时不正之气的侵袭。若受到不时风雨或不正之气的伤害而生病时，没能及时治疗，就会使病势加重，因此，治疗疾病时，要知道天时的宜忌。关于"天忌"，《灵枢·岁露论》云："乘年之衰，逢月之空，失时之和，因为贼风所伤，是谓三虚。故论不知三虚，工反为粗。"人体营卫气血的运行受四时寒温、月相盈亏等影响，针刺当有所宜忌。如《素问·八正神明论》云："天温日明，则人血淖液而卫气浮，故血易泄，气易行；天寒日阴，则人血凝泣而卫气沉。"所以"天寒无刺""天温无疑"。《素问·六节藏象论》也指出："不知年之所加，气之盛衰……不可以为工矣。"知天忌，是针灸治疗的一个重要法则。

（二）法于往古，验于来今

医学本身就是一门经验科学，与西医学相比较，经验在中医临床实践上具有不可替代的作用，故有"熟读王叔和，不如临证多""多诊识脉，屡用达药"等说法。临床经验不仅是中医理论产生的基础、医学技术发明的源泉，而且它作为临床医生在临床实践中获得的诊治疾病的知识、方法和技能，对于掌握医学理论，引导临床思维，促进临床发现等都具有重要的作用。如何廉臣《全国名医验案类编》夏应堂序所说："案者治病之实录，临症之南针也。"所以本篇提出针灸医师要“法于往古，验于来今”，即取法和运用古代的学术成就，并在实践中进一步验证总结。

另一方面，经验又与直觉保持着非常密切的关系，正如爱因斯坦所说：直觉乃是“对经验的共鸣的理解”[①]。直觉思维处于整个经验思维的尾部和终点，是经验思维的高级形式，是经验思维发展到极致的表现及由经验向理论飞跃的一条重要途径。直觉思维的特点表现为思维的敏锐性、瞬间性、洞察性与不确定性，犹如原文所言“观于窈冥，通于无穷，粗之所不见，良工之所贵，莫知其形，若神髣髴”。这里无疑是对经验与直觉关系的一种形象描述。

（三）上工救萌芽，下工守已成

疾病的发生发展有一定的规律，外邪侵入人体后，如果不能及时治疗，病邪就可能由表传里，由浅入深，以致达到病成形败的地步。如《素问・阴阳应象大论》说：“故邪风之至，疾如风雨，故善治者治皮毛，其次治肌肤，其次治筋脉，其次治六腑，其次治五脏。治五脏者，半死半生也。”所以针刺治疗疾病，也要善于在病发之初，于病之“有形无形”之中，诊察并预见疾病的发展，早期治疗，截断疾病的传变，达到“上工之取气，乃救其萌芽”的目的；否则，“下工守其已成，因败其形”。

（四）知气所在，明于调气

《黄帝内经》认为，针刺治疗疾病是通过调气而达到愈疾之目的的。如《灵枢・刺节真邪》说：“用针之类，在于调气。”《灵枢・终始》云：“凡刺之道，气调而止。”因此，“工之用针也，知气之所在，而守其门户，明于调气”。也就是说，医工治病，必须知道脉气之运行所在，而守候其出入的门户，同时要明确调气补泻的关键，运用快慢的补泻手法及当取的穴位等。那么，如何能够“知气所在”，《灵枢・九针十二原》云：“凡将用针，必先诊脉，视气之剧易，乃可以治也。”即根据脉象以判断气之虚实变化以及针刺后的疗效。如果经过针刺治疗后，原本“盛”“虚”以及上下脉象不相应等异常脉象皆趋于正常，说明治疗有效，病必衰去；相反，如果经针刺而异常的脉象没有变化，表明气未至而病未去。

（五）用针之要，无忘其神

《黄帝内经》论针刺治疗十分重视“神”的问题，《灵枢・九针十二原》提出：“小针之要，易陈而难入，粗守形，上守神。”《灵枢・小针解》解释说：“上守神者，守人之血气有余不足，可补泻也。”《灵枢・本神》指出：“凡刺之法，先必本于神。”本篇则就针刺方法总结性地指出：“用针之要，无忘其神。”这里神当包含医患两方面的问题。就医生方面而言，要求医者全神贯注，谨候患者气血之往来，然后施以相应的手法。如《素问・针解》说：“神无营于众物者，静志观病人，无左右视也。”从患者方面而言，包括患者气血的盛衰及其对治疗的反应性、精神心理状态，乃至于患者的意念活动。医生要了解病人的反应性，调动病人的主观能动性，甚或控制病人的意念活动，如《素问・针解》说：“必正其神者，欲瞻病人目，制其神，

---

①〔德〕爱因斯坦. 爱因斯坦文集[M]. 第一卷. 许良英，范岱年，译. 北京：商务印书馆，1979：102.

令气易行也。”

四、针灸治疗的手法

针灸治疗手法是临床取效的重要环节,《黄帝内经》及后世医家均十分重视，本篇主要阐述了方员补泻的原则及其具体方法。方员，这里用以比喻和概括补泻刺法的操作特点，并不是指具体的针刺补泻操作方法，即泻法操作以动为特点而称员，补法操作以静为特点而称方。诚如杨上善所说：“员，谓之规，法天而动，泻气者也；方，谓之矩，法地而静，补气者也。”故《黄帝内经灵枢集注》朱卫公说：“盖方与员非针也，乃用针之意耳。”天阳地阴，阳动阴静，所以，刺法泻员补方合于阴阳理论。

方员补泻的原则应用于临床针刺操作，则涵盖了疾徐、迎随、开合等补泻手法的要素。总体而言，“泻必用员”，具体操作为：按其腧穴，捻转进针，进针快，出针慢，使邪气外出；进针迎着经脉循行的方向，出针摇大针孔，使邪气快速外散。“补必用方”，具体操作为：首先循经在皮肤上准确取穴，左手按准穴位，右手推其皮肤，轻轻捻转，徐徐刺入，术者静气凝神，气至后少留针，快出针且闭针孔。有关方员补泻,《素问・八正神明论》也有论述，提出“泻必用方”“补必用员”，与本篇观点恰好相反。有关争议的讨论，参见该篇，此不赘述。

五、因材施教，因能任人

原文最后部分论述了学术的传授，要选择人才，“各得其人，任之其能”。举例而言，视力很好的人，可让他辨识五色；听觉敏感的人，可让他辨别声音；语言流利，吐字清楚的人，可让他做讲解、劝导、辩论的工作；语言徐缓，态度安静，手巧心细的人，可以胜任针灸工作；手势柔和，性情调顺的人，可以担任按摩导引工作；若其性嫉妒，言语恶毒轻人者，可让他唾痈肿以咒病；出手狠辣的人，可让他按摩治疗积聚、久痹。总之，要因材施教，因能任人，以使“各得其能，方乃可行，其名乃彰”。否则，“不得其人，其功不成，其师无名”。此乃“得其人乃传，非其人勿传”的道理所在。

这里对从事针灸、导引行气者的基本素养，已经有了明确要求，即手巧体柔、性情温和。之所以如此，首先，古代针灸强调“凡将用针，必先诊脉”(《灵枢・九针十二原》)，而“持脉有道，虚静为保(宝)”(《素问・脉要精微论》)；其次，“治神”是上工追求的境界，而“治神”必须“徐而静”“心审谛”。

至于测验手势轻重的方法，只能视为一种比喻说明，但也可用于理解针刺、推拿技巧的问题。如手法重、捻针狠的手法，常使病人痛苦不堪，对治疗有一种畏惧感，严重者还能产生晕针、断针、造成脏器损伤等不良后果。而手法轻柔的医生，针感明显而不甚痛苦，病人乐于接受，临床疗效较好。

【知识链接】

一、标本脉诊法与针灸处方

本篇云："审于本末，察其寒热，得邪所在，万刺不殆。"《灵枢·经脉》说："脉之卒然动者，皆邪气居之，留于本末；不动（寒）则热，不坚则陷且空，不与众同，是以知其何脉之病也。"显然，脉之卒然动者，是因邪气留于标本部位，遍诊十二脉标本之独动、独热、独寒、独坚、独陷等"不与众同"之象，就可知"何脉之动"，即"得邪所在"。标本既是邪气所居之处，诊察标本则可"得邪所在""知病之所生"，且明晰病之进退，所谓"其本末尚热者，病尚在；其热已衰者，其病亦去矣"(《灵枢·邪客》)。因此，取有过之脉进行针刺或艾灸，也就是针灸处方的常规模式之一。如《灵枢·邪气脏腑病形》论六腑病的诊治，皆依据标本脉之坚陷及皮肤之寒热，结合病症，即察"其脉应与其病形"(《灵枢·热病》)，以定其病位所在之经脉脏腑分部，设方则取六腑下输——合输，并视标本脉虚陷者，即灸其陷脉也。《灵枢·寒热病》说："臂阳明有入頄遍齿者，名曰大迎，下齿龋取之。臂恶寒补之，不恶寒泻之。足太阳有入頄遍齿者，名曰角孙，上齿龋取之，在鼻与頄前。方病之时其脉盛，盛则泻之，虚则补之……足阳明有挟鼻入于面者，名曰悬颅，属口，对入系目本，视有过者取之。"皆此设方之实例。当标本诊法衰落后，则主要根据经脉病候以知病在何经，如《素问·刺疟》所说："察其病形，以知其何脉之病也。"[①]

二、《黄帝内经》补泻针法的操作特点

关于《黄帝内经》补泻针法的操作特点，赵京生[②]综合本篇、《灵枢·九针十二原》《素问·离合真邪论》等所述，概括为补法：①以静为主；②纳入。泻法：①以动为主；②放出。

补泻针法的第一个操作特点，是对应着病症的虚与实的外在表现特性，即"病势"而制定的。虚者以低下为特性，表现为一系列不足、虚衰、衰退的征候，所以针刺补法的操作就轻柔和缓，缓缓给予机体一种轻弱而持久的刺激。以这种动作轻微的手法，随顺其病势，徐缓、逐步地将正气培补调动起来。实者以亢盛为特性，表现为一系列有余、亢盛、剧烈的征候，所以针刺泻法的操作即力重势猛，突然给予机体一种强重而较短暂的刺激。以这种动作强劲的手法，顺应病势，迅速地削减、祛除其邪气。

补泻针法的第二个操作特点，是基于对发病机理的朴素认识。根据"有余者泻之，不足者补之"(《灵枢·根结》)的原则，对亢盛之邪气，应予祛除；对虚衰之正气，应予补益。在这里，古人将邪气和正气视为具体物质，认为正气可以随针输入体内而得以充实，所以补法以针慢慢地由外入内为特点；邪气可以被针从体内排放出来，所以泻法以针慢慢地由内出外为特点。

---

①黄龙祥. 中国古典针灸学大纲[M]. 北京：人民卫生出版社，2019：223.

②赵京生. 针灸经典理论阐释[M]. 修订本. 上海：上海中医药大学出版社，2003：114.

三、针道合于天道的观点

天人合一是贯穿于中国古代哲学之最根本、最核心的思想，渗透在中华民族的心理结构之中，深刻地影响了中国传统文化和古代科学技术的发展。从中医学的角度而言，天人合一主要是讲天人的一致性、统一性，天人可以统一于道，也可统一于气，统一于高尚的道德，从而使天与人具有了同源、同道乃至包括时间、空间结构相同的关系，其对中医学的影响，涉及到认识论、方法论、价值观等多个层面[①]。

杨上善对本篇针刺方员补泻的解读，即涉及到天人合一的哲学观问题。《素问·咳论》提出了“人与天地相参”命题，《灵枢·逆顺肥瘦》说：“圣人之为道者，上合于天，下合于地，中合于人事，必有明法，以起度数，法式检押，乃后可传焉。”《灵枢·玉版》论针刺也说：“余以小针为细物也，夫子乃言上合之于天，下合之于地，中合之于人。”说明针道也必须合于天道，皇甫谧表述为“针道自然”（卷五第六）。那么，以天地自然之道指导针刺治疗方法的制定，由此即产生了“泻必用员”“补必用方”的针刺原则，诚如杨上善所说：“员，谓之规，法天而动，泻气者也；方，谓之矩，法地而静，补气者也。”至此，我们可以理解杨上善作出的解释，是从认识观念的高度，阐释出方、员二字隐含的以自然界运动特性概括表达补泻刺法特点。如果不对《黄帝内经》有关针刺补泻操作的论述作整体考察，缺乏对文化思想背景的了解，那么，虽然方员之义体现于补泻刺法的文字中，也难以体察领悟，对不同解释的正误也就无从辨别，更谈不上反映针刺补泻方法本质内涵的现代解读[②]。

四、《黄帝内经》有关“得气”的认识

本篇是《黄帝内经》中完整而具体地记载补泻针法操作，并描述“气”活动的篇章之一。原文指出：“泻必用员，切而转之，其气乃行，疾入徐出，邪气乃出……补必用方……微旋而徐推之，必端以正，安以静，坚心无解，欲微以留，气下而疾出之，推其皮，盖其外门。”其次，《素问·离合真邪论》也有类似的论述：“吸则转针，以得气为故，候呼引针，呼尽乃去，大气皆出，故命曰泻……静以久留，以气至为故，如待所贵，不知日暮，其气以至，适而自护，候吸引针，气不得出，各在其处，推阖其门，令神气存，大气留止，故命曰补。”赵京生[③]对上述两篇的比较研究认为，一言“得气”“气至”，一称“气下”“气”，所言针刺过程中的气及其与补泻操作的关系是一致的。《黄帝内经》对针刺的反应，也有称为“气和”者，如《灵枢·终始》：“脉口三盛，泻足太阴而补足阳明，二补一泻，日二取之，必切而验之，踈而取之上，气和乃止。”马莳注云：“候至气和乃止针。”

无论“得气”“气下”，都是从医者角度言。针刺时，受术者有何感觉，《黄帝内经》记述很少，较为明确的描述，如《素问·针解》云：“刺虚则实之者，针下热也，气实乃热也。满而泄之者，针下寒也，气虚乃寒也。”王冰认为针下寒热即指得气，注云：“言要以气至而有效

①邢玉瑞. 黄帝内经研究十六讲[M]. 北京：人民卫生出版社，2018：98-105.

②赵京生. 针灸理论解读——基点与视角[M]. 中国中医药出版社，2013：304.

③赵京生. 针灸关键概念术语考论[M]. 北京：人民卫生出版社，2012：340-348.

也。"《灵枢》的《四时气》《终始》及《素问・长刺节论》有类似的病症针刺治疗的论述。但医者与患者双方的针下感是何关系？同时产生而并现，还是其他情形？《黄帝内经》中未见明确论述。《黄帝内经》之后，对得气的描述更加具体生动，有明确的病人针下感描述，"得气"的使用远多于"气至"，最大的变化是得气出现在补泻操作之前，以及唯从针下感判断得气。总体而言，得气、气至，含义变化较大，《黄帝内经》中指施用补泻刺法的一定阶段出现的某种反应，被视为针刺治疗作用的反映；具体描述以医者的针下感为主；以"气至"一词使用为多。自《难经》始，则为补泻针法施用的前提，对患者感觉的描述逐渐增多，大体为医患双方并重；以"得气"一词使用为主。

五、"阴阳皆虚，火自当之"验案

《罗谦甫治验案》卷上记载：至元已亥，廉台王千户年四十有五，领兵镇涟水。此地卑湿，因劳役过度，饮食失节，至秋深疟痢并作，月余不愈，饮食全减，形容羸瘦，乘马轿以归。时已仲冬，求予治之，具陈其由。诊得脉弦细而微如蛛丝，身体沉重，手足寒逆，时复麻痹，皮肤痂疥如疠风之状，无力以动，心腹痞满，呕逆不止。此皆寒湿为病。久淹，真气衰弱，形气不足，病气亦不足，阴阳皆不足也。《针经》云：阴阳皆虚，针所不为，灸之所宜。《内经》曰：损者益之，劳者温之。《十剂》云：补可去弱。先以理中汤加附子，温养脾胃，散寒湿，涩可去脱。养脏汤加附子，固肠胃，止泻痢，仍灸诸穴以并除之。经云：腑会太仓，即中脘也。先灸五七壮，以温养脾胃之气，进美饮食。次灸气海百壮，生发元气，滋荣百脉，充实肌肉。复灸足三里，胃之合也，三七壮引阳气下交阴分，亦助胃气。后灸阳辅二七壮，接续阳气，令足胫温暖，散清湿之邪。迨月余，病气去，渐平复。今累迁侍卫亲军都指挥使，精神不减壮年。

论疾诊尺第七十四

【导读】

《史记·扁鹊仓公列传》记载淳于意诊治薄吾之病，多数医生诊断为寒热重症，无法救治。淳于意诊断为“蛲瘕”，用芫花一撮煎服而病愈。“臣意所以知薄吾病者，切其脉，循其尺，其尺索刺粗，而毛美奉发，是虫气也。”即通过尺肤诊而判断为“蛲瘕”。尺肤诊，指通过观察人体腕肘横纹之间皮肤之缓急、滑涩、寒热及肉之坚脆等，以诊断疾病的方法。本篇主要讨论尺肤诊法，同时涉及以掌面寒热、手鱼络脉变化、望目诊病方法，以及风水、齿痛、黄疸、妊娠的特征和小儿病易愈、难愈或必死的特征等。马莳曰：“篇内详论各疾诊尺知病，故名篇。”

【原文】

黄帝问于岐伯曰：余欲无视色持脉，独调其尺〔1〕，以言其病，从外知内，为之奈何？岐伯曰：审其尺之缓急、小大、滑涩，肉之坚脆，而病形定矣。

视人之目窠上微痈〔2〕，如新卧起状，其颈脉动，时咳，按其手足上，窅〔3〕而不起者，风水肤胀也〔4〕。

尺肤滑，其淖泽〔5〕者，风也。尺肉弱者，解㑊〔6〕，安卧〔7〕脱肉者，寒热，不治。尺肤滑而泽脂者，风也〔8〕。尺肤涩者，风痹〔9〕也。尺肤粗如枯鱼之鳞者，水泆饮〔10〕也。尺肤热甚，脉盛躁者，病温也；其脉盛而滑者，汗且出〔11〕也。尺肤寒，其〔12〕脉小者，泄、少气。尺肤炬然〔13〕，先热后寒者，寒热也。尺肤先寒，久持〔14〕之而热者，亦寒热也。

肘所〔15〕独热者，腰以上热；手所独热者，腰以下热。肘前〔16〕独热者，膺前热；肘后〔17〕独热者，肩背热。臂中〔18〕独热者，腰腹热；肘后廉〔19〕以下三四寸热者，肠中有虫。掌中热者，腹中热；掌中寒者，腹中寒。鱼〔20〕上白肉有青血脉者，胃中有寒。尺炬然热，人迎大者，当夺血〔21〕。尺坚大，脉小甚，少气，悗有加，立死〔22〕。

【校注】

〔1〕独调其尺：即单独诊察尺部。调，诊察。尺，指尺肤，即自腕横纹至肘部之皮肤。

〔2〕目窠上微痈：窠，《太素》卷十五作“果”，义胜。杨上善：“目果，眼睑也。痈，微肿起也。”痈，肿胀。

〔3〕窅（yǎo 咬）：凹陷。

〔4〕视人之目窠上微痈……风水肤胀也：《灵枢识》：“此一节与诊尺之义不相干，疑是他篇错简。”按此34字，疑是《水胀》篇错简于此。

〔5〕淖（nào 闹）泽：润滑。杨上善：“淖泽，光泽也。”

〔6〕解㑊（xièyì 谢亦）：指身体困倦，懈怠无力。杨上善：“解㑊，懈惰也。”

〔7〕安卧：因消瘦、倦怠而昏沉嗜睡的样子。

〔8〕尺肤滑……风也：《甲乙经》卷四及《脉经》卷四无此9字。按此与本节首句似重，疑衍。

〔9〕风痹：张介宾：“尺肤涩者血少，血不能营，故为风痹。”

〔10〕水泆饮：即水饮溢于肌肤。杨上善：“泆饮，谓是甚渴暴饮，水泆肠胃之外，皮肤之中，名曰泆饮。尺分之肤，粗如鱼鳞者，以为候也。”张介宾：“泆，溢同。”

〔11〕汗且出：汗，原作“病”，据《太素》卷十五、《甲乙经》卷四、《脉经》卷四改。此言汗将出。且，将也。

〔12〕其：《太素》卷十五、《甲乙经》卷四均作“甚”，连上读为“寒甚”。

〔13〕炬然：灼热。形容尺肤高热灼手。

〔14〕持：原作“大”，据《太素》卷十五、《甲乙经》卷四改。

〔15〕所：部位。

〔16〕肘前：肘部的内侧面。张介宾：“肘前，内廉也。”

〔17〕肘后：肘部的外侧面。张介宾：“肘后，外廉也。”

〔18〕臂中：前臂中间部位。杨上善：“从肘至腕中间为臂。”

〔19〕廉：原作“粗”，据《甲乙经》卷四改。

〔20〕鱼：指手鱼际。

〔21〕夺血：失血耗损。

〔22〕尺坚大……立死：张介宾：“若尺肤坚大而脉则小甚，形有余而气衰少也，阴虚既极，而烦悗再加，故当立死。”悗，烦闷。

【释义】

本段原文主要阐述尺肤诊法的要领以及具体应用，其中“视人之目窠上微痈……窅而不起者，风水肤胀也”一段文字，乃《灵枢·水胀》文字错简于此，参见该篇，此不赘述。

一、尺肤诊的要领与原理

尺肤诊法，即通过观察人体腕肘横纹之间皮肤的变化以诊断疾病的方法。本节言“审其尺之缓急、小大、滑涩，肉之坚脆，而病形定矣”，即阐述了尺肤诊法的要领，在于诊察尺肤部位皮肤、肌肉的缓急、大小、滑涩、坚脆及温度变化，以了解疾病的虚实、寒热、表里及脏腑身形的病变部位、津液的盈亏等。这里的“大小”，实际上是指皮肤的粗细。

关于尺肤诊法的机理，本节并未论及，张志聪有所论述，他认为：“夫胃者，水谷血气之海也。故行于脉中者，至于太阴之两脉口，持其脉以知脏腑之病。血气之行于脉外者，从手阳明之大络，循经脉之五里，而散行于尺肤。故审其尺之缓急、大小、滑涩，肉之坚脆，而病形定矣。盖太阴主阴，阳明主阳，脏腑雌雄相合，气血色脉之相应也。故《邪气脏腑病形》篇曰：‘脉急者，尺之皮肤亦急；脉缓者，尺之皮肤亦缓；脉小者，尺之皮肤亦减而少；脉大者，尺之皮肤亦贲而起；脉滑者，尺之皮肤亦滑；脉涩者，尺之皮肤亦涩’。”这里不仅阐明了尺肤诊法的原理，而且说明尺肤诊与寸口脉诊之间，其诊察元素及其诊断意义表现为相同、相通的特征。因此，在临床诊病时，一方面不同的诊法可相互替代，若精通于一种诊法可不言他法，所谓“余欲无视色持脉，独调其尺，以言其病”；另一方面，若多诊合参，又可互证，提高诊断的准确度，所谓“善调尺者，不待于寸；善调脉者，不待于色。能参合而行之者，可以为上工”（《灵枢·邪气脏腑病形》）。

二、尺肤诊法的具体应用

尺肤诊法即可用于对病症病因、性质等的诊断，也可用于判断疾病的病位，同时临床也常与脉诊等方法综合应用。

（一）诊尺辨病症

尺肤诊法可以帮助临床对疾病定性求因，并诊断病症。根据原文所述，概括如下（表 74-1）。

表 74-1 尺肤诊辨病症表

尺肤变化	机理	病症
滑（淖泽、泽脂）	风性开泄，肌表腠理开泄，津液外泄	风
涩	邪气闭阻，气血不能输布肌肤，肌肤失养	风痹
粗如枯鱼之鳞	脾胃虚损，健运失司，水饮泛溢，肌肤失荣	溢饮
尺肉弱	脾胃虚衰，气血生化无源，肌肉四肢失养	解㑊
先热后寒/先寒后热	邪在少阳	寒热往来

其中解㑊者又见昏沉嗜睡，肌肉脱失，发冷发热，则为阴阳虚衰，阳虚失于鼓动振奋温煦，阴虚失于滋养，阴阳乖戾，虚阳外越而发热，此乃病情危重之象。

（二）诊尺辨病位

尺肤诊法判断病位，具体方法是以肘臂的上下、前后的不同部位，分别与脏腑器官相对应。其对应的基本原则是：上以候上，下以候下，前以候前，后以候后。只是这里以上肢下垂体位确定上下位置，与《素问·脉要精微论》以上肢上举体位定上下恰好相反。张志聪说："盖以两手下垂，上以候上，下以候下，前以候前，后以候后也。夫所谓肘所、手所者，论手臂之背面，臂中、掌中、鱼上，乃手臂之正面。背面为阳，故候形身之外；正面主阴，故候腰腹肠胃之内。"

具体而言，肘对应腰以上，肘部独热，主腰以上有热。手对应腰以下，手部独热，主腰以下有热。肘前对应胸，肘部内侧独热，主胸膺部有热；肘后对应背，肘部背侧独热，主肩背部有热。臂中对应腰腹，臂中独热，主腰腹部有热。手掌对应腹部，手掌发热，主腹中有热；手掌发凉，主腹中有寒；手鱼的白肉部位出现青色脉络，主胃中有寒。肘后廉以下三四寸处发热，主肠中有虫。张介宾解释说："三里以下，内关以上之所，此阴分也。阴分有热，故应肠中有虫。"

（三）尺脉合参

尺肤诊法，《黄帝内经》中常与脉诊、色诊等综合应用，相参互证，以提高诊断的准确性。如《灵枢·邪气脏腑病形》所说："能参合而行之者，可以为上工。"

具体而言，尺部热甚，脉盛大而躁动，主温热病；若脉虽盛大，但较滑利，是病邪将随汗解。尺肤寒凉，脉细小者，为阳气衰少，阴寒偏盛，主泄泻和阳气不足。尺肤灼热，人迎脉虚大，为阳盛伤阴，主失血。尺部皮肤坚实而脉反见非常细小，是形有余而正气衰少，兼见烦闷不宁，症状逐渐加剧，就会造成形气离绝，立即死亡。

【知识链接】

一、尺肤诊法的临床价值

尺肤诊法的临床价值，可概括为以下几个方面：其一，有助于全面认识疾病。尺肤诊法一方面补充了望诊、切诊的内容，且具有客观性、直观性、易操作性及可对比性的优势和特点。另一方面与脉诊结合，相互参伍，有助于从多个方面全面收集病情资料。如本篇指出："尺肤热甚，脉盛躁者，病温也；其脉盛而滑者，汗且出也。尺肤寒，其脉小者，泄、少气。"《素问·平人气象论》曰："尺脉缓涩，谓之解㑊……尺涩脉滑，谓之多汗，尺寒脉细，谓之后泄，脉尺粗常热者，谓之热中。"其二，判断疾病的脏腑病位。如《素问·脉要精微论》将尺肤部位划分为上、中、下三个部位，分别论述了脏腑的候诊部位，说明尺肤部位是脏腑身形的缩影，"有诸内必形诸外"，脏腑的病变可以在尺肤相应的部位反映出来。其三，帮助临床对疾病定性求因。如本篇说："尺肤滑，其淖泽者，风也；尺肉弱者，解㑊安卧；脱肉者，寒热，不治；尺肤滑而泽脂者，风也；尺肤涩者，风痹也；尺肤粗如枯鱼之鳞者，水泆饮也。"其四，有助于温热病的诊断。温热性疾病以阴津耗伤为特点，尺肤诊法可以直接从尺肤的寒热滑涩，测知人体津液的盈亏，因而，有助于对温热病病因、病性、病程及预后的判断。

二、尺肤诊法的现代应用研究

现代学者对尺肤诊法也有所应用与研究，如杨季国①论述了尺肤诊法在儿科疾病诊断中的意义，主要是诊察尺肤的色泽、疏密、温凉、滑涩、润燥等，并参合四诊以了解疾病之新久、寒热、虚实、津液盈亏以及顺逆等。李果刚等②③运用寒热湿诊测仪检测发现，尺肤是判断冠心病心阴虚证与心阳虚证的体表湿度指标的最佳检测部位；脾胃虚寒型慢性胃炎患者的尺肤温度和湿度较正常人显著降低。在小儿湿疹和小儿过敏性鼻炎脾气虚证辨证体征初步量化的研究中，尺肤松软皆具明显的统计学意义④⑤。雍小嘉⑥指出，尺肤与脉象之间特定的对应关系，为脉诊客观化的研究提供了一个新视角。王永新等⑦编著出版了《中医尺肤诊断学》专著，系统梳理了历代医家有关尺肤诊的论述，探讨了尺肤诊断学的理论依据、与现代科学的关系、具体运用以及临床应用案例，为临床推广应用提供了便利。邓慧芳等⑧提出尺肤诊法的内容包括 3 个方面：一是尺部皮肤的寒热、燥湿（缓急、小大、滑涩）；二是尺部肌肉之坚脆；三是尺肤之下脉象（尺脉）的缓急、大小（盛衰）、滑涩。其中尺脉的诊察不同于寸口脉法之尺脉，它不仅包括寸口脉法中的尺部，还包括从寸口脉之后至肘横纹之间，沿手太阴肺经能够摸到脉动的所有部位。临床可将尺肤切诊 3 方面内容相结合，用于诊察人体的气血状况并诊断疾病。此可谓一家之言，仅供参考。

尺肤诊法除了其诊断疾病的意义外，对小儿推拿中上肢部一些特定穴位的形成和发展也提供了丰富的理论依据，小儿推拿中的推三关、退六腑、取天河水法治疗儿科疾病，与尺肤诊有不可分割的关系。同时，尺肤诊法也为尺肤针的运用提供了丰富的理论基础⑨。

【原文】

目赤色者病在心，白在肺，青在肝，黄在脾，黑在肾。黄色不可名〔1〕者，病在胸中。

诊目痛，赤脉从上下者，太阳病；从下上者，阳明病；从外走内者，少阳病。

---

①杨季国. 论尺肤诊法在儿科的运用[J]. 新中医，1995，(12)：4-5.

②李果刚，程建丽，张妍好，等. 冠心病心阳虚证、心阴虚证患者体表与舌温度、湿度变化的临床实验研究[J]. 中华中医药学刊，2011，29（11）：2477- 2479.

③李果刚，程建丽，张妍好，等. 慢性胃炎脾胃虚寒证与胃阴亏虚证体表温度、湿度及舌温度变化的临床意义[J]. 上海中医药大学学报，2011，25（6）：53- 54.

④张海英. 小儿湿疹脾气虚证辨证体征临床初步量化研究[D]. 济南：山东中医药大学，2007.

⑤周士英. 小儿过敏性鼻炎脾气虚证辨证体征初步量化研究[D]. 济南：山东中医药大学，2007.

⑥雍小嘉，徐姗姗. 脉诊客观化研究的新视角——尺肤状态与脉象特征对应关联[J]. 辽宁中医杂志，2010，37（11）：2141-2142.

⑦王永新，王培禧. 中医尺肤诊断学[M]. 贵阳：贵州科技出版社，1999.

⑧邓慧芳，陈子杰，翟双庆. 《黄帝内经》尺肤诊理论的内涵[J]. 中国中医基础医学杂志，2018，24（3）：296-298.

⑨赵海红，高社光，魏勇军，等. 尺肤针疗法探析[J]. 湖北中医杂志，2016，38（25）：72-75.

诊寒热瘰疬[2]，赤脉上下至瞳子[3]，见一脉，一岁死；见一脉半，一岁半死；见二脉，二岁死；见二脉半，二岁半死；见三脉，三岁死[4]。

诊龋齿痛，按其阳明[5]之来，有过[6]者独热，在左左热，在右右热，在上上热，在下下热。

诊血脉者，多赤多热，多青多痛，多黑为久痹，多赤、多黑、多青皆见者，寒热身痛。面[7]色微黄，齿垢黄，爪甲上黄，黄疸也；安卧，小便黄赤，脉小而涩者，不嗜食。

人病，其寸口之脉，与人迎之脉小大等及其浮沉等者，病难已也。女子手少阴脉[8]动甚者，妊子。婴儿病，其头毛皆逆上者，必死。耳间青脉起者，掣痛。大便青瓣[9]飧泄[10]，脉小者，手足寒，难已；飧泄，脉小，手足温，泄易已。

四时之变，寒暑之胜，重阴必阳，重阳必阴。故阴主寒，阳主热，故寒甚则热，热甚则寒，故曰：寒生热，热生寒，此阴阳之变也。故曰：冬伤于寒，春生瘅热[11]；春伤于风，夏生后泄肠澼[12]；夏伤于暑，秋生痎疟[13]；秋伤于湿，冬生咳嗽。是谓四时之序也。

【校注】

〔1〕黄色不可名：谓黄色兼有其他颜色而不易辨认，难以名状。

〔2〕瘰疬：原脱，据本书《寒热》《脉经》卷五补。

〔3〕上下至瞳子：《太素》卷二十六作“从上下贯瞳子”，义胜。《甲乙》卷八、《脉经》卷五均有“从”字。

〔4〕诊寒热瘰疬……三岁死：此节与本书《寒热》文重，疑彼错简于此。

〔5〕阳明：原脱“明”字，据《甲乙经》卷十二、《脉经》卷五补。阳明，指手足阳明经脉。

〔6〕过：太过、亢盛。张介宾：“足阳明入上齿中，手阳明入下齿中，故按其阳脉之来，其脉太过者，其经必独热。”

〔7〕面：原作“而”，据《甲乙经》卷十一、《脉经》卷五改。

〔8〕手少阴脉：指神门穴处之动脉。

〔9〕青瓣：原作“赤瓣”，据《甲乙经》卷十二改。《灵枢识》：“‘赤’作‘青’为是，盖小儿有便青乳瓣完出者，即青瓣也，此虚寒之候。”

〔10〕飧泄：病名。指泄泻清稀，并有未消化的食物。

〔11〕瘅（dān 单）热：《素问·阴阳应象大论》作“温病”。此指温热病。张介宾：“瘅，音丹，即温热之病。”

〔12〕后泄肠澼：后泄，《素问·阴阳应象大论》作“飧泄”，无“肠澼”2字。《太素》卷三十、《甲乙经》卷十一亦作“飧泄”。肠澼，即痢疾。

〔13〕痎（jiē 街）疟：疟疾的总称。

【释义】

本段主要论述了望目诊病及齿痛、黄疸、妊娠等诊断问题，且与其他篇章多有重复。

一、望目诊病

《灵枢·五癃津液别》说："五脏六腑……目为之候。"故望目诊病也是《黄帝内经》望诊的主要内容之一。本篇主要阐述了察目中五色及脉络诊察疾病的知识。

（一）五色主病

五色对应五脏，故目部五色的变化，也反映相应五脏的病变。目色赤主病在心，色白主病在肺，色青主病在肝，色黄主病在脾，色黑主病在肾。若呈现黄色而兼有其他颜色不易辨认，为病在胸中。因胸为气海，五脏之气所发之处，胸中有病，五色杂见于目，因而色黄而难于辨识。

（二）脉络主病

根据经脉循行分布规律，提出目痛患者，目部的赤脉走向不同，可反映不同经脉病变。因太阳为目上纲，赤脉从上向下者，则属于太阳病；阳明为目下纲，赤脉从下向上者，则属于阳明病；少阳经行于目锐眦之后，赤脉从眼外角向内走行者，则属于少阳病。

另外，还论述了观察瘰疬寒热患者目中赤脉情况，可以判断疾病预后。相同论述已见于《灵枢·寒热》篇，参见该篇，此不赘述。

二、诊血脉法

《黄帝内经》中有关诊血脉的方法，包括脉形（如坚实、陷下等）、脉色、脉动三个方面。本节所论以脉色为主，也涉及到脉动的一些情况。

（一）诊脉色

《灵枢·邪客》云："视其血脉，察其色，以知其寒热痛痹。"本节则进一步明确了具体的脉色主病，所谓"诊血脉者，多赤多热，多青多痛，多黑为久痹，多赤、多黑、多青皆见者，寒热身痛"。《灵枢·经脉》也指出："凡诊络脉，脉色青则寒且痛，赤则有热。胃中寒，手鱼之络多青矣；胃中有热，鱼际络赤；其暴黑者，留久痹也；其有赤有黑有青者，寒热气也；其青短者，少气也。"其中，五色主病基本符合《灵枢·五色》所言"青黑为痛，黄赤为热，白为寒"的规律。由此可见，诊脉色与望面色是相应、相通的。然二者谁先谁后，是先在体表血脉的实践中发现了脉色与寒热痛痹病症的对应规律，然后移植到望面色中，还是相反，则难以确知。

（二）诊脉动

在建立了气血循环理论后，古人创立察脉之搏动情况以诊断疾病的方法，《素问》的《脉要精微论》《平人气象论》可谓其专篇论述。本节所论涉及两条：一是“女子手少阴脉动甚者，妊子”。手少阴之脉属心，心主血，妊娠由血而养，女子怀子，血液充盈而经血闭，血充盛而反映于脉，故手少阴脉动甚。二是寸口、人迎脉比较诊法。人迎脉属足阳明以候阳，寸口脉属手太阴以候阴。春夏阳气盛而阴气敛藏，故春夏人迎脉稍大而寸口脉微小沉；秋冬阴气盛而阳气内敛，故秋冬寸口脉稍大而人迎脉微沉小。《灵枢·终始》说：“脉口人迎应四时也，上下相应而俱往来。”即人迎与寸口脉动相协调但并不相等，而是有着浮沉大小的差别。如果寸口、人迎脉象浮沉大小均相等而无差别，往往表明人体脏腑俱病，阴阳调节能力的衰退，所以其病较重，较难痊愈。张介宾云：“人迎寸口之脉，其浮沉大小相等者，非偏于阴，则偏于阳，故病难已。”关于寸口、人迎脉比较诊法，可参阅《灵枢·终始》。

三、其他杂病诊法

（一）齿痛诊法

龋齿疼痛，多为热邪所致。根据手足阳明经的循行路线来分析，可以确定病变所在的具体经脉。其中上齿为手阳明经所主，左上齿痛为左手阳明经有热，右上齿痛为右手阳明经有热。下齿为足阳明经所主，左下齿痛为左足阳明经有热，右下齿痛为右足阳明经有热。

（二）黄疸病诊法

黄疸病之临床特征为：面色黄，齿垢色黄，爪甲色黄，小便黄。同时伴有倦怠喜卧，脉小而涩，不欲饮食等症状。《素问·平人气象论》并提出“目黄者曰黄疸”的论断，《灵枢·经脉》《素问·六元正纪大论》等也有论述，可互参。

（三）婴儿疾病诊法

本段举例说明如何从婴儿头发、耳间青脉、手足寒温来判断疾病的性质及预后。发为血之余，血枯而失其荣润，则头发干枯向上蓬乱不顺，说明精血大伤，预后必差。耳壳背面有青色脉络，主筋脉牵引之掣痛。张介宾说：“耳者，少阳胆之经；青者，厥阴肝之色。肝胆本为表里，青主痛，肝主筋，故为掣痛。”大便泄泻，排出青色似瓜瓣状的粪便，为消化不良的腹泻。脉象细小，手足发凉者，为脾胃阳气已衰，难以治愈；脉虽细小，而手足温暖者，说明脾胃阳气未衰，故较容易治疗。

四、四时之变与疾病诊断

原文最后讨论了四时寒暑变化的规律以及与发病的关系，提示对于疾病的诊断，尚需考虑四时气候的变化。

《灵枢·刺节真邪》云："阴阳者，寒暑也。"本节亦云："阴主寒，阳主热。"四时气候的变化，寒来暑往的更胜变换，其规律就是阴盛至极则转变为阳，阳盛至极则转化为阴，所谓"重阴必阳，重阳必阴""寒甚则热，热甚则寒"。人体受四时气候变化的影响，也形成了遵循这一自然规律的调节系统，以适应自然变化，保证正常生命活动的进行。

外感六淫邪气侵犯人体，根据感邪轻重、正气盛衰之不同，既可感而即发，形成季节性多发病，即春多温病，夏多暑病，秋多湿病，冬多伤寒等；也可伏而后发，邪气留恋，延时发病。本节所论六淫发病，即属于第二种情况。如冬季感受寒邪，来年春季阳气发越，产生温热病变；春季感受风邪，留恋于夏季，克伐脾土，产生腹泻或痢疾；夏季感受暑邪，延至秋季，新凉外束，产生寒热往来的疟疾；秋季感受湿邪，到冬季加之寒邪外袭乘肺，则生咳嗽。这里有关四时气候变化与发病的论述，与《素问·阴阳应象大论》相类似，可相互参阅。

【知识链接】

望目诊病，是指通过观察病人眼睛的神气、色泽、形态和眼球血脉等变化来辨析病人的发病部位、判断疾病的病因病性和推测疾病的预后吉凶的诊断方法，是中医学望诊的重要组成部分。

《黄帝内经》虽无目诊专篇，但从散见于该书各篇中有关目诊的内容来看，其论述甚为全面而精辟，后世医家多从其说。在目诊理论上，《黄帝内经》详细阐述了目与脏腑、经络、精、神、气血的关系。认为目在生理上与五脏六腑皆有联系。如《灵枢·五癃津液别》说："五脏六腑……目为之候。""五脏六腑之津液，尽上渗于目。"《灵枢·大惑论》曰："五脏六腑之精气，皆上注于目而为之精。""目者，五脏六腑之精也，营卫魂魄之所常营也，神气之所生也。"《素问·五脏生成》篇曰："诸脉者，皆属于目。"等等。为诊察目窍，了解脏腑功能状况奠定了理论基础。

在目诊内容方面，《黄帝内经》主要论述了以下几方面的内容：一是察目之五色变化。本篇云："目赤色者病在心，白在肺，青在肝，黄在脾，黑在肾。"即目中白眼出现青、黄、赤、白、黑五色的变化，代表着各自不同的脏腑病变。正如《灵枢·邪客》所云："因视目之五色，以知五脏而决死生。"《素问·平人气象论》则曰："目黄者曰黄疸。"其中淡黄或暗黄多系湿重热轻，深黄色鲜又属热重于湿。白眼见赤色则多为热证。二察目中赤脉变化。本篇指出："诊目痛，赤脉从上下者，太阳病；从下上者，阳明病；从外走内者，少阳病。"即根据目中赤脉上下内外之趋向，以推断目痛的所属病位。若目中赤脉贯瞳孔，则是病势危笃之象。如《灵枢·寒热》云："反其目视之，其中有赤脉，上下贯瞳子，见一脉，一岁死……见赤脉不下贯瞳子，可治也。"三是察瞳孔及目睛状态。《灵枢·玉版》论痈疽成脓之顺逆曰："以为伤者，其白眼青黑，眼小，是一逆也。"此眼小即指瞳孔缩小。即在痈疽形成脓血时，瞳子缩小，并见白睛青黑，此为逆证，系正气大虚，病势险恶。若目睛上视，转动不灵，则多为经气衰竭所致。如《素问·三部九候论》曰："瞳子高者太阳不足，戴眼者太阳已绝，此决死生之要，不可不察也。"目睛内陷，亦为精气亏耗之征象，所谓"目内陷者死"（《素问·三部九候论》）。四是诊目外周形态色泽变化。本篇云："视人之目窠上微肿，如新卧起状……风水肤胀也。"即目窠上微肿，为风水。若目下肿为腹中有水；目下青色为肝风内动之征。如《素问·评热病论》云："水者阴也，目下亦阴也，腹者至阴之所居，故水在腹者，必使目下肿也。"《素问·风论》则云："肝风之状……诊在目下，其色青。"若眉间所见之色淡薄而有光泽为病在肌表，病情轻浅。如《灵枢·卫气失常》云："色起两眉薄泽者，病在皮。"五是辨视觉的变化。《素问·脉要精微论》云："夫精明者，所以视万物，别白黑，审短长。以长为短，以白为黑，如是则精衰矣。"《灵枢·决气》曰："气脱者，目不明。"《素问·四时刺逆从论》又曰："血气皆脱，令人目不明。"说明脏腑精气的亏虚，常可导致视觉功能的障碍。《灵枢·口问》则指出："液竭则精不灌，精不灌则目无所见矣。"五脏六腑之津液，尽上渗于目。津液在目化为泪，则为目外润泽之水；化为神水，则为眼内营养之液。若五脏六腑津液不能上渗于目，在外少泪或无泪，则发生眼干燥症、角膜软化症以至失明。在内不能产生房水，则眼球萎缩而失明。另外，通过目诊也可辨人体阴阳之盛衰变化。如《灵枢·寒热病》说："阴跻、阳跻，阴阳相交，阳入阴，阴出阳，交于目锐眦，阳气盛则瞋目，阴气盛则瞑目。"在临床中可以看到一些阳气盛的患者多目不瞑、失眠，阳气虚的患者喜闭目不欲睁眼，倦怠乏力，嗜睡。

此外，《黄帝内经》还奠定了五轮学说的理论基础。所谓五轮，即胞睑为肉轮，属脾；两眦为血轮，属心；白睛为气轮，属肺；黑睛为风轮，属肝；瞳神为水轮，属肾。《灵枢·大惑论》说："五脏六腑之精气皆上注于目而为之精。精之窠为眼，骨之精为瞳子，筋之精为黑眼，血之精为络，（其窠）气之精为白眼，肌肉之精为约束。裹撷筋骨血气之精而与脉并为系，上属于脑，后出于项中。"历代医家多以这段论述作为五轮学说形成和发展的理论基础。如明代楼英《医学纲目》所说："后世以内外眦属心，上下两睑属脾，白睛属肺，黑睛属肝，瞳子属肾，论之五轮，盖本诸此也。"

综上所述，《黄帝内经》所载之目诊法，包括观察目中白眼的色泽变化、瞳孔及目睛的状态，以及目外周色泽、形态等改变，在临床上有着一定的指导意义和使用价值。

刺节真邪第七十五

【导读】

刺节，即针刺的法度，可谓最早的针灸标准体系。真，指真气而言，亦即人体正气。邪，即病邪。本篇论述了振埃、发蒙、去爪、彻衣、解惑五种针刺方法，同时讨论了刺五邪（持痈、容大、狭小、寒、热）、解结、推引等方法和作用，以及真气与邪气的关系等。在世界医学史上，首次记载了鼓膜穿刺术和咽鼓管吹张法，提出了“人参天地”“用针之类，在于调气”等重要命题。全篇内容先论刺节，次论五邪，再论解结推引，后论真邪。取首尾两部分以概全篇，故名“刺节真邪”。马莳说：“前论刺有五节，后论有真气，有邪气，故名篇。”

【原文】

黄帝问于岐伯曰：余闻刺有五节奈何？岐伯曰：固有五节：一曰振埃[1]，二曰发蒙[2]，三曰去爪[3]，四曰彻衣[4]，五曰解惑[5]。黄帝曰：夫子言五节，余未知其意。岐伯曰：振埃者，刺外经[6]，去阳病[7]也。发蒙者，刺腑输[8]，去腑病也。去爪者，刺关节之支[9]络也。彻衣者，尽刺诸阳之奇输[10]也。解惑者，尽知调阴阳，补泻有余不足，相倾移[11]也。

黄帝曰：刺节言振埃，夫子乃言刺外经，去阳病，余不知其所谓也，愿卒闻之。岐伯曰：振埃者，阳气大逆，上满于胸中，愤䐜肩息[12]，大气逆上[13]，喘喝坐伏，病恶埃烟[14]，䬠不得息[15]，请言振埃，尚疾于振埃。黄帝曰：善。取之何如？岐伯曰：取之天容[16]。黄帝曰：其咳上气穷诎[17]胸痛者，取之奈何？岐伯曰：取之廉泉[18]。黄帝曰：取之有数乎？岐伯曰：取天容者，无过一里[19]，取廉泉者，血变而止。帝曰：善哉。

黄帝曰：刺节言发蒙，余不得其意。夫发蒙者，耳无所闻，目无所见。夫子乃言刺腑输，去腑病，何输使然？愿闻其故。岐伯曰：妙乎哉问也！此刺之大约[20]，针之极也，神明之类也，口说书卷，犹不能及也，请言发蒙耳，尚疾于发蒙也。黄帝曰：善。愿卒闻之。岐伯曰：刺此者，必于日中，刺其听宫[21]，中其眸子[22]，声闻于耳，此其输也。黄帝曰：善。何谓声闻于耳？岐伯曰：刺邪[23]，以手坚按其两鼻窍而疾偃[24]，其声必应于针[25]也。黄帝曰：善。此所谓弗见为之，而无目视，见而取之，神明相得[26]者也。

黄帝曰：刺节言去爪，夫子乃言刺关节之支络，愿卒闻之。岐伯曰：腰脊者，身之大关节也。肢胫者，人之所以趋翔[27]也。茎垂[28]者，身中之机，阴精之候，津液之道也。故饮食不节，喜怒不时，津液内溢，乃下留于睾[29]，水道[30]不通，日大不休，俯仰不便，趋翔不能，此病荥然[31]有水，不上不下[32]，铍石[33]所取，形不可匿，常[34]不得蔽，故命曰去爪。帝曰：善。

黄帝曰：刺节言彻衣，夫子乃言尽刺诸阳之奇输，未有常处也，愿卒闻之。岐伯曰：是阳气有余而阴气不足，阴气不足则内热，阳气有余则外热，两[35]热相搏，热于怀炭，外畏绵帛，衣[36]不可近身，又不可近席，腠理闭塞则汗不出，舌焦唇槁，腊干[37]嗌燥，饮食不让美恶[38]。黄帝曰：善。取之奈何？岐伯曰：取之于其天府、大杼三痏[39]，又刺中膂以去其热，补足手太阴以去其汗，热去汗稀，疾于彻衣。黄帝曰：善。

黄帝曰：刺节言解惑，夫子乃言尽知调阴阳，补泻有余不足，相倾移也，惑何以解之？岐伯曰：大风[40]在身，血脉偏虚，虚者不足，实者有余，轻重不得，倾侧宛伏[41]，不知东西，不知南北，乍上乍下，乍反乍复，颠倒无常[42]，甚于迷惑[43]。黄帝曰：善。取之奈何？岐伯曰：泻其有余，补其不足，阴阳平复。用针若此，疾于解惑。黄帝曰：善。请藏之灵兰之室[44]，不敢妄出也。

【校注】

〔1〕振埃：五节刺针法之一。形容浅刺四肢表浅经络去除病邪，如同振动衣服，使尘埃脱落一样。

〔2〕发蒙：五节刺针法之一。指针刺内耳鼓室，治疗耳不闻、目不见病症的针法。因其取效迅速，如开蒙发聩，故名。马莳："发蒙者，开发蒙聩也，其法刺其腑输，以去其腑病耳。"

〔3〕去爪：疑为"去瓜"之讹，指针刺治疗阴囊水肿的方法。又，杨上善："肝足厥阴脉循于阴器，故阴器有病，如爪之余，须去之也。或'水'字错为'爪'字耳。"楼英《医学纲目・诸疝》："《内经》刺灸癞疝共四法，其一即此篇文，所谓铍石，取睾囊中水液者是也，其法今世人亦多能之。睾丸囊大如斗者，中藏秽液，必有数升，信知此出古法也。"

〔4〕彻衣：五节刺针法之一。形容针刺诸阳分之奇穴，去除病邪之快，犹如脱去衣服一样速效。

〔5〕解惑：五节刺针法之一。形容针刺以调节阴阳恢复正常，如同解除迷惑一样。

〔6〕外经：行于四肢及浅表部位的经脉。杨上善："外经者，十二经脉入腑脏者以为内经，行于四肢及皮肤者以为外经也。"

〔7〕阳病：指阳气上逆所导致的疾病。

〔8〕腑输：指听宫穴。

〔9〕之支：原作"肢"，据《太素》卷二十二、《甲乙经》卷九改。

〔10〕奇输：指无固定位置和名称的刺灸处，即"以病所谓输""以痛为输""以按之痛解

处为输”。又，张志聪：“奇输者，六腑之别络也。”

〔11〕相倾移：即泻其有余之实邪，补其正虚之不足，使之相互移易，而恢复平衡。张介宾：“调其虚实，可以移易其病也。”

〔12〕愤瞋肩息：瞋，原作“瞋”，据《甲乙经》卷九改。此谓胸中胀满，耸肩呼吸。

〔13〕大气逆上：即宗气上逆。张志聪：“大气，宗气也。”

〔14〕埃烟：谓尘埃灰烟。

〔15〕餲（yē 掖）不得息：指咽喉堵塞，呼吸困难。餲，同“噎”，食物等堵塞喉咙。

〔16〕天容：穴名。属手太阳小肠经。位于下颌角后方，胸锁乳突肌前缘凹陷处。

〔17〕穷诎（qū 屈）：气机不畅，语言难出。杨上善：“穷诎，气不申也。”张志聪：“诎者，语塞也。”

〔18〕廉泉：穴名。指舌下两脉。《素问·刺疟》：“舌下两脉者，廉泉也。”又，杨上善：“廉泉，在颔下结喉上也。”马莳：“系任脉经穴。”

〔19〕一里：一寸。杨上善：“一里，一寸也。故明堂刺天容入一寸也。”又，张介宾：“无过一里，如人行一里许也。”

〔20〕大约：大法，原则。

〔21〕听宫：指内耳鼓室。

〔22〕眸子：指内耳鼓膜上的脐部，也称耳中珠子。张志聪：“眸子，耳中之珠。”

〔23〕刺邪：《甲乙经》卷十二作“已刺”，义顺。

〔24〕疾偃：指迅速闭口鼓气。偃，通“歐”，闭口努腹。丹波元简：“志云：‘疾偃其声，闭其口窍也。’简案：志注近是。盖偃、歐通。歐，怒腹也。又作躽。《巢源》有小儿躽啼候。《玉篇》：‘躽体，怒腹也。’”

〔25〕其声必应于针：谓声音必随针刺应于耳中。

〔26〕神明相得：形容针刺技术精湛，达到了神妙的程度。

〔27〕所以趋翔：“所以”原作“管以”，据《太素》卷二十二改。趋翔，疾行与腾跃。张志聪“盖津液淖泽于肢胫，则筋骨利而胫能步趋，肢能如翼之翔也。”

〔28〕茎垂：即阴茎与睾丸，此指阴茎。张介宾：“茎垂者，前阴宗筋也。命门元气盛衰具见于此，故为身中之机。”

〔29〕下留于睾：谓向下流注于阴囊。留，通“流”。睾，此指阴囊。张志聪：“津液内溢，乃下留于睾囊。”

〔30〕水道：原作“血道”，据《太素》卷二十二、《甲乙经》卷九改。

〔31〕荥然：原作“荣然”，据《太素》卷二十二、《甲乙经》卷九改。杨上善：“荥然，水聚也。”

〔32〕不上不下：谓水液停聚，以致在上气息不利，在下小便不通。杨上善：“不上者，上气不通。不下者，小便及气下不泄也。”

〔33〕铍石：铍针、砭石的简称。

〔34〕常：《甲乙经》卷九作“裳”。常，同“裳”。裙子。《说文·巾部》：“常，下帬也。裳，常或从衣。”

〔35〕两：原作“内”，据《甲乙经》卷七改。

〔36〕衣：原作“近”，据《太素》卷二十二、《甲乙经》卷七改。

〔37〕腊（xī 西）干：指皮肤干燥皲裂。腊，干肉。引申为干燥。

〔38〕饮食不让美恶：口中辨不清饮食滋味的好坏。让，推辞，引申为“辨”。

〔39〕痏（wěi 委）：指针刺的次数。

〔40〕大风：指中风偏枯一类疾病。

〔41〕倾侧宛伏：形容中风病人，半身不遂，左右失于平衡，行、立、坐不稳，出现倾倒、跌仆等症状。杨上善：“宛，谓宛转也。”

〔42〕颠倒无常：谓行为举止错乱失常。

〔43〕迷惑：神志惶惑迷乱。

〔44〕灵兰之室：黄帝藏书之地。杨上善：“灵兰之室，黄帝藏书之府，今之兰台。”

【释义】

本段重点论述振埃、发蒙、去爪、彻衣、解惑五节刺法的适应病症、针刺部位、选用腧穴及操作方法，可谓最早的针灸技术操作指南。作者用形象比喻的方法，说明这五种针刺方法，临床只要辨证准确，取穴得当，手法适宜，疗效可针到病除，立竿见影。

一、振埃法

振埃刺法，是指针刺外部表浅经脉，治疗阳分病症的方法。用于治疗气逆胸中，而致宗气逆乱，肺失宣降，临床表现为胸中满闷，呼吸困难，张口抬肩，不能平卧，同时对烟雾尘埃过敏，甚或咽喉堵塞，呼吸困难。穴位选取手太阳小肠经的天容穴。若咳嗽气逆，气机不畅，语言难出，胸部疼痛者，选取舌下两脉，刺络放血，待血色变化而止。

二、发蒙法

发蒙刺法，指针刺内耳鼓膜上的脐部，治疗耳不闻、目不见病症的方法。用于治疗鼓膜内陷引起的耳鸣、耳聋、眩晕等症状。古人由于缺乏耳镜等技术手段，故在日中强光照射下，容易观察耳道各部及鼓膜的变化，针刺部位选取内耳鼓膜上的“脐部”，所谓“必于日中，刺其听宫，中其眸子”。当针尖刺破鼓膜的瞬间，由于内外压力不平衡所致的鼓膜内陷引起的耳鸣、耳聋、眩晕等症状即刻缓解，同时辅以咽鼓管吹张术——“以手坚按其两鼻窍而疾偃”，即让患者用手指紧捏两个鼻孔，闭口用力鼓气，进一步缓解鼓膜内陷，则“其声必应于针也”。由于此法取效甚捷，故赞誉为“针之极也，神明之类也”“神明相得者也”。

《黄帝明堂经》记载了此法的适应证：“听宫，在耳中珠子，大如赤小豆，手足少阳、手太阳之会。刺入一分，灸三壮。主眩仆，耳聋填填如无闻，哝哝嘈嘈若蝉鸣。”同时又云：“耳痛不可刺者，耳中有脓，若有干耵聍。”这无疑为此法的禁忌之证。

三、去瓜法

去瓜刺法，指针刺放水治疗阴囊水肿的方法。本节原文指出，腰脊是人俯仰转侧活动的大关节。股胫是主管行走的运动器官。阴茎有生殖功能，主交媾排精，也是尿液排泄的通路。由于饮食不节，喜怒不时，引起水液代谢失常而内溢，向下积留于阴囊，因水道闭塞不通，阴囊日渐肿大，俯仰活动不便，行走困难，此病症即癞疝。治疗用铍针或砭石穿刺阴囊以放水。《灵枢·九针论》云："铍针，取法于剑锋，广二分半，长四寸，主大痈脓。"后世亦称之为剑针，是外科临床所必备针具。

四、彻衣法

彻衣刺法，是指针刺治疗热病的一种方法，所谓"热去汗稀，疾于彻衣"。用于治疗因阴气不足而生内热，阳气有余而生外热，内外两热相互搏结，临床表现为热如怀炭，外畏绵帛，不可近身，又不可近席，腠理闭塞无汗，舌焦唇槁，皮肤干燥，咽干，饮食不辨滋味等。穴位可选取阳经无固定位置和名称的刺灸处，即"以病所为输""以痛为输"或"以按之痛解处为输"，也可取手太阴肺经的天府穴，足太阳膀胱经的大杼穴，各刺三次，然后再刺足太阳膀胱经的中膂穴以泻其热，再对足太阴脾经和手太阴肺经用补法，使其出汗，病人热退汗渐止而病愈。杨上善云："手太阴主气，足太阴主谷气。此二阴气不足，为阳所乘，阴气不泄，以为热病。故泻盛阳，补此二阴，阳去二阴得实，阴气得通流液，故汗出热去。"

五、解惑法

解惑刺法，是指针刺治疗意识不清的一种特定方法。用于治疗因中风血脉空虚，正气不足，邪气有余，临床表现为肢体瘫痪，不得转侧屈伸，严重的可有神志昏愦，意识不清，不辨东西南北，时常反覆颠倒等。针刺当泻其有余之风邪，补不足之阴血，使阴阳平复而痊愈。然这里并未论及针刺的经脉、腧穴。

【知识链接】

一、振埃法治喘息案

邓女士，37 岁，工人。初诊日期：1992 年 12 月 20 日。主诉：反复咳喘 5 年，加剧 4 小时。患者从 1987 年开始，每天先出现咳嗽，继而气喘、喉中痰鸣，夜不能平卧。每闻烟气、煤气、香水、发胶等气味即发，出街经常戴口罩，曾因喘息休克而住多间医院治疗。经用地塞米松、氨茶碱、舒喘灵等治疗未能控制。4 小时前因闻香水味后咳嗽，喘息，全身出汗，服用强的松、舒喘灵等未见缓解。检查：面红，口唇紫绀，呼吸 36 次/分，心率 109 次/分，双肺布满哮鸣音。舌红，苔黄，脉滑数。诊断：中医哮证。西医支气管哮喘急性发作。辨证：痰热壅肺。治则：化痰清热，宣肺平喘。取穴：双天容，廉泉。治疗经过：针刺上方穴，用泻法，约 5 分钟喘息减轻，15 分钟咳喘消失，留针 20 分钟，复查双肺哮鸣音消失，呼吸 24 次/分，心率 93 次/分，即时见效[①]。

二、咽鼓管吹张法与鼓膜穿刺术

樊玉林等[②]通过对国内外相关文献的比较研究，认为本篇所记载的咽鼓管吹张法的描述，较意大利解剖学家瓦尔萨瓦在 1704 年成书的《人类听器论》中提出的捏鼻鼓气法，要早约两千年，而且在理论与适应证方面具有自己的特点。《黄帝内经》从整体性思维方式入手，把人的生理与病理作为功能系统来认识与处理的，把捏鼻鼓气法与针刺治疗结合起来，不仅诊断治疗耳部本身疾病，也治疗远离耳部的系统疾病。而瓦尔萨瓦则把分析性方法应用到局部解剖学方面，重视咽鼓管的局部通风引流作用，仅仅用于治疗和诊断化脓性与非化脓性中耳炎等耳部本身病变。除此，《黄帝内经》中的捏鼻鼓气法理论自成体系，强调整体性，适应证广泛，应当说它早已具备了神经反射论观点。

同时，本篇也是最早记载了鼓膜穿刺术，樊玉林[③]通过文献的考证以及解剖胚胎学的分析，提出听宫穴应位于鼓室，并建议把鼓室称为“内听宫”，耳屏前的听宫穴称为“外听宫”。经过临床研究发现，针刺内听宫对美尼尔氏症的耳鸣眩晕有显效；对病期较短的中度神经聋或混合聋有较好疗效；对有些重度的神经性耳聋，经较久的针刺内听宫后，可取得一定疗效，或者提高 10 分贝以上的听力，或者促使其出现或扩大音频范围，但不易达到实用听力价值。

三、去瓜刺法的源流考证

对于去瓜刺法，后世多未能正确解读。黄龙祥[④]认为，由于“瓜”字的汉隶写法与“爪”酷似，在传世本《黄帝内经》“去瓜”或误写或被后人误识为“去爪”，其命名本义遂隐而不彰，历代注家随文强解。本篇虽对㿗疝的发病部位、病机、病症特点与针具一一做了交代，但对具体操作却略而未言。马王堆出土帛书《五十二病方・颓》记载了其具体操作：“颓，先上卵，引下其皮，以砭穿其脽旁；□□澧及膏□，挠以醇□。有（又）久（灸）其痏，勿令风及，易瘳；而久（灸）其泰阴、泰阳□□。”关于具体的穿刺部位，在《医学纲目》所引名曰“桑”的针籍中有明确记载：“治偏坠，当外肾缝，沿皮针透即消。”明代楼英《医学纲目》卷十四在对本篇原文的注释中说：“所谓铍石，取睾囊中水液者是也，其法今世人亦多能之。睾丸囊大如斗者，中藏秽液，必有数升，信知此出古法也。”说明明代此法尚在临床应用。

“去瓜”法治㿗疝，除了用铍针外，后世又发明了“漏针”，颇似今之注射针。如金元张子和《儒门事亲》卷二治水疝方云：“有漏针去水者，人多不得其法。”由于“去瓜”法的穿刺

①符文彬. 针灸奇法治病术[M]. 广州：广东科技出版社，1995：141-142.

②樊玉林，李百川，许珉，等. 咽鼓管吹张法源流考[J]. 中国中西医结合杂志，1995，15（4）：251-253.

③樊玉林. 听宫初考（临床观察部分）[J]. 西安医学院学报，1977，（Z1）：44-48. //樊玉林. 听宫初考（临床应用部分）[J]. 西安医学院学报，1977，（Z1）：49-51.

④黄龙祥. 中国古典针灸学大纲[M]. 北京：人民卫生出版社，2019：259-260.

部位在阴囊中缝，此处后被用作专门治疗阴疝的一个专用穴，针刺、艾灸皆用。如《备急千金要方》卷二十四治阴㿗方曰："当阴头灸缝上七壮，即消已验。"《太平圣惠方》卷一百曰："小儿胎疝卵偏重者，灸囊后缝十字纹当上三壮。"

"去瓜"泻水的原理及所用针具，皆与《灵枢·四时气》所载刺腹水法相同，可相互参阅。

【原文】

黄帝曰：余闻刺有五邪，何谓五邪？岐伯曰：病有持痈[1]者，有容大[2]者，有狭小[3]者，有热者，有寒者，是谓五邪。黄帝曰：刺五邪奈何？岐伯曰：凡刺五邪之方，不过五章[4]，瘅热[5]消灭，肿聚散亡，寒痹益温[6]，小者益阳，大者必去，请道其方。

凡刺痈邪无迎陇[7]，易俗移性[8]不得脓，诡道更行去其乡[9]，不安处所乃散亡[10]。诸阴阳过痈者[11]，取之其输泻之。

凡刺大邪日以小[12]，泄夺其有余乃益虚，剽其通[13]，针其邪，肌肉亲视之，毋有反其真[14]。刺诸阳分肉间。

凡刺小邪日以大[15]，补其不足乃无害，视其所在迎之界[16]，远近尽至，其不得外侵而行之，乃自费[17]。刺分肉间。

凡刺热邪越而沧[18]，出游不归乃无病[19]，为开通辟门户[20]，使邪得出病乃已。

凡刺寒邪日以温，徐往徐来[21]致其神，门户已闭气不分[22]，虚实得调真[23]气存也。

黄帝曰：官针[24]奈何？岐伯曰：刺痈者用铍针，刺大者用锋针，刺小者用员利针，刺热者用镵针，刺寒者用毫针也。

【校注】

〔1〕持痈：《太素》卷二十五"持"作"时"，义胜。此言气血在局部凝聚而成的痈肿。

〔2〕容大：指邪气亢盛的实邪。

〔3〕狭小：指正气亏虚。

〔4〕五章：张介宾："五章，五条也。"

〔5〕瘅（dān 单）热：即热邪。瘅，热。

〔6〕寒痹益温：谓寒邪痹阻的病症，应用温通散寒的方法治疗。

〔7〕无迎陇：不要迎着痈邪旺盛之势刺治，应避其锐气。陇，通"隆"，盛大。杨上善："陇，大盛也。痈之大盛，将有脓，不可迎而泻之也。"

〔8〕易俗移性：张介宾："易俗移性，谓宜从缓调和，如移易俗性，不宜欲速。"又，杨上善："易其常行法度之俗，移其先有寒温之性。"

〔9〕诡道更行去其乡：诡，原误作"脆"，据《太素》卷二十二改。此谓根据病情不断变更治疗方法，使痈毒离去其病处。又，张介宾："脆，柔脆溃坚之谓。凡痈毒不化则不得脓，故或托其内，或温其外，或刺以针，或灸以艾，务化其毒，皆脆道更行也。"

〔10〕不安处所乃散亡：谓痈毒不能停留一处而消散。

〔11〕阴阳过痈者：指痈肿所在部位循行的阴经或阳经。

〔12〕凡刺大邪日以小：张介宾："大邪，实邪也。邪气盛大，难以顿除，日促小之，自可渐去。"

〔13〕剽其通：通，《太素》卷二十二作"道"，义胜。张介宾："剽，砭刺也。通，病气所由之道也"即用砭刺以疏通经络气血。

〔14〕肌肉亲视之，毋有反其真：张介宾："言邪正脉色，必当亲切审视，若以小作大，则反其真矣。"真，即真气。

〔15〕凡刺小邪日以大：张介宾："小邪，虚邪也。虚邪补之，则正气日大而邪自退也。"

〔16〕视其所在迎之界：杨上善："界，畔际也。"张介宾："迎之界者，迎其气行之所也。"

〔17〕自费：谓虚邪自行消散。马莳："其邪不得外侵而行之，乃自废而无留矣。"

〔18〕越而沧：沧，原作"苍"，据《太素》卷二十二、《甲乙经》卷五改。丹波元简："苍，作沧为是。"越，发越。沧，寒凉。

〔19〕出游不归乃无病：张介宾："出游，行散也。归，还也。凡刺热邪者，贵于速散，散而不复，乃无病矣。"

〔20〕开通辟门户：《太素》卷二十二、《甲乙经》卷五"通"作"道乎"，义顺。此指开大针孔使邪气外出。

〔21〕徐来：《太素》卷二十二、《甲乙经》卷五作"疾出"。

〔22〕门户已闭气不分：谓按压针孔使气不外泄。张介宾："补其虚，则门户闭而气不泄。"

〔23〕真：原作"其"，据《太素》卷二十二、《甲乙经》卷五改。

〔24〕官针：指公认的针具和操作方法。

【释义】

本段分述痈、大、小、热、寒五邪所致病症、治疗原则、针刺方法和选用针具，详见五邪刺法表（表75-1）。

表75-1 五邪刺法表

五邪	所治病症	治疗原则	针刺原则	针刺方法	针具
痈邪	肿聚	消散	凡刺痈邪无迎陇，易俗移性不得脓，诡道更行去其乡，不安处所乃散亡	取之其输泻之	铍针
大邪		祛邪	凡刺大邪日以小，泄夺其有余，乃益虚，剽其通，针其邪，肌肉亲视之，毋有反其真	刺诸阳分肉间	锋针
小邪		补泻	凡刺小邪日以大，补其不足乃无害，视其所在迎之界，远近尽至，其不得外侵而行之，乃自费	刺分肉间	员利针
热邪	瘅热	清散	凡刺热邪越而沧，出游不归乃无病	开通辟门户（泻法）	镵针
寒邪	寒痹	温通	凡刺寒邪日以温，徐往徐来致其神	门户已闭气不分（补法）	毫针

总之，针刺治疗痈肿病，不要迎着痈肿旺盛的病势去强刺，要根据痈肿的部位及不同阶段，分别选用内托、外敷、针灸等不同治法耐心调治，以使其消散。邪盛之实证，用泻法以去除有余之实邪。凡刺虚邪，当补其正气，泻其邪气，使虚邪于无形之中自行消散。凡刺热邪，当摇大针孔，以发散邪热。凡刺寒邪，用针徐缓，慢进慢出，闭塞针孔。

【原文】

请言解论〔1〕，与天地相应，与四时相副，人参天地，故可为解。下有渐洳〔2〕，上生苇蒲〔3〕，此所以知形气之多少也。阴阳者，寒暑也，热则滋雨而在上，根荄〔4〕少汁。人气在外，皮肤缓，腠理开，血气减〔5〕，汗〔6〕大泄，皮淖泽〔7〕。寒则地冻水冰，人气在中，皮肤致，腠理闭，汗不出，血气强，肉坚涩。当是之时，善行水者，不能往冰〔8〕；善穿地者，不能凿冻；善用针者，亦不能取四厥〔9〕；血脉凝结，坚搏不往来者，亦未可即柔。故行水者，必待天温冰释〔10〕冻解，而水可行，地可穿也。人脉犹是也，治厥者，必先熨〔11〕调和其经，掌与腋、肘与脚、项与脊以调之，火气已通，血脉乃行，然后视其病，脉淖泽〔12〕者刺而平之，坚紧者破而散之，气下乃止，此所谓〔13〕以解结者也。

用针之类，在于调气，气积于胃，以通营卫，各行其道。宗气留于海〔14〕，其下者注于气街〔15〕，其上者走于息道。故厥在于足，宗气不下，脉中之血，凝而留止，弗之火调〔16〕，弗能取之。用针者，必先察其经络之实虚，切而循之，按而弹之，视其应动者，乃后取〔17〕而下之。六经调者，谓之不病，虽病，谓之自已也。一经上实下虚而不通者，此必有横络盛加于大经〔18〕，令之不通，视而泻之〔19〕，此所谓解结也。

上寒下热，先刺其项太阳〔20〕，久留之，已刺则熨项与肩胛，令热下合乃止，此所谓推而上之者也。上热下寒，视其虚脉而陷之于经络者取之，气下〔21〕乃止，此所谓引而下之者也。

大热遍身，狂而妄见、妄闻、妄言，视足阳明及大络取之，虚者补之，血〔22〕而实者泻之，因令〔23〕偃卧，居其头前，以两手四指挟按颈动脉〔24〕，久持之，卷而切推〔25〕，下至缺盆中，而复止〔26〕如前，热去乃止，此所谓推而散之者也。

【校注】

〔1〕解论：指解结的针法。张介宾：“解论，解结之论也。人与天地相参应，必知其道，斯可与方解结矣。”

〔2〕渐洳：低湿之地。张志聪：“渐洳，濡湿之地也。”

〔3〕苇蒲：指芦苇与蒲草。

〔4〕根荄（gāi 该）：即草根。荄，草根。又，《甲乙经》卷七“荄”作“茎”。杨上善：“荄，茎也。”

〔5〕血气减：减，《太素》卷二十二作“泄”。疑此3字在“汗大泄”后。

〔6〕汗：原作“汁”，据《太素》卷二十二、《甲乙经》卷七改。

〔7〕淖泽：湿润。

〔8〕不能往冰：杨上善："水之性流，故谓之往。言水可往，而冰不可流。"

〔9〕四厥：指四肢厥冷。

〔10〕冰释：此后《甲乙经》卷七有"穿地者，必待"5字，义顺。

〔11〕熨：此后《甲乙经》卷七有"火以"2字，义顺。

〔12〕脉淖泽：谓脉中血液流行滑利。张介宾："脉淖泽者，卫气浮也。"

〔13〕谓：《太素》卷二十二无此字，义顺。

〔14〕海：指胸中气海。

〔15〕气街：指足阳明胃经的气冲穴部位。

〔16〕弗之火调：谓不用温熨火灸等法温通血脉。之，用。杨上善："冬日不用火调，不可取也。"

〔17〕取：此下原衍"之"字，据《太素》卷二十二、《甲乙经》卷七删。

〔18〕横络盛加于大经：横行的络脉瘀滞，阻碍了大经脉气血循行，使之阻塞不通。杨上善："络脉傍行，故为横也。"

〔19〕视而泻之：此后《甲乙经》卷七有"决而通之"4字，义顺。

〔20〕先刺其项太阳：张介宾："先刺项间足太阳经大杼、天柱等穴。"

〔21〕气下：阳气下达。

〔22〕血：指瘀血。又，《太素》卷二十二此下无"而"字，义顺。

〔23〕令：原作"其"，据《太素》卷二十二、《甲乙经》卷七改。

〔24〕以两手四指挟按颈动脉：马莳："以两手各用大指、食指共四指，挟其颈动脉而按之，即人迎、大迎处也。"

〔25〕卷（quán 权）而切推：指弯曲手指进行抚摩。卷，弯曲。

〔26〕复止：《太素》卷二十二作"复上"。复止，即反复。马莳："又如前法行之。"

【释义】

本段论述了"人参天地""与天地相应，与四时相副"的观念及其方法论的价值，以此为基础，阐述了针刺"解结"的理论与操作方法。

一、"人参天地"的方法论价值

"人参天地"，可谓天人合一这一命题的另一种表述形式，由于天地自然与人具有同源、同构、同道的关系，那么，人就可以以天地自然为参照物，进行参验、比较，来认识人体的生理、病理，把握诊断及治疗用药，由此也发现了许多天地自然规律与人体生命规律之间的内在联系。换言之，即以天人合一为逻辑推论的大前提，采用类比的方法来认识人体的生命活动。这里主要体现在以下三个方面。

（一）类比推理，认识事物

从天人合一的角度而言，既然人与自然有着相同的规律，因此，可以从自然现象的变化，类推认识人体的生理、病理变化。如暑热天气，蒸腾地面的水分，上升而转化成云雨，由于炎热干旱，植物的根即缺乏水分。同样，人在炎热的气候中，阳气浮于体表，皮肤疏松，腠理开泄，出汗较多，皮肤湿润，气血也即衰减。严寒的冬天，地面封冻，水凝成冰；人体阳气也伏于内，皮肤致密，腠理闭塞而无汗，气血强盛，肌肉坚涩。同样，也可以将自然现象与有关诊治活动相类比，自然就形成了顺势思维的方法。

（二）以表知里，司外揣内

中国古人很早就认识到自然界事物的外部表象与内在变化之间存在着有机关联，《管子·地数》云："上有丹砂者，下有黄金；上有磁石者，下有铜金；上有陵石者，下有铅、锡、赤铜；上有赭者，下有铁。此山之见荣者也。"本篇则明确指出："下有渐洳，上生苇蒲，此所以知形气之多少也。"即地面潮湿的地方，上面才能生长蒲苇之类的水草，因而，从外面观察蒲苇的长势，就可以知道地面湿润的情况。同样，从人体外部的表现，也能判断体内气血的盛衰。故从认识事物的角度而言，可以以表知里，司外揣内。相关论述参见《灵枢·外揣》篇。

（三）因势利导，顺势而为

本节从人脉亦如水流的角度，阐述疾病治疗，提出"善行水者，不能往冰；善穿地者，不能凿冻；善用针者，亦不能取四厥""血脉凝结，坚搏不往来者，亦未可即柔"，"故行水者，必待天温冰释冻解，而水可行，地可穿也。人脉犹是也，治厥者，必先熨调和其经，掌与腋、肘与脚、项与脊以调之，火气已通，血脉乃行。"杨上善注言："若行水穿地者，必待春夏也。冬月用针者，须姜、椒、桂、酒之巾，熨令经脉淖泽调适，然后可行针。凡两掌、两腋、两肘、两脚、腘膝、项之与脊、□之□□经脉所行要处，熨通脉道也。"这里不仅从气候变化对水流的影响，推演出寒热变化对人体气血的影响，还进一步推论出因势利导，顺势而为的调治原则，以及创造条件以调通气血的方法。

当血脉流通后，再根据病人的脉证用针。如脉象过于滑利，针刺使其平复；如脉象坚紧涩滞不畅，以针刺破散其瘀滞，使气血通调，厥逆消退，即停止用针。此亦体现了因势利导的治疗原则。

二、针刺解结的方法

在上文讨论厥证的治疗中，已经提到了"解结"概念，下文则进一步予以阐述。所谓解结之论，也来自对自然现象的类推，即"寒则地冻水冰……善行水者，不能往冰；善穿地者，不能凿冻""人脉犹是也"，故"血脉凝结"者，当先解决血脉气血凝聚不通的问题，主要从气与血两方面着手。

（一）用针之类，在于调气

本段将调气作为针刺治疗的大法，所调之气包括营气、卫气和宗气，而这三者均与胃有关。如《灵枢・玉版》指出："胃者，水谷气血之海也。海之所行云气者，天下也。胃之所出气血者，经隧也。"《灵枢・邪客》论述了水谷入胃生成营气、卫气和宗气，并提出"宗气积于胸中，出于喉咙，以贯心脉，而行呼吸焉"。故本篇言："气积于胃，以通营卫，各行其道。"

调气的具体方法以补泻为主，如《灵枢・官能》曰："是故工之用针也，知气之所在，而守其门户，明于调气，补泻所在，徐疾之意，所取之处。"张志聪注说："明于调气者，知气之实虚，而为之补泻。"《素问・三部九候论》也说："必先度其形之肥瘦，以调其气之虚实，实则泻之，虚则补之。"由于气之推动、温煦、固摄作用均与血的运行密切相关，故有"气为血帅"之说，如杨士瀛《仁斋直指方论・血荣气卫论》说："盖气者，血之帅也。气行则血行，气止则血止，气温则血滑，气寒则血凝，气有一息之不运，则血有一息之不行。"况且宗气贯心脉以行气血，其下行则流注足阳明胃经之气街穴。故"宗气不下，脉中之血，凝而留止"，则发下肢厥冷，治疗当先用温熨火灸等法以温通血脉。其中"脉中之血，凝而留止，弗之火调，弗能取之"的论述，提示人们虽然微针可通其经脉，调其血气，然由寒凝引起的脉不通，则非汤熨火灸而不能通。由此确立了"陷下则徒灸之"的治则，所以然者，"陷下者，脉血结于中，中有著血，血寒，故宜灸之"（《灵枢・禁服》）。只有先通过艾灸的温通作用，令脉通血气流行，针刺才能通过脉的传输功能，而发挥调血气以治病的"远达"效应。

既然调气之法以补泻为主，因此，"用针者，必先察其经络之实虚"，张介宾说："凡察虚实，所验在气，故必循之弹之，视其气之应手而动者，其微其甚，则虚实可知，然后用法取之，而气自下矣。"经脉调和者，为无病的健康人，虽病亦微，也会不治自愈。

（二）脉有不通，先刺血解结以通脉

解结，即去除瘀阻之血脉、血络以畅通脉络，是一种刺血通脉的针刺方法。《仁斋直指方论・血荣气卫论》曰："若夫血有败淤滞泥乎诸经，则气之道路未免有所壅遏，又当审所先而决去之。经所谓先去其血，而后调之，又不可不通其变矣。"其实，就《黄帝内经》所论而言，基于经脉贵乎通，血气贵乎和，"通"是"和"的前提的认识，因此，无论虚实，一旦脉络有瘀阻不通的情况，当先刺血通脉。如本节原文说："一经上实下虚而不通者，此必有横络盛加于大经，令之不通，视而泻之，此所谓解结也。"《素问・血气形志》论述更为明确："凡治病，必先去其血（脉），乃去其所苦，伺之所欲，然后泻有余，补不足。"《素问・三部九候论》也说："实则泻之，虚则补之。必先去其血脉而后调之，无问其病，以平为期。"补虚泻实是针灸治疗的总原则，与病机的对应丝丝入扣，但在临床实践中，古人发现取经脉本输调虚实，有效有不效，寻找其原因，发现不效的情形多为脉不通，血气流行不畅，由此认识到脉通无阻是保证"补虚泻实调血气"这一治疗原则有效实施的前提条件。所以凡见脉结血瘀，不论是疾病的原因，还是疾病的结果，也不说脉是实还是虚，治疗都是"先去其血脉"，泻血祛瘀通脉，脉通血气流畅以后，再补虚泻实，以平为期。这种刺血通脉的方法，以血脉、血络、结络、横络为诊治部位，诊血脉、结络以脉形、脉色为主，针具主要为锋针、鑱针、铍针，以泻血泄热、祛瘀通脉为刺法，目的在于解结通脉。

需要注意的是，“先去其血（脉）”的针刺原则，并未得到后世医家的足够重视，现在针灸临床也未将其作为针刺治病的首要环节。

三、寒热上下的推引治疗

本段最后论述了寒热上下的推引治疗，其中上寒下热者，刺足太阳项部穴位，久留针，刺后熨项与肩胛。此谓推而上之。上热下寒者，取虚脉陷下的经络刺之，用温补法以温通血脉，使气至而停针。此谓引而下之。若大热遍身，神志不清，狂躁不宁，幻视、幻听，谵言妄语者，取足阳明及大络，虚者补之，实者泻之。可使患者仰卧，医者站在患者的头前，用两手指挟按其颈动脉，久持之，手指弯曲抚摩，向下推至缺盆，如此反复推拿多次，直到热退才停止手法。此谓推而散之。

这里所言“虚者补之，血而实者泻之”之“虚”“实”，当指趺阳脉而言，“虚”即趺阳脉“陷且空”，“血而实”指趺阳脉“坚实充血”，是早期标本脉诊法特有的诊脉形的典型实例，切不可视为后世病机“虚”“实”之义。

【知识链接】

一、中国古代“势”的思想

本节通过天人关系的类比，提出治疗疾病当顺势而为。所谓“势”，是指事物的外部因素和环境与事物自身因素共同造成的事物发展的一种趋势。在先秦诸子思想之中，“势”多出现在法家、兵家的思想之中，所以当时“势”作为政治和军事术语为多。《老子》五十一章说：万物产生过程是“道生之，德畜之，物形之，势成之。”王弼注云：“物生而后畜，畜而后形，形而后成……何使而成？势也。唯因也，故能无物而不形；唯势也，故能无物而不成。”道是万物最终的决定力量，但道要体现为道、德、物、势四种形式，分别完成生、畜、形、成四个过程，“势”是万物“成”的最后条件。《吕氏春秋》专有“慎势”一章，其中讲：“失之乎势，求之乎国，危。”“王也者，势也；王也者，势无敌也。势有敌则王者废也。”对“势”讲得较详细的是《孙子兵法》，其中专有“势篇”说：“激水之疾，至于漂石者，势也。”“木石之性，安则静，危则动，方则止，圆则行。故善战人之势，如转圆石于千仞之山者，势也。”由此，孙子认为与事物自身是什么相比，事物所处之“势”是更重要的，所以说：“故善战者求之于势，不责于人，故能择人而任势。”（《势》篇）。《孙膑兵法·势备》则说：“凡兵之道四：曰阵、曰势、曰变、曰权。”把“势”作为兵道之一。《孟子·公孙丑上》中对“势”也有所论，指出：“虽有智慧，不如乘势。”《荀子·正名》曰：“明君临之以势，道之以道。”提出治国当道、势并用。商鞅有“贵势”之论，指出：“凡知道者，势、数也。”他依据“贵势”的原则，提出了“治国舍势而任谈说，则身修而功寡”（《商君书·算地》）的论断，并将理与势对举起来，用以说明“必治之政”。他说：“圣人知必然之理，必为之时势，故为必治之政。”意谓圣人只有掌握必为之势与必胜之理，才能达到“必治之政”。《管子·七法》谓：“明于机数者，用兵之势也。”《管子·霸言》言：“夫善用国者，用其大国之重，以其势小之；用强国之权，以其势弱之；用重国之形，以其势轻之。”《管子·势篇》还分析了天地、人事的形势与战争的关系。清初王夫之提出了“理势合一”的思想，明确指出：“顺必然之势者，理也。”（《宋论》卷七）“凡言势者，皆顺而不逆之谓也。”（《读四书大全说》卷九）“势因乎时，理因乎势。”（《读通鉴论》卷十二）将“时”“势”“理”三者联系在一起，阐述了其间的递进关系。

近年来，中国古代哲学“势”概念也引起了一些学者的关注。许金[①]从中国道论出发，把“势”作为孙子哲学的理论起点和中心范畴进行探讨，认为“势”是“道”的具体显现，是一种不断生成变化的势态和境域。何丽野[②]从中国哲学讲事物的运动变化与西方文化有很大不同。后者有一个“种子”的隐喻，认为一个事物变化发展的所有原因都已经事先蕴含在事物自身之中，它是一个从“潜能”到“现实”的实现过程，这个预成论思想，从亚里士多德的《物理学》到黑格尔的《逻辑学》当中发挥得淋漓尽致。中国哲学不一样，它认为事物发展运动固然有其自身内部的原因，但“势”也起着极重要的作用。《周易》卦象思维的独特之处在于，它是一种表示事物“势”中之“是”的思维方法。卦象主要不是表示事物的分类，更重要的是提供了事物所处之“势”，这个“势”包括事物存在的态势、发展的趋势等。

二、《黄帝内经》调气方法概述

调气是《黄帝内经》中重要的治疗思路与方法。本篇言“用针之类，在于调气”，杨上善注曰：“气之不调则病，故疗病者在于调气也。”张介宾云：“调气者，察其虚实往来而调和之也。”故调气，即通过对机体失常之气的调节，使其恢复调和状态。

调气的具体方法，则以补泻为主。《灵枢·官能》云：“是故工之用针也，知气之所在，而守其门户，明于调气，补泻所在，徐疾之意，所取之处。”《素问·三部九候论》也说：“必先度其形之肥瘦，以调其气之虚实，实则泻之，虚则补之。”《灵枢·卫气失常》中还指出：“夫病变化，浮沉深浅，不可胜穷，各在其处，病间者浅之，甚者深之；间者少之，甚者众之。随变而调气，故曰上工。”即根据病症的病位深浅、病势轻重而采取适宜治法，既是对医者的要求，也是医者水平高低的标志。除补泻法外，《灵枢·五乱》中尚有所谓“导气针法”：“徐入徐出，谓之导气。”以其病因非虚非实，而在于经气之逆乱，故以针刺导引其气以复其平，亦属调气之法。

气调和的标志，依《素问·三部九候论》王冰注所言：“不当询问病者盈虚，要以脉气平调为之期准尔。”实际上，针刺调气，首先即需要对脉的强弱进行诊断，《灵枢·九针十二原》曰：“凡将用针，必先诊脉，视气之剧易，乃可以治也。”由于脉象的虚实反映了经脉的虚实，“经脉者常不可见也，其虚实也以气口知之”（《灵枢·经脉》）。故调气后是否达到预期的治疗效果，仍需通过脉诊来判断。《灵枢·小针解》言：“气至而去之者，言补泻气调而去之也。”此所谓“气至”，即脉象“已补而实，已泻而虚”的状态。

调气的方法是至为精微的过程，《灵枢·小针解》曰：“气至而去之者，言补泻气调而去之

①许金．“势”域中的孙子兵法[J]．滨州学院学报，2007，23（5）：84-88.

②何丽野．《周易》象思维在现代哲学范式中的解读及意义[J]．社会科学，2006（12）：172-178.

也。调气在于终始一者，持心也。”医者的持心凝神是调气的重要前提。《素问·宝命全形论》言：“如临深渊，手如握虎，神无营于众物。”对此描述尤为生动。

此外，《素问·至真要大论》对调气的概念作了进一步延伸：“调气之方，必别阴阳，定其中外，各守其乡，内者内治，外者外治，微者调之，其次平之，盛者夺之，汗之下之，寒热温凉，衰之以属，随其攸利。”是将调气从针灸之补泻，发展为调、平、夺、汗、下等中医诸多治法，同时，调气概念也从针灸治法范畴，扩展到整个中医治法范畴中。《素问·至真要大论》中即有对中药调气的概括论述：“辛甘发散为阳，酸苦涌泄为阴，咸味涌泄为阴，淡味渗泄为阳。六者或收或散，或缓或急，或燥或润，或软或坚，以所利而行之，调其气使其平也。”这里的调气，显然已和前文针刺之调气有所不同。但二者的基本思想仍有相同之处，即调气的目的在于“使其平”，属于较概括和抽象的治疗大法，一定程度上具有治疗原则的性质①。

【原文】

黄帝曰：有一脉生数十病者，或痛、或痈、或热、或寒、或痒、或痹、或不仁，变化无穷，其故何也？岐伯曰：此皆邪气之所生也。

黄帝曰：余闻气者，有真气，有正气，有邪气，何谓真气[1]？岐伯曰：真气者，所受于天[2]，与谷气并而充身也。正气者，正风[3]也，从一方来，非实风[4]，又非虚风[5]也。邪气者，虚风之贼伤人也，其中人也深，不能自去。正风者，其中人也浅，合而自去[6]，其气来柔弱，不能胜真气，故自去。

虚邪之中人也，洒淅动形[7]，起毫毛而发腠理。其入深，内搏于骨，则为骨痹。搏于筋，则为筋挛。搏于脉中，则为血闭不通，则为痈。搏于肉，与卫气相搏，阳胜者则为热，阴胜者则为寒，寒则真气去，去则虚，虚则寒。搏于皮肤之间，其气外发，腠理开，毫毛摇，气往来行，则为痒。留而不去，则痹；卫气不行，则为不仁。

虚邪偏客于身半，其入深，内居荣卫，荣卫稍衰，则真气去，邪气独留，发为偏枯[8]。其邪气浅者，脉[9]偏痛。

虚邪之入于身也深，寒与热相搏，久留而内著[10]，寒胜其热，则骨疼肉枯；热胜其寒，则烂肉腐肌为脓，内伤骨[11]，内伤骨为骨蚀[12]。有所疾前筋[13]，筋屈不得伸，邪气居其间而不反，发为[14]筋瘤[15]。有所结，气归之，卫气留之，不得反，津液久留，合而为肠溜[16]，久者数岁乃成，以手按之柔。已有所结，气归之，津液留之，邪气中之，凝结日以易[17]甚，连以聚居，为昔瘤[18]，以手按之坚。有所结，深中骨，气因[19]于骨，骨与气并，日以益大，则为骨疽[20]。有所结，中于肉，宗气归之，邪留而不去，有热则化而为脓，无热则为肉疽[21]。凡此数气者，其发无常处，而有常名也。

①赵京生. 针灸关键概念术语考论[M]. 北京：人民卫生出版社，2012：355-357.

【校注】

〔1〕何谓真气:《甲乙经》卷十作“何谓也”。按后文岐伯乃就真气、正气、邪气一并作答，不应独问真气，故《甲乙经》义胜。

〔2〕所受于天：谓禀受于先天之精气。张志聪：“所受于天者，先天之精气。”又，张介宾：“气在天者，受于鼻而喉主之。”章楠：“此言生初所禀本元之气，及平时由呼吸所受天地中和纯粹之气，是阴阳之精气，故为真气，与饮食之谷气合并而充身者。”

〔3〕正风：指四时正常气候，即与季节方位相应的风，如春温而多东风，夏热而多南风等。

〔4〕实风：方位、时节均属正常，但较为剧烈的风。张介宾：“然正风、实风，本同一方，而此曰非实风者，以正风之来徐而和，故又曰正气；实风之来暴而烈，故与虚风对言也。”又，杨上善：“风从太一所居乡来向中宫，名为实风。”

〔5〕虚风：指时令所见反季节之风。如春应为东风反见西风，夏应为南风反见北风等。《灵枢·九宫八风》：“从其冲后来为虚风，伤人者也，主杀，主害者。”

〔6〕合而自去：与真气相遇便自行散去。合，相逢，相遇。

〔7〕洒淅动形：即恶寒战栗。洒淅，恶寒的样子。

〔8〕偏枯：亦称偏瘫。即半身不遂。

〔9〕脉：疑误。以上文“发为偏枯”律之，疑系“为”之误字。张介宾：“若邪之浅者，亦当为半身偏痛也。”

〔10〕著：同“着”，附着之意。

〔11〕内伤骨:《甲乙经》卷十一无此3字。

〔12〕骨蚀：骨骼被侵蚀的病变。张介宾：“其最深者，内伤于骨，是谓骨蚀，谓侵蚀及骨也。”

〔13〕有所疾前筋:《甲乙经》卷十一无“筋”字。《医学纲目》卷十九：“‘疾前’二字衍文也。‘筋’当作‘结’。”据下文例，似当作“有所结”。

〔14〕为：原作“于”，据《甲乙经》卷十一改。

〔15〕筋瘤：原作“筋溜”，据《甲乙经》卷十一改。张介宾：“筋瘤者，有所流注而结聚于筋也，即赘瘤之属。”丹波元简：“刘熙《释名》云：瘤，流也。血气聚所生瘤肿也。陈氏《外科正宗》云：筋瘤者，坚而色紫，垒垒青筋，盘曲甚者，结若蚯蚓。”

〔16〕肠瘤：原作“肠溜”，据上文“筋瘤”例改。指水气互结于肠间形成的肿瘤样病症。张介宾：“邪有所结，气必归之，故致卫气失常，留而不反，则蓄积于中，流注于肠胃之间，乃结为肠溜。”

〔17〕易：据文义似当作“益”。

〔18〕昔瘤：指形成缓慢、病程较长的肿瘤。张介宾：“昔瘤者，非一朝夕之谓。”

〔19〕因：居留之意。

〔20〕骨疽：疑为“骨瘤”之误。《灵枢识》：“骨疽不言有脓，此似指骨瘤而言。陈氏云：骨瘤者，形色紫黑，坚硬如石，疙瘩高起，推之不移，昂昂坚贴于骨。”又,《外台秘要》卷二十四：“久疮不差，差而复发，骨从孔中出，名为骨疽。”

〔21〕肉疽：疑为“肉瘤”之误。《灵枢识》：“无脓而谓之肉疽，此亦似指肉瘤而言。陈氏

云：肉瘤者，软若绵，硬似馒，皮色不变，不紧不宽，终年只似覆肝。”又，张介宾：“无热则结，为粉浆之属，聚而不散，是为肉疽。”

【释义】

本段主要论述了真气、邪气的相关概念，以及邪气伤人发病与导致各种肿瘤的病机、病症。

一、真气、邪气的相关概念

（一）真气的概念

本节原文指出：“真气者，所受于天，与谷气并而充身也。”从生成及功能的角度阐述了真气的概念。然对“天”之含义，后世医家有不同的理解。如张介宾说：“气在天者，受于鼻而喉主之；在水谷者，入于口而咽主之。”马莳则认为：“真气者，与生俱生，受之于天，日与谷气相并而充满于身者也。”章楠《灵素节注类编》则综合以上二家之说云：“此言生初所禀本元之气，及平时由呼吸所受天地中和纯粹之气，是阴阳之精气，故为真气，与饮食之谷气合并而充身者，故曰天食人以五气，地食人以五味，则又统括阴阳五行气化，以长养万物者也。”结合《素问·上古天真论》“恬惔虚无，真气从之，精神内守，病安从来”等论述，现代一般采纳张介宾“真气，即元气也”的解释，认为真气、元气为同一概念。

真气，即先天真元之气，由肾精所化生。真气的生成，主要来源于先天之气，即肾精所化生的元气。同时，又需要后天肺吸入的清气和脾胃化生的水谷精气不断补充，然后输布于人体不同部位，根据其分布部位及功能的不同，又可划分为不同的层次和类别，较高层次的如阴气、阳气，次为宗气、营气、卫气，分布于脏腑的则为各脏腑之气，分布于经脉者称为经气或脉气。

（二）邪气的划分

邪气，泛指导致人体发病的外来之气。本节提出邪气可分为正邪、虚邪两类。所谓正邪，即正风，是指符合时令适时而至的风，如春季刮东风，夏季刮南风等，大多属于四时正常的气候变化，故又称为“正气”，如原文所说：“正气者，正风也，从一方来，非实风，又非虚风也。”若这种气候变化较为剧烈，则称为“实风”。虚邪，又称为“虚风”，是指与时令对应方位相反方向而来的风，如春季刮西风，夏季刮北风等。此节所言“邪气者，虚风之贼伤人也，其中人也深，不能自去”，即指虚邪而言。对于邪气的划分，张介宾解释甚为清晰，指出：“风得时之正者，是为正风。然正风、实风，本同一方，而此曰非实风者，以正风之来徐而和，故又曰正气；实风之来暴而烈，故与虚风对言也……从冲后来者为虚风。”

二、邪气致病的一般情况

本节从邪气性质、侵入人体部位等角度，阐述了外感邪气致病的一般情况。

（一）邪气性质与发病

外感邪气性质不同，其发病有轻重之别。正风（正邪）属于气候的正常变化，虽在人体正气不足，适应能力下降的情况下，也可导致人体发病，然其致病力弱，病位浅在，正气祛邪外出，无须治疗，病可自愈。虚邪侵犯人体的部位较深，传变无穷，变化多端，正气损伤程度严重，邪气不能自行消退，疾病不可自愈。

（二）虚邪侵犯部位与发病

虚邪侵犯人体的部位不同，则发生不同的病症。虚邪侵犯肌表，与卫气相搏，可见恶寒战栗，毫毛竖起，阳气偏盛则发热。邪气深入，搏结于骨，则成为骨痹；搏结于筋，则为筋挛；搏结于脉中，血脉闭塞不通，郁滞化热，即腐肉败血而成痈肿。虚邪搏结于皮肤之间，若邪气外发于肌表毫毛，气往来行而为痒；如果邪气留滞不去，气血滞塞不畅而成痹证；影响卫气正常循行，则会出现麻木不仁的症状。虚邪深入人体一侧，内伤于营卫，则可发为偏枯；若邪之浅者，则病发半身疼痛。

虚邪侵入人体较深的部位，寒与热相搏，久留而内着，若寒胜于热，则发生骨节疼痛，肌肉枯萎；如热胜于寒，则肌肉腐烂，形成脓疡；进一步发展，伤及骨髓，即形成骨蚀。若邪气结聚，损及肌肉，留滞不去，郁滞化热，则为脓肿；若无热即形成肉瘤。邪气伤于筋，久留而不退，就会发生筋瘤。邪气结聚，深及于骨髓，骨髓日渐肿大，即形成骨瘤。若邪气入腑，结聚于肠，使气郁于内，卫气留滞，津液积留，则发为肠瘤。肠瘤的形成较缓慢，时间长的，数年之后才能形成，用手触按，瘤体的质地比较柔软。若日久凝结程度加重，便形成昔瘤，用手触按，则质地比较坚硬。

上述有关邪气发病的论述，正好说明了“有一脉生数十病者，或痛、或痈、或热、或寒、或痒、或痹、或不仁，变化无穷”的原因，就在于“此皆邪气之所生也”。

【知识链接】

一、虚邪概念的形成与致病特点

虚邪一词，在《黄帝内经》中共见 23 次，后世医家大多认为是指自然界四时不正之气。

虚邪概念的形成与正邪、虚风、实风等概念有关，是《黄帝内经》对邪气概念划分的结果。那么，什么是邪气？根据本篇所论，邪气原指相对于正风的虚风。关于正风与虚风，《黄帝内经》则有明确的论述，《灵枢·九宫八风》曰：“因视风所从来而占之，风从其所居之乡来为实风，主生长养万物；从其冲后来为虚风，伤人者也，主杀、主害者。”实风与虚风是古人根据季节气候与方位的关系来判断的。若风向与节令所属方位一致，如春季东风送暖，夏季南风熏热，秋季西风渐凉，冬季北风凛冽等，则为实风；风向与节令所属方位相反，如春季刮西风，夏季刮北风，秋季刮东风，冬季刮南风等，则为虚风。故《素问·八正神明论》说：“八正者，所以候八风之虚邪，以时至者也。”《灵枢·九宫八风》则将八风虚邪分别命名为大弱风、谋风、刚风、折风、大刚风、凶风、婴儿风，并具体阐述了八风虚邪各自的致病特点。

《灵枢·岁露论》指出："诸所谓风者，皆发屋，折树木，扬沙石，起毫毛，发腠理者也。"即以对自然界中具有破坏性质的大风比拟对人体有损害作用的邪气。《灵枢·小针解》云："知其邪正者，知论虚邪与正邪之风也。"《黄帝内经》中也常常将贼风邪气相提并论，说明至少古人对风的认识是邪气概念产生的基础之一。因此，由风有虚、正（实）之分，自然形成了邪也有虚、正之别的观念。虚风又可称为虚邪，如《素问·八正神明论》说："虚邪者，八正之虚邪气也。"《灵枢·九宫八风》篇云："谨候虚风而避之，故圣人日避虚邪之道，如避矢石然，邪弗能害，此之谓也。"《素问·移精变气论》亦曰："当今之世不然，忧患缘其内，苦形伤其外，又失四时之从，逆寒暑之宜，贼风数至，虚邪朝夕，内至五脏骨髓，外伤空窍肌肤。"均视虚风为虚邪。与虚邪相对应，则将正风称之为正邪。如《素问·八正神明论》曰："正邪者，身形若用力汗出，腠理开，逢虚风，其中人也微，故莫知其情，莫见其形。"《灵枢·邪气脏腑病形》亦曰："正邪之中人也微，先见于色，不知于身，若有若无，若亡若存，有形无形，莫知其情。"因为正风如上所述，"其气来柔弱"，它是"主生，长养万物"的正气。

虚邪，《黄帝内经》亦称之为贼风，其致病特点为从外而入侵袭人体，较之正邪发病急、病位深、病情重。如《灵枢·百病始生》云："是故虚邪之中人也，始于皮肤，入则抵深。"本篇也说："虚邪之中人也，洒淅动形，起毫毛而发腠理。""其入深"，内搏于人体不同部位，可导致骨痹、筋挛、痈、偏枯、骨蚀、肿瘤等许多疾病。

总之，虚邪作为《黄帝内经》中的专有名词，与虚风、贼风同义，乃是指具有较强致病力的外邪，常与异常气候变化有关。正邪则是在正常气候环境中，在一定条件下出现的轻微不适症状的原因，致病性弱。另外，《灵枢·淫邪发梦》说："正邪从外袭内，而未有定舍。"张介宾说："正邪者，非正风之谓，凡阴阳劳逸之感于外，声色嗜欲之动于内，但有干于身心者，皆谓之正邪，亦无非从外袭内者也。"这里正邪作为发梦的病因，则泛指有碍于人身心健康的各种内外因素。

二、虚邪偏客于身半，发为偏枯

本节原文云："虚邪偏客于身半，其入深，内居荣卫，荣卫稍衰，则真气去，邪气独留，发为偏枯。"提示偏枯的病机为营卫内虚，外风入中，故可以祛风散邪、调和营卫为治疗大法。

《黄帝内经》论偏枯与外风入中关系密切，故祛风散邪法为不容忽视的重要治法。《素问·至真要大论》指出："风淫于内，治以辛凉，佐以苦，以甘缓之，以辛散之。"张仲景在《金匮要略·中风历节病脉证治》正文中载有辛散祛风之侯氏黑散治偏枯，唐宋以前的医家秉承此法，临床多以续命汤类方为主治疗。续命汤出自《金匮要略》附方，由麻黄、桂枝、人参、当归、石膏、甘草、干姜、川芎、杏仁组成。后人在此基础上拟出了大、小续命汤，如孙思邈创制小续命汤（麻黄、防风、防己、杏仁、生姜、黄芩、党参、附子、桂心、炙甘草、川芎、芍药）治疗"卒中风欲死，身体缓急，口目不正，舌强不能语，奄奄忽忽，神情闷乱"。祛风散邪法组方意义有四：其一，配祛风辛温解表药以散外邪，常用药物有麻黄、防风、桂枝、细辛等。其二，配伍人参、黄芪、附子等扶正药，可祛因正虚抗邪无力所致的久留之风，适用于营卫内虚，外风入中的偏枯之证。其三，辛温类祛风药不仅能发表温经，其辛味更能宣通表里、疏通经络、行血破瘀。其四，参、姜、草等药能充实中焦脾胃阳气，使阳明太阴升降自如，水谷精微得运于肉腠，营卫和调；附子、细辛、桂心类药能温运阳气，使阳气布于肌表，腠理经络充实，风邪难入[①]。现举一治验案例如下。

张××，男，58岁，农民，1976年6月15日初诊。1975年2月在黑龙江探亲时突然患病，半身不遂，瘫卧于床，语言謇涩，口眼㖞斜，当地医院诊为"脑栓塞"，经多方治疗年余仍无好转。刻诊：形体如健，面色萎黄，口角流涎，经人扶持可勉强坐起。舌淡，苔白，脉浮迟，血压130/80mmHg。方拟小续命汤加减：防己、黄芩、白芍、党参各15g，桂枝、杏仁、川芎、防风、附片各10g，麻黄5g。

二诊：上方服4剂后自觉四肢温暖，皮肤似有蚁行感，关节活动较前灵活，上方去杏仁加牛膝30g。

三诊：服上方 10 剂，已能自己行走来诊，但仍有跛态，膝部酸软，宗上方减其量以资巩固。

四诊：巩固方又进10剂，患肢及语言功能恢复良好，生活完全自理，仅遗轻度嘴角歪斜。1年后随访未复发[②]。

本例患者偏枯病程虽长达年余，但仍以外症为主，加之年近六旬，考虑有营卫气虚，致风寒入络，故拟祛风散邪，调和营卫，温阳通络法而治愈。

---

①王庆其. 黄帝内经病证学概论[M]. 北京：中国中医药出版社，2016：196-197.

②黄志华. 张惠五用小续命汤治疗中风偏枯88例小结[J]. 国医论坛，1989，(6)：22-23.

卫气行第七十六

【导读】

《素问·生气通天论》说："阳气者，若天与日……是故阳因而上，卫外者也。"太阳是古人认识人体阳气生理及昼夜循行的天然模型，而卫气作为人体阳气卫外御邪功能的反映，自然也可将太阳作为其天然模型加以认识。本篇从太阳一昼夜周天循行以二十八宿为标志点，昼升夜降，类推出人体卫气也当以二十八宿为标志点，昼行于阳，夜行于阴，循环往复，与天地同纪；进而详细讨论了卫气昼夜循行的具体不同路径，以及与二十八宿的关系，提出了"谨候气之所在而刺之""谨候其时，病可与期；失时反候者，百病不治"的针刺治疗原则。马莳云："详论卫气之行，故名篇。"

【原文】

黄帝问于岐伯曰：愿闻卫气之行，出入之合[1]，何如？岐伯曰：岁有十二月，日有十二辰[2]，子午为经，卯酉为纬[3]。天周二十八宿，而一面七星[4]，四七二十八星，房昴为纬，虚张为经[5]。是故房至毕为阳，昴至心为阴[6]，阳主昼，阴主夜。故卫气之行，一日一夜五十周于身，昼日行于阳二十五周，夜行于阴二十五周，周于五脏[7]。是故平旦阴尽[8]，阳气出于目[9]，目张则气上行于头，循项下足太阳，循背下至小指[10]之端。其散[11]者，别于目锐眦[12]，下手太阳，下至手小指之端[13]外侧。其散者，别于目锐眦，下足少阳，注小指次指[14]之间。其散者[15]，循手少阳之分[16]，下至小指次指[17]之间。别者以上至耳前，合于颔脉[18]，注足阳明，以下行至跗上，入五指之间[19]。其散者，从耳下下手阳明，入大指之间[20]，入掌中。其至于足也，入足心，出内踝下，行阴分，复合于目[21]，故为一周。

是故日行一舍[22]，人气[23]行一周与十分身之八[24]；日行二舍，人气行于身三周[25]与十分身之六；日行三舍，人气行于身五周与十分身之四；日行四舍，人气行于身七周与十分身之二；日行五舍，人气行于身九周；日行六舍，人气行于身十周与十分身之八；日行七舍，人气行于身十二周[26]与十分身之六；日行十四舍，人气二十五周于身有奇分与十分身之二[27]，阳尽于阴，阴受气矣[28]。其始入于阴，常从足少阴注于肾，肾注于心，心注于肺，肺注于肝，肝注于脾，脾复注于肾，为一[29]周。是故夜行一舍，人气行于阴脏一周与十分脏之八，亦如阳行之二十五周，而复合于目。阴阳一日一夜，合有奇分十分身之二[30]与十分脏之二，是故人之所以卧起之时有早晏者，奇分不尽故也。

【校注】

〔1〕出入之合：卫气运行过程中出入阴阳的交会情况。

〔2〕十二辰：古代以子、丑、寅、卯、辰、巳、午、未、申、酉、戌、亥计时，一日分十二个时辰。

〔3〕子午为经，卯酉为纬：古时以十二地支配属方位，子为正北，午为正南，卯为正东，酉为正西，南北相连而成经线，东西相连而成纬线。

〔4〕天周二十八宿（xiù 秀），而一面七星：绕天球大圆一周，沿黄道和赤道附近的两个带状区域内分布的恒星划分的二十八个星座，四方各有七宿，东方七宿为角、亢、氐、房、心、尾、箕，北方七宿为斗、牛、女、虚、危、室、壁，西方七宿为奎、娄、胃、昴、毕、觜、参，南方七宿为井、鬼、柳、星、张、翼、轸。

〔5〕房昴（mǎo 卯）为纬，虚张为经：房宿居东，昴宿居西，相对而成横向之纬线；虚宿居北，张宿居南，相对而成纵向之经线。

〔6〕房至毕为阳，昴至心为阴：房宿位居正东，自房宿起向南经氐、亢、角、轸、翼、张、星、柳、鬼、井、参、觜诸宿，最后到毕宿，凡十四宿，位均在南，应卯、辰、巳、午、未、申六辰，均为白昼，故为阳；昴宿位居正西，自昴宿起向北经胃、娄、奎、壁、室、危、虚、女、牛、斗、箕、尾诸宿，最后到达心宿，凡十四宿，位均在北，应酉、戌、亥、子、丑、寅六辰，均为黑夜，故为阴。

〔7〕周于五脏：循环运行于五脏。周，环绕，循环之意。

〔8〕平旦阴尽：指黎明卫气行于五脏已结束。

〔9〕阳气出于目：指卫气从目内眦睛明穴出行手足三阳经。阳气，指卫气。

〔10〕小指：足小趾。

〔11〕散：散开。此指卫气分散向各经运行。

〔12〕目锐眦：即目外眦。

〔13〕端：原作“间”，据《太素》卷十二改。

〔14〕小指次指：指足小趾次趾。

〔15〕其散者：原作“以上”，楼英《医学纲目》云：“以上二字衍文，其下当有‘其散者’三字。”此说是，据改。

〔16〕循手少阳之分：此下原有“侧”字，据《太素》卷十二删。

〔17〕次指：原脱，据《太素》卷十二补。

〔18〕颔脉：指循行于颈前上方、颏下方、结喉上方的经脉。

〔19〕五指之间：指足第二趾和第三趾之间。张介宾："五指当作中指，谓厉兑穴也。"

〔20〕大指之间：指手大指和食指之间。

〔21〕入足心……复合于目：张介宾："此自阳明入足心出内踝者，由足少阴肾经以下行阴分也。少阴之别为跻脉，跻脉属于目内眦，故复合于目，交于足太阳之睛明穴。此卫气昼行之序，自足手六阳而终于足少阴经，乃为一周之数也。"

〔22〕日行一舍：指太阳运行二十八宿之一宿，为周天的二十八分之一。舍，即宿。

〔23〕人气：指卫气。

〔24〕一周与十分身之八：张介宾："天周二十八舍而一日一周，人之卫气昼夜凡行五十周，以五十周为度，而用二十八舍除之，则日行一舍，卫气当行一周与十分身之七分八厘五毫有奇为正数。此言一周与十分身之八者，亦如天行过日一度而犹有奇分也。"

〔25〕于身三周：原作"三周于身"，据《甲乙经》卷一、《素问·八正神明论》王冰注引本书乙正，以与下文义合。

〔26〕周：此下原有"在身"二字，与上下文例不合，故删。

〔27〕有奇分与十分身之二：谓有余数约人身一周的十分之二。奇分，指余数。按太阳运行十四舍的时间应等于卫气运行二十五周的时间，并无余数。此处计算使用四舍五入法，将小数部分的 0.785 强入为 0.8 来计算，这样，太阳每行一舍，卫气就多行 0.015 周，太阳行十四舍，卫气约多行 0.2 周，因而出现了"十分身之二"的"奇分"。

〔28〕阳尽于阴，阴受气矣：指卫气行于阳经完毕，入于阴分，五脏开始接受卫气。

〔29〕一：原脱，据《甲乙经》卷一、《太素》卷十二补。

〔30〕二：原作"四"，据《太素》卷十二及上文之数改。

【释义】

本段以有关天文历法知识为基础，推演、阐述卫气在人体的昼夜运行规律。

一、太阳运动与二十八宿的关系

众所周知，太阳是与地球上人类生活关系最密切的天体。在地球上看来，太阳的相对亮度是其他所有天体均无法与之相比的，它不仅为地球提供了大量的热量，还是引起昼夜交替、四季变化的根本原因。由于太阳在天空中最引人注目，因此，它的周日视运动最早就被用来作为计量时刻的依据了。而二十八宿作为研究日月五星运动的驿站或标准点，理论上通过太阳在二十八宿间的移动，即可确定一日之内的时间变化。故本篇首先论述太阳昼夜运行与十二辰、二十八宿的关系，指出以十二地支而言，"子午为经，卯酉为纬"，从二十八宿而言，"房昴为纬，虚张为经"，即太阳运行于房宿至毕宿，十二地支的卯至申六个时辰为白昼属阳，运行于昴宿至心宿，十二地支的酉至寅六个时辰为夜晚属阴（图 76-1）。卫气之运行犹如太阳，故"昼日行于阳二十五周，夜行于阴二十五周"。

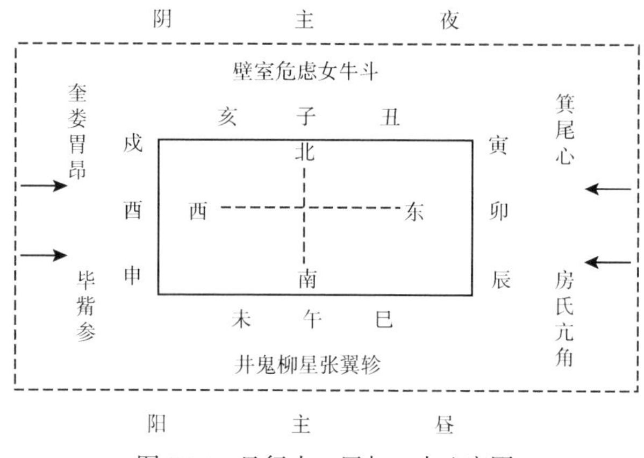

图 76-1 日行十二辰与二十八宿图

对此，马莳阐述较为清晰准确，他说：“一岁之内有十二月，一日之中有十二时，其夜之子时，昼之午时，当为南北之经，经者，自纵而言之也。旦之卯时，夕之酉时，当为东西之纬，纬者，自横而言之也。绕天一周有二十八宿，而一方计有七星，四方各七，则四七计有二十八星，其房昴为东西之纬，虚张为南北之经。是故房至毕，则为星之属阳者也；昴至心，则为星之属阴者也。阳星则主于昼，阴星则主于夜。故人身卫气之行，一日一夜当为五十周于身。其昼日行于阳经者二十五周，盖自足太阳而至手阳明也。夜行于阴经者二十五周，盖自足少阴而至足太阴也。”

二、卫气昼夜循行规律

本段原文提出卫气昼行于阳二十五度，夜行于阴二十五度，并具体描述了各自循行的路径。即平旦人醒之时，卫气循行阴分结束，从目内眦出阴入阳，上行头部，同时按手足三阳经的路线由上向下运行，然后从足三阳经抵达足底入足心，行于足少阴经，循足少阴之别跻脉，上行返回于目，如此运行二十五周次；入夜则卫气出阳入阴，从足少阴经注于肾，然后到心→肺→肝→脾，再复还于肾，如此以五脏相克为序，运行二十五周次。卫气之昼夜运行可归纳如下（图 76-2）。

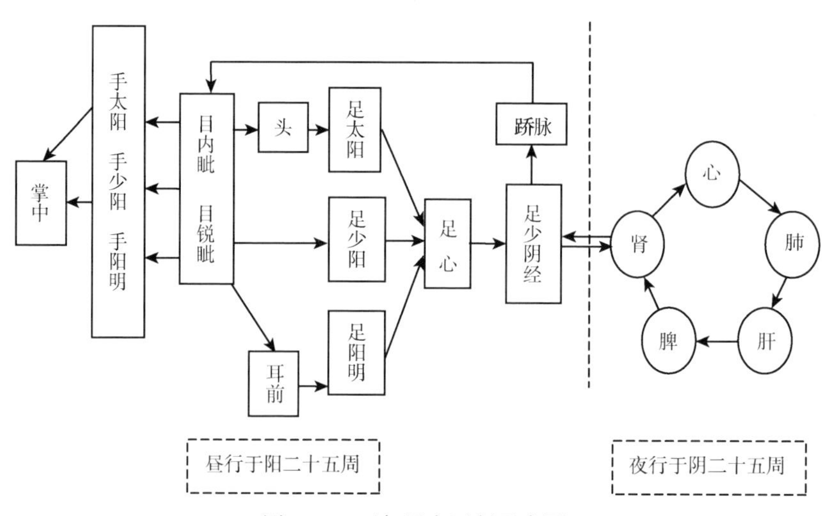

图 76-2 卫气昼夜运行示意图

三、卫气运行与日行二十八宿的关系

关于卫气昼夜运行与日行二十八宿的关系，本段原文明确指出："是故日行一舍，人气行一周与十分身之八；日行二舍，人气行三周于身与十分身之六……日行十四舍，人气二十五周于身有奇分与十分身之二……是故夜行一舍，人气行于阴脏一周与十分身之八，亦如阳行之二十五周。"此即以日行二十八宿，卫气行身 50 周为基数，则日行一舍的卫气行度为：$50 \div 28 \approx 1.7857$，约 1.8 周。由于卫气昼、夜各行二十五周，以应太阳周天二十八宿，而 50 不能被 28 整除，故四舍五入取日行一舍卫气行度为 1.8 周，如此造成计算出的卫气运行并非 50 之整数，而是 50.4 周，如张介宾《类经·经络类》所言："前日行十四舍，人气行二十五周为半日，凡得奇分者十分身之二；故此一昼一夜日行二十八舍，人气行五十周合有奇分者，在身得十分身之二，在脏得十分脏之二。"本篇反过来又将计算上的四舍五入引起的数据变化，视为人之所以卧起之时有早晚不同的原因，所谓人之所以卧起之时有早晚者，正以其所值之时有奇分未尽故耳。

【知识链接】

一、卫气循行规律中的逻辑问题

本段所述卫气昼行于阳二十五度中，至少存在两个方面的逻辑问题：一是卫气从头行于手三阳经，如何形成一个环路的问题；二是既然昼行于阳，为何又行足少阴经的问题。对于后一问题，明代张介宾已有所认识，他在《类经·经络类》中指出："卫气之行，昼在阳分，然又兼足少阴肾经，方为一周。考之《邪客篇》亦曰：'卫气者昼日行于阳，夜行于阴，常从足少阴之分间，行于五脏六腑。'然则无论昼夜皆不离于肾经者何也？盖人之所本，惟精与气。气为阳也，阳必生于阴；精为阴也，阴必生于阳。故营本属阴，必从肺而下行；卫本属阳，必从肾而上行，此即卫出下焦之义。而肾属水，水为气之本也，故上气海在膻中，下气海在丹田，而人之肺肾两脏，所以为阴阳生息之根本。"但张介宾的解释似乎并不合经旨，因为《黄帝内经》论气行的动力源泉只有膻中气海，而视丹田也为气行动力之源泉，则是《难经》及其以后之事，故不能用两个气行动力之源，解释卫气白天也行于足少阴肾经的问题。而之所以形成如此循行路径，大致可以从两方面进行推测：首先，是构建卫气循环路径的需要。当卫气平旦从目开始行于手足阳经，且从上往下运行要形成一个循环圈时，势必要借助于跻脉之衔接。《灵枢·脉度》云："跻脉者，少阴之别，起于然骨之后，上内踝之上，直上循阴股入阴，上循胸里，入缺盆，上出人迎之前，入頄，属目内眦。"可见跻脉起于下肢，上连于目内眦，而其经脉又附于足少阴脉，如此从足三阳脉到足少阴肾再到跻脉，即可构成一个完整的循环圈；同时也兼顾了卫气夜晚"始入于阴，常从足少阴注于肾"，白天再通过足少阴肾到跻脉行于阳经，如此也沟通了卫气昼夜不同的循环圈。其次，卓廉士[①]结合下文卫气半日二十五刻之中增加了

①卓廉士. 营卫学说与针灸临床[M]. 北京：人民卫生出版社，2013：46-47.

“人气在阴分”的刺法，提出这种逻辑矛盾，应该出于治疗五脏疾病的目的而做的安排。因为针刺效应来自“人气”，来自于卫气与天气的感应，但是利用这种感应治疗疾病的机会只有白天，若白天气只行于阳经，则无法对阴经和五脏疾病进行治疗，因此才特别安排了卫气在白天进入“阴分”一节，为“病在于三阴”提供治疗的机会。但是，这一安排在理论上缺乏前后的照应，其中“人气”在“阴分”的时间仅及阳经的四分之一，很像是一种权宜之计，而治疗阴经和五脏疾病的时间太少，既影响疗效，亦不公平，大约正是其法不被后世医家普遍采用的原因之一。

二、关于“虚张为经”的问题

本篇提出二十八宿“房昴为纬，虚张为经”，在历代注家中，惟唐代杨上善在《太素·营卫气》说：“经云虚张为经者错矣，南方七宿星为中矣。”赵永恒等①认为子午卯酉指的是月份，子月是冬至所在的月份，午月是夏至所在的月份，卯月是春分所在的月份，酉月是秋分所在的月份。由此推出这段话表明冬至点在虚宿、夏至点在张宿、春分点在昴宿、秋分点在房宿。进而按照宿度的定义，计算出二分二至太阳所在宿的年代（表 76-1）。

表 76-1　二分二至时太阳所在宿及其年度范围

分至	太阳所在赤经	太阳所在宿	年代范围
春分	0°	昴	公元前 2664～前 2176 年
夏至	90°	张	公元前 3854～前 2561 年
		星	公元前 2560～前 2025 年
秋分	180°	房	公元前 2803～前 2315 年
冬至	270°	虚	公元前 2494～前 1853 年

从表 76-1 可知，夏至点在张宿的年代与其他三宿的年代不合，而夏至点在星宿是合适的。李零②对汉代出土式盘的研究显示，也是以虚（或丘）与星宿对应子午。由此可见，“虚张为经”当校勘为“虚星为经”。

【原文】

黄帝曰：卫气之在于身也，上下往来不以期[1]，候气而刺之奈何？伯高曰：分有多少[2]，日有长短，春秋冬夏，各有分理[3]，然后常以平旦为纪，以夜尽为始。是故一日一夜，水下百刻，二十五刻者，半日[4]之度也，常如是毋已，日入而止，随日之长短，各以为纪而刺之[5]。谨候其时，病可与期[6]；失时反候者，百病不治。故曰：刺实者，刺其来也；刺虚者，刺其去也[7]。此言气存亡[8]之时，以候虚实而刺之。是故谨候气之所在而刺之，是谓逢时。病[9]

①赵永恒，李勇. 二十八宿的形成与演变[J]. 中国科技史杂志，2009，30（1）：110-119.

②李零. 中国方术考[M]. 北京：东方出版社，2000：119-121.

在于三阳，必候其气在于阳而刺之；病在于三阴，必候其气在阴分而刺之。

水下一刻[10]，人气在太阳[11]；水下二刻，人气在少阳[12]；水下三刻，人气在阳明[13]；水下四刻，人气在阴分[14]。水下五刻，人气在太阳；水下六刻，人气在少阳；水下七刻，人气在阳明；水下八刻，人气在阴分。水下九刻，人气在太阳；水下十刻，人气在少阳；水下十一刻，人气在阳明；水下十二刻，人气在阴分。水下十三刻，人气在太阳；水下十四刻，人气在少阳；水下十五刻，人气在阳明；水下十六刻，人气在阴分。水下十七刻，人气在太阳；水下十八刻，人气在少阳；水下十九刻，人气在阳明；水下二十刻，人气在阴分。水下二十一刻，人气在太阳；水下二十二刻，人气在少阳；水下二十三刻，人气在阳明；水下二十四刻，人气在阴分。水下二十五刻，人气在太阳，此半日之度也。从房至毕一十四舍，水下五十刻，半日之度也[15]。从昴至心，亦十四舍，水下五十刻，终日之度也[16]。日行一舍，水下三刻与七分刻之四[17]。大要[18]曰：常以日之加于宿上也[19]，人气在太阳[20]。是故日行一舍，人气行三阳与阴分[21]，常如是无已，与天地[22]同纪，纷纷肦肦[23]，终而复始，一日一夜，水下百刻而尽矣。

【校注】

〔1〕不以期：《甲乙经》卷一作“无已，其”。义胜。

〔2〕分有多少：指昼夜阴阳之分有多有少，夏天昼长而阳多，冬天夜长而阴多。

〔3〕各有分理：指春夏秋冬之昼夜长短有一定的规律。

〔4〕半日：指白天的一半。

〔5〕各以为纪而刺之：谓根据四季日之长短，阴阳之多少以确定针刺的时间。

〔6〕病可与期：谓可以预知疾病将愈的时候。

〔7〕刺实者……刺其去也：杨上善：“刺实等，卫气来而实者，可刺而泻之；卫气去而虚者，可刺而补之。”

〔8〕气存亡：指卫气的往来。

〔9〕病：原脱，据《甲乙经》卷一补。

〔10〕水下一刻：指漏壶滴水计时一个刻度的时间。古人以漏壶滴水计时，一昼夜分为一百刻。

〔11〕人气在太阳：指卫气在手足太阳经。

〔12〕少阳：指手足少阳经。

〔13〕阳明：指手足阳明经。

〔14〕阴分：指足少阴肾经。张介宾：“阴分，则单以足少阴经为言，此卫气行于阳分之一周矣。”

〔15〕半日之度也：原作“日行半度”，据《甲乙经》卷一改。

〔16〕从昴至心……终日之度也：此18字原脱，据《甲乙经》卷一补，与首段“房至毕为阳，昴至心为阴”相应。

〔17〕日行一舍，水下三刻与七分刻之四：“日”原作“回”，据《甲乙经》卷一改。按昼

夜日行二十八舍，水下百刻计算，则日行一舍，水当下 $100 \div 28 = 3\frac{4}{7}$ 刻。

〔18〕大要：古经篇名。

〔19〕常以日之加于宿上也：张介宾："以日行之数，加于宿度之上，则天运人气，皆可知矣。"

〔20〕人气在太阳：指每当日行一宿开始时，卫气则运行于太阳经。

〔21〕日行一舍，人气行三阳与阴分："三阳"后原衍"行"字，据《甲乙经》卷一、《太素》卷十二删。此指每次日行一宿的时间，卫气则运行完三阳经与阴分。

〔22〕与天地：原作"天与地"，据《甲乙经》卷一、《太素》卷十二改。

〔23〕纷纷盼盼（pā 趴）：张介宾："纷纷盼盼，言于纷纭丛杂之中而条理不乱也。"。

【释义】

《灵枢·禁服》云："审察卫气，为百病母。"针刺治疗重在调气，而气在人体内的运行，随着时间的推移有部位及盛衰的不同，故本段继上文阐述卫气运行规律的基础上，提出候气而刺的重要意义以及具体方法。

一、候气以平旦为纪

本段原文指出："分有多少，日有长短，春秋冬夏，各有分理，然后常以平旦为纪，以夜尽为始。""随日之长短，各以为纪而刺之。"即说明候气的时间当以平旦为准，因为此时太阳从东方升起，人身阳气也从阴出阳，因此可以平旦为计时之始，以推测卫气在人体所行之处。然春夏秋冬，日有长短之不同，平旦之时亦有移迁，故审察卫气之所在，还必须结合季节的变化。

另外，卫气运行还与目张有关，"是故平旦阴尽，阳气出于目，目张则气上于头"，说明卫气之行与人之寤寐密切相关，人醒目张则卫气从阴出阳，然后运行于阳经。但人之醒和太阳之升起往往并不完全一致，人可能醒得早或晚，那么计算卫气运行的时间就可能有开始得早和晚之不同。由此可见，平旦太阳升起卫气入于阳经是常，而目张卫气入于阳经是常中之变，这样在计算卫气运行，候气针刺之时，还需因人而异，不可刻板。

二、候气针刺的方法

（一）候虚实针刺法

原文指出："刺实者，刺其来也，刺虚者，刺其去也。"即针刺实证用泻法，要等待卫气运行到某一部位时在该处行针；刺虚证用补法，当在卫气运行离开某一部位后，在此部位行针以候气到来。正如张介宾所言："刺实者刺其来，谓迎其气至而夺之。刺虚者刺其去，谓随其气去而补之也。”

（二）谨候气之所在而刺之

原文说：“病在于三阳，必候其气在于阳而刺之；病在于三阴，必候其气在阴分而刺之。”即在卫气运行到病变部位之时，予以针刺，如此以扶助正气，祛邪外出，而达到愈疾之目的。古人认为治病选择时机特别重要，如果把握不住时机，不但不能治愈疾病，反而可能加重病情，所谓“谨候其时，病可与期；失时反候者，百病不治”。

若按照《灵枢·营卫生会》等篇所论卫气昼行于阳，夜行于阴的观点，则三阴的疾病当在夜晚治疗。但阳主动，人体阳气与太阳同步，活动宜在白天，夜属阴，阴主静，此时应“无扰筋骨，无见雾露”（《素问·生气通天论》），故入夜后不宜接受针刺治疗。为解决这一困境，本篇设计出卫气昼日行于体表，但每行一周都有四分之一的时间行于阴分，大概是为了三阴疾病的治疗提供时间。

（三）针刺以半日之度为纲纪

原文曰：“是故一日一夜，水下百刻，二十五刻者，半日之度也，常如是毋已，日入而止，随日之长短，各以为纪而刺之。”对此，马莳明确指出：“随日之长短，大约以半日为纪而刺之。”张介宾从一日分四时的角度解释说：“分一日为四时，则朝为春，日中为夏，日入为秋，夜半为冬。故当以平旦为阳始，日入为阳止，各随日之长短，以察其阴阳之纪而刺之也。”间接说明了上午卫气从初生到旺盛，这一时段针刺应较有利于疾病的治疗，而中午之后体表卫气渐趋于衰减，则疗效不如上午。卓廉士[①]也认为选择上半天针刺，估计可能与卫气在一天中的盛衰有关，早上卫气初生，中午阳气隆盛，将针刺选择在卫气渐趋隆盛的一段时间之内，应较有利于治疗，而中午之后体表的卫气渐趋于衰减，大约因此认为疗效将会不如上午。

三、卫气运行与滴水计时的关系

本段原文以黄帝问、伯高答的形式表述，与上段岐伯学派的思想有所不同。古人以漏壶滴水计时，一昼夜为100刻。本段文字指出：“水下一刻，人气在太阳；水下二刻，人气在少阳；水下三刻，人气在阳明；水下四刻，人气在阴分。”说明一昼夜水下百刻中，卫气循行的具体经脉是从手足太阳经→手足少阳经→手足阳明经→足少阴肾经，每经脉循行时间为一刻，再复还于手足太阳经，如此往复，循环不已。这里涉及三个问题：一是不符合卫气昼行于阳，夜行于阴的一般规律。对此上文已有所讨论，马莳也认识到此问题，并强为之解释说：“然卫气慓悍疾利，故日间虽当行于阳经，而又于漏下四刻之时，则入足少阴肾经。”二是卫气昼夜运行的周次仅为25周，与前述50周次相差25周之多。篇末《大要》则认为，天有二十八宿，故卫气当行二十八周以应之，所谓“日行一舍，人气行三阳与阴分”，也就是说日行一舍，卫气行身一周，这样，每昼夜仅得28周，与前述50周之数又差22周。对此，张介宾曾指出：“按：前数二十五刻，得周日四分之一，而卫气之行止六周有奇，然则总计周日之数，惟二十五周于

---

①卓廉士. 营卫学说与针灸临床[M]. 北京：人民卫生出版社，2013：47.

身，乃与五十周之义未合。意者水下一刻，人气在太阳者二周，或以一刻作半刻，则正合全数。此中或有别解，惟后之君子再正。”然结合前文来看，卫气行于阳时既行阳分，亦及于阴之足少阴肾，故这里所论只是言卫气一昼夜行于阳二十五周次的情况，再加上行于阴二十五周次，则亦与前数相合。诚如杨上善所言：“卫气行三阳上于目者，从足心循足少阴脉上至目，以为一刻。若至于夜，便入肾，常从肾注于肺，昼夜行脏二十五周，明至于目，合五十周，终而复始，以此为准，不烦注解也。”三是卫气行于三阳经脉的方式也不同。前岐伯所论卫气行于阳时，太阳、少阳、阳明诸经同时分注，后伯高所述则为先太阳，次少阳，再阳明，各占一刻的时间，依次传注。由此可见，即使在《黄帝内经》的同一篇文章中，也常存在不同观点并存的情况。或者说，是后人将前人不同学派的资料整理在同一篇章之中了。

【知识链接】

一、候气而刺的计时问题

列维·布留尔[①]在《原始思维》一书中指出：“我们似乎觉得，我们的时间观念是人的意识的一个合乎自然的属性。然而，这是一种错误的想法。对原始思维来说，这种时间观念差不多是不存在的，因为这个思维能看出所与现象与超空间的神秘力量之间的直接的因果关系……与其说原始思维是按照时间的客观属性来想象它，还不如说这个思维是根据它的主观属性而拥有某种时间感。”卓廉士[②]认为《黄帝内经》虽然使用漏壶滴水的方法来计算时间，但并不意味着他们将时间完全看成是客观的、“均质”的。其实，时间在古人那里是“以平旦为纪，以夜尽为始”，是太阳的东升西落，月亮的朔望圆缺。因为在古人的观念中，时间是一种感受到的主观存在，就像阳光使人感到暖和、雨雪使人感到寒冷一样，是一种由“主观属性而拥有某种时间感”，因而不具有现代人那种精确计时的观念。精准的时间属于纯客观的领域。所以，在这种意义上，古人的时间是旨在探索“现象与超空间的神秘力量之间的直接的因果关系”，以维持天人之间的步调一致。

张再林[③]也指出：中国古人对时间的把握，离不开日月星辰的观察和把握，但是这种观察和把握，实际上却是以其自身的身体为基准、坐标和尺度。对于古人来说，作为宇宙变化之道的时间，与其说是一种今人所理解的自在的、客观的时间，不如说以“反求诸己”的方式而成为一种所谓的“我时”。正是这种身体之“我”，作为一种最为直接也最为可靠的圭臬，为我们规定了太阳的升起和降落，并最终使时光的流逝得以真正地被把握。古人坚持时是“以身为度”，与人的活动存在密切关联，那就意味着对古人来说，生命的规定同时也就是时间的规定，对生命的解读同时也就是对时间的解读，时间就体现在我们每一个人所亲体所亲知的一切生命活动之中，一切生命行为所取之中，即时间是一种生命化的时间，与生命一样具有在当下、作息、两性、和谐、征候、利害以及超越等属性。

---

① （法）列维·布留尔. 原始思维[M]. 丁由译. 北京：商务印书馆，2004：408.

② 卓廉士. 营卫学说与针灸临床[M]. 北京：人民卫生出版社，2013：49.

③ 张再林. 中国古代身道研究[M]. 北京：生活·读书·新知三联书店，2015：128-137.

既然《黄帝内经》所言是一种与生命体验密切相关的时间观念，所以必然就是一种按照太阳的运行规律与日影的变化为标准所制定的一种地方时，人体脏腑经脉气血的盛衰变化，也当与所处的地方时间相对应，而不能以全国标准的北京时间为依据进行推算，其方法为经度差 1 度，时间差 4 分，在东经 120°以西者为加，在以东者为减。

二、二十八宿占时术数与卫气运行

《汉书·艺文志》云："天文者，序二十八宿，步五星日月，以纪吉凶之象，圣王所以参政也。"江晓原[①]认为科学意义上的天文学与星占学有密不可分的关系，是古代世界的普遍现象。二十八宿是日月五星于天空中运行的基本尺度，中国古代也曾有过以二十八宿为基础的占时数术，其占法是视太阳在二十八宿中的位置进行占卜。据关沮周家台秦简记载，可以将一天分为 28 个时段，以与二十八宿相配，其对应关系是这样：夜半——虚，夜过半——婺女，鸡未鸣——牵牛，前鸣——斗，鸡后鸣——箕，旦——尾，平旦——心，日出——房，日出时——氐，蚤食——亢，食时——角，晏食——轸，廷食——翼，日未中——张，日中——七星，日过中——柳，日昳——舆鬼，铺时——东井，下铺——参，夕时——觜嶲，日毚〔入〕——毕，日入——昴，黄昏——胃，定昏——娄，夕食——奎，人郑——东壁，夜三分之一——营室，夜未半——危（图 76-3）。陶磊[②]认为此并不意味着古人生活中真有将一日划分为二十八段的计时制度，只是古代数术中以二十八宿配时的生动体现。由此可见，卫气运行的二十八宿计时，犹如《灵枢·九宫八风》篇与古代九宫八风占盘一样，很可能与二十八宿占时术数密切相关。

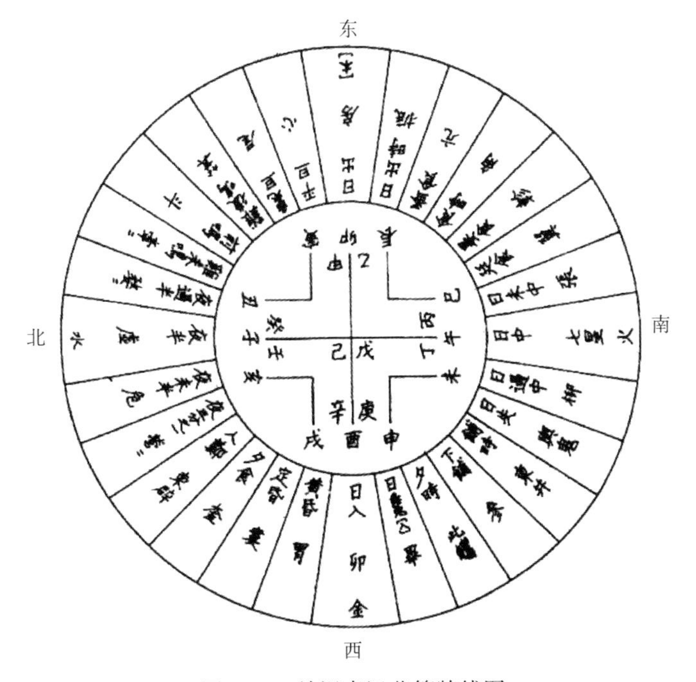

图 76-3　关沮秦汉墓简牍线图

①江晓原. 天学真原[M]. 南京：译林出版社，2011：3.

②陶磊.《淮南子·天文》与术数研究[J]. 徐州师范大学学报，2005，(2)：73-77.

根据古代时空异级同构的思维原理，二十八宿在古代也被用于纪日，睡虎地秦简《日书》即有二十八宿纪日法和二十八宿占文，而《医心方》中有以二十八宿纪日占测生子吉凶的文字，与《日书》很接近。《医心方·为生子求月宿法第十三》讲到了如何推算各月、日的星宿，指出："《产经》云：《湛馀经》曰：正月朔一日营室，二月朔一日奎，三月朔一日胃，四月朔一日毕，五月朔一日井，六月朔一日柳，七月朔一日翼，八月朔一日角，九月朔一日氐，十月朔一日心，十一月朔一日斗，十二月朔一日女。上件十二月，各从月朔起数，至月尽三十日止，视其日数则命月宿，假令正月七日所生人者，正月一日为室，二日为壁，三日为奎，四日为娄，五日为胃，六日为昴，七日为毕，正月七日月宿为在毕星也。又假令六月三日所生儿者，六月朔一日为柳，二日为星，三日为张，张即是其宿也。他皆仿此。"《医心方·相子生属月宿法第十一》则详细罗列了从角宿至轸宿等二十八宿生子的占文，指出："《产经》云：角生子，宜兵，善腹，不为人下，身长，好隐潜，至二千石。一云：可以远行拜吏，生于卿相，祠祀皆吉，不可登埋屋。亢生子，善心，外出道死，不归。一云：生子为卿，徙移，贾市，作门户，大吉。氐生子，贞信，良腹，好田蚕，男至二千石，吉。一云：入官、移徙、远行、造举百事，大吉。房生子，反，急腹，无治，化功。一云：富贵，乘车马出入，皆大吉。心生子，忠信，良腹，圣教贤明，二千石。一云：内财，见贵人，通言语，学书，使行，通水，除道，大吉。尾生子，僇辱不详，即任远之他邦。一云：可以内财，不可祠祀，造举百事，皆大吉。箕生子，多口舌，不祥，不死其故乡。一云：不可移徙，嫁娶、入官，皆不可内财，奴婢逃亡也。斗生子，屡被悬官，多疾病，破亡。一云：生贵子，不可内财，奴婢亦多死，凶。牛生子，质保不祥，尽亡行。一云：吉，可内财物，入官，不可内牛。女生子，宜田蚕，忠孝，良腹，吉昌。一云：可以入室，姑市，不可嫁娶，子必贾。虚生子，家盖亡，惊走他乡，不宜六畜。一云：不可以移徙，入官、嫁娶，皆不吉也，造举百事，大凶。危生子，贫，远行，不宜财，死亡。一云：不可入官、移徙、嫁娶，皆不吉也。室生子，富贵，子孙番昌。一云：百事小吉、久不可为室舍，凶，出行必死亡也。壁生子，良腹，工巧不死，挟贫。一云：可以移徙、入官，盖屋出行，皆吉，不可祠祀，凶也。奎生子，为奴婢，善辱不祥，妇女犇犇，男可，凶。一云：出行、筑室，不可嫁娶，生子为奴婢也。娄生子，备守家居，富贵吉昌。一云：可以起土，贾市内六畜，鱼猎，吉。胃生子，长惔腹，八月以后多忧，不祥，信贞。一云：可以出行，作利合众，入新舍内奴婢，财物作仓，吉也。昴生子，工巧，先贫后富，大吉。一云：可以武事，断狱，决事，饮无所宜，入官有狱事，凶。毕生子，煞佐奸，副鱼猎。一云：不可嫁娶，病死亡也。觜生子，喜夜行，不祥，盗贼。一云：可以出室，财分异，不可嫁娶，凶也。参生子，好盗，持兵相伤，轻祸死亡，保首市。一云：可以追捕，代政入官视事，吉，内奴婢、教公子，生子市，死、凶。井生子，必掠死，溺水死，他身不葬。一云：不可移徙，入官行作，凶，生子逢残病也。鬼生子，好事神明，至奸，狼鬼，守腹，死亡。一云：可以立神祠为主，吉，生子为鬼所著也。柳生子，簪远行，他游则死亡。一云：贾市百事吉，不可壅水渎，凶。星生子，偏泄汗伤，好喜远行，善禄，乐及后世。一云：可以移徙、入官、市贾，富三世。葬埋六人，死也。张生子，吉昌，身体无咎，富贵。一云：可以移徙、嫁娶、贾市，百事皆吉。翼生子，一南一北，身在他邦，心中困困，腹如刺棘。一云：造举百事，皆吉。轸生子，男女富贵，宜子孙，位至侯王，二千石。一云：入官、祠杷、乘车，吉也。"[①]由此可见，二十八宿占时术数不仅与卫气运行有关，而且也影响到中医学的其他方面。

---

①（日）丹波康赖. 医心方[M]. 上海：上海科学技术出版社，1998：971-973.

九宫八风第七十七

【导读】

日本学者沟口雄三等①在《中国的思维世界》一书中指出：中国文化发展的脉络中，处于优先的、第一位的科学是天文历数学，将范围限制得再小一点，则是除了数学的天文学和历法学。所谓历法，就是帝王的授时学，而天文学则指预卜王朝和国家命运的占星术。《黄帝内经》的成书，与天文历数学也有着密不可分的关系。本篇即基于天人相应的观念，以天文、历法、八卦、占卜等思想与方法为基础，试图阐述八方之风与人体发病的关系，并为外避邪气，预防疾病提供理论依据。因此，本篇可谓占卜术对《黄帝内经》影响的代表之作。由于主要论述太一在九宫的运转与八风的虚实关系，故以“九宫八风”为篇名。

【原文】

合八风虚实邪正

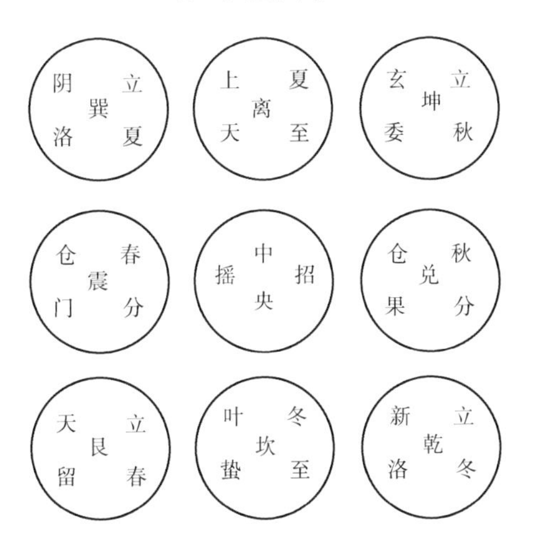

①沟口雄三，小岛毅. 中国的思维世界[M]. 孙歌等译. 南京：江苏人民出版社，2006：103.

阴洛 立夏 四 东南方	上天 夏至 九 南方	玄委 立秋 二 西南方
仓门 春分 三 东方	招摇 五 中央	仓果 秋分 七 西方
天留 立春 八 东北方	叶蛰 冬至 一 北方	新洛 立冬 六 西北方

太一[1]常以冬至之日，居叶蛰[2]之宫四十六日，明日[3]居天留[4]四十六日，明日居仓门[5]四十六日，明日居阴洛[6]四十五日，明日居天宫[7]四十六日，明日居玄委[8]四十六日，明日居仓果[9]四十六日，明日居新洛[10]四十五日，明日复居叶蛰之宫，曰冬至矣。

太一日游，以冬至之日，居叶蛰之宫，数所在日，从一处，至九日，复反于一[11]，常如是无已，终而复始。太一移日[12]，天必应之以风雨，以其日风雨则吉，岁美民安少病矣，先之则多雨，后之则多旱[13]。

太一在冬至之日有变[14]，占在君[15]；太一在春分之日有变，占在相；太一在中宫之日[16]有变，占在吏；太一在秋分之日有变，占在将；太一在夏至之日有变，占在百姓。所谓有变者，太一居五宫之日，疾[17]风折树木，扬沙石。各以其所主占贵贱[18]，因视风所从来而占之。风从其所居之乡来为实风[19]，主生，长养万物。从其冲后来为虚风[20]，伤人者也，主杀主害者。谨候虚风而避之，故圣人日避虚邪之道，如避矢石然，邪弗能害，此之谓也。

是故太一入徙立于中宫[21]，乃朝八风，以占吉凶也。风从南方来，名曰大弱风[22]，其伤人也，内舍于心，外在于脉，气主热[23]。风从西南方来，名曰谋风[24]，其伤人也，内舍于脾，外在于肌，其气主为弱。风从西方来，名曰刚风[25]，其伤人也，内舍于肺，外在于皮肤，其气主为燥。风从西北方来，名曰折风[26]，其伤人也，内舍于小肠，外在于手太阳脉，脉绝则溢[27]，脉闭则结不通，善暴死。风从北方来，名曰大刚风[28]，其伤人也，内舍于肾，外在于骨与肩背之膂筋[29]，其气主为寒也。风从东北方来，名曰凶风[30]，其伤人也，内舍于大肠，外在于两胁腋骨下及肢节。风从东方来，名曰婴儿风[31]，其伤人也，内舍于肝，外在于筋纽[32]，其气主为身湿[33]。风从东南方来，名曰弱风[34]，其伤人也，内舍于胃，外在肌肉，其气主体重。

此八风皆从其虚之乡[35]来，乃能病人。三虚[36]相搏，则为暴病卒死。两实一虚，病则为淋露[37]寒热。犯其雨湿之地，则为痿。故圣人避风，如避矢石焉。其有三虚而偏中于邪风，则为击仆偏枯[38]矣。

【校注】

[1]太一：北极星，也叫北辰。为天极所在，斗、岁（太岁）游行的中心。随着地球的自转，北斗围绕北天极做周日旋转，在没有任何计时设备的古代，可以指示夜间时间的早晚；随着地球的公转，北斗围绕北天极做周年旋转，人们根据斗柄或斗魁的不同指向，可以了解寒暑季节的变化更迭。古人认为，这种运动由北极主司，叫“太一游宫”。张介宾：“太一，北辰也……

盖太者至尊之称，一者万数之始，为天元之主宰，故曰太一，即北极也。”

〔2〕叶（xié 协）蛰：九宫之一，位北方坎位，又称坎宫，乃合乎蛰藏之地，时主冬至、小寒、大寒三节。倪仲玉：“坎宫名叶蛰者，冬令主蛰封藏，至一阳初动之时，蛰虫始振，故名叶蛰。”叶，同“协”，合，相合。

〔3〕明日：指太一游尽一宫的次日。四立、二分、二至为八节，除阴洛立夏与新洛立冬距下一宫的时间为四十五天外，其他均为四十六天。以此计算，全年为三百六十六天，实则全年为三百六十五又四分之一天。

〔4〕天留：指东北方艮宫。张介宾：“天留，艮宫也，主立春、雨水、惊蛰三节，共四十六日，太一之所移居也。”

〔5〕仓门：九宫之一，指东方震宫。张介宾：“仓门，震宫也。自九十三日起，当春分、清明、谷雨三节，共四十六日，至一百三十八日而止。”倪仲玉：“震宫名仓门者，仓，藏也。天地万物之气，收藏至东方春令而震动开辟，故名仓门。”

〔6〕阴洛：九宫之一，巽宫，居于东南方巽位，洛书东南为四数，故称阴洛。张介宾：“阴洛，巽宫也。自一百三十九日起，主立夏、小满、芒种之三节，共四十五日，至一百八十三日而止。”

〔7〕天宫：《太素》卷二十八作“上天”，与篇首九宫图合。天宫，九宫之一，指南方离宫，又称上天。张介宾：“天宫，离宫也。主夏至、小暑、大暑三节，共四十六日，至二百二十九日而止。”

〔8〕玄委：九宫之一，指西南方坤宫。张介宾：“玄委，坤宫也。主立秋、处暑、白露三节，共四十六日，至二百七十五日而止。”

〔9〕仓果：九宫之一，指西方兑宫。张介宾：“仓果，兑宫也。主秋分、寒露、霜降三节，共四十六日，至三百二十一日而止。”倪仲玉：“兑宫名仓果者，果，实也。万物至秋而收藏成实，是以名之。”

〔10〕新洛：九宫之一，指西北方乾宫。张介宾：“新洛，乾宫也。主立冬、小雪、大雪三节，共四十五日。”以上言太一行九宫的大周期。

〔11〕从一处……复反于一：即太一游宫，从叶蛰一宫处开始，按照九宫一至九的次序，每日游一宫，至第九日又回到叶蛰。此言太一行九宫的小周期。

〔12〕太一移日：指太一从一宫移往另一宫的交替之日。张介宾：“移日，交节过宫日也。”

〔13〕旱：原作“汗”，据《太素》卷二十八改。

〔14〕变：指灾异、灾变。

〔15〕占在君：即预测君主有灾变。占，预测，推测。张介宾：“冬至为一岁之首，位在正北，君居宸极，南面而治，其象应之，故占在君。”

〔16〕在中宫之日：丹波元简：“八宫而无居中宫招摇之日，似可疑。然郑玄云：四季乃入中央，则四季每十八日在中宫也。”

〔17〕疾：原作“病”，据《太素》卷二十八改。

〔18〕贵贱：指富贵与贫贱，地位的尊卑。

〔19〕风从其所居之乡来为实风：所居之乡，指太一所居之宫。如冬至太一居坎宫，风从北方来；春分太一居震宫，风从东方来等。以其得八方之正气，故为实风。

〔20〕从其冲后来为虚风：冲，对冲，指与太一所居的方向相反。从其冲后来，是指风来的方向与时令的方位相反。如冬刮南风，夏刮北风等。张介宾："冲者，对冲也。后者，言其来之远，远则气盛也。如太一居子，风从南方来，火反胜也；太乙居卯，风从西方来，金胜木也；太一居午，风从北方来，水胜火也；太一居酉，风从东方来，木反胜也。气失其正者，正气不足，故曰虚风。"

〔21〕太一入徙立于中宫：即太一入居于中央招摇宫。徙，移居、迁徙。张介宾："盖中不立，则方隅气候皆不得其正，故太一立于中宫，而斗建其外，然后可以朝八风，占吉凶。所谓北辰北极，天之枢纽者以此。"

〔22〕大弱风：由南方离位刮来的风。张介宾："南方，离火宫也，凡热盛之方，风至必微，故曰大弱风。其在于人，则火脏应之，内舍于心，外在于脉，其病为热。"

〔23〕气主热：《太素》卷二十八、《甲乙经》卷六均作"其气主为热"，宜从，与下文例合。

〔24〕谋风：由西南方坤位刮来的风。张介宾："西南方，坤土宫也。阴气方生，阳气犹盛，阴阳去就，若有所议，故曰谋风。其在于人，则土脏应之，故内舍于脾，外在于肌，脾恶阴湿，故其气主为弱。"

〔25〕刚风：从正西方兑位刮来的风。张介宾："西方，兑金宫也。金气刚劲，故曰刚风。其在于人，则金脏应之，内舍于肺，外在皮肤，其病气主燥也。"

〔26〕折风：由西北方乾位刮来的风。张介宾："西北方，乾金宫也。金主折伤，故曰折风。凡风气伤人，南应在上，北应在下，故此小肠手太阳经受病者，以小肠属丙，为下焦之火府，而乾亥虚风，其冲在巳也，然西方之金，其气肃杀，北方之水，其气惨冽，西北合气，最伐生阳，故令人善暴死。"

〔27〕脉绝则溢：指脉气竭绝则邪气蔓延扩散。又，溢，《甲乙经》卷六作"泄"。

〔28〕大刚风：由正北方坎位刮来的风。张介宾："北方，坎水宫也。气寒则风烈，故曰大刚风。其在于人，则水脏应之，内舍于肾，外在于骨，肩背膂筋，足太阳经也，言肾则膀胱亦在其中，而病气皆主寒也。"

〔29〕膂筋：指脊柱两侧的肌腱。

〔30〕凶风：由东北方艮位刮来的风。张介宾："东北方，艮土宫也。阴气未退，阳和未盛，故曰凶风。其在于人，则伤及大肠，以大肠属庚，为下焦之金府。而艮寅虚风，其冲在申也。两胁腋骨下，大肠所近之位；肢节，手阳明脉气所及。"

〔31〕婴儿风：由正东方震位刮来的风。张介宾："东方，震木宫也。风生于东，故曰婴儿风。其在于人，则木脏应之，故病舍于肝，外在于筋纽。肝病则胆在其中矣，风木胜湿，而其气反为身湿者，以东南水乡，湿气所居，故东风多雨，湿征可见矣。"

〔32〕筋纽：筋会聚之处。丹波元简："筋纽，筋所束也。"

〔33〕身湿：《甲乙经》卷六无"身"字。据上文，南方主为热，西方主为燥，北方主为寒，则此东方当作"主为温"，疑"湿"字误。

〔34〕弱风：由东南方巽位刮来的风。张介宾："东南方，巽木宫也。气暖则风柔，故曰弱风。东南湿胜，挟木侮土，故其伤人，则内舍于胃，外在肌肉，其病气主体重也。"

〔35〕虚之乡：指与当令季节所主方向相反的方位。又称为冲后。马莳："此八风者，皆从其冲后来为虚风，即虚之乡来也。"

〔36〕三虚：《灵枢·岁露论》："乘年之衰，逢月之空，失时之和，因为贼风所伤，是谓三虚。"马莳："据后《岁露论》，以乘年之虚为一虚，即司天失守是也；逢月之虚为一虚，即月郭空则海水东盛云云是也。失时之和为一虚，即春应暖而反寒之盛是也。"

〔37〕淋露：莫枚士："淋露，即羸露，古者以为疲困之称。"又，丹波元简："盖淋露与淋沥同义，谓如淋下露滴，病经久不止。"

〔38〕击仆偏枯：击仆，指突然昏倒如同被击倒地，即卒中病。马莳："击仆者，如击之而仆晕也。"偏枯，即半身不遂。

【释义】

本篇基于天人相应的观念，以天文、历法、八卦、占卜等思想与方法为基础，主要论述太一在九宫的运转与八风的虚实关系，试图阐述八方之风与人体发病的关系，并为外避邪气，预防疾病提供理论依据。

一、八卦配方位

卦是《周易》的基本构成单位，卦有经卦与别卦之区分。经卦又称为单卦，即由阴爻"--"和阳爻"—"三叠而成的八个三画卦形。别卦又称为重卦、复卦，由两个单卦两两相重，可组成六十四个各不相同的六爻形体，即六十四卦。

八卦各有一定的卦形、卦名、取象、卦德，犹如五行以其特性归类事物一样，也可借助于八卦之取象特性，对事物进行归类，二者整体划分世界的原则是完全一致的，但八卦分类标准不够统一，划分不如五行规整，显得十分芜杂。根据《易传·说卦传》所论，可归纳如表 77-1。

表 77-1　八卦事物归类表

卦名	卦象	八种自然物	基本功能属性	时令（四十五日）	方位	生化	人体器官	家族关系	动物	色	植物	其他
震	☳	雷	动、起	正春	东	万物出乎震	足	长男	龙	玄黄	苍筤竹萑苇	旉，大涂
巽	☴	风	入，散	春末夏初	东南	万物洁齐	股	长女	鸡	白		木、绳直、近利市三倍
离	☲	火	丽、烜	正夏	南	万物皆相见	目	中女	雉		为科上槁	日、电、鳖、甲胄戈兵
坤	☷	地	顺、柔、藏	夏末秋初	西南	万物致养	腹	母	牛	黑		柄、釜、众、文、大舆
兑	☱	泽	说	正秋	西	万物所说	口	少女	羊			巫、妾、刚卤之地
乾	☰	天	健、刚、君	秋末冬初	西北	阴阳相薄	首	父	马	大赤	木果	冰、金、玉
坎	☵	水	陷、润	正冬	北	万物所归	耳	中男	豕	赤	为坚多心	月、弓轮、沟渎
艮	☶	山	止	冬末春初	东北	万物终始	手	少男	狗		为坚多节果蓏	径路、小石、门阙、阍寺

八卦与方位配属有先天、后天之说。先天八卦方位（见图 77-1），又称“伏羲八卦方位”，源自于《易传·说卦传》：“天地定位，山泽通气，雷风相薄，水火不相射，八卦相错。数往者顺，知来者逆，是故易逆数也。”后天八卦方位（见图 77-2），又称“文王八卦方位”，本于《易传·说卦传》：“万物出乎震。震，东方也。齐乎巽。巽，东南也。齐也者言万物之絜齐也。离也者，明也。万物皆相见，南方之卦也。圣人南面而听天下，向明而治，盖取诸此也。坤也者，地也。万物皆致养焉，故曰致役乎坤。兑，正秋也。万物之所说也，故曰说言乎兑。战乎乾。乾，西北之卦也，言阴阳相薄也。坎者，水也，正北方之卦也，劳卦也，万物之所归也，故曰劳乎坎。艮，东北之卦也，万物之所成终，而所成始也，故曰成言乎艮。”如此，通过四方、四时将八卦与五行一一对应，同时后天八卦含四方、四时、五行、八节，反映万物生成变化的规律，是时空合一的象数结构模式。本篇“合八风虚实邪正”中所论八卦配属，正是后天八卦方位思想的反映。

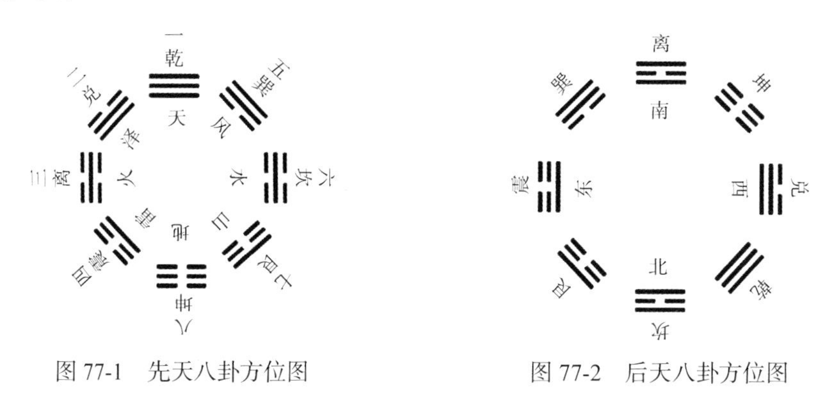

图 77-1 先天八卦方位图　　图 77-2 后天八卦方位图

二、太一行九宫

原文在描述了八卦、九宫、方位、节气关系示意图的基础上，论述太一在九宫运转的规律。太一，古人认为是北辰神名，北辰即北斗，北斗运于紫微中宫而指建八节，所以太一北斗既是北辰神名，又是主气之神，它的居所就是太一宫，也就是九宫中的中宫。太一经常依一定次序行移于八卦之间，也就是九宫中的八方之宫，指定八方，建定八节，这便是太一下行九宫，事实上它来源于一种最古老的斗建授时的传统。太一行九宫是中国古代方术之一，是古代数术家占验的图式或手段，也与象数易学的卦气说有着密切联系，反映着古代观象授时以确定季节气候变化的思想，体现着天人合一的质朴观念。本篇论太一行九宫有大、小周期之分。

（一）太一行九宫大周期

大周期太一一年在八宫间移居，即“太一常以冬至之日居叶蛰之宫四十六日，明日居天留四十六日，明日居仓门四十六日，明日居阴洛四十五日，明日居天宫（《太素》作‘上天’，与图合）四十六日，明日居玄委四十六日，明日居仓果四十六日，明日居新洛四十五日，明日复居叶蛰之宫，曰冬至矣”。这里，古人把以二分二至为标志的太阳年分作八节，每节四十五日，共三百六十日。这与实际的太阳年有差，所以在叶蛰、天留、仓门、上天、玄委、仓果各加一日，即四十六日，通计共三百六十六日，合于《尚书·尧典》的“期三百有六旬有六日”。

（二）太一行九宫小周期

小周期太一从冬至之日起，居于叶蛰，但每日又有所游，按照九宫一至九的次序，第二日游于玄委，第三日游于仓门，第四日游于阴洛，第五日到中宫，第六日游于新洛，第七日游于仓果，第八日游于天留，至第九日又回到叶蛰。居其他宫时，依此类推。故原文说："太一日游，以冬至之日始居叶蛰之宫，数所在日，从一处，至九日，复反于一。常如是无已，终而复始。"

三、太一行九宫与占卜

太一行九宫具有数术的意义，不管大、小周期都可以用于占卜预测。其中，大周期中，太一移宫之日，即冬至、立春、春分等八节，"天必应之以风雨，以其日风雨则吉，岁美民安少病矣。先之则多雨，后之则多汗（旱）"。八风的虚实邪正也是根据太一居宫期间的风向来判断："风从其所居之乡来为实风，主生，长养万物；从其冲后来为虚风，伤人者也，主杀主害者。"

就小周期而言，原文说："太一在冬至之日有变，占在君。太一在春分之日有变，占在相。太一在中宫之日有变，占在吏。太一在秋分之日有变，占在将。太一在夏至之日有变，占在百姓。所谓有变者，太一居五宫之日，疾风折树木、扬沙石。"此指小周期而言，因为大周期没有中宫。太一居于一宫而游于九宫，所谓二分二至，实指在四正位置的宫，加上中宫便是原文的五宫。在五宫中一宫之日有变，即有折树木、扬沙石的暴风，分别应于君、相、吏、将或百姓。文中还有一种占吉凶的方法："是故太一入徙立（位）于中宫，乃朝八风以占吉凶也。"此又是就小周期而言，根据太一入徙于中宫之日，观察风来的方位，以定吉凶，与八风虚实邪正的判断并不相同。总之，古人认为通过对太一游宫引起的气象变化的了解，可以预测自然、社会及人体的变化。

四、论八风虚实与致病

本篇提出根据太一居宫期间的风向，可以判断八风之虚实。若风从其季节相应的方向刮来，称之为实风，主生，养育万物。若风来的方向与其季节相反，就是虚风，虚风能伤害人体，主肃杀，能伤人，有害于万物。因此，对虚邪贼风应随时回避，所谓"避虚邪之道，如避矢石然，邪弗能害，此之谓也"。

关于八方之虚风伤害人体发病的情况，古人根据八方的部位，用五行-人体脏腑归类理论加以论述，具体发病情况可归纳如下表（表 77-2）。

表 77-2　八风伤人发病表

风名与来源				对人体的影响		
风名	风向	宫位	五行	内舍脏腑	外在体表	病气所主
大弱风	南	离	火	心	脉	主热
谋风	西南	坤	土	脾	肌	主弱

续表

风名与来源				对人体的影响		
刚风	西	兑	金	肺	皮肤	主燥
折风	西北	乾	土	小肠	手太阳脉	善暴死
大刚风	北	坎	水	肾	骨与肩背之膂筋	主寒
凶风	东北	艮	土	大肠	两胁腋骨下，肢节	
婴儿风	东	震	木	肝	筋纽	主身湿
弱风	东南	巽	土	胃	肌肉	主体重

《灵枢·岁露论》曰："乘年之衰，逢月之空，失时之和，因为贼风所伤，是谓三虚。"若八方之虚风伤害人体，又遇到年之衰，月之空等，则容易发生暴病而突然死亡。若在三虚之中，只遇一虚，则发为劳倦寒热之病。如果居于多雨水湿之地，则易伤于湿邪，便会发生痿证。如果既有三虚的情况下，再偏中于邪风，则会发生中风偏瘫等病症。

本篇所论是依据太一行九宫的原理，以八风为占的数术。至于八种虚邪之风对于人体的损害，则又构成了八风八脏的理论，即冬至吹南风，病在心与脉；立春吹西南风，病在脾与肌肉；春分吹西风，病在肺和皮肤；立夏吹西北风，病在小肠；夏至吹北风，病在肾和骨；立秋吹东北风，病在大肠；秋分吹东风，病在肝与筋；立冬吹东南风，病在胃和肌肉。《素问·金匮真言论》则有"天有八风，经有五风，八风发邪，以为经风，触五脏，邪气发病"的论述，八风八脏则演变为八风五脏之论。

【知识链接】

一、太一的含义

太一，从文献记载来看有三种含义：一是作为哲学上的终极概念，它是"道"的别名，也叫"大""一"等。如《老子》二十二章云："是以圣人抱一，为天下式。"二十五章则说："有物混成，先天地生……吾不知其名，字之曰道，强名之曰大。"《庄子·天下》则明确指出："建之以常无有，主之以太一。"《吕氏春秋·大乐》也说："万物所出，造于太一，化于阴阳……道也者，至精也，不可为形，不可为名，强为之名，谓之太一。"《淮南子·诠言训》云："洞同天地，浑沌为朴，未造而成物，谓之太一。"二是作为天文学上的星官，它是天极所在，斗、岁（太岁）游行的中心。如《史记·天官书》说："中宫，天极星；其一明者，太一常居也。"冯时[①]认为，在早期天文学中，北斗位居天极中央，并且围绕天极做周日和周年旋转，因而成为"示民时早晚"的北辰。随着地球的自转，北斗围绕北天极做周日旋转，在没有任何计时设备的古代，可以指示夜间时间的早晚；又随着地球的公转，北斗围绕北天极做周年旋转，人们根据斗柄或斗魁的不同指向，可以了解寒暑季节的变化更迭。古人正是利用了北斗的这种可以

①冯时．中国天文考古学[M]．北京：社会科学文献出版社，2001：388.

终年观测的特点，建立起了最早的时间系统。如《鹖冠子·环流》载："斗柄东指，天下皆春；斗柄南指，天下皆夏；斗柄西指，天下皆秋；斗柄北指，天下皆冬。"根据斗柄所指方位定时令，是后世历法中"斗建"的起源，《史记·天官书》说："斗为帝车，运于中央，临治四乡。分阴阳，建四时，均五行，移节度，定诸纪，均系于斗。"说明北斗是定方向、定四时、制天度的标尺，并和阴阳五行紧密联系。三是作为祭祀崇拜的对象，它是天神中的至尊。对太一的崇拜早在战国时代就已流行。据《史记·封禅书》记载："亳人谬忌奏祠太一方，曰：'天神贵者太一，太一佐曰五帝。'"《易纬·乾凿度》郑玄注说："太一者，北辰之神名也。居其所曰太一，常行于八卦日辰之间。曰天一，或曰太一，出入所游，息于紫宫之内外，其星因以为名焉。故《星经》曰：'天一，太一，主气之神'。"由于古人可以根据北斗斗杓或斗魁的不同指向确定分至启闭八节的时间，而八节乃是来自八方的不同风气，所以太一既是天神，也是主气之神。葛兆光[①]则认为，太一是北极星，而太一即《老子》第二十五章之"大"与"道"。天极曾被当作"居中不动"的宇宙中心，"圣人抱一，为天下式"，"天下式"就是"斗极"。太一在实践性的观察中却只能归之于高居天地之中，静默不动的北极，因为在人们视力所及的范围内，星辰是环绕天极不动的。因此，李零[②]认为，太一在先秦时代就已经是一种兼有星、神和终极物三重含义的概念，这三种含义在战国时代不仅是一种共时现象，而且它们在发生原理上也是属于可以互换互释的相关现象，是"同出而异名"。

二、九宫的渊源

九宫与古代明堂建制有关，《管子·幼官》《礼记·月令》《吕氏春秋·十二纪》都明确记载了明堂九室之制，其实质是一种天子四季轮流居住九室的礼制。《月令》《十二纪》所论四隅之处，实为一室，如春天所居为青阳右个，即夏天所居的明堂左个。其区别在于出入的门户，春天此室开东门，夏天则开南门，所以实际上为九室。《大戴礼记·明堂》始将九室配以九数，其文曰："明堂者，古有之也。凡九室，一室而有四户八牖……二九四七五三六一八。"这里的九个数从右至左，自上而下三三排列，即成洛书图。《礼记》乃记载有关秦汉以前礼仪制度的文献，为西汉刘向汇集，大戴、小戴《礼记》是刘向所编《礼记》的简编。《大戴礼记》称"明堂者，古有之也"，相对于汉初或战国当要早得多。另外，《逸周书·明堂解》认为明堂为周公所始创，则明堂之制似乎在西周早期即已有之（图 77-3）。

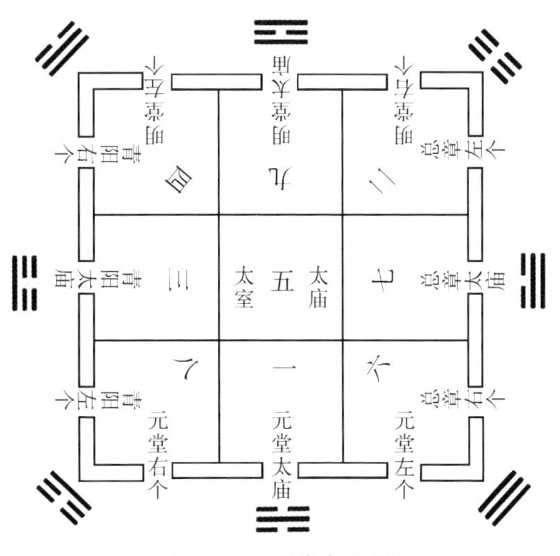

图 77-3　明堂九室图

考古学家在安徽省含山凌家滩新石器时代遗址墓葬中，发掘出距今大约 5000 年的一件造型独

①葛兆光. 众妙之门——北极与太一、道、太极[J]. 中国文化，1990，（3）：46-65.

②李零. 中国方术续考[M]. 北京：东方出版社，2000：237.

特的玉龟和一块刻有八角形特殊图案的长方形玉版，出土时雕刻玉版放在玉龟腹甲和背甲之间（见图 77-4、图 77-5）。冯时[①]考证认为含山玉版图像兼涉太一、六壬、遁甲三式的内容，既富八方九宫系统，配合八节、八卦，又备四方五位系统，配合四门，且列太一下九宫之法，显然是太一、六壬之类尚未分立之前古式盘的一种原始形式；并提出宋人发展的所谓河图、洛书原本应该同属洛书，所谓河图只是体现生成数体系的五位图，洛书则是体现天地数体系的九宫图，从逻辑上讲，两图只是反映了不同的布数过程，从方位上讲，九宫图只是四方五位图的扩大而已，而史前八角图形兼容二图，无疑可视作这两幅图形的渊薮。

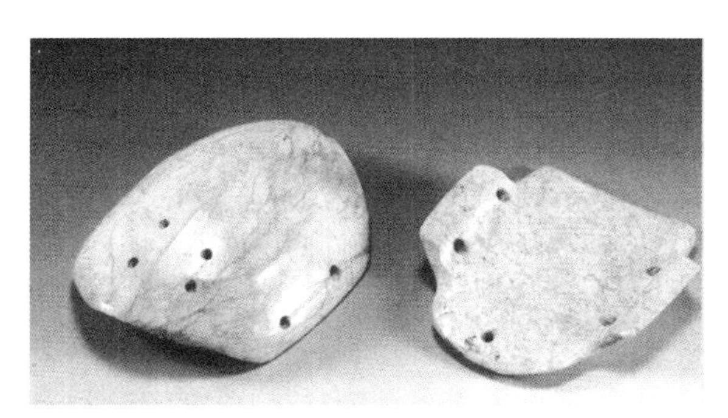
图 77-4　安徽含山凌家滩出土玉龟

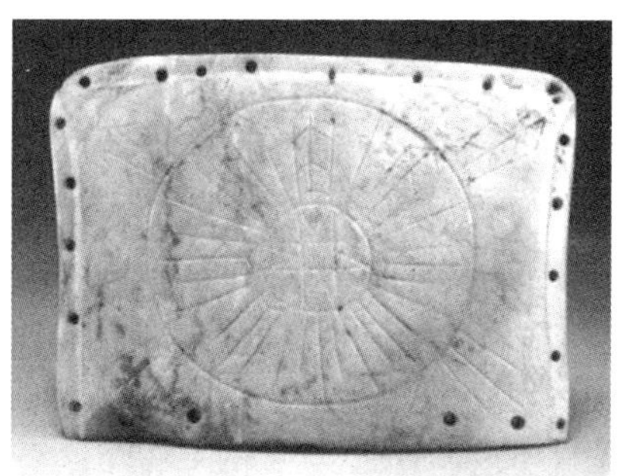
图 77-5　安徽含山凌家滩出土玉版

西汉时的《黄帝九宫经》谓："戴九履一，左三右七，二四为肩，六八为足，五居中央，总御得失。其数则坎一、坤二、震三、巽四、中宫五、乾六、兑七、艮八、离九。太一行九宫，从一始，以少之多，则其数也。"《易纬·乾凿度》对此解释说："故太一取其数以行九宫，四正四维皆合于十五。"郑玄注云："太一下行八卦之宫，每四乃还于中央。中央者，北辰之所居，故因谓之九宫。天数大分，以阳出，以阴入，阳起于子，阴起于午，是以太一下九宫从坎宫始……终于离宫。"太一北斗既是北辰神名，又是主气之神，它的居所就是太一宫，也就是九宫中的中宫。太一经常依一定次序行移于八卦之间，也就是九宫中的八方之宫，指定八方，建定八节，这便是太一下行九宫，事实上它来源于一种最古老的斗建授时的传统。至此则明堂九宫说始与京房的八卦卦气说相结合，其目的是以阴阳之数的变化，说明一年节气的变化。根据郑玄注释，九宫之数和八卦所居方位，可图示如下（图 77-6）。

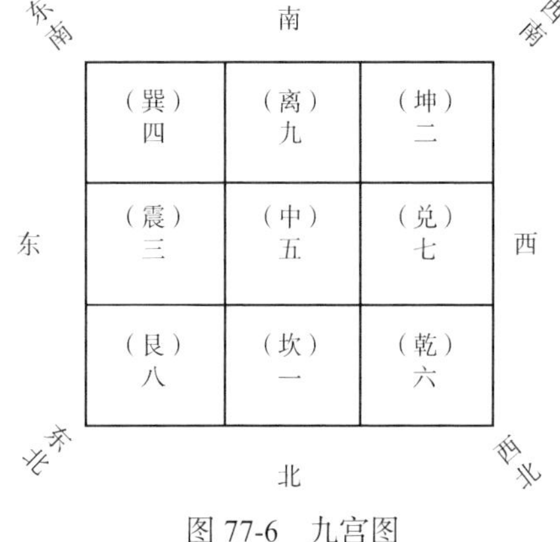

图 77-6　九宫图

从图中可见，坎、离、震、兑四卦居于东西南北四正位，即四正；乾、坤、巽、艮四卦居于西北、西南、东南、东北四角，即四维。"皆合于十五"，是说纵、横、斜之数相加，皆为十五。太一在九宫中运行，则始于坎宫一，依次入坤宫二、震宫三、巽宫四，入中宫五休息；然后再入乾宫六，依次入兑宫七、艮宫八，到离宫九结束。太一行九宫数与洛书数完全相符。

①冯时. 中国天文考古学[M]. 北京：社会科学文献出版社，2001.

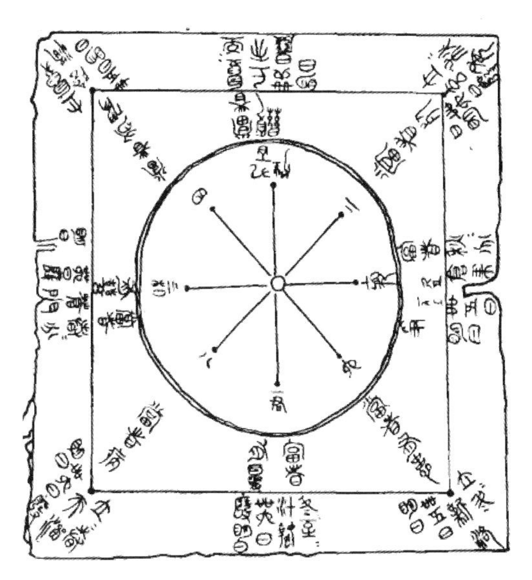
图 77-7 太一九宫占盘

1977 年在安徽阜阳双古堆西汉汝阴侯墓出土了一个“太乙九宫占盘”（图 77-7），其正面按八卦位置和五行属性排列，九宫的名称和各宫节气的日数与《灵枢·九宫八风》首图完全一致。小圆盘过圆心划四条等分线，在每条等分线两端分别刻有“一君”和“九百姓”、二和八、“三相”和“七将”、四和六，与洛书布局完全相同。九上一下，三左七右，以二射八，以四射六，也与《易纬·乾凿度》“太一行九宫”相合，此为洛书数图的产生提供了更为可靠的依据。由此也可以推断《灵枢·九宫八风》的成篇当不晚于西汉。

通过对《黄帝内经》中太一行九宫思想的分析可见，《黄帝内经》作为中医理论体系的奠基之作，其理论的形成无疑离不开实践经验的总结和升华；但是也要看到《黄帝内经》在建构中医理论体系时，大量地移植了中国古代哲学和传统文化的内容，有些明显地带有原始思维甚或巫术思维的痕迹，对此必须加以认真的研究、甄别和剔除，去粗取精，以促进中医学的健康发展。

三、九宫名称释义

九宫名称，与各宫所代表的不同时序有关。其中坎宫名叶蛰者，冬令主蛰封藏，至一阳初动之时，蛰虫始振，故名叶蛰。艮宫名天留者，艮为山，正而不动，因以为名。震宫为仓门者，仓，藏也，天地万物之气收藏，至东方春令而始震动开辟，故名仓门。巽宫名阴洛者，洛书以二四为肩，巽宫位居东南，西主四月，因此为名。离宫名天宫者，日月丽天，主离明在上之象，因此为名。坤宫名玄委者，坤为地，玄，幽远也，委，随顺也，地道幽远柔顺，因此为名。兑宫名仓果者，果，实也，万物至秋而收藏成实，是以名之。乾宫名新洛者，新，始也，洛书戴九履一，一乃乾之始也，故名[1]。

四、九宫数的象数释义

九宫数图也反映了古人对数字的崇拜和时空观念，在古人的观念中，数似乎隐含着一定的规律，古人企图通过数去揭示宇宙万物运动变化的规律性。

从阴阳角度对九宫数图进行分析，奇数为阳，位于四正，按顺时针方向左旋，象征天道运行规律：阳气由北方始发，经过东方渐增，到达南方后极盛，然后继续旋转到西方而逐渐减弱。以奇数一在北方，表示阳气初生；三在东方，表示阳气逐渐增长；九在南方，表示阳气盛达顶

①王洪图. 内经[M]. 北京：人民卫生出版社，2000：827.

峰；七在西方，表示阳气逐渐衰退。偶数为阴，位于四隅，按逆时针方向右旋，象征地道运行规律：阴气由西南角始发，经过东南角渐增，到达东北角极盛，然后继续旋转到西北角而逐渐减弱。以偶数二在西南角，表示阴气初生；四在东南角，表示阴气逐渐增长；八在东北角，表示阴气达到极盛；六在西北角，表示阴气逐渐衰退。奇数居正位，偶数居隅位，表示阳主动、阴主静之义。如此阴阳升降，反映了事物运动升降往复的周期变化规律。如果将方位转换成季节阴阳之气的流转，则春为少阳，夏为太阳，秋为少阴，冬为太阴，和《黄帝内经》所论相符，也与《素问·脉要精微论》"冬至四十五日，阳气微上，阴气微下；夏至四十五日，阴气微上，阳气微下"的论述相合。

从五行角度对九宫数图进行分析，按逆时针方向右旋，体现五行相胜之理，一六水克二七火，二七火克四九金，四九金克三八木，三八木克中五土，中五土克一六水。其四正四隅相对，表示五行相生，一与九相对，六与四相对，九四金生一六水；二与八相对，三与七相对，三八木生二七火。整个洛书又表示克中有生，寓生于克。

九宫数图三横三纵，五居中央，为三天与两地之和，乃土之生数，在五行中起到调和作用，使纵、横、斜三数之和皆为十五，体现了万物相对平衡、相对稳定的状态，同时也有生机蕴藏于中之意。

五、本篇与《易纬》的比较研究

本篇所论太一行九宫以及八风致病的内容，亦见于《易纬》。本篇言八风名称为："风从南方来，名大弱风……风从西南方来，名曰谋风……风从西方来，名曰刚风……风从西北方来，名曰折风……风从北方来，名曰大刚风……风从东北方来，名曰凶风……风从东方来，名婴儿风……风从东南方来，名曰弱风。"而《易纬》八风之名为广莫风（对应北方坎位）、条风（对应东北方艮位）、明庶风（对应东方震位）、清明风（对应东南方巽位）、景风（对应南方离位）、凉风（对应西南方坤位）、阊阖风（对应正西方兑位）以及不周风（对应西北方乾位）。《淮南子·天文训》与《易纬》相同。两套八风之名虽不同，而其实质则是一致的，都与八卦"卦气"说有内在的联系，因为两套八风系统都与四时八节及后天八卦方位有联系。当然，两套八卦八风说也不尽相同，张文智[①]研究认为其区别如下：其一，《黄帝内经》的八风说在日期划分上更为缜密，除乾（又称天门）巽（又称地户）所配折风（不周风）与弱风（清明风）各主 45 日外，其余六方风则各主 46 日，合之共计 366 日；而《易》之八卦"卦气"说之八风，每方风皆主 45 日，合之共计 360 日。前者更接近实际的一岁之数。其二，二者候气之法不同。《黄帝内经》主张以八节交节之日以当日是否风调雨顺来占断民疾，并称"先之则多雨，后之则多旱。"而《易》之八卦"卦气"说则以八节交节之日，于相应的时辰候气出之左右。并据气至之早晚定气的盛衰，未当至而至则气盛，当至不至则气虚，并进而本天人之气相通之理，将自然之气（天气）之虚实与人体经脉之虚实相配。如《易纬·通卦验》云："冬至广莫风至……其当至不至，则……人足太阴脉虚，多病振寒，未当至而至，则人足太阴脉盛，多病暴逆，胪胀心痛，大旱，应在夏至。"其三，二者取象倾向不同。《黄帝内

①张文智. 《黄帝内经》中的易学象数学——兼论医、《易》思维理路之异同[J]. 周易研究，2004，(1)：15-24.

经》八风说以五行取象推断疾病。如本篇言："风从南方来，名曰大弱风。其伤人也，内舍于心，外在于脉，气主脉。"心、脉、热都属五行之火象。而《易》之八卦"卦气"说则多取八卦之象占断事理。如"春分，震风至，震风不至，则雷震毁舟；巽风至，则制作失度；坎风至，则阴遏阳，有谋不成；离风至，则孕女不育；艮风至，则小人擅威；兑风至，则谗谀行，媚谄用；乾风至，则父谋其子，君谋其臣"(《易纬·通卦验补遗》)。其中，雷为震象，制作为巽象，阴谋为坎象，孕女为离象，小人为艮象，口舌、谗谀为兑象，父、君为乾象等。朱伯崑[①]认为《乾凿度》的九宫说乃卦气说的一种形式，是京房的八卦卦气说和明堂九室说相结合的产物。

六、北斗、二十八宿与历法

如上所述，太一是兼有道、北斗、神含义的混合体，太一行九宫无疑具有神秘的数术色彩。虽然从其发生学的角度而言，带有北斗定季节、方位的成分在内。那么，北斗、二十八宿在"观象授时"的历法中又起着什么样的作用呢?

时间与空间作为人类生存的坐标体系，也是人类文明诞生的重要前提，而日、月、恒星等天体的运行变化无疑是人类认识时间与空间的唯一准确的标志。陈久金[②]指出，中国早期不同民族所使用的季节星象不同，大致来说，黄帝系的民族用太阳方位定季节，夏人用北斗定季节，商人以大火和龙星定季节，晋人用参星或伐星定季节。至西周和春秋战国时代，进入使用众多星象确定季节的时代。其实，人类在观象授时的过程中，对不同星体的关注，既有地域的差异，也有时序上的区别，最先引起人类关注的当非太阳莫属，太阳的朝出夕落是人类祖先借以建立时间和空间意识的最重要的基型。冯时[③]研究认为，中国古代最早的历法其实是人们根据太阳的运行周期编制的，因为在史前时期的遗物和传说中，各种明显的太阳崇拜的遗迹随处可见，这些遗迹或许反映了原始太阳历的孑遗。大约八千年前，人们显然已达到了能够测定分至的水平。而两分点的测定是和古人确定方位的做法密切相关的。方位的测定源于日影的变化，测日影不仅是古人辨别方位的需要，而且正是这种需要使他们客观上很容易地认识了两分点。测得两分点的古老做法导致了后来四时八节与方位的结合，以后又有八风、八卦、八音与八节的配合，渐成传统。冯时[④]考证认为圭表作为一种最古老且朴素的天文仪具，其起源年代已可上溯到距今八千年前。陈久金[⑤]通过对陶寺祭祀遗址的研究认为，尧舜时代人们用以确定四季的方法，并不是如《尧典》所述利用四仲中星，而是观看不同季节的日出方向。观测北斗斗柄指向以确定时间和季节，是中国古代观象授时的独创，这种做法至少在公元前7000年以前就已产生[⑥]。《夏小正》记载用斗柄指向来标示时令季节谓："正月初昏，斗柄悬在下；六月初昏，斗柄正在上。"《鹖冠子·环

①朱伯崑. 易学哲学史[M]. 第一卷. 北京：华夏出版社，1995：175.
②陈久金，张明昌. 中国天文大发现[M]. 济南：山东画报出版社，2008.
③冯时. 中国天文考古学[M]. 第2版. 北京：中国社会科学出版社，2010.
④冯时. 奉时圭臬 经纬天人——圭表的作用及对中国文化的影响[J]. 文史知识，2015，(3)：9-16.
⑤陈久金. 试论陶寺祭祀遗址揭示的五行历[J]. 自然科学史研究，2007，26(3)：324-333.
⑥冯时. 中国天文考古学[M]. 第2版. 北京：中国社会科学出版社，2010.

流》也有类似的记载："斗柄东指，天下皆春；斗柄南指，天下皆夏；斗柄西指，天下皆秋；斗柄北指，天下皆冬。"

上述不同方法的综合应用，起源也很早。距今6500 年前，以北斗与四象星官为代表的五宫体系已构建起雏型[①]。河南濮阳西水坡 45 号墓的斗杓形象特意选用人腿骨来安排，意图正在体现古人斗建授时与测度晷影的综合关系，它是先民创造出利用太阳和北斗决定时间的方法的结果[②]。公元前5世纪战国初年的曾侯乙墓漆箱星图中央绘有篆书的斗字，表示北斗，周围环书二十八宿，北斗被特意延长的四条线分别指向二十八宿的四个中心宿，即心、危、觜和张宿，已经将北斗与二十八宿联系为一体。刘信芳等[③]指出箱盖中央的字是"土""斗"二字，而不是由"土""斗"二字构成北斗。这里的"土"应理解为土圭，古人以土圭测日影，据日影之长短确定二分二至，并作为方位、季节的划分依据。那么，该星图则反映了圭表测影、北斗指向与二十八宿的整合。《吕氏春秋·十二纪》《礼记·月令》《淮南子·天文训》可谓多种观象授时与物候授时的大融合，此类"阴阳家月令的历法系统是一种 12 月太阳历，它以立春等 12 节气为月首，并给出了每月月初太阳和昏、旦中星所在的二十八宿宿次、每月月中（以至月初）时的招摇指向等星象标志……又在各月内设定 90 种物候现象，以昭示特定时日的推移，是一种得到充分发展的天文、物候合历"[④]。

古人以北斗为中心，二十八宿、十二次、十二辰环绕北斗，结合物候以定时序的方法，可谓借助大自然构建了一具巨型的天然"仪器"——以斗柄为标志线，以地平圈为度盘，并以物候学知识赋予度盘读数的名称，使其发挥数字序列的作用，并观测和记录了很多有意义的结果[⑤]。这里斗柄相当于巨型钟的指针，二十八宿以及以十二个地支命名的地平圈十二等份，相当于"钟面"上所刻的数字，由此则可观斗柄指向之"象"，以授太阳在黄道上位置之"时"。正由于北斗为司天中枢的重要性，故司马迁在《史记·天官书》谓："斗为帝车，运于中央，临制四乡，分阴阳，建四时，均五行，移节度，定诸纪，皆系于斗。"但不管北斗在古人心目中有多重要，它仍然只是认识太阳周日、周年视运动的标尺，所得结果仍然隶属于太阳历，而无所谓北斗历之说。

江晓原[⑥]对古代天文与数术关系的研究认为，"古代数术之学以天学为主干与灵魂"。古代星占学中模拟天地宇宙格局的"式盘"，即是借助于有关二十八宿、北斗指向、十二次、十二辰的天文知识进行星占推演的工具化。陶磊[⑦]研究指出：早期式盘只是北斗与二十八宿的组合，但斗乘二十八宿式盘无法表示月份，后根据实际需要加入了钩绳图，演变成后世的式盘样式，这种过渡至迟在汉初已完成。安徽阜阳双古堆西汉汝阴侯墓出土的二十八宿圆盘、六壬拭盘、太乙九宫占盘，可谓西汉初期式盘的代表[⑧]。《灵枢·九宫八风》篇与太乙九宫占盘关系密切，部分文字可以对读互证，其所论太一九宫式法与式盘式占的操作方

---

①冯时. 天文考古学与上古宇宙观[J]. 濮阳职业技术学院学报，2010，23（4）：1-11.

②冯时. 中国天文考古学[M]. 第2版. 北京：中国社会科学出版社，2010.

③刘信芳，苏莉. 曾侯乙墓衣箱上的宇宙图式[J]. 考古与文物，2011，（2）：49-54.

④陈美东. 中国科学技术史·天文学卷[M]. 北京：科学出版社，2003.

⑤吴守贤，全和钧. 中国古代天体测量学及天文仪器[M]. 北京：中国科学技术出版社，2013.

⑥江晓原. 天学真原[M]. 上海：上海交通大学出版社，2018.

⑦陶磊.《淮南子·天文》研究——从数术史的角度[D]. 北京：中国社会科学研究院研究生院，2002.

⑧安徽省文物工作队，阜阳地区博物馆，阜阳县文化局. 阜阳双古堆西汉汝阴侯墓发掘简报[J]. 文物，1978（8）：12-33.

法相符，后世所论针刺“人神”禁忌也是以此为基础的一种推演。对此，有关学者已有很深入的研究[①~④]，此不赘述。需要说明的是，九宫八卦作为星占学一种不可或缺的工具，是星占术精致化和形式化的基础。《灵枢・九宫八风》根据太一行九宫的数术原理，以八方风为占，通过八方气候之异常来卜测病因和预防疾病，很明显是星占学与医学知识结合的产物，如果将其视为《黄帝内经》的预测学专篇，认为通过太一游宫可以预测风雨灾害、疾病流行，无疑是言过其实之谈。

①李学勤.《九宫八风》及九宫式盘[J]//李学勤. 古文献丛论[M]. 上海：上海远东出版社，1996.

②邢玉瑞.《黄帝内经》中太一行九宫思想研究[J]. 江西中医学院学报，2007，19（1）：20-22.

③杜锋，张显成. 西汉九宫式盘与《灵枢・九宫八风》太一日游章研究[J]. 考古学报，2017，（4）：479-494.

④孙基然.《灵枢・九宫八风》考释[J]. 辽宁中医杂志，2012，39（4）：601-606.

九针论第七十八

【导读】

从春秋战国到秦汉，各领域的思想家都相信万物有自己的数，用数可以测算一切，从而赋予数字神圣的色彩，似乎是数决定着世界的一切。在天文历法领域，历法计算的是日月五星的行度，而日月五星的行度被称为“天道”。天道可用数推算出来，数及其规则因而具有神圣的意义。在医学领域，本篇基于天人相应的理念，运用象数思维的方法，认为“九针者，天地之大数也，始于一而终于九”，是取象于天、地、人、四时、五音、六律、七星、八风、九野的结果，阐述了九针的来源、名称、形制、用途等；另外，根据阴阳五行、干支时空属性转换的方法，阐述人体身形应九野及其相应的针刺禁忌时日。至于后半部分的内容则与《素问·宣明五气》《素问·血气形志》篇相类，与《九针论》篇题无太大关联，疑为混入其中的内容。

【原文】

黄帝曰：余闻九针于夫子，众多博大矣，余犹不能寤[1]，敢问九针焉生？何因而有名？岐伯曰：九针者，天地之大数[2]也，始于一而终于九。故曰：一以法天，二以法地，三以法人，四以法时[3]，五以法音[4]，六以法律[5]，七以法星[6]，八以法风[7]，九以法野[8]。

黄帝曰：以针应九之数奈何？岐伯曰：夫圣人之起天地之数也，一而九之，故以立九野；九而九之，九九八十一，以起黄钟数[9]焉，以针应数也。

一者天也，天者阳也，五脏之应天者肺也[10]，肺者五脏六腑之盖也，皮者肺之合也，人之阳也。故为之治针，必以大其头而锐其末，令无得深入而阳气出。

二者地也，地者土也[11]，人之所以应土者肉也。故为之治针，必筩[12]其身而员[13]其末，令无得伤肉分[14]，伤则气[15]竭。

三者人也，人之所以成生者血脉也。故为之治针，必大其身而员其末，令可以按脉勿陷，以致其气[16]，令邪气独出。

四者时也，时者四时八风之客于经络之中，为痼病[17]者也。故为之治针，必箭其身而锋其末，令可以泻热出血，而痼病竭。

五者音也，音者冬夏之分，分于子午[18]，阴与阳别，寒与热争，两气相搏，合为痈脓者也。故为之治针，必令其末如剑锋，可以取大脓。

六者律也，律者调阴阳四时而合十二经脉，虚邪客于经络而为暴痹者也。故为之治针，必令尖如氂[19]，且[20]员且锐，中身微大，以取暴气[21]。

七者星也，星者人之七窍[22]，邪之所客于经，舍于络，而为痛痹[23]者也。故为之治针，令尖如蚊虻喙，静以徐往，微以久留，正气因之，真邪俱往，出针而养者也。

八者风也，风者人之股肱八节[24]也，八正之虚风[25]伤人，内舍于骨解腰脊节腠[26]之间，为深痹也。故为之治针，必薄[27]其身，锋其末，可以取深邪远痹。

九者野也，野者人之节解[28]皮肤之间也，淫邪流溢于身，如风水之状，而溜[29]不能过于机关大节者也。故为之治针，令尖如挺，其锋微员，以取大气之不能过于关节者也。

黄帝曰：针之长短有数乎？岐伯曰：一曰镵针者，取法于巾针[30]，去末半寸[31]，卒锐之，长一寸六分，主热在头身也。二曰员针，取法于絮针[32]，箭其身而卵其锋，长一寸六分，主治分间[33]气。三曰鍉针，取法于黍粟之锐，长三寸半，主按脉取气，令邪出。四曰锋针，取法于絮针，箭其身，锋其末，长一寸六分，主痈热出血。五曰铍针，取法于剑锋，广二分半，长四寸，主大痈脓，两热争者[34]也。六曰员利针，取法于氂[35]，微大其末，反小其身[36]，令可深内也，长一寸六分，主取痈痹者也。七曰毫针，取法于毫毛，长一寸六分，主寒热痛痹在络者也。八曰长针，取法于綦针[37]，长七寸，主取深邪远痹者也。九曰大针，取法于锋针，其锋微员，长四寸，主取大气不出关节者也。针形毕矣，此九针大小长短法也。

黄帝曰：愿闻身形应九野[38]奈何？岐伯曰：请言身形之应九野也，左足应立春，其日戊寅己丑。左胁应春分，其日乙卯。左手应立夏，其日戊辰己巳。膺喉首头应夏至，其日丙午。右手应立秋，其日戊申己未。右胁应秋分，其日辛酉。右足应立冬，其日戊戌己亥。腰尻下窍应冬至，其日壬子。六腑膈下三脏[39]应中州，其日大禁[40]太一[41]所在之日及诸戊己。凡此九者，善候八正所在之处[42]，所主左右上下身体有痈肿者，欲治之，无以其所直[43]之日溃治之，是谓天忌日[44]也。

【校注】

〔1〕痦：通“悟”，明白，明了。

〔2〕天地之大数：即《系辞上》所论“天一、地二，天三、地四，天五、地六，天七、地八，天九、地十”之数。由于十是九与一相加之数，也是一的开始，故言“始于一而终于九”。又，《甲乙经》卷五无“大”字，作“天地之数”，似是。

〔3〕时：《太素》卷二十一、《甲乙经》卷五均作“四时”。

〔4〕音：《太素》卷二十一、《甲乙经》卷五均作“五音”。五音，即宫、商、角、徵、羽。

〔5〕律：《太素》卷二十一、《甲乙经》卷五均作“六律”。六律，即黄钟、大蔟、姑洗、蕤宾、夷则、无射。

〔6〕星:《太素》卷二十一、《甲乙经》卷五均作“七星”。七星，即天枢、天璇、天玑、天权、玉衡、开阳、摇光等北斗七星。

〔7〕风:《太素》卷二十一、《甲乙经》卷五均作“八风”。八风，即东、南、西、北、东南、西南、西北、东北等八方之风。

〔8〕野:《太素》卷二十一、《甲乙经》卷五均作“九野”。九野，即冀、兖、青、徐、荆、扬、豫、梁、雍等中国九州之分野。

〔9〕黄钟数：黄钟，古乐十二律之一，也是古代矫正音律的乐器，用竹制成，长9寸，每寸恰当九纵黍长，9寸合81纵黍。故黄钟数的原意指9寸9黍，九九八十一黍。由于九是个位数之最大者，故此处九针之数与之相应。

〔10〕也：原脱，据《甲乙经》卷五补。

〔11〕地者土也：原脱，据《太素》卷二十一、《甲乙经》卷五补。

〔12〕筩（tǒng 统）：同“筒”，竹管。此指针身呈圆筒状。

〔13〕员：同“圆”。

〔14〕肉分：泛指肌肉。《甲乙经》卷五“肉分”作“肌肉”。

〔15〕气：此下原有“得”字，据《太素》卷二十一删。

〔16〕致其气：引导经脉之气。

〔17〕痼病：原作“瘤病”，据《太素》卷二十一、《甲乙经》卷五改。丹波元简：“《九针十二原》《官针》等篇，俱谓锋针取痼疾。又下文云：痼病竭，明是‘瘤’乃‘痼’之讹，当从《甲乙》。”

〔18〕音者……分于子午：根据九宫数之位置，一为坎宫，位于北方，在时令为冬至，地支为子；九为离宫，位于南方，在时令为夏至，地支为午。音之数为五，居数之中，为中央宫，故可分冬夏与子午。于，犹“为”也。

〔19〕氂（máo 牦）：牦牛的尾毛。

〔20〕且：又。

〔21〕暴气：指突然发生的痹证。《甲乙经》卷五作“痈肿暴痹”。

〔22〕星者人之七窍：张介宾：“七以法星，而合于人之七窍。举七窍之大者言，则通身空窍皆所主也。”

〔23〕舍于络……为痛痹：原作“而为痛痹，舍于经络”，文义未顺，据《甲乙经》卷五改。

〔24〕八节：指左右髋、膝、肩、肘八个关节。

〔25〕八正之虚风：此后原衍“八风”2字，据《甲乙经》卷五删。八正虚风，指四立、二至、二分八个节气出现的反常气候。

〔26〕节腠：此后原衍“理”字，据《太素》卷二十一、《甲乙经》卷五删。节腠，指关节与肌肉连接处。

〔27〕薄：原作“长”，据《灵枢·九针十二原》《甲乙经》卷五改。

〔28〕节解：关节骨缝。

〔29〕溜：流注，流动。

〔30〕巾针：古时缝布的针具。《太素》卷二十一、《甲乙经》卷五均作“布针”。丹波元简：“《证类本草》：布针，用缝布大针也。”

〔31〕半寸：原作“寸半”。据《太素》卷二十一、《甲乙经》卷五改。丹波元简：“此针通计长一寸六分，其寸半而卒锐之，则其余有一分，岂有此理。”

〔32〕絮针：缝绵絮的针。孙鼎宜：“絮针，古者缝絮之针也。”

〔33〕分间：指分肉之间。

〔34〕两热争者：张介宾：“两热争者，言寒热不调，两气相搏也。”

〔35〕氂：此下原衍“针”字，据《太素》卷二十一删。《灵枢·九针十二原》云：“员利针者，大如氂，且员且锐。”

〔36〕微大……反小其身：《灵枢·九针十二原》及本篇上文均言员利针“且员且锐，中身微大”，疑本文似有误。

〔37〕綦（qí 奇）针：缝纫用的长针。

〔38〕九野：张介宾：“九野，即八卦九宫之位也。”

〔39〕膈下三脏：即胸膈以下的肝、脾、肾三脏。

〔40〕其日大禁：原作“其大禁，大禁”，据《甲乙经》卷十一改。大禁，重要的禁忌。

〔41〕太一：具有星、神和终极物三重含义的概念。作为星体指北极星，为天极所在，斗、岁（太岁）游行的中心；作为祭祀崇拜的对象，指天神中之至尊神；作为哲学上的终极概念，是“道”的别名。具体参见《灵枢·九宫八风》。

〔42〕八正所在之处：指八方正风所来的方位。

〔43〕直：同“值”，当班。

〔44〕天忌日：指据节令变化确定的不宜针刺的日期。

【释义】

本段原文以“天地之数”九为模式，主要阐述了九针的起源与比象、形制与功用、身形应九野与针刺禁忌等问题。

一、九针的起源与比象

关于九针的起源，原文充分运用了象数思维的方法加以阐述。从“数”的角度而言，因为一为万数之始，九为单数之极。超过九，只是零的增加。古人认为天地虽大，万物虽多，都离不开数，而数又无不是从一开始，至九回复，故“九”也被古人视为神圣数与模式数，宇宙间很多事物和现象都可以“九”作为模式进行推演。如张介宾《类经·脉色类》说：“数始于一，终于九，天地自然之数也。如《易》有太极，是生两仪，两仪生四象，四象生八卦，而太极运乎其中，阳九之数也。又如四象之位，则老阳一，少阴二，少阳三，老阴四。四象之数，则老阳九，少阴八，少阳七，老阴六，以一、二、三、四连九、八、七、六，而五居乎中，亦阳九之数也。故以天而言岁，则一岁四季，一季统九十日，是天数之九也。以地而言位，则戴九而履一，左三右七，二四为肩，六八为足，五位中宫，是洛书之九也。以人而言事，则黄钟之数起于九，九而九之，则九九八十一分，以为万事之本，是人事之九也，九数之外，是为十，十则复变为一矣。故曰天地之至数，始于一终于九也。”九针的发明亦应与天地之数相应，诚如本篇所言：“九（针）者，天地之大数也，始于一而终于九。”“夫圣人之起天地之数也，一而九之，故以立九野……以针应数也。”《灵枢·玉版》也说：“余以小针为细物也，夫子乃言上合之于天，下合之于地，中合之于人。”这说明针具有九种，主要是出于天人相应的观念，针数合于术数。故张志聪《灵枢集注·九针论》说：“此篇论九针之道，应天地之大数，而合之于人。人之身形，应天地阴阳而合之于针，乃交相输应者也。”

从“象”的角度而言，九针则是取象于天、地、人、时、音、律、星、风、野的结果。对此，本篇做了详细描述，认为“一以法天”“天者阳也，五脏之应天者肺”，天属于阳，在人体的五脏中，肺主呼吸，外合皮毛，所以，在外与天气相应，故用镵针刺于浅表；“二以法地”“人之所以应土者肉也”，即员针比象于地，在五脏中与脾相应；“三以法人”“人之所以成生者血脉也”，鍉针比象于人，以推按血脉；“四以法时”“四时八风之客于经络之中，为痼病者也”，即风邪侵袭人体经络，易使血络瘀结而形成顽固性疾病，故针尖必须锋利，以泻热出血；“五以法音”“音者冬夏之分，分于子午，阴与阳别”，铍针比象于五音，因五位于一、九两数之间，阴阳消长，寒热相争、两气相搏而致痈脓者，即可用铍针；“六以法律”“律者调阴阳四时而合十二经脉”，员利针比象于六律，调声音、分阴阳、应于四时十二辰，最终合于人体十二经脉；“七以法星”“星者人之七窍”，用北斗七星比拟人之七窍，言及通身孔窍之多，当邪客于经络，令针尖如蚊虻虫之喙，使正气至而邪气出；“八以法风”“风者人之股肱八节也”，用八数比象于八风，在人体应于八处大关节，用长针最为适宜；“九以法野”“野者人之节解皮肤之间也”，以九数应于九野，推之在人体则为大的关节，非大针不可至此。

在此需要说明的有三点：一是象思维具有发现新知与解释已知的双重功能，本篇所论从逻辑而言，似乎九针的发源乃是通过对所取之象的体悟所获得，但究其实质，则是从象思维的角度对九针发源及其功用的一种解说，即以象说象。二是将临床针刺工具归纳为九种，无疑受到了象数思维的影响，但针具的发明当来自于临床治疗实践，是结合人体结构及其疾病特点来设计的。三是在明·赵府居敬堂刊本中，《灵枢》的第1～9篇文章篇题后分别有“法天”“法地”“法人”“法时”“法音”“法律”“法星”“法风”“法野”的文字标注，很明显是一种不合逻辑地人为附会。如第三篇《小针解》是对第一篇《九针十二原》部分内容的解释，而前者标注“法人”，后者标注“法天”，即缺乏相应逻辑依据。

二、九针的形制与功用

如果说象数思维的九针起源之说，带有明显的原始思维的特点的话，而关于“针之长短有数”的形制讨论，则源自于日常生活与临床实践等。具体而言，镵针是模仿布针的样式制成，针头大，针尖突出锐利如箭头状，长一寸六分，适用于浅刺，“主热在头身也”，以泻肌表的邪热。员针是模仿絮针的外形而制，针身圆直如竹管状，针尖卵圆形，长度同镵针，用以按摩，主“病在分肉间”，通过按摩以疏泄分肉之间的邪气。鍉针是仿照黍粟的形状，圆而微尖，针尖像小米粒一样微圆，长三寸半，“主按脉取气，令邪出”，用以推按经脉，祛邪外出。锋针模仿絮针的样式制成，长一寸六分，针锋锐利三面有刃，“主痈热出血”，即主治痈疡热毒之证。铍针“取法于剑锋，广二分半，长四寸”，主治痈肿化脓的病症，适于切开排脓，排除痈毒。

员利针形状细长如马尾，长一寸六分，针尖稍大而针身小，宜于深刺，故“主取痈痹者也”，用于痈肿、痹证和急性病等较为急重的疾病。毫针“取法于毫毛，长一寸六分”，属九针中极细者，故在针刺时可轻微提插，久留针以治疗络脉之“寒热痛痹”。长针模仿缝纫用的长针样式制作而成，长七寸，针锋锐利，针身薄，可针入人体较深部位，用以治疗邪气深入之久痹。大针模仿锋针的样式制成，长四寸，针尖微圆，以泻关节积水，主治水气不通、关节积水肿胀的病症。

由上可见，九针的制作参照物大致可分为二类：一类是针具，如巾针、絮针、綦针、锋针；另一类为非针具，如剑锋、黍粟、氂、毫毛等。说明九针的形制思路来源较广，有更加古老的针具，有农作物、兵器乃至动物的尾毛、毫毛等。关于九针的形制、功用，可参阅《灵枢》的《九针十二原》《官针》等篇。

三、身形应九野与针刺禁忌

本段原文以天人相应的观念为基础，根据阴阳五行、干支时空属性转换的方法，阐述人体身形应九野及其相应的针刺禁忌。这里，人身九部与天之九野相应，天上的“太一”按八节顺移九宫，那么，与之相应的人身之“太一”按八节顺移九部，当天之“太一”行到某宫时，人身之“太一”也行至相应的部位。“太一”为天之贵神，不可触犯，人身之“太一”为人身贵神也不可触犯，故当“太一”行至某宫时，其所对应的人体部位就不可针刺，即使有痈肿需要治疗，也不能在该部位对应的“太一”到宫之日刺溃之（图 78-1）。

巽四 左手 立夏　戊己　辰巳	离九 膺喉首头 夏至　丙午	坤二 右手 立秋　戊己　申未
震三 左胁 春分　乙卯	中五 肝脾肾 太一所在日及戊己	兑七 右胁 秋分　辛酉
艮八 左足 立春　戊己　寅丑	坎一 腰尻下窍 冬至　壬子	乾六 右足 立冬　戊己　戌亥

图 78-1　身形应八卦九宫时空图

文中首先根据左为阳、右为阴，上为阳、下为阴的阴阳属性划分方法，以确定人体左右侧肢体与上下器官的时空方位；其次，以干支标志人体各部刺禁日，就日支而言，子、午、卯、酉居四正之宫，寅申、丑未、辰戌、巳亥两两相对居四维之宫，按正月建寅的农历十二支纪月顺序排列。天干以五行方位划分，甲乙为木位东方，丙丁为火位南方，戊己为土位中央，庚辛为金位西方，壬癸为水位北方。根据干支的多义一体、属性转换性，此天干的五行方位属性被转换成时间属性，用以表示纪日天干，如此日干则以壬、丙、乙、辛居四正之宫，戊、己居四维之宫。对此，张介宾解释说：“此左足应艮宫，东北方也。立春后，东北节气也。寅丑二日，东北日辰也。故其气皆应于艮宫。然乾坤艮巽，四隅之宫也。震兑坎离，四正之宫也。土王于四季，故四隅之宫皆应戊己，而四正之宫各有所王。后仿此。”“六腑三脏，俱在膈下腹中，故应中州。其大禁者，在太一所在之日及诸戊己日。盖戊己属土，虽寄王于四季，而实为中宫之辰，故其气应亦如太一……天地八正之方，即人身气王之所，故所主左右上下，凡身体有痈肿之处，勿以所直之日溃治之，恐其走泄元气，以犯天忌不吉也。”

由于日干支在各宫的分布依干支的五行属性而定，故从五行而论，这些日子都是各节中的王日；若从丛辰的角度看，这些日子又是各节所当月份的建日（即月建），月建为月中贵神，不可触犯，故人身相应部位在月建所在之日亦不可针刺。

【知识链接】

一、九针之术数类比

九针的发明亦以“九”数为模式，《灵枢·九针论》明确指出：“九（针）者，天地之大数也，始于一而终于九。”“夫圣人之起天地之数也，一而九之，故以立九野……以针应数也。”《灵枢·玉版》也说：“余以小针为细物也，夫子乃言上合之于天，下合之于地，中合之于人。”《素问·针解》论“九针上应天地四时阴阳”说：“夫一天、二地、三人、四时、五音、六律、七星、八风、九野，身形亦应之。针各有所宜，故曰九针。人皮应天，人肉应地，人脉应人，人筋应时，人声应音，人阴阳合气应律，人齿面目应星，人出入气应风，人九窍三百六十五络应野。故一针皮，二针肉，三针脉，四针筋，五针骨，六针调阴阳，七针益精，八针除风，九针通九窍，除三百六十五节气，此之谓各有所主也。”（表 78-1）这说明针具之有九种，主要是出于天人相应的观念，针数合于术数，而从“象”的角度而言，九针则是取象于天、地、人、时、音、律、星、风、野的结果，此亦反映了以象数为中介的原始思维的特点。

表 78-1 九针数术类比及形制作用表

九针	术数类比	人体与天地自然相应	针形	功能
镵针	一天，皮应天	天者，阳也，五脏之应天者肺，肺者，五脏六腑之盖也，皮者，肺之合也，人之阳也	大其头而锐其末	针皮
圆针	二地，肉应地	人之所以应土者，肉也	筩其身而卵其锋	针肉
鍉针	三人，脉应人	人之所以成生者，血脉也	大其身而员其末	针脉
锋针	四时，筋应人	时者，四时八风之客于经络之中，为痼病者也	筩其身而锋其末	针筋
铍针	五音，声应音	冬夏之分，分于子午，阴与阳别，寒与热争，两气相搏，合为痈脓者也	其末如剑锋	针骨
圆利针	六律，阴阳合气应律	律者，调阴阳四时而合十二经脉，虚邪客于经络而为暴痹者也	尖如氂，且员且锐，中身为大	针调阴阳
毫针	七星，齿面目应星	星者，人之七窍，邪之所客于经，而为痛痹，合于经络者也	尖如蚊芒喙	针益精
长针	八风，出入应风气	风者，人之股肱八节也，八正之虚风伤人，内舍于骨解腰脊节腠之间，为深痹也	长其身，锋其末	针除风
大针	九野，九窍三百六十五络应野	野者，人之节解皮肤之间也，淫邪流溢于身，如风水之状，而溜不能过于机关大节者也	尖如挺，其锋微员	通九窍，除关节间邪气

上述天人类比的解说，显示了术数的身体观，以宇宙时空现象比附人之身形，而针具的制作亦随之呈现不同形态。张志聪《灵枢集注·九针论》说："此篇论九针之道，应天地之大数，而合之于人。人之身形，应天地阴阳而合之于针，乃交相输应者也。"古代医家认为针具之发挥效应，在于医者能顺乎天地阴阳之变化，治神以候气至。人身之气血变化与四时寒暑、月之盈亏的节律相应，因此，针具的选择与使用，必须遵循因天时而调气血的术数法则。

二、九针的发展与演变

九针之不同形状与功用，启示临床应按不同病证而选用相应的针具，即"病不同针，针不同法"。然而，随着时间的推移和针灸临床技术的不断进步，九针亦有众多演变。如现代运用最为广泛的是毫针，临床上为适应不同的体质、部位和病证的需要制备长短、粗细型号各异的针具。毫针加长则演变为长针，进一步发展形成现代针身细长，形如麦芒，针体长度约为 17～25cm 的芒针，用于深刺腧穴治疗疾病。毫针加粗后演化为大针，大多作为火针使用，具有温经散寒、通经活络的作用。锋针发展为现在常用的三棱针，为临床瘀血及疼痛性疾病所常用。铍针又被称为剑针，是外科临床所必备针具。后人在古代圆利针的基础上结合现代医学解剖知识和针灸"合谷刺法"创立圆利针法，为软组织损伤这一疼痛性疾病开辟一个全新的治疗领域。鍉针即近代所言推针，两者目前临床常用于皮肤浅表的推压与按摩。鑱针作为浅刺的工具目前临床已不采用，而被皮肤针或丛针所取代。同时，随着针具外形的改变，其质地也逐渐由钢铁或金银发展为普遍使用的不锈钢，在韧性和硬度方面达到良好的契合，并且廉价实用。

三、九针术语的使用

赵京生等[①]考证认为，《黄帝内经》中，"九针"不仅指具体的九种针具，还被用以泛指针具，或针刺疗法，或针道。如《灵枢·外揣》曰："夫九针者，小之则无内，大之则无外，深不可为下，高不可为盖，恍惚无穷，流溢无极，余知其合于天道、人事、四时之变也，然余愿杂之毫毛，浑束为一，可乎？岐伯曰：明乎哉问也，非独针道焉，夫治国亦然。"此处"九针"实指"针道"。这在《灵枢》中多次出现，如《九针十二原》谓"虚实之要，九针最妙，补泻之时，以针为之"；《灵枢·根结》所言"九针之玄，要在终始，故能知终始，一言而毕，不知终始，针道咸绝"等。《灵枢·禁服》说："细子得受业，通于九针六十篇。"杨上善注："九针之道有六十篇。"《灵枢·口问》之"余已闻九针之经"，《灵枢·病传》所言"余受九针于夫子，而私览于诸方"，以及《素问·离合真邪论》中"余闻九针九篇，夫子乃因而九之，九九八十一篇"等，都是此义。

---

①赵京生. 针灸关键概念术语考论[M]. 北京：人民卫生出版社，2012：293-296. .

四、九野源流

九野是古代分野思想的产物。陈美东[①]认为，分野的基本思想是在天上的区域与地上的区域之间建立起对应关系。分野是占星术实践的需要，占星术要通过天象的变化来预言人间的吉凶祸福，天穹只有一个，如何确定天象所预示的事件发生在什么地域呢？这就需要一种天与地的对应模式，使天上的区域与地上的区域有固定的对应关系。分野观念的起源十分古老，到汉代，分野模式基本上固定。

九野当源自九宫分野说，分别将天地分为九天、九州，二者之间有一定的感应关系。《周礼·春官·宗伯》说：保章氏“掌天星，以志星辰日月之变化，以观天下之迁，辨其吉凶。以星土辨九州之地，所封封域，皆有分星，以观妖祥。”这就是说，周代的星占家利用观察日月星辰的运动变化，不但能够分辨出各个国家所对应的星座，而且也能分辨出九州之地与二十八宿的对应关系。由此可见，分野理论的基本原则，即把天上不同的星宿与地上的各州、国一一对应起来，以便根据某个星座的位置详细地分辨出吉凶发生的地域和灾祸的性质。

古人根据二十八宿的分布，将天空分为九个区域，称为九野，见《吕氏春秋·有始》曰：“天有九野，地有九州，土有九山，山有九塞，泽有九薮，风有八等，水有六川。何谓九野？中央曰钧天，其星角、亢、氐；东方曰苍天，其星房、心、尾；东北曰变天，其星箕、斗、牵牛；北方曰玄天，其星婺女、虚、危、营室；西北曰幽天，其星东壁、奎、娄；西方曰颢天，其星胃、昴、毕；西南曰朱天，其星觜嶲、参、东井；南方曰炎天，其星舆鬼、柳、七星；东南曰阳天，其星张、翼、轸。何谓九州？河、汉之间为豫州，周也；两河之间为冀州，晋也；河、济之间为兖州，卫也：东方为青州，齐也；泗上为徐州，鲁也；东南为扬州，越也；南方为荆州，楚也；西方为雍州，秦也；北方为幽州，燕也。”《淮南子·天文训》也载有九野季节星象，内容完全一致，仅将颢天写作昊天。陈久金[②]研究认为，九野即九天的分法，一定是对应于九州的分法而来的，而将中国划分为九州的分法，各家说法不同。《天文训》没有将九野与九州对应起来，其他文献也缺少这方面的记载，故我们不能去做人为的对应分配。后世所以缺乏九野与九州对应的原因，正是由于它很快就被十二次与十二州的对应关系取代了。另外，陈久金[③]还认为将黄道分为四区、五区、十二区，是由于地上一年分为四时、五节、十二辰，而九野的分法可以从十月历找到依据，九野星象与十个时节的对应关系，大致可以这样来看待，当土行夏至或冬至时，钧天（角、亢、氐）昏（或旦）中；当金行庚、辛（或木行甲、乙）时，苍天（房、心、尾）、变天（箕、斗、牵牛）昏（或旦）中；当水行壬、癸（或火行丙、丁）时，玄天（女、虚、危、室）、幽天（壁、奎、娄）昏（或旦）中，以此类推。如此则实现了时空的关联，而《灵枢·九针论》正是基于这种数术的时空关联，将人体也划分为九个部位，与一定的时日对应，以推演针刺禁忌的时日。这种推演无疑具有浓厚的原始思维的色彩。正如弗雷泽[④]所说：“他不去做那类根据他对因果关系的错误理解而错

---

①陈美东. 中国古代天文学思想[M]. 北京：中国科学技术出版社，2007：735.

②陈久金. 帝王的星占——中国星占揭秘[M]. 北京：群言出版社，2007：14.

③陈久金. 中国少数民族天文史[M]. 北京：中国科学技术出版社，2013：278-279.

④詹姆斯·弗雷泽. 金枝[M]. 北京：大众文艺出版社，1998：31.

误地相信会带来灾害的事情。简言之，他使自己服从于禁忌。这样，禁忌就成了应用巫术中的消极的应用。”

【原文】

形乐志苦[1]，病生于脉，治之以灸刺。形苦志乐，病生于筋，治之以熨引[2]。形乐志乐，病生于肉，治之以针石。形苦志苦，病生于咽嗌[3]，治之以甘药。形数惊恐，筋脉不通，病生于不仁[4]，治之以按摩醪药[5]。是谓五形志也[6]。

五脏气[7]：心主噫[8]，肺主咳，肝主语，脾主吞[9]，肾主欠。六腑气：胆为怒，胃为气逆为[10]哕，大肠小肠为泄，膀胱不约为遗溺，下焦溢为水。

五味[11]：酸入肝，辛入肺，苦入心，甘入脾，咸入肾，淡入胃[12]，是谓五味[13]。

五并[14]：精气并肝则忧，并心则喜，并肺则悲，并肾则恐，并脾则畏，是谓五精之气并于脏也[15]。

五恶[16]：肝恶风，心恶热，肺恶寒，肾恶燥，脾恶湿，此五脏气所恶也。

五液[17]：心主汗，肝主泣，肺主涕，肾主唾，脾主涎，此五液所出也。

五劳[18]：久视伤血，久卧伤气，久坐伤肉，久立伤骨，久行伤筋，此五久劳所病也[19]。

五走：酸走筋，辛走气，苦走血，咸走骨，甘走肉，是谓五走也。

五裁[20]：病在筋，无[21]食酸；病在气，无食辛；病在骨，无食咸；病在血，无食苦；病在肉，无食甘。口嗜而欲食之，不可多也，必自裁也，命曰五裁。

五发[22]：阴病发于骨[23]，阳病发于血[24]，以味发于气[25]，阳病发于冬[26]，阴病发于夏[27]。

五邪[28]：邪入于阳则为狂，邪入于阴则为血痹，邪入于阳搏则为癫疾[29]，邪入于阴搏则为瘖[30]，阳入之于阴病静，阴出之于阳病喜怒。

五藏[31]：心藏神，肺藏魄，肝藏魂，脾藏意，肾藏精[32]志也。

五主[33]：心主脉，肺主皮，肝主筋，脾主肌，肾主骨。

阳明多血多气，太阳多血少气，少阳多气少血，太阴多血少气，厥阴多血少气，少阴多气少血。故曰：刺阳明出血气[34]，刺太阳出血恶气[35]，刺少阳出气恶血，刺太阴出血恶气，刺厥阴出血恶气，刺少阴出气恶血也。

足阳明太阴为表里，少阳厥阴为表里，太阳少阴为表里，是谓足之阴阳也。手阳明太阴为表里，少阳心主为表里，太阳少阴为表里，是谓手之阴阳也。

【校注】

〔1〕形乐志苦：指形体安闲舒适，而精神忧伤苦闷。形，指形体。志，指情志。

〔2〕熨引：用药温熨、导引。

〔3〕嗌：原作“喝”，据《素问·血气形志》改。

〔4〕不仁：谓肌肤麻木，不能随意运动。

〔5〕醪药：即药酒。

〔6〕是谓五形志也：原作“是谓形”，据《素问·血气形志》补改。

〔7〕五脏气：《素问·宣明五气》作“五气所病”，于义较明。

〔8〕噫：即嗳气。指饱食或积食后，胃中之气上逆而出，微有声响。

〔9〕吞：通“涒”。食后呕吐。

〔10〕为：原脱，据《素问·宣明五气》《太素》卷六补。

〔11〕五味：《素问·宣明五气》作“五味所入”，于义较明。

〔12〕淡入胃：《素问·宣明五气》无此3字，疑衍。

〔13〕五味：《素问·宣明五气》作“五入”，为是。

〔14〕五并：《素问·宣明五气》作“五精所并”，于义较明。并，偏聚。

〔15〕是谓五精之气并于脏也：《素问·宣明五气》作“是谓五并，虚而相并者也。”

〔16〕五恶：《素问·宣明五气》作“五脏所恶”，于义较明。恶，憎恶。

〔17〕五液：《素问·宣明五气》作“五脏化液”，于义较明。

〔18〕五劳：《素问·宣明五气》作“五劳所伤”，于义较明。

〔19〕此五久劳所病也：《素问·宣明五气》作“是谓五劳所伤”。

〔20〕五裁：指针对不同病位，应注意的五味禁忌。裁，节制。此段文字与上文“五走”内容，并见于《素问·宣明五气》，文字稍异。

〔21〕无：此下《素问·宣明五气》有“多”字，下文同。与文后“不可多也”相应，宜从。

〔22〕五发：《素问·宣明五气》作“五病所发”，于义较明。

〔23〕阴病发于骨：高世栻：“肾为阴，其主在骨，故肾阴之病发于骨。”

〔24〕阳病发于血：心病发生在血分。高世栻：“心为阳，其主在血，故心阳之病发于血。”

〔25〕以味发于气：《素问·宣明五气》作“阴病发于肉”，甚是。高世栻：“脾为阴，其主在肉，故脾阴之病发于肉。”

〔26〕阳病发于冬：高世栻：“肝为阳，于时为春，冬失其藏，春无以生，故肝阳之病发于冬。”

〔27〕阴病发于夏：高世栻：“肺为阴，于时为秋，夏失其长，秋无以收，故肺阴之病发于夏。”

〔28〕五邪：《素问·宣明五气》作“五邪所乱”，于义较明。

〔29〕邪入于阳搏则为癫疾：搏，原作“转”，据《太素》卷二十七改。《素问·宣明五气》作“搏阳则为巅疾”。癫，通“巅”，指头部。

〔30〕邪入于阴搏则为瘖：《素问·宣明五气》作“搏阴则为瘖”。瘖，喑哑。

〔31〕五藏：《素问·宣明五气》作“五脏所藏”，于义较明。

〔32〕精：《素问·宣明五气》无此字。

〔33〕五主：《素问·宣明五气》作“五脏所主”，于义较明。

〔34〕出血气：既可出血，也可出气。

〔35〕出血恶气：可以出血，不宜散气。恶，不宜之意。

【释义】

本段原文与《九针论》篇题无太大关联，疑为混入其中的内容。其中论形志苦乐不同，而病发于脉、筋、肉、咽以及不仁等，分别当采用灸刺、熨引、针石、甘药、按摩醪药等方法治疗，以及三阴三阳六经气血多少、表里关系与针刺宜忌的内容，见于《素问·血气形志》篇。以五行学说为推演工具，以五脏为中心所论有关五脏的生理、发病、病理特点，以及药食五味与五脏的关系等内容，则见于《素问·宣明五气》篇。分别参见《素问·血气形志》《素问·宣明五气》篇的释义与讨论，此不赘述。

岁露论第七十九

【导读】

岁露，是指一岁之中非时之风雨。本篇主要讨论一岁之中，风雨不时，虚风贼邪戕害人体而发病的情况，涉及到疟疾发作时间迟早的原因，四时八风之邪发病与人体正气强弱的关系，年、月、时外界条件与发病的关系，以及借助“九宫八风”的理论，预测四时风雨的变化，以分析疾病的流行情况等问题。提出了“人与天地相参也，与日月相应也”的重要观点，阐述了月相盈亏与人体气血盛衰的关系。因其重点是论述一年四季不正常的风雨侵害人体的发病规律，故以“岁露”名篇。

【原文】

黄帝问于岐伯曰：经言夏日伤暑，秋病疟[1]，疟之发以时，其故何也？岐伯对曰：邪客于风府[2]，病循膂而下[3]，卫气一日一夜常大会于风府，其明日日下一节[4]，故其日作晏[5]。此其先客于脊背也，故每至于风府则腠理开，腠理开则邪气入，邪气入则病作，此所以日作尚[6]晏也。卫气之行风府，日下一节，二十一日下至尾底[7]，二十二日入脊内，注于伏冲之脉[8]，其行九日，出于缺盆之中[9]，其气上行，故其病稍益早[10]。其内搏于五脏，横连募原[11]，其道远，其气深，其行迟，不能日作，故次日乃稸积而作[12]焉。

黄帝曰：卫气每至于风府，腠理乃发，发则邪入焉。其卫气日下一节，则不当风府奈何？岐伯曰：风无常府[13]，卫气之所应，必开其腠理，气之所舍[14]，则其府也。

黄帝曰：善。夫风之与疟也，相与同类[15]，而风常在，而疟特以时休何也？岐伯曰：风气留其处，疟气随经络沉以内搏[16]，故卫气应乃作也。帝曰：善。

【校注】

〔1〕夏日伤暑，秋病疟：《素问·疟论》作“夏伤于暑，秋必病疟”。

〔2〕风府：穴名，属督脉，位于项后中央入发际一寸处。

〔3〕病循膂而下：病邪沿着脊椎骨下行。膂，脊椎骨。

〔4〕日下一节：指疟邪沿脊柱下行，每日下行椎骨的一节。

〔5〕其日作晏：指疟疾每日发作的时间往后迟延。晏，晚也。

〔6〕尚：通“常”。

〔7〕尾底：即尾骶骨。《素问·疟论》、《太素》卷二十五、《甲乙经》卷七均作“骶骨”。

〔8〕伏冲之脉：即冲脉内行于脊椎上行的部分，亦称伏膂之脉。

〔9〕缺盆之中：任脉的天突穴处。《灵枢·本输》：“缺盆之中，任脉也，名天突。”

〔10〕其病稍益早：早，原误作“至”，据《素问·疟论》、《太素》卷二十五、《甲乙经》卷七改。言疟疾发作时间一天比一天提前。

〔11〕募原：同“膜原”。指腹腔内肠胃外的盲膜。

〔12〕次日乃稸积而作：《素问·疟论》作“间日乃作”。稸，通“蓄”。

〔13〕风无常府：原作“风府无常”，据《素问·疟论》、《太素》卷二十五、《甲乙经》卷七乙改。此指风邪侵入人体没有固定的部位。

〔14〕气之所舍：“舍”下原有“节”字，马莳：“节字衍。”据《太素》卷二十五删。《素问·疟论》作“邪气之所合”。

〔15〕相与同类：《素问·疟论》、《太素》卷二十五、《甲乙经》卷七均作“相似同类”，义胜。

〔16〕沉以内搏：谓疟邪随经络逐渐深入，搏结于内脏。

【释义】

本段主要论述了疟疾发作相关临床表现的机理，以及疟疾与风病的区别。

一、疟疾发作的机理

夏季感受暑邪，伏于体内，到秋天又感风寒，外邪引动内邪，正邪相争，出现寒热交作之疟疾。此是《黄帝内经》有关疟疾病因病机的基本观点。然同为疟疾，其发作又有迟有早、有一日、间日等不同，本节主要对此机理进行分析。

疟疾的发作是卫气与邪气相搏结的表现。卫气运行一日一夜而会于风府，使腠理开，客于脊间的邪气因入而与卫气相搏，疟始发作。疟邪侵入人体，从风府开始，沿脊柱下行，“日下一节”，故卫气与之相遇的时间会逐日后延，发作的时间也会逐日滞后；当疟邪遍历二十一节之后，再沿伏冲之脉上行，于是在二十一日之后，发作时间又逐日提前。间日发作的机理是邪气深入，内迫脏腑，横连募原，离体表较远，行动较迟缓，不能当日与卫气相遇而搏结，所以才间日发作一次。

二、风病与疟疾的区别

风病与疟病的发生都与风邪有关，所谓“风之与疟也，相与同类”，但其发病机理与临床表现则不同。由于风邪常停留于肌表，与卫气相搏，故风病常持续出现症状。疟邪随经络逐渐深入，只有疟邪与卫气相遇搏结之时，疟疾才发作，故临床上表现为定时发作，定时休止。

三、疟疾发病，“卫气应乃作”

《黄帝内经》论述疟疾的发作，反复强调邪气与卫气相搏而发病，相离则病休。本节指出：“风无常府，卫气之所应，必开其腠理，气之所舍，则其府也。”“风气留其处，疟气随经络沉以内搏，故卫气应乃作也。”“卫气应乃作”，故《灵枢·禁服》曰：“审察卫气，为百病母。”此无疑与现代免疫学的思想有异曲同工之妙。

本段有关疟疾病机的阐述，在《素问·疟论》有更为详细的论述，参见该篇。

【原文】

黄帝问于少师曰：余闻四时八风〔1〕之中人也，故有寒暑，寒则皮肤急而腠理闭，暑则皮肤缓而腠理开，贼风邪气因得以入乎？将〔2〕必须八正虚邪〔3〕乃能伤人乎？少师答曰：不然。贼风邪气之中人也，不得以时〔4〕，然必因其开也，其入深，其内极也疾〔5〕，其病人也卒暴；因其闭也，其入浅以留，其病也徐以迟。

黄帝曰：有寒温和适，腠理不开，然有卒病者，其故何也？少师答曰：帝弗知邪入乎？虽平居〔6〕，其腠理开闭缓急，其故〔7〕常有时也。黄帝曰：可得闻乎？少师曰：人与天地相参也，与日月相应也。故月满则海水西盛〔8〕，人血气积〔9〕，肌肉充，皮肤致，毛发坚，腠理郄〔10〕，烟垢著〔11〕，当是之时，虽遇贼风，其入浅不深。至其月郭空〔12〕，则海水东盛〔8〕，人气血虚，其卫气去，形独居，肌肉减，皮肤缓〔13〕，腠理开，毛发残，膲理〔14〕薄，烟垢落，当是之时，遇贼风则其入深，其病人也卒暴。

黄帝曰：其有卒然暴死暴病者何也？少师答曰：得〔15〕三虚者，其死暴疾也；得三实者，邪不能伤人也。黄帝曰：愿闻三虚。少师曰：乘年之衰，逢月之空，失时之和〔16〕，因为贼风所伤，是谓三虚。故论不知三虚，工反为粗〔17〕。帝曰：愿闻三实。少师曰：逢年之盛，遇月之满，得时之和，虽有贼风邪气，不能危之也，命曰三实〔18〕。黄帝曰：善乎哉论！明乎哉道！请藏之金匮，然此一夫之论〔19〕也。

【校注】

〔1〕八风：八方之风。详见《灵枢·九宫八风》。

〔2〕将：或是，抑。

〔3〕八正虚邪：指四时八节的虚邪。八正，即春分、秋分、夏至、冬至、立春、立夏、立秋、立冬等八个节气。

〔4〕不得以时：张介宾："凡四时乖戾不正之气，是为贼风邪气，非如太一所居八正虚邪之有常候，此则发无定期，亦无定位，故曰不得以时也。"

〔5〕也疾：原作"病"，据《太素》卷二十八、《甲乙经》卷六改。疾，急也。与下"留"字相对。

〔6〕虽平居：《甲乙经》卷六"虽"上有"人"字，义顺。平居，即平静安适的生活。

〔7〕故：《太素》卷二十八、《甲乙经》卷六均作"固"，义胜。

〔8〕海水西盛，海水东盛：谓海水受月相盈亏的影响，会出现潮水的定时涨落盛衰。杨上善："日为阳也，月为阴也，东海阳也，西海阴也。月有盈亏，海水之身随月虚实也，月为阴精主水，故月满西海盛也……月空东海盛也者，阴衰阳盛也。"

〔9〕积：《太素》卷二十八作"精"，义胜。积，积聚充盛。

〔10〕郄：同"卻"（却）。收敛，闭合。张介宾："郄，闭也。"

〔11〕烟垢著：形容皮肤脂垢多，犹如烟熏垢腻。张介宾："烟垢，腻垢如烟也。血实则体肥，故腻垢著于肌肤，表之固也。"

〔12〕月郭空：谓月轮残亏。郭，通"廓"，即轮廓。

〔13〕缓：原作"纵"，据《太素》卷二十八、《甲乙经》卷六改。

〔14〕膲理：即腠理，指皮肤肌肉的纹理。膲，同"焦"。

〔15〕得：原脱，据《太素》卷二十八、《甲乙经》卷六补。

〔16〕乘年之衰……失时之和：谓逢岁气不及之年，遇月缺不全的时候，时令气候反常之变。

〔17〕粗：指粗工，即医术低劣的医生。

〔18〕命曰三实：此4字原在下文"藏之金匮"之后，与上"三虚"文例及黄帝问语不合，故据马注本、张注本移此。

〔19〕一夫之论：张介宾："一夫之论，以一人之病为言也。"

【释义】

本段主要讨论人体状态以及外环境因素与发病的关系。

一、人体状态与外感疾病的发病

外界气候的寒热异常变化，常可导致人体发病，如寒冷能使人皮肤致密，腠理紧闭；暑热能使人皮肤松弛，腠理开泄。然贼风邪气侵袭，能否导致人体发病，又取决人体质的强弱，腠理的开泄或致密。人体的腠理开疏时，邪气侵入较深，在体内深处很快引起病变，发病骤急，病情较严重。人的腠理致密，即便受到病邪的侵害，损害的部位也较轻浅，发病也多缓慢。说明人的皮肤疏松、腠理开发即卫外功能低下，是邪气侵犯人体发病的内在重要因素。

二、环境因素对人体发病的影响

在现实生活中，有时虽然气候寒温适度，腠理也不开疏，仍有人突然发病，其原因何在？本节认为这种现象的发生，是由于环境因素的影响，包括月相盈亏以及岁运盛衰的变化等。

（一）月相盈亏与人体发病

本段原文指出："人与天地相参也，与日月相应也。"故人体的气血盛衰、卫外功能的强弱，与月相的盈亏变化密切相关。当月圆、海水涨潮的时候，人体气血充盛，肌肉充实，皮肤致密，毛发坚固，腠理紧闭，皮肤分泌旺盛而多油垢。在此情况下，虽然遇到虚邪贼风的侵袭，其侵入的部位很表浅，不能侵入到人体的深处。月缺空、海水落潮的时候，人体气血亏虚，卫气不能正常地守卫于体外，肌肉不够充实，皮肤疏松，腠理开泄，毛发残脱，肌肤纹理脆薄。在此情况下，遇贼风的侵袭，侵害的部位较深，病邪伤害人体也较急剧，故发病突然。

（二）三虚、三实与发病

除月相盈亏变化外，岁运的太过不及、时季气候的变化等，也影响着人体疾病的发生。本节将这些因素加以综合考虑，阐述了三虚、三实与发病的关系，认为在三虚（岁气不及、月亮无光、气候失和）情况下，人体感邪会发生暴病而死；而在三实（岁气旺盛、月亮圆满、气候调和）的情况下，虽有贼风邪气的存在，也不会侵害人体而发病。对此，张介宾阐发说："乘年之衰，如阴年岁气不及，邪反胜之，及补遗《刺法》《本病》二论所谓司天失守等义是也。逢月之空，如《八正神明论》曰：月始生则血气始精，卫气始行。及上文月满则海水西盛，月郭空则海水东盛等义是也。失时之和，如春不温，夏不热，秋不凉，冬不寒，客主不和者是也。三虚在天，又必因人之虚，气有失守，乃易犯之，故为贼风所伤，而致暴死暴病……反于三虚，即三实也，故邪不能犯。"在此进一步强调了环境因素对人体发病的影响。关于岁气之太过、不及、平气与疾病发病的关系，可参阅《素问》的《五常政大论》和《气交变大论》等篇章。

综上所述，《黄帝内经》基于天人合一的整体观论述外感病的发病，既重视外界致病因素，更重视人体的防御功能；既注意月亮盈亏对人体气血盛衰的影响，又注重劳逸起居对人体正气的影响；还注意到气候寒暑变化等对人体防病能力的影响，总之强调保持人体正气充沛，气血旺盛，增强抗病能力，是防止疾病发生的根本措施。

【知识链接】

《黄帝内经》不仅认识到月相盈亏变化影响发病，同时也论述了月相盈亏与疾病治疗的关系。月亮的运动主要有两种周期：一是朔望月周期，即月相的朔→上弦→望→下弦→晦→朔的周期性变化，约为 29.53 天；二是恒星月周期，是月亮在恒星背景中位置的移动，约为 27.32 天。《黄帝内经》虽然已经论及恒星月，如《素问・六节藏象论》所说："日行一度，月行十三度而有奇焉。"即指恒星月而言。但是，在论述人体生理病理变化的月周期时，则采用月亮的朔望周期作为计时标准。本篇即将人体、月相和潮汐现象联系起来加以考察，提出人体的气血随着月相的盈亏变化而有盛衰变化节律。《素问・八正神明论》也有类似的论述，认为人体气血的盛衰、对疾病的反应性以及对治疗的敏感性和耐受性，都随月节律而变化，由此提出了根据气血盛衰的月节律来确定补泻的治疗原则："月生无泻，月满无补，月郭空无治，是谓得时而调之。因天之序，盛虚之时，移光定位，正立而待之。故曰月生而泻，是谓脏虚；月满而补，血气扬溢，络有留血，命曰重实；月郭空而治，是谓乱经。"强调治疗疾病，必须"以日之寒温，月之虚盛，四时气之浮沉，参伍相合而调之"。认为日、月、四时节律，对于疾病的治疗具有同等重要的意义。《素问・缪刺论》并具体论述了针刺治疗行痹时，必须以月相的盈亏、人体气血的盛衰为依据来确定针刺取穴的多少。

李时珍在《本草纲目》中指出："女子，阴类也，以血为主。其血上应太阴，下应海潮，月有盈亏，潮有朝夕，月事一月一行，与之相符，故谓之月水，月信，月经。"已经很明确地把月相、海潮与月经联系起来加以认识。现代统计资料表明，女性月经周期的平均值为 29.5 日，与朔望月周期极为接近，而且在月经周期中，人体的体温、激素、代谢活动，性器官状态及心理状态等，都具有月节律变化。因而现代学者根据《黄帝内经》理论，对经脉气血盛衰在月周期内时间性特征的研究，涉及最多的是女性月经周期。但就相关的报道来看，各自的结论并不一致，甚至自相矛盾。如有报道月经在潮人数在上弦附近 5 天内处于高潮[①]；有的认为行经时间以月满为中心呈正态分布，月满时经潮人数明显多于其他时间[②]；另有报道则认为朔日附近月经来潮的人数比例高于同一朔望月其他时段[③]。对此现象，还需设计严密的研究方案，进行大样本的统计观察。另外，人体的体温在一定程度上代表人体的代谢活动，是人体生命活动的指标之一。何裕民等[④~⑥]以 500 例非体温变化疾病的病人为对象，结合同期大戢山海潮观测站正点潮位预测值作为客观参数，用以观察病人体温变化，统计发现 374 例病人在月相周期内体温变化曲线与潮位曲线有着明显相同或近似的变化趋势，占总例数的 74.8%。提示人体体温变化与同一时期、同一地域的海潮潮位变化有着明显的正相关系，说明体温及体温所反映的人体生理功能可能与海潮一样受月球的引力作用，因而表现出生命活动的月节律。从海洋潮汐探讨死亡时间与月相关系，发现 501 例老年人的死亡时间与潮汐之涨落似存在着某种联系，落潮时死亡率升高，涨潮和高潮时降低。实验结果表明：小鼠的肛温、氧耗量、周围血液中的红、白细胞计数等重要的生理参数都与同一时间、相近地点的海潮潮位波动有着显著的相关性。王

---

①西安医学院天文与医学学生科研小组. 月经与天文现象[J]. 西安医学院学报，1982，(2)：83-85.

②孟琳升. 月经周期与月亮圆缺[J]. 浙江中医学院学报，1985，(2)：8-10.

③罗颂平. 月经节律与月相联系初探[J]. 上海中医药杂志，1984，(12)：8-9.

④何裕民，严清，张晔. 月廓盈亏与人体功能[J]. 北京中医学院学报，1986，(2)：2-5.

⑤何裕民，严清. 从海洋潮汐探讨死亡时间与月相关系[J]. 安徽中医学院学报 1986，5(3)：6-9.

⑥何裕民，张俊，陆志宏，等. 月廓盈亏对小白鼠血象、体温等影响的实验观察[J]. 中国医药学报，1987，2(6)：20-22.

洪琦①研究报道，西北、华北、华东及东北地区心脑血管疾病的死亡时间在朔望月中的分布存在一定规律性：朔日附近死亡最多，望日附近死亡最少，差异十分显著。采用月相亮度变化参数作对照，进行相关分析，结果死亡人数在朔望月中的分布与月相变化呈显著负相关，进一步进行多层次分析，发现以上现象在不同地区、不同气候条件下及不同病种等情况下有变异。提示《黄帝内经》月人相关理论有一定的客观依据。

【原文】

黄帝曰：愿闻岁之所以皆同病者，何因而然？少师曰：此八正之候〔1〕也。黄帝曰：候之奈何？少师曰：候此者，常以冬至之日，太一〔2〕立于叶蛰之宫〔3〕，其至也，天必应之以风雨者矣〔4〕。风雨从南方来者，为虚风〔5〕，贼伤人者也。其以夜半至者〔6〕，万民皆卧而弗犯也，故其岁民少病；其以昼至者，万民懈惰〔7〕而皆中于虚风，故万民多病。虚邪入客于骨而不发于外，至其立春，阳气大发，腠理开，因立春之日，风从西方来，万民又皆中于虚风，此两邪相搏〔8〕，经气结代〔9〕者矣。故诸逢其风而遇其雨者，命曰遇岁露〔10〕焉。因岁之和，而少贼风者，民少病而少死；岁多贼风邪气，寒温不和，则民多病而多死矣。

黄帝曰：虚邪之风，其所伤贵贱〔11〕何如？候之奈何？少师答曰：正月朔日〔12〕，太一居天留之宫〔13〕，其日西北风，不雨，人多死矣。正月朔日，平旦北风，春，民多死。正月朔日，平旦北风〔14〕行，民病死〔15〕者，十有三也。正月朔日，日中北风，夏，民多死。正月朔日，夕时北风，秋，民多死。终日北风，大病死者十有六。正月朔日，风从南方来，命曰旱乡〔16〕；从西方来，命曰白骨〔17〕，将国有殃，人多死亡。正月朔日，风从东方来，发屋〔18〕，扬沙石，国有大灾也。正月朔日，风从东南方行，春有死亡。正月朔日〔19〕，天和〔20〕温不风，籴贱〔21〕，民不病；天寒而风，籴贵，民多病。此所谓候岁之风〔22〕，䟼〔23〕伤人者也。二月丑〔24〕不风，民多心腹病；三月戌不温，民多寒热；四月巳不暑，民多瘅病〔25〕；十月申不寒，民多暴死。诸所谓风者，皆发屋，折树木，扬沙石，起毫毛，发腠理者也。

【校注】

〔1〕八正之候：谓八方的风雨正常与异常情况。张介宾："四正四隅，谓之八正，即八宫也。"

〔2〕太一：北极星。为天极所在，斗、岁（太岁）游行的中心。随着地球的自转，北斗围绕北天极做周日旋转，在没有任何计时设备的古代，可以指示夜间时间的早晚；随着地球的公转，北斗围绕北天极做周年旋转，人们根据斗柄或斗魁的不同指向，可以了解寒暑季节的变化更迭。

〔3〕叶蛰之宫：九宫之一，即正北方之坎宫，简称叶蛰。

①王洪琦. 心脑血管疾病死亡日期与月相变化关系[J]. 四川生理科学杂志，1989，（3）：63-65.

〔4〕太一立于叶蛰之宫……风雨者矣:《甲乙经》卷六无此20字。疑为后人袭《九宫八风》篇妄加，详见该篇。

〔5〕虚风：冬至日从其五行方位相反方向来的风，称为虚风。《灵枢·九宫八风》："从其冲后来为虚风。"

〔6〕夜半至者：者，原作"也"，据《太素》卷二十八、《甲乙经》卷六改。又，《太素》卷二十八无"半"字。

〔7〕懈惰：懈怠。杨上善："懈惰，谓不自收节。"

〔8〕两邪相搏：指冬之伏邪与春之虚风，两种病邪在体内相互搏结。

〔9〕经气结代：指循经而传的邪气结聚交替发病。张介宾："邪留而不去，故曰结。当其令而非其气，故曰代。"又，马莳："人之经气相结，而代脉自见矣。"

〔10〕岁露：泛指一岁之中反常的气候。张志聪："风者天之气，雨者天之露，故逢其风而遇其雨者，命曰遇岁露焉。"

〔11〕贵贱：指多少、轻重。

〔12〕朔日：农历每月的初一。按本节乃以正月初一为岁首，与上节以冬至日为岁首者不同。

〔13〕天留之宫：九宫之一，即东方艮宫。

〔14〕北风:《甲乙经》卷六作"西北风"。

〔15〕死：原作"多"，据《太素》卷二十八改。

〔16〕旱乡：此指从南方来的干旱之风。《汉书·天文志》："南方谓旱乡。"

〔17〕白骨：西方在色为白，主肃杀，故称西风为白骨。

〔18〕发屋：掀揭毁坏房屋。

〔19〕日：原脱，据《太素》卷二十八及马注本补。

〔20〕和：原作"利"，据《太素》卷二十八、《甲乙经》卷六改。

〔21〕籴（dí 敌）贱：指粮价低贱。籴，买进粮食。籴贱、籴贵，在此表示风调雨顺的丰年和寒温不适，风雨不调的灾年。

〔22〕风:《太素》卷二十八作"虚风"。

〔23〕戕: 为"残"之讹。残害。《太素》卷二十八作"贼"。

〔24〕二月丑：指二月的丑日。此下"三月戌""四月巳""十月申"同此。

〔25〕瘅病：即温热病。又，指黄疸病。

【释义】

基于日常生活与临床经验，当人们认识到自然气候等因素与人体发病有密切关系后，自然会促使人们进一步去探索如何预测气候变化及其引发的疾病，以达到预防疾病的目的。然限于当时的条件，人们无法准确掌握长时间的气象要素、疾病流行的资料，不可能运用统计学的方法去把握其中的规律，只好转向采用模式推演的方法，由此形成了运气学说；或借用风占等数术方法，来预测自然界气候变化与发病的关系。本节所论即属于此。

一、冬至日占风预测

本段指出，一年之中人体之所以发生相同的疾病，其原因即在于有相同的气候变化，所谓“岁之所以皆同病者”“此八正之候也”。那么，如何预测一年的气候变化呢？原文提出在冬至日，太一行于北方叶蛰之宫，天气必然有风雨变化。如果风雨从北方来，则为实风，主生，长养万物。如果风雨从南方来，则为失时反候的虚风，也就是残贼伤人的邪风。所以后文又说：“因岁之和，而少贼风者，民少病而少死；岁多贼风邪气，寒温不和，则民多病而多死矣。”虚邪贼风伤人，又与人体的功能状态密切相关，所谓“其以夜半至者，万民皆卧而弗犯也，故其岁民少病；其以昼至者，万民懈惰而皆中于虚风，故万民多病”。冬季虚邪侵入人体深部骨骼，伏于内而不发作，到立春时，阳气生发，腠理开泄之时，若再受西方袭来的虚风，邪气循经而传，在体内结聚交替发病。

二、正月朔日占风预测

本段提出的第二种占风方法，是通过观察正月初一日，一天当中出现的异乎寻常的邪风方向和发生的时辰，来预测一年四季中的疾病流行情况，其中包括患病人数的多寡、病情的轻重等，并且还涉及预测当年农作物的收成好坏。例如正月初一，天气温和而无风，预示当年是风调雨顺的丰收年，人们也少病；若严寒而刮大风，预示当年歉收，粮价昂贵，人们多病。根据《灵枢·九宫八风》所论，正月，太一行于东北天留之宫，刮东北风为正风、实风，其余均为邪风。这里所论发病情况，其中五条为北风，似乎认为正月初一日刮北风灾害最多。如张介宾所说：“元旦为孟春之首，发生之初，北风大至，阴胜阳也，故多伤害。元旦日邪风大至，即非吉兆，各随其位，灾害有辨也。元旦之气，所贵者温和景明，则岁候吉而人民安，凡四方不和之风，皆非所宜。”

上述两种占风预测方法，其实都反映了古人“始初定全”的思维模式，即事物的初始状态，决定了或关系着其全过程的情况，只不过一年初始之日的选择有所不同而已。《史记·天官书》记载：“凡候岁美恶，谨候岁始。岁始或冬至日，产气始萌；腊明日，人众卒岁，一会饮食，发阳气，故曰初岁；正月旦，王者岁首；立春日，四时之始也。四始者，候之日。”这里提及古人曾通过观察四种岁始之日的天象、气象、物象来预测一年的好坏。

三、气候反常与发病

原文最后例举了几种反常气候变化的发病情况，如“二月丑不风”“三月戌不温”“四月巳不暑”和“十月申不寒”，均可导致人体发生不同疾病，从而说明在各个季节中，凡出现不符合时令的反常气候，都是产生各种疾病的重要原因。

【知识链接】

古人对风的认识和理解，与今日有很多相同之处，即认为风是大气流动的自然现象。《庄子·逍遥游》说：“夫大块噫气，其名为风也。”《汉书·律历志》说：“天地之气合以生风。”

《大戴礼记》载曾子说："阴阳之气各尽其所则静矣，偏则风，俱则雷，交则电，乱则雾，和则雨。"从古代传统观点看，风是天地阴阳之气失衡所致，而古代星占家则认为风的运行是在宣布天地号令。如李淳风《乙巳占》说："风者，是天地之号令，阴阳之所使，发示休咎，动彰神教者也。"故古人常通过对风的观察，以判断阴阳之盛衰、气候之变化，预测吉凶等。

《史记·律书》所载八风，将八卦、八节与八风相联系，风占就是依这个模式而建立。西汉京房有八卦八方暴风之论，如"四时暴风起于北方，主盗贼起，天下兵皆动，令人病湿饮带下，不能起居。""四时暴风起东北为鬼门风，鬼行人道，多旱疫；主天下水，令人疾泄，变易形容。冬春之交，万物变改。""四时暴风起东方，人流盗贼起相攻；风发天下旱冥，霜早岁饥，令人病变节，四肢不可动摇。""四时暴风起东南方，人多病泄痢，乳妇暴病死。""四时暴风起南方，有灾火为害，来年旱，人多病热生疮，目盲。""四时暴风起西南方，天下兵动，日月失色；令人食不入口，病腰脊肩背股膝皆肿。""四时暴风起西方，主秋旱霜，天下兵动；日月食，令人患疮癣。""四时暴风起西北方，天下大饥，有盗贼相攻，人流亡，有神不起，地动，日月失色；人多患疥疠恶疮，多疾疫死丧。"

《开元占经·候星善恶云气占·八节日气候》载八节风占，附录如下。

立春正月节，其日晴明，少云，岁熟；阴则旱，虫伤禾豆。风从乾来，暴霜杀物，谷猝贵；坎来，冬大寒，胡兵内扰；艮来，五谷熟；震来，气泄，物不成；巽来，多风虫；离来，旱伤物；坤来，春寒，六月水，人多愁土功；兑来，旱、霜，兵起。

春分二月中，其日东方有青云，岁熟；晴明，物不成。风从乾来，岁多寒，金铁倍贵；坎来，豆菽不成，民饥病；艮来，夏不热，米贵一倍；震来，五谷成，亦无盗贼；巽来，虫生，四月多暴寒；离来，五月先水后旱；坤来，小水，人多疟疾；兑来，春寒，八月国有忧，有兵。

立夏日，南方有赤云，岁丰；清明，则旱。风从乾来，其年凶饥，夏霜，麦不刈；坎来，多雨水，鱼行人道；艮来，山崩地动，人疫；震来，雷不时击物；巽来，其年大熟；离来，夏旱，禾焦；坤来，万物夭伤；兑来，蝗虫大作。

夏至日，南方有赤气，则熟；晴明，则旱。风从乾来，寒伤万物；坎来，寒暑不时，夏日多寒；艮来，山水暴出；震来，八月人多疾；巽来，九月风，落草木；离来，五谷熟；坤来，六月雨水横流；兑来，秋多雨霜。

立秋日，有白云及小雨，则吉；晴明，物不成。风从乾来，甚寒，多雨；坎来，冬多雪，多阴寒；艮来，秋气不和；震来，秋多雨雹，人不和，草木再荣；巽来，内兵猝起；离来，兵戎不利，多旱；坤来，五谷熟；兑来，兵起，将行。

秋分日，西方有白云，则善；晴明，物不成。风从乾来，人多相掠；坎来，多寒；艮来，十二月多阴寒；震来，人疫，再花不实；巽来、十月多风；离来，兵动国南七百里；坤来，土功兴；兑来，五谷大收。

立冬日，晴明，小寒，人君吉，天下喜。风从乾来，君令行，天下安；坎来，冬雪杀走兽；艮来，地气浅，人多病；震来，人不安居，多寒；巽来，冬温，明年夏旱；离来，明年五月大疫；坤来，水泛滥，鱼盐倍多；兑来，妖言为幻，兵在山泽。

冬至日，有云雪，寒，明年大丰；晴明，物不成。风从乾来，强国有忧，多寒；坎来，岁美人安；艮来，正月多阴；震来，雷不发，大雨并；巽来，百虫害物；离来，冬温，乳母多死，水旱不时，人疫；坤来，虫伤苗，多水；兑来，明年秋雨，兵起。

大惑论第八十

【导读】

惑，迷乱眩晕之意；大，言其甚也。本篇重点论述了眼睛的构造、眼与五脏的关系，并说明了登高而惑的道理；提出了“目者，五脏六腑之精也”“目者，心使也”、目-脑-项关联的命题，为临床望目诊病提供了理论依据，也为后世眼科五轮学说的形成奠定了基础。同时阐述了善忘、善饥不嗜食、不得卧、不得视、多卧、少卧、卒然多卧等病症的病机与治疗原则。由于篇首有登高而惑之论述，故篇名“大惑论”。如马莳所说：“首二节论大惑之义，故名篇。”

【原文】

黄帝问于岐伯曰：余尝上于清泠之台[1]，中阶而顾，匍匐[2]而前则惑[3]。余私异之，窃内怪之，独瞑独视[4]，安心定气，久而不解。独转独眩[5]，披发长跪，俯而视之，后久之不已也。卒然自止[6]，何气使然？岐伯对曰：五脏六腑之精气，皆上注于目而为之精[7]。精之窠为眼[8]，骨之精[9]为瞳子，筋之精为黑眼，血之精为络[10]，其窠[11]气之精为白眼，肌肉之精为约束[12]，裹撷筋骨血气之精而与脉并为系[13]，上属[14]于脑，后出于项中。故邪中于项，因逢其身之虚，其入深，则随眼系以入于脑，入于脑则脑转，脑转则引目系急，目系急则目眩以转矣。邪中其精[15]，其精所中不相比[16]也则精散，精散则视歧，视歧见两物。

目者，五脏六腑之精也，营卫魂魄之所常营[17]也，神气之所生也。故神劳则魂魄散，志意乱。是故瞳子黑眼法于阴，白眼赤脉法于阳[18]也，故阴阳合传[19]而精明也。目者，心之[20]使也；心者，神之舍也。故神分[21]精乱而不传[22]，卒然见非常处，精神魂魄，散不相得[23]，故曰惑也。

黄帝曰：余疑其然。余每之[24]东苑[25]，未曾不惑，去之则复[26]，余唯独为东苑劳神乎？何其异也？岐伯曰：不然也。心有所喜，神有所恶，卒然相感[27]，则精气乱，视误故惑，神移乃复。是故间[28]者为迷，甚者为惑。

【校注】

〔1〕清泠（líng 灵）之台：指清凉寒冷的高台。张介宾："台之高者其气寒，故曰清泠之台。"

〔2〕匍匐：爬行。

〔3〕惑：指因眩晕而惑乱不清。

〔4〕独瞑独视：谓先闭目宁神，一会儿再张目而视。

〔5〕独转独眩：转，原作"博"，据《太素》卷二十七改。周学海："'博'义难通，当是'转'之讹也。"此言仍然头转目眩。

〔6〕止：原作"上"，据《太素》卷二十七、《甲乙经》卷十二改。

〔7〕精：通"睛"，指眼睛的视物作用。张介宾："为之精，为精明之用也。"又，马莳："精，睛同。盖五脏六腑之精气，皆上注于目而为之睛。"

〔8〕精之窠（kě 科）为眼：即五脏六腑精气上注会聚之处为眼睛。张介宾："窠者，窝穴之谓。"

〔9〕骨之精：即肾之精。下文筋、血、气、肌肉之精，分别指代肝、心、肺、脾之精。

〔10〕络：目内血络。张介宾："络，脉络也。"

〔11〕其窠：《甲乙经》卷十二无此 2 字，疑衍。

〔12〕约束：指眼胞。张介宾："约束，眼胞也。能开能阖，为肌肉之精，主于脾也。"

〔13〕裹撷（xié 胁）筋骨血气之精而与脉并为系：意指眼胞包裹网罗五脏之精与脉相合，成为目系。裹撷，即包裹。系，指目系。张介宾："以衣衽收物谓之撷。脾属土，所以藏物，故裹撷筋骨血气四脏之精，而并为目系。"

〔14〕属（zhǔ 主）：连系，连属。

〔15〕邪中其精：原无"中"字，据《太素》卷二十七、《甲乙经》卷十二补。精，通"睛"，指眼睛。此言邪气侵害眼睛。

〔16〕其精所中不相比：指目睛被邪气所伤，两目之间不能协调一致。杨上善："五精合而为眼，邪中其精，则五精不得比和。"比，齐同，一致。

〔17〕营：通会，汇聚。

〔18〕瞳子黑眼……白眼赤脉法于阳：谓瞳子与黑睛分属于肾、肝两脏，属于阴；白眼与血络分属于肺、心两脏，属于阳。

〔19〕传：通"抟"。聚集，聚合。俞樾："传，读为抟，聚也。"又，《甲乙经》卷十二作"揣"。刘衡如云："意者初本为抟，音义通团，字或作揣。"

〔20〕之：原脱，据《太素》卷二十七、《甲乙》卷十二补。

〔21〕分：原脱，据《太素》卷二十七、《甲乙》卷十二补。

〔22〕传：原作"转"，据《太素》卷二十七改。传，通"抟"。

〔23〕得：协调。

〔24〕之：前往。

〔25〕东苑（yuàn 院）：西汉梁孝王时期的园囿，清泠之台是其中美景之一。杨上善："清

泠之台在东苑。”

〔26〕复：恢复，复常。

〔27〕感：原作“惑”，据《太素》卷二十七、《千金要方》卷六改。感，触动，感触。

〔28〕间：轻微。张介宾：“间者，言其未甚也。”

【释义】

本段以黄帝登高台而发生眩晕迷惑的现象为问题切入，论述了眼睛的生理构造，眼与五脏、脑的关系，深入探讨了眩惑产生的病因病机。

一、眼睛的结构及与五脏的关系

本段对于眼睛的结构，也是着眼于眼睛与五脏的关系加以认识，提出“五脏六腑之精气，皆上注于目而为之精”，即五脏六腑的精气都通过经脉的联系而向上贯注于目，才构成了眼睛，使其具备视物精明的作用。其中肾主骨，肾的精气上注滋养瞳仁；肝主筋，肝的精气上注滋养黑睛；心主血脉，心的精气上注滋养两眦血络；肺主气，肺的精气上注滋养白睛；脾主肌肉，脾的精气上注滋养眼胞。眼睛的各个部位分别与五脏相应，直接受五脏功能的影响。只有五脏六腑的功能协调，精气充足，目得其养，才能发挥其“视万物，别黑白，审短长”（《素问·脉要精微论》）的功能。

二、目系连脑，受心神支配

眼睛的结构不仅分别与五脏有关，“目者，五脏六腑之精也，营卫魂魄之所常营也”。同时，古人认为通过目系的作用，眼睛、脑、后项联系为一体，所谓“裹撷筋骨血气之精而与脉并为系，上属于脑，后出于项中”，也就是说汇集五脏之精气与脉络相合构成了目系，目系向上连属于脑，向后出于头项中。基于古人的临床经验，《黄帝内经》中对目-脑-项的关联论述较多。《灵枢·寒热病》云：“足太阳有通项入于脑者，正属目本，名曰眼系，头目苦痛，取之在项中两筋间。”《灵枢·经脉》也说：“膀胱足太阳之脉，起于目内眦，上额交巅……其直者，从巅入络脑，还出别下项。”则从足太阳经脉的角度阐述了目-脑-项的联系。目-脑之间关系的认识，为脑病影响于眼睛，导致眼球活动及视觉功能异常等病症的解释奠定了基础。

基于心为君主之官，五脏六腑之大主，主神志，主血脉等理论，古人认为眼睛正常功能的发挥，与心的关系十分密切，受心神的直接支配。心的功能正常，精充血旺气足，目得其养，则眼睛黑白分明，精采内含，神光充沛，视物清晰，炯炯有神；反之，则白睛暗浊，黑睛色滞，失却精采，浮光暴露，瞳神呆滞，视物模糊等，是眼之失神、无神。故言“目者，心之使也；心者，神之舍也”。张介宾解释说：“精神虽统于心，而外用在目，故目为心之使，心为神之舍。”

关于眼睛与五脏、脑、心神等的关系，可图示如下（图 80-1）。

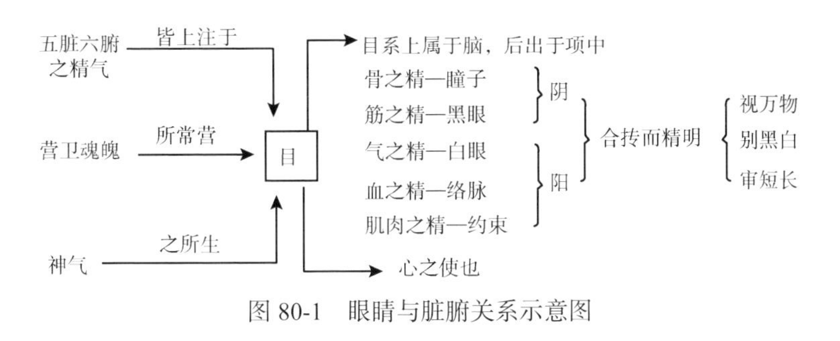

图 80-1　眼睛与脏腑关系示意图

三、眩晕迷惑产生的机理

在对眼睛结构及其与五脏、脑、项关系等生理认识的基础上，原文进一步分析了目眩以转、视歧、神乱迷惑等症状产生的病理机制，概括起来有以下几点：一是邪气侵及人的项部，恰逢身体虚弱，邪气乘机深入体内，随目系进入脑中。邪气侵入脑，则脑转头晕；脑转头晕，引起目系紧张，则目眩而视物旋转不清。邪中于目，伤及脏腑之精，精气耗散，两目功能不协调而出现视歧的现象。二是神劳过度，使魂魄意志散乱，心神紊乱，以致视物迷乱。三是在突然见到非常特殊的景物时，使心神不定，精气散乱，两眼视物不正常，引起神志迷惑。这种眩惑是一时性的生理现象，是由于神的不适应造成的，精神转移后就可缓解而复常。眩晕迷惑产生的机理，可图示如下（图 80-2）。

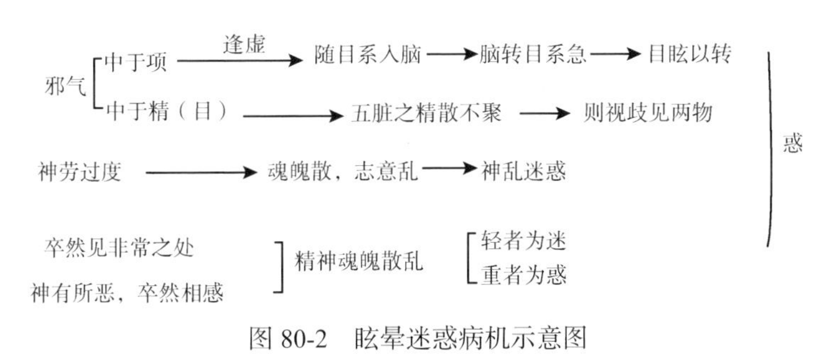

图 80-2　眩晕迷惑病机示意图

【知识链接】

一、关于目-项关联的认识

古人对于目-项关联很早就有所认识，并试图从不同的角度加以解释。早在张家山汉简《引书》中就记载着目-项关联曰：“引目痛……压两目内脉而上循之至项。”《灵枢・口问》记载：“精不灌则目无所见矣，故命曰夺精。补天柱经夹颈……泣出，补天柱经夹颈，夹颈者，头中分也。”《灵枢・寒热病》曰：“足太阳有通项入于脑者，正属目本，名曰眼系，头目苦痛取之，在项中两筋间。”《灵枢・经脉》记载膀胱足太阳之脉的“是动病”“所生病”中即涉及到“目似脱”“项如拔”“头囟项痛”“目黄泪出”等相关的目与项的病症，并从经脉循行角度加以解释，认为“膀胱足太阳之脉，起于目内眦……其直者，从巅入络脑，还出别下项”，另外，尚有三焦手少阳之脉、督脉等联系着目与项部。

本篇则从解剖层面论证了目-项相关的机理，认为“五脏六腑之精气……裹撷筋骨血气之精而与脉并为系，上属于脑，后出于项中”，因此，“故邪中于项……则随眼系以入于脑，入于脑则脑转，脑转则引目系急，目系急则目眩以转矣”。朱颖等①将此解释概括为“通项入脑属目系”理论，认为中医早就认识到眼部神经与项部肌群的位置关系。现代医学研究发现枕下肌群作为眼球和脊椎间的动作媒介，既参与眼球运动，也连接脊柱运动，其中涉及到：①肌筋膜组织。包括包被视神经至眼球后段与巩膜相互移行的硬脑膜纤维组织，调节眼压、影响视功能的交感及副交感神经纤维丛，供应眼球及视网膜血液的椎-基底动脉、颈内外动脉及脉络膜。②肌硬膜桥。构成枕下肌群的四块肌肉分别与硬脊膜、I 型胶原纤维组成的腱性结构。③肌筋膜后表线。起于趾骨跖面，经过“骨性车站”枕脊，止于额骨和眼眶上脊，“肌筋膜轨道”跨越颅骨的帽状腱膜，连接枕下肌群与眼，其中的头后直肌和头斜肌含大量张力感受器，也是后表线的功能中心，具有协调眼球运动和背部其他肌肉的作用②。枕下肌群处的无菌性炎症、血液动力学改变以及生物力学改变会影响组织粘连、视神经缺血或张力增高等，造成视力下降、视野缺损及局部循环障碍等。张广建等③研究认为枕肌通过帽状腱膜与额肌成一整体，枕额肌和帽状腱膜可能参与了颈源性额、颞、眶部疼痛的发生。而现代针灸治疗眼科疾病时，项部腧穴常作为主穴或者配穴被广泛应用，主治范围广，疗效显著，其主治范围包括视神经萎缩、视神经炎、眼睑痉挛、干眼症、上睑下垂、视网膜色素变性、斜弱视等。以上均说明了目-项之关联关系。

对于目与项的关联，《解剖列车》还从肌筋膜经线——后表线的角度，给出了以下实验：“如果要自己感受这种连接，可把你的双手放在头的两边，把拇指放在枕骨下方，将你的拇指轻轻地放在浅层肌肉上以便感受到深层组织。闭上眼睛，左右移动眼睛，双手位于耳旁，固定头颅。你能感受拇指下细微的肌肉张力变化吗？即使你的头不动，这些古老而原始的肌肉仍会随着眼球的运动而运动。当眼球上下运动时，这些肌肉也会做类似的运动。你会发现想要不动这些肌肉而单独移动眼球是不可能的。它们是一种原始的连接（几乎经历了我们整个脊椎发展的历史），任何眼球运动都会使枕骨下肌群产生张力的变化……其余的脊椎肌肉‘听命’于枕骨下肌群，倾向于在它们的领导下工作。”④此则从肌筋膜经线的角度给出了新的解释。

二、眼科五轮学说

本段关于眼睛生理构造与五脏精气密切相关的论述，为后世眼科学的“五轮学说”奠定了基础。宋代创立五轮学说，即将瞳子称为水轮，黑眼称为风轮，血络称为血轮，白眼称为气轮，

①朱颖，陈家煜，包烨华，等. 基于“通项入脑属目系”探讨枕下肌群与眼的关系[J]. 成都中医药大学学报，2020，43（4）：77-80.

②Thomas W. Myers. 解剖列车——徒手与动作治疗的肌筋膜经线[M]. 关玲，周维金，翁长水译. 第 3 版. 北京：北京科学技术出版社，2016：99-100.

③张广建，李仁淑. 颈源性头痛中额、颞、眶部疼痛的临床特点和机制探讨[J]. 中国伤残医学，2014，22（16）：50-51.

④〔美〕Thomas W. Myers. 解剖列车——徒手与动作治疗的肌筋膜经线（第 3 版）[M]. 关玲，周维金，翁长水主译. 北京：北京科学技术出版社，2016：97.

眼睑称为肉轮，分别与肾、肝、心、肺、脾五脏相联系，用以诊断和治疗眼科疾患。如《银海精微》《审视瑶函》等眼科名著均设专论，强调五轮不可忽视，认为轮脏标本相应，既不知轮，则不知脏，是为标本不明。在临床上运用五轮脏隶属关系，通过观察各轮外显症状，去推断相应脏腑内在的病变，即眼科独特的五轮辨证。例如睑弦红赤湿烂者，病位在肉轮，内属于脾，而红赤湿烂系湿热为患，因而证属脾胃湿热，用清利脾胃湿热之法治疗。若病变出现于多轮，则应从多个脏腑加以辨证论治，如胞睑肿硬，并见白睛红赤，应视为脾肺实热，治以清肺泻脾。又若数轮先后发病，则可从相应脏腑之间的生克关系失常来认识病变的发生和发展变化，如先发白睛红赤，继而出现黑睛星翳，常属肺金乘肝木之证，用清肺养肝法治之。

虽然目与五脏均有关联，除本篇所论外，《灵枢・邪气脏腑病形》指出："十二经脉……其精阳气上走于目而为睛。"《素问・五脏生成》言："诸脉者，皆属于目。"说明通过经脉的联络作用，目和五脏六腑都有直接或间接的联系。但总体而言，目与肝、心、肾的关系更为密切。肝开窍于目，肝气通于目，《素问・金匮真言论》说："东方青色，入通于肝，开窍于目，藏精于肝。"《灵枢・脉度》言："肝气通于目，肝和则目能辨五色矣。"《灵枢・五阅五使》云："目者，肝之官也。"就目与心的关系而言，除本篇提出"目者心之使也，心者神之舍也"以及"目者……神气之所生也"外，《素问・解精微论》指出："夫心者五脏之专精也，目者其窍也，华色者其荣也，是以人有德也，则气和于目；有亡，忧知于色。"《灵枢・口问》也指出："心者，五脏六腑之主也，目者，宗脉之所聚也。"《素问・五脏生成》云："诸脉者皆属于目。"《灵枢・经脉》具体指出了"心手少阴之脉……其支者从心系上挟咽系目系"，"手少阴之别，名曰通里……入于心中系舌本，属目系"。说明了目和心的关系，一方面是因为心为五脏六腑之大主，五脏六腑之精皆上注于目，故心为五脏之专精，其主目之作用自不待言。且心主脉，目为宗脉之所聚，同时又有经脉上的联系，故目为其窍。另一方面，由于心藏神，目之功能正常亦赖心神支配，而神之功能正常与否亦可由目察知。目与肾的关系，一方面由于五脏六腑之精皆上注于目，而"肾者主水，受五脏六腑之精而藏之"（《素问・上古天真论》）。故目之精主要为肾所主。所以《素问・解精微论》云："志与心精共凑于目也。"另一方面，由于目系直接属脑，而脑为髓之海，肾主骨而生髓，故肾又通过脑髓目系和目发生重要联系。总之，无论肾脏所藏之精，或是脑髓，总为肾所主。故肾藏精之功能正常，则目之功能正常。反之，若肾藏精之功能失常，则亦可引起多种目疾，如视物昏暗，瞳孔散大，甚至精脱目盲，而察目之状亦可借以了解肾之情况。

三、视歧的病机与治疗

本文之"视歧"是指双目外观如常，唯视一物为二形的一种眼病，是某些外障或内障眼疾中症状之一，类似西医之"复视症"。本篇认为视歧的发病乃由于邪中于目，伤及脏腑之精，精气耗散，两目功能不协调所致。王肯堂《证治准绳・杂病》发挥说："谓一物而目视为二，即《内经》所谓视歧也。乃精华衰乱，偏隔败坏，病在肾胆，肾胆真一之精不足，而阳光失其主倚，故视一为二。若目赤痛者，乃火壅于络，阴精不得升运以滋神光，故反为阳邪错乱神光而歧其视。譬诸目痛时，见一灯火为二、三灯也。许学士云：荀牧仲尝谓予曰：有人视一物为两，医作肝气盛，故见一为二，服泻肝药皆不验，此何疾也？予曰：孙真人曰：《灵枢》有云，目之系，上属于脑，后出于项中云云，则视歧，故见两物也。令服驱风入脑药得愈。”

对于该症的治疗，应分辨虚实，选法遣药。若系外风所袭之脑转视歧者，常伴有寒热，头目疼痛，治当祛邪为主。如感寒而头晕剧痛，目眩难睁或视歧，用川芎茶调散加减治之；感受风热之头晕头痛者，用桑菊饮加石膏、生地、钩藤、秦艽治之。对于精散邪中，正虚邪实者，依《审视瑶函》之治法，用补肝散（党参、玄参、茯苓、防风、细辛、羌活、黄芩、车前、羚羊角）加萸肉、菟丝子以扶正祛邪。若系劳神过度，肝肾不足，精气衰竭，阳光飞越者，据张璐《张氏医通・目妄见》的治法，用加减驻景丸或益气聪明汤加减，以滋养肝肾，益气明目。还可配合针刺睛明、瞳子髎、太阳、风池、丝竹空、合谷、光明、肝俞、肾俞等穴，缩短疗程，提高疗效。韦文贵[①]报道治疗一精散邪中之复视案例，特录如下。

吴某，女，28 岁。初诊：1963 年 9 月 13 日。主诉：左眼复视已一月。病史：一个多月前先有头痛，又因事生气，第二天突然出现复视，伴有头眩耳鸣，三天后发现左眼内斜，不能外展。

检查：右眼视力 0.9，近视力耶格表 1；左眼视力 1.0，近视力耶格表 1。左眼外展，外上、外下运动均受限制，眼球稍外展则可出现复视。右眼上下左右运动自如。双眼底视神经乳头色泽正常，动静脉比例正常，黄斑中心窝反射可见，周边部未发现异常。血压 90/55mmHg。脉象：弦数。舌象：舌质淡红，苔微黄稍腻。

诊断：左眼偏视；视一为二症。辨证：肝郁气滞，脉络受阻，风邪乘虚而侵，故筋脉挛急而致目偏视及视一为二症。

治则：平肝清热，息风解痉。方药：①补肝散加减：车前子 9g（包煎），细辛 2g，茯苓 12g，防风 5g，玄参 9g，黄芩 5g，羌活 6g，党参 12g，石决明 24g，钩藤 5g，五味子 9g，僵蚕 6g，白附子 2g，水煎服，每日 1 剂。②磁朱丸，每日 6g，捣碎，温开水送服。

末诊：1963 年 10 月 28 日。上药连服 27 剂，一尺以内复视已消失，偶尔往外斜看可出现，近日失眠，血压偏低。

检查：右眼视力 1.0，近视力表 1；左眼视力 1.2，近视力表 1。左眼球位置已正常，上下左右转动自如。双眼底正常。脉沉细，舌质淡，苔白。

药后筋脉挛急已解，故目偏视基本消失。唯病久气虚，脾胃不足，目系迟缓，约束失灵，以致难收全功。拟益气升阳，宁心安神之法，固本培元，以善其后。方药：补中益气汤加减：炙黄芪 15g，炒白术 10g，陈皮 6g，升麻 6g，柴胡 6g，党参 10g，炙甘草 10g，丹参 10g，炒枣仁 15g，夜交藤 24g，五味子 6g。14 剂，水煎服。带回原地服药，巩固疗效。

按 本病案以补肝散合磁朱丸既补肝精，又祛外邪，以治精散邪中之视歧之证，取得比较好的治疗效果，与本篇所论之病因病机相合。

四、关于东苑的考古研究

西汉梁国的梁孝王刘武，曾筑汉代除皇帝的上林苑之外，天下最大的苑囿——东苑，史称“梁苑”。东汉以后，因人为的废弃和历代黄河故道的淤积等原因，被深埋于地下，沉睡了两千

①中医研究院广安门医院. 韦文贵眼科临床经验选[M]. 北京：人民卫生出版社，1980：12-14.

年。现代考古研究初步结果认为，东苑的营造时间应在公元前153～150年之间，大约在东汉末以后逐渐荒废。《史记》和《汉书》均记东苑：“方三百余里，广睢阳城七十里。”即东苑的周长300余里，比睢阳城还宽70里，就是东苑宽100余里。西汉皇帝的苑囿是集山水、花木、建筑为一体的艺术品，梁孝王的东苑至少包括以下四个方面的内容：一是离宫别馆、亭台楼阁、道路等建筑类；二是豢养珍禽异兽；三是假山、异石流水、台观，包括清冷池、清冷台；四是名贵稀有树木、瓜果、花草植物①。

【原文】

黄帝曰：人之善忘者，何气使然？岐伯曰：上气不足，下气有余，肠胃实而心肺虚，虚则营卫留于下，久之不以时上，故善忘也。

黄帝曰：人之善饥而不嗜食者，何气使然？岐伯曰：精气并于脾，热气留于胃〔1〕，胃热则消谷，谷消故善饥。胃气逆上，则胃脘塞〔2〕，故不嗜食也。

黄帝曰：病而不得卧〔3〕者，何气使然？岐伯曰：卫气不得入于阴，常留于阳，留于阳则阳气满，阳气满则阳跻盛，不得入于阴则阴气虚，故目不瞑矣。

黄帝曰：目闭〔4〕而不得视者，何气使然？岐伯曰：卫气留于阴，不得行于阳，留于阴则阴气盛，阴气盛则阴跻满，不得入于阳则阳气虚，故目闭也。

黄帝曰：人之多卧者，何气使然？岐伯曰：此人肠胃大而皮肤涩〔5〕，而分肉不解〔6〕焉。肠胃大则卫气留久，皮肤涩则分肉不解，其行迟。夫卫气者，昼日常行于阳，夜行于阴，故阳气尽则卧，阴气尽则寤。故肠胃大，则卫气行留久；皮肤涩，分肉不解，则行迟。留于阴也久，其气不精〔7〕，则欲瞑，故多卧矣。其肠胃小，皮肤滑以缓，分肉解利，卫气之留于阳也久，故少瞑〔8〕焉。

黄帝曰：其非常经〔9〕也，卒然多卧者，何气使然？岐伯曰：邪气留于上膲〔10〕，上膲闭而不通，已食若饮汤〔11〕，卫气留久于阴而不行，故卒然多卧焉。

黄帝曰：善。治此诸邪奈何？岐伯曰：先其脏腑，诛其小过〔12〕，后调其气，盛者泻之，虚者补之，必先明知其形志之苦乐〔13〕，定乃取之。

【校注】

〔1〕精气并于脾，热气留于胃：谓水谷之精气归于脾脏，阳热之气留滞在胃腑。

〔2〕塞：原作“寒”，据《甲乙经》卷十二改。丹波元简：“岂有胃热而胃脘寒之理乎，当以《甲乙》为正。盖胃热故善饥，胃脘塞故不嗜食。”

〔3〕不得卧：即不能安卧入睡。据《灵枢·邪客》首节黄帝问语及本节岐伯答语，此3字似当作“目不瞑”。瞑，闭目。

---

①刘海燕. 西汉梁孝王东苑初探[M]. 商丘师范学院学报，2005，21（3）：139-141.

〔4〕目闭：原作“病目”，与下文答语不合，据《甲乙经》卷十二改。

〔5〕皮肤涩：涩，原误作“湿”，据《太素》卷二十七、《甲乙经》卷十二改。下文2处“皮肤湿”同改。

〔6〕解：滑利。张介宾：“解，利也。”

〔7〕精：原作“清”，据《太素》卷二十七、《甲乙经》卷十二改。

〔8〕少瞑：《太素》卷二十七、《甲乙经》卷十二均作“少卧”，与上文“多卧”相对为文。

〔9〕非常经：即并非经常。常经，经常。

〔10〕膲：同“焦”。

〔11〕已食若饮汤：谓过食或多喝汤水。已，甚、太。若，或者。

〔12〕诛其小过：即消除轻微的病邪。诛，指消除。小过，轻微的病邪。

〔13〕形志之苦乐：指形体与精神两方面情况的好坏。张志聪：“盖志者，精神魂魄志意也；形者，营卫血气之所营也。故志苦则伤神，形劳则伤精气矣。”

【释义】

本段主要论述善忘、善饥不嗜食、不得卧、目闭不得视、多卧、少卧等病症的病机与治则。

一、善忘的病机

善忘，指善忘前事，记忆力减退为主症的病症，又称喜忘、健忘。心主血脉而藏神，故善忘多由心主神志功能失调而致。本段指出其病机为“上气不足，下气有余”，即因肠胃壅实，水谷不能化生营卫以充养心肺，日久致心肺不足，气血两虚，心神失养，而产生善忘。提示临床治疗善忘，调治中焦以去其滞，亦为常用治法之一。

二、善饥不嗜食的病机

《素问·灵兰秘典论》说：“脾胃者，仓廪之官，五味出焉。”胃属阳土，主受纳腐熟，脾为阴土，主运化吸收，二者共同配合，完成饮食水谷的受纳腐熟、运化吸收功能。若阳热之气留滞在胃，胃热亢盛，火盛则消谷，故容易有饥饿感；由于胃气燥热，失于和降而上逆，引起胃脘滞塞不畅，故虽感饥饿而不想吃东西。

三、不得卧的病机

不得卧，即失眠。《黄帝内经》认为卫气昼行于阳，夜行于阴，是人类寤寐的生理基础。《灵枢·口问》说：“卫气昼日行于阳，夜则行于阴。阴者主夜，夜者卧。”若卫气循环运行失常，不能入于阴分而常留于阳分，阳气盛满，阴气亏虚，故不能闭目而失眠。

四、目闭不得视的病机

目闭不得视，指患者白昼目闭难睁，难以视物而言。阳主开，阴主闭。由于卫气运行失序而白昼留于阴分，不能循行于阳分，卫气留滞在阴分则阴气盛，使阴跻脉盛，阴盛而阳虚，故目闭而不得视。

五、多卧的病机

卫气的昼夜运行可谓控制人体睡眠、觉醒的内在生物钟，所谓"夫卫气者，昼日常行于阳，夜行于阴，故阳气尽则卧，阴气尽则寤"。在日常生活中，可以观察到人的体型胖瘦与睡眠多少有关，故本节从卫气运行与肠胃大小的角度来解释睡眠多少的原因。张介宾对原文的阐发甚为精辟，指出："人之脏腑在内，内者阴也；皮肤分肉在外，外者阳也。肠胃大则阴道迂远，肉理湿滞不利，则阳道舒迟，故卫气之留于阴分者久，行于阳分者少，阳气不精，所以多瞑卧也。"并以人饱食后多瞌睡的现象证明之说："今人有饱食之后即欲瞑者，正以水谷之悍气暴实于中，则卫气盛于阴分，而精阳之气有不能胜之耳。世俗但呼为脾倦，而不知其有由然也。"反之，"肠胃小，则卫气之留于阴者少，皮肤滑以缓，分肉解利，则卫气之留于阳者久，故少瞑也"。

另外，有突然嗜睡多卧者，乃由于邪气留滞于上焦，气机不通畅，再加饱食之后，又过量饮汤水，致使卫气留滞于阴分的时间较久，失于正常的循行，所以，会突然出现嗜睡多卧的情况。

六、上述诸病症的治疗原则

在对上述病机讨论的基础上，原文最后提出了治疗的一般原则，概括起来有以下几点：一是"先其脏腑"，即明辨脏腑病位，调理脏腑功能。二是"诛其小过"，提倡见微知著，早期施治。三是调理营卫，补虚泻实。四是了解病人身体和精神状况，因人制宜，所谓"必先明知其形志之苦乐，定乃取之"。

【知识链接】

一、目闭不得视的病机与治疗

目闭不得视，是指双睑闭合，不能睁目，难以视物的一种眼病。《灵枢·经筋》称为"目不开"，《素问·气厥论》称"瞑目"，《素问·六元正纪大论》又称"目瞑"。杨上善注曰："瞑，开目难也"。因本病患者常借助仰首使瞳孔显露，以便视物，故《诸病源候论·睢目候》名为"睢目"，指出："若血气虚，则肤腠开而受风，风客于睑肤之间，所以其皮缓纵，垂覆于目，则不能开，世呼为睢目，亦名侵风。"《银海银微》又根据症状特点，称为"胞垂"，《目经大成》则名为“睑废”。近代中医眼科学多称为“上胞下垂”，近似于西医学之重症肌无力之“上睑下垂”。

目闭不得视的病因病机有二：一则因风热外袭或肝胆火旺，此即《素问·气厥论》所言“胆热移于脑……传为衄蔑瞑目”，《灵枢·经筋》曰：“热则筋纵，目不开。”二则由于阳气不能上升，约束无力，即本篇所谓“阳气虚，故目闭也”。

目闭不得视的治疗，应根据病因病机，辨证施治。若风热所伤者，宜疏风清热，方用银翘散加升麻、柴胡、刺蒺藜、防风等。若湿热所遏者，用升阳除湿汤加减，以除湿清热；若兼有风痰者，可酌加僵蚕、地龙、秦艽、胆南星，以除痰祛风通络。若真阳不升，属脾虚气陷者，用补中益气汤酌加僵蚕、全蝎、地龙、木瓜、伸筋草等，以健脾益气，升阳活络。若命门火衰者，用肾气丸或右归饮加减，以温补肝肾。可同时选取睛明、攒竹、瞳子髎、风池、足三里、三阴交等穴针刺。

二、卫气久留于阴多卧治验案

周国琪[①]分析本篇有关肠胃大，卫气久留于阴而多卧的论述，认为其病机涉及卫气留于阴久、入于阳困难以及卫气“不清”三个方面。其中卫气行于阴则被肠胃中痰湿所阻，行于阳则又受皮肤、肌肉中痰湿碍滞，使卫气慓悍滑疾之性不得施展，故曰“其气不清”。其报道治疗相关病机案例一则如下。

蒋某，男，60岁，2004年3月16日初诊。神疲乏力，多卧，每日睡12～14小时，仍不解乏。形体肥胖，腹大，体重98kg，身高170cm，患有高血脂、脂肪肝、高血黏症、慢性结肠炎。动则汗出，衣襟湿透，面色暗紫，苔厚腻，舌质呈少见的紫蓝色，便溏，脉沉涩不起。平素喜食花生牛杂糖，每日半斤，此嗜好数十年。此脾胃痰湿内盛之体，痰瘀互结，卫气运行受阻，久留于肠胃而不得行于阳，以致清阳之气不升。

治法：拟健脾燥湿化痰，兼以活血。处方：苍术9g，炒白术12g，生薏苡仁30g，茯苓12g，藿香、佩兰各12g，苦参9g，陈皮9g，地锦草3g，败酱草30g，党参15g，丹参15g，三棱12g，莪术12g。并嘱其摒弃嗜糖习惯，可做运动以配合治疗。

服用月余，自觉身体轻松，睡眠减少，苔根薄腻。前后调治1年余，患者每日坚持锻炼2～3小时，体重减至80kg，大腹平，其气清，神情爽，不思卧，舌质逐渐转为淡红，苔薄，便调。

①王庆其. 黄帝内经临证发微[M]. 北京：人民卫生出版社，2019：475-476.

痈疽第八十一

【导读】

痈、疽都是外科疮疡类病症。一般来说，表浅而大，红肿焮热者为痈；深而表面范围较小，肤色夭而不泽，坚硬不热者为疽。本篇是现存专论外科疮疡的最早文献。首先基于天人合一的观点，采用取象比类的方法，指出经脉的循行与天同度，与地同纪；以天地的异常变化造成的灾害，类推痈疽的成因，是寒邪客于经络，使血滞不通，卫气结聚于局部，腐肉伤血所造成。列举了猛疽、夭疽、脑烁、疵痈、米疽、马刀挟瘿、井疽、甘疽、败疵、股胫疽、锐疽、脱疽等十八种痈疽的发病部位、症状特点、不同治法和预后情况。最后阐述了痈与疽的鉴别诊断。因通篇专论痈疽，故以“痈疽”名篇。

【原文】

黄帝曰：余闻肠胃受谷，上焦出气[1]，以温分肉，而养骨节，通腠理。中焦出气如露[2]，上注溪谷[3]，而渗孙脉，津液和调[4]，变化而赤为血，血和则孙脉先满溢，乃注于络脉，络脉[5]皆盈，乃注于经脉。阴阳已张[6]，因息乃行[7]，行有经纪[8]，周有道理[9]，与天合同[10]，不得休止。切[11]而调之，从虚去实，泻则不足[12]，疾则气减，留则先后[13]。从实去虚，补则有余，血气已调，形气[14]乃持。余已知血气之平与不平，未知痈疽之所从生，成败之时，死生之期，期[15]有远近，何以度[16]之，可得闻乎？

岐伯曰：经脉流[17]行不止，与天同度，与地合纪[18]。故天宿失度[19]，日月薄蚀[20]，地经失纪[21]，水道流溢，草蓂[22]不成，五谷不殖[23]，径路不通，民不往来，巷聚邑居，则别离异处，血气犹然[24]，请言其故。夫血脉营卫，周流不休，上应星宿[25]，下应经数[26]。寒邪客于经络之中则血泣[27]，血泣则不通，不通则卫气归之，不得复反[28]，故痈肿。寒气化为热，热胜则腐肉，肉腐则为脓，脓不泻则烂筋，筋烂则伤骨，骨伤则髓消，不当骨空[29]，不得泄泻，血枯空虚，则筋骨肌肉不相荣[30]，经脉败漏，熏于五脏，脏伤故死矣。

【校注】

〔1〕上焦出气：杨上善："上焦出卫气，卫气为阳，故在分肉能温之也。气润骨节，骨节脑髓皆悉滋长，故为养也。令腠理无痈，故为通。"又，张介宾："上焦出气，宗气也。"

〔2〕中焦出气如露：中焦化生营气，如雨露一样营养全身。张介宾："中焦出气如露，营气也。"

〔3〕溪谷：指肌肉之间相互接触的缝隙或凹陷部位。大者称谷或大谷，小者称溪或小溪。《素问·气穴论》："肉之大会为谷，肉之小会为溪，肉分之间，溪谷之会，以行荣卫，以会大气。"

〔4〕津液和调：营气与津液相并调和。

〔5〕络脉：原脱，据《甲乙经》卷十一补。

〔6〕阴阳已张：指人体脏腑阴阳经脉气血充盛。张，充盈之意。

〔7〕因息乃行：指经脉气血伴随呼吸而运行。《灵枢·五十营》曰："人一呼，脉再动，气行三寸；一吸，脉亦再动，气行三寸，呼吸定息，气行六寸。"

〔8〕经纪：法度，度数。

〔9〕周有道理：谓气血循环运行有其轨迹、规律。

〔10〕合同：符合，相同。

〔11〕切：杨上善："切，专志也。用心专志，调虚实也。"

〔12〕从虚去实，泻则不足：此言实则泻之之义。马莳："其实者，则从虚之之法，以去其实，所以泻则不足而为虚也，盖疾去其针，则邪气减矣。"又，指针对虚中夹实之证，从虚中去实而用泻法时，要防伤其正气，所以要用疾入疾出的针法，使邪气减而正气不伤。下"从实去虚，补则有余"仿此。

〔13〕疾则气减，留则先后：言针刺补泻之法。张介宾："凡泻者宜疾，补者宜留，是补之与泻，有疾留先后之异也。"

〔14〕形气：《太素》卷二十六作"形神"，与上文"血气"为对，义胜。

〔15〕期：原脱，据《太素》卷二十六补，《甲乙经》卷十一作"或"。

〔16〕度：猜度，推测。

〔17〕流：原作"留"，据《甲乙经》卷十一及马注本改。

〔18〕与天同度，与地合纪：指经脉气血运行，与自然界天地运动变化规律相符。

〔19〕天宿失度：天之日月星辰运行失其常度。宿，星宿。

〔20〕日月薄蚀：指日月相掩蚀。《吕氏春秋·明理》："其月有薄蚀。"高诱注："薄，迫也。日月激会相掩，名为薄蚀。"

〔21〕地经失纪：指地上大的河流失其常道而溃决。经，经水，河流。

〔22〕草蓂：原作"草萓"，据《甲乙经》卷十一及马注本改。丹波元简："按《玉篇》萓蕒，本作宜男，鹿葱也。然《邪客篇》'地有草蓂'，此'萓'当'蓂'误。"草蓂，丛生的野草。

〔23〕殖：孳生，繁殖。

〔24〕犹然：谓若此。

〔25〕星宿：泛指日月星辰。

〔26〕经数：指十二条经水之数。杨上善："此言人之血气合于天地。"

〔27〕血泣：谓血脉凝涩。泣，通"涩"。

〔28〕卫气归之，不得复反：谓卫气聚于寒邪侵入之处而不能往返。张介宾："言其留聚不散也。"

〔29〕不当骨空：骨空，指骨节空隙处。张志聪："骨空，骨之交也。痈肿不当骨空之处，则骨中邪热不得泄泻矣。"

〔30〕荣：营养。

【释义】

由于古代生活、卫生条件所限，痈疽是人们日常生活中常见的病症。以砭刺脉治痈的实践促进了血脉理论的发展，同时，在古代气论思想的影响下，随着对脉动与呼吸关系的认识，由脉之动、血之行皆因于气，则演变为脉行血气的经脉说。实践促生理论，理论反过来解释实践。故本篇专论痈疽，开篇先讨论有关血脉气血循环的理论。

一、营卫血气的生成与运行

本段论述了卫气、营气、血液的生成、运行等问题，作为进一步阐述痈疽病机的理论基础。

（一）卫气的生成与功能

卫气是来源于脾胃运化的水谷精微中慓悍滑利的部分。《素问·痹论》说："卫者，水谷之悍气也。"《灵枢·营卫生会》也说："人受气于谷，谷入于胃，以传与肺，五脏六腑，皆以受气，其清者为营，浊者为卫。"本节则认为卫气乃肠胃受纳、腐熟水谷，吸收精微物质，然后由上焦宣发布散于人体，而发挥着温煦分肉，润养骨节，通达腠理的作用，犹如《灵枢·本脏》所说："卫气者，所以温分肉，充皮肤，肥腠理，司开阖者也。"

（二）营血的生成与运行

营气是来源于脾胃运化的水谷精微中最富有营养的部分。《素问·痹论》说："荣者，水谷之精气也。"营气入于脉中化生为血液，与血液同行于脉中，循环运行全身。故本节言："中焦出气如露，上注溪谷，而渗孙脉，津液和调，变化而赤为血。"《灵枢·邪客》也指出："营气者，泌其津液，注之于脉，化以为血，以荣四末，内注五脏六腑。"

营血生成以后，首先充注于细小的脉络，再注入络脉，络脉满盈，再注入经脉，然后沿着肺手太阴之脉→大肠手阳明之脉→胃足阳明之脉→脾足太阴之脉→心手少阴之脉→小肠手太阳之脉→膀胱足太阳之脉→肾足少阴之脉→心主手厥阴之脉→三焦手少阳之脉→胆足少阳之脉→肝足厥阴之脉的路径循行。具体见《灵枢·营气》篇。

这里有关血由水谷精微与津液构成，为血管中循环流行的红色液体认识，与现代医学中血液的概念相同。溪谷间津液与组织液概念相同。经脉、络脉、孙脉与大血管、中小血管、微血管相当。参照现代解剖学认为淋巴管是静脉系统辅助装置的认识，则孙脉还可包括毛细淋巴管网。

（三）气血循环运行

本段以天道环周的观念为依据，基于“人与天地相参也，与日月相应也”（《灵枢·岁露论》）的哲学理念，从天道以推论人道，提出“经脉留（流）行不止，与天同度，与地合纪……夫血脉营卫，周流不休，上应星宿，下应经数”，这里的“经数”即常数，也就是天地之数。天上日月运行的区域、轨道与度数有一定的规律性，气血在人体环周运行也有一定的区域、轨道与节奏。由此可见，中医学对气血循环的认识，是在没有经过完备的实验、数学计算与逻辑推理的情况下，通过天人合一的思维方式，借助于取象类推而提出的。

二、平调气血，维持正常生理

气血是维持正常生命活动的基本物质，必须保持调畅与平和，不论是邪盛所致的实证，或是正虚引起的虚证，都要及时采取正确的方法，使气血平调，以维持正常的生理活动，也就不会发生痈疽之类的病症。原文提出的“从虚去实”，是用祛邪的泻法以治实证；“从实去虚”，是以使正气充实的补法消除虚证。如杨上善说：“故善调者，补泻血气，使形与神相保守也。”

三、痈疽发生的病因病机

原文在阐述了气血生理的基础上，进而运用取象比类的方法，类推以说明痈疽发病的机理。由于“经脉流行不止，与天同度，与地合纪”，若天地运转失常，就会出现日蚀、月蚀，大地江河泛滥，植物不生，五谷不收，道路阻塞，百姓不能交通往来，被迫聚居于街巷村邑，或背井离乡，奔往异处。因此，气血循行失常与此相类，将会发生痈疽等病症。

具体就痈疽的发病而言，其形成和疾病演变进程分为三个阶段，即痈肿→化脓→内陷。痈肿的形成乃寒邪侵入经络，导致血行凝滞不通，影响营卫的正常运行，卫气结聚于局部所致。化脓的机理为寒气化为热，热胜则腐肉，肉腐则为脓。痈疽内陷的机理为脓毒不泻，内侵筋骨，筋烂伤骨而髓消，经脉腐烂败漏，脓毒熏及五脏，五脏被严重损害即死亡。痈疽病程阶段的划分，也为后世外科疮疡的分期施治奠定了基础。

【知识链接】

一、痈疽形成的病因

本篇言痈疽的形成，乃寒邪所伤，化热腐肉而成。然就《黄帝内经》所论而言，其病因并不局限于寒邪，概括起来有以下几个方面：一是外感六淫，主要是寒邪、火毒或暑湿之邪，外邪侵袭人体，郁于肌表，经络之气失畅，乃致气血凝滞，不得复返，而六气皆从火化，火热之邪腐肉为脓，痈疽乃成。如《素问·六元正纪大论》说：“火郁之发，民病疮疡痈肿。”《素问·五常政大论》说：“大暑流行，甚则疮疡燔灼。”二是饮食不节，过食膏粱厚味，炙煿辛辣之品，损伤气机，酿成内热，而成痈疽。如《素问·生气通天论》有“高梁之变，足生大丁”之说。三是七情所伤，气机郁而化热，也可成为痈疽。如《灵枢·玉版》说：“有喜怒不测，饮食不节，阴气不足，阳气有余，营气不行，乃发为痈疽。”四是外来伤害，体表直接受到损伤，如针刺不当，局部瘀阻络脉，气血失运，感染毒邪，或瘀血化火，而成痈肿。总之，外感六淫，或饮食失节，七情内伤等导致脏腑功能失调，气机郁滞，均能生热化火，最终导致痈疽的发病。

另外，本节“寒气化为热，热胜则腐肉，肉腐则为脓，脓不泻则烂筋，筋烂则伤骨，骨伤则髓消，不当骨空，不得泄泻，血枯空虚，则筋骨肌肉不相荣，经脉败漏，熏于五脏，脏伤故死矣”的论述，也可谓是对脱疽病机的精辟阐述。

二、关于痈疽的治法

本篇以及《素问·生气通天论》“开阖不得，寒气从之……营气不从，逆于肉理，乃生痈肿”对痈疽病因病机的阐述，也提示了治疗疮疡痈肿的基本思路：①祛除外袭；②清热解毒；③调和营卫气血。张志聪《侣山堂类辨·乳痈鼠瘘辩》记载：一妇人产后，乳上发痈，肿胀将半月，周身如针刺，饮食不进。张志聪诊之，六脉沉紧有力，视左乳连胸胁皆肿。用麻黄、葛根、荆芥、防风、杏子、甘草、石膏，令温服取汗。次日复视之，曰：昨服药后，身有大汗，而周身之痛尽解，乳上之肿胀亦疏，饮食亦进。此前服药不下十余剂，毫无效验，奚此剂有如是之功也？张志聪云：《金匮要略》云产后妇人喜中风。《生气通天论》曰：开阖不得，寒气从之，荣气不从，逆于肉理，乃生痈肿。此系风寒外壅，火热内闭，荣卫不调，以致肿痛。诸医止以凉药治热，而不知开阖故也。今毛窍一开，气机旋转，荣卫流行，而肿痛解矣。《内经》云：食气入胃，散精于肝。此肿属阳明、厥阴二经，是以饮食不进；今经气疏通，自然能食矣。张志聪最后感叹云：“吁！治痈疡者，可不知《内经》乎？”

三、关于孙络位置的讨论

本段原文论血的生成，认为孙脉是血液生成的重要环节，正是在孙脉处，中焦所出之气与津液和调，从而“变化而赤为血”，此后经由孙脉传注于络脉，至于经脉。而《素问·缪刺论》论外邪伤人的途径曰：“夫邪之客于形也，必先舍于皮毛，留而不去，入舍于孙脉，留而不去，入舍于络脉，留而不去，入舍于经脉，内连五脏，散于肠胃，阴阳俱感，五脏乃伤，此邪之从皮毛而入，极于五脏之次也。”两相比较，尽管由孙络（脉）而及络脉、经脉的次序完全一致，但除了内容主旨有生理性、病理性论述之别外，还有孙络部位在体内、体外皮毛的不同。杨上善最早关注到这一区别并予以解释说：“经络及孙络有内有外，内在脏腑，外在筋骨肉间。谷入于胃，精液渗诸孙络，入于大络，大络入经，流注于外。外之孙络，以受于寒温四时之气，入络行经以注于内。令明水谷津液，入于孙络，乃至于经也。内外经络行于脏腑，脏腑气和乃得生也。”很明显，杨上善认为孙络亦有内外之分，在内之孙络，接受由胃所化的精液；在外的孙络，为“四时寒温之气”所侵。如此则突破了外邪入客由外而内的模式所带来的孙络（脉）居外的理论藩篱和思维定式，实际上也是对《黄帝内经》“孙络（脉）”含义的进一步发挥。对此，《黄帝内经灵枢集注》亦有类似认识。《灵枢·百病始生》张志聪注说：“盖形中之血气，出于胃腑水谷之精，渗出于胃外之孙脉络脉，溢于胃之大络，转注于脏腑之经隧，外出于孙络皮肤，所以充肤热肉，渗皮毛，濡筋骨者也。是以形中之邪，亦从外之孙络，传于内之孙络，留于肠胃之外而成积。”并进一步指出：“盖外内孙络之相通，是以外内之相应也。”这显然是将内外结合的考虑，而且突出了孙络在其中的作用，较杨上善的认识有所深化。此外，张志聪还对篇中“孙络”有具体解释，即“募原中之小络”，尽管这个解释受原文“募原之间”的制约而显得相对具体，但至少已表明，在张志聪的理解之中，体内脏腑组织间是有孙络分布的，并不仅仅是募原之处，其他部位也存在孙络应当是其注释暗含之意①。

四、痈疽诊治与血气理论的构建

古代由于痈疽发病的广泛性，不仅诊治痈疽的疗效如何，成为判断名医的指标之一，如《战国策·韩策三》言：“人之所以善扁鹊者，为有臃肿也。”《鹖冠子·世贤第十六》也说：“若扁鹊者，镵血脉，投毒药，副肌肤间，而名出闻于诸侯。”同时，基于痈疽诊治的经验，也成为中医血气理论建构的重要实践基础。黄龙祥②研究认为，痈疽，是扁鹊针灸最早探索并以此闻名的病种，正是在此基础上，以砭启脉刺痈的实践耕耘出早期视脉诊血的脉诊——“所以贵扁鹊者，非贵其随病而调药，贵其擪息脉血，知病之所从生也”（《淮南子·泰族训》），形成了“血脉行血”“诊脉诊血”的认识，构建了早期的血气说——“血脉理论”。并基于此探索出了刺痈的针具和相关刺法规范——“用砭启脉者必如式，痈肿有脓则称其大小而为之砭”（马王堆《脉法》），确立了“因病所而刺”的治疗原则。其设方模式则经历了三个不同的演变阶段：随痈疽所在而刺之、诊有过之脉而取之、辨经脉分部取经俞。概而言之，痈疽，作为针灸最早应用的病种之一，其诊疗经验的积累和理论方法的探索，对针灸理论框架的构建产生了十分广泛和深远的影响，“血气说”的早期形态、诊脉法、重要的治疗原则、针具和刺法的规范等理论要素和技术规范，都能看到明显从痈疽而出的印迹。“血气说”的初始版“血脉理论”和升级版“经脉理论”，都根植于扁鹊针灸诊疗痈疽的实践经验。

【原文】

黄帝曰：愿尽闻痈疽之形与忌日名〔1〕。岐伯曰：痈发于嗌〔2〕中，名曰猛疽，猛疽不治，化为脓，脓不泻，塞咽，半日死；其化为脓者，泻已则含豕膏〔3〕，无令食〔4〕，三日而已。

发于颈，名曰夭疽，其痈〔5〕大以赤黑，不急治，则热气下入渊腋〔6〕，前伤任脉，内熏肝肺，熏肝肺十余日而死矣。

阳气〔7〕大发，消脑留项，名曰脑烁，其色不乐〔8〕，项痛而如刺以针，烦心者死不可治。

发于肩及臑〔9〕，名曰疵痈，其状赤黑，急治之，此令人汗出至足，不害五脏。痈发四、五日，逞焫之〔10〕。

---

①赵京生. 针灸关键概念术语考论[M]. 北京：人民卫生出版社，2012：116-120.

②黄龙祥. 中国古典针灸学大纲[M]. 北京：人民卫生出版社，2019：235-243.

发于腋下赤坚者，名曰米疽，治之以砭石，欲细而长，踈砭之[11]，涂以豕膏，六日已，勿裹之。其痈坚而不溃者，为马刀挟瘿[12]，急治之。

发于胸，名曰井疽，其状如大豆，三四日起，不早治，下入腹，不治，七日死矣。

发于膺[13]，名曰甘疽，色青，其状如榖实菰蓏[14]，常苦寒热，急治之，去其寒热。不急治[15]，十岁死，死后出脓。

发于胁，名曰败疵，败疵者，女子之病也。久[16]之，其病大痈脓，其中乃有生肉[17]，大如赤小豆。治之[18]，剉陵翘[19]草根各一升，以水一斗六升煮之，竭[20]为取三升，则强饮厚衣，坐于釜上，令汗出至足已。

发于股胫，名曰股胫疽，其状不甚变，而痈脓搏骨[21]，不急治，三十日死矣。

发于尻[22]，名曰锐疽，其状赤坚大，急治之。不治，三十日死矣。

发于股阴[23]，名曰赤施，不急治，六十日死。在两股之内，不治，十日而当死。

发于膝，名曰疵痈[24]，其状大痈，色不变，寒热而坚者[25]，勿石[26]，石之者死，须其柔，乃石之者生。

诸痈疽之发于节而相应者[27]，不可治也。发于阳者，百日死；发于阴者，三十日死[28]。

发于胫[29]，名曰兔啮，其状赤至骨，急治之，不治害人也。

发于内踝，名曰走缓，其状痈[30]色不变，数石其输[31]，而止其寒热，不死。

发于足上下，名曰四淫，其状大痈，不[32]急治之，百日死。

发于足傍，名曰厉痈[33]，其状不大，初从[34]小指发，急治之，去其黑者；不消辄益[35]，不治，百日死。

发于足指，名脱痈[36]，其状赤黑，死不治；不赤黑，不死。治之[37]不衰，急斩之[38]，不则[39]死矣。

【校注】

〔1〕痈疽之形与忌日名：杨上善："一问痈疽形状，二问痈疽死生忌日，三问痈疽名字也。"

〔2〕嗌（yì 异）：即咽。

〔3〕泻已则含豕膏：已，原脱，据《太素》卷二十六、《甲乙经》卷十一补。含，原作"合"，据《太素》卷二十六改。张介宾："豕膏，即猪脂之炼净者也。"

〔4〕无令食：原作"冷食"，《太素》卷二十六作"毋冷食"，《千金要方》卷二十四作"无食"，刘衡如云："盖谓含豕膏于口中，无遽食下，令疮口多得滋润被复，易于愈合，于义颇通，窃疑冷为令字之误，则与无食义同。"综诸家之说改。又，张志聪："豕乃水畜，冷饮豕膏者，使热毒从下而出也。"

〔5〕痈：《甲乙经》卷十一作"状"，义胜。

〔6〕渊腋：穴名，属足少阳胆经，位于侧胸部腋中线上，腋下3寸，当第5肋间隙处。张介宾："渊腋，足少阳经穴。其发在颈，则连于肺系，下入足少阳，则及乎肝脏矣，故至于死。"

〔7〕气：原作"留"，据《太素》卷二十六、《甲乙经》卷十一改。

〔8〕其色不乐：谓神色抑郁不乐。

〔9〕臑（nào 闹）：指上臂肌肉高起处。杨上善："肩前臂上胭（䐃）肉名臑。"

〔10〕逞焫之：指速用艾灸治疗。张介宾："逞，疾也。焫，艾炷也。谓宜速灸以除之也。"

〔11〕踈砭之：用细长的砭石稀疏地砭刺病处。张介宾："砭石欲细者，恐伤肉也；欲长者，用在深也，故宜疏不宜密。"

〔12〕马刀挟瘿：指瘰疬。生于腋下，形如马刀形者，称为马刀。生于颈部的，叫挟瘿。潘楫："马刀，蛤蛎之属，痈形似之。挟缨者，发于结缨之处，大迎之下，颈侧也。二痈一在腋，一在颈，常相连络，故俗名历串。"

〔13〕膺：马莳："膺者，胸旁之高肉处也。"

〔14〕榖（gǔ 谷）实菰𦿆：榖实，即楮实，桑科植物构树的果实。丹波元简："考《本草》，楮实亦名榖实，大如弹丸，青绿色，至六七月渐深红色，乃成熟。"菰𦿆，即瓜蒌。

〔15〕不急治：此 3 字原脱，据《甲乙经》卷十一补。

〔16〕久：原作"灸"，于义未协，据《鬼遗方》卷四、《千金翼方》卷二十三改。

〔17〕生肉：新生的肉芽。

〔18〕治之：此 2 字原在上文"其病大痈脓"之后，于义未协，据《甲乙经》卷十一、《千金翼方》卷二十三移此。

〔19〕陵𧄍：为"山陵翘"之讹。又名鼠尾草。《吴普本草》："鼠尾，一名葝，一名山陵翘。"又，马莳："陵𧄍，今之连翘也。"

〔20〕竭：浓缩。张介宾："以水一斗六升，煮取三升。"

〔21〕痈脓搏骨：张介宾："言脓着于骨，即今人之所谓贴骨痈也。"

〔22〕尻：张介宾："尻，尾骶骨也，穴名长强。"

〔23〕股阴：大腿内侧。

〔24〕疵痈：《太素》卷二十六、《甲乙经》卷十一均作"疵疽"。

〔25〕而坚者：原作"如坚石"，据《甲乙经》卷十一改。《太素》卷二十六作"而坚"。

〔26〕石：动词，指用砭石刺破排放脓液。

〔27〕发于节而相应者：张介宾："诸节者，神气之所游行出入也，皆不宜有病毒之患。若其相应，则发于上而应于下，发于左而应于右，其害尤甚，为不可治。"

〔28〕发于阳……三十日死：张介宾："然发于三阳之分者，毒浅在腑，其死稍缓。发于三阴之分者，毒深在脏，不能出一月也。"又，马莳："节者，关节也。其节外廉为阳，内廉为阴。"

〔29〕胫：足胫。据"兔啮"之名推之，当指足跟部。

〔30〕痈：此下原衍"也"字，据《甲乙经》卷十一删。《太素》卷二十六无"痈也"2 字。

〔31〕数石其输：指屡次以砭石治其病处。张介宾："数石其输，砭其所肿之处也。"

〔32〕不：原脱，据《甲乙经》卷十一补。

〔33〕疽：原作"痈"，据《太素》卷二十六、《外台秘要》卷二十四改。

〔34〕从：原作"如"，据《甲乙经》卷十一、《外台秘要》卷二十四改。

〔35〕不消辄益：指疽如果不能消除，即日渐恶化加重。

〔36〕脱疽：原作"脱痈"，据《甲乙经》卷十一改。

〔37〕治之：此 2 字原脱，据《太素》卷二十六、《甲乙经》卷十一补。

〔38〕急斩之：《太素》卷二十六作"急斩去之活"。即尽量早期将患肢截掉。

〔39〕不则：即否则。《太素》卷二十六作“不然则”。

【释义】

本段分别论述了猛疽、夭疽、脑烁等18种痈疽的病名、症状、部位、治疗与预后。

一、18种痈疽的分类

18种痈疽的病名、部位、症状、治疗及预后，见表81-1。

表81-1 18种痈疽鉴别表

病名		部位	症状	治疗	预后
《内经》	后世				
猛疽	结喉痈	咽喉	化脓塞咽	泻脓，含豕膏于口中	脓不泻，塞咽，半日死
夭疽	同左	颈部	大而赤黑	迅速治疗	不急治，则热气下入渊腋，前伤任脉，内熏肝肺，十余日死
脑烁	同左	项部	神色不乐，项痛针刺		烦心者，死不可治
疵痈	肩中痈	肩及臑	其状赤黑	急治之，逞炳之	不害五脏
米痈	腋疽	腋下	赤坚	细长砭石稀疏砭刺，涂以猪油，勿裹之	六日愈
马刀	瘰疬	腋下	坚而不溃	急治之	
挟瘿		颈部			
井疽	穿心冷瘘 穿心漏疽	胸部	状如大豆，三四日起		不早治，下入腹，不治，七日死
甘疽	同左	膺	色青，状如楮实瓜蒌，常苦寒热	急治之，去其寒热	十岁死，死后出脓
败疵	腋痈	胁	大痈脓，其中有生肉，大如赤小豆	灸之，蔆藮草根煎汤服，并发汗	
股胫疽	附骨疽 咬骨疽	胫股	其状不甚变，痈脓搏骨	早期急治	不急治，三十日死
锐疽	鹳中疽	尻	赤色坚大	急治之	不治，三十日死
赤施	股阴疽	大腿内侧		急治	不急治六十日死。在两股之内，不治，十日死
疵痈	疵疽	膝关节	大痈，色不变，寒热，如坚石	勿石，石之者死，须其柔，乃石之者生	脓未成石之则死
兔啮	足跟疽	足跟	其状赤至骨	急治之	不治害人
走缓	内踝疽	内踝	其状痈，色不变	数石其输	不死
四淫	同左	足上下	其状大痈	急治之	不治，百日死
厉疽	同左	足傍	其状不大，初如小指	急治之，去其黑者，不消辄益	不治，百日死
脱疽	同左	足趾	其状赤黑	不衰，急斩之	赤黑者死不治，不赤黑者不死

二、痈疽的命名规律

分析 18 种痈疽的命名情况，大致有如下规律：一是按痈疽发生的部位命名：如脑烁、股胫疽、四淫、疵痈、锐疽等。甘疽之命名，也与发病部位相关，如李中梓解释说："膺在胸旁高肉处，逼近在乳上也。穴名膺窗，足阳明胃之脉也。土味甘，故曰甘疽。"二是按局部症状特征命名：如米疽、马刀挟瘿、兔啮、井疽等。李中梓解释井疽说："井者，喻其深而恶也。"言其发于胸部，外部范围较小，侵及的部位很深而似井。三是按病情变化命名：猛疽、夭疽、败疽、厉痈、脱痈、败疵等。如张志聪云："嗌乃肺之上营，呼吸出入之门，发于嗌中，其势甚猛，故名猛疽。"四是按病机命名：赤施，走缓等。如张志聪云："股阴者，足三阴之部分也，以火毒而施于阴部，故名曰赤施。""痈疽之变，有病因于内，而毒气走于外者；有肿见于外，而毒气走于内者，但此邪留于脉而不行，故名曰走缓。"

可见，痈疽的分类命名主要是根据发病的部位和病情变化，尤其是以部位为多，后世对疮疡痈疽的命名也是如此。如将痈分为内痈、外痈两大类，外痈如背痈、颈痈（又叫对口痈）、腹痈（生在腹壁）等；内痈是生于内脏，如肺痈、肝痈、肠痈等。

三、痈疽的治疗

由于痈疽为古代常见病、多发病，故《黄帝内经》对痈疽的治法论述甚为丰富。中医学治疗疾病的两大原则——治未病、同病异治，都在有关痈疽的治疗中有所阐述。如《灵枢·玉版》说："夫痈疽之生，脓血之成也，不从天下，不从地出，积微之所生也。故圣人自治于未有形也，愚者遭其已成也。"本节所述 18 种痈疽病的治疗，就有 12 处提出要"急治""早治"，并认为"不急治""不早治"，就会使病情恶化或死亡。《素问·病能论》说："夫痈气之息者，宜以针开除去之；夫气盛血聚者，宜石而泻之，此所谓同病异治也。"即根据痈疽的不同阶段而采用不同的方法，初期气积治以针刺、温灸和外敷药；中期血聚以砭石启脉；晚期脓成，则以铍针、火针排脓，辅以内外用药调养。本节对不同类型的痈疽以及痈疽的不同阶段，分别采用不同的方法治疗，也反映了同病异治的思想。

痈疽的具体治疗方法，已经涉及到针灸、药物内服或外用、切开引流和手术截趾（指）等多种。

（一）针灸治疗

针灸治疗是《黄帝内经》所论病症治疗的主要方法，也是治疗痈疽的重要手段。《素问·通评虚实论》即明确指出："闭塞者，用药而少针石也。所谓少针石者，非痈疽之谓也，痈疽不得顷时回。"就针刺部位而言，大致经过了随痈疽所在而刺之、诊有过之脉而取之、辨经脉分部取经俞三个演变过程。本篇所论即痈疽针灸治疗的第一个阶段——随痈疽所在而刺之。如论走缓的治疗曰："其状痈色不变，数石其输。"李中梓云："数石者，屡屡砭之也。其输，即肿处也。"治疗米疽，用细长的砭石，稀疏而较深地砭刺其处。治疗疵痈，痈发四五天时，快速用艾灸之。《素问·通评虚实论》论痈疽的治疗说："痈不知所，按之不应手，乍来乍已，刺手太阴傍三痏与缨脉各二。掖痈大热，刺足少阳五，刺而热不止，刺手心主三，刺手太阴经络者、大骨之会各三。暴痈筋緛，随分而痛，魄汗不尽，胞气不足，治在经俞。”显示出从刺病处向刺脉输的演变。常用工具为砭石、铍针、锋针。如《灵枢·玉版》说：“故其已成脓血者，其唯砭石铍锋之所取也。”

（二）手术治疗

本段所论痈疽的手术治疗，涉及切开引流与截肢两个方面。切开引流古代也可归属于广义的针灸方法之内。本篇论猛疽的治疗，即明确指出一旦化脓应及时刺破排脓，否则脓肿就会阻塞咽喉，阻碍病人的呼吸，严重者，半天之内即因窒息而死亡。论疵痈的治疗，还涉及到了切开排脓的时机选择问题，提出虽然局部肿胀明显，由于脓血未成，按压局部尚硬，伴发寒热，就不能切开；等到局部变软，脓血已成，方可切开排脓。

另外，在脱疽的治疗中，提出若治疗不见好转，应尽量早期将患趾（或肢）截掉，否则也会逐渐恶化而死亡。

（三）药物内服

本段原文指出，治疗败疵，可用山陵翘的草、根各一升，水煎三次服。乘药液热时强服下，多穿衣服，以蒸气熏之，使汗出到足时，为汗出已透，病即日渐痊愈。山陵翘，即鼠尾草，《圣济总录》载鼠尾草治“反花恶疮，内生恶肉，如饭粒。破之血出，随生反出于外。鼠尾草、根切，同猪脂捣敷”。

另外，后世也有注家将治疗猛疽的猪油的用法，解释为内服使用，认为冷服猪油可润肠通便，使火毒脓液迅速从大便排出。

（四）药物外敷

药物外敷治疗，本节记载猛疽、米疽均可用猪油外敷。米疽为针刺后配合猪油外敷，猛疽为脓溃后口含猪油。《千金要方·口病第三》也记载：“治口中疮，咽喉塞不利，口燥膏方：猪膏、白蜜各一斤，黄连一两。右三味，合煎，去滓，搅令相得。含如半枣，日四五、夜二。”

后世痈疽治法有很大发展，内治有消、托、补三大法。外治有药物治疗与手术治疗，药物治疗有膏药、箍围药、掺药、熏洗药等；手术治疗有刀法、烙法、砭镰法、结扎法等，非常丰富。

四、痈疽的预后

痈疽的预后与病变的部位、治疗是否及时以及治疗方法是否得当等诸多因素有关。根据原文所述，大致可概括为以下几个方面：①凡痈发于浅表者轻，深陷于骨或影响脏腑者重。如夭疽向前损伤任脉，向内熏蒸肝脏和肺脏，肝肺两脏被痈毒严重损害，十余日就会死亡。井疽之下侵入腹内，邪毒伤及五脏，七天就会死亡。②发于咽、颈、胸等处者病重，发于肩臂部位，离人体要害部位较远者病轻。③色赤尚可，色黑难治。如脱疽色赤黑，乃局部坏死之候，急宜截去其趾。否则热毒内陷，常可致死。④出现寒热，及烦心等症者，病情较重。⑤通过治疗而病情不见减轻，仍继续发展加甚者难治。⑥按之坚者难治，柔者易治，可切开排脓而愈。

【知识链接】

一、蔆翘饮释义及临床应用

蔆翘，后世注家多解释为：蔆，即菱角，翘，即连翘。另据《外台》所载，蔆翘为连翘。治用剉蔆翘草、根各一升，水煎三次服，并以蒸气熏之，使能身汗出而愈。菱角根能清热发汗，连翘根能凉血解毒。李时珍《本草纲目》说："连翘苦平无毒，主治寒热、鼠瘘、瘰疬、痈肿、恶疮、瘿瘤，结热蛊毒。"又说："主治下热气，益阴精，令人面悦好，明目，久服轻身耐老。"而菱角能解丹石毒、酒毒、伤寒积热等。陈修源[①]考证认为"蔆翘"为"山陵翘"之误，古时辗转传抄，"山"加在"陵"上，易误为"蔆"。山陵翘即鼠尾草，《圣济总录》载鼠尾草治"反花恶疮，内生恶肉，如饭粒。破之血出，随生反出于外。鼠尾草、根切，同猪脂捣敷。"不仅"鼠尾草、根"句式与《灵枢·痈疽》相同，而且所治疗的疾病也相似。

本方后世较少应用，但以连翘为主药治疗外科痈疽疮肿则较为多见，如《证治准绳》连翘饮治痈肿疮疖，连翘饮子治疗乳痈，连翘败毒散治发颐及痈疽初起等，《外科精义》连翘饮治疮疡疖肿、恶疮疼痛等，连翘遂成为疮家之要药。

另外，此方提出的"厚衣，坐于釜上，令汗出至足"，虽然目前用蒸气熏身法治疗疮疡已很少运用，但本篇所倡导的蒸气熏身取汗的方法，对后世辅助疗法的发展，有较大的影响。如仲景用桂枝汤的"温覆"，用防己黄芪汤的"坐被上，以被绕腰下"，用甘草麻黄汤的"慎风寒"，以及现代民间用药物熏蒸法来治疗感冒和关节痹痛等，其理法皆本源于此。

二、对脱疽的认识与治验

本段原文指出："发于足指，名脱疽，其状赤黑，死不治；不赤黑，不死。治之不衰，急斩之，不则死矣。"脱疽相当于西医学血栓闭塞性脉管炎、闭塞性动脉硬化症、糖尿病性肢端坏疽，其共同的病理基础就是脉络瘀阻。唐汉钧[②]认为脱疽的病机为因虚致瘀，阻塞脉络，属本虚标实之证。治疗应分期论治，以通为要，初期以温通为主，中期以清通为主，后期则予补通为主。特引其治验一则如下。

唐某，女性，82岁，1998年11月21日因"左足皮肤溃烂疼痛3周"入院。患者有糖尿病史20余年，3周前洗脚时左足背不慎烫起水泡，1周后，水泡自行溃破形成黑色结痂，周围皮肤出现红肿，向四周蔓延至整个足背，黑腐范围亦扩大，入夜后剧痛。刻下口渴明显，小便量多，纳可，寐安，舌红少苔，脉沉细。局部见左足背外侧有一约5cm×2cm黑痂，坚硬难脱，足背皮肤黯红，皮温较高，触痛明显，双足动脉搏动减弱。证属气虚津亏血瘀，脉络闭阻而成

①陈修源.《内经》蔆翘考[J]. 成都中医学院学报，1991，14（2）：8-9.

②夏翔，王庆其. 上海市名中医学术经验集[M]. 北京：人民卫生出版社，2006：646.

脱疽（糖尿病坏疽、闭塞性动脉硬化症），治宜益气生津，和营通络。处方：生黄芪 30g，沙参、生地黄、熟地黄、枸杞子、山萸肉、桃仁、生薏苡仁各 15g，麦冬 12g，白术、茯苓各 9g，生甘草 6g。红油膏外敷。12 月 3 日，患者疼痛减轻，左足红肿渐消，足背动脉可及轻微搏动，黑痂已松动。药已中的，上方加怀山药、仙灵脾各 15g。12 月 14 日，黑痂已脱，创面颜色较红，少许坏死肌腱暴露，疮周皮色微红，肿势已消，疼痛缓解。再以上方加黄精 15g、石斛 15g。外治以白玉膏外敷。1999 年 1 月 10 日，伤口愈合，疼痛已消，嘱服上方以巩固疗效。

按 陈实功《外科正宗·脱疽论》云："脱疽者，外腐而内坏也……凡患此者，多生于手足，故手足乃五脏枝干，疮之初生，形如粟米，头便一点黄泡，其皮犹如煮熟红枣，黑气侵漫，相传五指，传遍上至脚面，其疼如汤泼火燃，其形则骨枯筋练，其秽异香难解，其命仙方难活。"后世多采用清热解毒、活血通络等方法治疗。本案根据辨证结果，采用益气生津、和营通络法治疗老年脱疽获得良效，体现了临床辨证治疗的重要性。

三、猛疽治验案例

《罗谦甫治验案》记载：征南元帅不潾吉歹，时年七十有余，体干丰肥。丙辰三月初东征，南回至楚丘，诸路迎迓，多献酒醴，因而过饮。遂腹痛肠鸣，下利日夜约五十余行，咽嗌肿痛，耳前后赤肿，舌本强，涎唾稠粘，欲吐不能出，以手曳之方出，言语艰难，反侧闷乱，夜不得卧。使来命予，诊得脉浮数，按之沉细而弦。即谓中书粘合公曰：仲景言下利清谷，身体疼痛，急当救里，后清便自调，急当救表。救里四逆汤，救表桂枝汤。总帅今胃气不守，下利清谷，腹中疼痛，虽宜急治之，比之咽嗌，犹可少待。公曰：何谓也？答曰：《内经》云：疮发于咽嗌，名曰猛疽。此疾治迟则塞咽，塞咽则气不通，气不通则半日死，故宜急治。于是遂砭刺肿上，紫黑血出，顷时肿势大消，遂用桔梗、甘草、连翘、黍粘、酒制黄芩、升麻、防风等分，㕮咀，每服约五钱。水制清，令热漱，冷吐去之，咽之恐伤脾胃，自利转甚。再服涎清肿散，语言声出，后以神应丸辛热之剂，以散中寒，解化宿食，而燥脾湿。丸者，取其不即施化，则不犯其上热，至其病所而后化，乃治主以缓也。不数服，利止痛定，后胸中闭塞，作阵而痛。

予思《灵枢》有云：上焦如雾，宣五谷味，薰肤充身泽毛，若雾露之溉，是为气也。今相公年高气弱，自利无度，致胃中生发之气，不能滋养于心肺，故闭塞而痛。经云：上气不足，推而扬之。脾不足者，以甘补之。再以异功散甘辛微温之剂，温养脾胃，加升麻、人参上升，以顺正气，不数服而胸中快利而痛止。《内经》云：调气之方，必别阴阳。内者内治，外者外治。微者调之，其次平之，胜者夺之，随其攸利，万举万全。又曰：病有远近，治有缓急，无越其制度。又曰：急则治其标，缓则治其本，此之谓也。

四、痈疽的分类特征

分类是根据事物的共同点和差异点，将事物区分为不同种类的逻辑方法，是建构知识体系的重要环节。本节将痈疽按照人体部位从上到下排序，划分为 18 种类型，无疑也是一种较为原始的分类方法。

比较是分类的前提，比较有现象比较和本质比较。因而，根据比较的深度不同，分类也有现象的分类和本质的分类之分。所谓现象分类，就是仅仅根据事物的外部特征或外在联系所进行的分类，也称之为人为分类；本质分类，是根据事物的本质特征或内在联系所进行的分类，也称之为自然分类。纵观痈疽18种类型的划分，很明显是一种早期的现象分类，不完全遵循分类的标准同一性、分类必须相称、必须按照一定的层次逐级进行的原则，往往满足或受制于某些表象，并且有时还具有很强的主观色彩。痈疽的分类反映了中国古人对事物形态的重视，以及划分的细密程度，同时也说明其思维尚具有原始思维的一些特征。如列维-斯特劳斯①所说："野性的思维……可理解为无微不至地充分关心具体事物的态度。"例如生活在新墨西哥的特瓦印第安人，"他们注意到细微的区别……给该地区的每一种针叶树都取一个名字，尽管各种树木之间的区别微不可辨。普通的白人则不能区分（它们）。"也正是在这个意义上，列维-斯特劳斯将这种知识称作"具体性科学"。后世医家根据痈的发病部位，而有各种不同的命名。据《中国医学大辞典》记载有颧痈、耳痈、舌痈、牙痈、喉痈、颈痈、腋痈、臑痈、膊痈、臂痈、鹚痈、肘痈、腕痈、丫痈、乳痈、幽痈、赫痈、脐痈、肚痈、心痈、肝痈、肾痈、肺痈、胃痈、肩痈、臀痈、悬痈、囊痈、厉痈、胁痈、托腮痈、颊车痈、捧心痈、膑痨痈、腰带痈、小腹痈、大肠痈、小肠痈、项门痈、骑马痈、坐马痈、上马痈、下马痈、阴头痈、肛门痈、黄鳅痈、大腿痈、箕门痈、膝盖痈、鱼肚痈、牛头痈、结喉痈、夹喉痈、腹皮痈之别②。无疑也反映了原始思维之特征。

【原文】

黄帝曰：夫子言痈疽，何以别之？岐伯曰：营气〔1〕稽留于经脉之中，则血泣而不行，不行则卫气从之〔2〕而不通，壅遏而不得行，故热。大热不止，热胜则肉腐，肉腐则为脓。然不能陷于骨髓〔3〕，骨髓不为燋〔4〕枯，五脏不为伤，故命曰痈。

黄帝曰：何谓疽？岐伯曰：热气淳盛〔5〕，下陷肌肤，筋髓枯，内连五脏，血气竭，当其痈下，筋骨良肉皆无余，故命曰疽。疽者，上之皮夭〔6〕以坚，状〔7〕如牛领〔8〕之皮。痈者，其皮上薄以泽。此其候也。

【校注】

〔1〕营气：原作"营卫"，与后文不合，据《甲乙经》卷十一改。

〔2〕从之：因之，因此。

〔3〕于骨髓：此3字原脱，据《太素》卷二十六、《甲乙经》卷十一补。

〔4〕燋：同"焦"。

〔5〕淳盛：旺盛，亢盛。

---

①[法] 列维-斯特劳斯. 野性的思维[M]. 李幼蒸译. 北京：商务印书馆，1997：250，9.

②谢观. 中国医学大辞典[M]. 北京：中国中医药出版社，1994：1072.

〔6〕夭：指疽的皮肤颜色晦暗无光泽。
〔7〕状：原作“上”，据《甲乙经》卷十一改。
〔8〕牛领：指牛的颈部。

【释义】

本段主要从病机与临床表现的角度，阐述了痈与疽的鉴别问题（表 81-2）。

表 81-2　痈疽鉴别表

类型	病因	病位	转化	性质	病情		鉴别要点	预后
痈	热毒较轻，未达淳盛之期	表浅	少内陷	阳证	轻	骨髓不为燋枯，五脏不为伤	皮薄而泽	较好
疽	热毒较重，达到热气淳盛地步	深在	多内陷	阴证	凶险	筋髓枯，内连五脏，血气竭，当其痈下，筋骨良肉皆无余	皮夭以坚，如牛领之皮	较差

从发病部位的深浅看，痈的部位较浅，是“营气稽留于经脉之中”，局部发热，容易腐肉成脓。疽的部位较深，其病“下陷肌肤，筋髓枯”“筋骨良肉皆无余”。从局部表现看，“痈者，皮上薄以泽”，而“疽者，上之皮夭以坚，状如牛领之皮”。就预后而言，痈预后较好，疽预后较差。概而言之，如明代李梴《医学入门·痈疽证治》所云：“痈者，壅也，为阳，属六腑。毒腾于外，其发暴而所患浮浅，不伤筋骨。疽者，沮也，为阴，属五脏。毒攻于内，其发缓而所患沉深，伤筋蚀骨。”

【知识链接】

本段所论痈疽的鉴别，为后世中医外科沿用并有所发挥。一般而言，痈为阳证，多见红肿焮热疼痛，表皮薄而光泽，范围较大而病变较浅，溃破排脓后，疮口易收敛。疽为阴证，多皮色不变，漫肿或平坦不肿，不热，脓疡在深部，溃后脓液清稀或冷稠秽臭，疮口难收敛，易内陷而成败症。清王维德撰《外科证治全生集·痈疽总论》论之甚详：“证之根盘，逾径寸而红肿者谓痈，痈发六腑；若其形止数分，乃为小疖。按之陷而不即高，虽温而顶不甚热者，脓尚未成；按之随指而起，既软而顶热甚者，脓已满足。无脓宜消散，有脓勿久留。醒消（一种药丸）一品，立能消肿止痛，为疗痈之圣药。白陷者谓疽，疽发五脏，故疽根深而痈毒浅。根红散漫者，气虚不能拘血紧附也；红活光润者，气血拘毒出外也；外红里黑者，毒滞于内也；紫暗不明者，气血不充，不能化毒成脓也；脓色浓厚者，气血旺也；脓色清淡者，气血衰也。未出脓前，腠理之间，痈有火毒之滞，疽有寒痰之凝。既出脓后，痈有热毒未尽宜托，疽有寒凝未解宜温。”《证治准绳·疡医·痈疽之别》引《鬼遗方》云：“痈之痛，只在皮肤之上，其发如火焚茅，初如黍米大，三两日如掌面大，五七日如碗面大，即易治。如肿冷发渴发逆，治之难愈。疽发或如小疖，触则彻心痛，四边微起如橘皮，其色红赤不全变，脓水不甚出，至七八日，疼闷喘息不止。若始发肿高，五七日忽平陷者，此内攻之候也。”寥寥数语，已挈其要领。

主要参考文献

蔡定芳. 2018. 恽铁樵全集[M]. 上海：上海科学技术出版社.
陈钢. 2021. 深入浅出讲《黄帝内经》[M]. 北京：中国中医药出版社.
陈鼓应. 2007. 黄帝四经今注今译[M]. 北京：商务印书馆.
陈鼓应. 2003. 老子今注今译[M]. 北京：商务印书馆.
陈鼓应. 2012. 庄子今注今译[M]. 北京：商务印书馆.
陈久金，张明昌. 2008. 中国天文大发现[M]. 济南：山东画报出版社.
陈美东. 2003. 中国科学技术史・天文学卷[M]. 北京：科学出版社.
陈明. 2006. 黄帝内经临证指要[M]. 北京：学苑出版社.
陈遵妫. 2006. 中国天文学史（上）[M]. 上海：上海人民出版社.
程士德. 2006. 高等中医药院校教学参考丛书——内经[M]. 第 2 版. 北京：人民卫生出版社.
丁光迪. 2013. 诸病源候论校注[M]. 北京：人民卫生出版社.
董建华，王永炎. 2010. 中国现代名中医医案精粹[M]. 北京：人民卫生出版社.
董仲舒. 2001. 春秋繁露[M]. 周桂钿，朋星，等译注. 济南：山东友谊出版社.
范登脉. 2009. 黄帝内经素问校补[M]. 北京：学苑出版社.
方药中，许家松. 1984. 黄帝内经素问运气七篇讲解[M]. 北京：人民卫生出版社.
费伯雄. 2006. 医醇賸义[M]. 北京：人民卫生出版社.
冯时. 2013. 中国古代物质文化史・天文历法[M]. 北京：开明出版社.
冯时. 2001. 中国天文考古学[M]. 第 2 版. 北京：社会科学文献出版社.
郭霭春. 1989. 黄帝内经灵枢校注语译[M]. 天津：天津科学技术出版社.
郭霭春. 1992. 黄帝内经素问校注[M]. 北京：人民卫生出版社.
何宁. 1998. 淮南子集释[M]. 北京：中华书局.
何任. 2013. 金匮要略校注[M]. 北京：人民卫生出版社.
黄龙祥. 2016. 经脉理论还原与重构大纲[M]. 北京：人民卫生出版社.
黄龙祥. 2019. 中国古典针灸学大纲[M]. 北京：人民卫生出版社.
黄龙祥. 2001. 中国针灸学术史大纲[M]. 北京：华夏出版社.
黄元御. 2012. 黄元御著作十三种[M]. 任启松等编校. 北京：中国中医药出版社.
金景芳. 1987. 学易四种[M]. 长春：吉林文史出版社.
黎翔凤. 2004. 管子校注[M]. 北京：中华书局.

李鼎. 2009. 中医针灸基础论丛[M]. 北京：人民卫生出版社.
李建民. 2007. 发现古脉——中国古典医学与数术身体观[M]. 北京：社会科学文献出版社.
李建民. 2008. 生命史学——从医疗看中国历史[M]. 上海：复旦大学出版社.
李克光，郑孝昌. 2005. 黄帝内经太素校注[M]. 北京：人民卫生出版社.
李中梓. 2007. 内经知要[M]. 北京：人民卫生出版社.
廖育群. 2012. 重构秦汉医学图像[M]. 上海：上海交通大学出版社.
林佩琴. 1997. 类证治裁[M]. 孔立校注. 北京：中国中医药出版社.
林昭庚，鄢良. 1995. 针灸医学史[M]. 北京：中国中医药出版社.
凌耀星. 2013. 难经校注[M]. 北京：人民卫生出版社.
刘长林. 2008. 中国象科学观——易、道与兵、医[M]. 北京：社会科学文献出版社.
刘大钧. 2016. 周易概论[M]. 成都：巴蜀书社.
刘渡舟. 2013. 伤寒论校注[M]. 北京：人民卫生出版社.
楼英. 1996. 医学纲目[M]. 北京：中国中医药出版社.
卢央. 2013. 中国古代星占学[M]. 北京：中国科学技术出版社.
陆寿康. 2013. 中国针灸技术方法[M]. 北京：人民卫生出版社.
路志正，焦树德. 1996. 实用中医风湿病学[M]. 北京：人民卫生出版社.
罗美. 2015. 内经博议[M]. 杨杏林校注. 北京：中国中医药出版社.
马继兴. 2015. 中国出土古医书考释与研究[M]. 上海：上海科学技术出版社.
马莳. 2003. 黄帝内经灵枢注证发微[M]. 北京：学苑出版社.
马莳. 2003. 黄帝内经素问注证发微[M]. 北京：学苑出版社.
欧阳维诚. 2017. 思维模式视野下的易学[M]. 广州：华南理工大学出版社.
彭荣琛. 2013. 灵枢解难[M]. 北京：人民卫生出版社.
钱超尘，翟双庆，王育林. 2017. 清儒《黄帝内经》小学研究丛书[M]. 北京：北京科学技术出版社.
任廷革. 2014. 任应秋讲《黄帝内经》[M]. 北京：中国中医药出版社.
沈炎南. 2013. 脉经校注[M]. 北京：人民卫生出版社.
田代华. 2011. 黄帝内经素问校注[M]. 北京：人民军医出版社.
田代华，刘更生. 2011. 灵枢经校注[M]. 北京：人民军医出版社.
仝小林. 2018. 脾瘅新论——代谢综合征的中医认识及治疗[M]. 北京：中国中医药出版社.
汪昂. 2016. 素问灵枢类纂约注[M]. 北京：中国中医药出版社.
王洪图. 2000. 中医药学高级丛书——内经[M]. 北京：人民卫生出版社.
王琦. 2012. 中医经典研究与临床（上）[M]. 王东坡整理. 北京：中国中医药出版社.
王庆其. 2019. 黄帝内经临证发微[M]. 北京：人民卫生出版社.
王庆其. 1998. 黄帝内经心悟[M]. 贵阳：贵州科技出版社.
王庆其. 2010. 内经临床医学[M]. 北京：人民卫生出版社.
王庆其. 2010. 王庆其内经讲稿[M]. 北京：人民卫生出版社.
王永炎，严世芸. 2009. 实用中医内科学[M]. 第2版. 上海：上海科学技术出版社.
王玉川. 1993. 运气探秘[M]. 北京：华夏出版社.
王振国，杨金萍. 2016. 圣济总录校注[M]. 上海：上海科学技术出版社.
吴崑. 2001. 黄帝内经素问吴注[M]. 北京：学苑出版社.
吴守贤，全和钧. 2013. 中国古代天体测量学及天文仪器[M]. 北京：中国科学技术出版社.
邢玉瑞. 2020. 黄帝内经释难[M]. 修订版. 上海：上海浦江教育出版社.

邢玉瑞. 2018. 黄帝内经研究十六讲[M]. 北京：人民卫生出版社.
邢玉瑞. 2010. 运气学说的研究与评述[M]. 北京：人民卫生出版社.
邢玉瑞. 2016. 中医经典词典[M]. 北京：人民卫生出版社.
熊继柏. 2016. 熊继柏讲内经[M]. 长沙：湖南科学技术出版社.
许维遹. 2009. 吕氏春秋集释[M]. 北京：中华书局.
烟建华. 2010.《内经》学术研究基础[M]. 北京：中国中医药出版社.
姚止庵. 1983. 素问经注节解[M]. 北京：人民卫生出版社.
翟双庆. 2016. 内经讲义[M]. 北京：中国中医药出版社.
翟双庆，王长宇. 2006. 王洪图内经临证发挥[M]. 北京：人民卫生出版社.
张灿玾，徐国仟. 1996. 针灸甲乙经校注[M]. 北京：人民卫生出版社.
张灿玾，徐国仟，宗全和. 2016. 黄帝内经素问校释[M]. 北京：中国医药科技出版社.
张岱年. 1981. 中国哲学发微[J]. 太原：山西人民出版社.
张登本. 2000. 白话通解黄帝内经[M]. 西安：世界图书出版公司.
张介宾. 1965. 类经[M]. 北京：人民卫生出版社.
张介宾. 1965. 类经图翼[M]. 北京：人民卫生出版社.
张琦. 1998. 素问释义[M]. 王洪图点校. 北京：科学技术文献出版社.
张善忱，张登部，史兰华. 2009. 内经针灸类方与临床讲稿[M]. 北京：人民军医出版社.
张永臣，贾春生. 2014. 针灸特定穴理论与实践[M]. 北京：中国中医药出版社.
张珍玉. 2017. 灵枢语释[M]. 济南：山东科学技术出版社.
张志聪. 2012. 黄帝内经灵枢集注[M]. 北京：中医古籍出版社.
张志聪. 1980. 黄帝内经素问集注[M]. 上海：上海科学技术出版社.
章楠. 1986. 灵素节注类编 [M]. 方春阳，孙芝斋点校. 杭州：浙江科学技术出版社.
赵京生. 2012. 针灸关键概念术语考论[M]. 北京：人民卫生出版社.
赵京生. 2003. 针灸经典理论阐释[M]. 修订本. 上海：上海中医药大学出版社.
赵京生. 2019. 针意[M]. 北京：人民卫生出版社.
郑洪新. 2006. 张元素医学全书[M]. 北京：中国中医药出版社.
郑家铿. 1998. 黄帝素问直解校注[M]. 厦门：厦门大学出版社.
中医研究院研究生班. 2018.《黄帝内经・灵枢》注评[M]. 典藏版. 北京：中国中医药出版社.
中医研究院研究生班. 2018.《黄帝内经・素问》注评[M]. 典藏版. 北京：中国中医药出版社.
周学海. 2015. 内经评文灵枢[M]. 李海峰，陈正，刘庆宇等校注. 北京：中国中医药出版社.
周学海. 2015. 内经评文素问[M]. 邹纯朴，薛辉，李海峰校注. 北京：中国中医药出版社.
朱伯崑. 2018. 周易知识通览[M]. 北京：中央编译出版社.
卓廉士. 2013. 营卫学说与针灸临床[M]. 北京：人民卫生出版社.
卓廉士. 2015. 中医感应、术数理论钩沉[M]. 北京：人民卫生出版社.
（日）丹波元简. 2012. 素问记闻[M]. 北京：学苑出版社.
（日）丹波元简，丹波元坚. 1984. 素问识・素问绍识・灵枢识・难经疏证[M]. 北京：人民卫生出版社.
（日）冈本为竹. 1958. 运气论奥谚解[M]. 承为奋译. 南京：江苏人民出版社.
（日）森立之. 2002. 素问考注[M]. 北京：学苑出版社.
Thomas W. Myers. 2016. 解剖列车——徒手与动作治疗的肌筋膜经线[M]. 第3版. 关玲，周维金，翁长水译. 北京：北京科学技术出版社.